RM musculoesquelética

Tercera edición

RM musculoesquelética

Tercera edición

Nancy M. Major
Profesora de Radiología y Ortopedia,
Departamento de Imágenes Musculoesqueléticas,
Escuela de Medicina de la Universidad de Colorado.
Aurora, Colorado, Estados Unidos.

Mark W. Anderson
Profesor de Radiología y Cirugía Ortopédica,
Profesor Ilustre de Radiología,
Universidad de Virginia.
Charlottesville, Virginia, Estados Unidos.

Clyde A. Helms
Durham, Carolina del Norte, Estados Unidos.

Phoebe A. Kaplan
Niwot, Colorado, Estados Unidos.

Robert Dussault
Niwot, Colorado, Estados Unidos.

EDICIONES journal

Major, Nancy M.
RM musculoesquelética / Nancy M. Major, Mark W. Anderson, Clyde A. Helms, Phoebe A. Kaplan, Robert Dussault.
3ª ed.- Ciudad Autónoma de Buenos Aires: Journal, 2022.
520 p.; 26 x 18 cm.

ISBN 978-987-8452-10-4

1. Diagnóstico por Imagen. I. Anderson, Mark W. II. Helms, Clyde A. III. Kaplan, Phoebe A. IV. Dussault, Robert.
CDD 616.075

Este libro es una traducción de: Musculoskeletal MRI. Third Edition. Nancy M. Major, Mark W. Anderson, Clyde A. Helms, Phoebe A. Kaplan, Robert Dussault. ISBN 978-0-323-415606. Edición original publicada por Elsevier Inc. Elsevier no participó en la traducción de esta obra. Por lo tanto, no asume responsabilidad alguna ante eventuales inexactitudes o errores en esta traducción.

This book is a translation of: Musculoskeletal MRI. Third Edition. Nancy M. Major, Mark W. Anderson, Clyde A. Helms, Phoebe A. Kaplan, Robert Dussault. ISBN 978-0-323-415606. Originally published by Elsevier Inc.

Publicado por Ediciones Journal en acuerdo con Elsevier Inc.

Viamonte 2146 1°"A" (C1056ABH) CABA, Argentina
ediciones@journal.com.ar | www.edicionesjournal.com

Producción editorial: Ediciones Journal S.A.
Diagramación: Helena Ribero Farfán
Traducción: Federico Campana
Revisión científica: José San Román. Médico especialista en Diagnóstico por Imágenes. Prof. Titular de Diagnóstico por Imágenes, Facultad de Medicina, Universidad de Buenos Aires. Jefe de los Servicios de Resonancia y PET/TC de TCBA. Buenos Aires, Argentina.

Libro de edición argentina
Impreso en Argentina – Printed in Argentina, 08/2021
Latingráfica S.R.L.

Queda hecho el depósito que establece la Ley 11.723
Se imprimieron 1000 ejemplares

A Austin, tu apoyo y humor me acompañaron durante la realización de este libro.
A mi madre y a mi padre, estaré siempre agradecida por su amor y su apoyo.
A Mark, mi querido amigo y coautor, tu compañerismo y paciencia durante esta tercera edición fueron invaluables. Y a Kenneth, decirte gracias no es suficiente.
Por siempre y para siempre.

Nancy M. Major

A los residentes y colegas, que me han ayudado a convertirme en un mejor radiólogo y han dado valor a mi trabajo.
A Nancy, cuyos incansables esfuerzos han permitido crear esta edición mejorada.
Y a Amy, cuyo amor inquebrantable e infinita paciencia me han hecho una mejor persona.

Mark W. Anderson

Prefacio

Desde la primera edición de *RM musculoesquelética*, publicada en el año 2001, han ocurrido grandes cambios en este tema. Se han publicado muchos artículos nuevos sobre cada región anatómica y se han desarrollado nuevas técnicas de exploración. Si bien en esta edición hemos intentado incorporar todos estos avances, mantenemos nuestra postura original de que "menos es más" a la hora de abordar un texto en el que se explican los fundamentos. Por lo tanto, decidimos que esta obra no fuera demasiado extensa. Se han actualizado significativamente casi todos los capítulos. Hemos añadido nuevas figuras y hemos reemplazado las imágenes originales por mejores ejemplos utilizando técnicas más actuales. Además, hemos actualizado el texto para incluir las investigaciones y las prácticas de la actualidad.

Trabajar en la tercera edición de *RM musculoesquelética* nos ha hecho mejores profesionales, tanto en la práctica como en la docencia de la RM musculoesquelética, y estamos seguros de que también ayudará a mejorar las habilidades de todos los lectores de este libro.

Nancy M. Major
Mark W. Anderson

Índice

Acceda al eBook para consultar la lista de bibliografía.
Consulte las indicaciones en la retiración de tapa.

1

Fundamentos básicos de la resonancia magnética del sistema musculoesquelético

Si bien no es necesario tener un conocimiento detallado de física nuclear para interpretar los estudios de resonancia magnética (RM), es inaceptable interpretar de forma pasiva las imágenes sin tener en cuenta la forma en que fueron adquiridas o la manera en que se podrían mejorar. Los radiólogos deben tener sólidos conocimientos sobre los fundamentos básicos implicados en la adquisición de imágenes de excelente calidad. En este capítulo, se describen los diversos componentes involucrados en la producción de imágenes de alta calidad, haciendo hincapié en los principios fundamentales que son comunes a todos los resonadores.

Cada dispositivo es diferente. En la actualidad, se cuenta con resonadores de uso clínico con campos que varían desde 0,2 a 3,0 teslas (T). Además, cada fabricante tiene su propio lenguaje para describir el instrumental, los programas informáticos y los parámetros de exploración (se podría dedicar un capítulo entero a comparar la diversa terminología utilizada por los distintos fabricantes). Una buena práctica consiste en invertir tiempo en aprender los detalles del resonador que uno utiliza, junto con los técnicos en imágenes o los físicos. Remitimos a los lectores interesados a leer alguno de los excelentes análisis sobre las bases físicas de la RM en artículos específicos u otros libros, ya que, en su mayor parte, en este texto dejamos los aspectos de la física a los expertos en física.

Elementos que conforman una buena imagen

Ausencia de movimiento

Los movimientos del paciente son uno de los mayores enemigos de la RM (Figura 1.1). Pueden

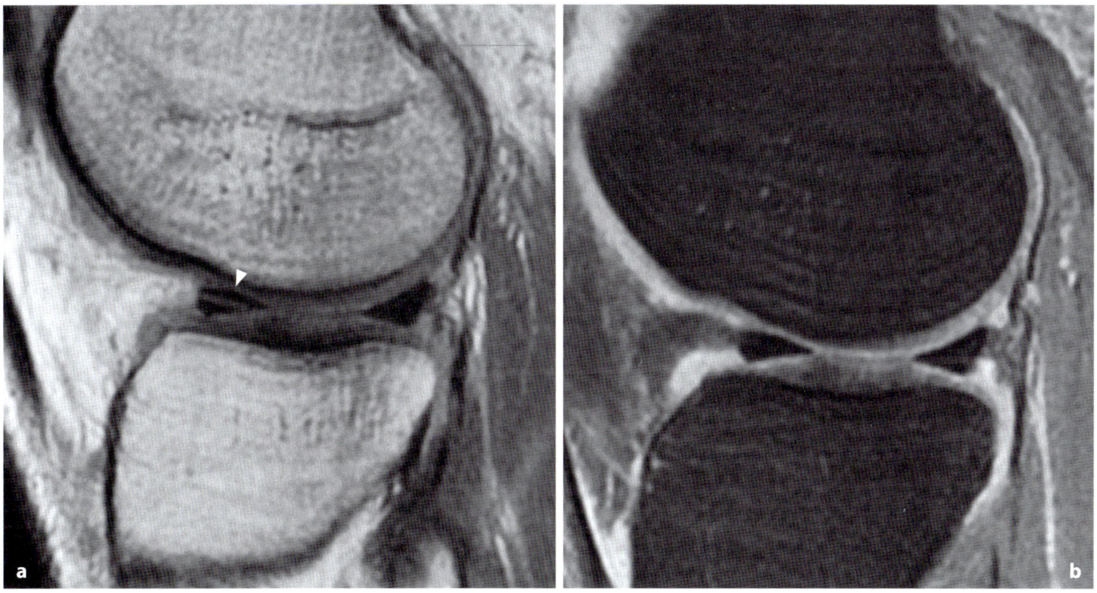

Figura 1.1 Efecto de los movimientos. a Imagen sagital ponderada en densidad protónica de la rodilla. Se observa un notable artefacto de movimiento y aumento de la señal lineal sugestiva de un desgarro del asta anterior del menisco lateral (*punta de flecha*). **b** La imagen sagital en densidad protónica con saturación grasa también se observa afectada por artefactos de movimiento, pero confirma que el menisco está intacto y que la señal alterada era secundaria a un artefacto de movimiento.

tener diversos orígenes, como los movimientos cardíacos, la peristalsis intestinal y el movimiento respiratorio. Para la mayoría de las aplicaciones musculoesqueléticas, los movimientos corporales suelen ser causados por el malestar del paciente. Es fundamental que el paciente esté cómodo porque, incluso si todos los demás parámetros están optimizados, cualquier movimiento arruina toda la imagen.

El confort del paciente comienza con su posición. Se debe asegurar que el paciente esté cómodo por todos los medios posibles, por ejemplo, colocar una almohada debajo de las rodillas cuando está en decúbito supino para reducir el estrés sobre la espalda, o colocar estructuras acolchadas en los puntos de presión. Cuando el paciente se encuentra en una posición cómoda, se pueden utilizar fijaciones pasivas, como cinta adhesiva, gomaespuma o sacos de arena, para lograr una máxima inmovilización. Colocarle auriculares para que escuche música puede aliviar la ansiedad. En pacientes claustrofóbicos, puede ser necesario administrar sedación de corta duración.

Otra causa de los movimientos del paciente es un examen prolongado en el tiempo; es por este motivo que los protocolos de exploración optimizados resultan útiles. Al diseñar secuencias de exploración eficientes, se obtienen estudios en el menor tiempo posible, lo que resulta en una mejor aceptación por parte del paciente, mayor eficiencia por parte del técnico y máximo rendimiento del resonador. Además, los protocolos estandarizados reducen la necesidad de supervisión directa por el médico especialista durante el estudio y permiten una mejor interpretación de las imágenes, debido a que el radiólogo observa la misma anatomía en los mismos planos de exploración utilizando las mismas secuencias cada vez.

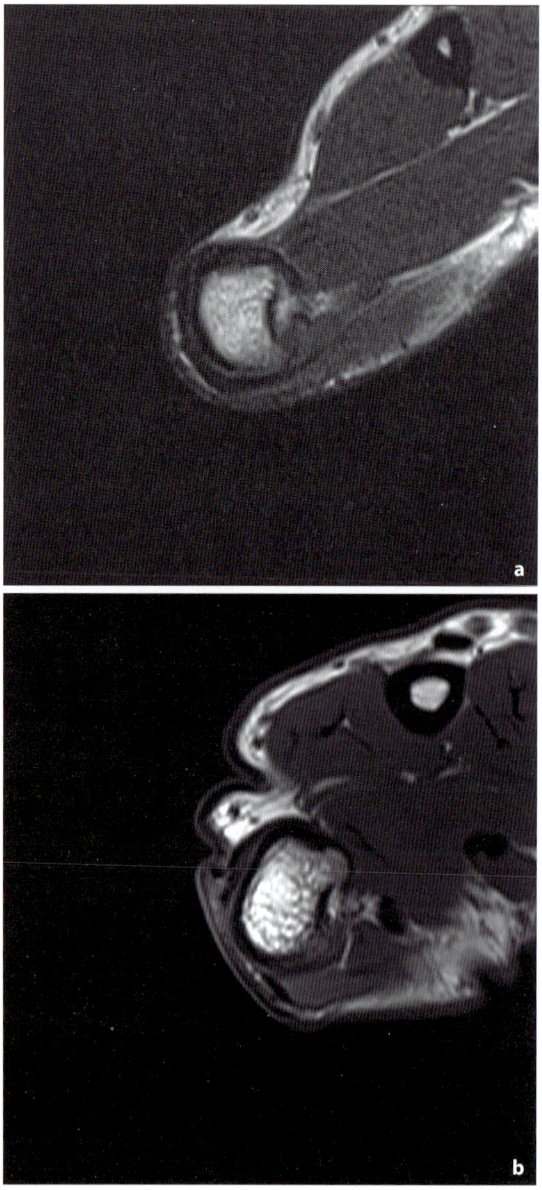

Figura 1.2 Ruido en la imagen y efecto de la bobina superficial. a Imagen axial ponderada en T1 del dedo pulgar obtenida con una bobina matricial en fase para extremidades; la imagen es de muy mala calidad, sobre todo debido al importante ruido. **b** Imagen axial ponderada en T1 de seguimiento realizada en el mismo nivel, pero obtenida con una bobina específica para muñeca que muestra una mayor calidad de imagen debido a una mejor relación señal/ruido.

Señal y resolución (Tabla 1.1)

Tabla 1.1 Señal y resolución: equilibrios intrínsecos

↑ Señal / ↓ resolución	↑ Resolución / ↓ señal
↑ Espesor de corte	↓ Espesor de corte
↑ Campo de visión	↓ Campo de visión
↑ Matriz de datos	↓ Matriz de datos

La señal es la cantidad de información en una imagen. También son importantes otros factores, pero si la imagen es de señal deficiente (es decir, tiene "ruido"), incluso el mejor radiólogo sería incapaz de interpretarla (Figura 1.2).

Cada imagen está formada por vóxeles (elementos de volumen) que corresponden a pequeñas porciones de tejido en el interior del paciente. Una dimensión del vóxel está definida por el espesor del corte. Las otras dimensiones están determinadas por el campo de visión y la matriz de datos (número de cuadrados en la grilla que forma la imagen) (Figura 1.3). Debido a que la señal es proporcional al número de protones

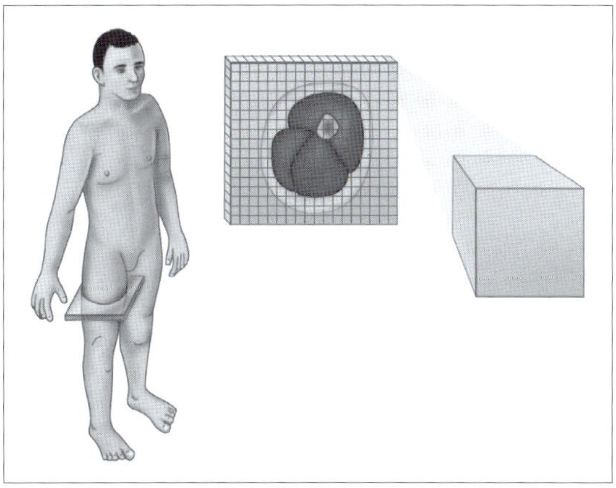

Figura 1.3 Vóxel de exploración. Diagrama esquemático que ilustra la matriz de datos y un vóxel individual de una imagen axial de RM de la región proximal del muslo.

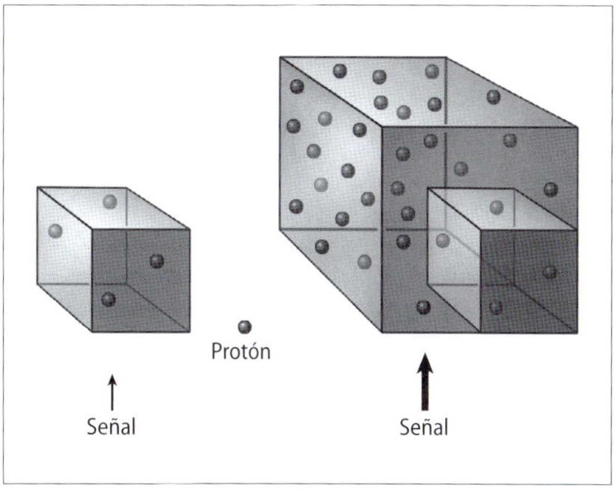

Figura 1.4 Tamaño del vóxel comparado con la señal. La señal es directamente proporcional al número de protones dentro del vóxel. Nótese la mayor cantidad de protones y la mayor señal resultante en el vóxel más grande.

que resuenan en cada vóxel, todo elemento que aumente el tamaño del vóxel, aumenta la señal (Figura 1.4). Incrementar el espesor de corte o el campo de visión o, por el contrario, disminuir la matriz de datos (distribuir el volumen de exploración en menor cantidad de cuadros, pero de mayor tamaño) aumenta la señal.

Otro factor que afecta a la señal es el número de adquisiciones (también conocido como "promedios de señal" o "número de excitaciones"). Un promedio de señal de 2 significa que la señal proveniente de los protones de cada vóxel es recolectada dos veces, lo que resulta en un tiempo de adquisición dos veces mayor. Esto provoca un aumento de la relación señal/ruido de la raíz cuadrada de 2. Como resultado, se trata de un método para mejorar la señal relativamente ineficiente en cuanto al tiempo.

Por último, la señal puede verse afectada negativamente si los cortes se obtienen demasiado cerca uno de otro debido al fenómeno de "interferencia" (*cross talk*). Cuando se adquieren cortes adyacentes, puede haber cierta interferencia de un corte sobre el plano adyacente, lo que resulta en mayor ruido. Esto es verdad sobre todo para las secuencias ponderadas en T2. Este efecto se reduce al interponer una separación entre los cortes (una pequeña porción de tejido que no se explora), lo que resulta en menor ruido y mayor señal. Las separaciones típicas varían entre el 10% y el 25% del espesor del corte. Cuanto mayor es la separación, mayor es la magnitud del tejido no explorado y mayor la posibilidad de pasar por alto una lesión de pequeño tamaño.

Se pueden utilizar secuencias que eliminan los artefactos de movimiento, de flujo pulsátil y de superposición que son específicos para cada resonador. Estas secuencias son particularmente útiles si el paciente muestra signos de ansiedad o tiene espasmos involuntarios que impiden obtener imágenes óptimas.

Tras haber analizado diversas maneras de mejorar la señal de la imagen (o, lo que es lo mismo, de aumentar la relación señal/ruido), debemos analizar el segundo factor más importante que conforma una buena imagen: la resolución. Este parámetro es la capacidad para distinguir objetos de pequeño tamaño. Es de suma importancia en la mayoría de las aplicaciones musculoesqueléticas, debido a las estructuras relativamente pequeñas que a menudo son objeto de estudio.

Sin embargo, toda modificación implementada para mejorar la resolución afecta de manera negativa a la señal. Disminuir el tamaño del vóxel (disminuyendo el espesor del corte, reduciendo el campo de visión o aumentando la matriz de datos) no solo mejora la resolución, sino también reduce la cantidad de protones en cada vóxel y disminuye la señal (*v.* Tabla 1.1). En consecuencia, cuando se diseñan protocolos de exploración, siempre hay un equilibrio entre la maximización de la señal y la optimización de la resolución (Figura 1.5). Otro factor puede ayudar a minimizar este compromiso: la selección de la bobina.

Las imágenes de RM se crean utilizando la señal que regresa desde los protones que resuenan dentro del tejido explorado. Así como es más fácil oír la voz de una persona que está hablando

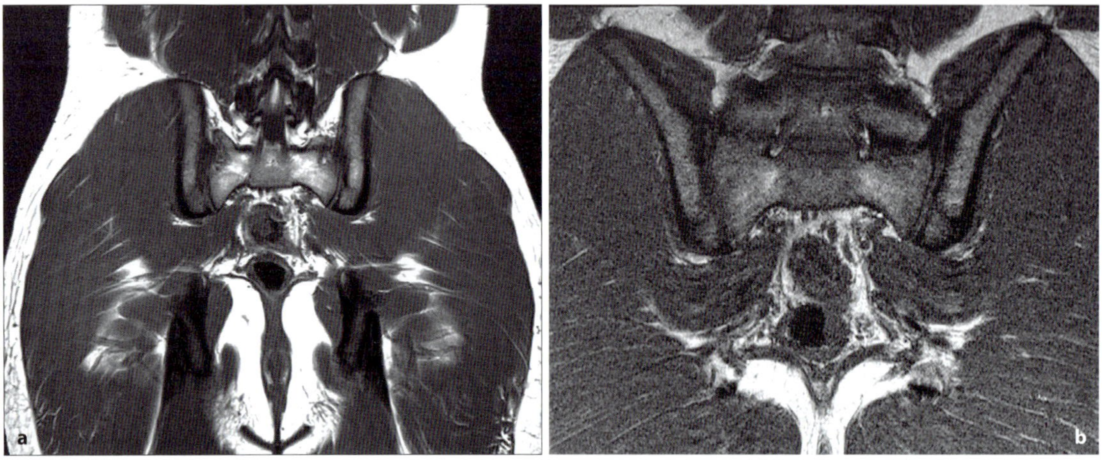

Figura 1.5 Ruido en comparación con resolución: efecto del campo de visión. a Imagen coronal ponderada en T1 con campo de visión grande de la pelvis. Nótese la buena relación señal/ruido. **b** Imagen oblicua ponderada en T1 utilizando la misma bobina, pero con un campo de visión de menor tamaño. En realidad, la resolución en esta imagen es mayor que en la imagen anterior, pero la calidad general es peor debido al mayor ruido.

cuanto más cerca estamos de ella, cuanto más cerca está la bobina receptora de los tejidos de interés, mejor es la señal y menor es el ruido.

En los estudios de RM, se debe intentar utilizar la bobina más pequeña posible para obtener la máxima señal. Las bobinas que se pueden colocar cerca de la región del cuerpo de interés se denominan "bobinas superficiales" y logran una señal notablemente mejor en comparación con la bobina corporal. Un factor que se debe tener en cuenta al seleccionar una bobina es su tamaño. La bobina debe ser capaz de detectar la señal de toda la longitud y la profundidad de los tejidos de interés; para una bobina superficial plana, la profundidad de penetración es casi igual a la mitad del diámetro de la bobina. Más allá de esta distancia, la señal comienza a disminuir, lo que resulta evidente por una caída en la señal en dicha región de la imagen. Para evitar este problema, en las extremidades a menudo se utilizan bobinas de volumen, las cuales rodean el brazo o la pierna, obteniendo una señal uniforme en todo el tejido de interés. En la actualidad, la mayoría de las bobinas se fabrican con un diseño que incluye múltiples receptores o múltiples bobinas agrupadas (*phase array coil*) Estas bobinas de tipo *phase array* están formadas por muchas bobinas más pequeñas unidas en serie, lo que resulta en la obtención de una máxima señal de cada una de las bobinas pequeñas y de cada segmento tisular abarcado por las bobinas. Por lo general, la utilización de una bobina superficial proporciona una señal más que adecuada y permite utilizar parámetros de exploración de alta resolución. Seleccionar la bobina adecuada es fundamental para obtener imágenes con buena señal y de alta resolución.

Contraste tisular

Tanto la tomografía computarizada (TC) como la RM son capaces de lograr estudios de alta resolución, pero el mejor contraste de partes blandas de la RM (que es la capacidad de diferenciar tipos de tejidos sobre la base de sus intensidades de señal) la distingue. Las imágenes tomográficas se basan en las propiedades de atenuación de rayos X de los tejidos, mientras que el contraste de partes blandas en la RM se relaciona con las diferencias en la resonancia protónica en el interior de los tejidos. Los protones dentro de la grasa resuenan de manera diferente a los protones en los líquidos acuosos y, modificando los parámetros de exploración en la consola del resonador, se pueden enfatizar las diferencias en estas propiedades específicas de cada tejido. Esto se conoce como "ponderación" de las imágenes. Los tejidos se pueden diferenciar sobre la base de sus intensidades de señal en diversas secuencias. La intensidad de señal de un tejido se debe describir en términos relativos (por ejemplo, hiperintenso respecto del músculo), porque no se asignan los valores de escala de grises de la imagen en términos cuantitativos, como ocurre en la TC, sino que se ponderan en comparación con el vóxel más brillante de la imagen.

Secuencias de pulso (Tablas 1.2 y 1.3)

El conjunto de parámetros de exploración específicos seleccionados para un estudio particular se denomina "secuencia de pulso". Un estudio típico del sistema musculoesquelético incluye entre tres y seis secuencias obtenidas en diversos planos anatómicos. Existen muchos tipos de secuencias, cada una de las cuales tiene ventajas y desventajas específicas. No es nuestra intención abrumar al lector con detalles técnicos en este punto; en el siguiente análisis, entre paréntesis se proporcionan los parámetros de exploración típicos para cada secuencia de pulso, los cuales se resumen en la Tabla 1.3. Al final del capítulo se proporciona un glosario para ayudar a entender los términos inusuales.

Tabla 1.2 Secuencias de pulso: ventajas y desventajas

Secuencia	Ventajas	Desventajas
Eco de espín rápido		
T1	Detalle anatómico. Grasa, hemorragia subaguda. Realce con Gd-DTPA (con saturación grasa). Patologías de la médula ósea.	Escasa detección de edema de partes blandas y otras patologías detectadas mediante T2. No es tan sensible como las secuencias STIR o FSE-T2 con saturación grasa para detectar patologías de la médula ósea.
Densidad protónica	Detalle anatómico. Patologías meniscales.	Escasa detección de líquido y patologías de la médula ósea si no se combina con saturación grasa.
T2	Detección de líquido y muchos procesos patológicos. Excelente detección de patologías de la médula ósea cuando se la combina con saturación grasa. Óptima en pacientes con implantes metálicos (↓ efectos de susceptibilidad).	Escasa detección de patologías de la médula ósea si no se combina con saturación grasa.
Eco de gradiente		
T2*	Fibrocartílago (menisco, *labrum*). Cuerpos libres intraarticulares y hemorragia (↑ efectos de susceptibilidad). Imágenes 3D.	Escasa detección de patologías de la médula ósea incluso con campos de alta intensidad Implantes metálicos (↑↑ artefactos por efectos de susceptibilidad).
STIR	Patologías de la médula ósea y de partes blandas.	No se debe utilizar con Gd-DTPA.

Gd-DTPA: gadolinio-DTPA; STIR: inversión-recuperación con tau corto; FSE: eco de espín rápido.

Tabla 1.3 Secuencias de pulso: parámetros de exploración (o "cómo reconocer una secuencia a partir de los valores")

Secuencia	TR (ms)	TE (ms)	TI (ms)	Ángulo de rotación (°)	LTE
T1	≤ 800	≤ 30	N/A	90	N/A
Densidad protónica	≥ 1000	≤ 30	N/A	90	N/A
FSE T2	≥ 2000	≥ 50	N/A	90	2 a 16
FSE STIR	≥ 2000	≥ 30	120 a 180	180 → 90	2 a 16
GRE T1	Variable	≤ 30	N/A	70 a 110	N/A
GRE T2*	Variable	≤ 30	N/A	5 a 20	N/A

LTE: longitud del tren de ecos; FSE: eco de espín rápido; GRE: eco de gradiente; TE: tiempo de ecos; TI: tiempo de inversión; TR: tiempo de inversión.

Eco de espín

Las secuencias de eco de espín habituales incluyen las secuencias ponderadas en T1 (T1W), ponderadas en T2 (T2W) y ponderadas en densidad protónica (PD) (*v.* Tabla 1.3):

T1. Se considera que T1 (tiempos de repetición [TR] menores de 800 ms; tiempos de eco [TE] menores de 30 ms) es una secuencia "de tiempos cortos". La grasa y la hemorragia subaguda son hiperintensas en estas imágenes (Figura 1.6). Los líquidos proteínicos (como en casos de abscesos o gangliones) pueden tener intensidad de señal intermedia o alta, dependiendo del contenido proteínico. La mayoría de los tejidos blandos tienen intensidad de señal intermedia a baja en esta secuencia y los líquidos son especialmente hipointensos (respecto del músculo o los discos intervertebrales) (Figura 1.7 y Tabla 1.4). Las imágenes T1W son útiles para delimitar planos anatómicos, la arquitectura de la médula ósea, el contenido de grasa de las masas y hemorragias subagudas. Esta secuencia también se utiliza para evaluar el realce tisular luego de la administración intravenosa (i.v.) de gadolinio-DTPA (Gd-DTPA) (*v.* más adelante en este capítulo).

T2. Se considera que T2 (TR mayor de 2000 ms; TE mayor de 60 ms) es una secuencia "de tiempos largos". En las imágenes T2W los líquidos son hiperintensos (*v.* Figura 1.7). Asimismo, la mayoría de los procesos patológicos (por ejemplo, tumores, infecciones, lesiones) a menudo se observan brillantes debido a su mayor contenido de líquido. La grasa es menos hiperintensa que en las imágenes T1W y el músculo mantiene una intensidad de señal intermedia. Las secuencias convencionales de eco de espín han formado parte de la mayoría de los protocolos de exploración en el pasado, pero en la actualidad casi no se las utiliza debido a que implican tiempos de estudio relativamente largos. Por lo tanto, han sido reemplazadas por las secuencias de eco de espín rápido (FSE).

Densidad protónica (PD). Se considera que PD (TR mayor de 1000 ms; TE menor de 30 ms) es una secuencia "de TR intermedios y TE cortos". También conocidas como densidad de espines, estas imágenes representan una combinación de T1 y T2, en las que el contraste depende sobre todo del número de protones en el interior de cada tejido. Esta secuencia también brinda buen detalle anatómico, pero relativamente poco

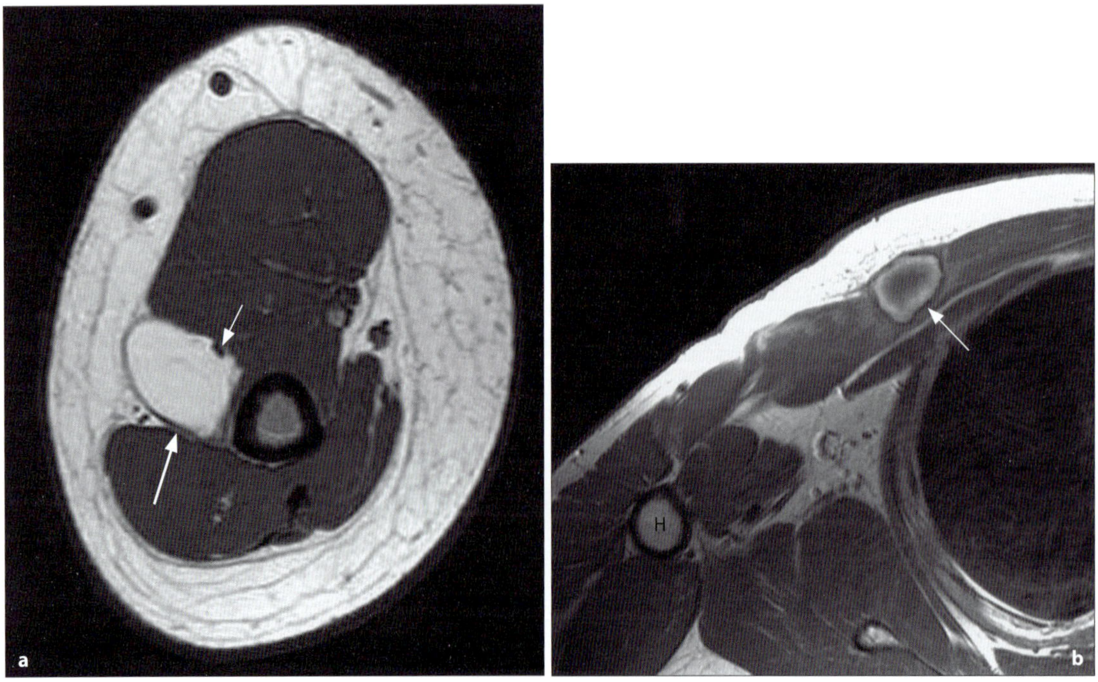

Figura 1.6 Imágenes ponderadas en T1: tejidos hiperintensos. a Imagen axial en T1 del brazo. Nótese la alta intensidad de señal de la grasa subcutánea y del lipoma intermuscular (*flecha larga*) entre los músculos bíceps y tríceps. La lesión rodea parcialmente el nervio radial (*flecha corta*). **b** Imagen axial en T1 de la axila derecha. Se observa una masa bien delimitada en el interior del músculo pectoral mayor derecho en este hombre de 55 años de edad, quien sintió un "tirón" mientras jugaba con un *frisbee*. Nótese el borde hiperintenso en la periferia de este hematoma subagudo (*flecha*). H: húmero.

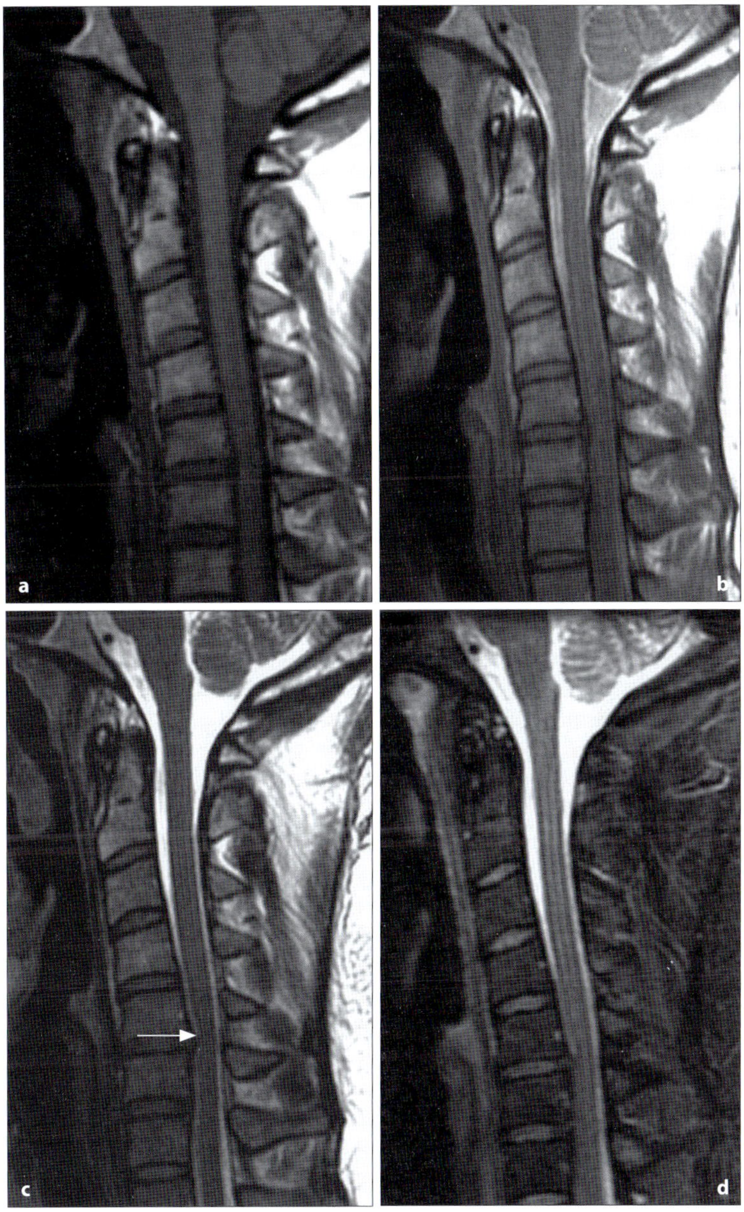

Figura 1.7 Intensidad de señal del líquido. **a** Imagen sagital en T1 de la columna cervical. El líquido cefalorraquídeo muestra menor intensidad de señal en comparación con los discos intervertebrales. **b** Imagen sagital en densidad protónica de la columna cervical. El líquido es un poco hiperintenso respecto del disco. **c** Imagen sagital en FSE-T2 de la columna cervical. La intensidad de señal del líquido es notablemente hiperintensa respecto del disco. Nótese también la protrusión discal que deforma la médula espinal a nivel de C5-C6 (*flecha*). **d** Imagen sagital en STIR de la columna cervical. El líquido cefalorraquídeo se mantiene hiperintenso respecto del disco, pero nótese la supresión difusa de la señal de la grasa.

Tabla 1.4 Intensidad de señal tisular: T1 y T2

	T1	T2
Grasa	↑↑	↑
Hemorragia subaguda	↑↑	↑↑
Líquido proteínico	↑	↑↑
Líquido	↓	↑↑
Tejido fibroso/cicatrizal	↓	↓ o ↑
Hueso cortical	↓↓	↓↓
Hemorragia crónica/hemosiderina	↓↓	↓↓
Aire	↓↓	↓↓

↑: hiperintenso respecto del músculo; ↓: hipointenso respecto del músculo.

contraste tisular general debido a su ponderación intermedia (*v.* Figura 1.7).

Eco de espín rápido

Esta secuencia, también conocida como "eco de espín turbo", permite una adquisición mucho más rápida de las imágenes que el método con eco de espín convencional. En una técnica de eco de espín convencional, se adquieren muchas muestras en el tiempo de obtención de una muestra (Figura 1.8). El tiempo ahorrado es directamente proporcional al número de muestras (también denominado "longitud del tren de ecos"). Una secuencia FSE con una longitud de tren de ecos igual a 4 adquiere la misma cantidad de información que una secuencia con eco de espín convencional, pero en un cuarto del tiempo. La disminución del tiempo de exploración reduce la posibilidad de artefactos de movimiento. Además, el tiempo ahorrado se puede utilizar para obtener promedios de señal adicionales con el objetivo de mejorar la señal. Las secuencias FSE son utilizadas con frecuencia en la exploración del sistema musculoesquelético.

Esta técnica tiene algunas desventajas. En primer término, la intensidad de la señal de la grasa se mantiene bastante elevada en las imágenes con densidad protónica y T2W. En consecuencia, es posible pasar por alto las patologías del tejido adiposo subcutáneo o de la médula ósea debido a la intensidad de señal similar de la grasa y del líquido. Este problema se puede revertir combinando esta técnica con saturación grasa (*v.* más adelante) (Figura 1.9).

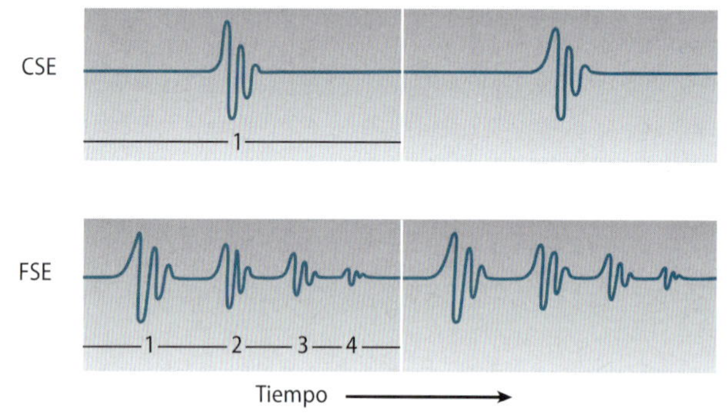

Figura 1.8 Comparación entre secuencia con eco de espín convencional y FSE. Diagrama que muestra la eficiencia de una secuencia FSE en la cual se obtienen cuatro ecos en un único tiempo de repetición, en comparación con un solo eco obtenido utilizando una técnica de eco de espín convencional (CSE).

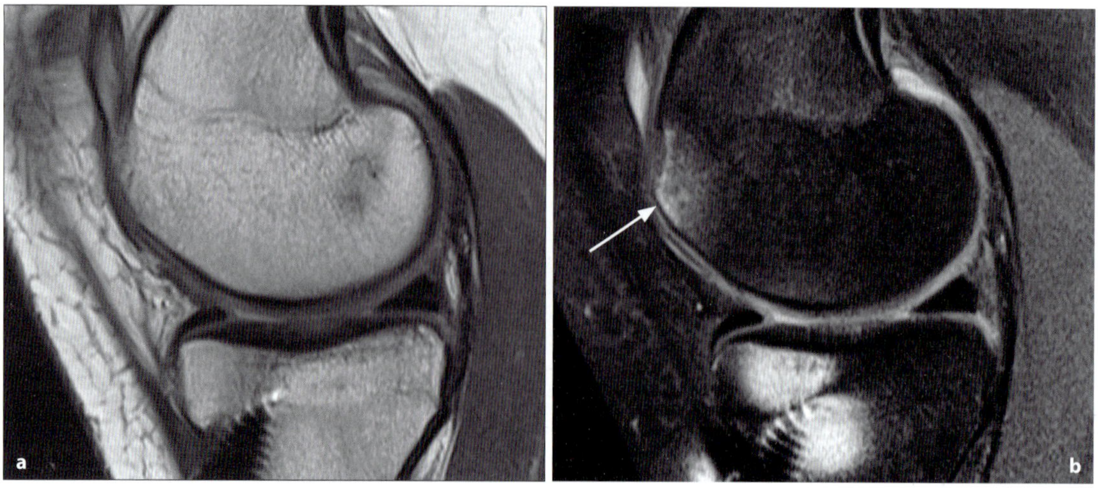

Figura 1.9 Efecto de saturación grasa. **a** Imagen sagital con eco de espín rápido (FSE) con densidad protónica de la rodilla. Se observa cierto artefacto alrededor de un tornillo tibial relacionado con una reconstrucción previa del ligamento cruzado anterior (LCA), pero no se observa evidencia de contusión de la médula ósea. **b** Imagen sagital con FSE ponderada en densidad protónica con saturación grasa que revela una contusión focal hiperintensa en la cara anterior del cóndilo femoral medial (*flecha*). Nótese también la incompleta saturación grasa adyacente al tornillo tibial.

En segundo lugar, la técnica FSE puede provocar un aspecto borroso en los márgenes tisulares, en especial cuando se adquieren imágenes ponderadas en densidad protónica utilizando trenes de ecos largos (mayores de 4). Si bien resulta tentador utilizar mayores longitudes para reducir el tiempo de adquisición, hacer esto puede aumentar el artefacto de aspecto borroso, lo cual hace que se pasen por alto algunos tipos de procesos patológicos, como los desgarros meniscales en la rodilla (Figura 1.10).

Inversión-recuperación

Históricamente se la conoce como inversión-recuperación con tau corto (STIR); la secuencia de inversión-recuperación (TR mayor de 2000 ms; TE mayor de 30 ms; TI = 120 a 180 ms) es una técnica de saturación grasa que resulta en una marcada disminución de la intensidad de señal de la grasa y un notable aumento de la señal de los líquidos y del edema (Figura 1.11). Como resultado, la inversión-recuperación es una herramienta sumamente sensible para detectar la mayoría de los tipos de patologías de partes blandas y de la médula ósea. En nuestra institución, utilizamos una secuencia FSE-STIR en la mayoría de los protocolos musculoesqueléticos. Esta secuencia carece de los largos tiempos de exploración, del limitado número de cortes y de la escasa señal que afectaban a las secuencias STIR convencionales. En el resto de este libro, cuando se utilice el término STIR, nos estaremos refiriendo a la técnica FSE-STIR, a menos que se indique lo contrario. Desde un punto de vista práctico, el estudio en secuencia FSE-STIR es, en muchos aspectos, equivalente a una secuencia FSE-T2W con técnica de saturación selectiva de la grasa (*v.* más adelante en este capítulo), y muchos profesionales utilizan ambas técnicas de forma indistinta. El estudio STIR, por lo general, proporciona una supresión grasa mucho más homogénea que la técnica de secuencia selectiva (*v.* más adelante en este capítulo).

Eco de gradiente

El conjunto de secuencias con eco de gradiente (TR variable; TE menor de 30 ms; ángulo de rotación = 10 a 80 grados) fue desarrollado originalmente para obtener imágenes T2W en menos tiempo que lo que permite una técnica con eco de espín convencional. Como su nombre lo indica, las secuencias con eco de gradiente y con eco de espín adquieren imágenes de diferentes maneras. En consecuencia, si bien el líquido se observa hiperintenso en las imágenes T2W en eco de gradientes (denominada T2*W) y en las imágenes

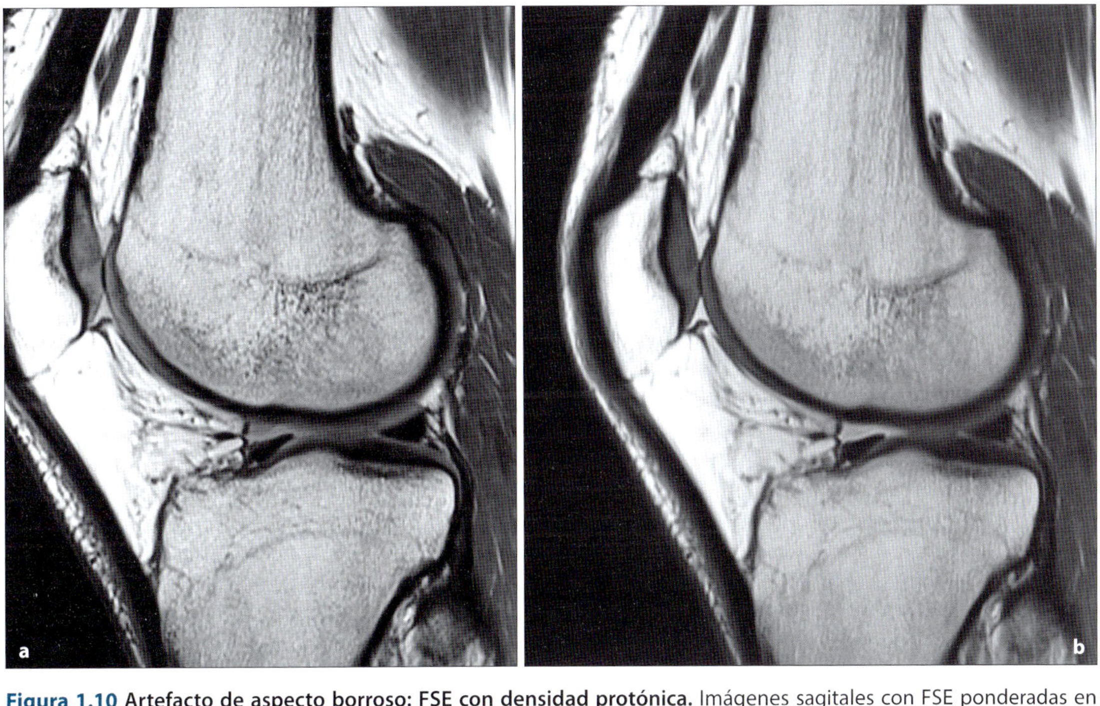

Figura 1.10 Artefacto de aspecto borroso: FSE con densidad protónica. Imágenes sagitales con FSE ponderadas en densidad protónica de las rodillas adquiridas con longitudes de tren de eco de 5 (**a**) y 21 (**b**). Nótese la mayor borrosidad de la imagen obtenida con una mayor longitud.

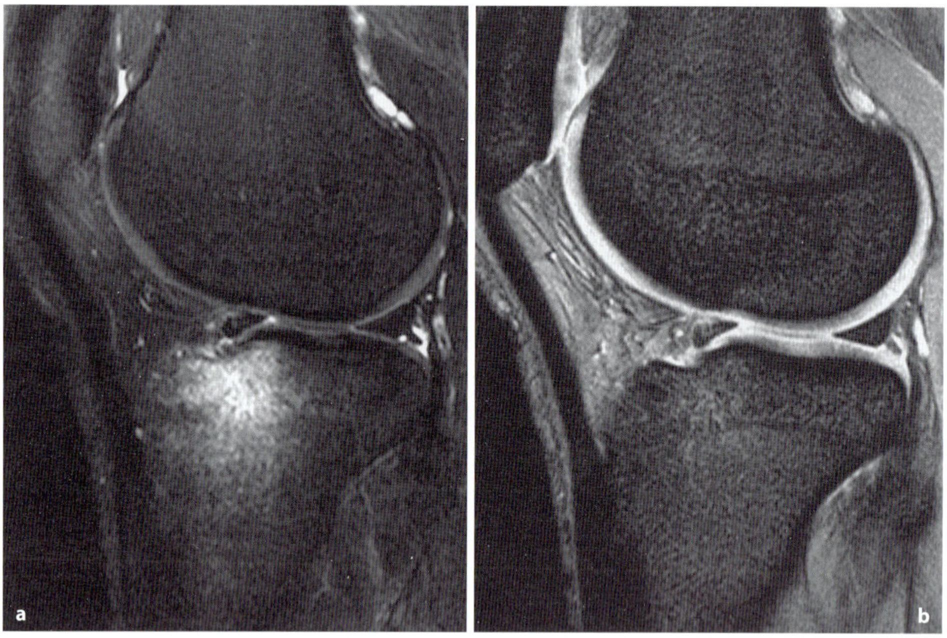

Figura 1.11 Comparación entre imágenes en T2 con saturación grasa y secuencias con eco de gradiente para detectar patologías de la médula ósea. **a** Imagen sagital con FSE en T2 de la rodilla con saturación grasa. Se observa una contusión focal en la médula ósea que compromete la porción anterior del platillo tibial. Nótese la visibilidad de la contusión en comparación con la grasa medular oscura (suprimida). **b** Imagen sagital con eco de gradiente T2* de la rodilla. La contusión es mucho menos evidente debido a los efectos de susceptibilidad del hueso trabecular en el platillo tibial.

T2W en eco de espín (rápido), el aspecto de otros tejidos difiere entre ambas secuencias. Los ligamentos y el cartílago articular se observan particularmente bien en las secuencias con eco de gradiente, al igual que las estructuras fibrocartilaginosas, tales como los meniscos de la rodilla y el *labrum* glenoideo. Sin embargo, en las imágenes con eco de gradiente el contraste entre otros tejidos blandos es bastante malo.

El estudio con eco de gradiente se puede realizar utilizando una técnica bidimensional (en la cual se obtienen cortes individuales) o con una técnica "volumétrica" tridimensional (3D). En el estudio 3D, en un tiempo se obtiene la señal de un volumen tisular entero y los datos se pueden dividir en cortes extremadamente delgados (menores de 1 mm), de forma tal que las dimensiones del vóxel son casi isotrópicas (iguales en todas las direcciones) (Figura 1.12). Esta técnica permite obtener imágenes de alta resolución y es muy útil cuando se evalúan estructuras muy pequeñas, como los ligamentos de la muñeca. Estas secuencias 3D también permiten crear imágenes reformateadas casi en cualquier plano sin pérdida significativa de la resolución (Figura 1.13). Si bien la mayoría de las secuencias 3D requieren tiempos de exploración relativamente largos (lo que aumenta la posibilidad de obtener artefactos de movimiento), si las imágenes reformateadas tienen una calidad adecuada, se pueden omitir otras secuencias del protocolo, lo que minimiza este efecto.

Una característica de las secuencias con eco de gradiente es una mayor sensibilidad a los efectos de susceptibilidad. Esto se refiere a la pérdida de señal artificial a nivel de la interfase entre tejidos con propiedades magnéticas muy diferentes, como el metal y los tejidos blandos. Esta característica puede ser útil cuando se busca detectar áreas sutiles de hemorragia, debido a que se vuelven más visibles en las imágenes con eco de gradiente debido a los efectos de susceptibilidad de los productos de degradación de la hemoglobina en el interior del tejido (Figura 1.14). De modo similar, estas secuencias son útiles para detectar cuerpos libres intraarticulares y aire en las partes blandas debido a los efectos de susceptibilidad.

Por el contrario, los efectos de susceptibilidad tienen algunas desventajas: sobreestiman el tamaño de los osteofitos en los estudios de la columna vertebral y pasan por alto patologías de la médula ósea cuando no hay destrucción del hueso trabecular, debido a que el artefacto de susceptibilidad a nivel de las interfases entre el hueso

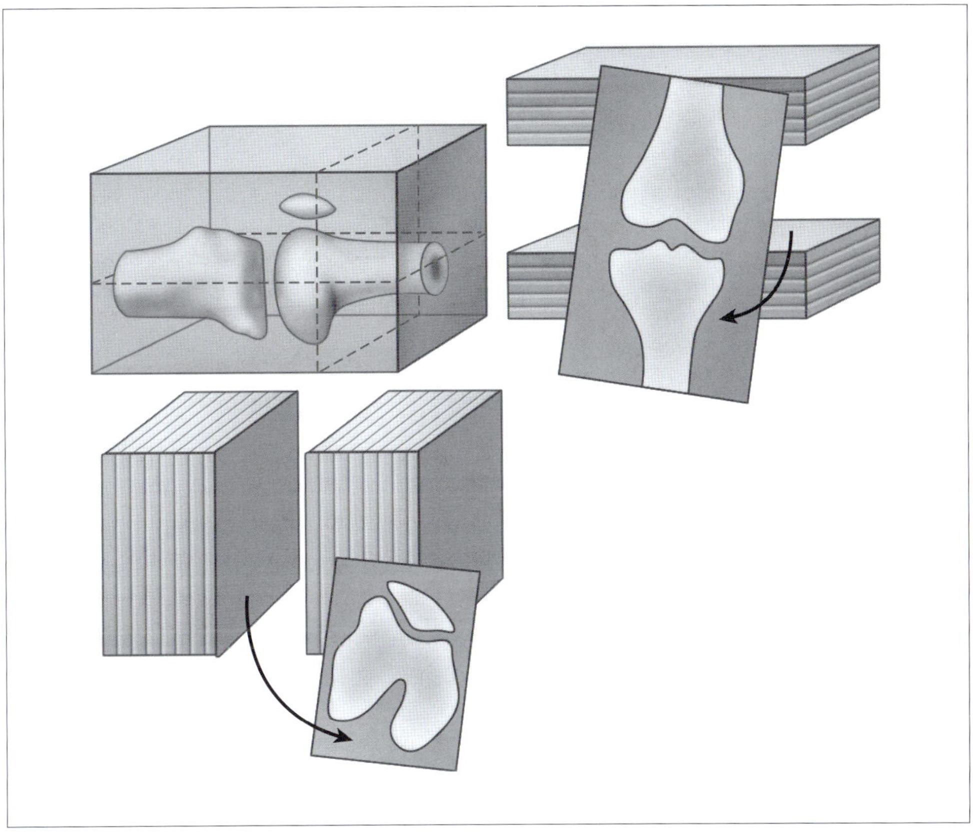

Figura 1.12 Estudio 3D. Diagrama que muestra reconstrucciones axial y coronal a partir de una secuencia volumétrica 3D de adquisición única.

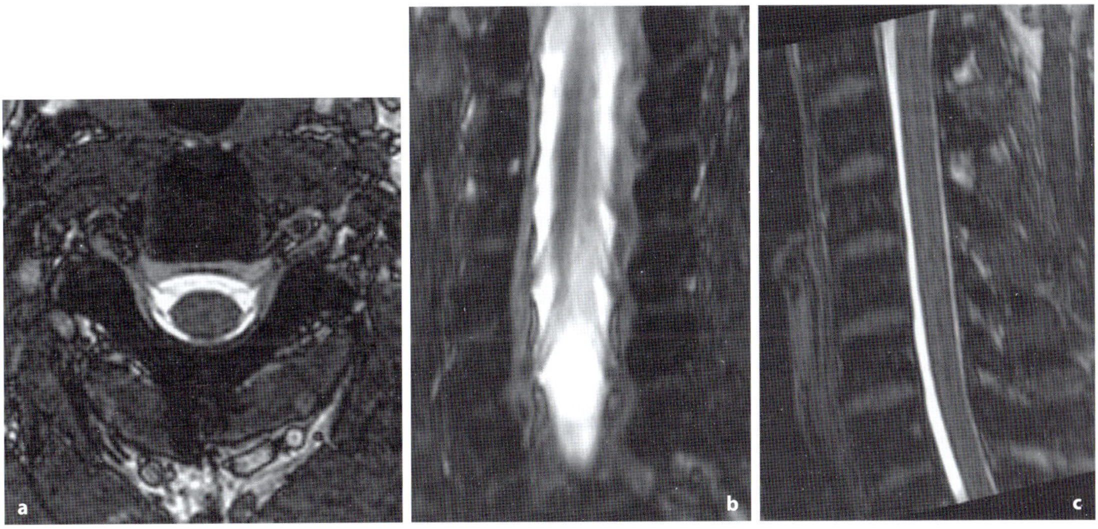

Figura 1.13 Estudio volumétrico 3D. a Imagen axial con eco de gradiente T2* de la columna cervical (obtenida mediante técnica 3D). Existe un excelente contraste entre el líquido cefalorraquídeo hiperintenso y la médula espinal y las raíces nerviosas hipointensas. **b** Imagen coronal reformateada de la columna cervical (a partir del conjunto de datos axiales). La médula espinal y las raíces nerviosas se observan bien en el interior del líquido cefalorraquídeo hiperintenso. **c** Imagen sagital reformateada de la columna cervical (a partir del conjunto de datos axiales). El efecto mielográfico del líquido cefalorraquídeo hiperintenso no revela abombamiento ni protrusión discal.

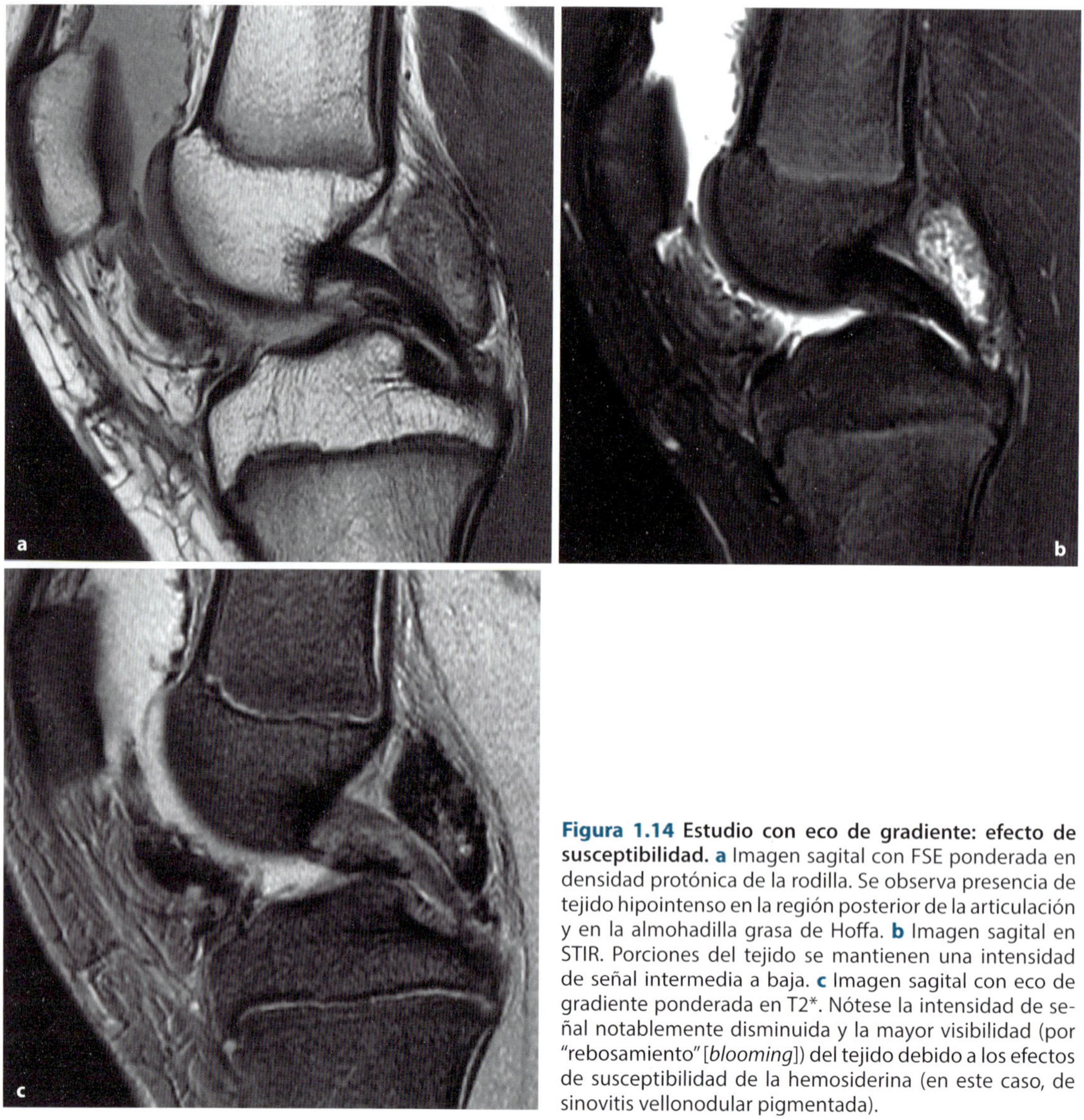

Figura 1.14 Estudio con eco de gradiente: efecto de susceptibilidad. a Imagen sagital con FSE ponderada en densidad protónica de la rodilla. Se observa presencia de tejido hipointenso en la región posterior de la articulación y en la almohadilla grasa de Hoffa. **b** Imagen sagital en STIR. Porciones del tejido se mantienen una intensidad de señal intermedia a baja. **c** Imagen sagital con eco de gradiente ponderada en T2*. Nótese la intensidad de señal notablemente disminuida y la mayor visibilidad (por "rebosamiento" [*blooming*]) del tejido debido a los efectos de susceptibilidad de la hemosiderina (en este caso, de sinovitis vellonodular pigmentada).

trabecular y la grasa medular oculta el edema asociado (*v.* Figura 1.11). Los efectos de susceptibilidad también pueden ser un problema cuando se estudia a pacientes con implantes metálicos debido a que se eclipsa el tejido adyacente normal. Las secuencias FSE suelen minimizar los artefactos de susceptibilidad y son útiles cuando se estudia a pacientes con antecedentes quirúrgicos, sobre todo si se conoce con certeza la presencia de implantes metálicos (Figura 1.15).

Saturación grasa

Existen algunas situaciones clínicas en las cuales es conveniente suprimir la hiperintensidad de la grasa. Se utilizan dos técnicas principales para lograrlo: técnica de saturación selectiva (química) de la grasa y técnica STIR.

Técnica de saturación selectiva

Esta técnica aprovecha las diferencias en las frecuencias de resonancia entre la grasa y el agua aplicando un pulso "que deteriora" la frecuencia de la grasa. Este pulso elimina la señal de la grasa sin afectar la señal del agua. Asimismo, se preserva la señal del Gd-DTPA (ya sea intravenoso o intraarticular).

Esta técnica se puede utilizar con imágenes T1W para confirmar la naturaleza adiposa de una masa (Figura 1.16) y para distinguir entre grasa y hemorragia, ya que ambas son hiperintensas en

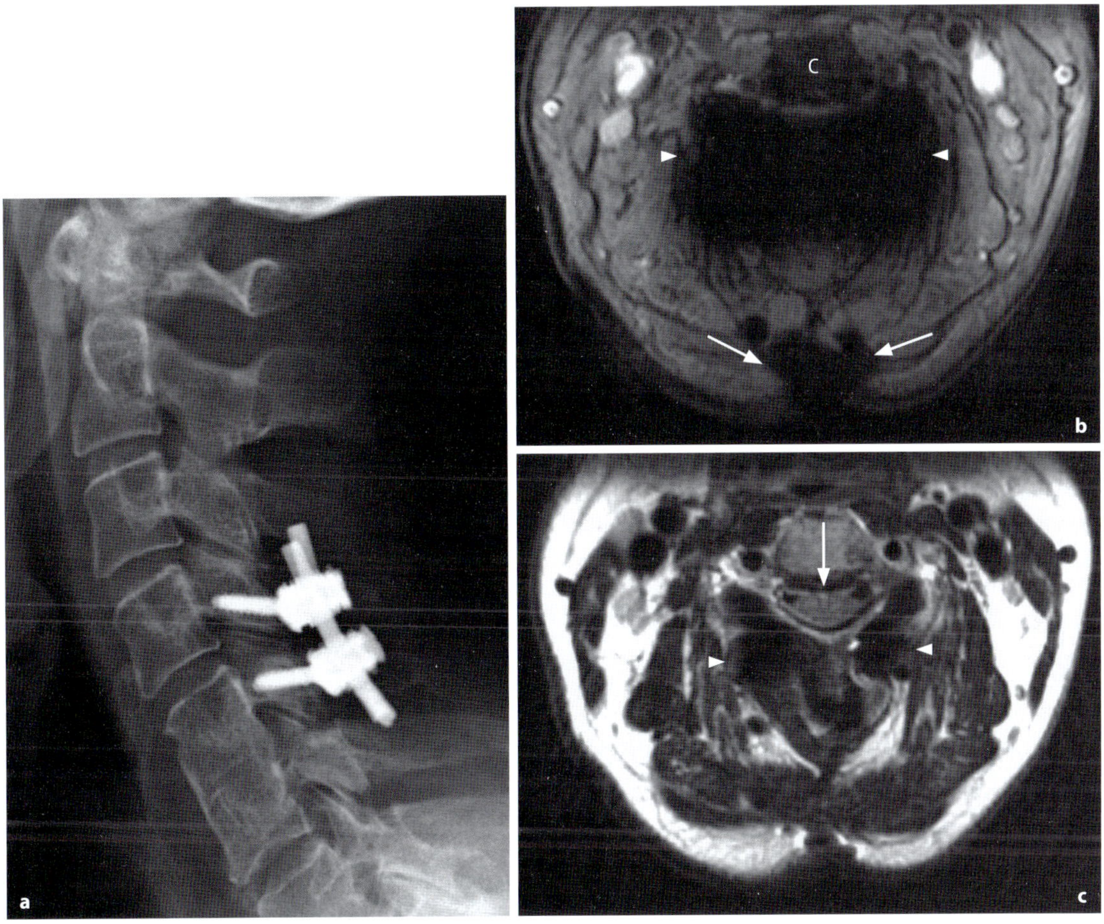

Figura 1.15 Estudio con eco de espín rápido: disminución de los artefactos de susceptibilidad. **a** Radiografía lateral de la columna cervical. Se observa un implante de ubicación posterior secundario a una artrodesis cervical previa. **b** El intenso artefacto de susceptibilidad derivado del implante eclipsa las estructuras adyacentes, incluyendo el conducto raquídeo y la médula espinal (*puntas de flecha*). Se hace evidente un artefacto adicional relacionado con otros cambios posoperatorios en los tejidos más superficiales (*flechas*). C: cuerpo vertebral. **c** Imagen axial con FSE-T2 de la columna cervical (al mismo nivel que en **b**). Nótese la disminución del artefacto relacionado con el implante metálico (*puntas de flecha*) y la mejor definición del conducto raquídeo y sus contenidos (*flecha*).

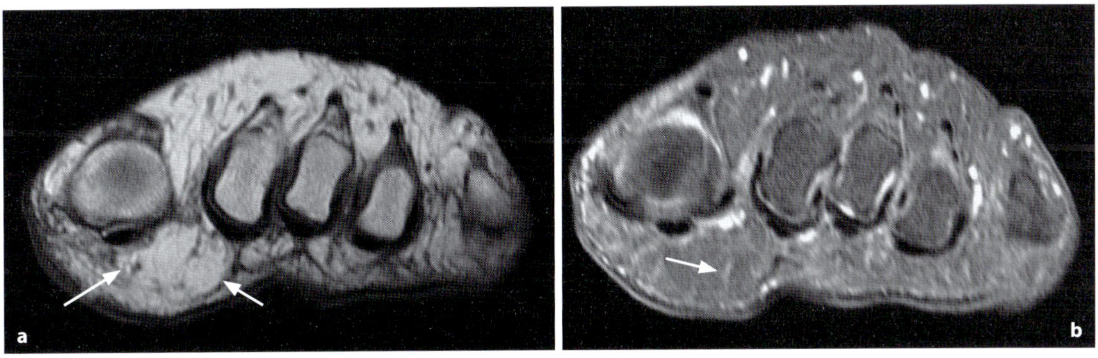

Figura 1.16 Técnica de saturación selectiva de la grasa. **a** Imagen del eje corto en T1 de la porción anterior del pie. Se observa un lipoma irregular en la grasa plantar a nivel de las primeras dos articulaciones metatarsofalángicas (*flechas*). **b** Imagen del eje corto en T1 con saturación grasa de la porción anterior del pie después de la inyección de Gd-DTPA por vía i.v. Se observa una completa supresión de la señal proveniente de dicha masa, a excepción de un pequeño tabique intralesional (*flecha*) que confirma su naturaleza lipomatosa.

las imágenes T1W sin saturación grasa, pero se observa supresión de la grasa, mientras que la hemorragia no se modifica. Luego de la administración i.v. de contraste de Gd-DTPA, las imágenes con saturación grasa hacen que el realce tisular sea más evidente (Figura 1.17). Las imágenes T1W con saturación grasa también se utilizan en la artrografía con Gd-DTPA, lo que permite una mejor identificación del contraste y mejora la precisión diagnóstica.

El estudio FSE-T2W a menudo se combina con la técnica de saturación selectiva de la grasa para resaltar áreas de patologías de partes blandas y de la médula ósea, debido a que la hiperintensidad del líquido y del edema resalta en gran medida contra el fondo oscuro de la supresión grasa. Sin embargo, un problema principal con la saturación selectiva de la grasa es que puede generar una supresión no homogénea de la señal de la grasa. Debido a que la técnica es sensible a irregularidades en el campo magnético y a efectos de susceptibilidad, la saturación grasa puede ser incompleta a lo largo de un volumen en estudio; esto incluso puede resultar en la supresión involuntaria de la señal del agua en tales áreas. Esta falla de la supresión grasa es especialmente frecuente en superficies curvas, como el hombro y el tobillo, y puede resultar en una intensidad de señal errónea que simula un proceso patológico. A menudo, este problema se puede identificar detectando la falta de supresión de la grasa subcutánea suprayacente en estas regiones, pero puede ser difícil de reconocer, y puede resultar en errores diagnósticos (Figura 1.18).

La saturación selectiva de la grasa depende de la separación adecuada de los picos de grasa y agua, lo cual ocurre solo en campos de alta intensidad (menor o igual a 1,0 T). En consecuencia, otra desventaja de esta técnica es que no está disponible para resonadores de intensidad media a baja.

Inversión-recuperación

La técnica de inversión-recuperación (STIR) también provoca saturación grasa, pero se basa en las propiedades de relajación de los protones de la grasa, en lugar de su frecuencia de resonancia como en la saturación selectiva de la grasa.

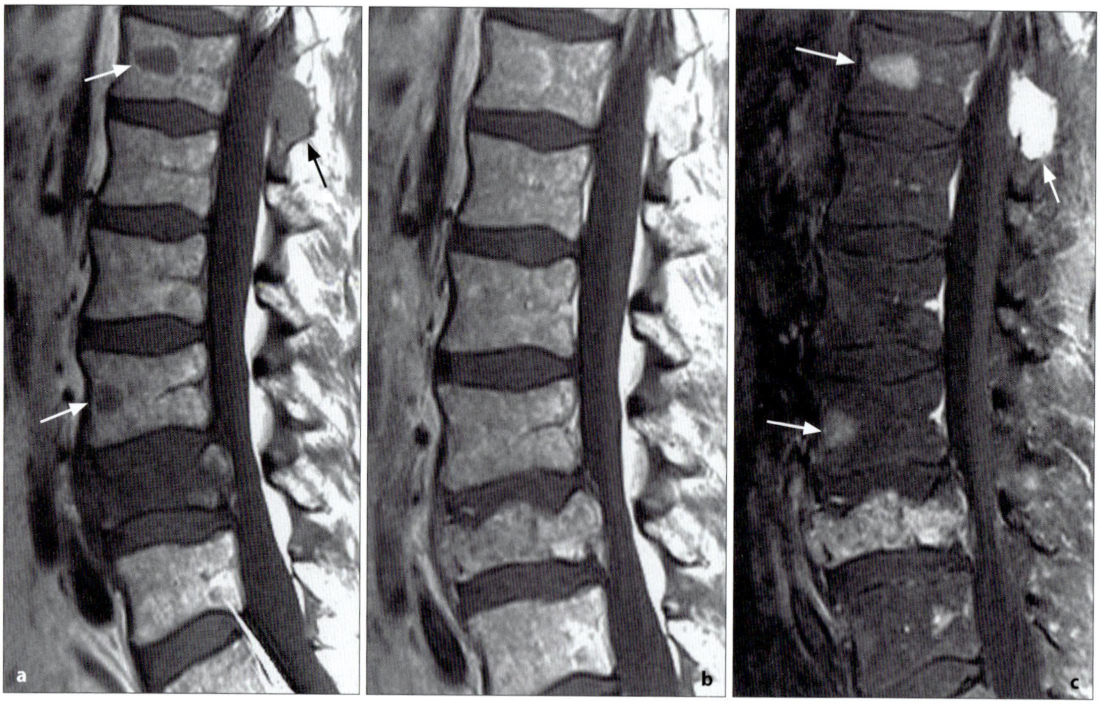

Figura 1.17 Saturación selectiva de la grasa y realce con Gd-DTPA. a Imagen sagital en T1 de la columna lumbar. Se evidencia una fractura por explosión patológica de la vértebra L4 en este paciente con mieloma. Nótese el edema o el tumor, o ambos, de baja intensidad de señal en el interior de la vértebra fracturada y los otros focos neoplásicos a nivel de D12 y L3 (*flechas*). **b** Imagen sagital en T1 de la columna lumbar con contraste i.v. Nótese el realce difuso de la vértebra fracturada y los focos metastásicos que, en esta imagen, son difíciles de distinguir de la médula ósea adyacente. **c** Imagen sagital en T1 de la columna lumbar con contraste i.v. y supresión grasa. Es sorprendente la mayor visibilidad de los focos metastásicos con realce (*flechas*) y de la vértebra fracturada al suprimir la señal de la grasa.

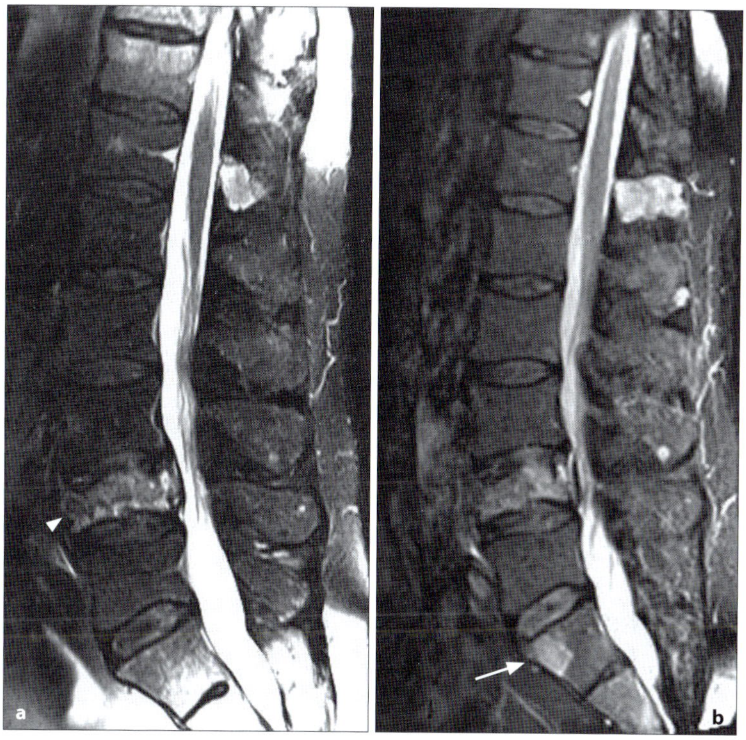

Figura 1.18 Problema: saturación grasa heterogénea. a Imagen sagital con FSE-T2 con saturación grasa de la columna lumbar (es el mismo paciente de la Figura 1.17). La intensidad de señal alta en el interior de la fractura patológica de L4 y el foco de mieloma en la apófisis espinosa de D12 (*puntas de flecha*) se observan adecuadamente contra la supresión grasa en estas regiones. Sin embargo, los tejidos en los márgenes superior e inferior de la imagen no se observan bien debido a la escasa saturación grasa en estas regiones. **b** Imagen sagital en secuencia STIR de la columna lumbar. Se detecta una lesión adicional a nivel de S1 como resultado de la mayor saturación grasa obtenida con esta técnica (*flecha*).

Muchos profesionales utilizan la secuencia FSE-T2W con saturación grasa en lugar de STIR, y si bien parecen similares en cuanto al contraste de las imágenes, existen algunas diferencias debido a que las dos técnicas se basan en mecanismos distintos. Primero, la técnica STIR suele producir una supresión grasa más homogénea debido a que no es tan sensible a las irregularidades del campo magnético como la técnica selectiva de la grasa. Segundo, no se debe utilizar una secuencia STIR con Gd-DTPA intravenoso o intraarticular, debido a que el material de contraste tiene propiedades de relajación similares a los protones de la grasa y su intensidad de señal también se vería saturada.

Gadolinio (Cuadro 1.1)

El Gd-DTPA es un compuesto paramagnético que muestra aumento de la intensidad de señal en las imágenes T1W. Existen dos vías principales de administración: i.v. e intraarticular. La vía intraarticular para la artrografía por RM se analiza en la siguiente sección. El Gd-DTPA por vía i.v. se debe utilizar solo para algunas indicaciones, en especial a la luz de las publicaciones más recientes, en las que se informa acerca de una aparente relación entre el Gd-DTPA y una afección infrecuente pero potencialmente devastadora denominada "fibrosis sistémica nefrogénica". Esta patología se observa con mayor frecuencia en pacientes con función renal disminuida.

Cuando se administra por vía i.v., el Gd-DTPA es análogo a un contraste iodado y provoca realce proporcional a la vascularización de las partes blandas. El realce con contraste se evalúa con mayor facilidad en las imágenes T1W con saturación grasa. Sin embargo, al administrar Gd-DTPA y aplicar saturación grasa, se modifican dos variables que afectan al contraste tisular y se debe tener cuidado para no cometer errores diagnósticos. Como ejemplo, cuando se obtienen imágenes T1W antes de la administración de Gd-DTPA sin saturación grasa, un hematoma (hiperintenso respecto del músculo) puede exhibir realce evidente en las imágenes T1W con saturación grasa poscontraste, no debido a un verdadero realce tisular, sino porque los productos hemáticos de la hemorragia subaguda dentro

Cuadro 1.1 Gadolinio: cuándo utilizarlo

- Masas: distinción entre quistes y lesiones sólidas.
- Masas: distinción entre tumor viable y necrosis (guía de la biopsia).
- Infecciones: distinción entre absceso y flemón.
- Columna vertebral: distinción entre hernia discal y cicatriz dentro de los primeros seis meses de posoperatorio.

del hematoma se aprecian con mayor intensidad debido a la supresión de la grasa adyacente. De manera ideal, antes de administrar Gd-DTPA se debe realizar un estudio con supresión grasa precontraste.

En la mayoría de los estudios de RM del sistema musculoesquelético no se administra Gd-DTPA por vía i.v., pero sí se indica en algunas situaciones, como se describe a continuación.

Distinción entre lesiones quísticas y sólidas

El Gd-DTPA es útil para distinguir entre lesiones quísticas y lesiones sólidas de aspecto quístico. Los quistes verdaderos exhiben realce periférico sin realce del líquido central (Figura 1.19). Las lesiones sólidas muestran realce difuso (o por lo menos grandes áreas de realce).

Tumores

En nuestra institución utilizamos Gd-DTPA para evaluar tumores de partes blandas, en especial cuando intentamos diferenciar entre lesiones quísticas y sólidas. El Gd-DTPA también puede ser útil para guiar una biopsia, ya que distingue entre tejido tumoral viable (que presenta realce) y áreas de necrosis (sin realce). A menudo, no resulta de utilidad para evaluar tumores óseos, pero puede ayudar a detectar compromiso de las partes blandas adyacentes.

Infecciones

En casos de infección de partes blandas, el realce con Gd-DTPA puede ayudar a diferenciar un edema o flemón de partes blandas de un absceso focal, lo cual puede resultar difícil en las imágenes en T2W o secuencia STIR solas. Típicamente, un absceso muestra una pared gruesa con realce y falta de realce central. De modo similar, en las imágenes poscontraste se detectan con mayor facilidad los pequeños conductos sinusales. El realce de la médula ósea después de la administración de contraste es un hallazgo inespecífico debido a que puede ser secundario a osteomielitis, pero también puede ser consecuencia de áreas no infectadas de edema reactivo de la médula ósea relacionado con hiperemia.

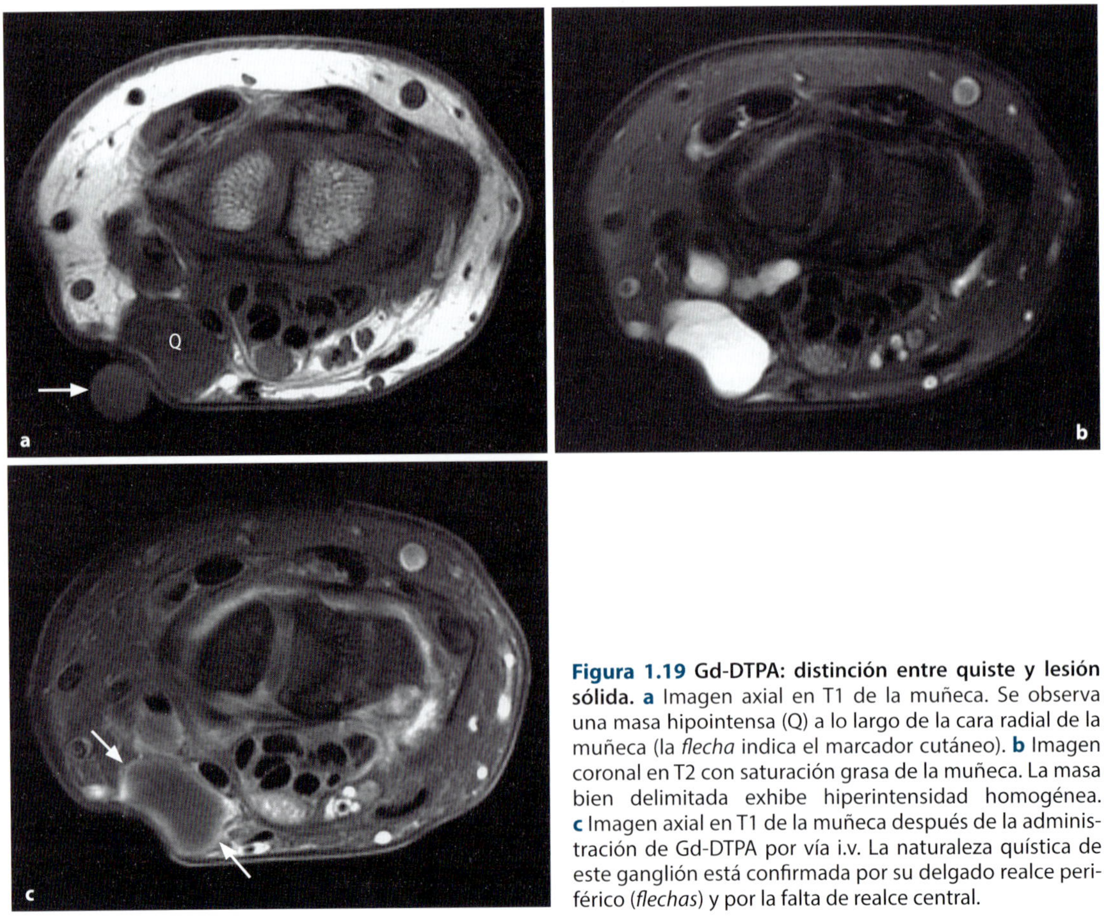

Figura 1.19 Gd-DTPA: distinción entre quiste y lesión sólida. **a** Imagen axial en T1 de la muñeca. Se observa una masa hipointensa (Q) a lo largo de la cara radial de la muñeca (la *flecha* indica el marcador cutáneo). **b** Imagen coronal en T2 con saturación grasa de la muñeca. La masa bien delimitada exhibe hiperintensidad homogénea. **c** Imagen axial en T1 de la muñeca después de la administración de Gd-DTPA por vía i.v. La naturaleza quística de este ganglión está confirmada por su delgado realce periférico (*flechas*) y por la falta de realce central.

Columna vertebral

El Gd-DTPA es útil en el posoperatorio para diferenciar entre tejido cicatrizal (que presenta realce) y material discal (sin realce). Esto es cierto en especial en los primeros seis meses posteriores a una cirugía discal. La administración de contraste después de este período tras la cirugía no suele ser tan útil como en el período posoperatorio temprano para distinguir entre tejido discal retenido o una recidiva de hernia discal y una cicatriz posoperatoria. El Gd-DTPA también es útil para evaluar lesiones medulares (por ejemplo, tumores, enfermedades desmielinizantes) y lesiones intradurales extramedulares (por ejemplo, metástasis, tumores de la vaina nerviosa).

Artrografía por resonancia magnética

La distensión de una articulación utilizando una solución de Gd-DTPA diluido es sumamente útil para detectar ciertos tipos de procesos patológicos, como desgarros labrales en el hombro y la cadera. La artrografía por RM de la rodilla también es útil en pacientes con antecedentes quirúrgicos, debido a que permite diferenciar entre un desgarro meniscal (el material de contraste se extiende hacia el interior del desgarro) y una cicatriz dentro de un desgarro meniscal curado. La *Food and Drug Administration* (FDA) lo considera un uso "no autorizado", pero se ha vuelto una técnica frecuente en la mayoría de los estudios por imágenes del sistema musculoesquelético.

Se diluye 0,1 mL de Gd-DTPA en 20 mL de solución fisiológica estéril inmediatamente antes de la punción articular. Solo se administra esta pequeña cantidad de Gd-DTPA debido a que si está demasiado concentrado produce pérdida de señal del líquido.

Las imágenes T1W son suficientes para el estudio artrográfico y a menudo se utiliza la saturación grasa para distinguir entre el Gd-DTPA y la grasa (por ejemplo, en la bursa subacromial/subdeltoidea del hombro). Es necesario obtener una secuencia T2W en, al menos, un plano para detectar edema, quistes u otras alteraciones sensibles a T2 en las partes blandas o la médula ósea.

Tejidos musculoesqueléticos

Esta sección es un resumen del aspecto de diversos tejidos musculoesqueléticos en RM y las secuencias que consideramos más útiles para su evaluación (Tabla 1.5).

Hueso

Aspecto normal

El hueso cortical es negro en todas las secuencias de exploración debido a que los protones en el interior de la matriz mineralizada no pueden resonar y producir señal. Dentro de la cavidad medular, se identifican la médula grasa y hematopoyética. La médula hematopoyética es levemente hipointensa respecto de la grasa en las imágenes en T1W y apenas hiperintensa respecto del músculo en todas las secuencias (Figura 1.20).

Secuencias más útiles

- STIR: es muy sensible para detectar patologías sutiles de la médula ósea.
- FSE-T2 con saturación grasa: tiene una sensibilidad similar a la secuencia STIR, pero puede exhibir supresión grasa heterogénea.
- T1: es buena para detectar tumores y edema de la médula ósea evidente. No es tan sensible como la secuencia STIR para patologías más sutiles, pero es muy útil para describir en mayor detalle las alteraciones observadas en secuencias STIR o FSE-T2 con saturación grasa.

Tabla 1.5 Tejidos musculoesqueléticos: mejores secuencias

Hueso / médula ósea	STIR	T2 rápido con saturación grasa	T1
Cartílago	FSE con saturación grasa	STIR	GRE (en especial, con saturación grasa)
Menisco	Densidad protónica con eco de espín (± saturación grasa)	GRE T2*	T1
Labrum	T1 después de la inyección intraarticular de Gd-DTPA	GRE T2*	Densidad protónica con FSE (± saturación grasa)
Tendones y ligamentos	T2 rápido (± saturación grasa)	STIR	
Músculo	STIR	T1	

GRE: eco de gradiente; STIR: inversión-recuperación con tau corto.

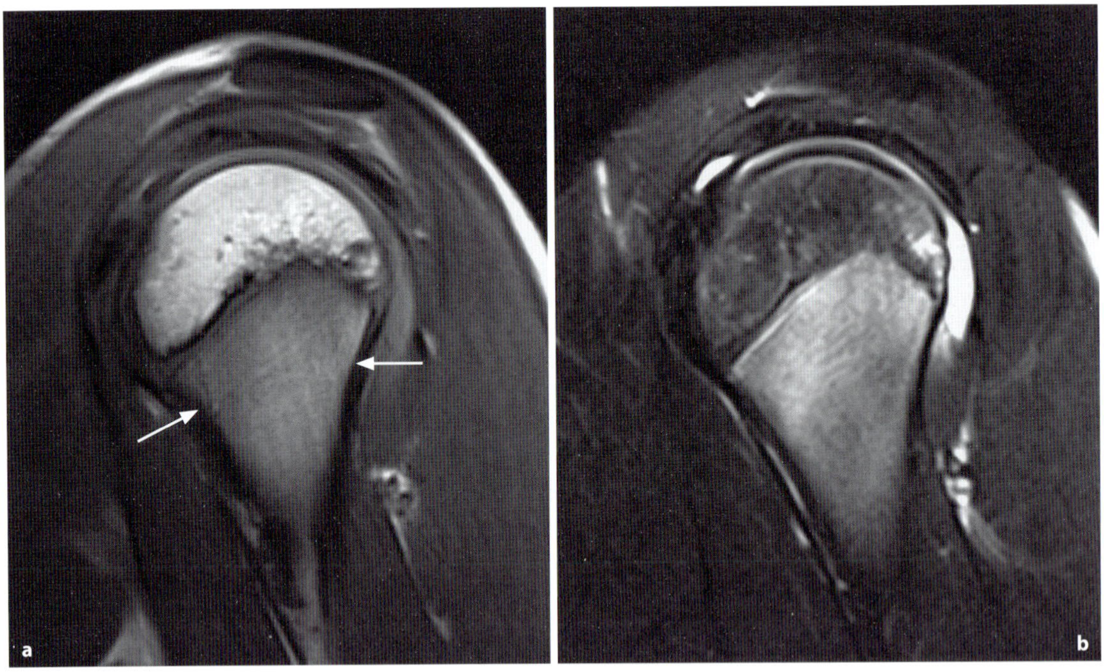

Figura 1.20 Médula ósea normal. a Imagen sagital oblicua en T1 de la porción proximal del húmero. Se observa intensidad de señal intermedia en el interior de la porción proximal de la diáfisis y de la metáfisis humeral (*flechas*) que es apenas más intensa que el músculo esquelético. **b** Imagen sagital en secuencia STIR de la porción proximal del húmero. La médula ósea hematopoyética es todavía más evidente debido a su elevada intensidad de señal (que se relaciona con su celularidad y su contenido de líquido) y a la supresión de la médula ósea grasa adyacente.

Dificultades

- Las patologías de la médula ósea pueden estar ocultas en las imágenes con FSE-T2W sin supresión grasa debido a que la grasa y las lesiones patológicas presentan una hiperintensidad similar.
- Es fácil pasar por alto las patologías de la médula ósea en las imágenes con eco de gradiente en resonadores de campo magnético de alta intensidad debido a los efectos de susceptibilidad del hueso trabecular, como se describió con anterioridad.

Cartílago articular

Aspecto normal

El aspecto normal del cartílago articular varía, dependiendo de la secuencia.

Secuencias más útiles

- Secuencias STIR o FSE-T2 con saturación grasa: el cartílago se observa de color gris oscuro y se lo distingue con facilidad del líquido articular, lo que resalta en gran medida los defectos focales (Figura 1.21). Es difícil diferenciar el cartílago del hueso subcondral subyacente, pero esta distinción es menos importante que identificar alteraciones en la superficie articular.
- Densidad protónica con o sin saturación grasa: es de mayor utilidad cuando se utilizan parámetros de la secuencia de forma tal que el líquido es apenas hiperintenso respecto del cartílago articular.
- T1W 3D con eco de gradiente y saturación grasa: el cartílago es muy hiperintenso y se lo distingue con facilidad del hueso subcondral y del líquido articular. Debido a que esta secuencia consume bastante tiempo y se la debe sumar a las secuencias de exploración convencionales (a diferencia de la secuencia STIR), es poco práctica para su utilización de rutina.

Fibrocartílago

Aspecto normal

Normalmente, el fibrocartílago se observa oscuro en todas las secuencias.

Secuencias útiles: menisco Los desgarros meniscales se observan mejor cuando se utilizan secuencias con TE corto:

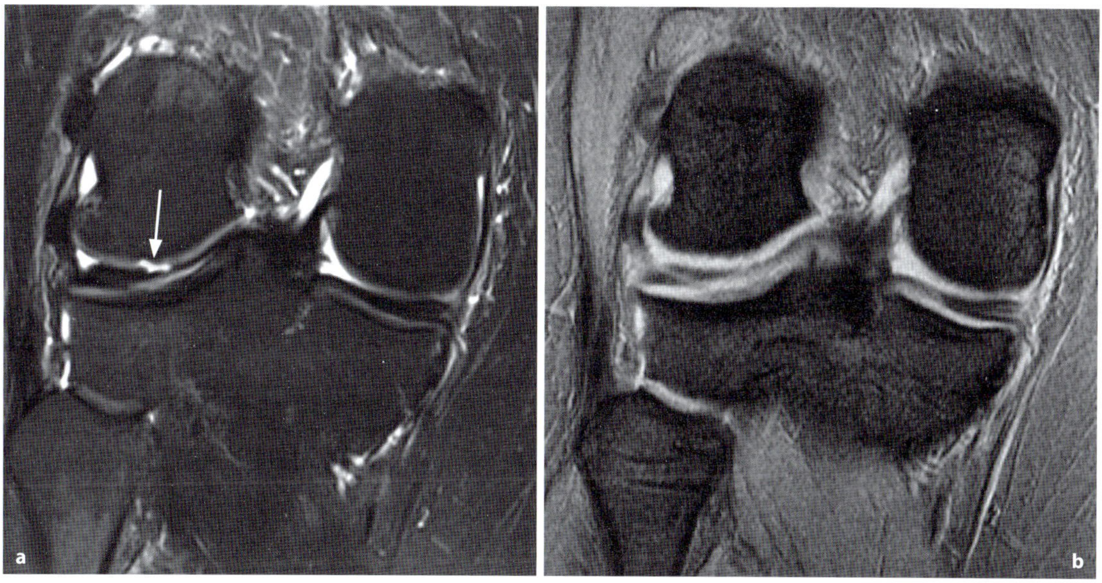

Figura 1.21 Defecto focal del cartílago. a Imagen coronal ponderada en T2 con FSE y saturación grasa de la rodilla. Se observa adecuadamente un defecto focal del cartílago a lo largo de la superficie que soporta peso del cóndilo femoral lateral (*flecha*). **b** Nótese la escasa visibilidad del defecto en esta imagen coronal ponderada en T2* con eco de gradiente debido a que tiene una intensidad de señal similar a la del líquido y del cartílago.

- FSE en densidad protónica (con o sin saturación grasa).
- T2* con eco de gradiente.
- T1.

Dificultades

- La mayoría de los desgarros no se observan de manera adecuada en las imágenes con TE largo (T2W).
- El artefacto de aspecto borroso inherente a las secuencias FSE en densidad protónica puede ocultar algunos desgarros meniscales si los parámetros de exploración no son optimizados, como se describió con anterioridad en este capítulo.

Secuencias útiles: cavidad glenoidea o *labrum* acetabular (Figura 1.22)

- Imágenes en T1W después de la inyección de Gd-DTPA por vía intraarticular (con o sin supresión grasa).
- FSE en densidad protónica con saturación grasa.
- T2* con eco de gradiente.

Tendones y ligamentos

Aspecto normal

En general, los tendones y los ligamentos son oscuros en todas las secuencias, con la excepción del ligamento cruzado anterior, el cual exhibe un aspecto estriado debido al espesor y la orientación de sus fibras de colágeno. Normalmente, los tendones del cuádriceps y del tríceps también muestran estrías longitudinales. Algunos tendones, tales como el del tibial posterior, exhiben hiperintensidad de señal cerca de sus múltiples inserciones óseas.

Secuencias más útiles (Figura 1.23)

- STIR/FSE-T2 con o sin saturación grasa.
- T2* con eco de gradiente (cortes delgados; las imágenes 3D son útiles para los ligamentos de pequeño tamaño).
- T1.

Dificultades

El término "ángulo mágico" se refiere a un falso aumento de la señal que se puede observar en el interior de cualquier tejido que contenga fibras de colágeno muy estructuradas (tendones, ligamentos, meniscos, *labrum*), dependiendo de su posición dentro del campo magnético (Figura 1.24). Este efecto de ángulo mágico se debe a la orientación de las fibras de colágeno y se produce cuando la estructura se encuentra a un ángulo cercano a los 55 grados respecto del campo magnético. La hiperintensidad resultante se observa en imágenes obtenidas con un TE corto (T1, densidad protónica y la mayoría de las

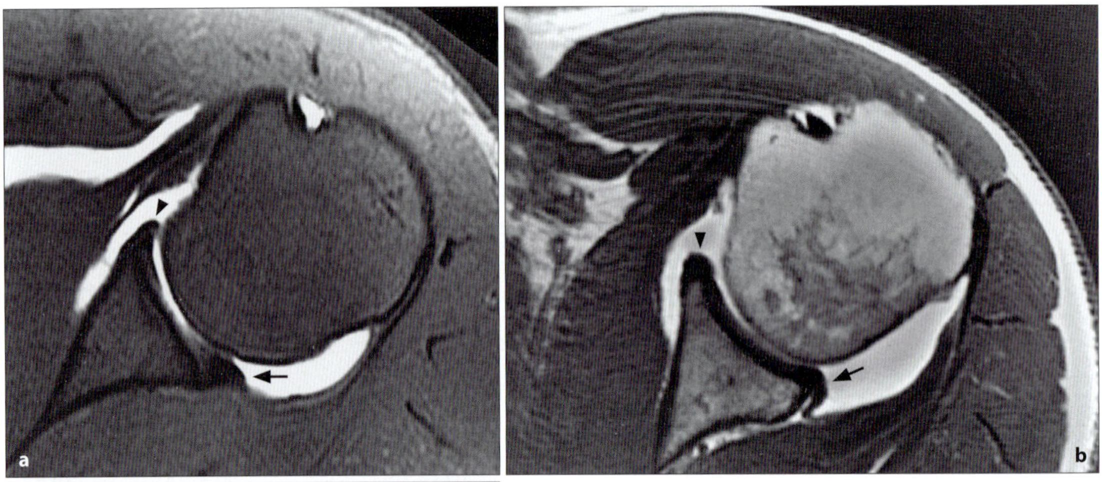

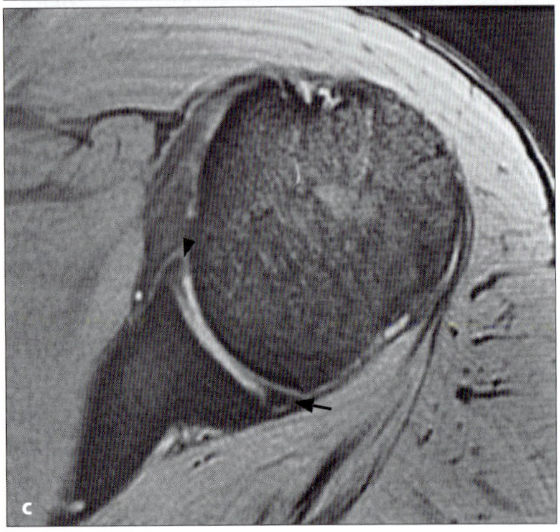

Figura 1.22 Fibrocartílago: *labrum* glenoideo. a Imagen axial en T1 con supresión grasa del hombro izquierdo después de administrar una solución de Gd-DTPA diluido por vía intraarticular. El *labrum* anterior (*punta de flecha*) y el *labrum* posterior (*flecha*) se observan adecuadamente, sobre todo debido a la excelente distensión de la articulación y al contraste entre la solución de Gd-DTPA y la señal de baja intensidad del tejido labral. El fibrocartílago normal es hipointenso en todas las secuencias. **b** Imagen axial en T1 del hombro izquierdo después de administrar una solución de Gd-DTPA diluido por vía intraarticular. Se observa un mejor contraste entre el *labrum* anterior hipointenso (*punta de flecha*) y el hueso subyacente al *labrum* posterior (*flecha*) cuando no se utiliza supresión grasa. **c** Imagen axial en T2* con eco de gradiente del hombro izquierdo. Se observan adecuadamente el *labrum* anterior (*punta de flecha*) y el *labrum* posterior hipointensos, pero la escasa distensión articular limita la evaluación general del *labrum* y la cápsula articular.

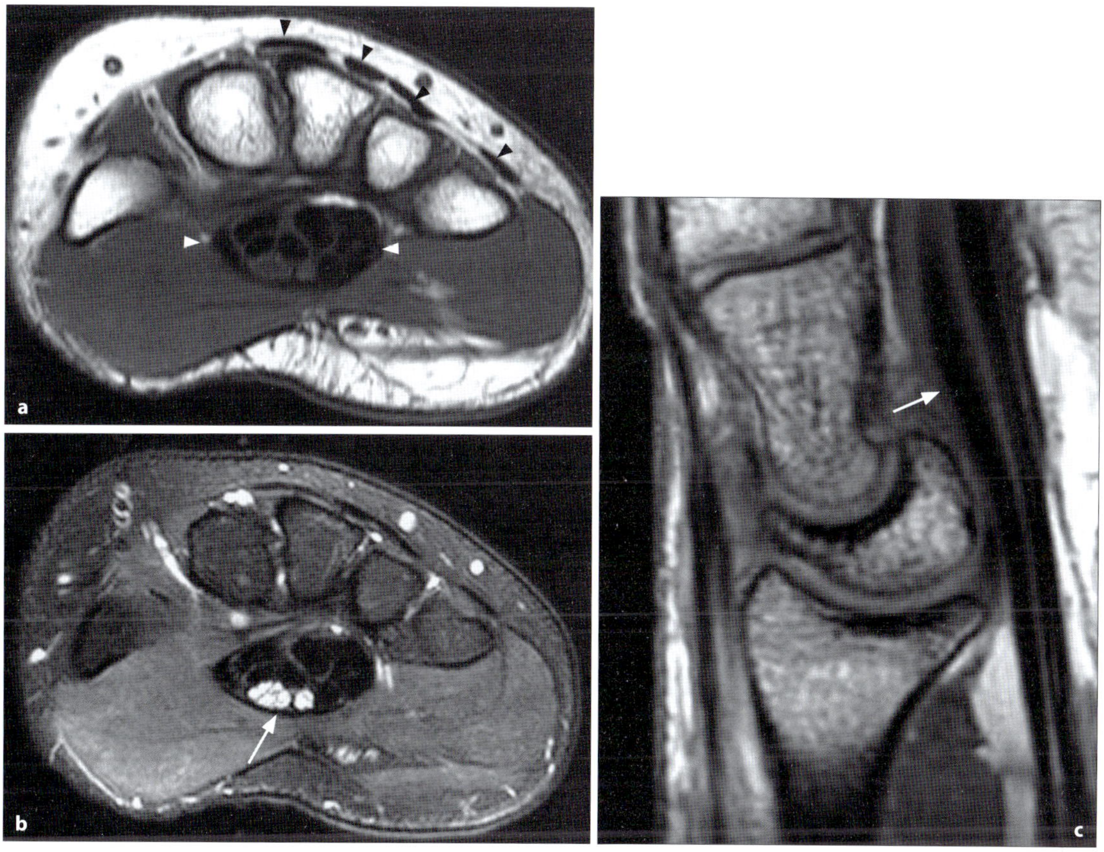

Figura 1.23 Tendones normales. a Imagen axial en T1 de la muñeca. Los tendones flexores hipointensos se observan adecuadamente dentro del túnel carpiano (*puntas de flecha blancas*), al igual que los tendones extensores a lo largo del dorso de la muñeca (*puntas de flecha negras*). **b** Imagen axial FSE T2 con saturación grasa de la muñeca. Los tendones flexores y extensores siguen observándose hipointensos. Nótese el nervio mediano bífido e hiperintenso dentro del túnel carpiano, que es una variante normal (*flecha*). **c** Imagen sagital en T2* con eco de gradiente de la muñeca. Los tendones flexores hipointensos se observan adecuadamente en el interior del túnel carpiano (*flecha*).

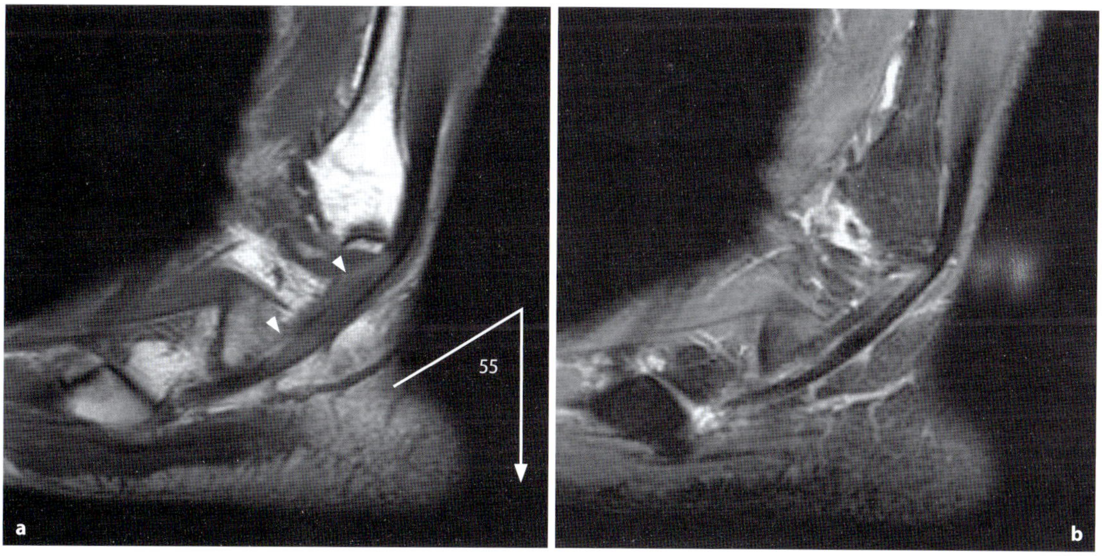

Figura 1.24 Artefacto de ángulo mágico. a Imagen sagital en T1 con eco de espín del tobillo. Se observa una intensidad de señal intermedia en los tendones peroneos (*puntas de flecha*), cuyo recorrido se encuentra a unos 55 grados respecto del campo magnético principal (la *flecha* está alineada con el campo magnético principal, B^0). **b** Imagen sagital en secuencia STIR del tobillo. La intensidad de señal intermedia desaparece y los tendones exhiben un tamaño normal y la hipointensidad habitual.

secuencias con eco de gradiente), pero desaparece en las imágenes con TE largo (T2W). Esta última característica permite la diferenciación con patologías tendinosas verdaderas. Otros signos que respaldan el diagnóstico de ángulo mágico incluyen la ausencia de distensión tendinosa y de edema peritendinoso.

Músculo

Aspecto normal

El músculo normal presenta intensidad de señal intermedia en todas las secuencias.

Secuencias útiles (Figura 1.25)

- T1: buena visualización de la arquitectura muscular general y de la atrofia grasa del músculo.
- STIR: es muy sensible para demostrar la mayor parte de los tipos de patologías musculares diferentes de la atrofia.

Membrana sinovial

Aspecto normal

La membrana sinovial no suele ser evidente a menos que presente un engrosamiento patológico.

Secuencias útiles (Figura 1.26)

- Imágenes T1W con saturación grasa después de la administración de Gd-DTPA por vía i.v.
- FSE T2 con o sin saturación grasa: muestra la membrana sinovial con una intensidad de señal más intermedia, mientras que el líquido articular es hiperintenso.
- Las imágenes en T1W sin realce con gadolinio muestran el tejido de granulación sinovial como tejido de intensidad de señal intermedia ligeramente mayor que el líquido articular o el músculo adyacentes. Esta leve diferencia se puede detectar con una evaluación minuciosa de las imágenes, pero es mucho más evidente después del realce con Gd-DTPA.

Dificultades

No siempre es posible distinguir el revestimiento sinovial hipertrofiado del líquido articular en las imágenes en T2W o en secuencia STIR.

Aplicaciones

Debido a que cada sitio anatómico contiene múltiples estructuras diferentes dentro del volumen explorado (por ejemplo, tendones, cartílago, hueso, músculo, médula espinal), es necesario utilizar protocolos que muestren de manera adecuada todas estas variedades de estructuras. Las secuencias de pulso y los planos de exploración se deben elegir con cuidado para poder observar estas estructuras de manera óptima en un tiempo relativamente corto. Las indicaciones clínicas para realizar un estudio de RM también ayudan a determinar qué secuencias de pulso y qué planos de

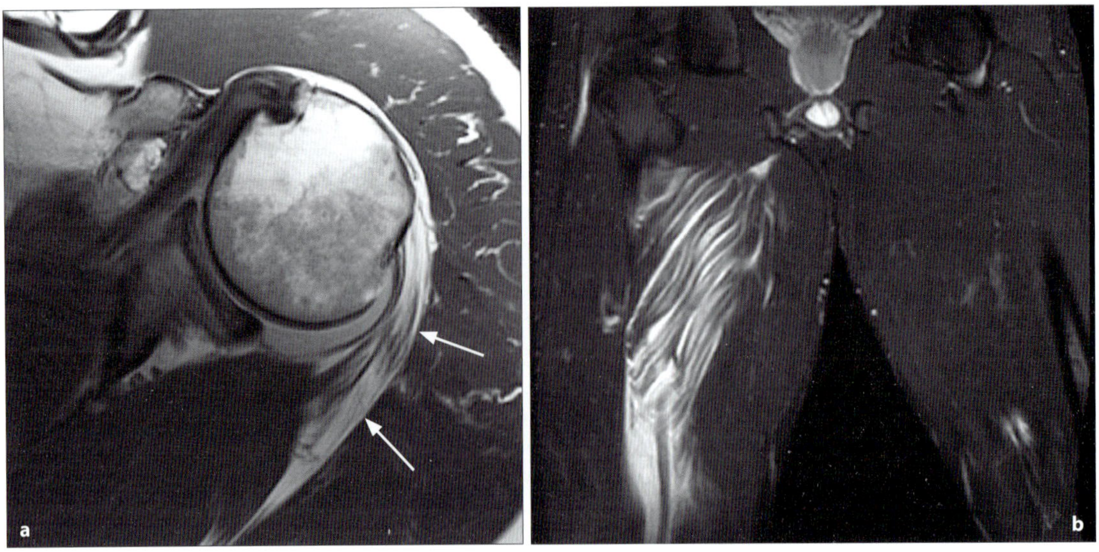

Figura 1.25 Músculo. a Imagen axial ponderada en T1 de una artrografía por RM del hombro izquierdo. Se observa una prominente atrofia grasa del músculo redondo menor (*flechas*). Nótense las estrías grasas hiperintensas normales ("marmolado") del músculo deltoides suprayacente, característica típica de los músculos esqueléticos. **b** Imagen coronal en secuencia STIR de los muslos que evidencia una colección líquida o hemorrágica extensa en los músculos isquiotibiales derechos en este jugador de fútbol americano universitario que sufrió una lesión mientras corría.

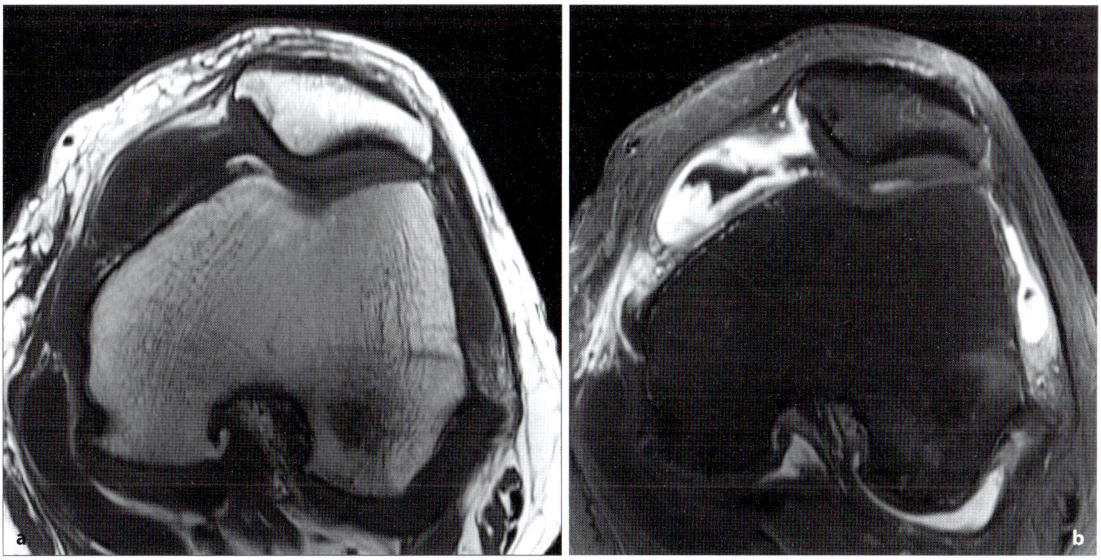

Figura 1.26 Membrana sinovial. a Imagen axial ponderada en T1 de la rodilla. Se observa derrame articular, pero no se puede diferenciar el líquido de la membrana sinovial. **b** Imagen axial ponderada en T1 con saturación grasa después de la inyección intravenosa de gadolinio, que revela un marcado engrosamiento de la membrana sinovial, que también presenta realce, y una cantidad relativamente pequeña de líquido hipointenso sin realce.

exploración seleccionar. No tiene sentido utilizar todas las secuencias de pulso o todos los planos de exploración que existen; esta estrategia no resulta mejor para llegar al diagnóstico, en comparación con los protocolos adaptados a cada situación. Los médicos clínicos también valoran la utilización de protocolos estandarizados debido a que su uniformidad les permite familiarizarse con la anatomía y las patologías observadas en los estudios.

Es nuestro deseo que la información básica exhibida en este capítulo respecto de la RM para el sistema musculoesquelético permita al lector tener buen conocimiento de esta metodología, sin verse aturdido por detalles acerca de los fundamentos físicos (a menos que ese sea el deseo del lector). Consideramos que brindar abundante terminología referida a la RM tiene poca utilidad para los médicos clínicos. Los profesionales en ortopedia de nuestra institución no se sienten impresionados al oírnos hablar acerca de ángulos de rotación, TR, TE e intensidad de señal; se sienten más agradecidos cuando les señalamos una línea blanca que atraviesa el triángulo negro correspondiente a un menisco y les aseguramos que encontrarán un desgarro meniscal en la artroscopia.

Los protocolos exhibidos en cada uno de los siguientes capítulos se basan en nuestro abordaje a la RM del sistema musculoesquelético. Dichos protocolos funcionan bien en nuestra institución, pero reconocemos que existe más de una manera de llevar a cabo adecuadamente un determinado estudio de RM. Nuestros protocolos tienen como objetivo servir como una guía útil. Debido a los diferentes tipos de resonadores disponibles, no podemos especificar todos los parámetros, tales como el TR y el TE. En su lugar, nos hemos concentrado en el campo de visión, el espesor del corte, los planos de exploración y las secuencias de pulso utilizados para las diferentes indicaciones. Es necesario optimizar los valores precisos de TR, TE, número de promedios de señal y tamaño de la matriz de datos para cada resonador particular.

Se debe recordar que no todos los resonadores son iguales. Si se intenta duplicar los resultados observados en un artículo publicado por investigadores que utilizaron un determinado tipo de resonador, empleando el protocolo que ellos usaron pero implementándolo en otro resonador, probablemente no se tenga éxito, debido a que cada aparato utiliza diferentes métodos para adquirir y exhibir la información. Primero, es necesario comprender los principios básicos involucrados en la producción de imágenes de RM de alta calidad; luego, es necesario aprender a obtener dichos resultados con el resonador de la institución en la que uno trabaja.

Glosario: términos comunes en la RM del sistema musculoesquelético

Bobina	Porción del dispositivo que puede transmitir o recibir pulsos de radiofrecuencia durante el estudio de RM. Todos los resonadores están equipados con una bobina corporal de gran tamaño en el interior del dispositivo. Para las aplicaciones musculoesqueléticas, se utiliza una bobina superficial: una bobina de menor tamaño que se puede colocar por encima o alrededor de la parte del cuerpo de interés para una mejor exploración.
Campo de visión	Cantidad de tejido incluido en cada imagen transversal. Típicamente, se expresa en mm^2 o cm^2.
Eco	Se refiere a la radiofrecuencia que se refleja en los tejidos y que se utiliza para crear la imagen final. Se producen varios tipos de ecos (por ejemplo, eco de espín, eco de gradiente, etc.), dependiendo de la secuencia de pulso utilizada.
Eco de espín rápido (FSE)	Conjunto de secuencias de pulso que incluyen la "adquisición rápida con ecos enfocados" (RARE), eco de espín rápido (término de la empresa General Electric) y el eco de espín turbo (término de las empresas Siemens y Philips). Estas secuencias de pulso producen imágenes con contraste similar a las secuencias con eco de espín convencionales, pero en menos tiempo.
Eco de espín turbo	*V.* eco de espín rápido.
Eco de gradiente	Conjunto de secuencias de pulso desarrolladas originalmente para obtener imágenes ponderadas en T2 en menos tiempo que con la técnica de eco de espín. Debido a las diferencias entre estos dos tipos de secuencias, las imágenes T2W con eco de gradiente se denominan T2*W y son útiles sobre todo para explorar ligamentos, fibrocartílago y cartílago articular hialino. También son útiles para identificar áreas de hemorragia, elementos metálicos, hueso o aire debido a los mayores efectos de susceptibilidad.
Espesor de corte	Grosor de la imagen de RM. Si bien cada imagen se proyecta de forma bidimensional sobre una pantalla o placa, representa un corte tisular tridimensional, que por lo general varía entre 1 y 10 mm de espesor. Cuanto menor es el espesor de corte, mejor es la resolución.
Gadolinio	Compuesto paramagnético que se utiliza como base para la mayoría de los medios de contraste para RM. Su efecto principal es aumentar la intensidad de señal en las imágenes ponderadas en T1 en el interior de los tejidos (si se lo administra por vía i.v.) o en el interior de una articulación (si se lo administra por vía intraarticular después de diluirlo en solución fisiológica).
Interferencia	Fenómeno que ocurre como resultado de un "solapamiento" de la excitación de radiofrecuencia entre cortes tisulares adyacentes durante el estudio de RM y que genera mayor ruido en la imagen. Este efecto se puede minimizar incorporando pequeñas "separaciones" de tejido sin explorar entre cortes adyacentes.
Inversión-recuperación	Comúnmente conocida como STIR (inversión-recuperación con tau corto). Esta técnica produce una excelente supresión grasa e hiperintensidad de señal en áreas donde hay líquido o edema; es muy sensible para detectar muchos tipos de patologías agudas.
Matriz	Conjunto de vóxeles que componen cada imagen de RM. Los valores típicos de la matriz varían desde 256×256 hasta 512×512 (ancho × alto).
Ponderación	Se refiere a las propiedades del contraste de una secuencia de exploración particular. Se determina seleccionando parámetros de exploración específicos en la consola del resonador que acentúan las diferencias de contraste entre los tejidos sobre la base de propiedades tisulares específicas (por ejemplo, imágenes ponderadas en T1 o T2).
Promedio de señal	Número de veces en que se explora cada porción de tejido (vóxel) para generar una imagen de RM. Aumentar el número de promedios de señal mejora la relación señal/ruido de una imagen, pero también prolonga el tiempo de exploración de forma proporcional.
Resolución	Capacidad para distinguir entre dos objetos. Cuanto mayor es la resolución de una imagen, más fácil es distinguir objetos de tamaño cada vez menor. En general, cuanto más pequeños son los vóxeles de una imagen, mejor es la resolución, pero esto también resulta en una imagen de menor señal.
Ruido	La calidad de una imagen de RM está determinada en gran medida por dos factores contrapuestos: la señal y el ruido. Este último se refiere a la granularidad de fondo que resulta de diversos factores, incluyendo el ruido eléctrico del sistema de exploración, la presencia del paciente en el campo magnético, la bobina de exploración utilizada y otros factores. Para un determinado paciente, el ruido es constante y las maniobras empleadas para aumentar la señal de la imagen ocasionan una mayor relación señal/ruido y dan como resultado una mejor imagen.

Saturación grasa	Determinadas técnicas de exploración producen la supresión (reducción) de la intensidad de señal proveniente del tejido adiposo. Las dos técnicas principales son la inversión-recuperación y la supresión selectiva (química) de la grasa.
Secuencia con eco de espín	Conjunto de secuencias de pulso que incluye imágenes ponderadas en T1, ponderadas en densidad protónica y ponderadas en T2.
Secuencia de densidad protónica	Secuencia de pulso relativamente equilibrada en cuanto a la ponderación en T1 y T2 (TR < 1000, > 30). El contraste tisular en estas imágenes depende del número de protones en cada tejido y no en sus propiedades de relajación en T1 o T2. (La grasa es relativamente blanca, mientras que el líquido es gris debido al elevado número de protones por unidad de volumen).
Secuencia de pulso	Combinación de parámetros de exploración que son seleccionados en la consola del resonador para obtener imágenes con contraste tisular predecible. Los conjuntos más frecuentes de secuencias de pulso incluyen eco de espín, FSE, eco de gradiente e inversión-recuperación (STIR).
Separación	Delgado corte de tejido sin explorar introducido entre dos cortes adyacentes para reducir la superposición.
STIR (inversión-recuperación con tau corto)	*V.* inversión-recuperación.
Susceptibilidad	Grado en el cual un tejido distorsiona el campo magnético a su alrededor. Determinados materiales, como los implantes quirúrgicos, fragmentos metálicos o la hemoglobina (con contenido de hierro) que se encuentra en áreas de hemorragia, presentan elevadas susceptibilidades y suelen crear una pérdida de señal ficticia en las imágenes de RM. Las secuencias con eco de gradiente acentúan estos artefactos, mientras que las secuencias FSE suelen minimizarlos.
T1, T2	Propiedades inherentes del tejido que definen cómo reacciona un protón durante el estudio de RM. Cada tejido tiene valores de T1 y T2 particulares. Como resultado, el contraste entre los tejidos en una imagen de RM se basa principalmente en las diferencias en las propiedades de T1 o T2, dependiendo de los parámetros de exploración seleccionados (es decir, "ponderación" en T1 o T2).
TE	Tiempo de eco; es un parámetro seleccionado en la consola del resonador que controla la ponderación en T2 de una imagen. Un TE corto minimiza las diferencias en T2, mientras que un TE largo las maximiza.
TR	Tiempo de repetición; es un parámetro seleccionado en la consola del resonador que controla la cantidad de ponderación en T1 de una imagen. Un TR corto maximiza las diferencias en T1, mientras que un TR largo las minimiza.
Tren de ecos	Las secuencias de pulsos rápidas especializadas pueden producir una serie de ecos, conocida como "tren de ecos", en la misma cantidad de tiempo que las secuencias convencionales producen un solo eco. La reducción del tiempo de exploración es directamente proporcional a la longitud del tren de ecos (por lo general, entre 2 y 16); *v.* también "eco de espín rápido".
Vóxel	También se lo conoce como "elemento de volumen". Es la unidad básica de la imagen de RM; representa una pequeña porción de tejido en el interior del paciente que se estudia durante la exploración de RM. El tamaño de cada vóxel se determina a partir del campo de visión, la matriz de datos y el espesor de corte.

Acceda al eBook para consultar la lista de bibliografía.
Consulte las indicaciones en la retiración de tapa.

2
Médula ósea

Cómo explorar la médula ósea

Las secuencias de resonancia magnética (RM) más útiles para evaluar la médula ósea son las secuencias ponderada en T1 (T1W) y ponderada en T2 (T2W) con supresión grasa (ya sea mediante inversión-recuperación con tau corto [STIR] o T2 con eco de espín rápido [FSE] y saturación grasa). Para mayor brevedad, en este capítulo utilizaremos la sigla T2W para referirnos a una "secuencia sensible al líquido", como STIR o FSE con supresión grasa. Como se mencionó en el primer capítulo, la secuencia FSE-T2 sin supresión grasa tiene sus limitaciones a la hora de evaluar la médula ósea, debido a que la grasa y el líquido exhiben intensidades de señal muy similares.

Cuando se sospechan alteraciones de la médula ósea, la RM se debe dirigir hacia el sitio de síntomas clínicos o hacia el sector donde se observan hallazgos anormales o confusos en una gammagrafía ósea u otros estudios por imágenes. La selección de la bobina, la posición del paciente, los planos de exploración y el campo de visión varían para cada sitio. Por lo general, los parámetros deberían ser los mismos que los utilizados para estudiar la articulación más cercana.

Cuando se sospecha una enfermedad difusa de la médula ósea, se realiza una exploración de todo el cuerpo o, con mayor frecuencia, de toda la columna vertebral, la pelvis y la porción proximal de los fémures. Estas áreas se estudian debido a que son los sitios donde se localiza la mayor parte de la médula hematopoyética (y de las patologías medulares). Los siguientes parámetros de exploración son para estudiar la médula ósea de la columna vertebral, la pelvis y la porción proximal de los fémures:

- Bobinas y posición del paciente: para un estudio de la médula ósea, el paciente se coloca en decúbito supino. Se utilizan bobinas multirreceptoras (*phase array*) para la columna (para estudiar la columna vertebral) y bobinas multirreceptoras para el cuerpo y la pelvis (para la pelvis y la porción proximal de los fémures).
- Orientación de la imagen: se obtienen imágenes sagitales de la columna vertebral e imágenes coronales de la pelvis y la porción proximal de los fémures.
- Secuencias de pulso y regiones de interés: de rutina se obtienen imágenes sagitales ponderadas en T1 con campo de visión amplio en la columna cervical y dorsal alta, así como de la columna dorsal baja y de toda la columna lumbar. Además, utilizamos imágenes T1W y en secuencia STIR de la pelvis y la porción proximal de los fémures. El espesor de corte en la columna vertebral es de 4 mm y en la pelvis es de 5 a 6 mm.
- Contraste: por lo general, el gadolinio-DTPA (Gd-DTPA) intravenoso (i.v.) no tiene utilidad para el diagnóstico de rutina de trastornos de la médula ósea. Si no se utiliza supresión grasa, el realce con contraste de las patologías medulares en realidad puede ocultar las lesiones, debido a que exhiben una intensidad de señal similar a la de la médula grasa en las imágenes ponderadas en T1. Además, la administración de contraste y la utilización de supresión grasa prolongan el tiempo de exploración.

Anatomía y función normales de la médula ósea (Cuadro 2.1)

Es importante comprender la función y la distribución de la médula ósea normal para poder diagnosticar las alteraciones y comprender la mejor manera de detectar las enfermedades

Cuadro 2.1 Médula ósea: funciones de los tres componentes

- Hueso trabecular:
  - Sostén estructural de la médula roja y amarilla.
  - Depósito de minerales.
- Médula roja:
  - Produce los eritrocitos, los leucocitos y las plaquetas.
- Médula amarilla:
  - ¿Superficie de soporte y sostén nutricional de la médula roja?

medulares. En términos simples, la médula ósea está formada por tres componentes:

- Hueso trabecular.
- Médula roja
- Médula amarilla.

La médula roja es la fracción de la médula ósea con actividad hematopoyética que produce las células sanguíneas. La médula amarilla es inactiva desde el punto de vista hematopoyético y está formada principalmente por adipocitos, cuya función es incierta. Los elementos de la médula roja y amarilla están sostenidos por un sistema formado por células reticulares, nervios y sinusoides vasculares. El hueso trabecular actúa como un marco para sostener tales elementos.

Hueso trabecular

Es el hueso esponjoso o medular. Está formado por trabéculas primarias y secundarias que brindan sostén estructural y sirven como depósito mineral. El número de trabéculas disminuye con la edad.

Médula roja (Tabla 2.1)

También conocida como médula celular, activa, mieloide y hematopoyética. Está formada por elementos celulares que incluyen eritrocitos (glóbulos rojos), granulocitos (glóbulos blancos) y trombocitos (plaquetas), que son responsables de satisfacer las necesidades de oxigenación (eritrocitos), inmunidad (granulocitos) y coagulación (trombocitos). En el interior de los islotes de médula roja, se observa un estroma de sostén (reticulina) que incluye dos grupos celulares principales: fagocitos (o macrófagos) y células no fagocíticas indiferenciadas. La médula roja cuenta con una abundante irrigación sinusoidal.

Médula amarilla

Es la médula grasa o inactiva. En teoría, el objetivo de las células adiposas de la médula amarilla es proporcionar soporte estructural y sostén nutricional para los elementos de la médula roja. La irrigación de la médula amarilla es escasa.

Tabla 2.1 Características de la médula roja y amarilla

Médula roja	Médula amarilla
Abundante irrigación	Escasa irrigación
Estroma de reticulina	Escasez de reticulina
Escasa cantidad de células adiposas	Escasa cantidad de elementos de la médula roja
Aumenta en casos donde hay mayor necesidad de hematopoyesis (reconversión)	Aumenta con la edad

Por lo general, se habla de médula roja o amarilla como si fueran entidades completamente separadas que se ubican en sitios anatómicos precisos; sin embargo, esto no es cierto. La médula roja no está formada en su totalidad por células hematopoyéticas, sino que siempre contiene una cantidad significativa de células adiposas diseminadas entre los elementos celulares activos. Por el contrario, la médula amarilla nunca está formada en su totalidad por células adiposas, sino que tiene pequeñas cantidades de elementos celulares activos. La médula roja es la porción en la cual se observa la mayor concentración de elementos celulares activos, y la médula amarilla es la porción en la que predominan las células adiposas. Esta composición explica el aspecto en la RM que se analiza más adelante en este capítulo. La proporción de médula amarilla aumenta con la edad a medida que la osteoporosis reabsorbe hueso trabecular y el tejido adiposo ocupa los espacios creados.

Conversión medular (Tabla 2.2)

La cantidad y la distribución de la médula roja y amarilla cambian con la edad. Esta conversión normal de médula roja en médula amarilla se produce de manera predecible y progresiva y se completa entre los veinte y los treinta años de edad (Figura 2.1). Al nacer, casi todo el esqueleto contiene médula roja. Cuando se osifican las epífisis y las apófisis, tienen médula roja en su interior de forma transitoria, por algunas semanas, y luego se convierte en médula amarilla. La conversión en el resto del esqueleto tiene lugar a lo largo de las siguientes dos décadas.

La conversión de médula roja en amarilla avanza desde las extremidades hacia el esqueleto axial, de forma centrípeta desde los huesos distales de las extremidades (pies y manos) y progresa finalmente hacia los huesos proximales (húmeros y fémures). Este proceso se produce de manera bastante simétrica a cada lado.

Tabla 2.2 Progresión de la conversión de la médula roja en médula amarilla

Esqueleto completo (desde las extremidades hacia el esqueleto axial)	Huesos largos individuales (desde la periferia hacia el centro)
Manos y pies	Epífisis y apófisis
↓	↓
Antebrazos y piernas	Diáfisis
↓	↓
Húmeros y fémures	Metáfisis distal
↓	↓
Pelvis y columna vertebral	Metáfisis proximal

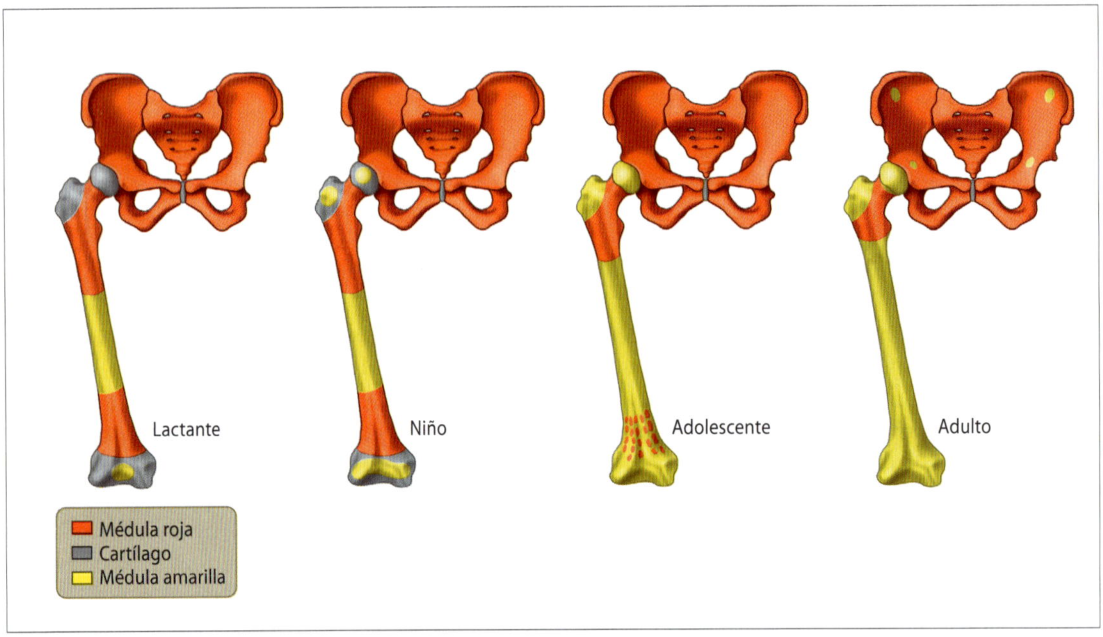

Figura 2.1 Conversión medular. Diagrama que muestra la distribución de la médula ósea axial y apendicular en función de la edad; la médula roja se convierte progresivamente en médula amarilla.

La progresión de la conversión de médula roja en amarilla en un hueso largo específico tiene lugar en la siguiente secuencia: primero, en las epífisis y en las apófisis; luego, en la diáfisis; más tarde, en la metáfisis distal, y por último, en la metáfisis proximal. Además, la conversión avanza de forma centrípeta en un hueso determinado: la grasa predomina en el centro, mientras que la médula roja predomina en las regiones externas o periferia (región subcortical) del espacio medular de los huesos planos y largos y de los cuerpos vertebrales.

La velocidad de conversión puede variar entre individuos, pero se han establecido generalidades que es importante conocer (Tabla 2.3). Es posible que se produzca un proceso inverso, denominado "reconversión", en el cual la médula amarilla vuelve a convertirse en médula roja cuando hay una mayor demanda de hematopoyesis. La reconversión afecta a la médula ósea en todo el esqueleto y en huesos largos específicos en una secuencia exactamente invertida a la conversión.

Tabla 2.3 Velocidad de conversión de médula roja en médula amarilla

Grupo etario	Hallazgos en la médula ósea
Lactantes (< 1 año)	Médula roja de distribución difusa, excepto en las epífisis y apófisis osificadas
Niños (1 a 10 años)	Médula amarilla por debajo de las rodillas y los codos y en las diáfisis femorales y humerales
Adolescentes (10 a 20 años)	Progresión de la médula amarilla en las metáfisis distales y proximales en la porción proximal de los huesos largos
Adultos (> 25 años)	Médula amarilla, excepto en el esqueleto axial y las metáfisis proximales de la porción proximal de los huesos largos

Variaciones en la médula roja normal (Cuadro 2.2)

Existen muchas variaciones normales en el aspecto de la médula roja que es importante conocer para no interpretarlas como procesos patológicos. Las variaciones relacionadas con la distribución de la médula roja pueden ser confusas.

Algunos individuos tienen ausencia casi total de médula roja en los fémures o húmeros, mientras que otros tienen grandes cantidades; la mayoría de las personas se encuentra entre estos dos extremos (Figura 2.2). Es normal observar pequeñas diferencias en la cantidad y la distribución de médula roja entre ambos lados del cuerpo, pero

Cuadro 2.2 Variaciones normales en la médula roja

- La cantidad y la distribución varían entre personas, pero son simétricas en cada individuo.
- Médula roja subcondral, persistente y curvilínea en las epífisis proximales de húmeros y fémures.
- Islotes heterogéneos focales de médula roja.

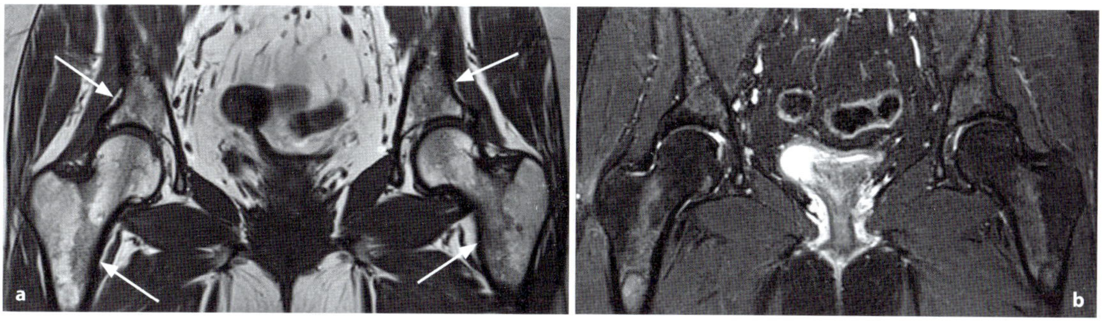

Figura 2.2 Médula roja y amarilla normales. a Imagen coronal en T1 de la pelvis que muestra la intensidad de señal intermedia normal de la médula roja en la porción proximal de los fémures y en los acetábulos (*flechas*). La médula amarilla, debido a su mayor contenido de grasa, exhibe mayor intensidad de señal y se visualiza en mayor medida en los trocánteres mayores y las cabezas femorales. **b** Imagen en secuencia STIR. La médula amarilla se vuelve negra debido a la saturación grasa, y la médula roja muestra intensidad de señal entre intermedia y levemente hiperintensa debido a su mayor celularidad y menor contenido de grasa.

una asimetría excesiva hace sospechar un proceso patológico.

Una excepción importante y frecuente a la conversión temprana y completa en las epífisis se manifiesta en las epífisis proximales humerales y femorales, donde es posible que una pequeña cantidad de médula roja persista durante toda la vida. Esta médula roja epifisaria normal tiene una configuración curvilínea y se localiza en las regiones subcondrales de estos huesos (Figura 2.3).

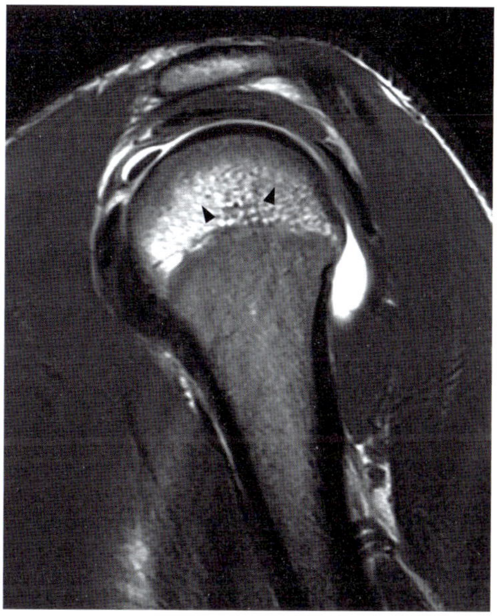

Figura 2.3 Médula roja normal, variación en la distribución. Imagen sagital oblicua en T1 del hombro. Como es de esperar, se observa médula roja de intensidad de señal intermedia en la metáfisis proximal del húmero, pero también en la porción subcondral de la cabeza humeral (*puntas de flecha*). Esto puede suceder como variante normal en las cabezas humerales y femorales.

Es frecuente encontrar variaciones en el patrón de la médula roja, las cuales pueden ser causa de errores si no se las reconoce como variantes normales. Existen patrones heterogéneos de distribución de médula roja y amarilla, con islotes aislados de médula roja en regiones donde predomina la médula amarilla, o viceversa. A menudo, los focos de médula roja son yuxtacorticales y se localizan en la periferia del espacio medular (Figura 2.4). Los focos centrales de médula amarilla en el interior de los islotes de médula roja indican una entidad benigna. Los islotes focales de conversión de médula roja en médula adiposa pueden ser consecuencia del estrés crónico y de estímulos biomecánicos que disminuyen la vascularización en los sitios afectados, lo cual estimula la conversión.

Resonancia magnética de la médula normal

La secuencia T1W es la más importante para evaluar la médula ósea. La secuencia STIR también se utiliza con frecuencia. El uso de Gd-DTPA no evidencia realce aparente en la médula amarilla o roja normal del adulto; la abundante médula roja en niños puede exhibir un leve realce. La médula roja y la médula amarilla deben estar distribuidas en sitios esperados, según la edad, como se analizó con anterioridad en esta sección sobre anatomía medular normal. Se deben evaluar el aspecto y la distribución de la médula ósea como parte del patrón de exploración en los estudios por imágenes de las extremidades y de la columna vertebral. Por lo tanto, los protocolos deben incluir al menos una secuencia de T1W sin saturación grasa.

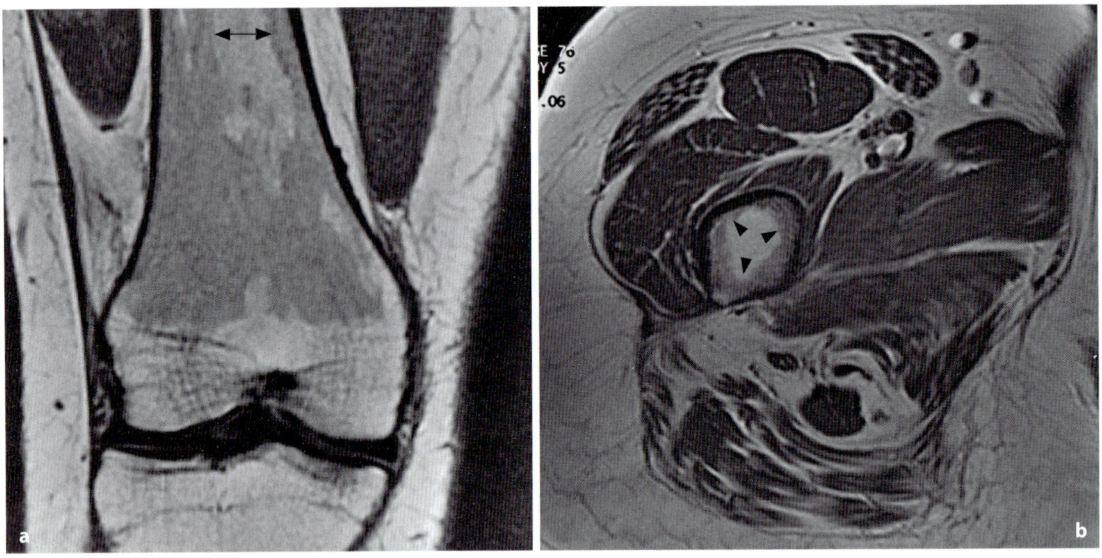

Figura 2.4 Médula roja normal: variación en el patrón. **a** Imagen coronal en T1 de la rodilla. Focos de médula roja de distribución irregular e intensidad de señal intermedia localizados en la región yuxtacortical periférica del hueso (*flecha*). **b** Imagen axial en T1 del muslo. Las *puntas de flecha* señalan la médula roja ubicada en la periferia del espacio medular, apenas en profundidad respecto del hueso cortical hipointenso del fémur.

Médula amarilla

En las imágenes en T1W, la médula amarilla tiene características de señal similares a las del tejido adiposo subcutáneo, con una intensidad de señal relativamente alta. En T2W, la señal tiene una intensidad intermedia y exhibe supresión completa y es hipointensa en las imágenes con supresión grasa (*v.* Figura 2.2).

La señal de la grasa en la médula ósea se ve interrumpida por grupos de trabéculas por estrés de baja intensidad de señal. A menudo, se evidencia una delgada línea hipointensa donde se fusiona una placa fisaria ("cicatriz fisaria") (Figura 2.5).

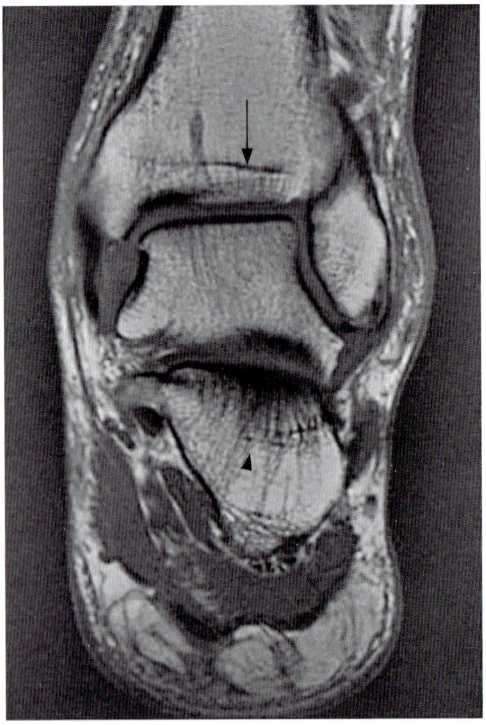

Figura 2.5 Médula amarilla normal. Imagen coronal en T1 del tobillo. En la región distal de las extremidades predomina la médula adiposa hiperintensa. La médula amarilla se ve interrumpida por estructuras hipointensas normales, incluyendo la cicatriz fisaria (*flecha*), sitio de fusión de la placa de crecimiento, y trabéculas por estrés en el calcáneo (*punta de flecha*). También se evidencia un islote óseo de baja intensidad de señal justo por encima de la cicatriz epifisaria distal de la tibia.

Médula roja

Cuando la médula roja tiene una concentración suficientemente alta, en las imágenes en T1W y T2W adquiere intensidad de señal intermedia (*v.* Figura 2.2). En las imágenes T1W, tiene menor intensidad de señal que la médula amarilla y es fácil de identificar. Debido a en T2W tanto la médula amarilla como la roja exhiben intensidad de señal intermedia, es difícil distinguirlas en dichas imágenes.

En secuencia STIR o en imágenes T2W con supresión grasa, la médula roja muestra intensidad de señal intermedia que es más hiperintensa que la médula amarilla y de aspecto similar al tejido muscular (*v.* Figura 2.2).

Una característica importante de la médula roja normal es que siempre es un poco hiperintensa respecto del músculo normal o de los discos intervertebrales normales en las imágenes en T1W (*v.* Figuras 2.2 y 2.6). Nunca es normal que la médula ósea sea hipointensa respecto del tejido muscular o de los discos intervertebrales en la misma imagen en T1W. El motivo por el cual la médula roja siempre resulta hiperintensa respecto a dichos tejidos en esta secuencia se debe a que en la composición medular normal se observa una cantidad significativa de células adiposas diseminadas entre los elementos de la médula roja, lo que contribuye a una mayor intensidad de señal. Cuando la médula roja adquiere una intensidad de señal igual o menor a los discos o músculos normales en las imágenes en T1W, se debe sospechar un proceso patológico.

Heterogeneidad medular (Cuadro 2.3)

La médula roja y amarilla puede tener aspecto homogéneo o focal. A veces, es difícil distinguir entre patrones focales y procesos patológicos si no se lleva a cabo un cuidadoso análisis de la localización y la intensidad de señal involucrados. Los islotes focales de médula ósea pueden tener núcleos de tejido adiposo hiperintensos de naturaleza benigna en las imágenes en T1W causados por conversión focal, lo que se conoce como aspecto en centro de "tiro al blanco". Los islotes focales de médula amarilla son frecuentes en la columna vertebral, en especial en los elementos posteriores, alrededor de los canales venosos centrales en los cuerpos vertebrales o adyacentes a los platillos vertebrales (Figura 2.6).

Por lo general, la detección de áreas focales de grasa en el interior de la médula ósea en imágenes de RM nunca debe ser motivo de preocupación. Las regiones focales de tejido adiposo en la médula ósea son frecuentes en la médula normal o pueden ser el resultado de alteraciones patológicas muy frecuentes, pero nunca corresponden a una patología de gravedad (*v.* Figura 2.6). El estrés crónico y los estímulos biomecánicos causan una disminución de la vascularización en sitios específicos de la médula ósea y estimulan la conversión de la médula roja en amarilla, lo que probablemente explique muchas áreas de focales de conversión grasa. Un ejemplo de este fenómeno se manifiesta en la médula ósea en los platillos vertebrales, en presencia de degeneración discal. Se observa una alteración en forma de cinta en la señal medular como resultado de la isquemia asociada a la enfermedad discal (*v.* Figura 2.6).

Cuadro 2.3 Regiones focales de médula adiposa de importancia mínima o sin importancia

- Conductos venosos centrales, en los cuerpos vertebrales.
- Elementos posteriores, en la columna vertebral.
- Cuerpos vertebrales adyacentes a un proceso de degeneración discal.
- Región central de islotes de médula roja (aspecto en centro de "tiro al blanco").
- Lesión curada.
- Hemangioma.
- Osteoporosis por desuso ("agresiva").

Las áreas focales de médula roja pueden ser bastante difíciles de distinguir de lesiones patológicas, tales como metástasis. Se han publicado artículos acerca de la utilización de determinadas secuencias de pulso "de diseño" para intentar determinar si tales lesiones corresponden a médula roja o no (estudios con eco de gradiente en fase y fuera de fase y estudios de difusión). La teoría detrás de estas secuencias consiste en que los focos de médula roja tienen cierta cantidad de tejido adiposo interpuesto, mientras que las neoplasias desplazan por completo a la médula normal, incluyendo los elementos grasos. En los estudios con eco de gradiente en fase y fuera de fase, las señales provenientes de la grasa y del agua están en fase y fuera de fase de forma cíclica entre sí a medida que el tiempo de eco aumenta. La señal generada en los tejidos que tienen grasa difiere de la señal generada por los tejidos sin contenido adiposo. Los focos benignos de médula roja (con algunas células adiposas en su interior) son hipointensos en las imágenes fuera de fase, mientras que las neoplasias tienen intensidad de señal alta en comparación con las imágenes en fase debido a la ausencia de grasa en la lesión. Por lo general, estas secuencias no se incluyen en los protocolos de rutina debido al tiempo adicional que implican, pero se las debe considerar para llegar al diagnóstico en casos específicos (Figura 2.7).

Patologías de la médula ósea

Algunas alteraciones de la médula ósea pueden tener un aspecto diagnóstico, pero a menudo tienen características inespecíficas en RM. Lo óptimo es adoptar un abordaje sistemático para evaluar la médula ósea y ofrecer un diagnóstico diferencial razonable en los muchos casos en los que no sea posible proporcionar un diagnóstico específico. Se pueden utilizar cinco amplias categorías de patologías medulares para facilitar la estrategia de evaluación de las imágenes y conformar un diagnóstico diferencial adecuado:

- Trastornos proliferativos de la médula ósea.
- Trastornos medulares por sustitución.

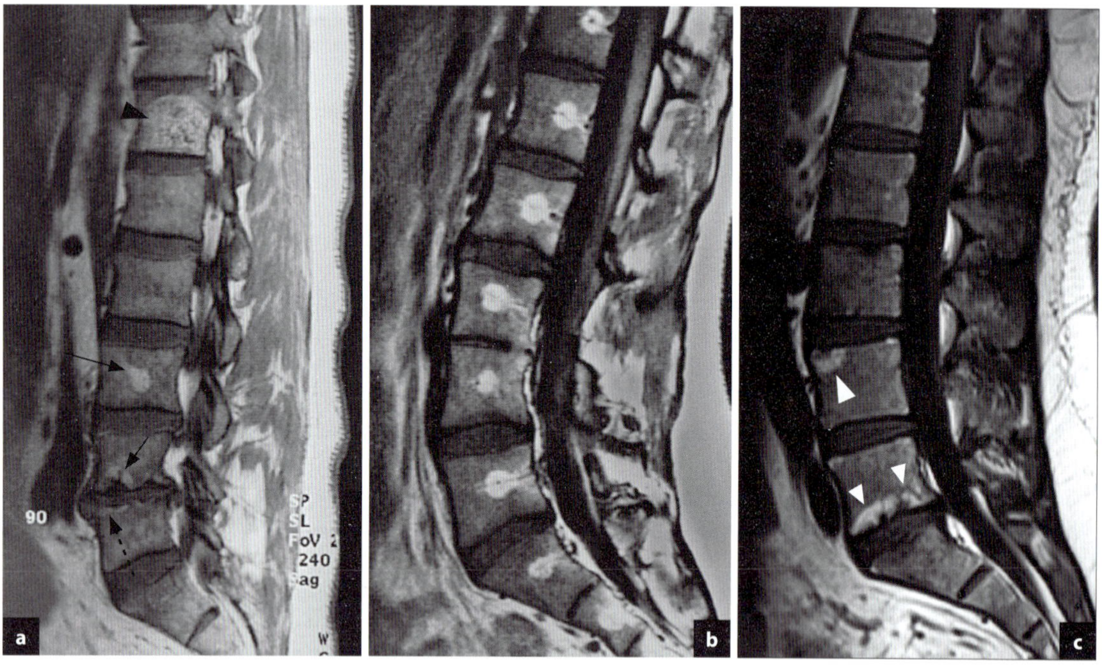

Figura 2.6 Heterogeneidad medular normal: focos de médula adiposa. a Imagen sagital en T1 de la columna lumbar. En general, la médula ósea tiene señal de intensidad intermedia (mayor que la de los discos intervertebrales) debido a la médula roja normal. Además, se observan varios focos de grasa hiperintensa que no tienen importancia clínica. Hay un hemangioma de gran tamaño en D12 (*punta de flecha*) y un foco central de tejido adiposo en L3 (*flecha larga*) que puede corresponder a un sitio de conversión medular o a un hemangioma de pequeño tamaño; se observa grasa de configuración curvilínea alrededor de un nódulo de Schmorl en el platillo vertebral inferior de L4 (*flecha corta*) y grasa de forma lineal a lo largo del platillo vertebral superior de L5 (*flecha punteada*), como resultado de la enfermedad discal degenerativa. **b** Imagen sagital en T1 de la columna lumbar. Se observa conversión focal en la médula adiposa hiperintensa en el centro de cada cuerpo vertebral a nivel de las venas basivertebrales. **c** Imagen sagital en T1W de la columna lumbar. La señal de alta intensidad a lo largo de los platillos vertebrales de L4 y L5 (*puntas de flecha*) representa tejido adiposo relacionado con enfermedad degenerativa del disco adyacente (cambios tipo Modic II).

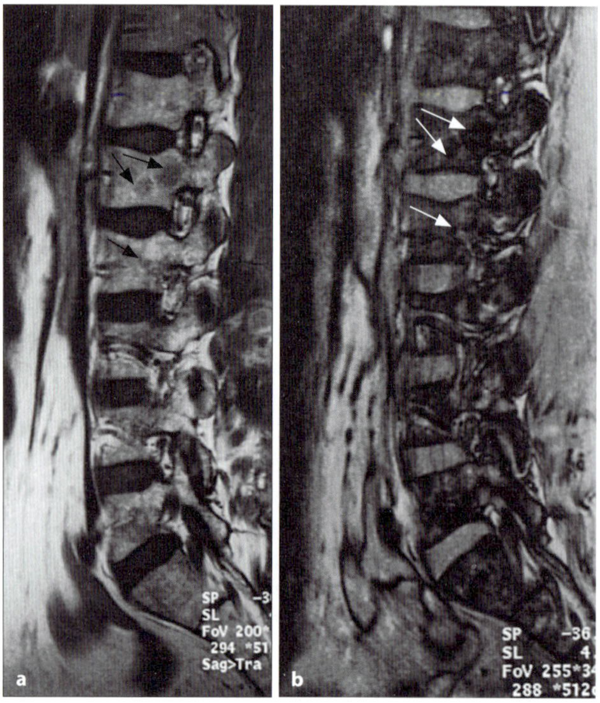

Figura 2.7 Heterogeneidad medular normal: focos de médula roja. a Imagen sagital en T1 de la columna lumbar. Los focos hipointensos en los cuerpos vertebrales de L1 y L2 (*flechas*) eran sugestivos de metástasis en esta mujer de edad avanzada con antecedentes de cáncer de mama y de colon. Las áreas sospechosas son ligeramente hiperintensas respecto de los discos intervertebrales; se deben considerar los islotes de médula roja para el diagnóstico. **b** Imagen sagital con eco de gradiente fuera de fase de la columna lumbar. Esta secuencia especial determina la presencia de grasa en las lesiones medulares. En esta secuencia, toda lesión con células adiposas residuales debería ser benigna e hipointensa (*flechas*). Se realizó una biopsia de la lesión de mayor tamaño en L1 y resultó ser médula roja normal.

- Depleción medular.
- Alteraciones vasculares.
- Enfermedades medulares varias.

Trastornos proliferativos de la médula ósea (Cuadro 2.4)

Los trastornos proliferativos de la médula ósea son enfermedades benignas y malignas originadas por la proliferación de células que se encuentran normalmente en la médula ósea. Es necesario distinguir estas enfermedades de los trastornos medulares por sustitución, que consisten en el reemplazo de la médula normal por células que no conforman la médula ósea normal. Por lo general, los trastornos proliferativos afectan a la médula ósea de manera difusa en lugar de formar lesiones focales, excepto por la forma focal del mieloma múltiple.

Los trastornos proliferativos de la médula ósea pueden exhibir diversos aspectos en la RM. En primer lugar, el aspecto normal de la médula ósea en RM no descarta la posibilidad de un proceso patológico significativo. La proliferación de células anormales puede ser indistinguible de la médula roja normal en etapas tempranas de la enfermedad cuando la carga tumoral es baja, debido al hecho de que no han sido reemplazadas todas las células adiposas. Esto ocurre en alrededor del 10% al 20% de los pacientes con mieloma múltiple y leucemia y es importante comprender este punto débil de la RM.

Cuadro 2.4 Trastornos proliferativos de la médula ósea

- Tienen su origen en elementos existentes en la médula normal.
- A menudo son procesos patológicos difusos; una excepción importante es el mieloma múltiple focal.

Benignos
- Mielofibrosis.
- Reconversión.
- Policitemia vera.
- Mastocitosis.
- Síndrome mielodisplásico.

Malignos
- Leucemia.
- Mieloma múltiple.
- Amiloidosis.
- Macroglobulinemia de Waldenström.

RM
- Señal y distribución normales (baja carga tumoral, mayor intensidad que el músculo o el disco intervertebral en T1).
- Señal anormal: igual o menor intensidad que el músculo en T1; variable en T2, a menudo señal algo aumentada.
- Distribución anormal: sustitución de la médula amarilla.
- Señal y distribución anormales.

Las principales alteraciones en la RM que hacen sospechar un trastorno proliferativo de la médula ósea son las siguientes:

- Intensidad de señal anormal.
- Distribución anormal de lo que parece ser médula roja de intensidad de señal normal.
- Distribución e intensidad de señal anormales de la médula ósea (Figuras 2.8 y 2.9).

Una distribución anormal de lo que parece ser médula roja puede indicar la presencia de enfermedad antes que la intensidad de señal se vuelva anormal. Las células se encuentran en áreas donde no debería haber médula roja según la edad del paciente (porción distal de fémures o húmeros, diáfisis de huesos largos, por debajo de las rodillas o los codos, en las epífisis o apófisis, a lo largo de los conductos venosos centrales de cuerpos vertebrales). A medida que cantidades anormales de células siguen proliferando, las células adiposas en la médula ósea son reemplazadas y la intensidad de señal se vuelve igual o menor a la del músculo o del disco intervertebral en las imágenes T1W. Por lo general, la mayor cantidad de elementos celulares provoca mayor intensidad de señal en las imágenes en secuencia STIR o en T2W en comparación con el músculo. Por el contrario, la intensidad de señal anormal es un indicio sobre la presencia de patología medular,

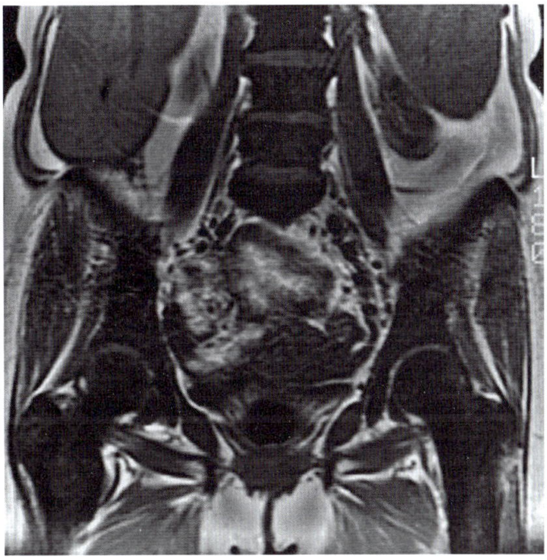

Figura 2.8 Trastornos proliferativos de la médula ósea: mastocitosis. Imagen coronal en T1 de la pelvis. La médula ósea, incluyendo las epífisis y las apófisis, tiene una intensidad de señal difusamente menor que los discos y que el tejido muscular. El bazo está aumentado de tamaño. La médula ósea tiene intensidad de señal y distribución anormales, lo cual es típico de un trastorno proliferativo de la médula ósea. Este paciente tiene mastocitosis.

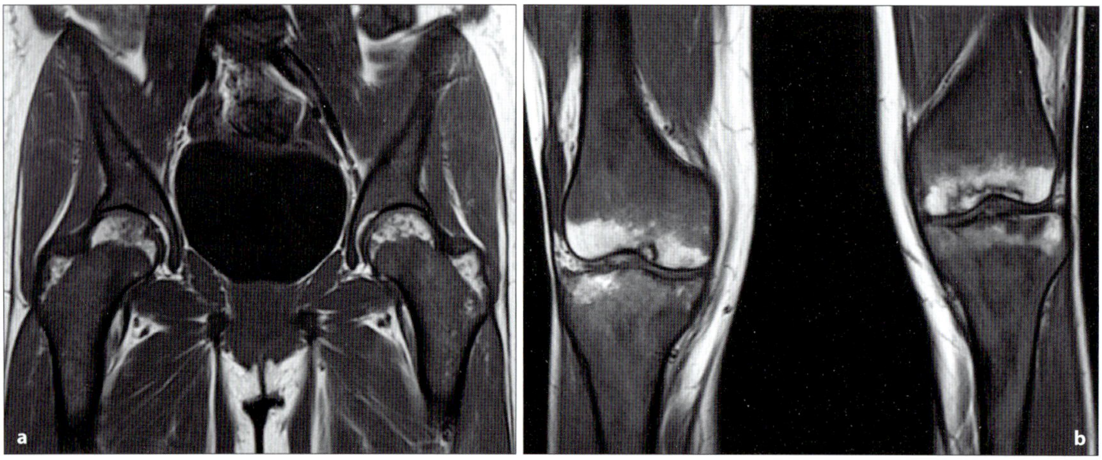

Figura 2.9 Trastornos proliferativos de la médula ósea: reconversión secundaria a anemia falciforme. a Imagen coronal en T1 de la pelvis. Se observa médula roja relativamente homogénea, de intensidad de señal intermedia a baja, en el interior de la porción proximal de los fémures y de los ilíacos y es mucho más evidente que lo normal para este hombre de 51 años de edad; este proceso se debe a reconversión de médula amarilla en médula roja secundaria a anemia falciforme. b Imagen coronal en T1 de las rodillas. De modo similar, se observa médula roja prominente en la porción distal de los fémures y en la porción proximal de las tibias en este hombre de 20 años de edad con anemia falciforme. Nótese la hipointensidad curvilínea en la porción distal de los fémures, relacionada con áreas de osteonecrosis.

incluso si tiene una distribución que normalmente se observa en la médula roja.

Una posible desventaja al explorar alteraciones de la médula ósea se produce cuando se evalúa una secuencia FSE sin supresión grasa. En estas imágenes, la mayor intensidad de señal del proceso patológico que afecta a la médula puede entremezclarse con el fondo de médula adiposa y hematopoyética normal, lo que puede propiciar que se pase por alto la patología. Esto se debe a que en las imágenes con FSE en densidad protónica y en las imágenes T2W, tanto el líquido como la grasa exhiben hiperintensidad de señal. Una evaluación minuciosa de las imágenes en T1W y con supresión grasa permite reducir este problema (Figura 2.10).

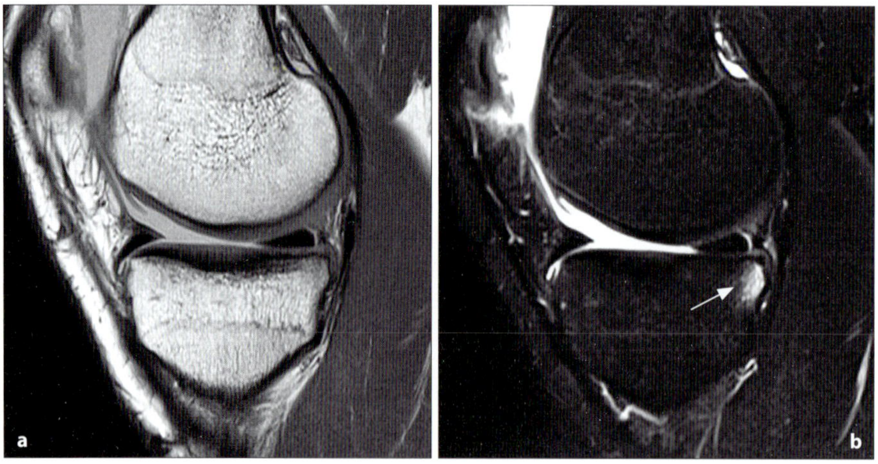

Figura 2.10 Edema de médula ósea. a Imagen sagital en densidad protónica de la rodilla. La médula ósea de la porción distal del fémur y la porción proximal de la tibia tienen aspecto normal. b Imagen sagital en secuencia STIR de la rodilla. La hiperintensidad focal relacionada con una contusión medular en la porción posterior del platillo tibial medial es más evidente debido a su contraste con la médula grasa hipointensa suprimida (*flecha*).

Benignos

Las alteraciones proliferativas benignas de la médula ósea incluyen el síndrome mielodisplásico, la policitemia vera, la mielofibrosis, la mastocitosis y la reconversión de médula amarilla en médula roja. Primero, se analiza el aspecto general de estas entidades en RM; luego, se describen algunos aspectos específicos de algunas de estas enfermedades.

Muchas de estas patologías alteran el aspecto de la médula ósea por motivos diferentes de la proliferación de elementos celulares anormales, y el aspecto en RM puede variar. Cuando las células proliferan, reemplazan los elementos medulares normales e inducen la reconversión de médula amarilla en médula roja para aumentar la hematopoyesis; la reconversión afecta el aspecto de la médula ósea de una manera indistinguible a la proliferación celular provocada por otras causas benignas o malignas. Además, algunos de los trastornos proliferativos medulares, como la mastocitosis y la mielofibrosis, estimulan la fibrosis de la reticulina medular, y se presenta la esclerosis del hueso trabecular adyacente, lo que resulta en una intensidad de señal extremadamente baja en todas las secuencias de pulso. Por último, algunos pacientes tienen hemólisis (por ejemplo, anemia falciforme y talasemia) y desarrollan hemosiderosis, lo cual provoca una intensidad de señal muy baja (de color negro) y difusa en la médula ósea secundaria al depósito de hemosiderina.

Reconversión de la médula amarilla en médula roja (Cuadro 2.5). Si la médula roja no logra satisfacer las necesidades hematopoyéticas del individuo, se produce la hiperplasia de los elementos de la médula roja en la secuencia exactamente inversa a la conversión de médula roja en amarilla durante la maduración normal (Figura 2.11). La reconversión medular comienza en áreas con predominio de médula roja y avanza hacia áreas con predominio de médula amarilla. En cuanto a la progresión de los cambios, el proceso de hiperplasia de médula roja se produce primero en el esqueleto axial y luego en las regiones periféricas

Cuadro 2.5 Reconversión de la médula amarilla en médula roja

- Mayor necesidad de hematopoyesis.
- Hallazgo incidental en mujeres obesas.
- Anemias hemolíticas (anemia falciforme, talasemia, deportistas).
- Mayor demanda de oxígeno.
- Grandes altitudes.
- Atletas de alto rendimiento.
- Reemplazo o destrucción de la médula roja normal por trastornos proliferativos o por sustitución.
- Factor estimulante de colonias de granulocitos administrado como parte de un tratamiento quimioterápico.

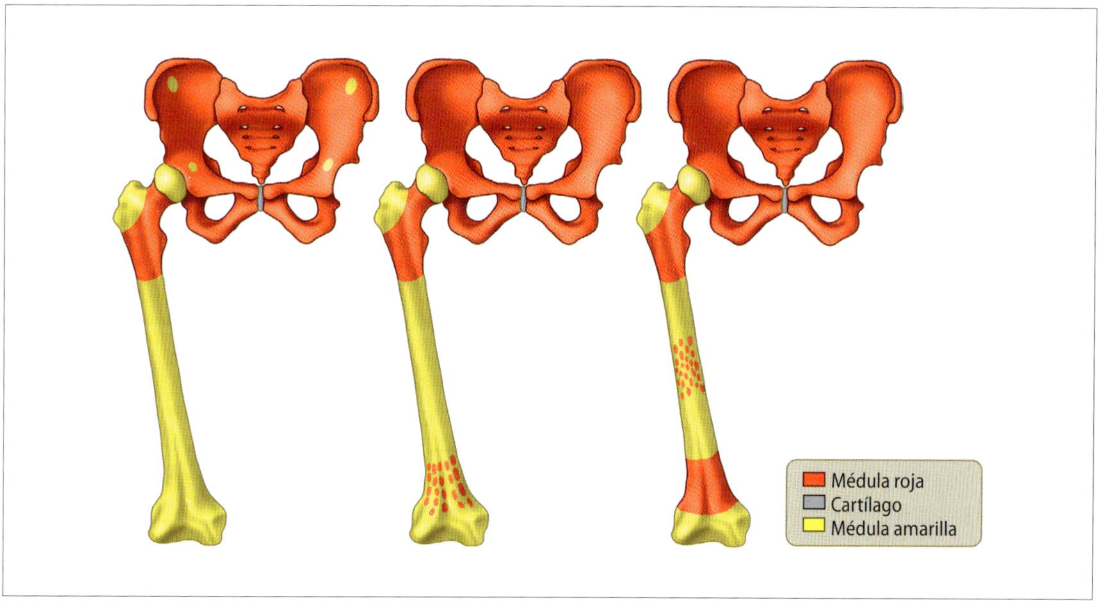

Figura 2.11 Trastornos proliferativos de la médula ósea: reconversión. Diagrama que muestra la respuesta del esqueleto axial y apendicular a una mayor demanda de hematopoyesis, lo que resulta en reconversión de médula amarilla en médula roja. Esto ocurre en el orden exactamente inverso a la conversión normal de médula roja en médula amarilla. Si el proceso es muy grave, la reconversión se presenta incluso en las epífisis.

(apendiculares). Los húmeros y los fémures se ven afectados antes que los huesos de los antebrazos y las piernas. En cada hueso específico, la reconversión medular afecta primero a la metáfisis proximal, luego a la metáfisis distal y por último a la diáfisis. En caso de haber una necesidad extrema de reclutar médula roja en respuesta a una mayor necesidad de hematopoyesis, las epífisis y las apófisis de los huesos largos se convierten en médula roja celular.

El estudio de RM de la reconversión medular muestra una distribución anormal de la señal medular: se observa que algunas áreas que deberían estar compuestas por médula amarilla están reemplazadas por regiones focales o difusas de médula roja con características de señal idénticas a las de la médula roja (*v.* Figura 2.9). Si la hiperplasia de médula roja es masiva, la intensidad de señal es anormal e isointensa o incluso hipointensa respecto del músculo y el disco intervertebral en imágenes T1W, debido al reemplazo casi total de todos los elementos adiposos en la médula ósea.

Puede haber una mayor demanda de hematopoyesis en casos de reemplazo o destrucción de la médula roja normal por parte de trastornos proliferativos difusos o trastornos por sustitución medular. Esto también se observa en anemias graves, como la anemia falciforme o la talasemia, a causa de la hemólisis, en atletas de alto rendimiento debido a la mayor demanda de oxígeno (por ejemplo, en maratonistas), a grandes altitudes, o como hallazgo incidental, habitualmente en mujeres obesas y fumadoras. La hematopoyesis también resulta estimulada por la administración de factores de crecimiento hematopoyéticos en pacientes que reciben altas dosis de quimioterapia.

La leve reconversión medular que se detecta como hallazgo incidental en mujeres obesas (a menudo fumadoras) quizá sea la causa más frecuente de reconversión medular observada en RM. La teoría propuesta para esta expansión incidental de la médula ósea es que estas pacientes tienen leucocitosis, quizá secundaria a una bronquitis crónica, que puede provocar reclutamiento de elementos mieloides en la médula ósea. Estas mujeres se encuentran en edad reproductiva, lo que puede contribuir a la mayor necesidad de hiperplasia de médula roja.

La anemia falciforme provoca una alteración en la configuración de los eritrocitos que evita que fluyan a través de vasos de pequeño calibre, lo que a su vez provoca obstrucción vascular e infarto tisular. Las dos características de la anemia falciforme en la médula ósea que se observan en la RM son la reconversión con hiperplasia de médula roja y el infarto óseo (Cuadro 2.6; *v.* Figura 2.9). Otras anemias graves, como la talasemia, causan modificaciones idénticas a las de la anemia falciforme en cuanto a la reconversión medular, pero no es habitual que provoquen infartos óseos.

Gammapatías monoclonales. Las gammapatías monoclonales consisten en un espectro de enfermedades, clasificadas según su gravedad. Las variantes agresivas son el mieloma múltiple, la amiloidosis primaria, la macroglobulinemia de Waldenström y el trastorno linfoproliferativo.

Las gammapatías monoclonales no mielomatosas (las cuales se subdividen en gammapatía monoclonal de importancia indeterminada y la gammapatía monoclonal de importancia dudosa) son menos agresivas.

Estos dos tipos de gammapatías conforman un subgrupo grande de pacientes asintomáticos en quienes se detecta, por lo general de manera incidental, que tienen pequeñas cantidades de proteína monoclonal en la sangre; estas patologías no requieren tratamiento. Sin embargo, al cabo de diez años, el 19% de estos pacientes progresan a una gammapatía monoclonal agresiva que sí requiere tratamiento. El método actual para determinar en qué pacientes la enfermedad progresa a una variante agresiva es mediante mediciones de rutina de proteína monoclonal en orina y sangre y, a menudo, también con biopsia por aspiración de la médula ósea. La RM ha demostrado ser un complemento útil para predecir en qué pacientes la enfermedad es propensa a progresar, lo que permite implementar un tratamiento más adecuado. Los pacientes con probabilidad de desarrollar una gammapatía más agresiva tienen alteraciones en la RM que consisten en lesiones medulares difusas o focales en la columna vertebral o en la pelvis, similares a las alteraciones observadas en el mieloma múltiple.

Malignos

Las patologías malignas originadas en elementos medulares son las leucemias, el mieloma

Cuadro 2.6 Alteraciones difusas de la médula ósea con osteonecrosis superpuesta

- Anemia falciforme.
- Macroglobulinemia de Waldenström.
- Enfermedad de Gaucher.
- Trastornos medulares proliferativos o por sustitución tratados con corticoides.

múltiple, la amiloidosis primaria y la macroglobulinemia de Waldenström.

Leucemias. La proliferación de células leucémicas en la médula ósea reemplaza los elementos normales de la médula roja, lo que en última instancia resulta en anemia, neutropenia y trombocitopenia. Es necesario realizar una aspiración o biopsia de médula ósea para el diagnóstico definitivo.

Las imágenes de RM de la médula ósea en pacientes con leucemia muestran alteraciones focales o, con mucha mayor frecuencia, difusas, por lo general en las metáfisis y las diáfisis óseas. La infiltración de la médula ósea por parte de células leucémicas también puede extenderse hacia las epífisis y las apófisis en pacientes con leucemia, una situación que indica una gran carga tumoral. La intensidad de señal anormal en las epífisis y apófisis también puede representar hiperplasia de médula roja secundaria al reemplazo medular por parte de infiltrados leucémicos en cualquier otra región. En las imágenes T1W, se observa una intensidad de señal anormal que es menor a la del tejido muscular y a la del disco intervertebral; en las imágenes en secuencia STIR, la intensidad de señal aumenta en comparación con el tejido muscular debido al elevado contenido de agua de las células leucémicas (Figura 2.12). Los hallazgos en T2W varían; a menudo, el infiltrado leucémico presenta poco aumento de la intensidad de señal y puede asemejarse a una cantidad excesiva de médula roja. Los estudios de RM seriados permiten detectar con precisión la remisión o la recaída de la enfermedad en niños con leucemia linfocítica aguda.

Gammapatías agresivas (discrasias de células plasmáticas). El mieloma múltiple, la amiloidosis y la macroglobulinemia de Waldenström están íntimamente relacionados entre sí y tienen un aspecto casi idéntico en la RM (Figura 2.13). Una diferencia que puede ser evidente en la macroglobulinemia de Waldenström es la presencia de infartos óseos, que pueden ser provocados por la hiperviscosidad sanguínea.

El mieloma múltiple es una enfermedad frecuente caracterizada por la proliferación descontrolada y maligna de células plasmáticas en ausencia de un estímulo antigénico. La proliferación de células plasmáticas promueve la producción de un factor estimulante de osteoclastos y la inhibición de la actividad osteoblástica, lo que resulta en destrucción trabecular y osteopenia difusa. A menudo, las gammagrafías óseas con radionúclidos son normales debido a la falta de respuesta osteoblástica en esta enfermedad. Los hallazgos de laboratorio son sumamente importantes para efectuar el diagnóstico de mieloma, pero no siempre están presentes o son determinantes, tanto al principio de la enfermedad como en etapas más avanzadas. La biopsia ósea o la aspiración de médula ósea es un método importante para definir el diagnóstico.

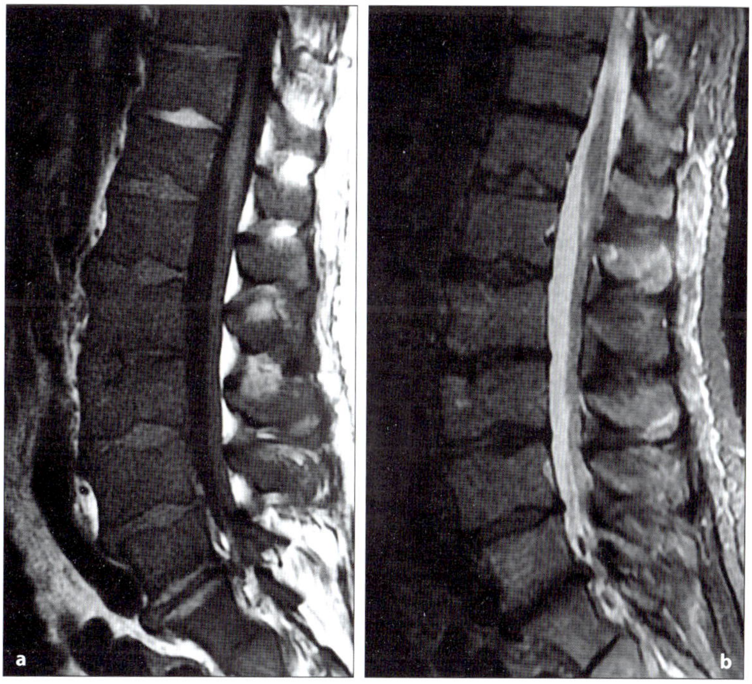

Figura 2.12 Trastornos proliferativos de la médula ósea: leucemia. **a** Imagen sagital en T1 de la columna lumbar. La intensidad de señal anormalmente baja diseminada por la médula ósea de las vértebras dorsolumbares se relaciona con una infiltración tumoral en este hombre de 50 años de edad con diagnóstico de leucemia. Nótese que la intensidad de señal de la médula ósea es menor que la de los discos adyacentes. **b** Imagen sagital en secuencia STIR. En esta imagen con saturación grasa, la médula ósea mantiene una intensidad de señal relativamente baja, pero es más intensa que los discos adyacentes.

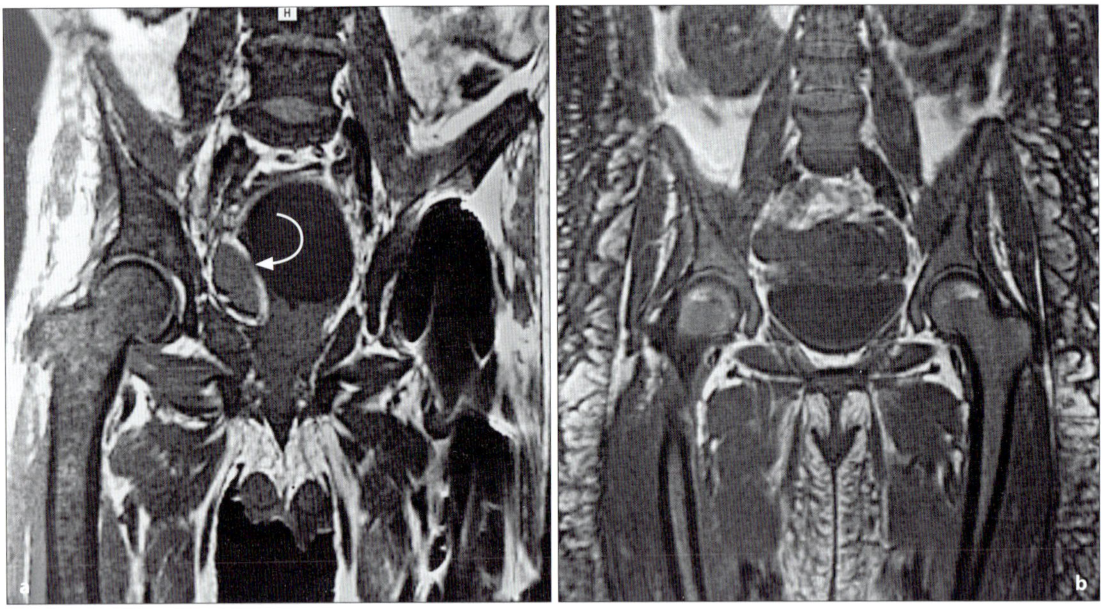

Figura 2.13 Trastornos proliferativos de la médula ósea: gammapatías agresivas. **a** Imagen coronal en T1 de la pelvis. Se observan alteraciones difusas en la señal y la distribución de la médula ósea provocadas por una macroglobulinemia de Waldenström. La médula ósea tiene intensidad de señal igual o menor a la del músculo y los discos intervertebrales y afecta a la diáfisis y a la epífisis femoral. Hay un hematoma (*flecha*) adyacente a una fractura de la rama del pubis. **b** Imagen coronal en T1 de la pelvis (otro paciente). Esta mujer tiene amiloidosis primaria. La distribución de la médula ósea es anormal, con sustitución de médula adiposa en las diáfisis femorales y en los trocánteres mayores y sustitución irregular en las cabezas femorales. La intensidad de señal de la médula ósea es normal, ligeramente mayor a la del músculo. Se observa un edema subcutáneo difuso.

La RM quizá sea la técnica de imágenes más útil para establecer la presencia y definir la localización de las alteraciones para guiar la biopsia de médula ósea, debido a que el proceso puede ser focal o difuso, y es posible que las aspiraciones a ciegas en la pelvis no reflejen con precisión la naturaleza del problema. La RM puede ser útil en pacientes con un supuesto plasmocitoma solitario, debido a que se detecta una lesión medular mediante RM en el 25% de estos pacientes, una situación que puede modificar el tratamiento.

Los patrones medulares del mieloma múltiple en la RM, en orden creciente de gravedad de la enfermedad, son los siguientes:

- Patrón normal.
- Lesiones focales (Figura 2.14).
- Patrón heterogéneo (Figura 2.15).
- Patrón homogéneo difuso (Figura 2.16 y Cuadro 2.7).

Las lesiones focales en RM producidas por el mieloma pueden tener intensidad de señal igual o menor que la del músculo o los discos intervertebrales en las imágenes T1W; en ocasiones, la hemorragia en el interior de una lesión puede provocar un aumento de la intensidad de señal. En las imágenes T2W, las lesiones pueden ser hipointensas o hiperintensas casi en la misma proporción en pacientes no tratados. Los hallazgos son idénticos a los de la enfermedad metastásica, a menos que se observe un patrón conocido como "minicerebro" (*v.* Figura 2.14), el cual se presenta en algunas lesiones focales provocadas por el mieloma y se observa como gruesos pilares óseos que irradian hacia adentro desde los márgenes externos de una lesión focal, con un aspecto similar a los surcos y las circunvoluciones del cerebro.

El patrón moteado o jaspeado del mieloma se observa como muchos focos hipointensos de pequeño tamaño en las imágenes T1W, como si hubiera granos de pimienta salpicados sobre la médula ósea. En las imágenes T2W puede haber un leve aumento en la intensidad de señal. Este patrón es relativamente específico para mieloma (*v.* Figura 2.15).

El patrón difuso de mieloma es un patrón homogéneo de sustitución medular sin características que permitan distinguirlo de muchas otras entidades proliferativas de la médula ósea (*v.* Figura 2.16). Es posible observar una combinación de más de uno de los cuatro patrones medulares en un mismo paciente con mieloma debido a la progresión o la regresión de la enfermedad.

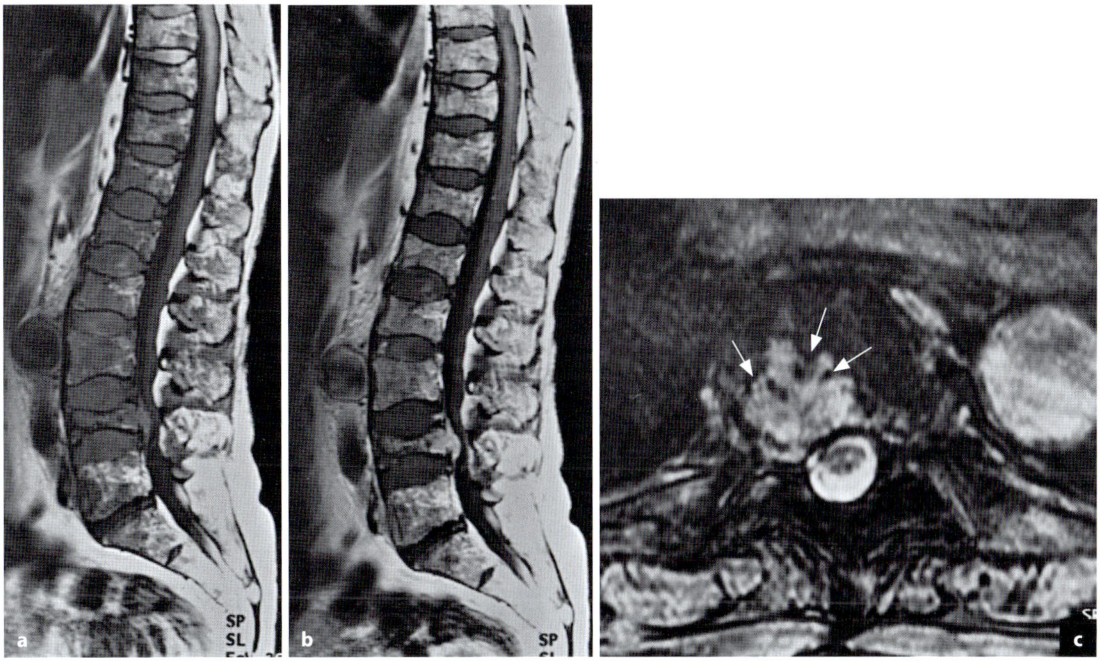

Figura 2.14 Trastornos proliferativos de la médula ósea: mieloma múltiple focal. a Imagen sagital en T1 de la columna lumbar. Existen múltiples lesiones medulares focales, que son indistinguibles de las metástasis. Muchos cuerpos vertebrales están comprimidos a causa del mieloma. Se observa una masa epidural de localización posterior al cuerpo vertebral de L4. b Imagen satelital en T1 con contraste de la columna lumbar. Muchas de las lesiones muestran realce tras la administración de contraste, que puede ocultar las lesiones. Si el paciente ha recibido tratamiento para el mieloma, esta situación indica escasa respuesta. Es más fácil observar la lesión epidural debido al realce. c Imagen axial en T2* de la columna vertebral (en un paciente diferente). Una lesión focal de mieloma múltiple exhibe el aspecto de "minicerebro" que, cuando está presente, ayuda a distinguir el mieloma de la enfermedad metastásica. Gruesos pilares óseos (*flechas*) irradian hacia el interior de la lesión desde el margen externo, lo que genera el patrón de surcos y circunvoluciones.

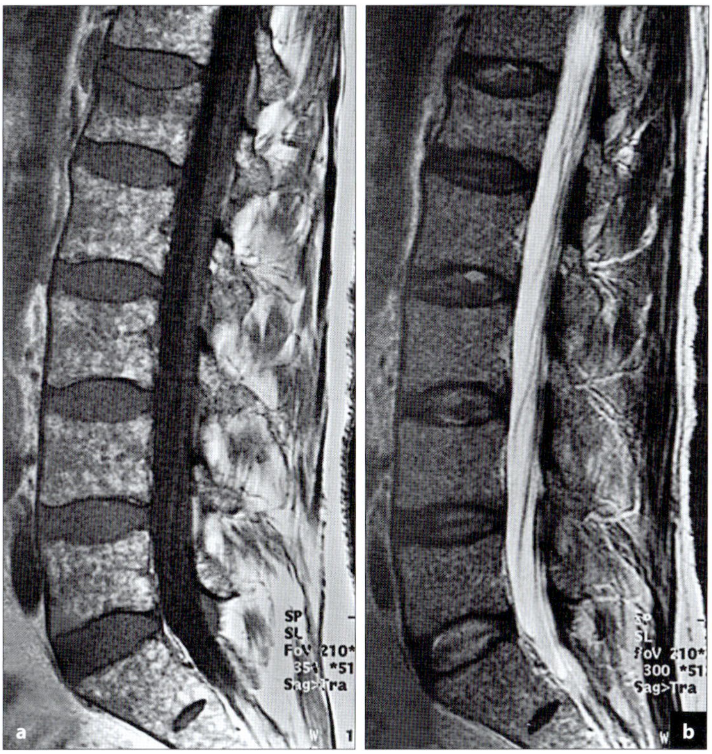

Figura 2.15 Trastornos proliferativos de la médula ósea: patrón heterogéneo del mieloma. a Imagen sagital en T1 de la columna lumbar. Se observa un patrón granulado difuso en la médula ósea, con un aspecto similar a granos de pimienta salpicados sobre la médula adiposa. Este es un patrón de mieloma más agresivo que las lesiones focales. Se evidencia una fractura en L1. b Imagen sagital en T2 rápido de la columna lumbar. La médula ósea tiene un aspecto más normal en esta secuencia.

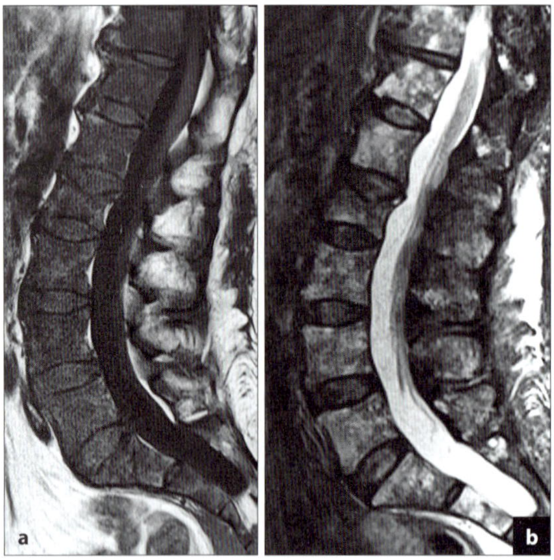

Figura 2.16 Trastornos proliferativos de la médula ósea: patrón difuso del mieloma. a Imagen sagital en T1 de la columna dorsal baja y lumbar. Se observa intensidad de señal difusamente disminuida en la médula ósea en este paciente con diagnóstico de mieloma. Nótese la fractura por compresión asociada de L2. b Imagen sagital en T2 correspondiente que muestra un aumento de la señal de distribución irregular relacionado con el compromiso tumoral dentro de las vértebras.

Cuadro 2.7 Mieloma múltiple

Patrones de RM en orden creciente de gravedad

- Aspecto normal (escasa carga tumoral).
- Lesiones focales:
  - Idénticas a metástasis.
  - Aspecto de "minicerebro".
- Heterogéneo.
- Difuso (homogéneo).

Características de la señal en RM

Antes del tratamiento, sin administración de contraste:

- T1: igual o menor que la del músculo.
- T2: variable; alrededor del 50% presenta intensidad baja y el otro 50%, intensidad alta.
- Se observa realce difuso de las lesiones no tratadas luego de administrar contraste.

Después del tratamiento, con administración de contraste:

- Respuesta completa:
  - Resolución de las lesiones sin realce.
  - Lesiones persistentes sin realce (o realce en anillo).
- Respuesta incompleta:
  - Realce persistente de las lesiones.

Se puede suponer una buena respuesta al tratamiento en pacientes con mieloma que en un principio tenía lesiones hiperintensas en las imágenes T2W y que se vuelven hipointensas luego del tratamiento. Debido a que el 50% de las lesiones por mieloma exhiben intensidad de señal baja en las imágenes T2W antes del tratamiento, este hallazgo en un estudio realizado luego del tratamiento no tiene importancia, a menos que se haya realizado un estudio antes de la terapia. Debido a esta situación confusa, se ha utilizado Gd-DTPA después del tratamiento para intentar determinar si ha habido una respuesta favorable.

Los estudios preliminares con Gd-DTPA luego del tratamiento de mieloma sugieren que es útil para predecir la respuesta terapéutica y el pronóstico. La respuesta completa a la quimioterapia incluye los siguientes patrones poscontraste:

- Resolución completa de la alteración.
- Alteración persistente sin realce.
- Realce periférico solamente.

Una respuesta parcial a la quimioterapia puede exhibir conversión desde un patrón difuso a uno focal o heterogéneo con realce persistente tras la administración de contraste.

En resumen, los trastornos proliferativos benignos y malignos que se originan en los elementos normales de la médula ósea pueden tener un aspecto variable que varía entre un patrón focal y uno difuso o una mezcla de ambos. Todos los trastornos tienen un aspecto similar entre sí, y la hiperplasia celular de la médula roja puede apreciarse como un depósito celular benigno o maligno. Entonces, ¿por qué realizar una RM?

La RM establece la presencia de una enfermedad, lo cual no siempre es fácil determinar a partir de la evaluación clínica o los análisis de laboratorio. Incluso si los hallazgos de laboratorio son anormales, a menudo es necesario realizar una biopsia o un aspirado medular para establecer el diagnóstico. Habitualmente, se realiza una aspiración a ciegas con este objetivo. El error de muestreo puede ser importante, considerando la variabilidad en cuanto a la extensión y la localización de la enfermedad evidenciada por la RM. Este estudio permite dirigir con precisión la biopsia hacia un sitio medular anormal. Además, la RM seriada permite evaluar la respuesta de una enfermedad al tratamiento.

Trastornos medulares por sustitución (Cuadro 2.8)

A diferencia de las enfermedades proliferativas, las cuales por lo general son difusas y derivan de células que se originan en la médula ósea, las enfermedades medulares por sustitución suelen originarse en células que no son intrínsecas a la médula ósea. Los principales trastornos de este tipo incluyen enfermedades metastásicas, linfoma, tumores óseos primarios y osteomielitis.

Cuadro 2.8 Trastornos medulares por sustitución

Implantación de células que no son normales en la médula ósea; suelen ser lesiones focales.

Benignos

- Tumores óseos primarios.
- Osteomielitis.

Malignos

- Metástasis.
- Linfoma.
- Tumores óseos primarios.

RM

- T1: intensidad de señal baja (igual o menor que la del músculo y de los discos intervertebrales).
- T2: variable, pero la señal es más alta que la del músculo y los discos intervertebrales.

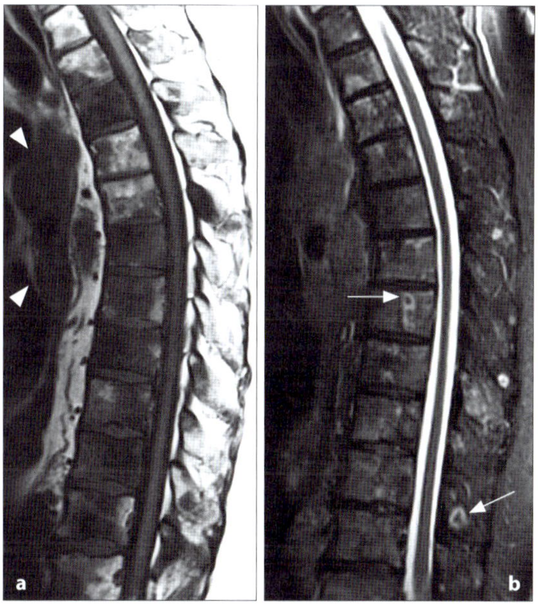

Figura 2.17 Trastornos medulares por sustitución: metástasis focales. **a** Imagen sagital en T1 de la columna dorsal. Se observan múltiples lesiones hipointensas a lo largo de la columna dorsal en este paciente con cáncer de próstata metastásico. Nótese también el aumento de tamaño de los ganglios linfáticos mediastínicos e hiliares (*puntas de flecha*). **b** Imagen sagital en T2 correspondiente que muestra áreas de distribución irregular de hiperintensidad anormal en las vértebras afectadas. Nótese también el aspecto en centro de "tiro al blanco" o en "halo" de algunas de las lesiones (*flechas*).

Metástasis esqueléticas

El aspecto típico en RM de la enfermedad metastásica en la médula ósea consiste en lesiones focales, a menudo múltiples, caracterizadas por intensidad de señal baja en imágenes T1W que se vuelven hiperintensas respecto de la médula circundante en las secuencias T2W (Figura 2.17). Por lo general, pero no siempre, las metástasis escleróticas son hipointensas en todas las secuencias de pulso. El edema medular y de partes blandas alrededor de una lesión metastásica puede ser extenso o inexistente. Las lesiones benignas, como los islotes óseos, la enfermedad de Paget y los hemangiomas, pueden tener aspectos similares a las metástasis, por lo que los estudios de RM siempre se deben correlacionar con otros estudios por imágenes para evitar errores. Si bien la mayoría de las lesiones metastásicas son focales, las metástasis también pueden exhibir un patrón difuso en la médula ósea que puede ser homogéneo o heterogéneo (Figura 2.18).

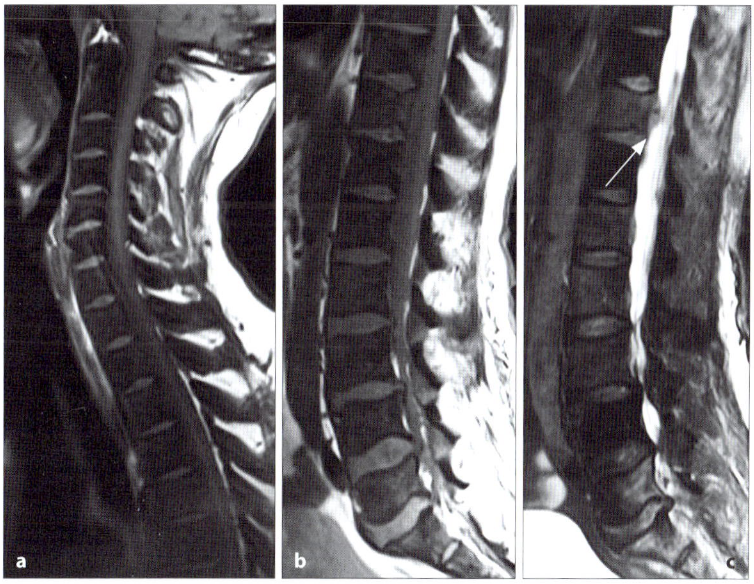

Figura 2.18 Trastornos medulares por sustitución: metástasis difusas. Imagen sagital en T1 de la columna dorsal alta y cervical (**a**) y de la columna dorsal baja y lumbar (**b**). La intensidad de señal difusamente disminuida en la médula ósea en toda la columna vertebral se relaciona con las metástasis conocidas derivadas de un cáncer de próstata. **c** Imagen sagital en T2 de la columna dorsal baja y lumbar. Se observa señal heterogénea en muchas vértebras y otras que muestran hipointensidad persistente, como se observa con frecuencia en las lesiones escleróticas. Nótese también la diseminación epidural del tumor a nivel de D11 (*flecha*), que se observa de forma óptima debido al contraste respecto del líquido cefalorraquídeo (LCR) hiperintenso adyacente.

La RM es sumamente sensible para detectar una enfermedad metastásica; en este sentido, supera a todas las otras técnicas de imágenes. En la práctica clínica cada vez se utiliza con mayor frecuencia la RM de tamizaje de todo el esqueleto para detectar metástasis, y puede convertirse en la práctica habitual en el futuro, pero en la actualidad la RM, por lo general, se utiliza para dilucidar alteraciones de importancia incierta detectadas mediante otras modalidades. Es posible que en pacientes con dolor óseo o resultados de laboratorio anormales se detecten metástasis mediante RM que no eran evidentes en otros estudios. De modo similar, la RM puede ser útil para descartar un tumor cuando se sospecha el diagnóstico a partir de los resultados de otra modalidad diagnóstica (Figura 2.19).

La RM permite evidenciar una modificación en el tamaño de la lesión en el tiempo. El control de la respuesta de las metástasis al tratamiento puede permitir administrar el tratamiento adecuado o implementar modificaciones precoces (Cuadro 2.9). Una lesión focal rodeada por un halo de edema hiperintenso en las imágenes T2W (signo del "halo de T2") indica una lesión activa (*v.* Figuras 2.17 b y 2.20). En las lesiones tratadas que han respondido al tratamiento, se observa un anillo de médula amarilla hiperintensa alrededor de una lesión medular focal en las imágenes T1W (signo del "halo de T1") (*v.* Figura 2.20). Después del tratamiento contra las metástasis, puede producirse una sustitución completa de la médula ósea por tejido adiposo donde previamente había lesiones (Figura 2.21). Una utilidad adicional de la RM es que muestra la extensión ósea de una lesión respecto de otras estructuras adyacentes, como la invasión de estructuras neurovasculares en el conducto raquídeo (Figura 2.22).

La mayor resolución anatómica de la RM, en comparación con la gammagrafía, permite realizar diagnósticos más específicos, debido a que no todas las regiones de hiperactividad observadas en los estudios con radionúclidos en pacientes con carcinoma primario conocido corresponden a enfermedad metastásica y, de hecho, pueden corresponder a entidades benignas. Muchos pacientes con cáncer son de edad avanzada y tienen osteoporosis. La quimioterapia (sobre todo los corticoides) y la radioterapia contribuyen a

Cuadro 2.9 Signos del "halo"

Halo de T1 ("el ángel")

- Lesión en resolución: grasa hiperintensa en imágenes en T1 en la periferia de una lesión medular que disminuye de tamaño.

Halo de T2 ("el diablo")

- Lesión activa: edema hiperintenso en imágenes en T2 alrededor de una lesión medular focal.

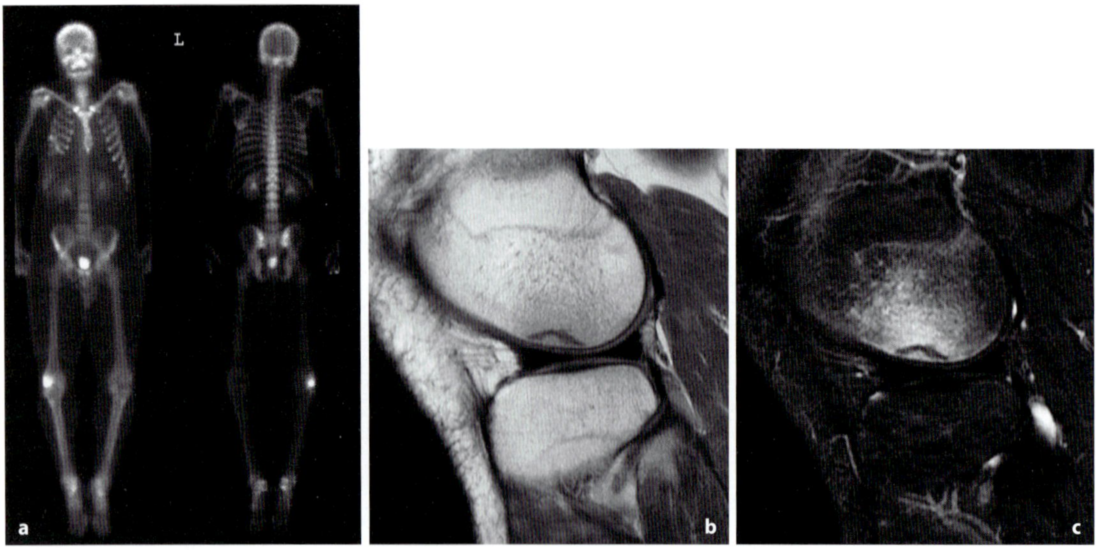

Figura 2.19 Trastornos medulares por sustitución: especificidad de la RM. **a** Estudio de cuerpo entero en un hombre de 23 años de edad con antecedentes de tumor neuroectodérmico primitivo (PNET) que evidencia captación focal anormal en el cóndilo femoral lateral del fémur izquierdo, lo cual se interpreta como una posible metástasis. Imágenes sagitales en densidad protónica (**b**) y en secuencia STIR (**c**) de la rodilla izquierda que revelan una fractura subcondral y edema medular asociado en el sitio de alteración detectado en la gammagrafía ósea.

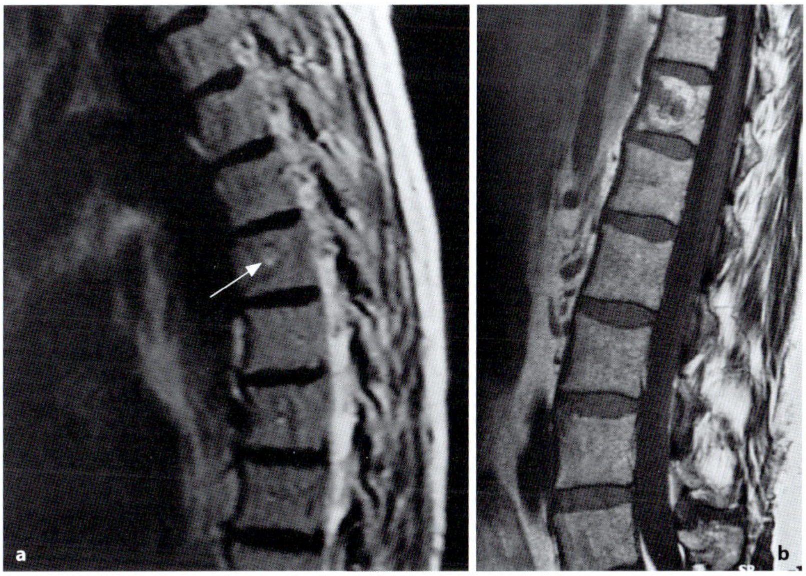

Figura 2.20 Trastornos medulares por sustitución: signos del "halo". **a** Imagen sagital en T2 rápido de la columna dorsal. Se observa una pequeña lesión con edema circundante (signo del "halo de T2"; *flecha*). Esto indica enfermedad activa; en este caso, se determinó que se trataba de un cáncer de pulmón metastásico. **b** Imagen sagital en T1 de la columna lumbar (paciente diferente). Se observa una lesión hipointensa rodeada por grasa (*flechas*) en el cuerpo vertebral D12. Este es el signo del "halo de T1", el cual indica una respuesta positiva de una metástasis al tratamiento. El borde adiposo corresponde al sitio donde previamente se encontraba el tumor. Este paciente estaba recibiendo tratamiento para un carcinoide metastásico.

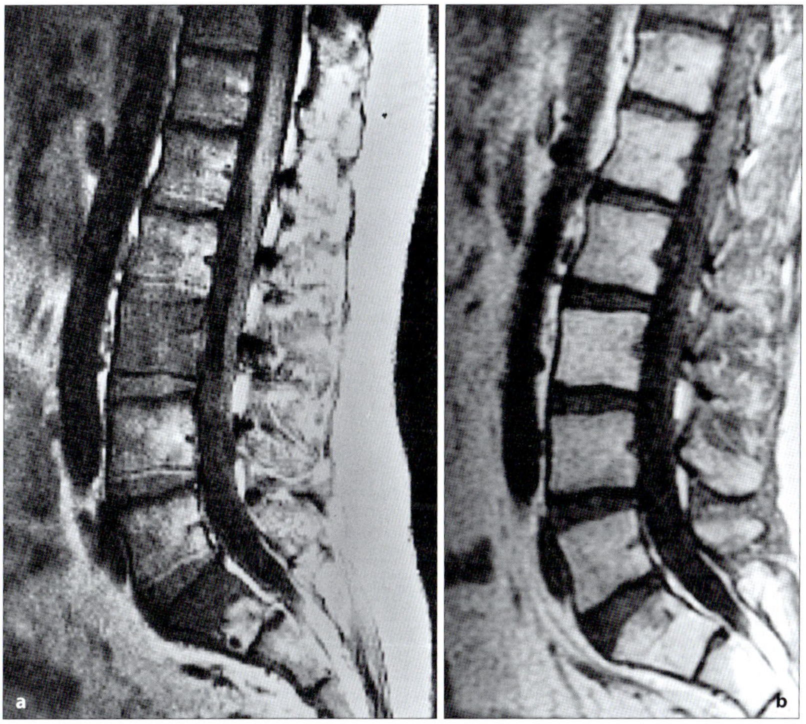

Figura 2.21 Trastornos medulares por sustitución: lesiones tratadas reemplazadas por grasa. **a** Imagen sagital en T1 de la columna lumbar. Se observan varias lesiones medulares focales por sustitución, más prominentes en L3 y S1, secundarias a un linfoma de Hodgkin. Este estudio de RM se realizó antes del tratamiento. **b** Imagen sagital en T1 de la columna lumbar. Después del tratamiento desaparecieron todas las lesiones medulares focales (al igual que la médula roja). La restitución completa de tejido adiposo donde antes se encontraban las lesiones indica una respuesta positiva.

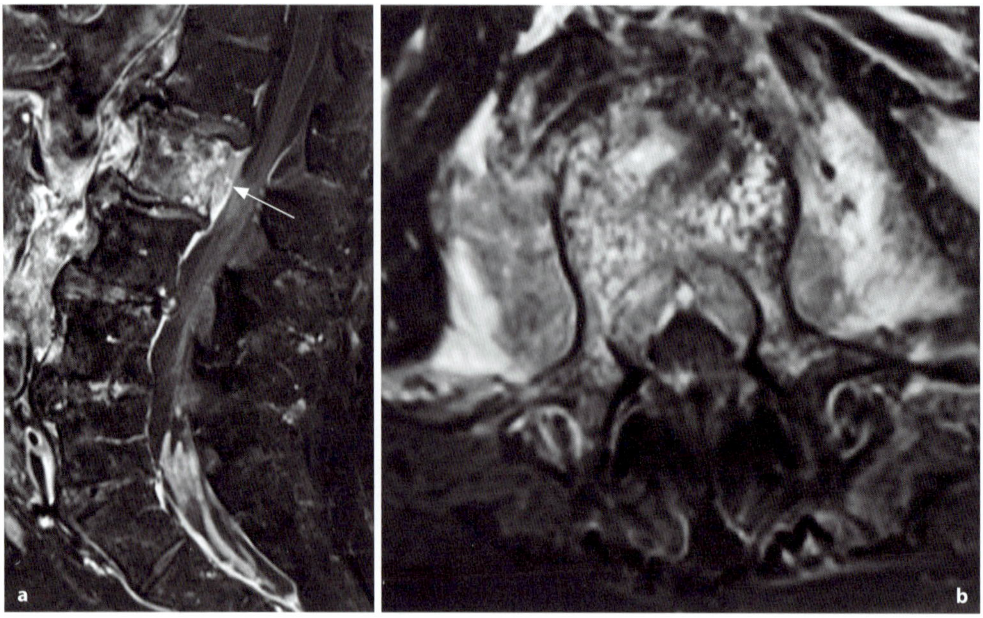

Figura 2.22 Trastornos medulares por sustitución: diseminación extraósea. **a** Imagen sagital en T1 con saturación grasa de la columna lumbar después de la administración de gadolinio. El realce anormal en la vértebra L1 se relaciona con una lesión metastásica en este paciente con antecedentes de carcinoma vesical. Nótese la extensión del tumor hacia el espacio epidural ventral (*flecha*). **b** Imagen en T2 con saturación grasa poscontraste que evidencia un extenso compromiso paraespinal y epidural por parte del tumor.

la osteoporosis. Las fracturas por insuficiencia, a menudo múltiples, son frecuentes en este grupo. La osteonecrosis provocada por la radioterapia también es frecuente. La bursitis, la fascitis, las tendinopatías y otros cambios inflamatorios de partes blandas pueden suscitar una respuesta hiperémica en la médula ósea adyacente que puede simular el aspecto de metástasis en una gammagrafía ósea, pero en la RM se evidencia con claridad que se trata de un proceso benigno (*v.* Figura 2.19). La falta de especificidad de la gammagrafía ósea nos ha llevado a solicitar una RM antes de biopsiar lesiones óseas en pacientes con radiografías convencionales normales con el objetivo de establecer que la lesión observada se debe biopsiar.

Distinción entre fractura patológica vertebral por compresión y fractura osteoporótica (Tabla 2.4)

Determinar si una fractura aguda de un cuerpo vertebral se produjo como consecuencia de una metástasis tumoral o por un proceso osteoporótico es un dilema frecuente, en especial en pacientes con un tumor primario conocido. Ambas entidades exhiben un cuerpo vertebral colapsado, con reemplazo de la médula ósea normal indicado por la baja intensidad de señal observada en T1W. La hipointensidad medular puede representar el tumor de una fractura patológica o hemorragia con edema secundarios a una fractura no patológica (Figuras 2.23 y 2.24). Las características en T2W varían y no son útiles para distinguir entre lesiones benignas y malignas. Las características que sugieren un tumor son hipointensidad anormal que se extiende hacia los pedículos y otros elementos vertebrales posteriores, compromiso de todo el cuerpo vertebral por la intensidad de señal anormal, masa de partes blandas y múltiples lesiones óseas. Las características sugestivas de una fractura osteoporótica son ausencia de las características recién

Tabla 2.4 Distinción entre fracturas vertebrales osteoporóticas y patológicas

Osteoporóticas	Patológicas
Señal anormal limitada al cuerpo vertebral	Señal anormal en pedículos y otros elementos posteriores
Habitualmente, no se observa hematoma o masa de partes blandas	Masa de partes blandas asociada
Persistencia de cierta cantidad de médula adiposa en el cuerpo vertebral	Compromiso de todo el cuerpo vertebral
Por lo general, son solitarias	
Pared posterior cóncava	Pared posterior convexa
Línea de fractura	Ausencia de línea de fractura

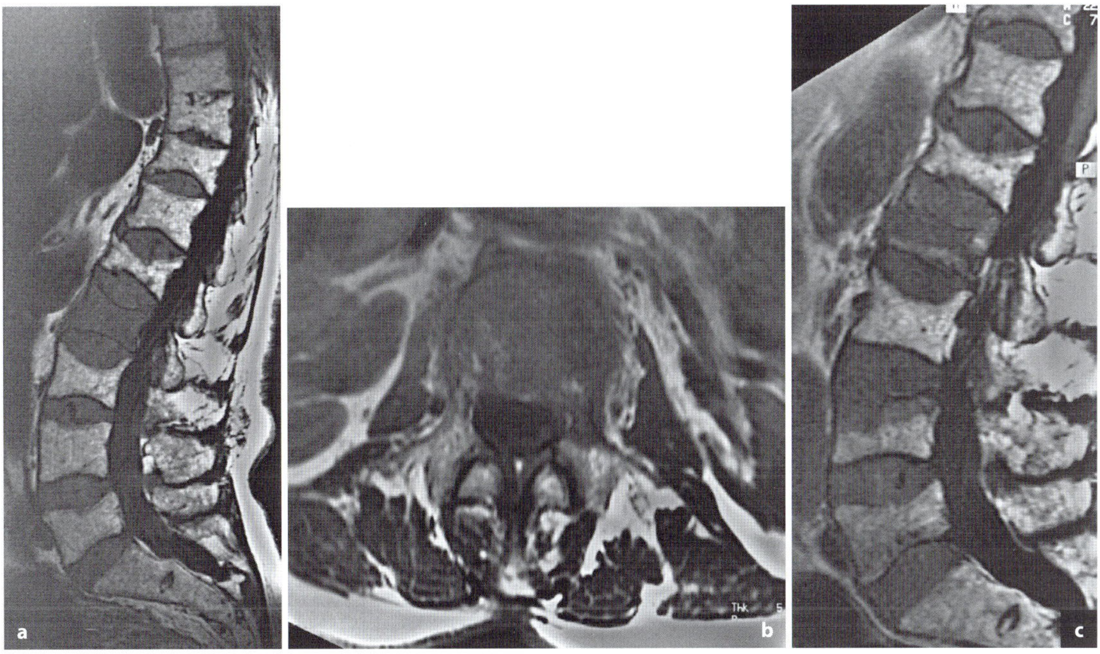

Figura 2.23 Distinción entre fractura por compresión osteoporótica y patológica. **a** Imagen sagital en T1 de la columna lumbar. Se observan múltiples fracturas por compresión en esta mujer con antecedentes de neoplasia maligna primaria. El cuerpo vertebral de L2 está fracturado y exhibe reemplazo completo por señal de intensidad baja, una característica indicativa de tumor. **b** Imagen axial en T1 a nivel de L2. La señal anormal se extiende desde el cuerpo vertebral hacia el pedículo izquierdo, otro signo que hace pensar en un tumor como causa de la fractura. **c** Imagen sagital en T1 de la columna lumbar. Esta RM de seguimiento se realizó ocho semanas después del estudio mostrado en **a** y en **b**. El cuerpo vertebral de L2 muestra un colapso un poco mayor en este período, pero se observa involución parcial de la intensidad de señal baja, de forma tal que la porción inferior del cuerpo vertebral exhibe hiperintensidad lineal similar a la de los platillos vertebrales. Esto solo puede ocurrir en presencia de una fractura benigna, debido a que un tumor no tratado no presentaría involución espontánea en este corto intervalo. El cuerpo vertebral de L4 presenta colapso parcial desde el primer estudio y exhibe una separación lineal recta entre la médula adiposa (*abajo*) y la médula hipointensa (*arriba*). Esta situación es típica en fracturas agudas benignas.

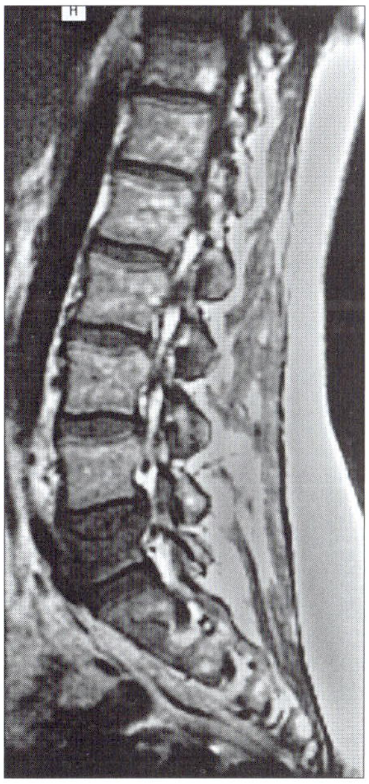

Figura 2.24 Distinción entre fractura por compresión osteoporótica y patológica. Imagen sagital en T1 de la columna lumbar. Se observa una evidente línea de corte entre la porción superior hipointensa del cuerpo vertebral de L5 fracturado y la grasa hiperintensa de la porción inferior, similar al platillo vertebral. Esto sugiere una fractura osteoporótica benigna. Los fragmentos angulados de la pared posterior del cuerpo vertebral también sugieren que esta fractura es benigna. Se tomó una biopsia de la vértebra debido al antecedente de cáncer de mama y se determinó que se trataba de una enfermedad metastásica. Lo importante es realizar el seguimiento o biopsiar estas lesiones en pacientes en riesgo debido a que las reglas para diferenciar estas lesiones no son muy buenas.

mencionadas y señal anormal que no compromete la totalidad del cuerpo vertebral, sino que tiene una línea recta o banda horizontal que separa la intensidad de señal anormal de la señal de la médula adiposa normal (Figura 2.25). También se ha sugerido que la presencia de una línea de fractura horizontal originada en las trabéculas comprimidas es un signo de lesión benigna, debido a que un cuerpo vertebral que se colapsa a causa de un tumor no tendría una línea de fractura evidente, por la destrucción de las trabéculas. A menudo, la pared posterior del cuerpo vertebral tiene un aspecto angulado y cóncavo con una fractura benigna, mientras que las fracturas relacionadas con las metástasis con mayor frecuencia hacen que la pared posterior se vea arqueada o convexa (*v.* Figuras 2.22 y 2.23).

Los signos que ayudan a diferenciar las fracturas por compresión secundarias a tumores o a osteoporosis son interesantes y resulta de utilidad conocerlos. Sin embargo, para un paciente individual, la diferencia entre tener enfermedad metastásica o no es de tal importancia que en general no resulta adecuado depender de estos signos para determinar si un paciente está libre

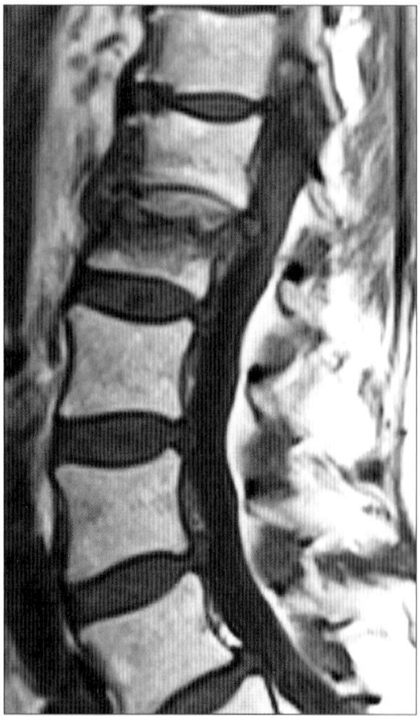

Figura 2.25 Colapso osteoporótico. Imagen sagital en T1 de la columna lumbar. Una fractura por estallido del cuerpo vertebral de L2 evidencia hipointensidad anormal a lo largo del platillo vertebral superior colapsado con conservación de la grasa medular normal en su porción inferior, típica de una fractura osteoporótica. Nótese la médula adiposa difusa en toda la columna vertebral relacionada con la radioterapia previa.

de tumor o no (*v.* Figura 2.24). En pacientes que están en riesgo de tener enfermedad metastásica, recomendamos seguir la lesión mediante una RM limitada en unas ocho semanas o realizar una biopsia para establecer un diagnóstico definitivo. Cuando se trata de fracturas osteoporóticas, en la RM de seguimiento se observa la resolución parcial o completa de las alteraciones de la médula ósea, mientras que los tumores se mantienen sin cambios o progresan durante el mismo período.

Linfoma

Alrededor del 95% de los linfomas ubicados en el hueso son depositados en la médula ósea desde la sangre circulante, la cual transporta las células desde la localización primaria fuera del esqueleto. Las características en la RM son indistinguibles de las del carcinoma metastásico. Por lo general, el linfoma que afecta al hueso tiene intensidad de señal baja en las imágenes T1W y T2W. En la autopsia, se observa diseminación ósea del linfoma en el 20% al 50% de los pacientes con un linfoma extraesquelético primario. La aspiración a ciegas de médula ósea en pacientes con linfoma muestra compromiso medular con una frecuencia mucho menor. La naturaleza focal del linfoma explica esta discrepancia, y las biopsias dirigidas hacia una lesión específica observada en RM permiten una definición más precisa de la estadificación y del tratamiento de la enfermedad.

Tumores óseos primarios benignos y malignos

Los tumores óseos primarios benignos y malignos son lesiones focales de la médula ósea. La naturaleza precisa de una lesión se evalúa de forma óptima mediante radiografías convencionales. El papel de la RM en la evaluación de estas lesiones consiste en valorar la extensión del tumor en la médula ósea y su relación con estructuras adyacentes, como así también controlar la respuesta al tratamiento. Se trata de un grupo de enfermedades variadas y numerosas; los tumores y la osteomielitis son enfermedades medulares por sustitución que se analizan en otros capítulos.

Depleción medular (Cuadro 2.10)

La ausencia difusa o regional de médula roja normal puede tener lugar como consecuencia de una anemia aplásica, quimioterapia o radioterapia. En nuestra institución no realizamos estudios por imágenes para diagnosticar estas entidades. Por el contrario, a menudo exploramos a los pacientes que han recibido radioterapia o quimioterapia para detectar evidencia de tumor. El

Cuadro 2.10 Depleción medular

- Ablación de los elementos de la médula roja.
- Distribución difusa o regional.
- Causas:
  - Quimioterapia.
  - Radioterapia.
  - Anemia aplásica.
- RM:
  - T1: hiperintensidad difusa o regional, típica de la grasa.
  - T2: la señal de la médula ósea es igual a la del tejido adiposo (hipointensa en secuencia STIR o en imágenes con saturación grasa, hiperintensa en imágenes en T2 rápido sin saturación grasa).

motivo habitual para evaluar a los pacientes con anemia aplásica es que sufren dolor provocado por la osteonecrosis secundaria a los corticoides administrados como parte del tratamiento de la enfermedad. Debemos reconocer los signos de depleción medular y de la posterior regeneración de la médula ósea para no realizar una interpretación errónea de los hallazgos.

Anemia aplásica

En pacientes con anemia aplásica, la médula ósea puede exhibir dos patrones en RM. Uno de ellos es el de médula amarilla de distribución difusa en el esqueleto en áreas donde se espera que haya médula roja (Figura 2.26 a). Este patrón puede ser difícil de reconocer como anormal en individuos de edad avanzada, quienes normalmente tienen grandes proporciones de médula adiposa. El segundo patrón se observa en pacientes que han recibido tratamiento para anemia aplásica y desarrollan islotes focales de regeneración de médula ósea diseminados por toda la médula amarilla (Figura 2.26 b). Estos islotes de médula roja pueden tener un aspecto muy focal y pueden simular otras enfermedades.

Quimioterapia

Es posible que no se observen cambios en la RM de pacientes que reciben quimioterapia. Otros pacientes exhiben ablación difusa de los elementos de la médula roja y un aspecto idéntico al de la anemia aplásica no tratada, con médula adiposa difusa que tienen características de señal equivalentes a las de la grasa subcutánea en todas las secuencias de pulso (Figura 2.27).

Una salvedad importante respecto de la quimioterapia es que algunos pacientes que reciben tratamiento para neoplasias malignas del sistema musculoesquelético (por lo general, tumores óseos primarios) reciben factor de crecimiento hematopoyético humano (factor estimulante de colonias de granulocitos o granulocitos-macrófagos), junto

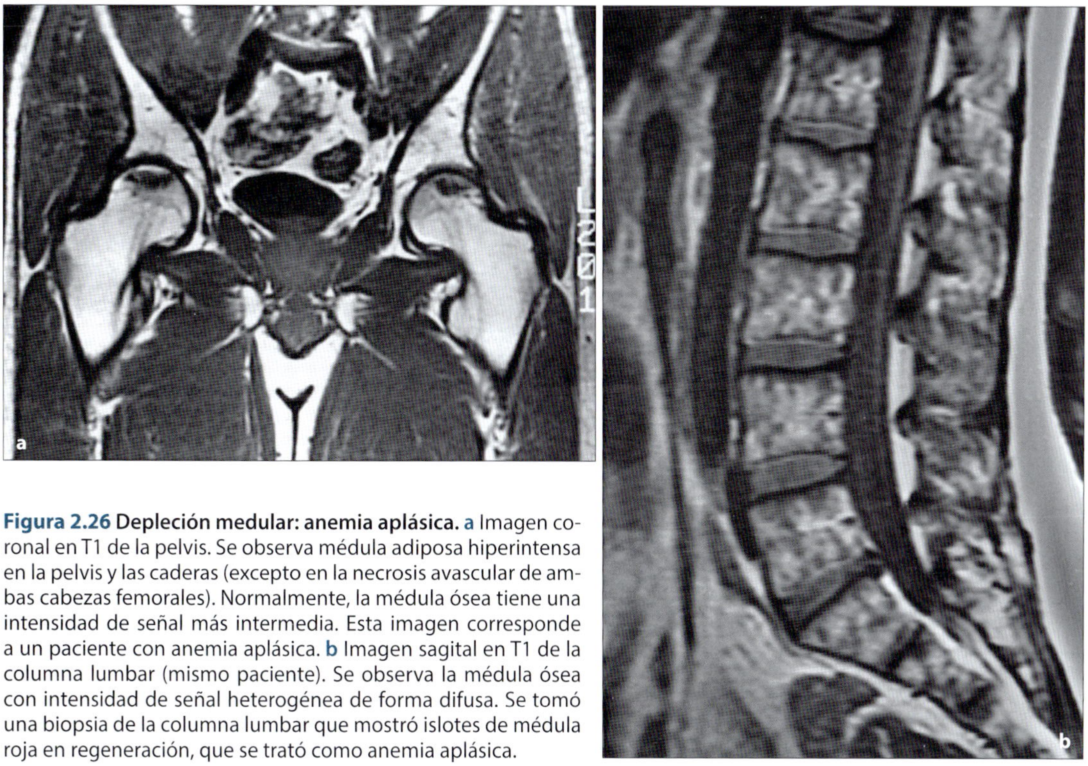

Figura 2.26 Depleción medular: anemia aplásica. **a** Imagen coronal en T1 de la pelvis. Se observa médula adiposa hiperintensa en la pelvis y las caderas (excepto en la necrosis avascular de ambas cabezas femorales). Normalmente, la médula ósea tiene una intensidad de señal más intermedia. Esta imagen corresponde a un paciente con anemia aplásica. **b** Imagen sagital en T1 de la columna lumbar (mismo paciente). Se observa la médula ósea con intensidad de señal heterogénea de forma difusa. Se tomó una biopsia de la columna lumbar que mostró islotes de médula roja en regeneración, que se trató como anemia aplásica.

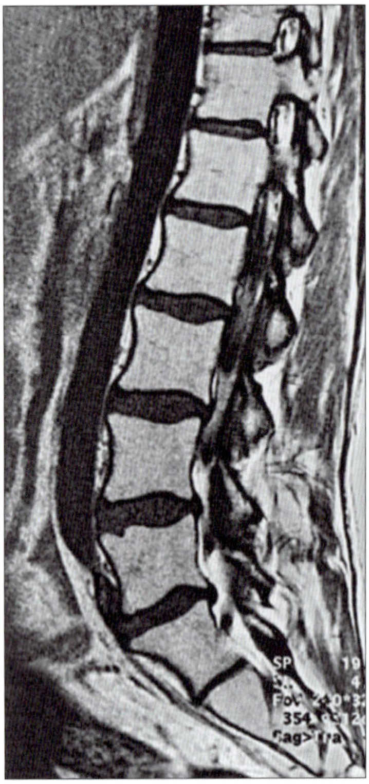

Figura 2.27 Depleción medular: quimioterapia. Imagen sagital en T1 de la columna lumbar. La médula ósea exhibe hiperintensidad difusa por el contenido adiposo como consecuencia de la ablación de los elementos de la médula roja debido a la quimioterapia sistémica.

con su régimen de quimioterapia neoadyuvante. Este factor de crecimiento también se administra para reforzar la producción de la médula roja en el paciente y para prevenir las secuelas negativas de la mielosupresión provocada por la quimioterapia, lo que permite administrar un tratamiento más intenso y en una etapa más precoz. Esta estimulación iatrogénica de la médula roja se aprecia como áreas difusas o de distribución irregular de baja intensidad en las imágenes T1W, similares al músculo, y sin cambios o con hiperintensidad leve en las imágenes T2W, similar a la médula roja normal (Figura 2.28). Los cambios en la médula ósea pueden ser sorprendentes y rápidos al implementar este tratamiento (Cuadro 2.11).

Cuadro 2.11 Regeneración medular

- Se produce después de:
  - Quimioterapia.
  - Tratamiento de la anemia aplásica.
  - Bajas dosis de radiación.
- RM:
  - T1: señal intermedia o baja (mayor o igual al músculo y los discos intervertebrales).
  - T2: por lo general, señal levemente aumentada.
  - Patrones: variables; islotes focales, periferia del hueso solamente, distribución difusa en el hueso.

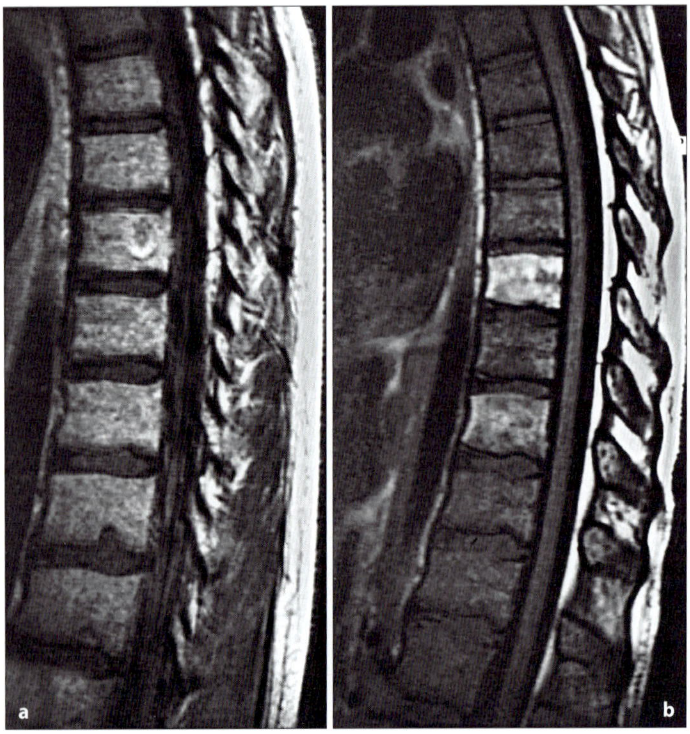

Figura 2.28 Aumento de médula roja secundario a quimioterapia con factor de crecimiento hematopoyético. a Imagen sagital en T1 de la columna dorsal. Por lo general, la médula ósea tiene una intensidad de señal intermedia de forma irregular, hiperintensa respecto de los discos adyacentes. No se observan signos definitivos de metástasis en este paciente de 16 años de edad con un tumor neuroectodérmico primitivo. **b** Imagen sagital en T1 de la columna dorsal. La médula ósea ha adquirido una señal de intensidad difusamente intermedia y mucho menor que en la RM original realizada nueve meses antes (mostrada en **a**). Este cambio se debe a la estimulación de la médula roja secundaria al tratamiento con factor estimulante de colonias de granulocitos. La médula adiposa hiperintensa en los dos cuerpos vertebrales indica la presencia de un tumor al momento de la RM original, el cual ha sido destruido por el tratamiento.

Radioterapia

Las metástasis y el mieloma múltiple a menudo se tratan mediante radiación local, lo cual provoca la destrucción preferencial de los elementos de la médula roja en comparación con las células de la médula adiposa debido a la mayor sensibilidad de las células de la médula roja a la radiación. La extensión de la ablación de la médula roja y su capacidad para recuperarse dependen de la dosis. Los cambios en la intensidad de señal de la médula ósea en la RM se relacionan con la dosis de radiación recibida y con el tiempo transcurrido desde el tratamiento (Figura 2.29).

Los pacientes que reciben radiación en la columna vertebral a menudo no tienen modificaciones medulares en la RM durante las primeras dos semanas posteriores al tratamiento. La mayor parte de la médula roja desaparece entre tres y seis semanas después del tratamiento, y se observa médula adiposa de distribución difusa en el centro de los cuerpos vertebrales. Un segundo patrón que se puede observar consiste en un aumento de la heterogeneidad de la médula ósea debido a una ablación parcial de la médula roja. Al cabo de seis semanas, todos los pacientes exhiben médula adiposa de hiperintensidad homogénea en las imágenes en T1W debido a la ablación de los elementos de la médula roja. Un año después de finalizada la radioterapia menor a 30 Gy (dosis relativamente baja), se produce la regeneración difusa de la médula roja en las regiones irradiadas, por lo que se observa un aspecto normal, o puede haber distribución periférica de médula roja en los márgenes de los cuerpos vertebrales (Figura 2.30). Este patrón no se debe confundir con un tumor. La médula ósea que recibe dosis mayores a 50 Gy nunca exhibe regeneración medular. En la RM, se observa médula adiposa difusa en la región que recibió tratamiento, con una línea de separación entre la médula roja normal y la médula adiposa anormal en el margen del puerto de radicación (Figura 2.31).

Edema de la médula ósea (hiperemia e isquemia)

La causa subyacente al edema medular extracelular quizá sea la hiperemia. Diversas alteraciones pueden resultar en edema medular localizado, incluyendo traumatismos (contusiones óseas, fracturas por estrés y por insuficiencia), osteoporosis transitoria de la cadera, osteoporosis migratoria regional, síndrome de dolor regional complejo (síndrome de distrofia simpática refleja), osteonecrosis (etapa temprana), infecciones, tumores y alteraciones articulares (abrasión cartilaginosa en enfermedades articulares degenerativas).

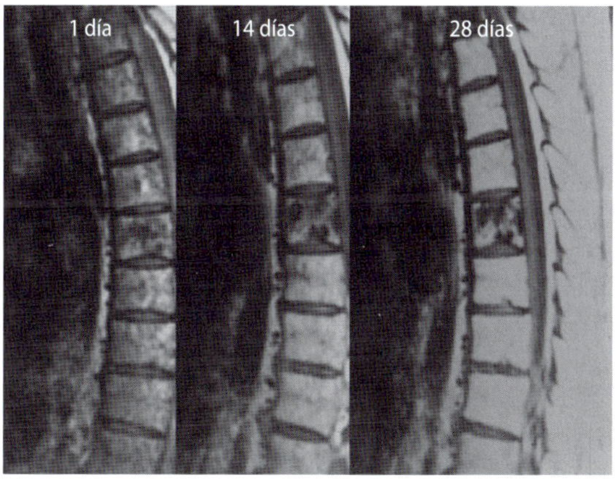

Figura 2.29 Cáncer de próstata metastásico. Imágenes secuenciales después de la radioterapia (RXT) que muestran la presencia de prácticamente el 100% de médula amarilla 28 días después del tratamiento.

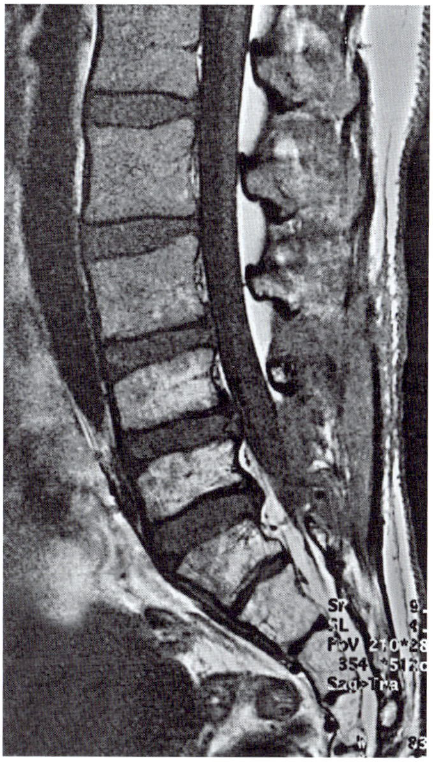

Figura 2.30 Depleción medular: radiación. Imagen sagital en T1 de la columna lumbar. Este paciente recibió radioterapia durante su niñez como tratamiento de un sarcoma. Como resultado, las dos vértebras lumbares inferiores y el sacro son hipoplásicos y tienen más cantidad de médula adiposa que la columna lumbar normal, entre L1 y L3. Se observa una pequeña cantidad de médula roja en la periferia de los cuerpos vertebrales irradiados, pero la mayor parte de la médula roja ha sido eliminada y jamás volverá a regenerarse.

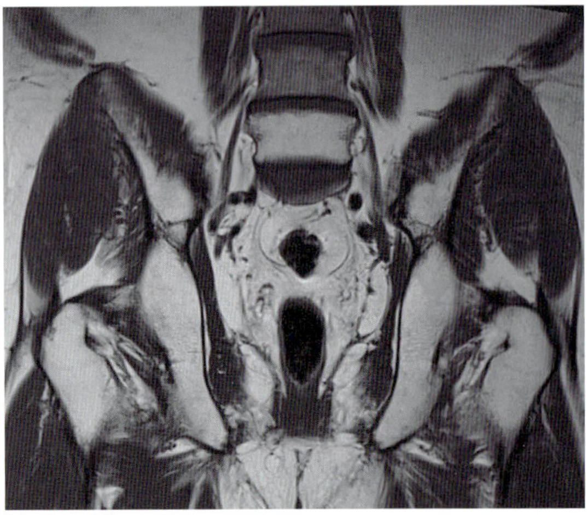

Figura 2.31 Cambios por radiación. Imagen coronal en T1W de la pelvis. Nótese la médula adiposa de distribución difusa en la pelvis, la porción proximal de los fémures y el cuerpo vertebral de L5 relacionada con el antecedente de radioterapia del paciente. Se observa con claridad el límite del puerto de radiación entre las vértebras L4 y L5, que exhibe médula roja de intensidad de señal intermedia normal.

Cuadro 2.12 Hiperemia (edema de la médula ósea)

- La hiperemia produce edema medular.
- Lesiones focales, a menudo con compromiso epifisario.
- Causas:
  - Traumatismos.
  - Osteoporosis transitoria de la cadera.
  - Osteoporosis migratoria regional.
  - Síndrome de dolor regional complejo (síndrome de distrofia simpática refleja).
  - Infecciones.
  - Tumores.
  - Alteraciones articulares (enfermedad articular degenerativa, abrasión articular).
  - Osteonecrosis en etapa temprana.

RM

- T1: señal intermedia (mayor que la del músculo y los discos intervertebrales).
- T2: señal alta.
- Distribución geográfica, no bien delimitada.

En la RM, la médula ósea exhibe intensidad de señal intermedia en las imágenes T1W e hiperintensidad alta en las imágenes T2W. Las características de la señal son consecuencia de las células de médula adiposa entremezcladas con el líquido de edema (Figura 2.32). Por lo general, tiene distribución geográfica y un aspecto no necesariamente bien delimitado. A menudo, los tumores y las infecciones tienen edema periférico (Figura 2.33). El edema de la médula secundario a otras causas no se asocia a una masa subyacente (Cuadro 2.12).

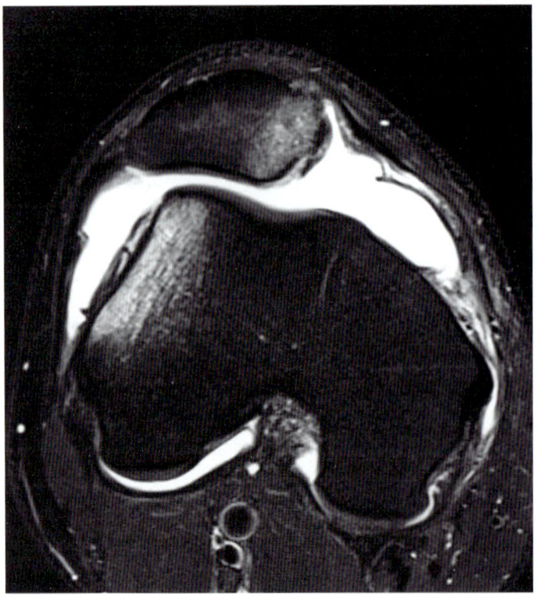

Figura 2.32 Hiperemia: traumatismo. Imagen axial en T2W con saturación grasa de la rodilla. Se observa hiperintensidad difusa en el interior del cóndilo femoral lateral y la cara medial de la rótula típica de edema, el cual, en este caso, se relaciona con contusiones medulares secundarias a una reciente luxación lateral de la rótula.

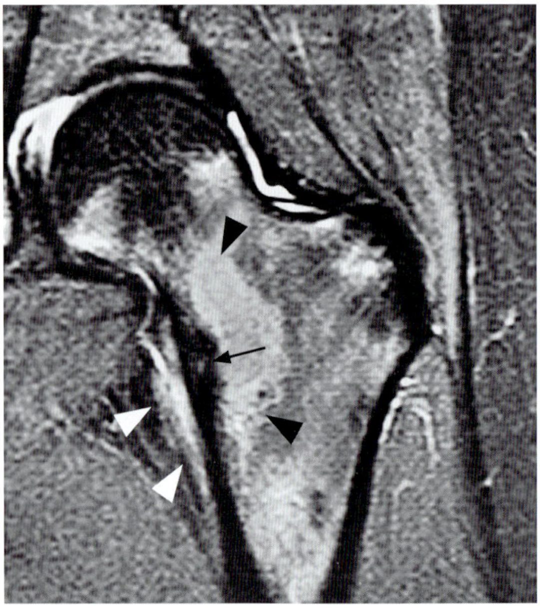

Figura 2.33 Hiperemia: tumor. Imagen coronal en secuencia STIR de la cadera izquierda. Se observa una gran área de edema medular hiperintenso secundario a hiperemia que compromete la cara medial del cuello femoral y las partes blandas adyacentes (*puntas de flecha*). Este edema rodea un osteoma osteoide subyacente (*flecha*).

Osteoporosis transitoria de la cadera o síndrome de edema doloroso de la médula ósea

La osteoporosis transitoria de la cadera (también conocida como "síndrome de edema doloroso de la médula ósea") afecta con mayor frecuencia a hombres jóvenes y de mediana edad. A menudo, las mujeres se ven afectadas por osteoporosis transitoria de la cadera en el último trimestre del embarazo, con predilección por la cadera izquierda. La osteoporosis puede ser muy importante y provocar fracturas. El espacio articular se mantiene normal, pero es frecuente observar derrames articulares. A menudo, las radiografías son normales, pero la RM revela edema medular que compromete de manera difusa la cabeza y el cuello femoral, con extensión distal hacia la región intertrocantérica (Figura 2.34). Se trata de una enfermedad autolimitante y los estudios de seguimiento muestran resolución del edema y de la osteoporosis junto con la desaparición de los síntomas, habitualmente al cabo de 3-12 meses.

Osteoporosis migratoria regional

Esta entidad tiene las mismas características clínicas y el mismo aspecto en la RM que la osteoporosis transitoria de la cadera. La principal diferencia es que las alteraciones no están confinadas a la cadera y son migratorias. Las regiones subcondrales de las rodillas, los tobillos y las caderas pueden estar afectadas de manera alternada, y ambos miembros inferiores pueden resultar comprometidos al cabo de varios años (Figura 2.35). En esta entidad también puede haber recuperación espontánea.

Se desconoce la patogenia de la osteoporosis transitoria de la cadera y de la osteoporosis migratoria regional, pero tienen notables similitudes clínicas con el síndrome de dolor regional complejo. Es posible que los hallazgos en la RM de todas estas entidades estén relacionados con cambios isquémicos de los vasos de pequeño calibre que irrigan las raíces nerviosas proximales, con pérdida de control del flujo vascular normal en sentido distal, lo cual resulta en hiperemia localizada. En caso de observarse alteraciones medulares en el contexto del síndrome de dolor regional complejo, son similares a las de las otras dos enfermedades, con áreas irregulares de intensidad de señal intermedia en las imágenes T1W, que se vuelven hiperintensas en T2W.

La relación de la osteoporosis transitoria de la cadera y la osteoporosis migratoria regional con la osteonecrosis es incierta. La biopsia de estas lesiones muestra áreas de necrosis ósea. Se han informado alteraciones típicas de la osteoporosis transitoria de la cadera que, en lugar de presentar resolución espontánea, progresaron hasta generar cambios en la RM y la biopsia típicos de la osteonecrosis en las cabezas femorales. No se sabe por qué sucede esto en algunos pacientes y tampoco en cuáles pacientes.

Isquemia (Cuadro 2.13)

Las causas de infarto de la médula ósea son múltiples e incluyen interrupción traumática de la irrigación, uso de corticoides, anemia falciforme, enfermedad de Gaucher, alcoholismo, pancreatitis, causas disbáricas, lupus eritematoso sistémico, causas idiopáticas y otras. Muchos médicos clínicos denominan los cambios isquémicos en las epífisis como "necrosis avascular" y los cambios en las diáfisis como "infarto óseo".

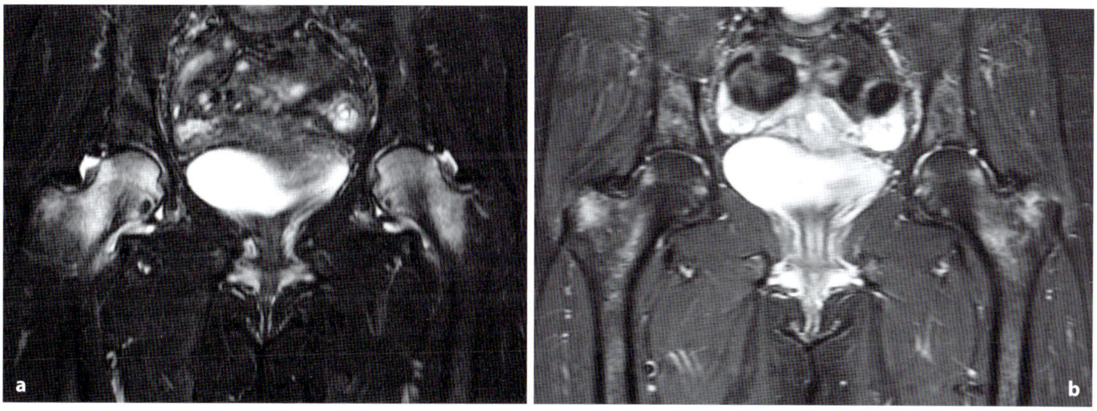

Figura 2.34 Hiperemia: edema doloroso o transitorio de la médula ósea de las caderas. **a** Imagen coronal en secuencia STIR de la pelvis. Se observa un edema extenso y difuso que compromete la región proximal de ambos fémures en esta mujer de 30 años de edad que padeció dolor de cadera poco después de dar a luz. **b** Imagen coronal en secuencia STIR de la pelvis obtenida tres meses después que muestra resolución casi completa de las alteraciones medulares.

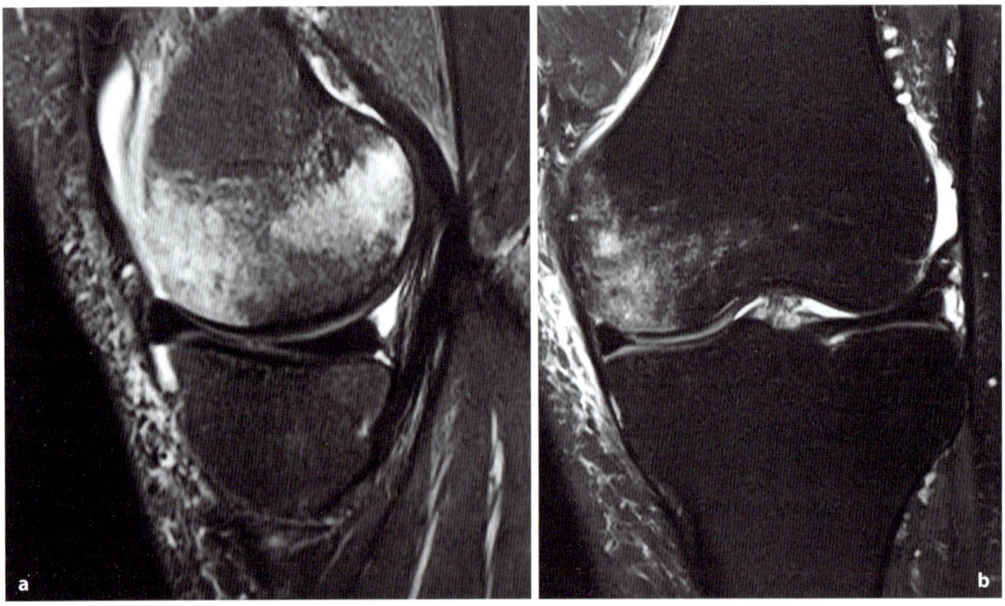

Figura 2.35 Hiperemia: síndrome de edema doloroso de la médula ósea. **a** Imagen sagital en secuencia STIR. **b** Imagen coronal en T2 con saturación grasa de la rodilla. Se observa un edema medular de distribución irregular en el interior del cóndilo femoral medial en este paciente sin una lesión reciente. El paciente había padecido un edema medular doloroso similar en la rodilla contralateral diagnosticado mediante RM dieciocho meses antes.

Cuadro 2.13 Isquemia

- La isquemia provoca osteonecrosis en la médula adiposa escasamente vascularizada.
- Lesiones focales en las epífisis o diáfisis.
- Causas habituales:
  - Traumatismos
  - Corticoides
  - Anemia falciforme
  - Causas disbáricas
  - Lupus eritematoso sistémico
  - Enfermedad de Gaucher
  - Alcoholismo
  - Pancreatitis
  - Idiopática

RM

- Edema medular precoz (señal intermedia en T1; hiperintensidad en T2).
- Patrón geográfico y serpiginoso en estadios posteriores:
  - T1: margen hipointenso; por lo general, el centro es isointenso respecto de la grasa o puede ser hipointenso.
  - T2: margen hipointenso (con o sin signo de la "doble línea"); el centro es isointenso respecto de la grasa o puede ser hipointenso o hiperintenso.

Los hallazgos en la RM son iguales, independientemente de la localización de las lesiones; en este texto utilizamos el término "osteonecrosis" para referirnos a los cambios isquémicos óseos y no diferenciamos las lesiones según su localización.

La osteonecrosis afecta con mayor frecuencia a las áreas donde predomina la médula amarilla (con escasa irrigación): las epífisis y las diáfisis de los huesos largos. En la RM se observó que los pacientes con osteonecrosis de la cabeza femoral tienen más elementos de médula adiposa que de médula roja en una etapa más temprana en el cuello femoral y en la región intertrocantérica en comparación con un grupo de control; esto evidencia una disminución de la irrigación en la región, lo que puede predisponer al desarrollo de osteonecrosis.

La sensibilidad de la RM para detectar osteonecrosis es mayor que la de otras técnicas de exploración. Además de la mayor sensibilidad, por lo general la RM permite llegar a un diagnóstico específico. Es difícil definir un diagnóstico precoz utilizando otros estudios por imágenes, en los cuales puede tener un aspecto similar a metástasis o infecciones sutiles. El diagnóstico preciso y precoz mediante RM evita implementar un tratamiento inadecuado y permite la descompresión temprana u otro tratamiento, lo que implica la mejor opción para la recuperación del paciente sin las secuelas debilitantes de colapso óseo y enfermedad degenerativa articular secundaria.

El aspecto de la osteonecrosis en la RM varía, según la edad y el estadio de la lesión. La manifestación más temprana observada en la RM es un área focal inespecífica de lo que parece ser un edema medular (intensidad de señal intermedia en T1W e hiperintensidad en T2E) en las ubicaciones anatómicas típicas del infarto, es decir, en las epífisis y en las metáfisis (Figura 2.36). Este aspecto progresa rápidamente a un patrón bien delimitado que permite realizar un diagnóstico específico.

En más del 90% de los casos se desarrolla un característico borde hipointenso serpiginoso en las imágenes T1W y T2W (Figura 2.37). Este borde genera lo que se ha denominado "patrón geográfico", debido a que las áreas de osteonecrosis tienen un aspecto similar a las formas de diferentes países en un mapa. Esta línea serpiginosa representa la interfase entre el hueso vivo y necrótico. Este es el sitio de reparación ósea activa, donde en el estudio histológico se observa hueso nuevo y un frente progresivo de tejido de granulación (Figura 2.38). A menudo, el área de hueso en el interior del segmento infartado exhibe al menos algunas áreas de intensidad de señal idéntica a la grasa. También se observan otras regiones de intensidad de señal más heterogénea en el área infartada, las cuales pueden ser hipointensas T1W e hiperintensas en T2W (edema) o hipointensas en T1W y T2W (fibrosis, esclerosis, colapso trabecular). Los síntomas suelen ser menos graves en las lesiones que son isointensas respecto de la grasa y más graves cuando las lesiones son hipointensas en todas las secuencias de pulso. La presencia de derrame articular también se correlaciona con síntomas más importantes.

Se puede utilizar la RM para determinar el volumen y la ubicación del hueso afectado por osteonecrosis. Además, la RM puede mostrar si hay colapso óseo o cambios degenerativos.

Enfermedades medulares varias

Existe un importante grupo de alteraciones que afectan a la médula ósea, pero que no coinciden exactamente con otras categorías de enfermedades medulares. Este grupo incluye la enfermedad de Gaucher, la enfermedad de Paget, la osteopetrosis, la hemosiderosis y la atrofia serosa (transformación gelatinosa) de la médula ósea.

Enfermedad de Gaucher

Es una patología infrecuente secundaria a la disfunción del metabolismo de cerebrósidos por ausencia de la enzima glucocerebrósido hidrolasa. El material lipídico (glucocerebrósido) se acumula en los histiocitos de todo el sistema reticuloendotelial, y es habitual la infiltración medular en el esqueleto axial y la porción proximal del esqueleto apendicular.

Los hallazgos de infiltración medular en la RM son inespecíficos; sin embargo, a menudo se observan áreas de osteonecrosis que limitan de

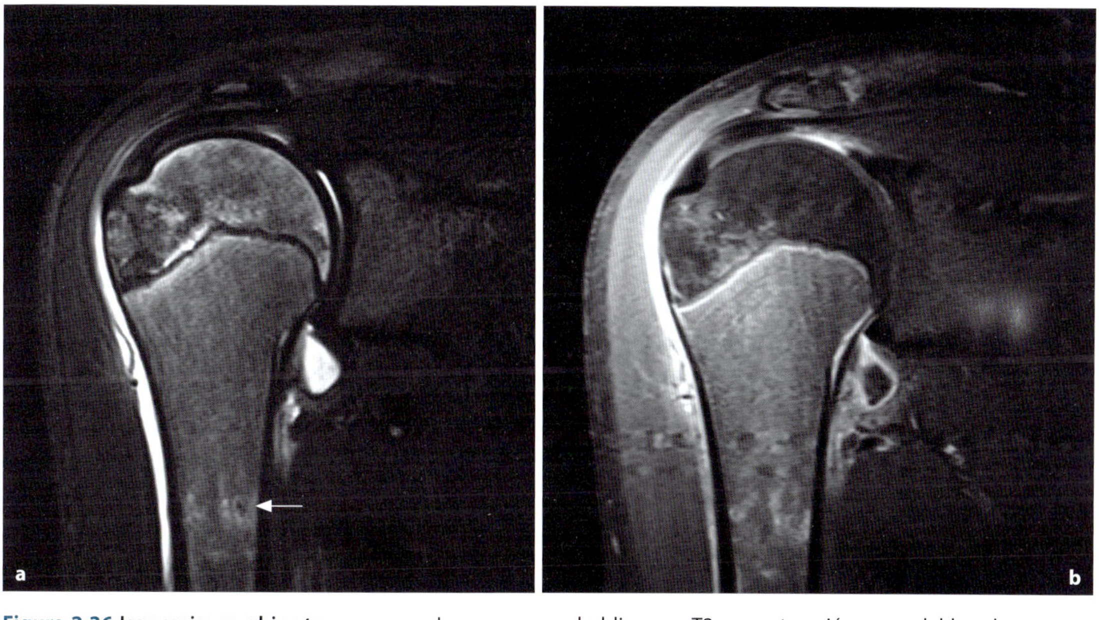

Figura 2.36 Isquemia: cambios tempranos. **a** Imagen coronal oblicua en T2 con saturación grasa del hombro en una niña de 15 años de edad con anemia falciforme que evidencia un edema medular de distribución irregular en la epífisis y un probable infarto de pequeño tamaño en la porción proximal de la diáfisis humeral (*flecha*). **b** Imagen coronal oblicua en T1 con saturación grasa después de la administración de contraste intravenoso que revela una disminución en el realce epifisario, lo que hace pensar en isquemia. Finalmente, la paciente desarrolló necrosis avascular (NAV) en este hombro.

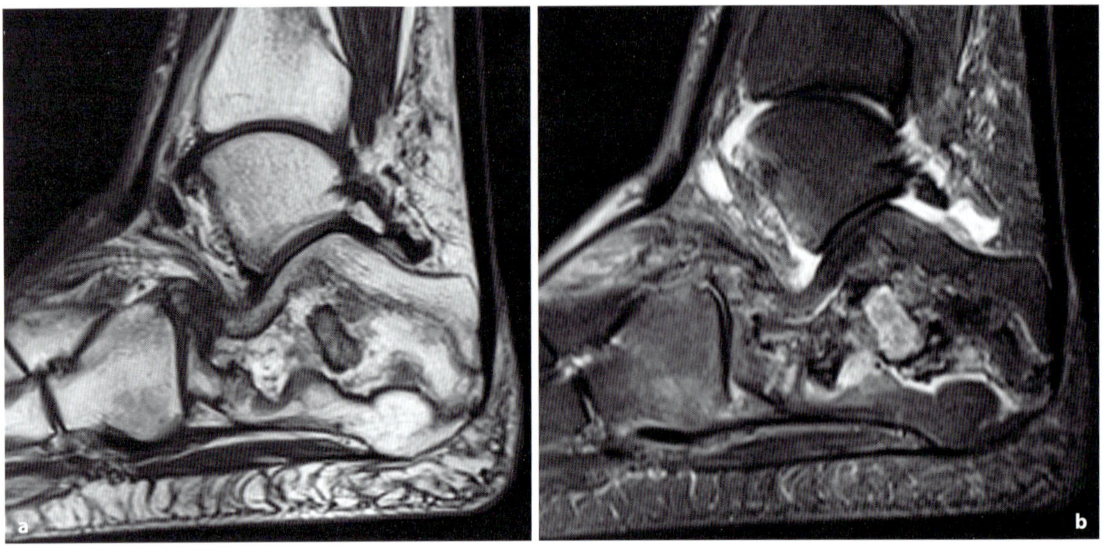

Figura 2.37 Infarto óseo: líneas serpiginosas. Imágenes sagitales, en T1 (**a**) y en secuencia STIR (**b**) de la región posterior del pie. Se detecta con facilidad un extenso infarto medular en el calcáneo debido a los clásicos bordes "en forma de llama" y a la intensidad de señal interna heterogénea.

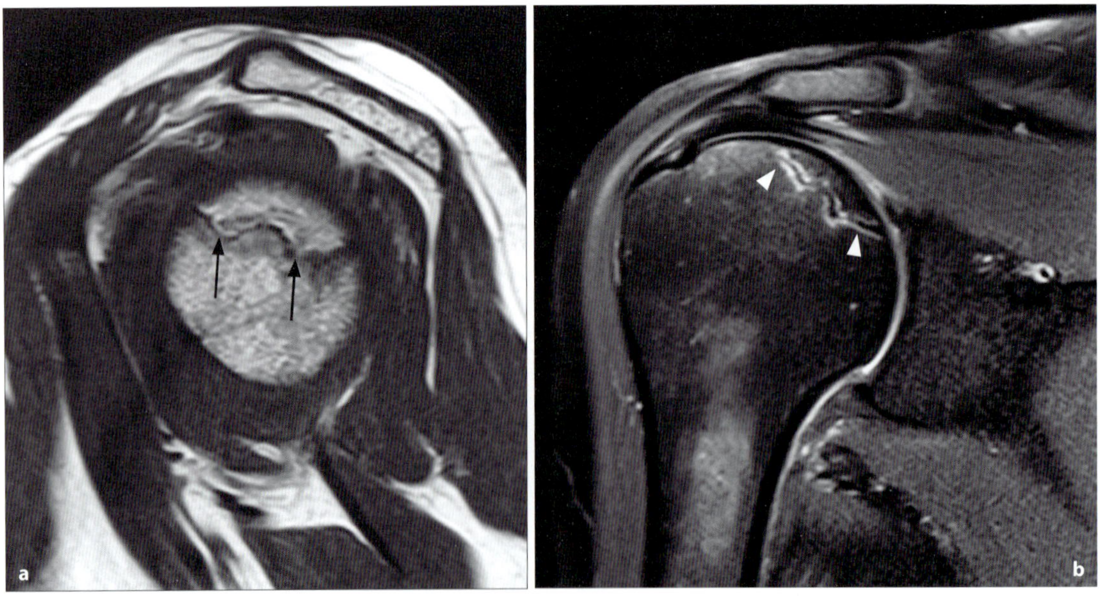

Figura 2.38 Necrosis avascular: márgenes serpiginosos. **a** Imagen sagital oblicua en T1 del hombro. En la cabeza humeral se identifica con claridad una gran área de osteonecrosis con un margen serpiginoso típico (*puntas de flecha*). **b** Imagen coronal oblicua en densidad protónica con saturación grasa del hombro. Nótense las franjas hiperintensas e hipointensas alternadas en la interfase entre el hueso normal y el hueso necrótico (*puntas de flecha*).

manera significativa las posibilidades del diagnóstico diferencial (Figura 2.39). La infiltración medular puede ser irregular o difusa, y la intensidad de señal es baja en las imágenes T1W y T2W. Las deformidades en forma de frasco de Erlenmeyer observadas en la porción distal de los fémures son evidentes en la RM. A veces, es posible observar células de Gaucher atravesando la corteza y dirigiéndose hacia las partes blandas alrededor del hueso.

El tratamiento de la enfermedad de Gaucher puede consistir en la administración de una enzima para descomponer los glucocerebrósidos. A menudo, la RM se utiliza para controlar los

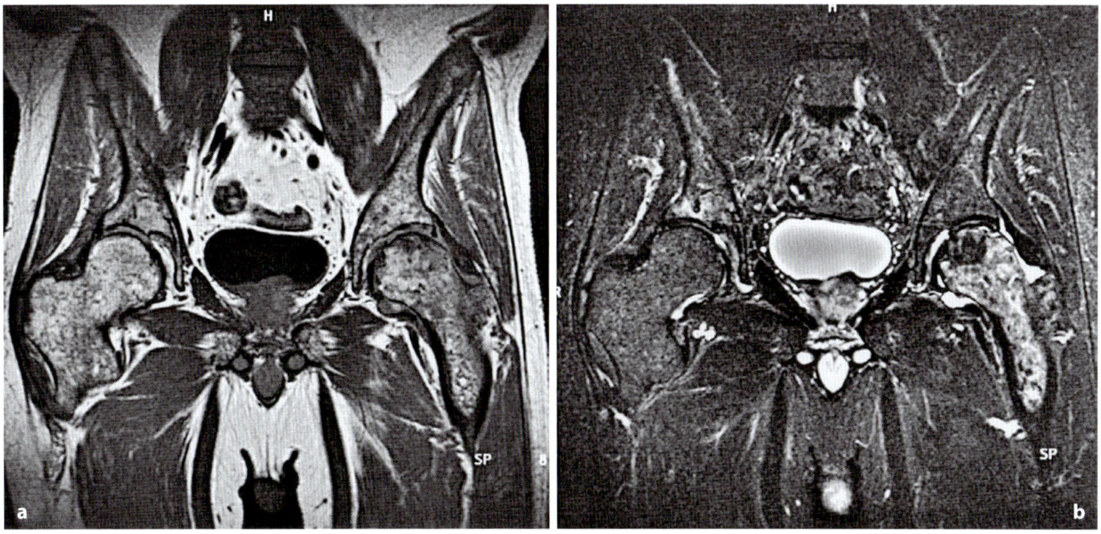

Figura 2.39 Entidades varias: enfermedad de Gaucher. **a** Imagen coronal en T1 de la pelvis. Se observa señal intermedia anormal de distribución difusa e irregular en toda la médula visualizada, incluyendo las epífisis y apófisis femorales. También se observa osteonecrosis en la cabeza femoral izquierda y líneas serpiginosas hipointensas en la región supraacetabular derecha, correspondientes a osteonecrosis. **b** Imagen coronal en secuencia STIR de la pelvis. Las células de Gaucher en la médula ósea mantienen su baja intensidad de señal. Se observa hiperintensidad en el cuello femoral izquierdo y en las regiones supraacetabulares derechas, correspondiente a osteonecrosis.

cambios hepáticos, esplénicos y medulares en estos pacientes. Se evidencia infiltración medular de menor magnitud en las imágenes seriadas de pacientes que responden al tratamiento (Figura 2.40).

Enfermedad de Paget

La enfermedad de Paget tiene tres estadios o aspectos; el aspecto en la RM varía dependiendo del equilibrio entre matriz ósea y médula ósea normal. Los hallazgos frecuentes en el hueso

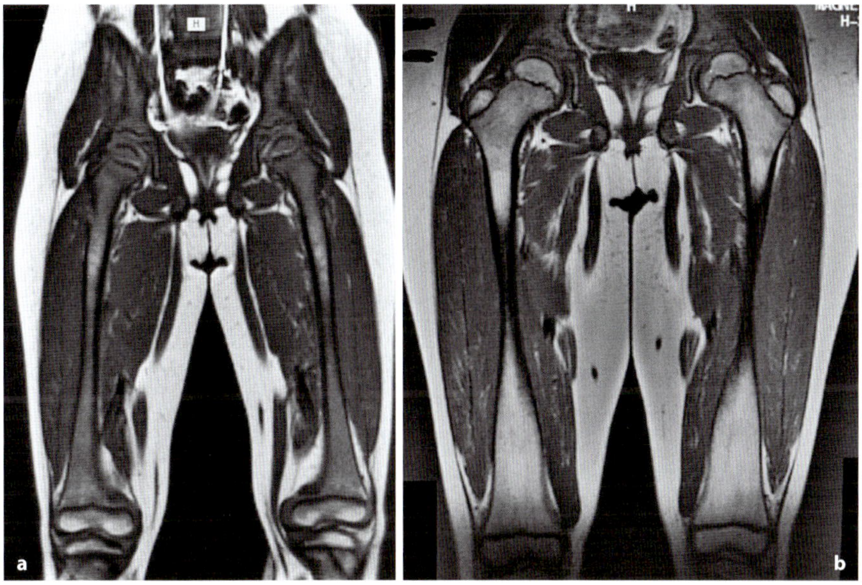

Figura 2.40 Enfermedades varias: enfermedad de Gaucher. **a** Imagen coronal en T1 de la pelvis y los fémures. Se trata de un niño de 5 años de edad con enfermedad de Gaucher antes del tratamiento enzimático. Se observa distribución medular anormal con intensidad de señal intermedia en las epífisis femorales proximales y distales. **b** Imagen coronal en T1 de los fémures. Un poco más de un año después de comenzar el tratamiento enzimático, la distribución medular ha regresado a la normalidad, con médula adiposa en las epífisis y las apófisis en la región proximal y distal de los fémures y la médula no es tan hipointensa como antes del tratamiento. Persisten las deformidades en frasco de Erlenmeyer.

afectado incluyen áreas de hiperintensidad normal correspondiente a la grasa y áreas de intensidad de señal baja o intermedia en T1W (Figura 2.41). La intensidad de señal baja refleja el tejido conectivo fibrovascular, conductos vasculares dilatados u osteoide no calcificado. Es posible observar trabéculas óseas gruesas y hueso cortical, pero no con tanta facilidad como en las radiografías convencionales o en la tomografía computarizada (TC). A menudo, este diagnóstico se pasa por alto o se interpreta erróneamente como un hemangioma en la columna vertebral debido a las grandes áreas de médula adiposa que resultan en un aspecto casi normal. Es tan fácil llegar al diagnóstico correlacionando las imágenes de RM con radiografías convencionales que no hay excusas para tener errores diagnósticos, a menos que no se hayan obtenido radiografías. Las imágenes T1W pueden mostrar con facilidad la presencia de degeneración sarcomatosa del hueso pagético, tumores de células gigantes en su interior o metástasis en áreas afectadas por la enfermedad de Paget, que se observan como lesiones medulares hipointensas o masas en las partes blandas que reemplazan el tejido óseo; estas lesiones son hiperintensas en T2W (*v.* Figura 2.41). Hay una mayor incidencia de metástasis en el hueso pagético debido a su hipervascularización.

Osteopetrosis

La osteopetrosis es una displasia ósea hereditaria que tiene diferentes manifestaciones, dependiendo de la gravedad de la enfermedad. Presenta una menor actividad osteoclástica, por lo que no se observa la diferenciación normal entre hueso cortical y medular. Predomina el hueso

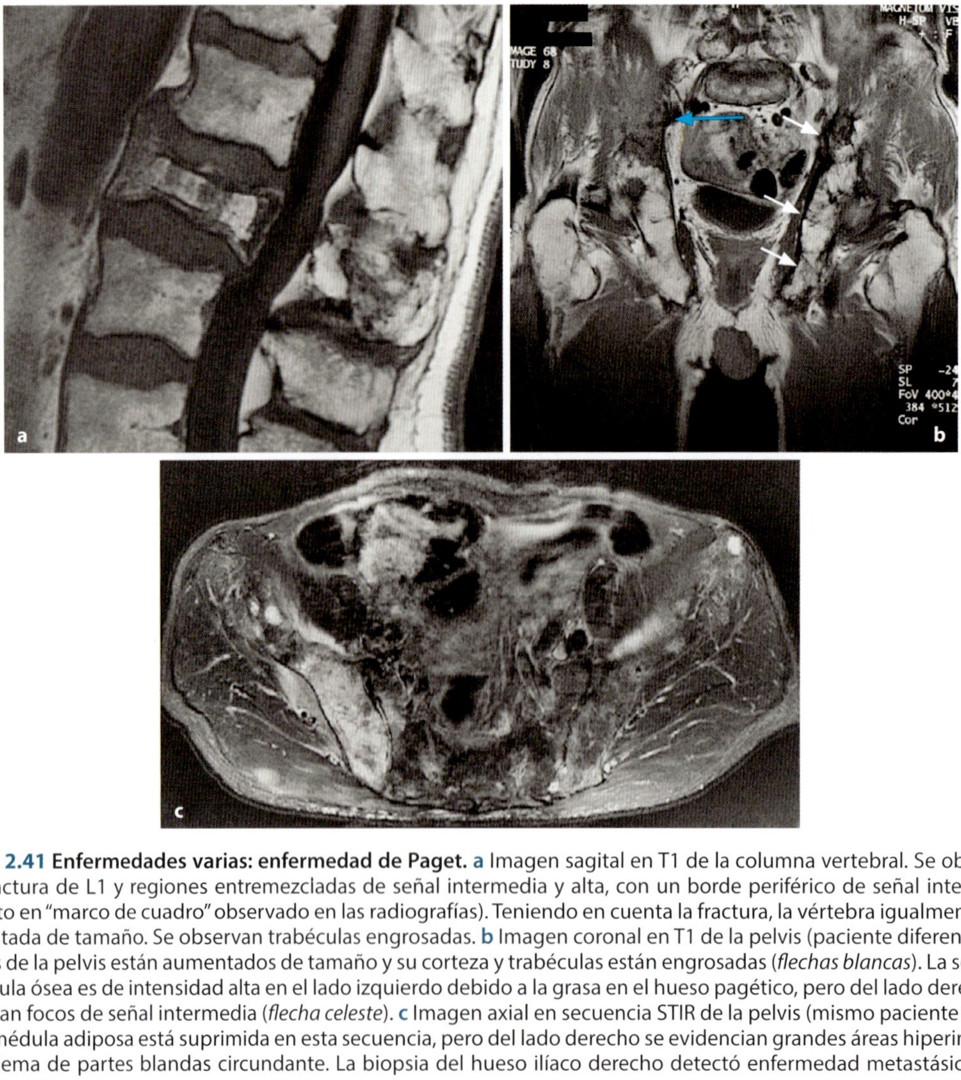

Figura 2.41 Enfermedades varias: enfermedad de Paget. a Imagen sagital en T1 de la columna vertebral. Se observan una fractura de L1 y regiones entremezcladas de señal intermedia y alta, con un borde periférico de señal intermedia (aspecto en "marco de cuadro" observado en las radiografías). Teniendo en cuenta la fractura, la vértebra igualmente está aumentada de tamaño. Se observan trabéculas engrosadas. **b** Imagen coronal en T1 de la pelvis (paciente diferente). Los huesos de la pelvis están aumentados de tamaño y su corteza y trabéculas están engrosadas (*flechas blancas*). La señal de la médula ósea es de intensidad alta en el lado izquierdo debido a la grasa en el hueso pagético, pero del lado derecho se observan focos de señal intermedia (*flecha celeste*). **c** Imagen axial en secuencia STIR de la pelvis (mismo paciente que en **b**). La médula adiposa está suprimida en esta secuencia, pero del lado derecho se evidencian grandes áreas hiperintensas con edema de partes blandas circundante. La biopsia del hueso ilíaco derecho detectó enfermedad metastásica en el hueso pagético.

cortical, con obliteración leve o casi completa del espacio medular, dependiendo del tipo de enfermedad (existen cuatro tipos que varían en cuanto a su gravedad). La forma recesiva o letal se ha tratado con éxito mediante trasplantes de médula ósea. La RM, en los casos más graves, muestra hueso cortical hipointenso en todas las secuencias de pulso, con escasa (o nula) médula adiposa hiperintensa en las imágenes T1W (Figura 2.42). Después del trasplante medular, desaparecen las alteraciones por remodelado y aparece un espacio medular de aspecto normal. Las formas más leves de osteopetrosis tienen mayores cantidades de médula ósea (aunque de todas maneras está disminuida), y el característico aspecto de "hueso en hueso" observado en las radiografías convencionales se puede ver en la RM como hipointensidad dentro de la médula de mayor intensidad de señal en las imágenes T1W. Las fracturas por insuficiencia son frecuentes en los huesos debilitados por la osteopetrosis, los cuales se pueden observar con facilidad en la RM en caso de haber dudas diagnósticas al analizar las radiografías.

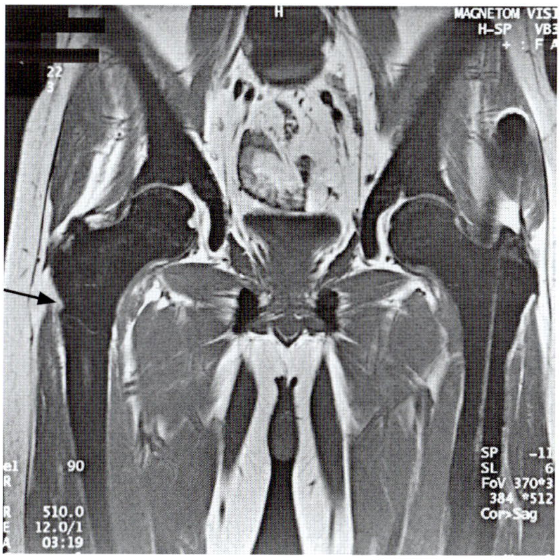

Figura 2.42 Enfermedades varias: osteopetrosis. **a** Imagen coronal en T1 de la pelvis. El hueso se ve difusamente muy hipointenso. Esto es consecuencia de la osteopetrosis, en la cual hay escasez de hueso medular y presencia difusa de hueso cortical. Se observa una fractura patológica (*flecha*) en la región subtrocantérica derecha, la cual se observa mucho mejor en secuencia STIR. Previamente, se había colocado una barra intramedular en el fémur izquierdo para corregir una fractura patológica.

Depósito de hemosiderina (Cuadro 2.14)

El depósito de hemosiderina (hierro) en macrófagos ubicados en la médula ósea y otros órganos es consecuencia de la degradación crónica de eritrocitos (anemia falciforme, talasemia), transfusiones crónicas o alteraciones metabólicas en enfermedades inflamatorias crónicas y en el sida. La médula ósea tiene un aspecto sumamente hipointenso (vacío de señal, médula negra) en todas las secuencias de pulso y hay efecto de rebosamiento (*blooming*) en las imágenes con eco de gradiente (Figura 2.43). El hígado y el bazo tienen la misma intensidad de señal que la médula ósea, lo que ayuda a distinguir este proceso de enfermedades de aspecto similar en la RM, como la mastocitosis y la mielofibrosis.

Atrofia serosa (transformación gelatinosa)

Los pacientes con caquexia grave, los que sufren anorexia nerviosa y los que tienen sida pueden desarrollar atrofia importante, que consiste en que la médula ósea se convierte en papilla. El proceso tiene lugar en las mismas progresión y secuencia que la conversión de la médula roja en amarilla (es decir, distal antes que proximal y periférica antes que axial). De esta manera, las manos y los pies son los primeros en verse afectados, seguidos por los huesos de antebrazos y piernas, y en última instancia, los huesos largos proximales y el esqueleto axial. Las características de la señal de RM son idénticas a las del agua: baja intensidad de señal (igual o menor que la del músculo) en las imágenes T1W que se vuelve hiperintensa en T2W (Figura 2.44). Este proceso puede comenzar como lesiones focales, pero progresa rápidamente hasta formar grandes regiones confluentes anormales. En el estudio histológico, la médula ósea es necrótica y está formada por líquido seroso.

Cuadro 2.14 Médula de muy baja intensidad de señal (negra) de manera difusa

- Focal.
- Islotes óseos.
- Metástasis escleróticas.
- Fenómeno de vacío (intraóseo).
- Difuso.
- Mastocitosis.
- Hemosiderosis.
- Mielofibrosis.
- Osteopetrosis.

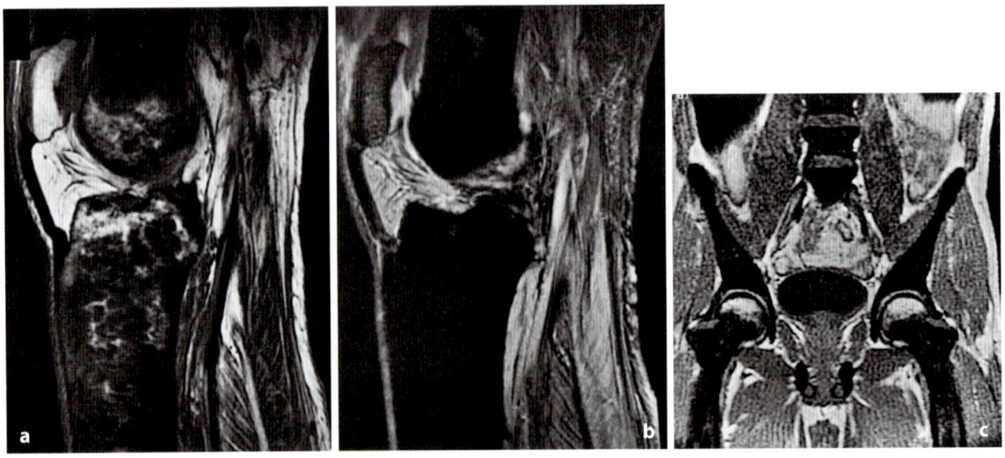

Figura 2.43 Enfermedades varias: depósito de hemosiderina. **a** Imagen sagital en T1 de la rodilla. Se observa hipointensidad difusa anormal en el fémur y la tibia que compromete las epífisis y las diáfisis, en este paciente con anemia falciforme. **b** Imagen sagital en T2* de la rodilla. Los huesos adquieren intensidad de señal muy baja en forma difusa por el efecto de rebosamiento (*blooming*) que se produce por la hemosiderina depositada en la médula. **c** Imagen coronal en T1 de la pelvis (paciente diferente). Los huesos son difusamente negros, excepto por las cabezas femorales. El hígado y el bazo también son negros (*flechas*). Este paciente tiene hemosiderosis.

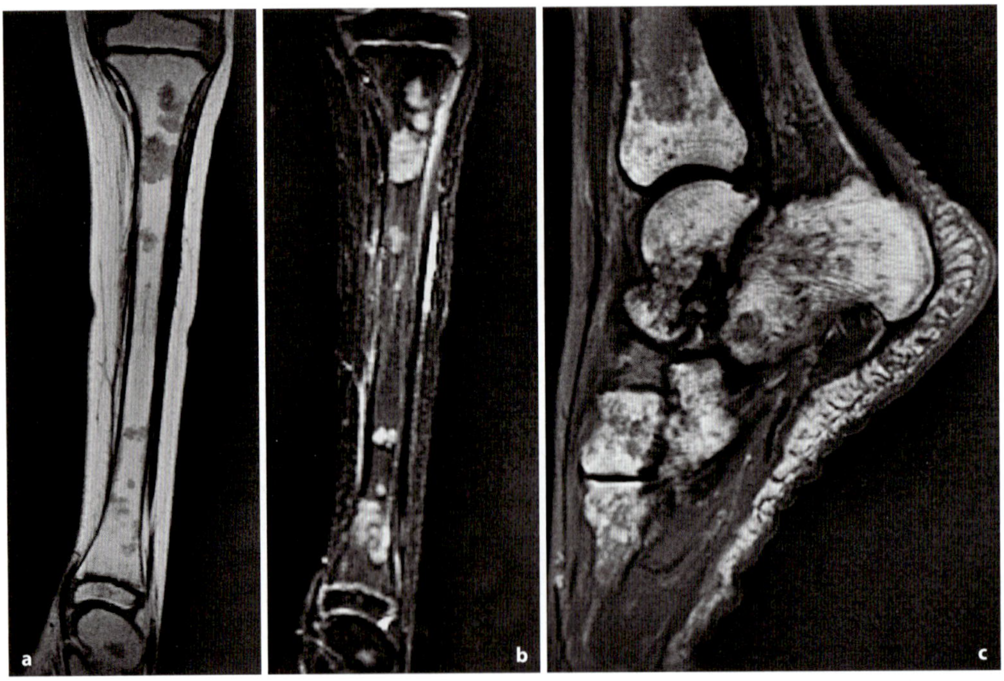

Figura 2.44 Enfermedades varias: atrofia serosa (transformación gelatinosa). **a** Imagen coronal en T1 de la pierna. Este paciente había sido tratado previamente por un sarcoma de Ewing y estaba caquéctico (nótese la escasez de musculatura en la pantorrilla). Las áreas focales de intensidad de señal intermedia hacían pensar en una enfermedad metastásica. **b** Imagen coronal en secuencia STIR de la pierna. Las alteraciones medulares focales son hiperintensas. La biopsia de la lesión proximal de gran tamaño evidenció líquido en la médula ósea; se determinó el diagnóstico de atrofia serosa. **c** Imagen sagital en T1 del pie. Este paciente (diferente del de las imágenes **a** y **b**) tenía sida. Se observan múltiples focos de señal intermedia en la médula ósea del pie y la tibia y en el tejido adiposo subcutáneo, compatibles con atrofia serosa.

Acceda al eBook para consultar la lista de bibliografía.
Consulte las indicaciones en la retiración de tapa.

3

Tendones y músculos

Cómo explorar los tendones

- Bobinas y posición del paciente: el hecho de utilizar o no una bobina depende por completo de la anatomía que explorar. En general, se deben utilizar bobinas superficiales, las cuales obtienen mejores imágenes. Para grandes superficies, como los muslos o la pelvis, este abordaje no es práctico, por lo que no se utilizan bobinas superficiales. Los pacientes se deben posicionar como si se fuera a explorar la articulación más cercana.
- Orientación de las imágenes: por lo general, resulta óptima la exploración de los tendones de forma transversal (perpendicular a su eje largo). A veces, otros planos son útiles para explorar los tendones en toda su extensión. Los tendones del tríceps, del cuádriceps y de Aquiles se visualizan de forma adecuada en las imágenes axiales y sagitales. Los tendones de los isquiotibiales (en la pelvis) y del supraespinoso (en el hombro) se observan bien en las imágenes coronales y axiales. En caso de tener solo una opción de exploración, por lo general las imágenes axiales son las más útiles.
- Secuencias de pulso y regiones de interés: para una evaluación completa de los tendones se necesitan imágenes ponderadas en T1 (T1W) y algunos tipos de imágenes ponderadas en T2 (T2W). Las secuencias T2W son útiles para observar líquido anormal alrededor del tendón (tenosinovitis), así como desgarros y la mayoría de las patologías tendinosas. En nuestra institución preferimos secuencias en eco de espín rápido con saturación grasa e inversión-recuperación con tau corto (STIR) para las imágenes T2W de los tendones. El espesor de corte y los campos de visión se determinan según el tamaño de la parte del cuerpo que explorar. Una regla general de utilidad es que para explorar un tendón es suficiente con utilizar el mismo campo de visión y el mismo espesor de corte que se usa para la articulación adyacente.
- Contraste: no hay necesidad de realizar estudios con contraste para la evaluación de los tendones, excepto para evaluar la posibilidad de enfermedad tendinosa activa en patologías inflamatorias (por ejemplo, artritis reumatoidea).

Tendones normales

Anatomía

Los tendones son estructuras avasculares que fijan los músculos a los huesos. Están formados por densos fascículos de fibras de colágeno. Los fascículos de colágeno están formados por unidades más pequeñas llamadas microfibrillas, las cuales se entrecruzan entre sí de una manera regular y estructurada para formar lazos sumamente fuertes, que es lo que origina la fuerza de los tendones. Las microfibrillas están formadas por una proteína llamada tropocolágeno, el cual consiste en tres cadenas polipeptídicas dispuestas en una configuración de triple hélice. Esta configuración atrapa con fuerza las moléculas de agua, por lo que los tendones exhiben baja intensidad de señal debido a que los iones de hidrógeno del agua no son móviles.

Muchos tendones están revestidos por una vaina tendinosa, que cubre al tendón de forma parcial o completa. Las vainas tendinosas se encuentran donde los tendones pasan a través de cinchas de las fascias, por debajo de bandas ligamentarias o a través de túneles osteofibrosos. También se las encuentra donde estructuras en estrecha aposición se mueven entre sí, con el objetivo de disminuir la fricción. La estructura microscópica de una vaina tendinosa es similar a la de la membrana sinovial que reviste las articulaciones. Durante el desarrollo fetal, el tendón invagina la vaina tendinosa de forma tal que esta tiene una capa interna (visceral) y una externa (parietal) en estrecha aposición. En el sitio donde el tendón invagina la vaina tendinosa se forma un mesotendón, el cual transporta vasos sanguíneos y está ubicado en la superficie no friccional del tendón. Hay una pequeña cantidad de líquido sinovial entre las capas visceral y parietal de la vaina tendinosa que permite el deslizamiento uniforme del tendón.

Algunos tendones se localizan principalmente fuera del músculo, como el tendón distal del bíceps a nivel del codo. Otros tendones tienen largos segmentos que están rodeados por músculo y tienen muy poca superficie tendinosa expuesta, como el tendón del braquial a nivel del codo (Figura 3.1).

Resonancia magnética de los tendones normales

Los tendones normales tienen una cantidad tan pequeña de protones móviles que suelen ser hipointensos en todas las secuencias de pulso. Las principales excepciones a esta regla incluyen el tendón del cuádriceps a nivel de la rodilla, el tendón distal del tríceps a nivel del codo y el tendón de Aquiles, los cuales tienen un aspecto estriado con áreas lineales alternadas de intensidad de señal baja e intermedia (similar al ligamento cruzado anterior en la rodilla (*v.* Figura 3.1). Este aspecto estriado es causado por la disposición longitudinal de los fascículos gruesos y por el hecho de que varios tendones se unen para formar un único tendón común. Las estrías longitudinales en los tendones del tríceps, del cuádriceps y de Aquiles no se deben confundir con procesos patológicos. De modo similar, los tendones de Aquiles normales exhiben una línea vertical hiperintensa solitaria en mitad de su estructura, lo cual probablemente represente el sitio donde los tendones del sóleo y de los gemelos (que conforman el tendón de Aquiles) están en aposición entre sí, o quizá se trata de un conducto vascular en el tendón.

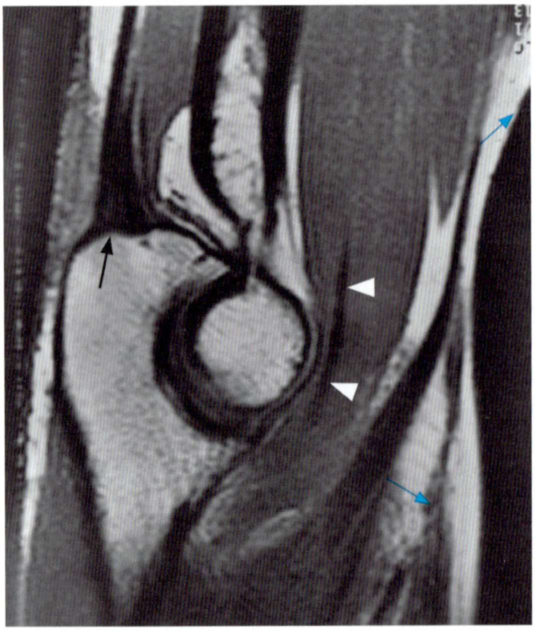

Figura 3.1 Tendones normales. Imagen sagital en T1 del codo. El tendón del bíceps de ubicación anterior (*flechas celestes*) es hipointenso y tiene un largo segmento que está rodeado por músculo. El tendón del braquial (*puntas de flecha*) también es un tendón típicamente hipointenso, pero está rodeado por músculo y hay poca exposición tendinosa. Por lo general, el tendón del tríceps (*flecha negra*), a diferencia de la mayoría de los tendones, tiene estrías verticales de señal baja a intermedia.

Existen algunas otras excepciones a la regla general de que los tendones normales son hipointensos en todas las secuencias de pulso (Cuadro 3.1). Muchos tendones pueden exhibir intensidad de señal apenas aumentada cerca de sus inserciones óseas (por ejemplo, el tendón del tibial posterior). Este aumento en la intensidad de señal ocurre debido a que los tendones adoptan una distribución amplia al insertarse en un hueso y hay interposición de material adiposo no tendinoso entre las fibras del tendón (Figura 3.2).

Otra razón importante por la cual un tendón normal tiene aspecto hiperintenso es el resultado del fenómeno de ángulo mágico, el cual es consecuencia del hecho de que los tendones son estructuras anisotrópicas. Cuando los tendones están orientados en un ángulo de unos 55 grados respecto del imán, se observa señal de alta intensidad en el interior del tendón en secuencias con TE corto (por ejemplo, secuencias T1W, densidad protónica y eco de gradiente). Se pueden emplear diversos métodos para determinar si la señal alta en las secuencias con TE corto se debe al fenómeno de ángulo mágico o a un proceso patológico:

- Utilizar una secuencia de pulso con TE largo, en cuyo caso la hiperintensidad desaparece y el tendón tiene aspecto normal.
- Observar que el tendón tenga calibre normal.
- Corregir la posición de la parte del cuerpo explorada para evaluar el tendón en un ángulo diferente respecto del imán.

Cuadro 3.1 Hiperintensidad en el interior de los tendones

Causas normales

- Fascículos gruesos o fusión de múltiples capas tendinosas:
  - Tendones del cuádriceps y distal del tríceps.
- Inserciones óseas:
  - Los tendones se dispersan y cambian su orientación.
- Fenómeno de ángulo mágico:
  - Orientación del tendón en un ángulo de 55 grados respecto del imán.

Alteraciones

- Degeneración mixoide.
- Desgarros parciales o completos.
- Xantomas, tumores, depósitos gotosos.

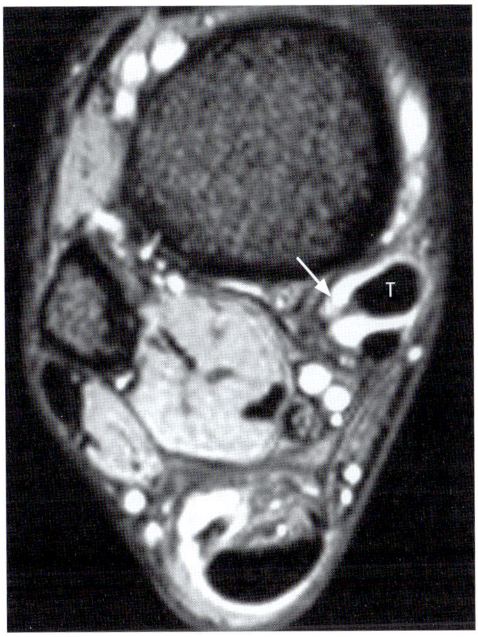

Figura 3.5 Tenosinovitis. Imagen axial en T2* del tobillo. El tendón del tibial posterior (T) está levemente aumentado de tamaño, pero tiene intensidad de señal normal. Está rodeado por líquido hiperintenso, lo que representa una tenosinovitis. La delgada línea dentro del líquido (*flecha*) es el mesotendón, donde el tendón invaginó la vaina tendinosa durante el desarrollo fetal.

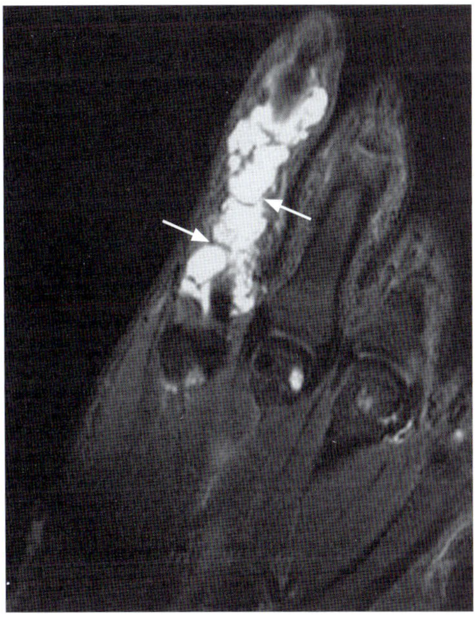

Figura 3.6 Tenosinovitis estenosante. Imagen coronal en T2 con saturación grasa del dedo índice. Se observa líquido hiperintenso correspondiente a tenosinovitis alrededor de los tendones flexores del dedo. La vaina tendinosa tiene márgenes lobulados y pequeños tabiques lineales en su interior (*flechas*), lo que indica que se trata de una tenosinovitis estenosante con cambios cicatrizales e inflamatorios de la vaina.

El tendón subyacente puede tener intensidad de señal y calibre normal o anormal. La tenosinovitis estenosante se puede diagnosticar mediante RM por la presencia de distensión focal de una vaina tendinosa con líquido y delgados tabiques lineales e hipointensos que atraviesan el líquido contenido en la vaina (Figura 3.6).

Cuando las vainas tendinosas se comunican directamente con una articulación adyacente (por ejemplo, el tendón de la porción larga del bíceps en el hombro, el tendón del flexor largo del dedo gordo en el tobillo y el tendón del psoas ilíaco en la cadera) no se deben considerar afectadas por tenosinovitis solo por el hecho de encontrar líquido alrededor del tendón. Si hay un derrame articular, el líquido puede envolver el tendón sin que haya una patología tendinosa o de su vaina. Nosotros consideramos que es posible que el líquido alrededor de estos tendones específicos tenga importancia clínica solo si no hay derrame en la articulación adyacente.

Los tendones que no tienen una vaina pueden tener cambios inflamatorios alrededor del tendón, lo cual se denomina "paratendinitis" (Figura 3.7). La RM evidencia una señal de intensidad anormal típica del edema (hipointensidad en T1W e hiperintensidad en T2W) en las partes blandas alrededor del tendón. El tendón de Aquiles (almohadilla grasa de Kager) es una ubicación clásica de estos hallazgos debido a que no tiene vaina tendinosa.

Desgarros tendinosos (Cuadro 3.4)

Varias afecciones provocan debilidad tendinosa y predisponen al desgarro, incluyendo estrés crónico a repetición, degeneración tendinosa, procesos inflamatorios de los tendones (por ejemplo, artritis reumatoidea, espondiloartropatías seronegativas, lupus eritematoso sistémico o infección de la vaina tendinosa), enfermedad renal crónica, la administración prolongada de corticoides sistémicos y algunos otros medicamentos, diabetes y gota. Los desgarros tendinosos parciales representan una rotura incompleta de las fibras. Los desgarros completos indican una separación total de las fibras del tendón, por lo que hay dos fragmentos separados. A menudo, es difícil diagnosticar los desgarros parciales sobre la base del cuadro clínico, mientras que los desgarros completos son más evidentes.

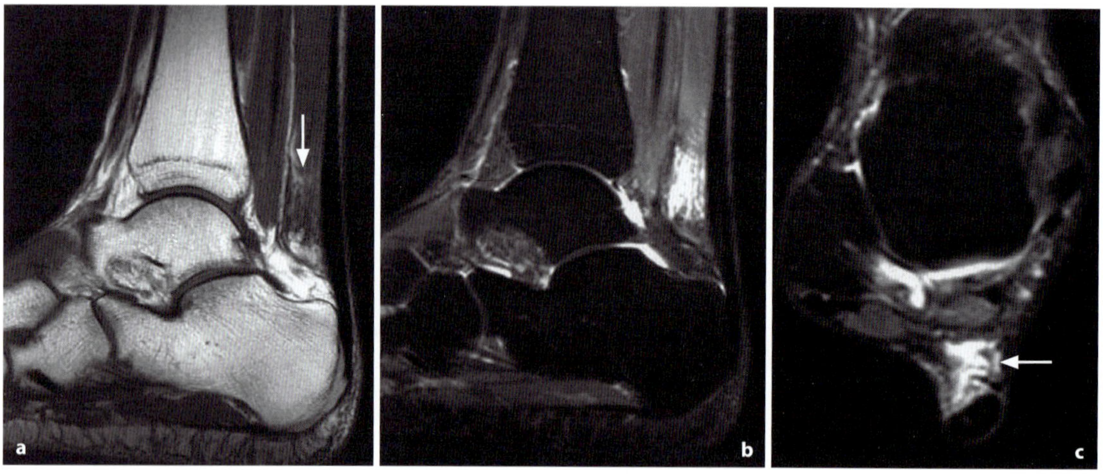

Figura 3.7 Paratendinitis. **a** Imagen sagital en T1 del tobillo. El tendón de Aquiles no tiene vaina tendinosa, por lo que los cambios inflamatorios se visualizan como edema de la grasa adyacente al tendón (*flecha*). **b-c** Imágenes sagital y axial en secuencia STIR del tobillo. El edema de ubicación anterior al tendón de Aquiles se manifiesta como hiperintensidad en la grasa de Kager (*flecha* en **c**), lo que indica una paratendinitis.

Cuadro 3.4 Factores que predisponen a la rotura de un tendón

- Degeneración tendinosa: se manifiesta con la edad o por estrés crónico.
- Estrés crónico a repetición (uso excesivo).
- Traumatismo mayor agudo.
- Diabetes.
- Corticoides sistémicos y otros medicamentos.
- Artritis reumatoidea y otras artrítides inflamatorias.
- Insuficiencia renal crónica, hiperparatiroidismo.
- Infección de la vaina tendinosa.
- Gota.

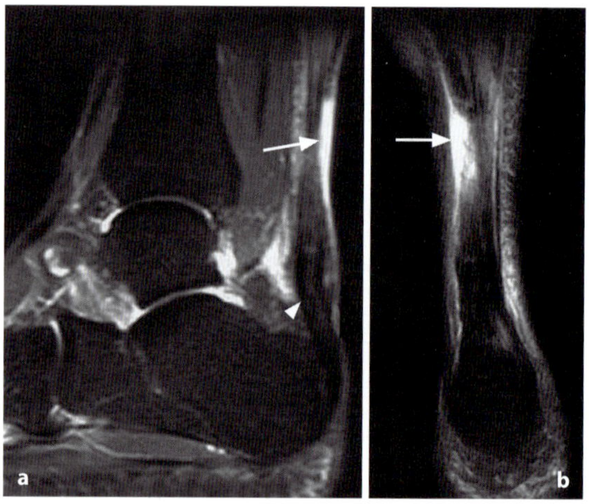

Figura 3.8 Desgarro tendinoso parcial. **a** Imagen sagital en secuencia STIR del tobillo. Se observa un notable engrosamiento de la región distal del tendón de Aquiles, relacionado con una tendinopatía crónica y a desgarros parciales hipertróficos (*punta de flecha*). El tendón está notablemente adelgazado en el sitio donde se observa un desgarro parcial de alto grado (*flecha*). **b** Imagen coronal en secuencia STIR del tobillo. Aquí se observa mejor la magnitud del desgarro (*flecha*).

Los desgarros tendinosos parciales pueden tener un aspecto variable en la RM (Figura 3.8). El tendón puede estar engrosado (desgarro parcial hipertrófico) o adelgazado (desgarro parcial atrófico) o puede mantener su calibre normal, en cuyo caso la alteración de la señal (igual a la del líquido) es la única evidencia del desgarro parcial. Un tendón adelgazado está más cerca de la rotura completa que uno engrosado. Se ha propuesto un sistema de clasificación para describir los desgarros según el calibre del tendón; nosotros preferimos describir los hallazgos (desgarro parcial con un tendón de calibre normal, engrosado o adelgazado) en lugar de asignar un número correspondiente a un sistema de clasificación debido a que nos resulta imposible recordar dicho sistema y, en especial, porque es posible que los médicos que derivan a los pacientes no conozcan dicha clasificación. A veces, los tendones presentan un desgarro parcial en dirección longitudinal o vertical en lugar de transversal (Figura 3.9). Un tendón dividido puede ser funcionalmente incompetente y actuar como si tuviese un desgarro completo, aun si mantiene la continuidad con el músculo y el hueso. Otro tipo de desgarro parcial consiste en la delaminación de las fibras tendinosas. Este diagnóstico se realiza cuando se observa líquido extendiéndose a través de un desgarro de espesor parcial y se sigue su recorrido en el interior del tendón, con retracción parcial de las fibras a lo largo de una de sus superficies (Figura 3.10).

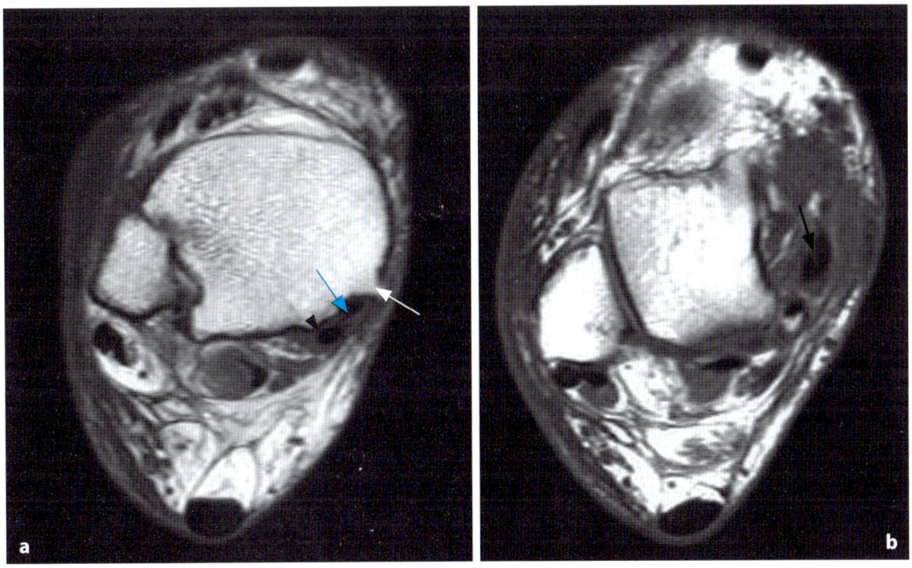

Figura 3.9 Desgarro tendinoso parcial: división longitudinal. a Imagen axial en T1 del tobillo. El tendón del tibial posterior (*flecha celeste*) tiene el mismo calibre que el tendón del flexor largo de los dedos adyacente (*punta de flecha*), lo que indica un desgarro parcial atrófico de aquel (el cual debería tener un calibre aproximadamente dos veces mayor que el otro tendón a este nivel). Nótese también el osteofito originado en el maléolo medial (*flecha blanca*), un hallazgo a menudo presente en casos de disfunción del tendón del tibial posterior. **b** Imagen axial en T1 del tobillo. El tendón del tibial posterior tiene un desgarro en forma de división de las fibras (*flecha*), que se extiende a lo largo del tendón y representa un desgarro longitudinal.

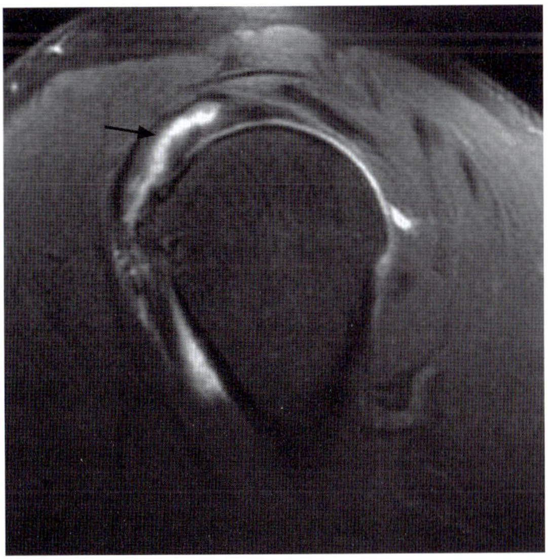

Figura 3.10 Desgarro tendinoso parcial: delaminación. Imagen sagital oblicua en T1 con saturación grasa del hombro (artrografía por RM). Se observa un desgarro de espesor parcial del tendón del supraespinoso con división horizontal del tendón (*flecha*), lo que indica delaminación.

Por lo general, cuando hay un desgarro parcial se observa hiperintensidad en el tendón en todas las secuencias de pulso, pero cuando se trata de desgarros parciales, puede haber intensidad de señal baja debido al procesos de cicatrización y fibrosis. Un tendón de tamaño anormal y la presencia de tenosinovitis son los únicos indicios para reconocer que el tendón es anormal en esta situación. A menudo, la tenosinovitis coexiste con los desgarros parciales.

En la RM, la rotura completa de un tendón se observa como una sección focal con segmentos de longitud variable sin fibras tendinosas (Figura 3.11). La RM es útil para documentar la presencia de un desgarro completo, ya que evidencia la calidad del resto del tendón y muestra el grado de retracción de los remanentes; todas estas características pueden contribuir a determinar cómo tratar al paciente. Es fundamental una evaluación minuciosa en busca de los tendones en cada imagen para no pasar por alto algún desgarro, debido a que las alteraciones pueden estar presentes tan solo en una imagen.

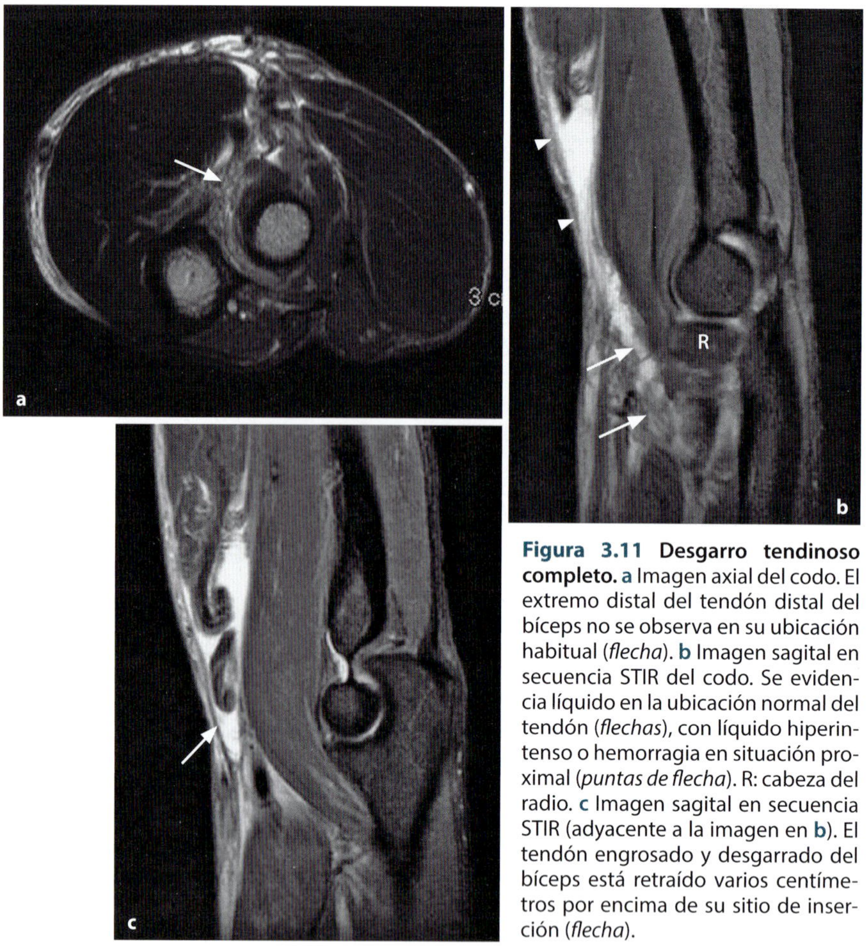

Figura 3.11 Desgarro tendinoso completo. **a** Imagen axial del codo. El extremo distal del tendón distal del bíceps no se observa en su ubicación habitual (*flecha*). **b** Imagen sagital en secuencia STIR del codo. Se evidencia líquido en la ubicación normal del tendón (*flechas*), con líquido hiperintenso o hemorragia en situación proximal (*puntas de flecha*). R: cabeza del radio. **c** Imagen sagital en secuencia STIR (adyacente a la imagen en **b**). El tendón engrosado y desgarrado del bíceps está retraído varios centímetros por encima de su sitio de inserción (*flecha*).

Luxación y subluxación (Cuadro 3.5)

La mayoría de los tendones mantienen una relación normal respecto de las estructuras óseas adyacentes gracias a los retináculos que los mantienen en su lugar. Si estos se rompen, los tendones pueden subluxarse o luxarse de su posición normal (Figura 3.12). Es posible que los tendones no tengan alteraciones intrínsecas, pero los desgarros parciales, los desgarros completos y la tenosinovitis son consecuencias frecuentes de la irritación, produciendo subluxación crónica y desgaste y deterioro de los huesos adyacentes. Los tendones que pueden subluxarse o luxarse incluyen el extensor cubital del carpo en la muñeca, la porción larga del bíceps en el hombro, los tendones peroneos sobre el maléolo lateral del tobillo y el tendón del tibial posterior en el lado medial del tobillo. De hecho, las patologías tendinosas crónicas en el tendón del tibial posterior y en los tendones peroneos pueden resultar en edema de la médula ósea en el maléolo medial y en el hueso cuboides, respectivamente.

Cuadro 3.5 Tendones que sufren subluxación o luxación

- Muñeca:
  - Extensor cubital del carpo (medial).
- Hombro:
  - Porción larga del bíceps (medial).
- Tobillo:
  - Tendones peroneos (lateral o medial).
  - Tibial posterior (medial y anterior).

Lesiones tendinosas varias

Las lesiones distintas de los desgarros, tenosinovitis y luxaciones son infrecuentes. Los xantomas se observan en pacientes con síndrome de hiperlipidemia familiar y afectan con mayor frecuencia al tendón de Aquiles y a los tendones extensores de la mano (Figura 3.13).

Los depósitos de cristales gotosos también pueden afectar a los tendones (Figura 3.14). Por lo general, es imposible distinguir entre tofos gotosos y xantomas desgarros tendinosos parciales en la RM, por lo que se los debe tener en mente

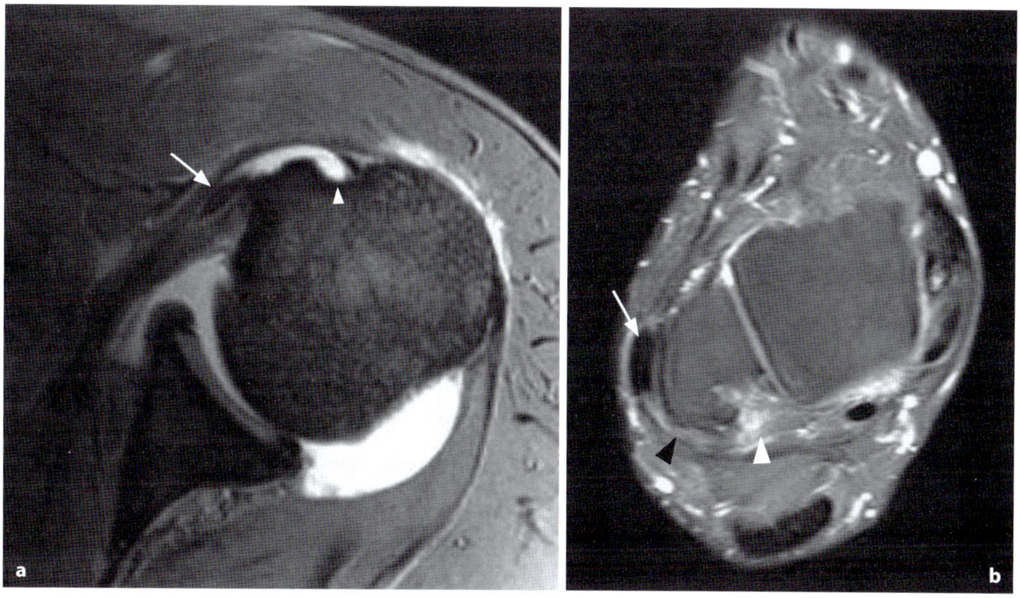

Figura 3.12 Tendones luxados. **a** Imagen axial en T2* del hombro. El tendón de la porción larga del bíceps (*flecha*) se ha luxado en sentido medial respecto del surco bicipital (*punta de flecha*) y se ubica dentro de un tendón subcapsular parcialmente desgarrado. **b** Imagen axial en T1 con saturación grasa (después de la administración de gadolinio) del tobillo. Los tendones peroneos (*flecha*) exhiben luxación lateral respecto del surco retroperoneo (*punta de flecha blanca*), que es su ubicación normal. El retináculo peroneo superior se ha desprendido por completo de su inserción en el peroné (*punta de flecha negra*).

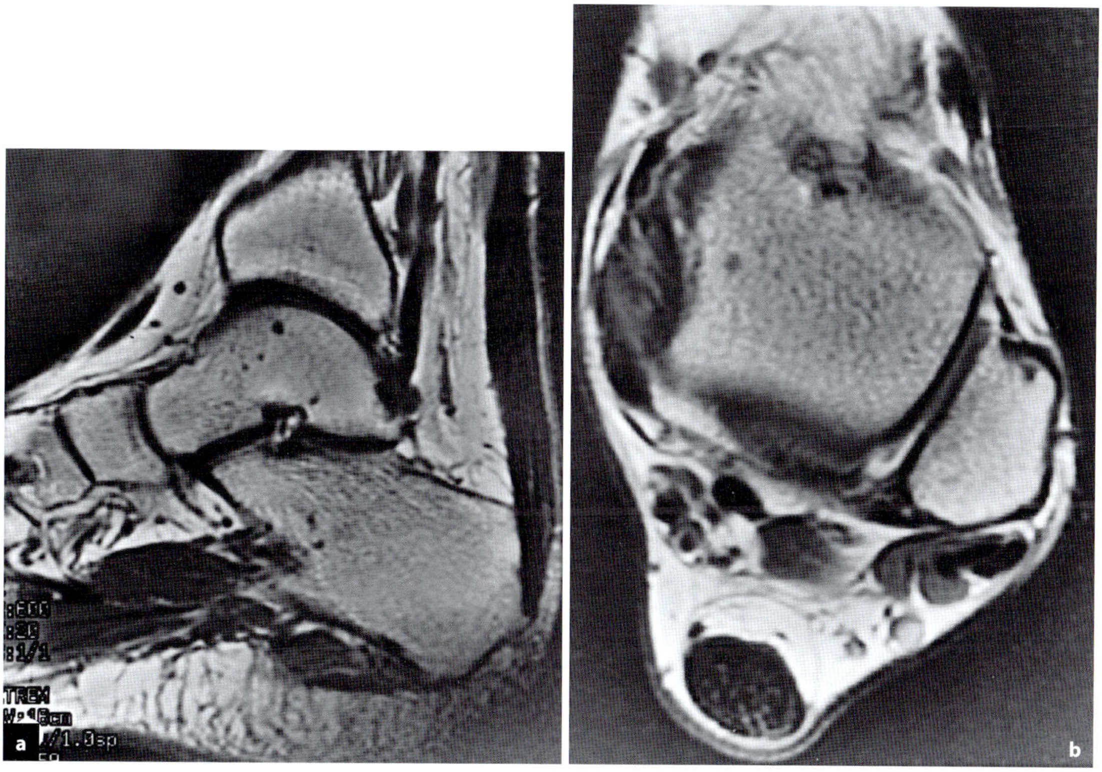

Figura 3.13 Xantoma del tendón. **a** Imagen sagital en T1 del tobillo. El tendón de Aquiles está engrosado y tiene estrías hiperintensas anormales en su interior. **b** Imagen axial en T1 del tobillo. El tendón de Aquiles tiene un aspecto granulado de intensidad de señal baja y alta con un borde anterior convexo. Estos hallazgos corresponden a la hiperlipidemia familiar con formación de xantomas, pero en la RM no se pueden distinguir de los desgarros tendinosos parciales.

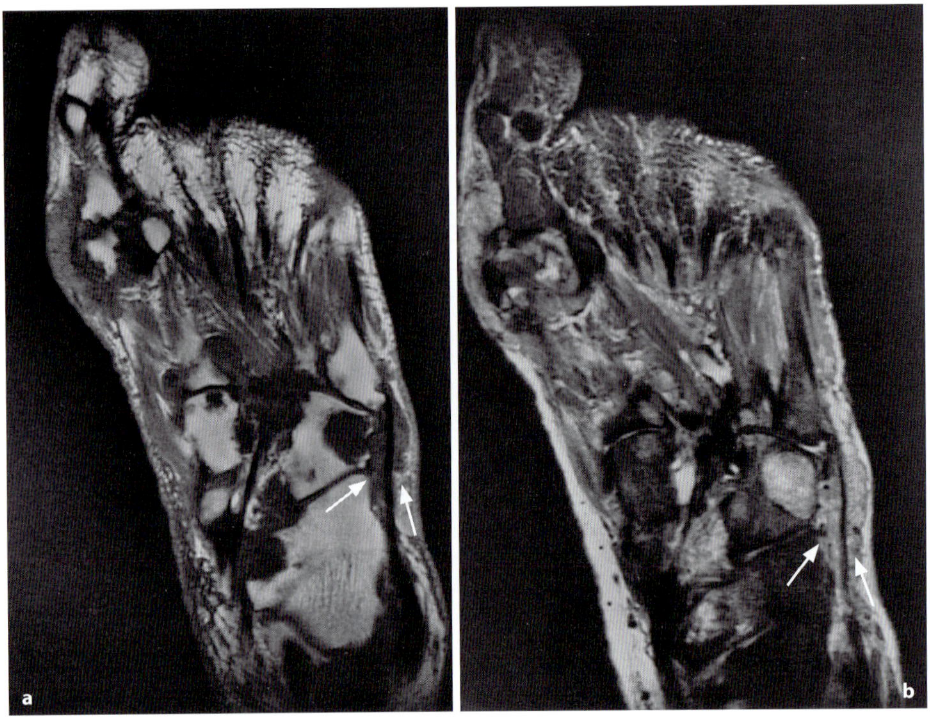

Figura 3.14 Gota con compromiso tendinoso. a Imagen coronal en T1 del pie. Una masa lobulada y de señal intermedia (*flechas*) que representa un tofo gotoso rodea un tendón. También se pueden observar depósitos gotosos intraóseos en varios huesos. b Imagen coronal en secuencia STIR del pie. Los hallazgos son iguales a los observados en a, pero los tofos gotosos pueden modificar levemente la señal. En esta imagen en secuencia STIR tienen intensidad intermedia, pero pueden tener señal incluso más baja en otros tipos de secuencias T2W.

siempre que haya un contexto adecuado. La tendinopatía calcificada resultante del depósito de cristales de hidroxiapatita de calcio es frecuente y fácil de distinguir en las radiografías, lo cual es bueno debido a que la RM no suele mostrar bien la alteración. Los cristales de hidroxiapatita tienen baja intensidad de señal en todas las secuencias de pulso, y suele ser difícil o imposible distinguirlos de los tendones. Si la acumulación de cristales adquiere un tamaño suficiente, puede ser hipointensa respecto de los tendones en todas las secuencias y volverse visible en la RM (Figura 3.15).

Los tumores tendinosos son sumamente infrecuentes, pero se debe considerar el sarcoma de células claras (melanoma maligno de partes blandas) en caso de considerar una etiología tumoral. Los tumores que se originan en la vaina tendinosa son mucho más frecuentes que los tumores tendinosos. El tumor de células gigantes de la vaina tendinosa es una etiología frecuente de una masa en las manos y los pies. Es una forma localizada y extraarticular de la sinovitis vellonodular pigmentada. Se manifiesta como una masa de partes blandas indolora. En la RM, por lo general tiene aspecto lobulado con intensidad de señal entre intermedia y baja en las imágenes T1W y T2W debido a la presencia de hemosiderina y a que se superpone con un tendón hipointenso (Figura 3.16).

Cómo explorar los músculos

- Bobinas y posición del paciente: la lesión u otro tipo de patología afectan a menudo a los músculos voluminosos de grandes partes del cuerpo donde no se utilizan bobinas superficiales. El uso de bobinas depende del tamaño de la región que explorar. En general, el paciente se debe estudiar en la misma posición que se utilizaría si se estuviese explorando la articulación adyacente.
- Orientación de las imágenes: por lo general, la mayoría de los músculos y grupos musculares se evalúan de forma óptima en el plano axial. Se utilizan planos longitudinales (coronales o sagitales) para orientación de las alteraciones en relación con puntos de referencia óseos y para mostrar la extensión de la enfermedad.
- Secuencias de pulso y regiones de interés: es necesario utilizar imágenes T1W o algún tipo

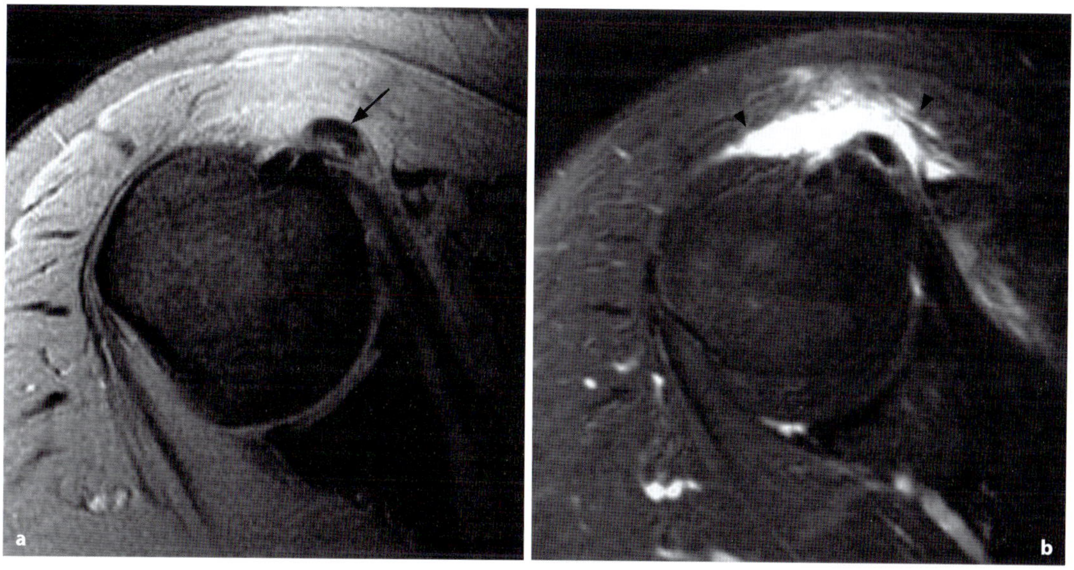

Figura 3.15 Hidroxiapatita de calcio en los tendones. a Imagen axial en T2* del hombro. Se observa un foco hipointenso en el tendón distal del subescapular (*flecha*) como consecuencia del depósito de cristales de hidroxiapatita de calcio (tendinitis calcificante). b Imagen axial en T2 con saturación grasa del hombro. Se observa nuevamente el foco calcificado hipointenso; además, se observan mejor el líquido inflamatorio y el edema adyacentes (*puntas de flecha*).

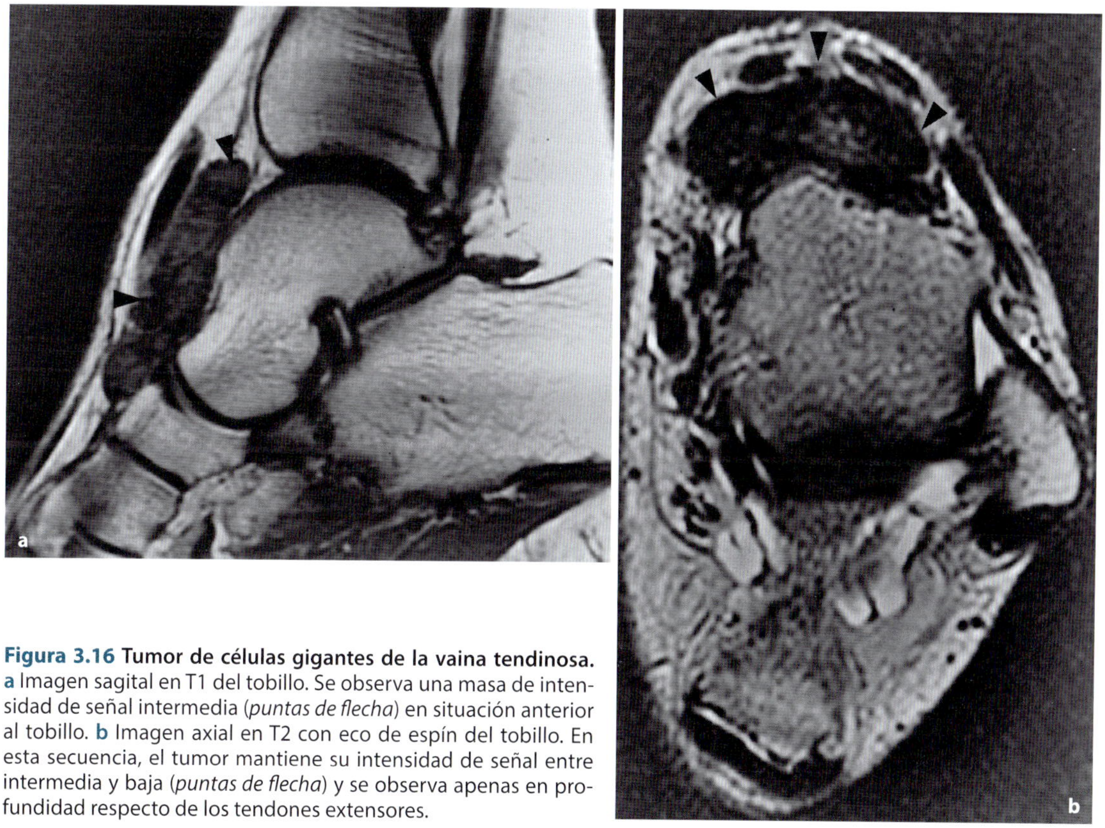

Figura 3.16 Tumor de células gigantes de la vaina tendinosa. a Imagen sagital en T1 del tobillo. Se observa una masa de intensidad de señal intermedia (*puntas de flecha*) en situación anterior al tobillo. b Imagen axial en T2 con eco de espín del tobillo. En esta secuencia, el tumor mantiene su intensidad de señal entre intermedia y baja (*puntas de flecha*) y se observa apenas en profundidad respecto de los tendones extensores.

de T2W. Para la secuencia T2, nosotros preferimos utilizar técnicas T2W con supresión grasa o STIR debido a que estas secuencias son sumamente sensibles a la mayoría de las patologías musculares. Las secuencias T1 también son necesarias para mostrar detalles anatómicos y la configuración del tejido muscular, la presencia de hemorragia subaguda y la atrofia grasa del músculo. Los campos de visión y el espesor de corte dependen por completo de la parte del cuerpo que se está explorando y la extensión de la alteración sospechada. A menudo, en nuestra institución realizamos una vista exploradora utilizando una secuencia STIR rápida con un campo de exploración amplio. El edema presente indica la región que se debe abarcar con un campo de visión más pequeño y otras secuencias de pulso, y también determina si se puede utilizar una bobina superficial.

- Contraste: las secuencias con contraste no son necesarias, a menos que se esté intentando identificar abscesos o áreas de necrosis muscular.

Músculos normales

Aspecto en la resonancia magnética

El músculo esquelético normal tiene intensidad de señal intermedia en todas las secuencias de pulso (Figura 3.17). Las imágenes T1W muestran un aspecto plumoso o veteado debido a la grasa interpuesta entre músculos adyacentes y entre las fibras de un músculo. En algunas ubicaciones, se pueden distinguir grupos musculares individuales debido a la grasa interpuesta. En los sitios donde la grasa intermuscular es escasa, como en la pantorrilla, los grupos musculares se entremezclan y resulta difícil distinguirlos. Los tendones hipointensos pueden atravesar largas distancias dentro de un músculo o pueden emerger en su periferia; esta unión miotendinosa suele ser la parte más débil de toda la unidad. En las secuencias T2W, el músculo normal mantiene su intensidad de señal intermedia y, si se utiliza supresión grasa, no se observa señal alta entre los músculos, a excepción de las estructuras vasculares normales.

Alteraciones musculares

Muchas alteraciones musculares se pueden evaluar de forma eficiente mediante RM, incluyendo las que son consecuencia de traumatismos, trastornos inflamatorios, tumores, denervación, distrofias musculares, patologías neuromusculares e isquemia. A pesar de la amplia variedad de patologías que pueden afectarlos, los músculos tienen pocas maneras de responder, y esto se ve reflejado en el aspecto en la RM de la mayoría de tales entidades. Por lo general, las patologías musculares agudas se manifiestan como intensidad de señal alta en secuencia STIR o en imágenes T2W con saturación grasa (edema, hemorragia), mientras que por lo general las patologías crónicas provocan atrofia grasa que se evidencia como intensidad alta en las imágenes T1W. En consecuencia, la RM es sumamente sensible para detectar alteraciones musculares,

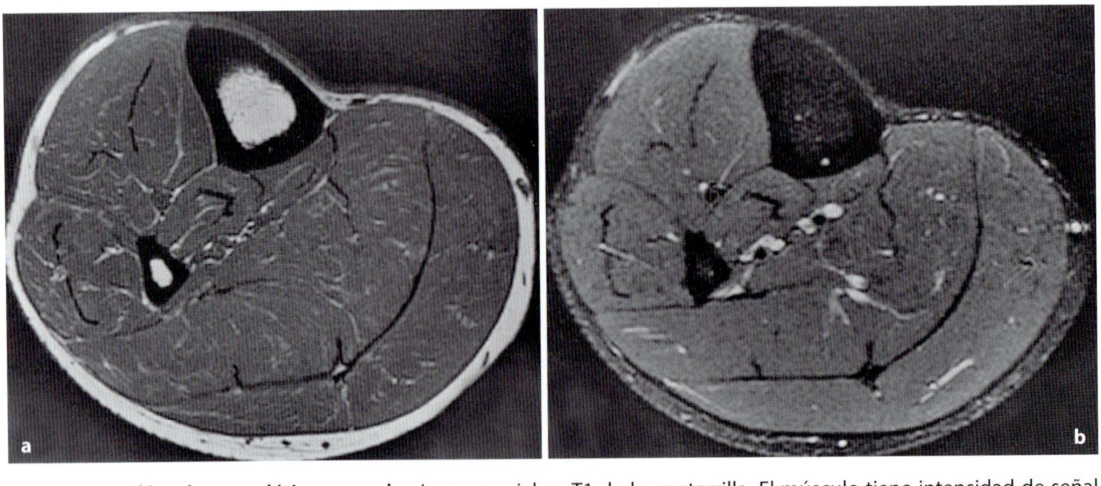

Figura 3.17 Músculo esquelético normal. a Imagen axial en T1 de la pantorrilla. El músculo tiene intensidad de señal intermedia con un aspecto plumoso generado por pequeñas cantidades de grasa interpuesta. En este individuo se observa muy poca grasa intermuscular, lo que dificulta la identificación de músculos específicos. **b** Imagen axial en secuencia STIR de la pantorrilla. El músculo mantiene su intensidad de señal intermedia en esta secuencia, pero el patrón plumoso desaparece debido a la supresión de la grasa.

pero en general es inespecífica. Debido a esto, es importante contar con una lista de diagnósticos diferenciales cuando se detecta una alteración muscular en una RM. Los hallazgos clínicos y la biopsia del tejido anormal cumplen un papel importante para definir un diagnóstico específico cuando se detectan alteraciones mediante RM, y esta técnica de estudio es útil parar definir el sitio óptimo para efectuar la biopsia.

El músculo anormal puede tener tamaño normal, aumentado o disminuido. Como se mencionó con anterioridad, puede haber sustitución por tejido adiposo, que se manifiesta como intensidad de señal alta dentro del músculo en las imágenes T1W, o puede haber áreas hiperintensas en T2W. Una masa focal dentro del músculo es otra manifestación del proceso patológico.

Traumatismo muscular

Las lesiones musculares traumáticas son muy frecuentes y se las puede dividir en lesiones indirectas, directas y varias. Por lo general, las lesiones traumáticas se exploran para determinar la causa exacta del dolor y la extensión del área lesionada.

Lesiones musculares indirectas (Cuadro 3.6)

Las lesiones musculares indirectas incluyen dolor muscular de inicio diferido y distensiones (desgarros musculares). Cuando la fuerza de un músculo en contracción supera la carga que debe soportar, el músculo se acorta, lo que se denomina "acción concéntrica" (por ejemplo, la acción del bíceps al levantar un objeto). Por el contrario, la "acción excéntrica" tiene lugar cuando un músculo se estira mientras se contrae (por ejemplo, la acción del bíceps al descender un objeto). Las contracciones concéntricas producen fatiga, mientras que las contracciones excéntricas son responsables por las lesiones musculares indirectas como consecuencia de las distensiones musculares (desgarros parciales o completos).

A menudo, las lesiones se producen en la unión miotendinosa y por lo general se relacionan con la actividad deportiva. Los músculos con mayor riesgo de sufrir lesiones indirectas son aquellos que están interpuestos entre dos articulaciones y que se activan de forma excéntrica, como los músculos isquiotibiales (bíceps femoral, semitendinoso y semimembranoso), los gastrocnemios o los gemelos y el recto femoral en el miembro inferior.

Cuadro 3.6 Lesiones musculares indirectas

Dolor muscular de inicio diferido (rigidez muscular)

- El dolor adquiere su máxima intensidad 2 días después de una actividad no habitual.
- Ausencia de lesión aguda o evento doloroso.
- El daño se ubica a nivel ultraestructural y es reversible.

Distensiones musculares (desgarros parciales o completos)

- Inicio súbito del dolor durante la actividad.
- Tiene lugar durante una contracción excéntrica del músculo (es decir, el músculo se estira durante la contracción, como el bíceps al descender un objeto).
- A menudo, afecta a músculos interpuestos entre dos articulaciones (recto femoral, bíceps femoral, gastrocnemios) y afecta a la unión miotendinosa.
- Existen tres grados:
  - Grado I: desgarro de pocas fibras musculares, sin pérdida funcional, presencia de sangre intersticial.
  - Grado II: desgarro de una mayor cantidad de fibras, cierta disminución de la fuerza, defecto focal y sangre intersticial dentro del músculo, con sangre alrededor del tendón como consecuencia de la lesión de la unión miotendinosa.
  - Grado III: desgarro muscular completo, pérdida de la fuerza, sangre focal e intersticial.

RM de las distensiones o desgarros musculares

- Dolor muscular de inicio diferido y de grado I (T2):
  - Aspecto plumoso, señal intersticial en el músculo.
  - ± ↑ señal entre los músculos.
- Grado II (T2):
  - Aspecto plumoso, ↑ señal intersticial en el músculo.
  - ↑ señal entre los músculos.
  - ± defecto muscular focal.
  - Tendón adelgazado, irregular, laxo.
  - ↑ señal alrededor del tendón.
- Grado III (T2):
  - Aspecto plumoso, ↑ señal intersticial en el músculo.
  - Sección completa del músculo con ↑ señal en el espacio entre los segmentos retraídos.
  - ↑ señal entre los fragmentos musculares: discontinuidad del tendón dentro del músculo.

Dolor muscular de inicio diferido

Esta entidad consiste en músculos rígidos y dolorosos. Todos hemos experimentados este problema, que comienza horas o días después de realizar una actividad física no habitual. Los síntomas alcanzan su máxima intensidad entre dos y tres días después del ejercicio. Los niveles de creatina quinasa están elevados como consecuencia de la mionecrosis, y si bien se produce un daño ultraestructural de los elementos contráctiles del músculo, no hay daño irreversible. El entrenamiento evita o reduce la aparición de esta afección.

Nunca se realiza una RM para diagnosticar el dolor muscular de inicio diferido, debido a que todos estamos familiarizados con su naturaleza y no representa una incertidumbre diagnóstica. Sin embargo, podríamos estudiar sin saberlo a un paciente con dolor muscular de inicio diferido, pero por motivos no relacionados. Esta entidad forma parte del diagnóstico diferencial de una determinada constelación de hallazgos de RM y es el motivo principal por el cual hay que tenerla en cuenta.

Las imágenes T1W no evidencian ninguna alteración en pacientes con dolor muscular de inicio diferido. En las imágenes T2W, se puede observar intensidad alta en la periferia de los músculos o en los espacios perifasciales o intermusculares en estrecha proximidad con el músculo lesionado (Figura 3.18). Este anillo anormal se desarrolla entre tres y cinco días después de la actividad causal. Además, se puede evidenciar un patrón intersticial de intensidad aumentada con aspecto plumoso en todo el músculo como consecuencia del líquido extracelular que provoca un aumento de la presión intramuscular.

Las alteraciones de la RM persisten mucho después de que los síntomas clínicos desaparecen y que los niveles de creatina quinasa vuelven a la normalidad; sin embargo, las alteraciones en la RM persisten durante el mismo período en que se identifica el daño ultraestructural demostrado mediante biopsia. Los hallazgos de la RM pueden tardar semanas en resolverse.

Distensiones musculares

Las distensiones son desgarros musculares, ya sean parciales o completos, que resultan de un evento súbito durante una contracción muscular excéntrica. El dolor muscular de inicio diferido y algunos tipos de distensiones musculares pueden tener un aspecto idéntico en la RM, pero la historia clínica sirve para distinguir entre ambas entidades. Las distensiones musculares tienen un inicio agudo durante la actividad, a diferencia del inicio tardío de los síntomas en casos de dolor muscular de inicio diferido. Los músculos pueden absorber más energía y estar protegidos de las distensiones si se realiza un calentamiento y un estiramiento previos; estas actividades no protegen contra el dolor muscular de inicio diferido.

Las distensiones musculares son las lesiones deportivas más frecuentes. Una potente contracción excéntrica mientras el músculo se está estirando produce desgarro de las fibras musculares a nivel de la unión miotendinosa y en un sitio apenas proximal a esta. Al curarse, el músculo recupera la mayor parte de su fuerza. Hasta que se produzca la recuperación completa, el músculo lesionado tiene mayor riesgo de sufrir una segunda lesión debido a la menor fuerza y rigidez. La unión miotendinosa es el punto más débil debido a que tiene menor capacidad para absorber energía que el músculo o el tendón. En la unión miotendinosa, las células musculares tienen múltiples proyecciones que forman recesos intermedios, dentro de los cuales se insertan las fibrillas de colágeno del tendón. Esta organización ultraestructural permite una mayor área de contacto entre el músculo y el tendón que ayuda a disipar las fuerzas y disminuir el riesgo de lesión; sin embargo, la unión miotendinosa sigue siendo el área más proclive a las lesiones.

Una excepción a las distensiones musculares que se manifiestan como un evento doloroso agudo se manifiesta en el músculo recto femoral en la cara anterior del muslo. El estrés crónico por uso repetitivo, habitualmente en corredores, puede provocar una distensión muscular no dolorosa que se manifiesta como una masa palpable. Muchos

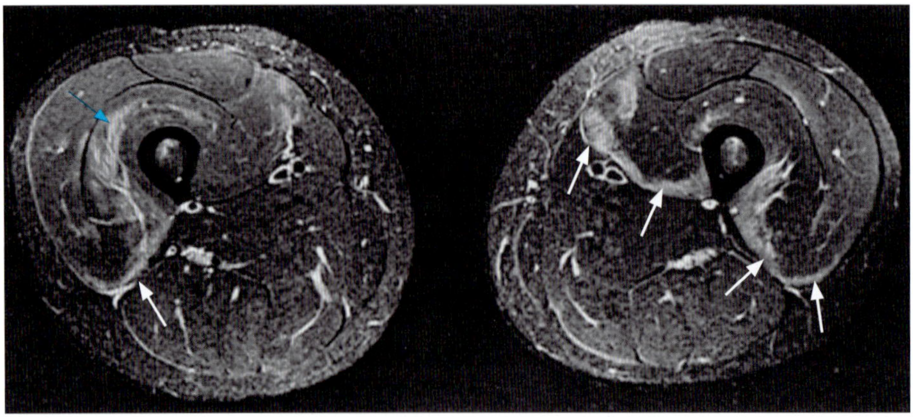

Figura 3.18 Dolor muscular de inicio diferido. Imagen axial en secuencia STIR de los muslos. Una de nuestras *fellows* corrió una maratón y este es el aspecto de sus muslos menos de dos días después de la actividad (ella dijo que se sentían tan mal como se veían). Se observa edema de alta intensidad de señal alrededor de parte de los vastos (*flechas blancas*). Se visualiza edema intersticial más difuso en el vasto intermedio derecho (*flecha celeste*). No había presencia de edema intermuscular (perifascial) al momento de este estudio.

de estos pacientes buscan atención médica porque piensan que se trata de un tumor (Figura 3.19).

Las distensiones se dividen en tres grados. En la RM, puede ser difícil distinguir las distensiones de grados I y II entre sí, del dolor muscular de inicio diferido o de un golpe muscular directo. La distensión de grado I consiste en el desgarro de pocas fibras musculares, sin pérdida de la función ni defecto permanente en el músculo (esencialmente, se trata de un estiramiento excesivo). Se observa edema, que provoca un aumento del tamaño muscular, y un patrón intersticial plumoso de intensidad aumentada en las imágenes T2W, así como edema perifascial (Figura 3.20). En nuestra institución, es muy infrecuente que realicemos una RM para distensiones de grado I, quizá debido a que los síntomas no son de suficiente gravedad como para justificar el estudio. Una distensión de grado II es un desgarro parcial de mayor tamaño con cierta pérdida de la fuerza muscular. En la RM, se observa la misma hiperintensidad de aspecto plumoso como consecuencia del edema y la hemorragia intramusculares que en las distensiones de grado I; además, en el músculo es posible encontrar una lesión focal ocupante de espacio o un defecto estrellado, resultado de una rotura focal de fibras musculares y se evidencia edema perifascial o hemorragia entre los músculos (Figura 3.21). Una distensión de grado II tiene un desgarro parcial en la unión miotendinosa, por lo que es posible evidenciar un leve adelgazamiento, irregularidad o laxitud del tendón (Figura 3.22). La presencia de un hematoma que afecta a la unión miotendinosa es diagnóstica de un desgarro parcial de grado II, que indica un verdadero defecto en el tejido muscular.

La distensión de grado III es una rotura completa del músculo con pérdida de la función (fuerza) casi completa. La RM muestra discontinuidad del músculo y del tendón que lo atraviesa, retracción de fragmentos con márgenes ondulados y, a menudo, un hematoma que se forma entre los fragmentos (Figura 3.23).

La RM es útil para definir la extensión y la ubicación de la lesión dentro del músculo, dos características que se han correlacionado con el pronóstico de recuperación. Por lo general, las distensiones musculares tardan mucho en curarse debido a que es muy difícil lograr el reposo de un músculo para conseguir su curación. Las contracciones persistentes del músculo lesionado pueden provocar microdesgarros repetidos y una hemorragia meses después de la lesión inicial. Por este motivo, es habitual observar infiltración grasa secundaria a atrofia muscular por desuso o lesión, con superposición de productos hemáticos de antigüedad variada en el sitio de distensión muscular.

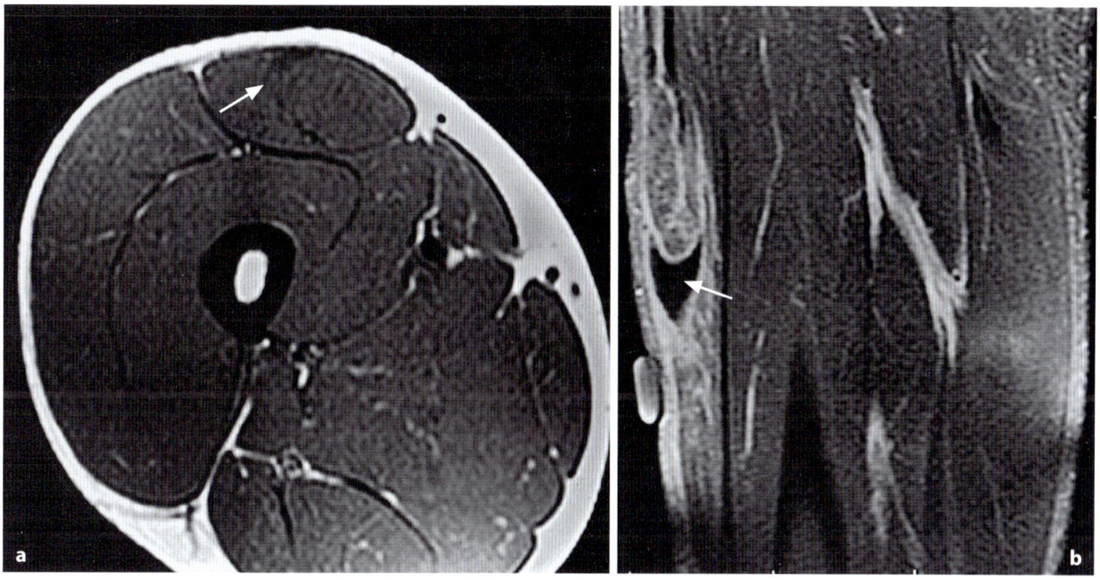

Figura 3.19 Desgarro muscular con aspecto de tumor. a Imagen axial en T1 del muslo. Este paciente fue derivado para realizar estudios diagnósticos para patología tumoral (masa indolora) en la cara anterior del muslo. El músculo recto femoral está aumentado de tamaño localmente y se observa un defecto en su interior (*flecha*) que indica una distensión muscular de grado II (desgarro), en lugar de un tumor. **b** Imagen sagital en T1 del muslo, con supresión grasa después de la administración de gadolinio. Se vuelve a observar la separación en el músculo (*flecha*) producida por el desgarro. Hay hiperemia alrededor del músculo desgarrado y no se evidencia una masa. Este paciente era corredor, que a menudo es el evento que provoca desgarros (a menudo indoloros) de este músculo.

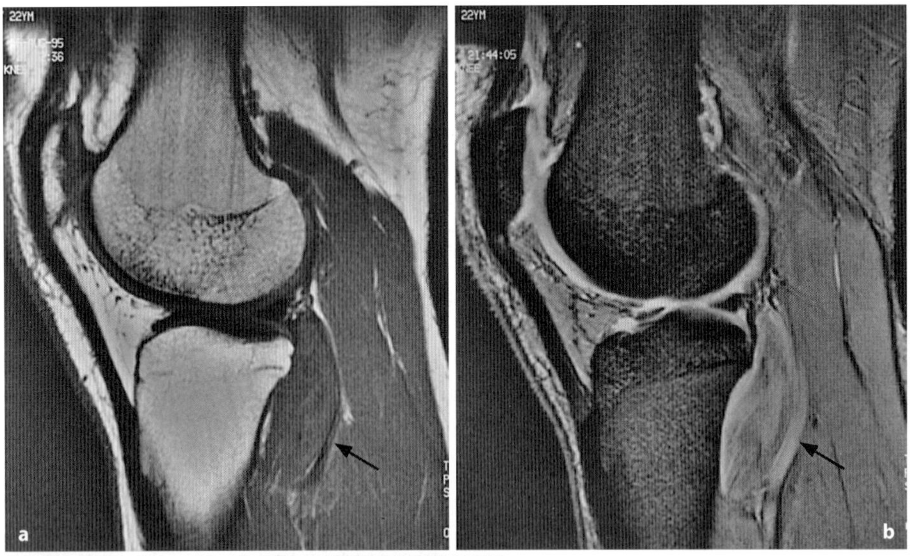

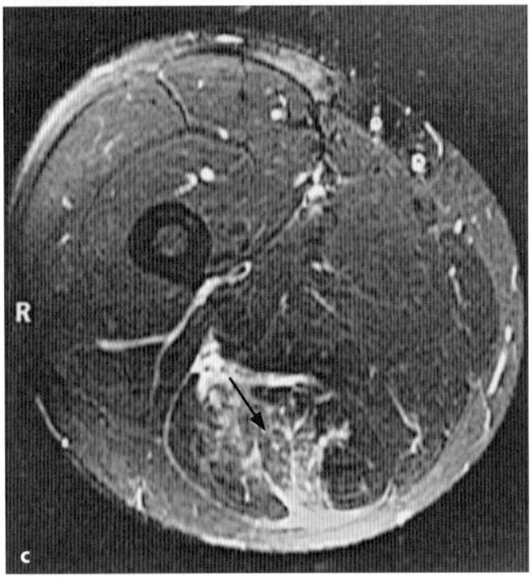

Figura 3.20 Desgarros musculares de grado I. **a** Imagen sagital en T1 de la rodilla. El músculo poplíteo (*flecha*) está aumentado de tamaño y carece del patrón plumoso en comparación con los músculos adyacentes. **b** Imagen sagital en T2* de la rodilla. La señal alta en el interior del músculo poplíteo aumentado de tamaño (*flecha*) tiene un patrón plumoso secundario al edema o a la hemorragia intersticial, y se observa edema perifascial de ubicación anterior y posterior al músculo. **c** Imagen axial en secuencia STIR del muslo (paciente diferente al mostrado en **a** y **b**). El patrón plumoso intersticial provocado por edema o hemorragia se observa adecuadamente en esta distensión de grado I de los isquiotibiales (*flecha*). También se visualiza edema intermuscular (perifascial).

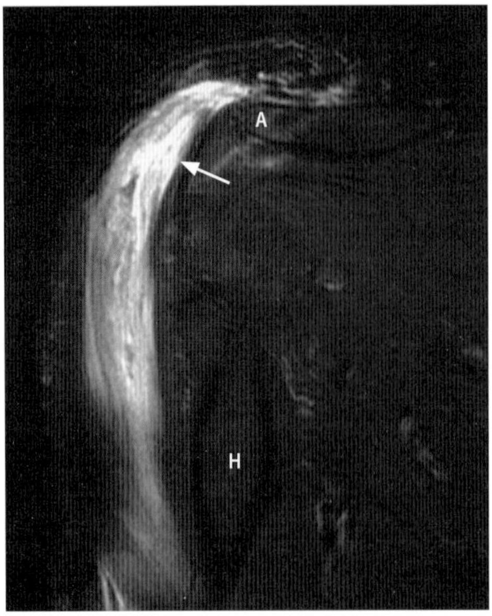

Figura 3.21 Desgarro muscular de grado II. Imagen coronal oblicua en secuencia STIR del hombro. Se observa intensidad de señal alta de forma difusa compatible con edema o hemorragia, o ambos, en el interior del músculo deltoides luego de una lesión. También se visualiza un área focal de rotura de fibras musculares (*flecha*), compatible con un desgarro de grado II. A: acromion; H: diáfisis humeral.

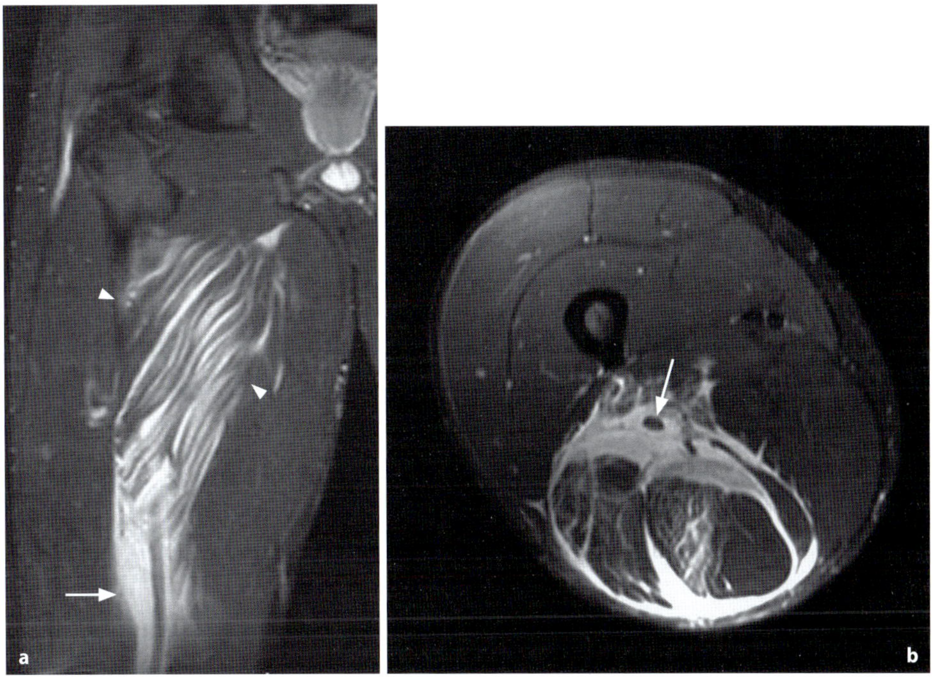

Figura 3.22 Desgarro muscular de grado II. **a** Imagen coronal en secuencia STIR del muslo. La hiperintensidad infiltra los músculos isquiotibiales (*puntas de flecha*) en este jugador de fútbol americano universitario que sintió un "estallido" mientras corría. Nótese la rotura focal de las fibras tendinosas a lo largo de la unión miotendinosa (*flecha*). **b** Imagen axial en secuencia STIR del muslo. La hiperintensidad intramuscular evidencia líquido fascial extenso, que rodea al nervio ciático (*flecha*).

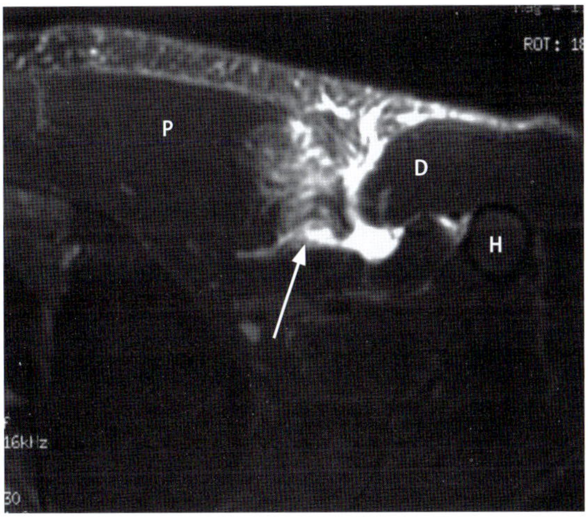

Figura 3.23 Desgarro muscular de grado III. Imagen axial en secuencia STIR de la pared torácica anterior. Se observa rotura completa del músculo pectoral mayor en el punto indicado por la *flecha*. Un hematoma hiperintenso ocupa la separación. D: músculo deltoides; H: diáfisis humeral; P: músculo pectoral mayor.

Lesiones musculares directas (Cuadro 3.7)

Cuadro 3.7 Lesiones musculares directas

Contusiones musculares

- Hemorragia intersticial.
- Sangrado intraparenquimatoso.
- Hiperintensidad en T2 con fibras musculares recorriendo un área anormal.
- Ausencia de defecto focal; el músculo puede estar aumentado de tamaño.

Hematoma

- Colección de sangre confinada y con aspecto de masa.
- Ausencia de fibras musculares a través de la masa.
- Masa heterogénea y focal, con aumento de tamaño muscular.
- La intensidad de la señal de la sangre en T1 y T2 depende de la antigüedad.

Miositis osificante

- Tejido de granulación intramuscular que puede osificarse o calcificarse.
- Aguda (< 8 semanas):
  - Masa heterogénea.
  - T1: isointensa respecto del músculo.
  - T2: lesión de intensidad mixta (alta y baja), alrededor del edema de alta intensidad.
- Crónica (> 8 semanas):
  - Aspecto variable.
  - Médula adiposa; T1 y T2: borde hipointenso, centro isointenso respecto de la grasa.
  - T1: centro de señal intermedia de forma difusa.
  - T2: leve aumento de la intensidad en el centro.
  - Borde hipointenso en todas las secuencias.

El traumatismo directo de los músculos puede ser cerrado o penetrante. El traumatismo cerrado resulta en contusiones musculares con hemorragias intraparenquimatosas (intersticiales), formación de hematoma o miositis osificante como secuelas diferidas. Las lesiones penetrantes pueden resultar en laceraciones musculares directas. El traumatismo cerrado y las laceraciones producen hemorragia en el interior del músculo en el punto de lesión (Figura 3.24). Las laceraciones también pueden provocar denervación y alteraciones musculares distales al sitio de lesión.

En la patología aguda, las imágenes T2W muestran intensidad aumentada dentro del músculo debido a la presencia de sangre, edema e inflamación que acompañan al sangrado producido por una contusión. Esta intensidad de señal puede exhibir un patrón plumoso dentro del músculo. Los hematomas presentan un aspecto similar a una masa y, si tienen menos de 48 horas de antigüedad, por lo general son isointensos respecto del músculo en las imágenes T1W. De forma característica, la hemorragia subaguda exhibe intensidad de señal alta en las imágenes T1W.

Hemorragia intramuscular (intraparenquimatosa o intersticial)

Cuando la sangre pasa libremente entre las fibras musculares, recibe el nombre de "hemorragia intraparenquimatosa", "intersticial" o "intramuscular". No está comprometida la integridad del músculo. La hemorragia intersticial es causada por la lesión directa del músculo debido a una contusión, a menudo por un objeto romo, y no como consecuencia de una actividad física intensa (lesión muscular indirecta).

La RM muestra un aumento de tamaño focal del músculo, que puede ser sutil, y separación de las fibras por una hemorragia, lo que genera un patrón plumoso en las imágenes T2W (Figura 3.25). Las imágenes T1W pueden tener aspecto normal o mostrar el músculo aumentado de tamaño. No se evidencian colecciones focales de sangre o edema. Siempre se observan las fibras musculares atravesando el área muscular anormal. Esta hemorragia puede tener un aspecto similar a las distensiones musculares de grado I y es necesaria la anamnesis para lograr una distinción confiable de las dos entidades.

Hematoma (Tabla 3.1)

La lesión de las partes blandas puede provocar hematomas subcutáneos o intramusculares. Los hematomas son colecciones confinadas de sangre que están bien definidas, tienen características similares a una masa y no tienen parénquima o estroma muscular entremezclado.

El aspecto de los hematomas en la RM es variable, depende de su antigüedad y sufre los mismos cambios que la sangre en el cerebro y la médula espinal. Sin embargo, la evolución temporal suele ser más prolongada y menos predecible debido a la menor presión parcial de oxígeno fuera del cerebro (Figuras 3.26 y 3.27). Lo que se

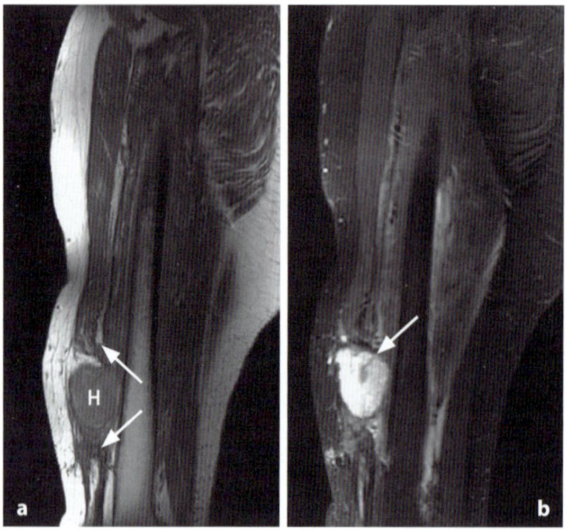

Figura 3.24 Laceración muscular con un hematoma. **a** Imagen sagital en T1 del muslo. El músculo cuádriceps está seccionado en el sitio de una lesión previa provocada por una motosierra (*flechas*). La masa de señal intermedia en el sitio de laceración representa un hematoma postraumático (H). **b** Imagen sagital en secuencia STIR del muslo. El hematoma tiene señal heterogénea, sobre todo en la porción declive (*flecha*).

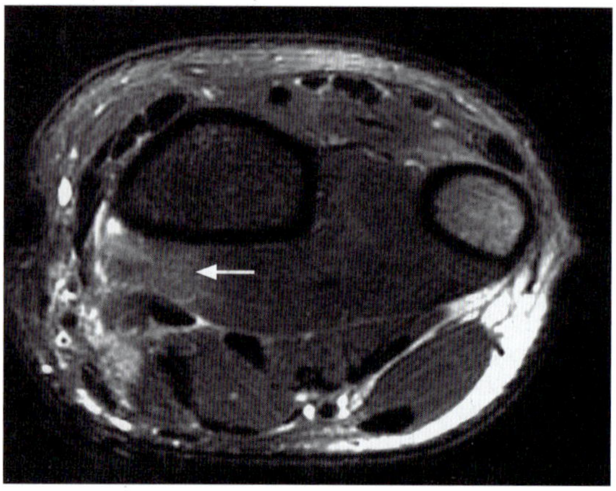

Figura 3.25 Hemorragia intramuscular (intersticial) (por golpe directo). Imagen axial en T2 con saturación grasa. Se observa una sutil hiperintensidad en la cara lateral del músculo pronador cuadrado (*flecha*), compatible con una hemorragia intersticial (contusión) en el sitio de un golpe directo provocado por un palo de *lacrosse*.

Tabla 3.1 Progresión de la señal de un hematoma en la RM

	Productos hemáticos	Señal en T1	Señal en T2	Regla mnemotécnica	
Hiperagudo	Oxihemoglobina/suero	Intermedia	Brillante	*It Be*	(IB)
Agudo	Desoxihemoglobina	Intermedia	Oscura (*dark*)	*IdDy*	(ID)
Subagudo, temprano	Metahemoglobina intracelular	Brillante	Oscura (*dark*)	*BiDdy*	(BD)
Subagudo, tardío	Metahemoglobina extracelular	Brillante	Brillante	*BaBy*	(BB)
Crónico	Hemosiderina	Oscura (*dark*)	Oscura (*dark*)	*Doo Doo*	(DD)

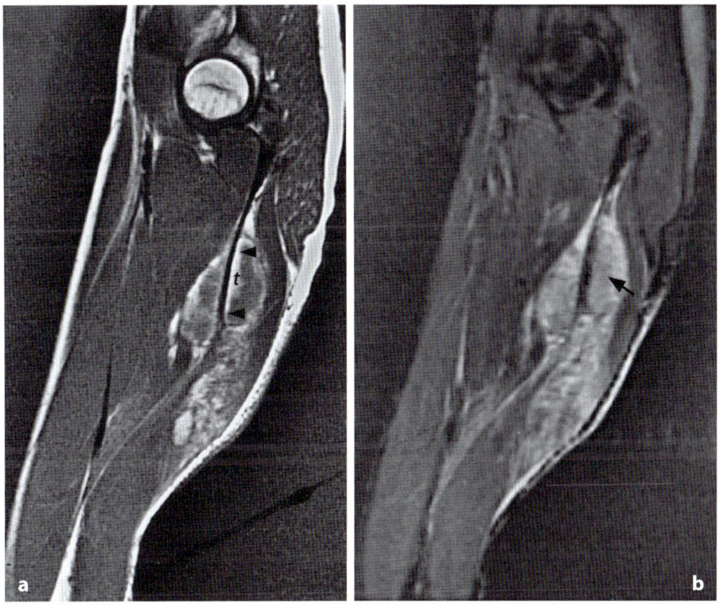

Figura 3.26 Hematoma con sangre en diferentes estadios. a Imagen sagital en T1 del muslo. Se observa un hematoma alrededor del tendón del bíceps femoral (t) secundario a un gran desgarro muscular de grado II. El borde externo del hematoma (*puntas de flecha*) es hiperintensa debido a la intensidad alta proveniente de los productos hemáticos en estadio subagudo tardío. La porción interna del hematoma tiene señal intermedia. **b** Imagen sagital en secuencia STIR del muslo. El hematoma alrededor del tendón del bíceps femoral (t) tiene un patrón heterogéneo. Las áreas que eran hiperintensas en T1 mantienen su intensidad de señal alta en secuencia STIR (estadio subagudo tardío). Parte del área de intensidad intermedia en T1 se vuelve hiperintensa en secuencia STIR (estadio hiperagudo) y otras áreas de intensidad intermedia en T1 se observan hipointensas en STIR (*flecha*) (estadio agudo).

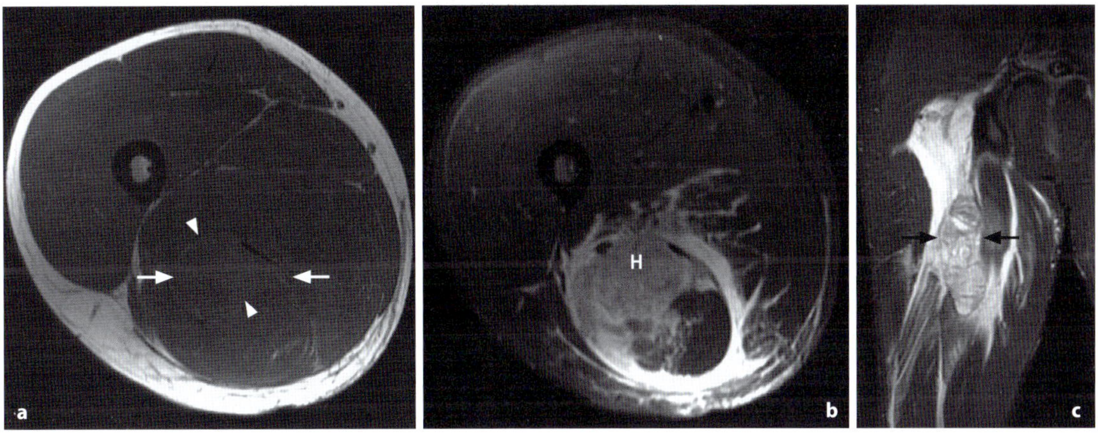

Figura 3.27 Hematoma con sangre en diferentes estadios (mismo paciente que en la Figura 3.22). a Imagen axial en T1 del muslo. El músculo bíceps femoral está aumentado de tamaño (*flechas*) y contiene intensidad de señal levemente aumentada adyacente a sus tendones (*puntas de flecha*). **b** Imagen axial en secuencia STIR del muslo. El tejido en forma de masa reemplaza la arquitectura muscular normal en el sitio de formación del hematoma intramuscular (H). **c** Imagen coronal en secuencia STIR del muslo. Nótese la señal heterogénea en el interior del hematoma (*flechas*) que indica la presencia de productos hemáticos de diferentes antigüedades. En este plano de exploración se determina con mayor precisión la extensión del hematoma.

considera una señal isointensa respecto del cerebro o de la médula espinal se puede considerar de intensidad intermedia en las extremidades, similar al músculo. Es muy infrecuente observar una hemorragia hiperaguda en estudios por imágenes, pero tiene intensidad de señal intermedia en T1W (similar al músculo) e intensidad alta en T2W. La hemorragia aguda tiene intensidad de señal intermedia en las imágenes T1W y T2W. Los hematomas subagudos muestran hiperintensidad en T1W, similar a la señal del tejido adiposo. Los hematomas subagudos en etapa temprana tienen intensidad de señal baja en T2W, mientras que los de mayor antigüedad y los hematomas crónicos son hiperintensos en T2W. Los hematomas crónicos pueden tener intensidad baja, en especial en sus bordes, debido al depósito de hemosiderina y a la fibrosis (*v.* Figura 3.27).

La manera más fácil de recordar la progresión de los cambios en la intensidad de señal de los hematomas que se observa con el paso del tiempo es utilizando una sofisticada regla mnemotécnica creada por profesionales canadienses (quienes, claramente, no tenían nada mejor que hacer en esas largas y frías noches septentrionales): ***I**t **B**e **I**d**D**y **B**i**D**dy **B**a**B**y **D**oo **D**oo.* Esta frase ayuda a organizar la secuencia de eventos: I, intensidad intermedia; B, señal brillante; D, señal oscura (*dark*) (baja); las letras en negrita se refieren a la intensidad de señal en las imágenes T1W y T2W en cada uno de los cinco estadios de progresión del hematoma (hiperagudo, agudo, subagudo temprano, subagudo tardío y crónico) (*v.* Tabla 3.1).

A menudo, el hematoma tiene aspecto heterogéneo, probablemente debido al sangrado repetitivo por lesiones recurrentes, porque es difícil lograr el reposo absoluto de los músculos (Figura 3.28; *v.* Figuras 3.26 y 3.27). La grasa y la hemorragia subaguda pueden generar intensidad alta en las imágenes T1W en el sistema musculoesquelético y es posible que tengan un aspecto similar; las imágenes con supresión grasa permiten la diferenciación.

Durante la curación, junto con la regeneración muscular se produce una cicatrización con fibrosis. La cantidad de fibrosis producida, que se puede monitorear mediante la RM, permite predecir si se producirá una recuperación completa de la fuerza tensora y de la funcionalidad. El tejido cicatrizal crónico y la fibrosis son de intensidad de señal baja en todas las secuencias de pulso. Un defecto muscular provocado por un desgarro en última instancia puede ser ocupado por tejido adiposo en lugar de fibrosis (Figura 3.29).

Hemorragia intratumoral

La presencia de un hematoma en el interior del tejido muscular o entre músculos puede ser la manifestación de un sangrado dentro de un tumor

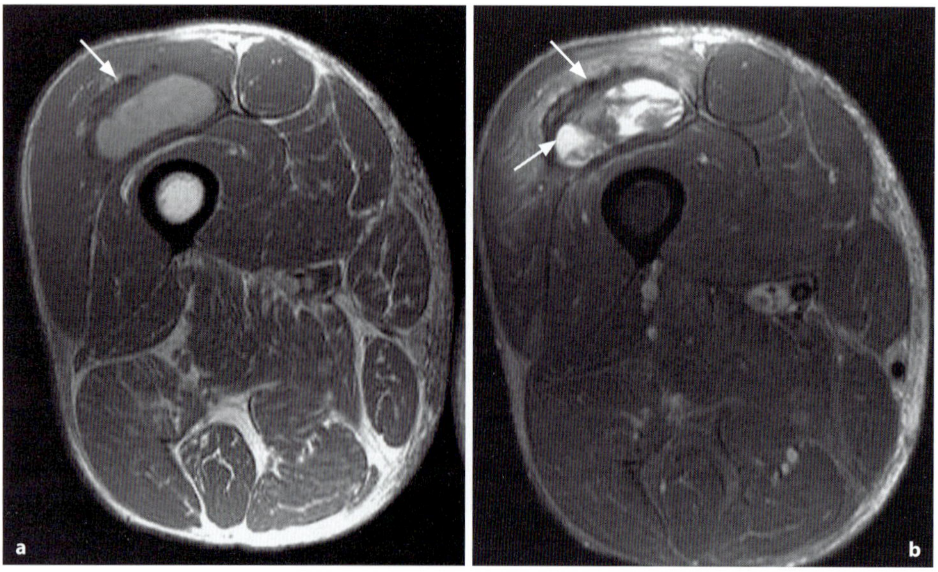

Figura 3.28 Hematoma crónico. a Imagen axial en T1 del muslo. Se observa señal de intensidad difusamente elevada en el interior de este hematoma del cuádriceps rodeado por un grueso borde que contiene focos hipointensos (*flecha*). **b** Imagen axial en secuencia STIR del muslo. Los productos hemáticos internos exhiben una intensidad de señal heterogénea más pronunciada y la hipointensidad marginal es más evidente (*flechas*), característica del hematoma crónico con fibrosis y depósito de hemosiderina.

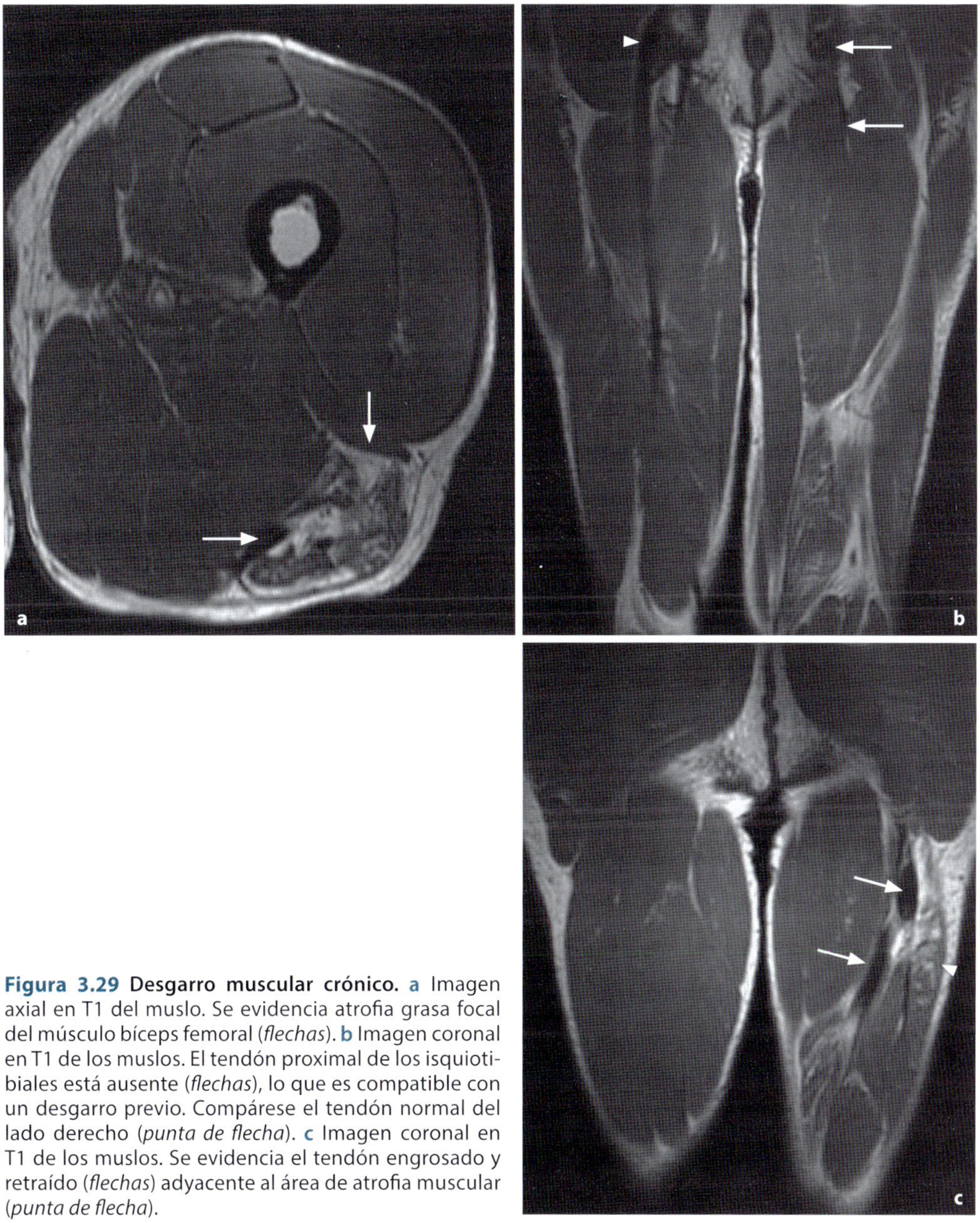

Figura 3.29 Desgarro muscular crónico. **a** Imagen axial en T1 del muslo. Se evidencia atrofia grasa focal del músculo bíceps femoral (*flechas*). **b** Imagen coronal en T1 de los muslos. El tendón proximal de los isquiotibiales está ausente (*flechas*), lo que es compatible con un desgarro previo. Compárese el tendón normal del lado derecho (*punta de flecha*). **c** Imagen coronal en T1 de los muslos. Se evidencia el tendón engrosado y retraído (*flechas*) adyacente al área de atrofia muscular (*punta de flecha*).

necrótico de partes blandas, y no un simple hematoma postraumático benigno (Figura 3.30). A veces, puede ser difícil determinar si existe un hematoma dentro de los músculos o entre ellos, debido a que las masas intermusculares pueden desplazar y adelgazar significativamente el músculo superpuesto, de forma tal que en ambas circunstancias el aspecto es muy similar. Si la anamnesis es incompatible por el hecho de que el paciente no indica haber padecido un traumatismo (o haber sufrido uno de escasa importancia) y no recibe anticoagulantes, pero se observa un hematoma de gran tamaño, o si el hematoma tiene algún componente de aspecto sólido, se debe sospechar una neoplasia de partes blandas y evaluarla por otros medios, como una angiografía o una biopsia. Otros signos útiles para distinguir entre un hematoma y una neoplasia hemorrágica son que las neoplasias no se asocian a desgarros completos o parciales del tendón, y que el efecto de masa de la neoplasia provoca el desplazamiento del tendón en lugar de una alteración en la señal a su alrededor; esto último es más frecuente en un hematoma traumático en la unión miotendinosa.

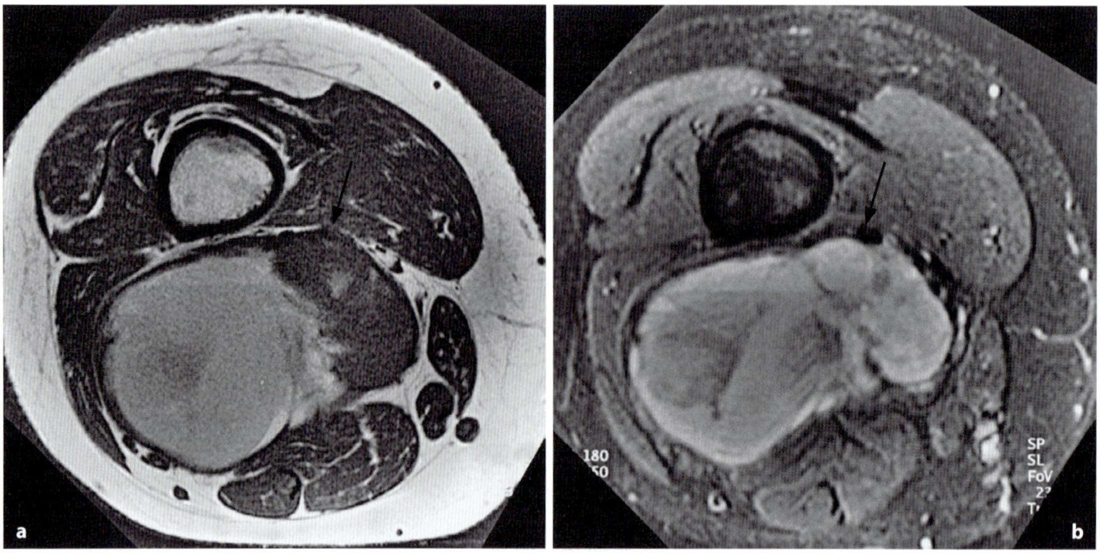

Figura 3.30 Hemorragia intratumoral. **a** Imagen axial en T1 de la porción distal del muslo. Se observa una gran masa en situación posterior, con intensidad alta en gran parte de su volumen, lo que indica la presencia de sangre. Se visualiza el desplazamiento de un tendón por parte de la hemorragia (*flecha*). **b** Imagen axial en secuencia STIR de la porción distal del muslo. La lesión posterior es heterogénea, pero principalmente hiperintensa y compatible con sangre. Se observa el tendón desplazado (*flecha*). Al principio, en otra institución se diagnosticó esta entidad como un hematoma y no se implementó tratamiento durante un año. El paciente concurrió a los ortopedistas de nuestra institución debido a que la lesión no disminuía de tamaño. El hecho de que la sangre no rodea al tendón es un buen indicio de que no se trata de un hematoma traumático. La porción medial de esta masa (del lado donde está desplazado el tendón) en realidad es sólida; la biopsia demostró que se trataba de un sarcoma sinovial.

Miositis osificante

Un traumatismo cerrado en un músculo puede causar miositis osificante, la cual consiste en una masa bien delimitada formada por tejido de granulación que puede calcificarse u osificarse con el tiempo. Si el paciente no recuerda haber sufrido un traumatismo y si no se evidencian calcificaciones en las radiografías, en general no se piensa en esta entidad y se realizan estudios diagnósticos para detectar tumores de partes blandas.

El aspecto en la RM depende de la histología y de la etapa evolutiva de la lesión (Figura 3.31). Por lo general, el aspecto varía y es inespecífico, y se lo puede confundir con facilidad con el de un tumor de partes blandas, sobre todo al principio del cuadro. Las lesiones agudas de menos de dos meses de antigüedad son isointensas respecto del músculo en las imágenes T1W y de intensidad de señal mixta (principalmente alta) en T2W, sobre todo en la región central, debido a los fibroblastos y los miofibroblastos en proliferación. Puede haber una gran área de edema circundante.

Las lesiones de la miositis osificante de más de ocho semanas de antigüedad pueden exhibir dos patrones diferentes en la RM: señal central isointensa respecto de la grasa en las imágenes T1W y T2W, que representa médula ósea rodeada por un anillo de intensidad baja correspondiente a hueso esponjoso, o intensidad intermedia difusa en las imágenes T1W como consecuencia de la fibrosis, que es levemente hiperintensa en T2W. Por lo general, no hay edema alrededor de la masa después de las primeras semanas luego de la lesión. Las radiografías y la tomografía computarizada pueden ser útiles para realizar el diagnóstico específico de miositis osificante en caso de quedar dudas tras la RM.

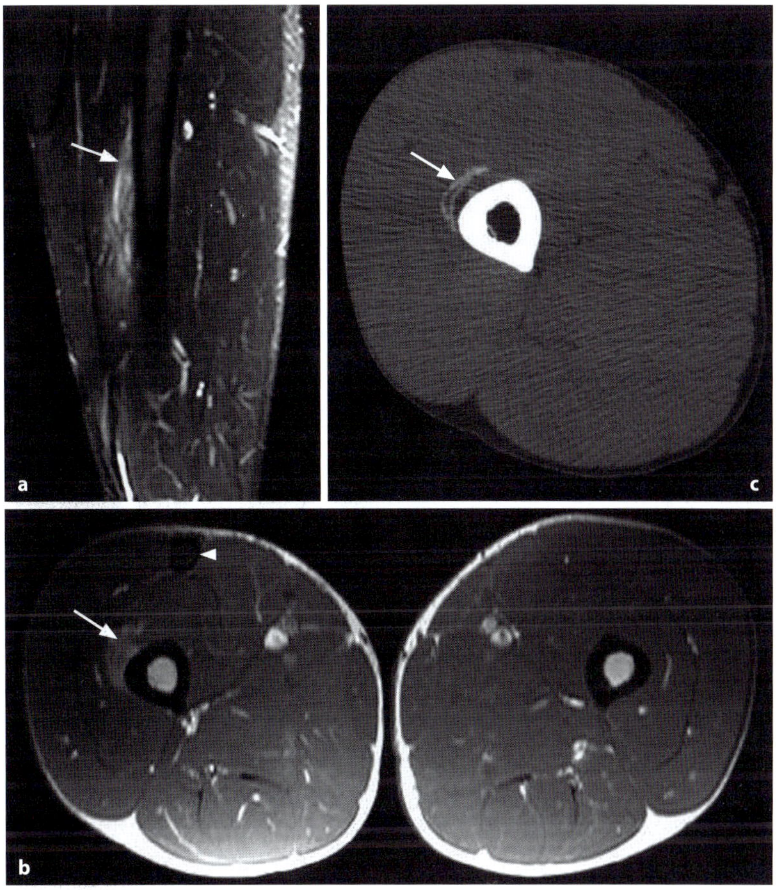

Figura 3.31 **Miositis osificante.** a Imagen sagital en T2 con saturación grasa del muslo. Este jugador de básquetbol universitario se presentó con dolor en el muslo. Se observa intensidad difusamente aumentada en el vasto intermedio (*flecha*). b Imagen axial en T1 después de la administración de gadolinio i.v. Se observa realce difuso en el interior de dicha porción del músculo (*flecha*). c Tomografía computarizada en plano axial del muslo (realizada con posterioridad). Se evidencia osificación en forma de caparazón en el sitio donde se observa la alteración en la RM (*flecha*), compatible con el diagnóstico de miositis osificante.

Lesiones traumáticas varias

En esta sección analizamos los síndromes compartimentales y la hernia muscular a través de la fascia. Los traumatismos pueden provocar denervación y rabdomiólisis, pero se los analiza en otra sección.

Síndromes compartimentales (Cuadro 3.8)

El síndrome compartimental traumático agudo puede afectar a cualquier extremidad luego de una fractura. El síndrome compartimental se presenta cuando la hemorragia o el edema contenido en los límites fasciales rígidos produce un aumento de la presión, con el consiguiente compromiso de la circulación. La RM puede mostrar la extensión del edema y de la rabdomiólisis debido a que el músculo necrótico tiene una intensidad de señal mucho más alta que el músculo normal en las imágenes T2W. Esta entidad es una urgencia quirúrgica, y por lo general la RM no forma parte de los estudios diagnósticos.

Cuadro 3.8 Síndromes compartimentales

Traumáticos

- Agudos:
  - Fracturas, hemorragia, edema, por lo general en la pantorrilla.
  - ↑ presión, ↓ circulación.
  - Necrosis muscular; en T2: aumento difuso de la señal en el interior del músculo y entre músculos del compartimento afectado.
- Crónicos:
  - Músculos atróficos, fibróticos o necróticos con bordes calcificados (mionecrosis calcificante).

Por ejercicio

- Normalmente, el ejercicio provoca la presencia de líquido extracelular e intramuscular, que desaparece 10 minutos después de la actividad.
- Si el edema intramuscular persiste más de 15-25 minutos después de interrumpida la actividad, la presión aumentada puede provocar síndromes compartimentales por ejercicio crónicos o agudos.
- T2: señal de intensidad aumentada en el interior muscular y entre músculos, 25 minutos después del ejercicio.

En el síndrome compartimental crónico, los músculos resultan atrofiados y pueden estar densamente fibróticos. Puede haber calcificación del compartimento muscular afectado, lo cual es muy frecuente en el compartimento peroneo. En raras ocasiones, el síndrome compartimental crónico puede resultar en una mionecrosis calcificante. Por lo general, hay un antecedente traumático remoto, a menudo de varias décadas antes del desarrollo de la mionecrosis calcificante. Los pacientes tienen una masa indolora, por lo general en la pantorrilla, la cual está formada por músculo con necrosis licuefactiva rodeado por una delgada capa de calcificación (Figura 3.32). El daño periférico del nervio peroneo es frecuente. La RM es útil para exhibir la extensión anatómica de las alteraciones y la magnitud de la pérdida muscular.

El síndrome compartimental por ejercicio es consecuencia de una actividad intensa. Hay un aumento del agua libre extracelular en los músculos afectados, sobre todo en los músculos ejercitados de forma concéntrica. Este aumento en el líquido intramuscular conlleva un aumento de presión en el compartimento anatómico que contiene a los músculos. La RM puede mostrar los cambios normales inducidos por el ejercicio en el interior del músculo, que no evidencian alteraciones en las imágenes T1W, pero sí ocasionan un aumento en la intensidad de señal en T2W inmediatamente después del ejercicio. La intensidad de señal vuelve a la normalidad diez minutos después de finalizado el ejercicio. La hiperintensidad se observa de manera difusa en los músculos afectados.

En algunos pacientes, la presión intramuscular aumenta más de lo normal después del ejercicio y no regresa a la normalidad en poco tiempo. Tales cambios pueden resultar en un síndrome compartimental por ejercicio crónico, que requiere una fasciotomía curativa. Este síndrome es difícil de diagnosticar debido a que los síntomas desaparecen entre períodos de ejercicio. Las mediciones de presión intramuscular utilizando un catéter con mecha (*wick*) antes y después del ejercicio pueden ser útiles para el diagnóstico, pero es un estudio invasivo y los criterios de presión para el diagnóstico no tienen aceptación generalizada.

En la RM, los síndromes compartimentales por ejercicio se caracterizan por tumefacción

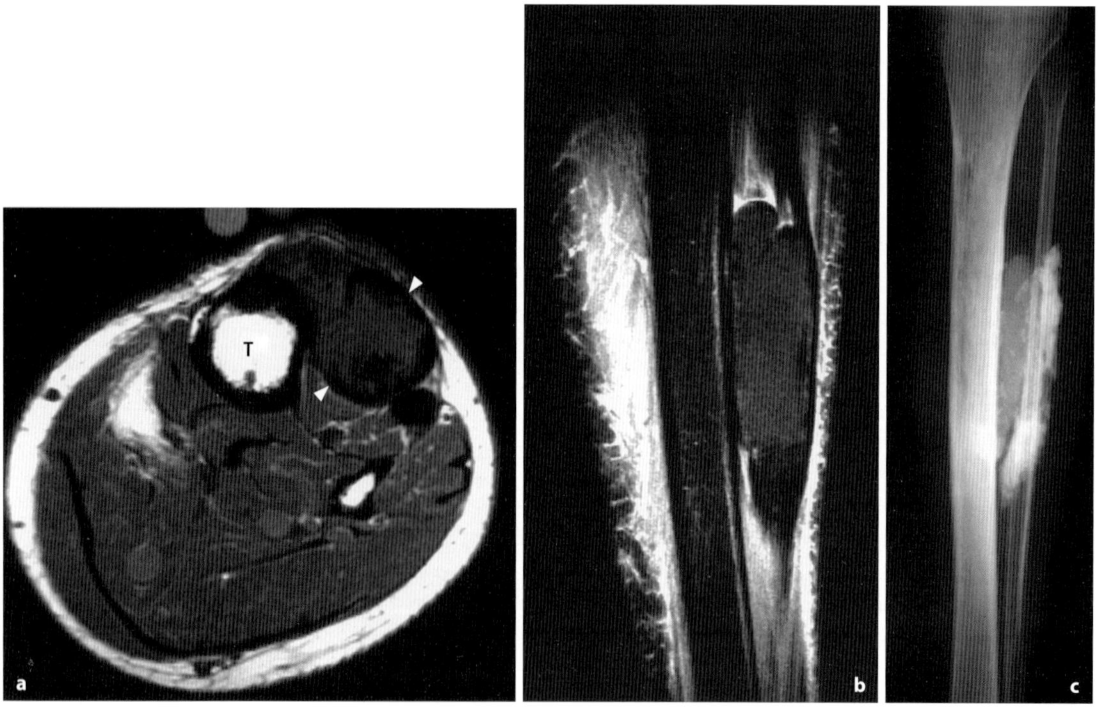

Figura 3.32 Mionecrosis calcificante secundaria a un síndrome compartimental. **a** Imagen axial en T1 de la pierna. El paciente se presentó con una lesión palpable. Se observa un aumento de tamaño de los músculos del compartimento anterior, con una región en forma de masa de intensidad intermedia rodeada por un borde grueso de intensidad baja (*puntas de flecha*). T: tibia. **b** Imagen coronal en secuencia STIR de la pierna. La masa exhibe características de señal similares junto con edema difuso dentro de las partes blandas de la pantorrilla. **c** Radiografía anteroposterior de la pierna. Se observa que la masa contiene una extensa calcificación antigua, compatible con mionecrosis calcificante.

dentro de un compartimento, que se manifiesta por hiperintensidad intramuscular difusa en las imágenes T2W (Figura 3.33). Puede ser necesario realizar la RM inmediatamente después de un ejercicio para identificar los cambios y respaldar el diagnóstico. La incapacidad de los músculos edematosos para recuperar su aspecto normal al cabo de 15 a 25 minutos después del ejercicio es una característica diagnóstica.

Hernia muscular a través de la fascia

El músculo puede herniarse a través de un defecto traumático de la fascia, lo que se manifiesta clínicamente como una masa de partes blandas (Figura 3.34). Las lesiones suelen ser asintomáticas, aunque puede haber dolor o calambres con la actividad. A veces, es difícil evidenciar la lesión en la RM si no se contrae el músculo colocando el pie en flexión dorsal y plantar, lo cual puede resultar en artefactos de movimiento e imágenes de mala calidad. Las secuencias de pulso muy cortas durante la contracción muscular pueden evidenciar tejido muscular sobresaliendo en la región de la lesión palpable. La masa puede desaparecer en las imágenes obtenidas sin contracción muscular. En estos casos, la ecografía es un método complementario útil debido a su capacidad para brindar información dinámica.

Incluso si no se evidencia músculo herniado en el estudio, la RM puede sugerir el diagnóstico al evidenciar músculos normales en ausencia de una masa. En otros casos, el músculo se mantiene herniado en todo momento y no se ve afectado de manera significativa por la contracción; en este caso, es más fácil hacer el diagnóstico.

A veces, la RM puede revelar un defecto en la fascia hipointensa a través del cual se hernia el músculo. En este caso, se trata de una lesión traumática y se observa con mayor frecuencia en la cara anterior de la pierna o del muslo en atletas, puede afectar múltiples sitios y por lo general es asintomática.

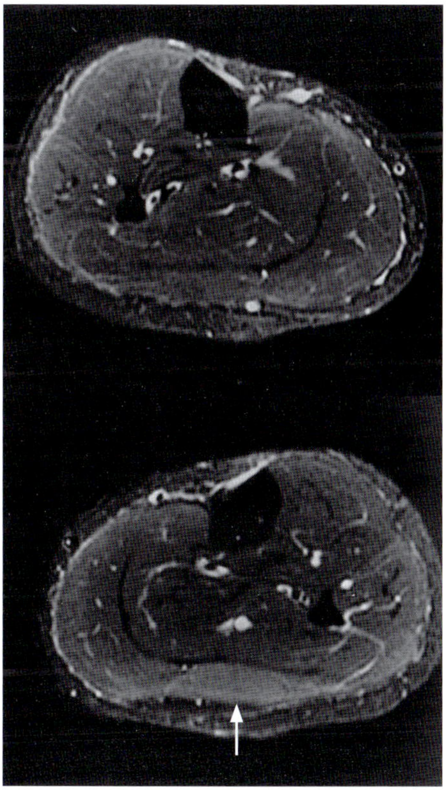

Figura 3.33 Síndrome compartimental por ejercicio. Imagen axial en secuencia STIR de las pantorrillas. Se observa hiperintensidad intramuscular difusa en la cabeza lateral del gastrocnemio izquierdo treinta minutos después del ejercicio de provocación (*flecha*). Las imágenes en T1 eran normales, al igual que las imágenes en secuencia STIR obtenidas antes del ejercicio (no mostradas). Normalmente, el edema muscular posejercicio desaparece al cabo de diez minutos después de la actividad.

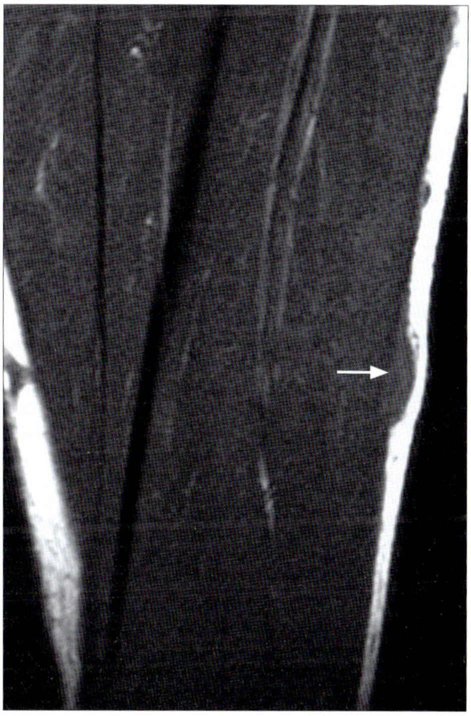

Figura 3.34 Hernia muscular. Imagen coronal en T1 de la pantorrilla. Se observa una masa de partes blandas (*flecha*) que protruye hacia el tejido adiposo subcutáneo en el sitio de una alteración palpable indolora. La intensidad de señal siguió a la del músculo en todas las secuencias de pulso, lo que representa una hernia del músculo peroneo largo a través de la fascia.

Miopatías inflamatorias

La piomiositis bacteriana o viral, la fascitis necrosante, la sarcoidosis y las polimiopatías inflamatorias idiopáticas son enfermedades infrecuentes que pueden afectar al músculo. La RM ha demostrado ser útil para evaluar estas entidades.

Piomiositis (Cuadro 3.9)

La infección del músculo puede ser propiciada durante una lesión penetrante o por diseminación hematógena, y se la debe considerar la causa de alteración del tamaño y de la intensidad de la musculatura en la RM.

La miositis bacteriana es inusual, excepto en pacientes inmunocomprometidos, como los pacientes trasplantados o las personas con sida.

Por lo general, la piomiositis se manifiesta donde hubo un traumatismo cerrado, con una causa concomitante de bacteriemia, habitualmente en una persona inmunocomprometida. Se observa compromiso muscular difuso, a veces con un absceso focal (Figura 3.35). La piomiositis no tiene características específicas en la RM. Se observa intensidad aumentada en el músculo afectado en las imágenes T2W. A menudo, el músculo está aumentado de tamaño y puede haber hiperintensidad en los planos fasciales alrededor del músculo anormal.

Los abscesos musculares son cavidades llenas de líquido que se observan hiperintensas en T2W con un borde grueso (Cuadro 3.10). El centro no presenta realce tras la administración de contraste intravenoso (i. v.), mientrasque el borde sí realza. Este patrón es típico de un absceso, pero también puede estar presente en otras entidades, incluyendo focos isquémicos en el músculo y tumores necróticos de partes blandas.

Fascitis necrosante

La fascitis necrosante es una infrecuente infección rápidamente progresiva caracterizada por extensa necrosis del tejido subcutáneo y de la fascia entre los músculos, y a menudo es acompañada de toxicidad grave (*v.* Cuadro 3.9). La tasa de mortalidad es mayor del 70% si no se la reconoce y se la trata de forma adecuada.

La detección precoz de la fascitis necrosante a partir de la presentación clínica puede ser difícil y distinguirla de la celulitis puede ser imposible. La celulitis consiste en la infección limitada al tejido celular subcutáneo y en la mayoría de los casos se la puede tratar adecuadamente con antibióticos. La fascitis necrosante requiere una intervención quirúrgica temprana además de antibióticos. La fasciotomía y el desbridamiento tempranos en pacientes con fascitis necrosante se han asociado a una mayor sobrevida en comparación con la exploración quirúrgica diferida.

Antes de la existencia de la RM, la única manera de diagnosticar la fascitis necrosante era al momento de la cirugía, al descubrir una falta de resistencia en los planos fasciales entre los músculos. La RM es capaz de hacer la diferenciación entre celulitis y fascitis necrosante de una manera no invasiva y constituye un motivo válido para realizar una RM de urgencia (Figuras 3.36 y 3.37).

En la RM, la fascitis necrosante se aprecia como hiperintensidad y engrosamiento entre los músculos a lo largo de las vainas fasciales profundas en las imágenes T2W. Los músculos adyacentes también pueden tener intensidad alta debido a la hiperemia y al edema provocados por el proceso inflamatorio adyacente. Las imágenes T1W poscontraste muestran hiperintensidad en los planos fasciales debido a la hiperemia asociada a la infección; a veces, también es posible visualizar abscesos musculares o tejido necrótico

Cuadro 3.9 Infecciones

Piomiositis
- Lesión penetrante o diseminación hematógena.
- Infrecuente; habitualmente afecta a personas inmunocomprometidas.
- RM inespecífica con señal alta en las imágenes en T2 dentro y alrededor del músculo.

Fascitis necrosante
- Infección de la fascia intermuscular; es infrecuente que esté asociada a piomiositis.
- Toxicidad sistémica importante, mortalidad elevada.
- Sobre la base del cuadro clínico es difícil distinguirla de la celulitis, la cual solo afecta a la grasa subcutánea.
- RM:
  - T2: aumento de la señal entre los músculos; posible aumento de la señal intramuscular (secundario a hiperemia).
  - Se la distingue con facilidad de la celulitis, la cual exhibe señal anormal en forma de hebras (intensidad baja en T1, intensidad alta en T2) limitada a la grasa subcutánea.

Cuadro 3.10 Realce en anillo de las lesiones musculares focales

RM
- Señal baja en T1.
- Señal alta en T2.
- Realce en anillo poscontraste.

Diagnóstico diferencial
- Absceso.
- Tumor necrótico.
- Focos isquémicos (diabéticos).

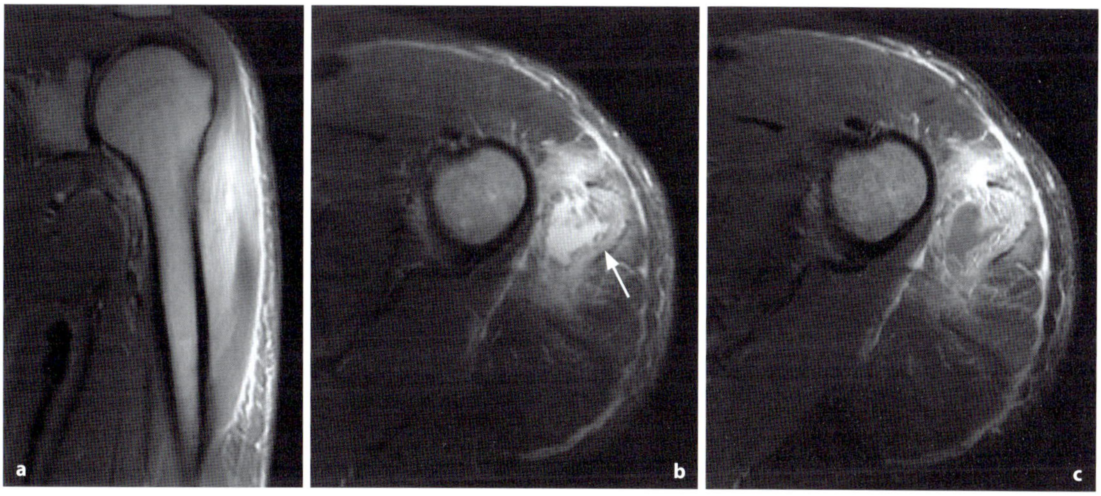

Figura 3.35 Piomiositis. a Imagen coronal en secuencia STIR del hombro. Se observa edema difuso en el interior del músculo deltoides en este paciente inmunocomprometido. b Imagen axial en secuencia STIR del hombro. Se evidencia una colección líquida focal con paredes gruesas dentro del músculo, compatible con un absceso intramuscular (*flecha*). c Imagen axial en T1 con saturación grasa después de la administración de gadolinio i.v. Se observa ausencia de realce central dentro del absceso, con realce prominente de su pared irregular y de las partes blandas adyacentes.

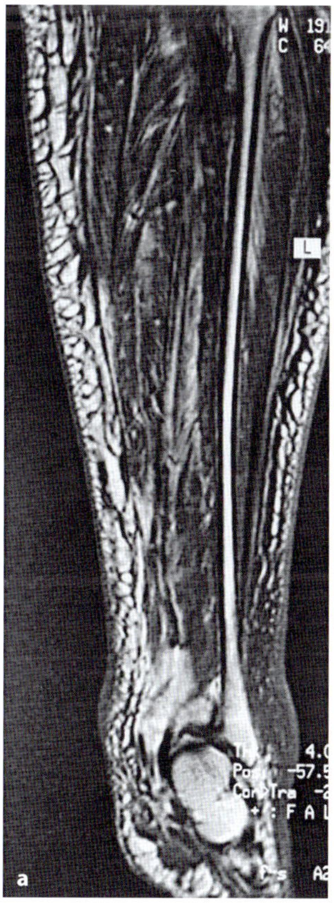

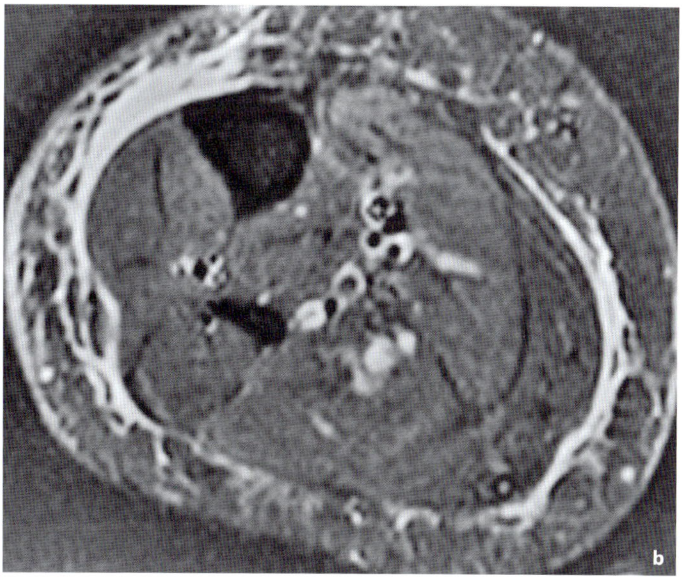

Figura 3.36 Celulitis. a Imagen coronal en T1 de la pantorrilla. Se observa un patrón reticular hipointenso en el tejido adiposo subcutáneo provocado por el edema como resultado de la celulitis. b Imagen axial en secuencia STIR de la pantorrilla. El patrón reticular de edema en la grasa subcutánea adquiere señal alta en esta secuencia. Es de suma importancia el hecho de que no hay hiperintensidad dentro de los músculos ni entre ellos.

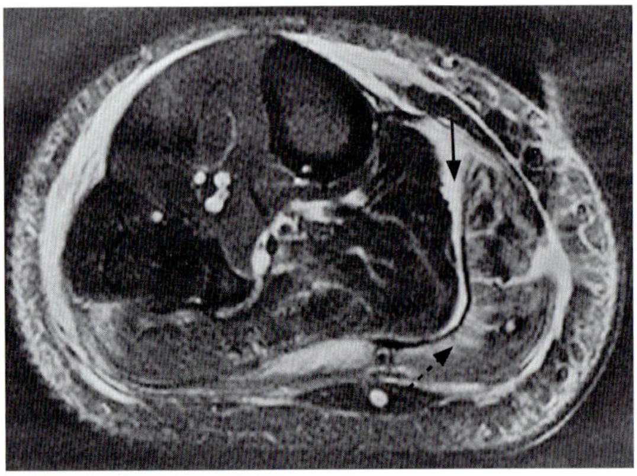

Figura 3.37 Fascitis necrosante. Imagen axial en secuencia STIR de la pantorrilla. Se observa edema en la grasa subcutánea. Además, se visualizan hiperintensidad de señal entre los músculos (*flecha sólida*) en planos fasciales profundos y edema intersticial difuso en el músculo gastrocnemio (*flecha punteada*) debido a hiperemia y edema como resultado de la infección fascial adyacente.

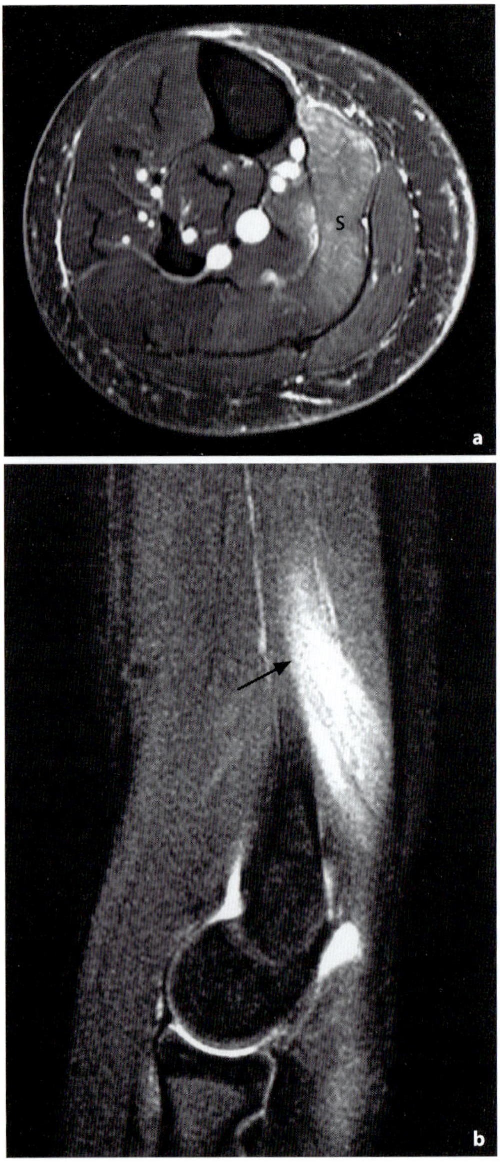

Figura 3.38 Polimiopatías inflamatorias idiopáticas. **a** Imagen axial en secuencia STIR de la pierna. Se observa hiperintensidad de distribución irregular en el interior de múltiples músculos, más evidente en la porción medial del músculo sóleo (S) en este paciente con diagnóstico de polimiositis. **b** Imagen sagital en secuencia STIR del codo. Se evidencia un área focal de intensidad de señal difusamente aumentada en el interior del tríceps (*flecha*). Este niño se presentó con dolor de codo y un exantema cutáneo. La biopsia posterior reveló una dermatomiositis.

focal con realce en anillo. Por lo general, no hay necesidad de realizar estudios con contraste para llegar a este diagnóstico, sobre todo debido a que es infrecuente que la piomiositis se asocie con esta enfermedad.

La RM tiene alta sensibilidad para detectar fascitis necrosante y mostrar su extensión, pero los hallazgos son inespecíficos. Sin embargo, esta falta de especificidad no es un problema real, debido a que el contexto clínico junto con el aspecto característico en la RM permite llegar al diagnóstico, a pesar de que los hallazgos de la RM también se observan en otras entidades.

Polimiopatías inflamatorias idiopáticas

Las enfermedades frecuentes dentro de este grupo son la polimiositis y la dermatomiositis. La miositis activa exhibe hiperintensidad en las imágenes T2W, que es más evidente con las técnicas de supresión grasa (Figura 3.38). La enfermedad por agotamiento muestra sustitución de los músculos por tejido adiposo que es de intensidad alta en las imágenes T1W.

Habitualmente, en estas enfermedades el compromiso muscular no es uniforme y la RM es útil para dirigir la biopsia hacia una región muscular comprometida temprano en el proceso patológico a fin de llegar al diagnóstico. Esto se debe a que las biopsias no guiadas mediante estudios por imágenes pueden tener una tasa de falso negativo del 25% por a errores de muestreo.

Cuando se define la enfermedad, el aumento de la debilidad muscular en estos pacientes puede tener diversas causas, como un brote inflamatorio que afecta a los músculos (situación que responde al tratamiento con corticoides), una miopatía inducida por corticoides o atrofia muscular progresiva. La RM es útil para distinguir entre estas posibilidades.

Enfermedades musculares primarias

Distrofias y miopatías

Las distrofias musculares y las miopatías congénitas a veces se pueden diferenciar según el patrón de compromiso muscular. La distrofia muscular de Duchenne suele tener un compromiso simétrico que progresa de proximal a distal, mientras que la distrofia miotónica suele progresar de distal a proximal.

La RM puede mostrar el patrón de compromiso muscular, el cual puede ayudar a confirmar el diagnóstico; la RM también puede ser de utilidad para guiar una biopsia hacia el músculo comprometido. De modo similar, la RM puede identificar los músculos no afectados por el proceso patológico, los cuales se pueden utilizar para operaciones de transferencia muscular. La RM describe la progresión de la enfermedad con mayor precisión que las concentraciones séricas de las enzimas.

En un estadio temprano de la enfermedad, la RM por lo general muestra hiperintensidad en las imágenes T2W como consecuencia del edema y la inflamación en el músculo anormal. La atrofia muscular es el hallazgo predominante en etapas tardías de la enfermedad, y la hiperintensidad secundaria a la infiltración grasa del músculo atrofiado se observa mejor en las imágenes T1W.

Denervación (Cuadros 3.11 y 3.12)

Los músculos y sus nervios correspondientes se pueden considerar una unidad motora o neuromuscular individual. El daño de un nervio genera cambios en el músculo que inerva. Múltiples procesos traumáticos, vasculares, congénitos, metabólicos e infiltrantes pueden interrumpir la actividad nerviosa en el músculo.

Los cambios en la RM después de la denervación siguen una evolución predecible. En la etapa aguda, la RM puede ser normal. Después de dos semanas, aumenta el agua extracelular dentro del músculo, lo que provoca un aumento de la intensidad de señal en las imágenes T2W, sobre todo en las imágenes con supresión grasa, como la secuencia STIR (Figura 3.39). Este aspecto suele persistir durante alrededor de un año después de la lesión. Si el nervio se cura, la hiperintensidad

Cuadro 3.11 Atrofia grasa del músculo

- Hiperintensidad en las imágenes en T1.
- Diagnósticos diferenciales:
  - Denervación.
  - Dermatomiositis o polimiositis por agotamiento.
  - Desuso.
  - Distrofias musculares.
  - Miopatías congénitas.

Cuadro 3.12 Aspecto en RM de la denervación

- Cuadro agudo (< 2 semanas):
  - Señal normal en el músculo.
- 1 a 12 meses:
  - Señal alta en los músculos afectados en las imágenes en T2 debido al edema extracelular intramuscular.
- > 12 meses:
  - Señal alta en las imágenes en T1 debido a la infiltración grasa del tejido muscular atrofiado.

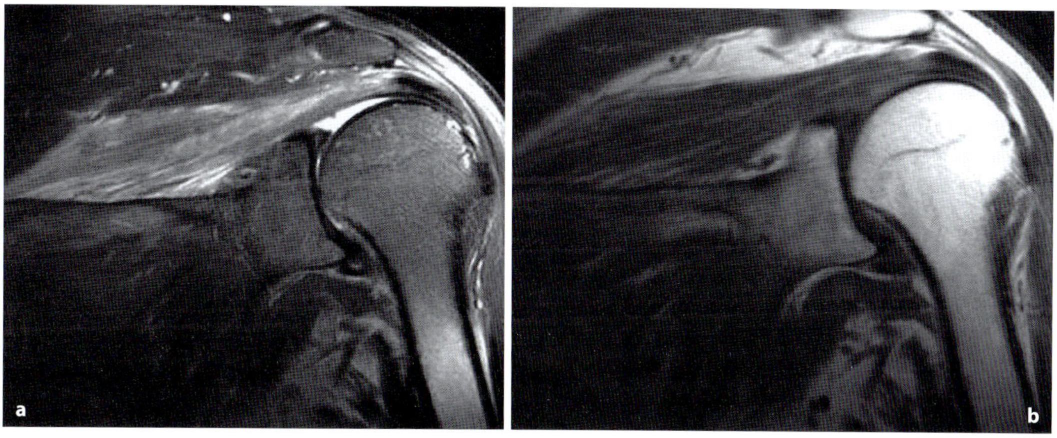

Figura 3.39 Denervación subaguda. **a** Imagen coronal oblicua en T2 con saturación grasa del hombro. Se evidencia edema difuso en el interior del músculo supraespinoso en este paciente que sufrió un traumatismo sobre el nervio supraescapular. **b** Imagen coronal oblicua en T1 del hombro. Se observa un leve aumento de la señal en forma de estrías en el interior del músculo, lo que indica una mínima atrofia grasa.

involuciona hasta la normalidad. Si no se produce la reinervación, el músculo desarrolla atrofia grasa, que se detecta con facilidad en las imágenes T1W como intensidad alta que reemplaza a las fibras musculares (Figura 3.40). Estos cambios precoces y tardíos en el músculo son inespecíficos, a menos que el patrón de compromiso muscular se correlacione con la distribución de un nervio conocido, lo cual podría sugerir el diagnóstico.

La RM puede predecir si un músculo se puede rescatar luego de una reinervación o tras la colocación de un injerto nervioso, ya que evidencia la presencia de atrofia grasa, la cual es irreversible. La RM también puede ser útil para mapear los músculos no afectados y que se podrían utilizar en operaciones de transferencia musculotendinosa. En ocasiones, la RM puede mostrar la causa de la neuropatía. Este estudio por imágenes tiene varias ventajas respecto de la electromiografía: es no invasiva, tiene excelente resolución y puede evidenciar el proceso patológico en músculos con inervación aberrante o doble.

Tumores (Tabla 3.2)

Con frecuencia, la RM forma parte de los estudios diagnósticos de masas de partes blandas, muchas de las cuales se originan en el músculo. El aspecto en la RM de algunas de estas lesiones, como los lipomas intramusculares, los hematomas y los hemangiomas, son suficientemente específicos y no es necesario realizar estudios adicionales. Sin embargo, la mayoría de los trastornos tienen un aspecto inespecífico, con señal aumentada en las imágenes T2W y realce variable. Si bien a menudo la biopsia es necesaria, la RM es útil para localizar las regiones más viables y con mayor rendimiento diagnóstico para realizar la biopsia.

Tabla 3.2 Tumores intramusculares

Lesión	Características distintivas
Hemangioma	Contiene grasa
Lipoma	Está formado por grasa
Mixoma	Muchas características quísticas
Sarcoma	Ausencia de edema circundante
Metástasis	A menudo presentan edema circundante
Linfoma	Infiltra todo el músculo
Neurofibroma	Posible presencia del signo del "tiro al blanco"; tiene un aspecto similar al mixoma, pero con realce difuso

Los tumores intramusculares frecuentes incluyen el hemangioma, el lipoma, el mixoma, el neurofibroma, el sarcoma, las metástasis y el linfoma. Los hemangiomas a menudo tienen canales serpiginosos rodeados por grasa que se pueden diagnosticar mediante RM (Figura 3.41). Los lipomas también se diagnostican con facilidad como masas con intensidad de señal adiposa en todas las secuencias de pulso (Figura 3.42). A menudo, el linfoma infiltra un músculo por completo, pero también puede apreciarse como una masa redonda (Figura 3.43); las metástasis localizadas en los músculos son masas redondas que con frecuencia tienen grandes áreas de edema a su alrededor (Figura 3.44). Las metástasis del melanoma maligno pueden tener un aspecto clásico en la RM, compuesto por lesiones focales en el músculo de intensidad de señal alta en las imágenes T1W y muy baja en las imágenes T2W o en secuencia STIR como consecuencia

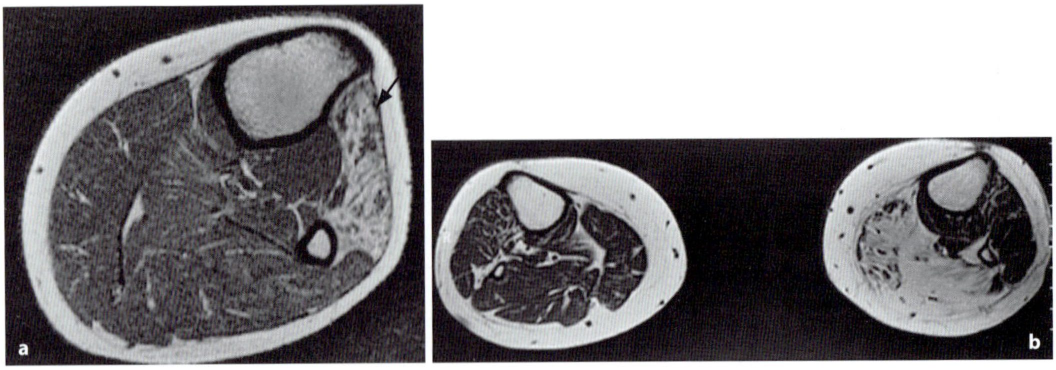

Figura 3.40 Denervación tardía. **a** Imagen axial en T1 de la pantorrilla. El músculo tibial anterior muestra atrofia grasa (*flecha*) en comparación con los músculos adyacentes normales. **b** Imagen axial en T1 de las pantorrillas (paciente diferente que en **a**). Se evidencia un importante reemplazo graso de los músculos posteriores de la pantorrilla debido a denervación prolongada en este paciente con diabetes.

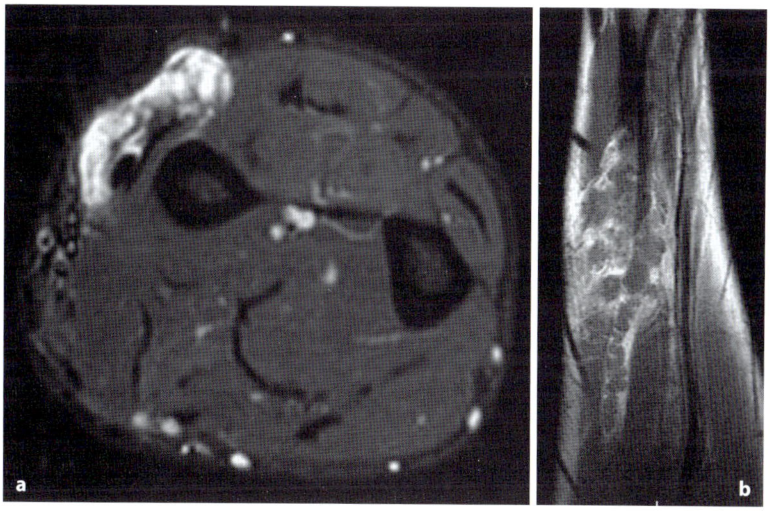

Figura 3.41 Tumor intramuscular: hemangioma. **a** Imagen axial en secuencia STIR del antebrazo. Se evidencia una masa que muestra áreas lobulares de intensidad alta en el interior del músculo extensor radial corto del carpo. **b** Imagen coronal en T1 del antebrazo. Los componentes lobulares están separados por grasa, un aspecto compatible con un hemangioma de partes blandas.

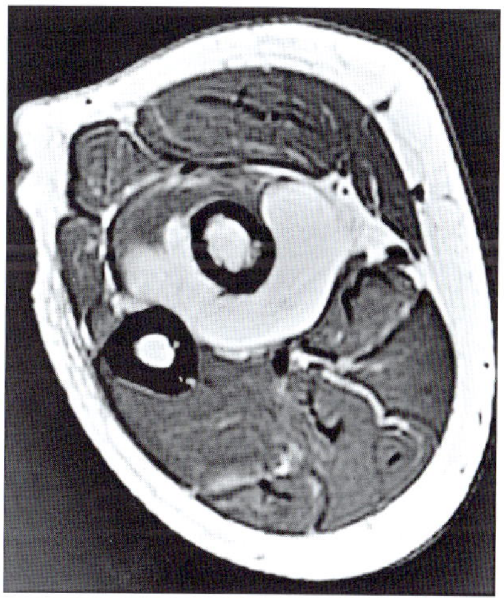

Figura 3.42 Tumor intramuscular: lipoma. Imagen axial en T1 del antebrazo. Se observa una masa adiposa de intensidad alta que reemplaza la mayor parte del músculo supinador y se extiende entre el radio y el cúbito.

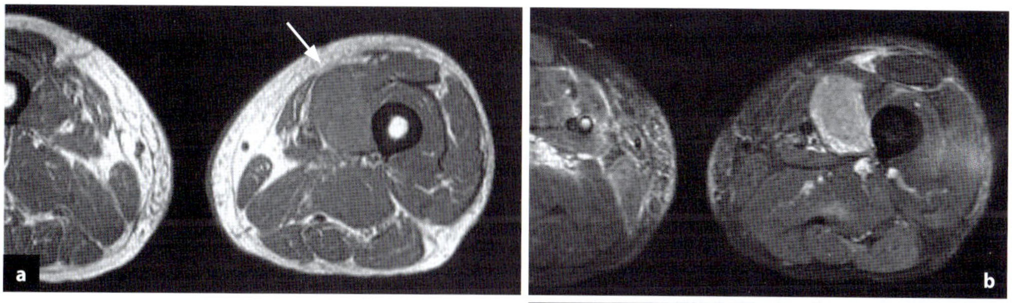

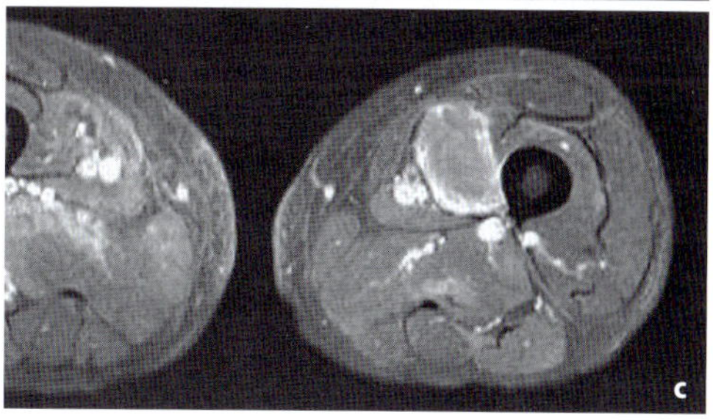

Figura 3.43 Tumor intramuscular: linfoma. **a** Imagen axial en T1 del muslo. Se evidencia un área similar a una masa de intensidad de señal intermedia en la cara medial del vasto intermedio (*flecha*). **b** Imagen axial en secuencia STIR del muslo. La masa muestra intensidad de señal difusamente aumentada. **c** Imagen axial en T1 con saturación grasa después de la administración de gadolinio i.v. Se observa realce intenso a lo largo de los márgenes de la lesión, con menos realce en la región central. Nótense las características inespecíficas de la señal y los márgenes bien delimitados de este linfoma intramuscular.

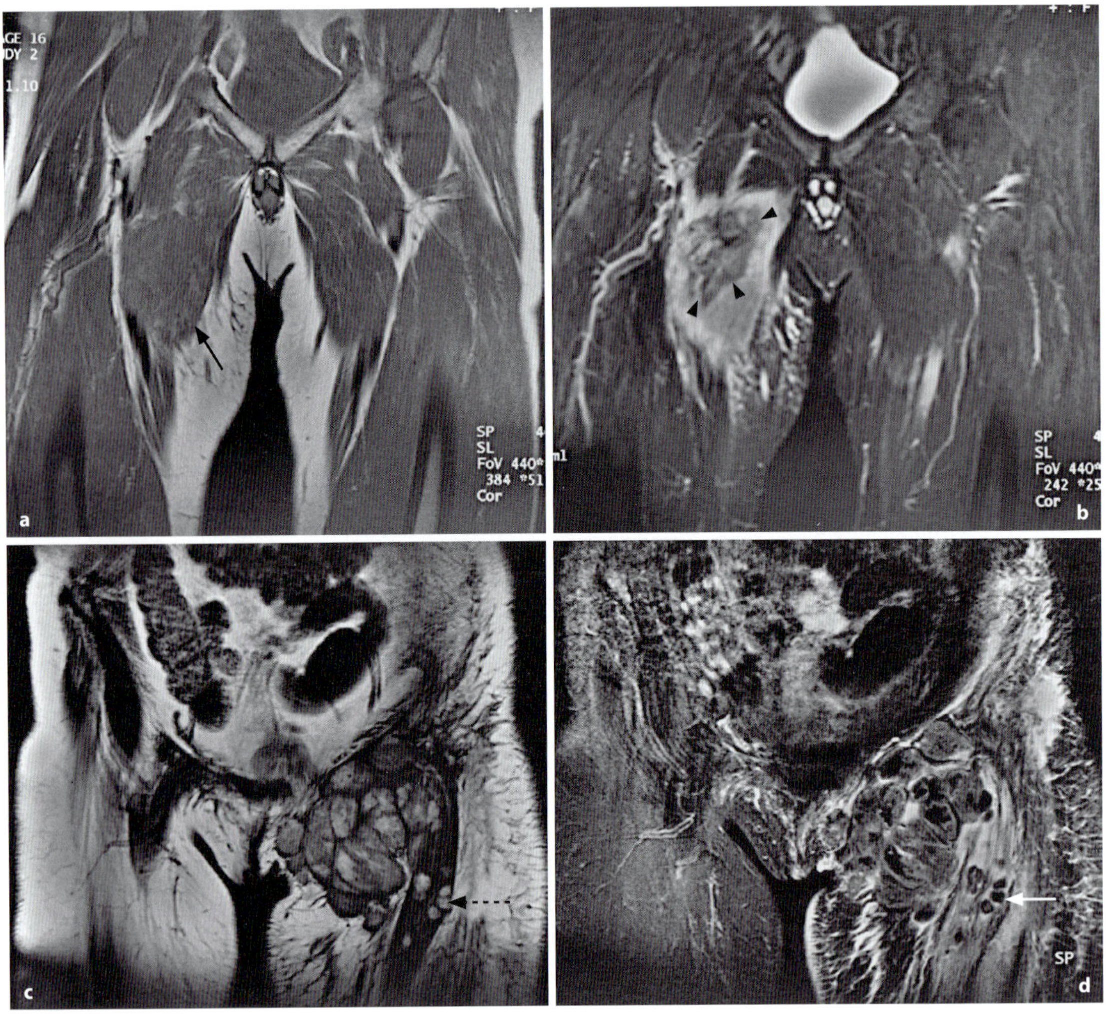

Figura 3.44 Tumor intramuscular: metástasis. **a** Imagen coronal en T1 de la pelvis. Se observa una masa en los músculos aductores derechos (*flecha*). **b** Imagen coronal en secuencia STIR de la pelvis (mismo paciente que en **a**). La masa es heterogénea, tiene intensidad de señal entre intermedia y alta (*puntas de flecha*) y está rodeada por una gran cantidad de edema hiperintenso. Esta lesión correspondía a un cáncer vesical de células transicionales metastásico. **c** Imagen coronal en T1 de la pelvis (paciente diferente al mostrado en **a** y **b**). Se observa un conglomerado de ganglios linfáticos aumentados de tamaño del lado izquierdo de la entrepierna. Se evidencian múltiples masas redondas en el músculo sartorio izquierdo (*flecha punteada*). **d** Imagen coronal en secuencia STIR de la pelvis (mismo paciente que en **c**). Las masas intramusculares en el músculo sartorio (*flecha*) y múltiples áreas focales en los ganglios linfáticos aumentados de tamaño exhiben intensidad de señal sumamente baja. Además, se observa edema dentro de dicho músculo alrededor de las lesiones focales. Estas lesiones corresponden a metástasis de melanoma y los cambios en la intensidad de señal son típicos de ese tumor.

del contenido de melanina (*v.* Figura 3.44). Los sarcomas de partes blandas son masas redondas, pero por lo general no tienen edema circundante; pueden volverse necróticos y la hemorragia hacia el interior del tumor necrótico puede confundirse con un hematoma traumático. Los mixomas tienen características de señal parecidas a los líquidos (intensidad muy baja en T1W [menor que la del músculo] y señal muy alta en T2W [señal igual al líquido]) con realce heterogéneo o solo periférico cuando se administra contraste (Figura 3.45) (realce no difuso y no exclusivamente periférico). Por lo general, los neurofibromas intramusculares tienen un aspecto inespecífico: se trata de una masa de intensidad baja en las imágenes T1W (por lo general, isointensa o apenas hiperintensa respecto del músculo) que puede ser difícil de distinguir del músculo normal circundante, y señal aumentada de forma difusa en las imágenes T2W (similar a la señal de los líquidos). Es posible visualizar el signo del "tiro al blanco" en las imágenes T2W con contraste (hipointensidad en el centro de la lesión, con señal alta en la periferia).

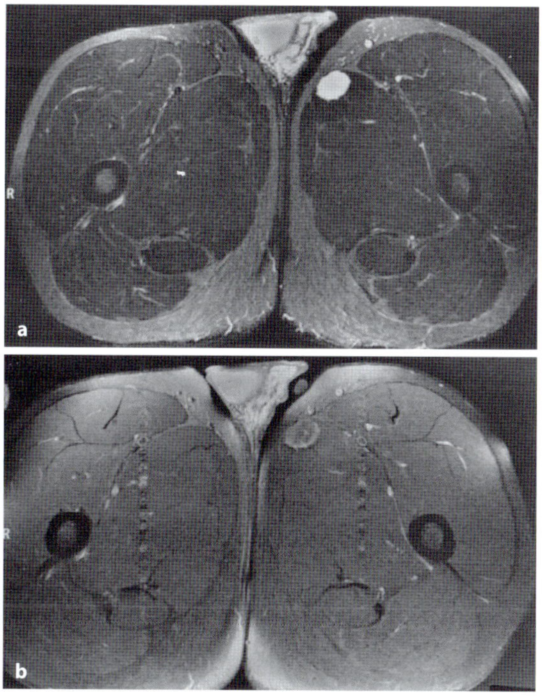

Figura 3.45 Tumor intramuscular: mixoma. **a** Imagen axial en secuencia STIR de los muslos. Se observa una masa de intensidad muy alta en los músculos aductores izquierdos. **b** Imagen axial en T1 con contraste y supresión grasa de los muslos. Este mixoma exhibe realce periférico.

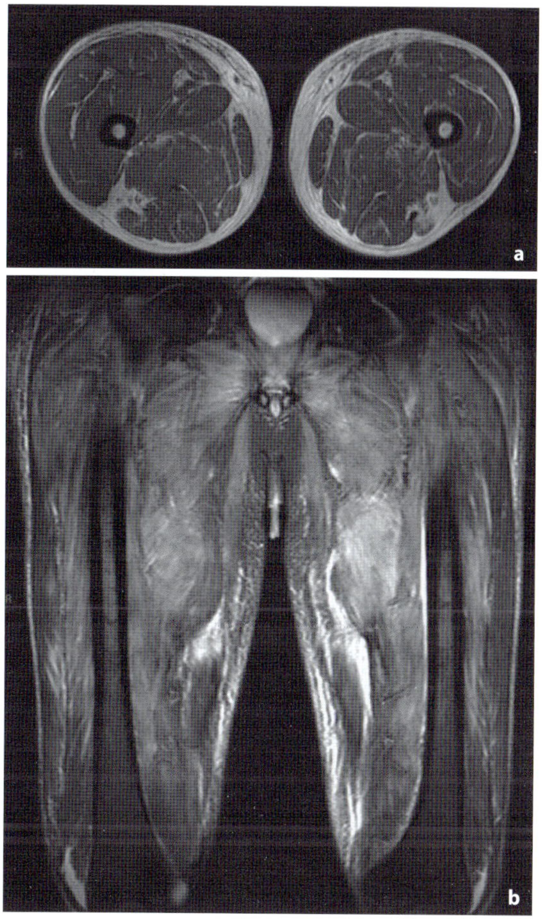

Figura 3.46 Rabdomiólisis. **a** Imagen axial en T1 de los muslos. No se evidencian alteraciones en este paciente con antecedentes de tratamiento lipídico con estatinas y fibratos. **b** Imagen coronal en secuencia STIR de los muslos. Se observa hiperintensidad difusa por toda la musculatura de los muslos, compatible con rabdomiólisis extensa.

Alteraciones musculares varias

Rabdomiólisis

Muchas entidades pueden provocar destrucción masiva del tejido muscular con elevación de las concentraciones séricas de la enzima creatina quinasa, incluyendo los traumatismos masivos, la inmovilización prolongada, la isquemia vascular, el ejercicio excesivo, la sobredosis de drogas o de alcohol y trastornos metabólicos como la hipopotasemia, entre otros. Los músculos afectados exhiben intensidad de señal difusamente aumentada en las imágenes T2W como resultado del edema, la necrosis y la hemorragia (Figura 3.46). Las imágenes T1W no muestran alteraciones y por lo general los músculos no están aumentados de tamaño.

Infarto muscular (Cuadro 3.13)

La isquemia muscular es muy frecuente en personas diabéticas y en pacientes con anemia falciforme. Las alteraciones isquémicas son muy dolorosas y provocan edema con áreas focales y difusas de intensidad aumentada en el interior y alrededor del músculo en las imágenes T2W.

La isquemia muscular diabética (previamente denominada "infarto [o necrosis] muscular diabético") es secundaria a trombosis de las arteriolas de mediano y pequeño calibre en pacientes con aterosclerosis y diabetes mal controlada. Los síntomas clínicos consisten en dolor intenso con antecedentes de una masa palpable, con o sin tumefacción. El recuento leucocitario es normal. Más de la mitad de los pacientes tienen nefropatía, neuropatía y retinopatía diabéticas concomitantes.

El muslo, en especial los músculos vastos del cuádriceps, son comprometidos más comúnmente (≈80%); la pantorrilla es la siguiente región afectada con mayor frecuencia (≈20%). La isquemia puede comenzar en la pantorrilla y progresar hacia el muslo. Se observa compromiso bilateral en más de un tercio de los casos.

Cuadro 3.13 Isquemia muscular

- Frecuente en pacientes con diabetes y anemia falciforme.
- Infarto muscular diabético:
  - Dolor importante con o sin edema/masa.
  - Recuento leucocitario normal.
  - Compromiso de los muslos en el 80% de los casos; compromiso de las pantorrillas en el 20% de los casos.
  - Bilateral en un tercio de los pacientes.
- Aspecto en la RM:
  - T1: tumefacción muscular, obliteración de los planos grasos.
  - T2: señal intramuscular e intermuscular difusamente aumentada.
  - Contraste: realce difuso del área afectada o realce en anillo de los focos necróticos.

La RM muestra aumento de tamaño difuso de varios músculos y a menudo hay compromiso de más de un compartimento (Figura 3.47). Los tabiques adiposos intermusculares pueden estar obliterados y con frecuencia se evidencia edema subfascial. En las imágenes T2W, se observa intensidad aumentada de forma difusa dentro de los músculos y entre estos, y puede haber focos de hemorragia. La administración de gadolinio puede evidenciar realce difuso, pero también puede haber áreas focales de realce en anillo, quizá como consecuencia de la hiperemia alrededor de un área de músculo sin irrigación.

La RM sola no permite realizar un diagnóstico específico, pero junto con la historia clínica a menudo se puede llegar a un diagnóstico concreto. Si quedan dudas acerca del diagnóstico, se puede realizar una biopsia percutánea para cultivo y estudio histológico.

Músculos accesorios

Los músculos accesorios pueden ser un hallazgo incidental en los estudios de RM; además, en el examen clínico se pueden manifestar como una masa o causar compresión de un nervio adyacente. Los músculos accesorios se encuentran en muchos sitios en el cuerpo. El diagnóstico de un músculo accesorio es fácil con la RM debido a que la intensidad de señal y la textura plumosa son idénticas a las de otros músculos en todas las secuencias de exploración (Figura 3.48).

Radioterapia, cirugía y quimioterapia

Las lesiones en las extremidades que son tratadas mediante cirugía, radioterapia local o quimioterapia a menudo desarrollan hiperintensidad difusa en el músculo y el tejido adiposo subcutáneo con el típico aspecto plumoso en el músculo en las imágenes T2W (Figura 3.49). Estos hallazgos son inespecíficos, pero no se los debe confundir con un tumor persistente o recidivante debido a que es un hallazgo "normal" y frecuente después del tratamiento. Solo la presencia de una masa redonda debe hacer sospechar un tumor persistente o recidivante en el sitio de cirugía o radioterapia previas. A menudo, una masa en el sitio quirúrgico corresponde a un hematoma o un seroma, y no a un tumor; esto se puede definir

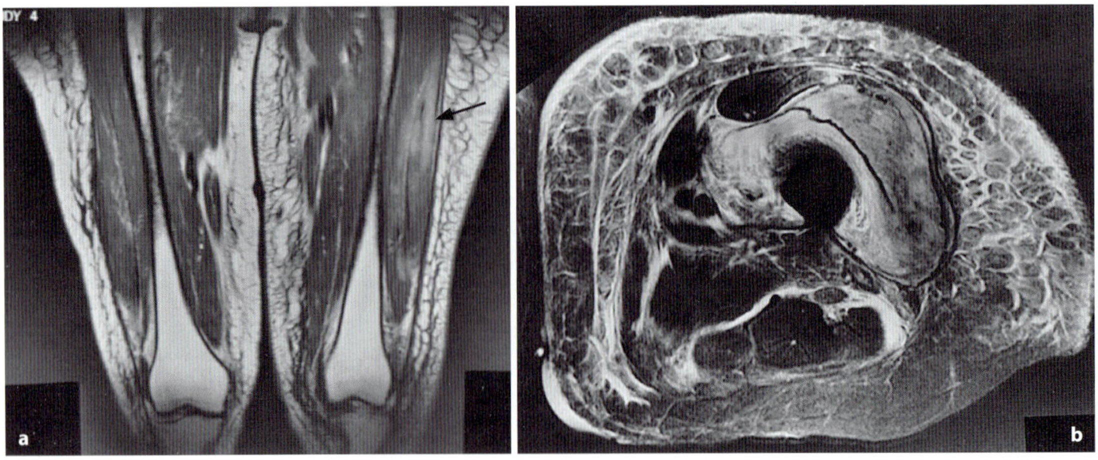

Figura 3.47 Infarto muscular. **a** Imagen coronal en T1 de los muslos. Ambos muslos son anormales, pero los hallazgos son mucho más pronunciados del lado izquierdo. Se observa edema subcutáneo con un patrón reticular. Los músculos están aumentados de tamaño y la hiperintensidad en el muslo izquierdo (*flecha*) indica hemorragia secundaria al infarto muscular en este paciente con diabetes. **b** Imagen axial en secuencia STIR del muslo izquierdo. Se evidencia edema subcutáneo difuso con hiperintensidad reticular. Hay aumento de la señal en el interior de los vastos y los tabiques intermusculares también exhiben intensidad alta.

administrando material de contraste i.v. para determinar si la lesión es quística o sólida; en caso de persistir cierta incertidumbre, se puede realizar una biopsia guiada por imágenes.

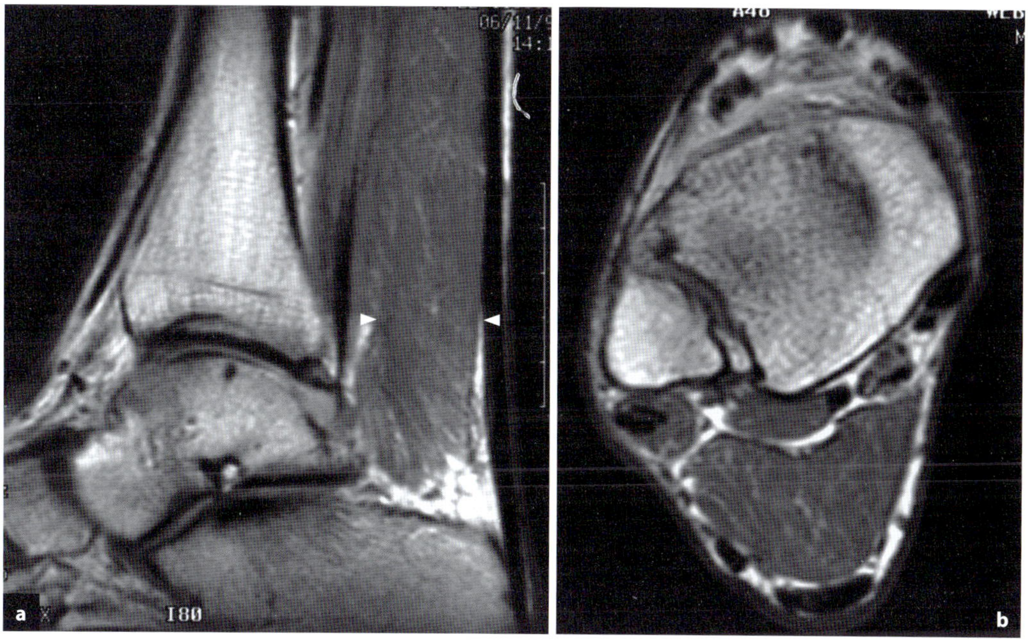

Figura 3.48 Músculo anormal. **a** Imagen sagital en T1 de la rodilla. Este paciente es un jugador de básquetbol que se presentó con una masa preaquiliana. Se evidencia tejido de intensidad de señal intermedia y estrías grasas en el tejido adiposo preaquiliano (*puntas de flecha*), aspecto compatible con músculo esquelético, que en este caso corresponde a un músculo sóleo accesorio. **b** Imagen axial en T1 del tobillo. El músculo accesorio ocupa el espacio preaquiliano.

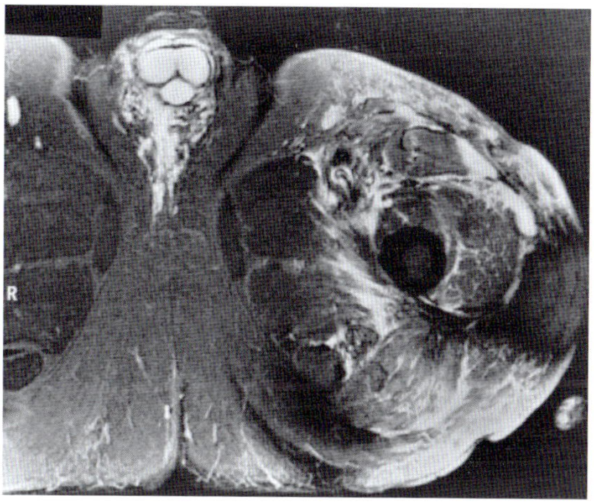

Figura 3.49 Cambios por radiación. Imagen axial en secuencia STIR de la porción proximal del muslo. Se observa hiperintensidad intramuscular y subcutánea difusa. Este hombre recibió radioterapia y cirugía para tratar un tumor en esta región. Estos hallazgos son esperables luego del tratamiento. La ausencia de una masa de intensidad alta y redonda esencialmente descarta que se trate de una recidiva tumoral.

Acceda al eBook para consultar la lista de bibliografía.
Consulte las indicaciones en la retiración de tapa.

4

Nervios periféricos

Cómo explorar los nervios

- Bobinas y posición del paciente: las imágenes de alta resolución de los nervios periféricos de pequeño calibre requieren la utilización de bobinas superficiales multirreceptoras (*phase array*). Es posible evaluar el gran nervio ciático sin necesidad de bobinas superficiales, pero estas permiten obtener una mejor resolución. La posición del paciente se determina a partir del nervio que evaluar. Por lo general, el nervio se puede explorar con las mismas bobinas superficiales, en la misma posición y con iguales campo de visión y espesor de corte que se utilizan para evaluar la articulación cercana.
- Orientación de las imágenes: de ser posible, las imágenes de los nervios se deben obtener en dos planos ortogonales. Las imágenes transversales (perpendiculares al eje longitudinal del nervio) evitan los artefactos de promedio de volumen parcial y permiten evaluar el tamaño, la configuración, la intensidad de señal y el patrón fascicular del nervio. Las imágenes paralelas al eje longitudinal del nervio son buenas para visualizar el recorrido del nervio y para detectar cualquier desplazamiento o aumento de tamaño; sin embargo, los artefactos de volumen parcial pueden complicar la interpretación de estas imágenes.
- Secuencias de pulso: las imágenes ponderadas en T1 (T1W) y algunos tipos de imágenes ponderadas en T2 (T2W) con supresión grasa (T2W con supresión grasa o en secuencia inversión-recuperación con tau corto [STIR]) son óptimas para evaluar los nervios periféricos. Las imágenes T1W muestran la anatomía adyacente al nervio y las secuencias T2W son adecuadas para mostrar patologías de los nervios y el patrón fascicular. La neurografía por resonancia magnética (RM) es una técnica especializada para definir la anatomía y el trayecto de un nervio, similar a la visualización de un vaso sanguíneo en la angiografía por RM. Para la técnica es necesario prestar atención a ciertos detalles técnicos y la implementación de sofisticados métodos de posprocesamiento de la información. Esta técnica se está adoptando de forma cada vez más generalizada; proporcionamos algunas referencias para el lector interesado en el tema.
- Contraste: la administración de contraste puede ser útil para detectar realce nervioso anormal en casos dudosos y para determinar si una masa es quística o sólida.

Nervios normales y anormales

Generalidades

Los estudios electrofisiológicos son una técnica invasiva ampliamente utilizada para detectar alteraciones de la conducción en nervios periféricos. Estas pruebas son sensibles, pero carecen de especificidad y no brindan el detalle anatómico que permitiría definir la ubicación precisa de una alteración, lo cual a menudo afecta la planificación del tratamiento. La capacidad para detectar de manera no invasiva la presencia y la extensión de una alteración nerviosa es de gran utilidad para la planificación prequirúrgica.

La RM es la mejor técnica de exploración disponible en la actualidad para evaluar los nervios periféricos. Debido a su capacidad para exhibir directamente la anatomía y el trayecto de un nervio y cualquier lesión compresiva u otras patologías adyacentes, la RM ha demostrado ser útil como método complementario a la electromiografía. Además, si resulta difícil analizar un nervio de forma directa en un estudio determinado, la intensidad de señal anormal en el interior de los músculos inervados por dicho nervio constituye una evidencia indirecta importante de patología nerviosa.

Los nervios se observan en todo examen de RM de las extremidades, por lo que es importante familiarizarse con su aspecto normal y anormal, a fin de efectuar un diagnóstico diferencial adecuado para explicar los hallazgos.

Anatomía y aspecto en resonancias magnéticas normales

La unidad fundamental de un nervio periférico es el axón, que puede estar mielinizado o no, el cual transporta impulsos eléctricos eferentes (motores) o aferentes (sensitivos). Los nervios periféricos tienen una mezcla de axones mielinizados y no mielinizados. Las fibras mielinizadas se desarrollan cuando una única célula de Schwann recubre un único axón; las fibras no mielinizadas se forman cuando una célula de Schwann recubre múltiples axones. Las capas de células de Schwann forman las vainas de mielina.

Los nervios periféricos de gran calibre tienen tres capas de tejido conectivo que sostienen y protegen los axones y las vainas de mielina (Figura 4.1). La capa interna es el endoneuro, que rodea a cada axón mielinizado. Muchos axones, junto con sus células de Schwann y capas de endoneuro, están agrupados en fascículos, los cuales están envueltos por una densa capa de perineuro, que funciona como barrera protectora contra agentes infecciosos o toxinas. La tercera capa es el epineuro, el cual envuelve todo el nervio periférico y protege los axones contra las fuerzas que estiran el nervio. Las capas de tejido conectivo no se pueden detectar mediante RM; en la actualidad, los fascículos nerviosos son las unidades más pequeñas de los nervios que se pueden identificar.

Entre los fascículos se encuentran cantidades variables de tejido adiposo, en mayor cantidad en los nervios de los miembros inferiores que en los nervios de los miembros superiores. Los nervios periféricos de gran tamaño contienen alrededor de diez fascículos, cada uno de los cuales está formado por fibras motoras, sensitivas y simpáticas.

En la RM, los nervios normales tienen forma redonda u ovalada en cortes transversales (Figura 4.2). En las imágenes transversales, los extremos de los fascículos alargados exhiben un aspecto punteado o en panal de abejas, denominado "patrón fascicular". Los fascículos tienen tamaño uniforme y son de intensidad similar o ligeramente hiperintensos respecto del músculo en las imágenes T2W. En las imágenes T1W, los fascículos tienen intensidad de señal similar al músculo, con áreas entremezcladas de señal relativamente alta similar a la grasa (*v.* Figura 4.2). Es mucho más fácil detectar el patrón fascicular en imágenes T2W que en T1W, sobre todo en nervios pequeños (Figura 4.3).

Los nervios de gran tamaño, como el ciático, pueden exhibir un aspecto estriado en las imágenes longitudinales (similares a mechones de cabello), con intensidad de señal habitual de la grasa que separa los fascículos (*v.* Figura 4.2). Es fácil identificar los nervios si están rodeados por grasa; sin embargo, si están próximos a un músculo, sin grasa interpuesta, puede ser difícil detectarlos. En esta última situación, las imágenes T2W en el plano axial son la mejor opción para identificar y seguir el trayecto del nervio.

Alteraciones de los nervios

Los nervios periféricos pueden resultar afectados por traumatismos o compresión por una masa adyacente o un proceso infiltrante, síndromes de compresión, tumores de la vaina nerviosa, neuritis inflamatoria, radiación, neuropatías hipertróficas hereditarias y seudotumores inflamatorios. En la RM, las patologías nerviosas se evalúan mediante exploración directa del nervio para detectar alteraciones en la posición, el tamaño o la intensidad de señal y para buscar alteraciones que indiquen denervación de los músculos inervados por el nervio en estudio (Figura 4.4).

Los nervios pueden ser anormales si tienen aumento de tamaño difuso o focal o si exhiben hiperintensidad difusa o focal en las imágenes T2W. El aspecto anormal se debe correlacionar con los hallazgos del cuadro clínico y del examen físico. Determinar si la intensidad de señal es demasiado alta es un ejercicio subjetivo. Los nervios normales pueden exhibir alteración en el patrón fascicular (*v.* Figura 4.4), aunque en los

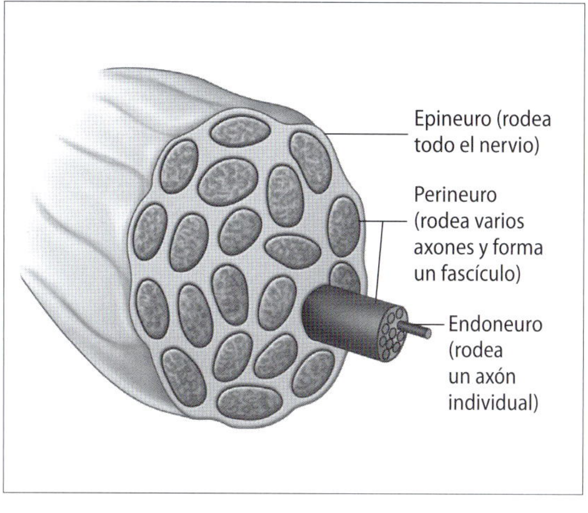

Figura 4.1 Anatomía de un nervio periférico. Los fascículos son la unidad más pequeña de un nervio visible en RM. Los fascículos están compuestos por varios axones envueltos en una capa de perineuro. Muchos fascículos forman un nervio, el cual está rodeado por una capa de epineuro. Los axones individuales están recubiertos por endoneuro, pero no son visibles en RM.

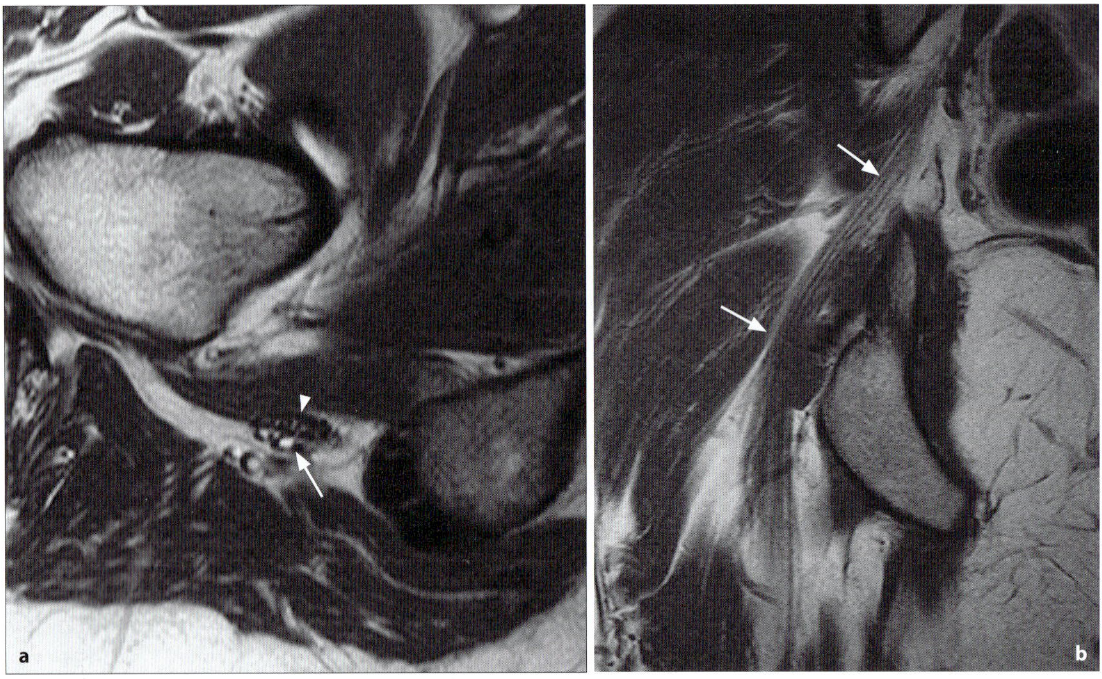

Figura 4.2 Nervio normal explorado en plano transversal y longitudinal. **a** Imagen axial en T1 de la porción proximal del muslo. La *punta de flecha* apunta hacia el nervio ciático, que tiene una sección ovalada. El aspecto punteado uniforme es el resultado de los fascículos de señal intermedia separados por grasa hiperintensa. Nótense los vasos sanguíneos de pequeño calibre a lo largo de su margen posterior (*flecha*). **b** Imagen coronal en T1 de la pelvis. El nervio ciático visualizado en el plano longitudinal tiene un aspecto estriado (parece un mechón de pelo) (*flechas*).

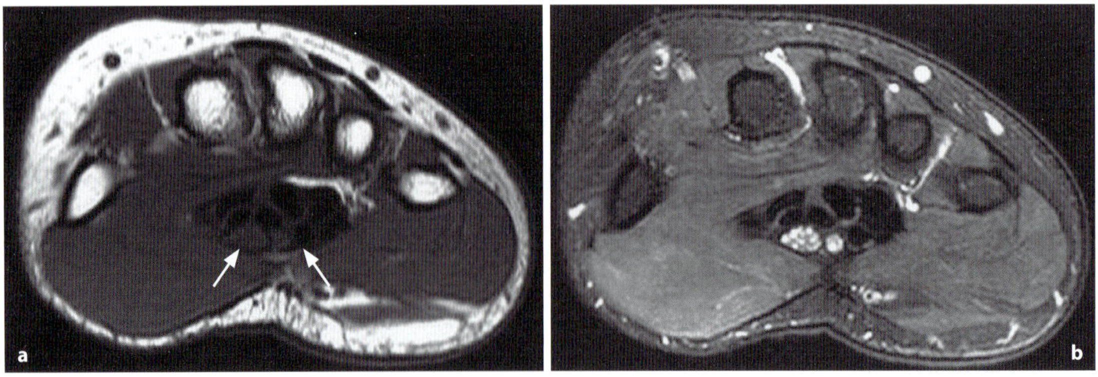

Figura 4.3 Nervio normal cuyos fascículos son más evidentes en T2 que en T1. **a** Imagen axial en T1 de la mano. Es difícil visualizar los fascículos individuales de los dos componentes (*flechas*) de este nervio mediano bífido, que es una variante normal. **b** Imagen axial en T2 con saturación grasa de la mano. Resulta mucho más fácil identificar los fascículos con esta secuencia.

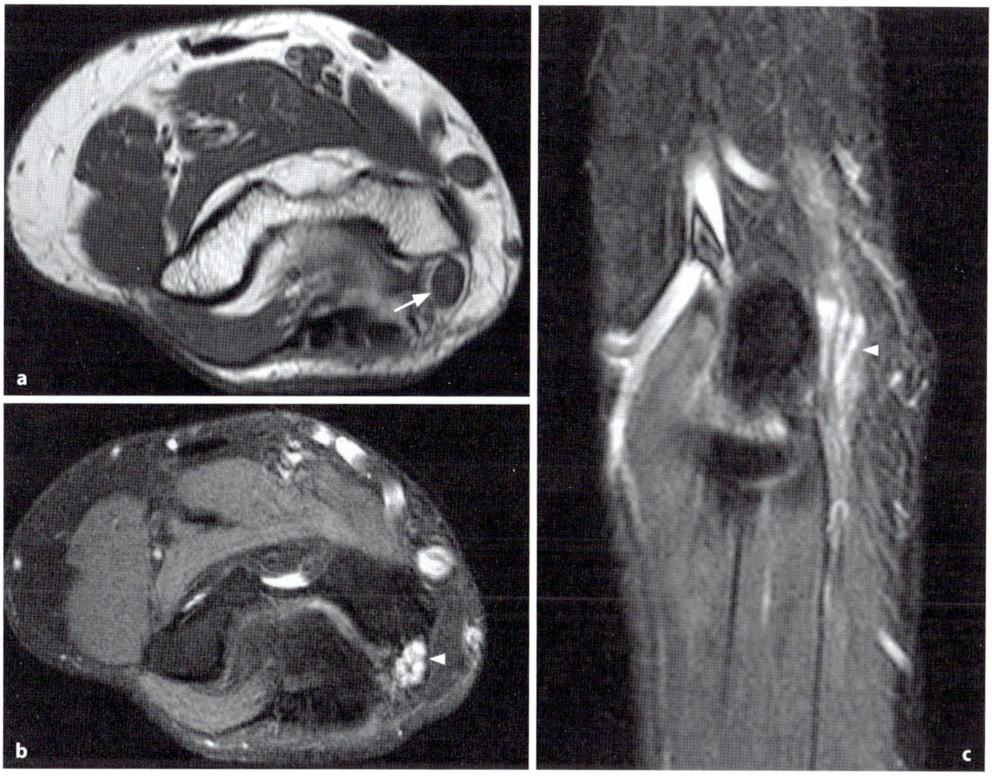

Figura 4.4 Características en la RM de un nervio anormal. a Imagen axial en T1 del codo. El nervio cubital está notablemente aumentado de tamaño dentro del túnel cubital (*flecha*) en este paciente con síntomas de neuropatía cubital. b Imagen axial en secuencia STIR del codo. Se observan mejor los fascículos anormales aumentados de tamaño (*punta de flecha*) en el interior del nervio, una situación compatible con una neuritis cubital. c Imagen sagital en secuencia STIR del codo. Los fascículos prominentes y el aumento de tamaño focal del nervio (*punta de flecha*) también se observan de forma adecuada en este plano.

nervios anormales puede ser difícil identificar los fascículos si el nervio está aumentado de tamaño o es hiperintenso. Los nervios tienen un limitado rango de aspectos en la RM y habitualmente los hallazgos son inespecíficos y requieren un diagnóstico diferencial; no obstante, la RM aporta información significativa que puede ayudar en el tratamiento de los pacientes (Cuadro 4.1).

Cuadro 4.1 Nervios periféricos anormales

Signos primarios (nervio)

- Aumento de tamaño.
- Señal aumentada, T2.
- Posición anormal (desplazamiento) debido a una masa, subluxación, osteofito.
- Patrón fascicular anormal (no uniforme, aumentado de tamaño).

Signos secundarios (músculo)

- Denervación del músculo inervado por el nervio:
  - < 1 año: intensidad alta en el músculo en T2 debido a edema intramuscular.
  - > 1 año: intensidad alta en el músculo en T1 debido a infiltración grasa.

Lesión nerviosa traumática

Después de un traumatismo nervioso pueden desarrollarse síntomas neurológicos debido a la interrupción de la conducción axónica, aunque el nervio permanezca intacto (neuropraxia). Por lo general, en este contexto no se realiza una RM.

Los traumatismos nerviosos de mayor gravedad pueden provocar la sección parcial o completa del nervio. Ante una lesión aguda, la RM puede evidenciar la ubicación precisa de la alteración nerviosa debido a la presencia de edema hiperintenso en las imágenes T2W y puede exponer el sitio de lesión nerviosa. El nervio puede responder formando un neuroma durante el primer año posterior a la lesión, lo cual a veces resulta doloroso.

El traumatismo nervioso puede provocar una neuritis focal con tumefacción del nervio y edema de partes blandas a su alrededor en el cuadro agudo; en las imágenes T2W, esta situación se visualiza como un aumento de tamaño focal del nervio, con hiperintensidad intraneural y perineural

(Figura 4.5). El aumento de tamaño del nervio se puede reconocer comparando su calibre entre las porciones proximal y distal, el cual debería disminuir al avanzar en sentido distal. De modo similar, si se exploran ambos lados del cuerpo (por ejemplo, en la columna vertebral o la pelvis), la comparación entre los lados puede ser útil para reconocer un aumento de tamaño patológico (Figura 4.6).

Además, cuando un nervio periférico resulta gravemente lesionado, los músculos que inerva sufren cambios degenerativos, lo que se manifiesta en la RM como señal alta ("edema") en las imágenes T2W con saturación grasa en las etapas aguda y subaguda, y como atrofia grasa (señal alta en T1W) en una etapa más tardía si el nervio no se regenera. La detección de estas alteraciones de la señal en el interior de los músculos inervados por un nervio es un signo secundario de utilidad para determinar una probable lesión nerviosa, tras lo cual se puede evaluar el nervio específico en mayor detalle (Figura 4.7).

Los nervios pueden subluxarse sobre un hueso adyacente; el nervio cubital subluxado alrededor del epicóndilo medial del húmero es un ejemplo clásico. Esta subluxación puede resultar en la distensión del nervio, su irritación por fricción y su tumefacción (neuritis), con aumento de tamaño y mayor intensidad de señal en las imágenes T2W. Un nervio en una localización anormal debida a subluxación o sección traumática no se debe confundir con una transposición quirúrgica de un nervio hacia una nueva ubicación anatómica con el objetivo de evitar la irritación crónica. La transferencia del nervio cubital a nivel del codo es un procedimiento quirúrgico estándar mediante el cual el nervio se coloca en una posición anterior respecto de su ubicación habitual, ya sea en un plano submuscular o subcutáneo (Figura 4.8).

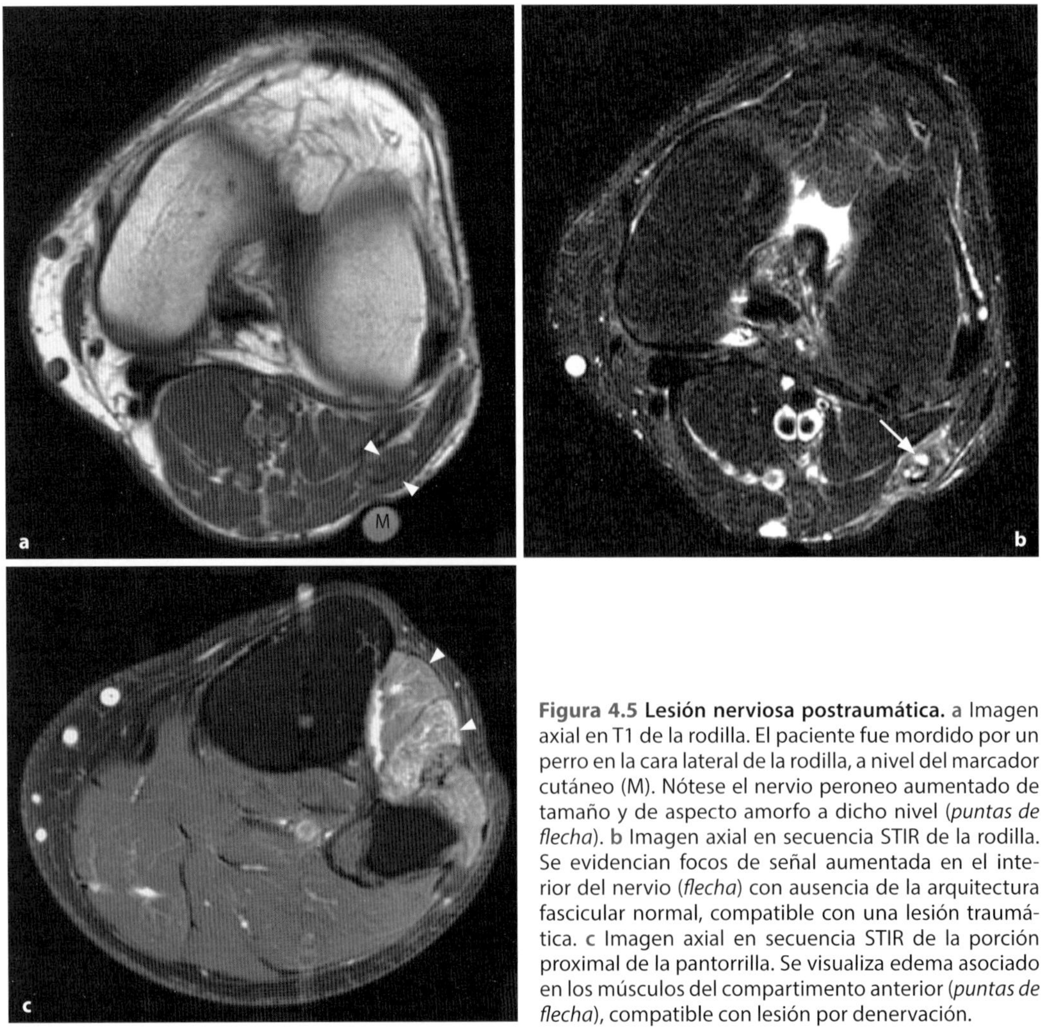

Figura 4.5 Lesión nerviosa postraumática. a Imagen axial en T1 de la rodilla. El paciente fue mordido por un perro en la cara lateral de la rodilla, a nivel del marcador cutáneo (M). Nótese el nervio peroneo aumentado de tamaño y de aspecto amorfo a dicho nivel (*puntas de flecha*). b Imagen axial en secuencia STIR de la rodilla. Se evidencian focos de señal aumentada en el interior del nervio (*flecha*) con ausencia de la arquitectura fascicular normal, compatible con una lesión traumática. c Imagen axial en secuencia STIR de la porción proximal de la pantorrilla. Se visualiza edema asociado en los músculos del compartimento anterior (*puntas de flecha*), compatible con lesión por denervación.

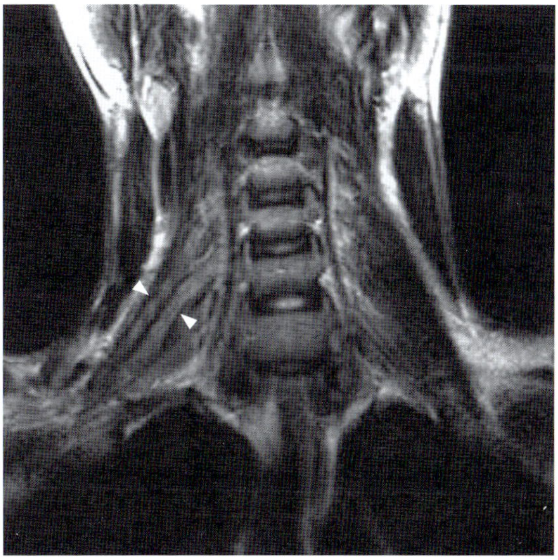

Figura 4.6 Lesión nerviosa postraumática: plexo braquial. Imagen coronal en T2 del cuello. Los nervios C5 y C6 derechos en el plexo braquial proximal (*puntas de flecha*) están notablemente aumentados de tamaño en este paciente con síntomas neurológicos en el miembro superior derecho después de un traumatismo. En el quirófano, se encontró que los nervios estaban edematosos y presentaban tejido cicatrizal en esta región.

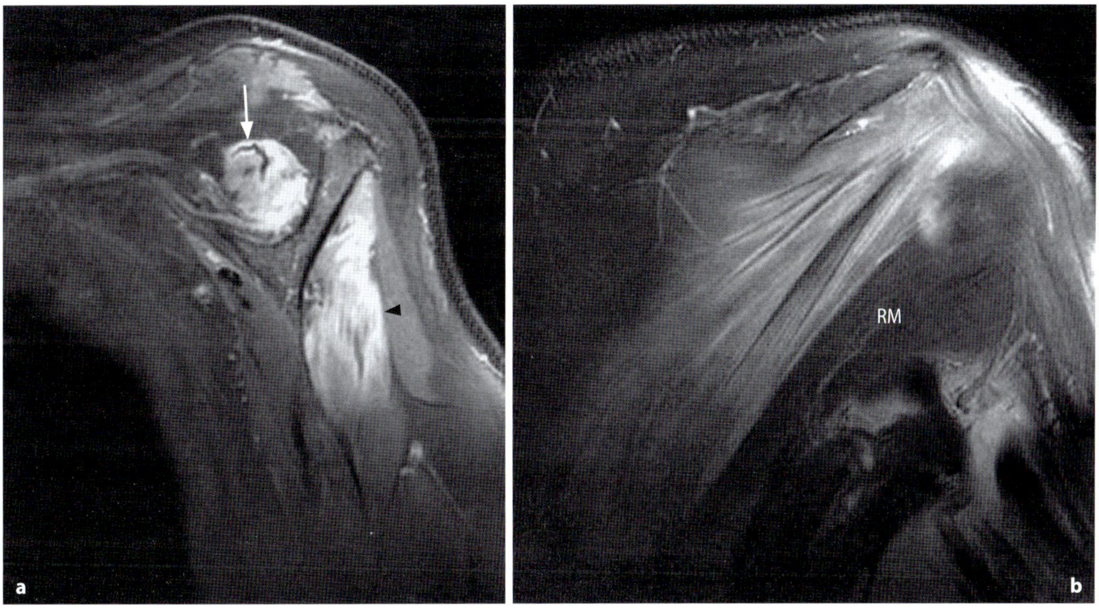

Figura 4.7 Lesión nerviosa postraumática: cambios musculares por denervación. **a** Imagen sagital oblicua en secuencia STIR del hombro. Este paciente sufrió un traumatismo de hombro. La hiperintensidad difusa en el interior de los músculos supraespinoso (*flecha*) e infraespinoso (*punta de flecha*) es compatible con cambios por denervación relacionados con una lesión del nervio supraescapular. **b** El edema hiperintenso se evidencia de forma adecuada en el músculo infraespinoso. Nótese la ausencia de edema en el interior del músculo redondo menor (RM), el cual es inervado por el nervio axilar. La precisa delimitación entre los músculos inervados por diferentes nervios es un hallazgo útil para identificar lesiones por denervación.

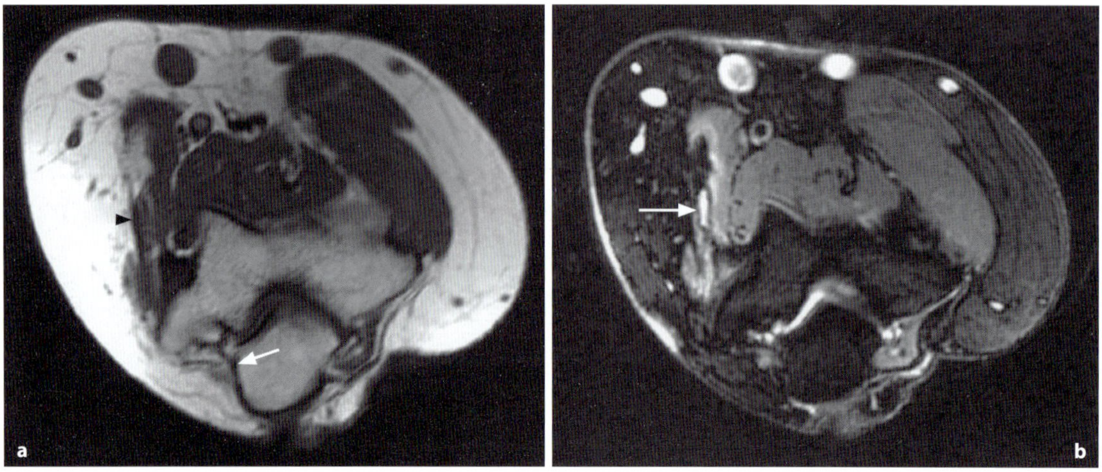

Figura 4.8 Posición anormal de un nervio debido a una transposición quirúrgica. **a** Imagen axial en T1 del codo. El nervio cubital no se ubica en su posición habitual en el túnel cubital (*flecha*). En su lugar, se localiza en una región muy anterior a su posición normal (*punta de flecha*), donde es difícil separarlo del músculo adyacente. Esta situación no se debe a una lesión ni a una subluxación, sino que es el resultado de una transferencia quirúrgica del nervio para prevenir la irritación crónica. **b** Imagen axial en T2 con saturación grasa del codo. El nervio se identifica con mayor facilidad en esta imagen en T2W (*flecha*) debido a su intensidad de señal alta.

Tumores nerviosos

Neuromas

A menudo, los neuromas son consecuencia de una lesión con sección traumática (o iatrogénica) de un nervio. Estos tumores pueden ser dolorosos y se manifiestan dentro del primer año posterior a la lesión. Este fenómeno es bien conocido en casos de amputación de una extremidad, en los cuales se desarrolla un neuroma en el extremo distal del nervio seccionado. Los neuromas traumáticos no tienen potencial para volverse malignos, ya que se trata simplemente de un intento por parte del nervio de repararse mediante la proliferación desorganizada de sus células en múltiples direcciones.

Los neuromas se visualizan como masas fusiformes o bulbosas en el extremo del nervio, con intensidad de señal heterogénea; puede o no haber regiones en forma de filamentos (aspecto fascicular desorganizado) de intensidad baja entremezcladas en la lesión. Se puede detectar una región de nervio normal proximal ingresando a la masa; si el nervio no ha sufrido una sección completa, es posible visualizar un nervio eferente distal a la lesión. La fricción o la irritación crónica de un nervio intacto también puede resultar en un neuroma, con tumefacción fusiforme en un nervio no lesionado. Un neuroma tiene intensidad intermedia en las imágenes T1W e intermedia a alta en T2W. Es posible observar realce difuso de la lesión después de la administración de contraste intravenoso (Figuras 4.9 y 4.10).

Neurofibroma y neurilemoma (Cuadro 4.2)

Además de los neuromas postraumáticos, los tumores de importancia que afectan a los nervios periféricos son los neurilemomas (también denominados "schwannomas") y los neurofibromas. Se trata de lesiones benignas que habitualmente resulta difícil o imposible distinguir entre sí; a menudo se los agrupa bajo el nombre de "tumores de la vaina nerviosa". La principal diferencia entre ambos es que los neurilemomas se originan en la superficie de un nervio, mientras que los neurofibromas son de origen central y el nervio atraviesa el tumor. Ambas entidades están asociadas a la neurofibromatosis, pero la mayoría de las lesiones son solitarias y no se relacionan con dicha enfermedad. Los pacientes con neurofibromatosis suelen tener múltiples tumores de la vaina nerviosa o neurofibromas plexiformes difusos. En raras ocasiones puede haber degeneración maligna; en general, es imposible diferenciar los tumores de la vaina nerviosa benignos de los malignos mediante RM.

En la RM, estos dos tumores de la vaina nerviosa se aprecian como masas bien definidas, homogéneas y de forma fusiforme, de intensidad de señal entre intermedia y baja en las imágenes T1W y, por lo general, muestran hiperintensidad difusa en las imágenes T2W. Los tumores de la vaina nerviosa pueden volverse necróticos, tras lo cual adoptan un aspecto quístico o hemorrágico; esto se produce con mucha mayor frecuencia en los schwannomas que en los neurofibromas.

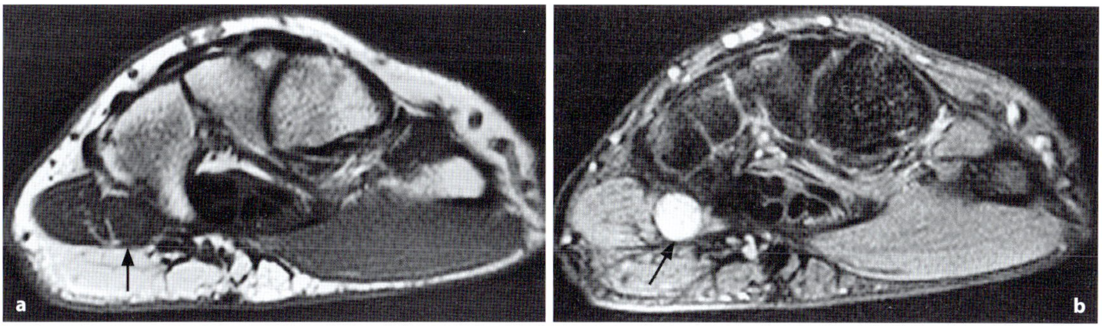

Figura 4.9 Neuroma por irritación crónica. **a** Imagen axial en T1 de la muñeca. Se observa una masa de intensidad de señal intermedia (*flecha*) adyacente al gancho del hueso ganchoso que se entremezcla con el músculo adyacente. **b** Imagen axial en T2* de la muñeca (al mismo nivel que en **a**). En esta secuencia se hace evidente una masa redonda de señal alta (*flecha*), correspondiente a un neuroma del ramo profundo del nervio cubital, probablemente causado por irritación crónica contra el gancho del hueso ganchoso.

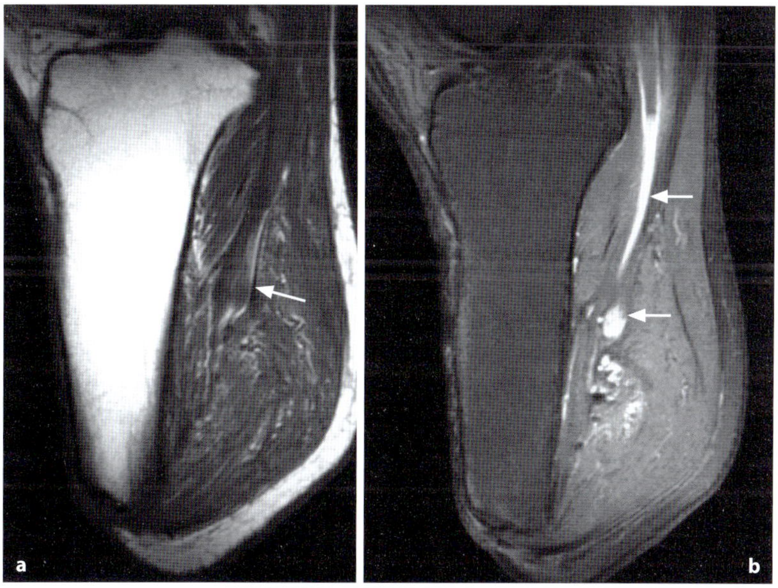

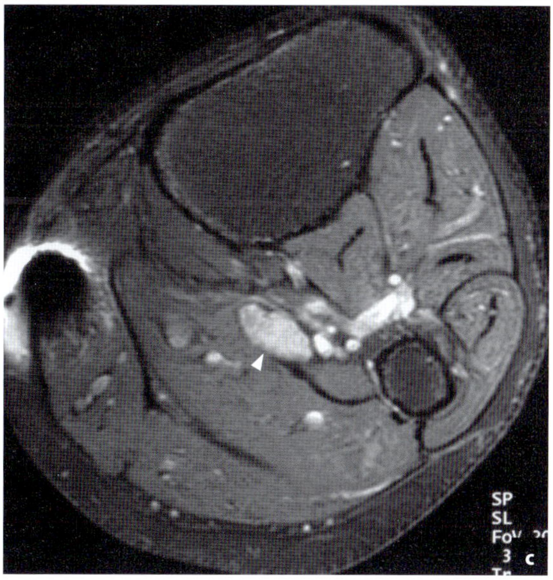

Figura 4.10 Neuroma por amputación. **a** Imagen sagital en T1 de la región proximal de la pantorrilla. La *flecha* apunta hacia una lesión bulbosa de señal intermedia en el extremo seccionado del nervio tibial posterior en este paciente sometido a una amputación por debajo de la rodilla 18 meses antes y al momento del estudio tenía dolor en dicha región. **b** Imagen sagital en T1 con saturación grasa con contraste, en la misma ubicación que en **a**. El nervio y el neuroma bulboso distal presentan realce (*flechas*). **c** Imagen axial en secuencia STIR a través del neuroma del nervio tibial posterior. El nervio (*punta de flecha*) está notablemente aumentado de tamaño, tiene intensidad alta y no exhibe el patrón fascicular normal.

Cuadro 4.2 Tumores de la vaina nerviosa: características en la RM sugestivas del diagnóstico

Signo de la "cuerda"

- Masa fusiforme, con una "cuerda" vertical de partes blandas que se extiende desde uno o ambos extremos de la lesión; la cuerda representa el nervio normal que ingresa o egresa de la lesión.

Signo de la "grasa dividida"

- Borde periférico de grasa alrededor de la masa, debido al desplazamiento de la grasa en el paquete neurovascular.

Patrón en "tiro al blanco"

- RM en T1 poscontraste y en T2: hipointensidad central e hiperintensidad periférica.

El tumor exhibe realce con contraste difuso, a menos que tenga un centro necrótico o quístico, o en caso de presentar el signo del "tiro al blanco" (*v.* más adelante) (Figura 4.11).

Es posible observar tres signos adicionales en la RM, los cuales ayudan a limitar los diagnósticos diferenciales de la masa, como un tumor de la vaina nerviosa, si se identifica (*v.* Figura 4.11):

- El signo de la "cuerda".
- El signo de la "grasa dividida".
- El signo del "tiro al blanco".

El signo de la "cuerda" consiste en el aspecto fusiforme de una masa con una "cuerda" de partes

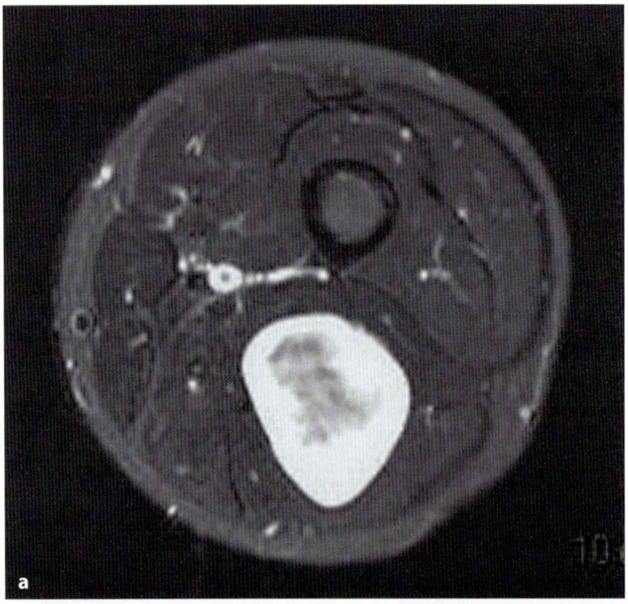

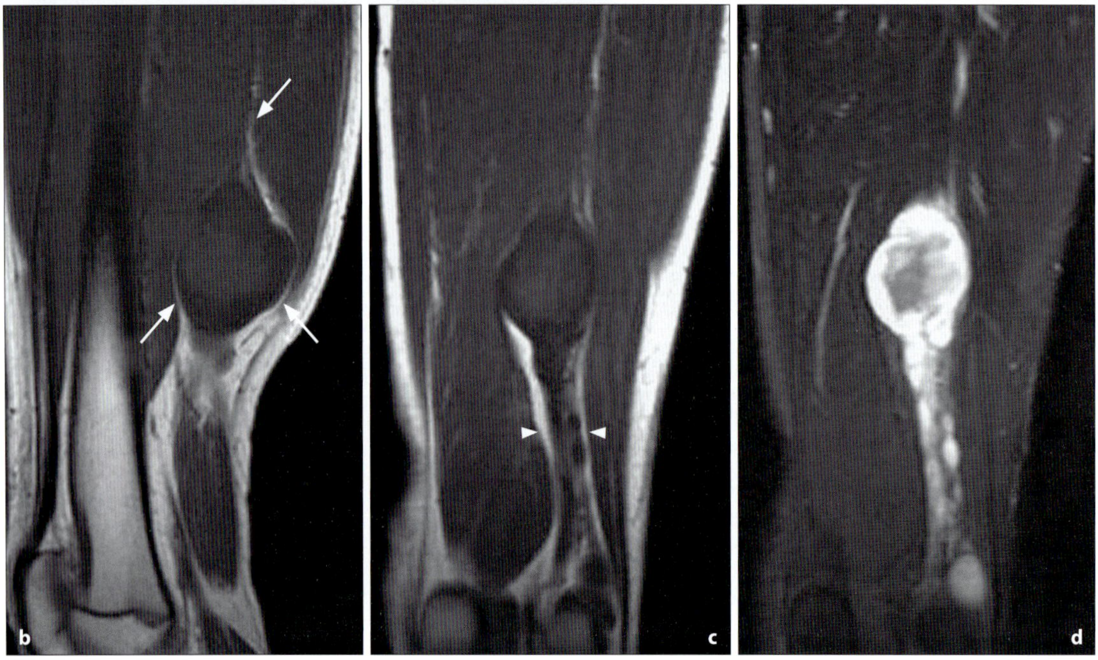

Figura 4.11 Neurofibroma: signos del ·tiro al blanco", de la "grasa dividida" y de la "cuerda". **a** Imagen axial en secuencia STIR de la porción media del muslo. Se observa una masa hiperintensa de gran tamaño en la cara posterior del muslo en este paciente con antecedentes de neurofibromatosis. Nótese el margen hiperintenso alrededor del centro hipointenso (signo del "tiro al blanco"). **b** Imagen sagital en T1 del muslo. Nótese la grasa que se bifurca alrededor de los márgenes de la lesión (*flechas*), lo que indica su ubicación intermuscular (signo de la "grasa dividida"). **c** Imagen coronal en T1 del muslo (mismo paciente que en **a** y **b**). Se observan partes blandas de orientación vertical (*puntas de flecha*) que se extienden desde el extremo distal de la lesión en relación con neurofibromas adicionales de menor tamaño, lo que conforma el signo de la "cuerda". **d** Imagen sagital en secuencia STIR del muslo. Los tumores individuales se identifican con mayor facilidad en esta imagen. Nótese el signo del "tiro al blanco" en la lesión proximal de gran tamaño.

blandas de orientación vertical que se extiende desde uno o ambos extremos de la lesión. La cuerda representa el ingreso o la salida normales del nervio que está en continuidad con el tumor de la vaina nerviosa. Las lesiones que no tienen origen neural pueden tener características similares a un tumor de la vaina nerviosa, por lo que es necesario evaluarlas con cuidado para evitar un diagnóstico erróneo. Los vasos sanguíneos adyacentes a una masa pueden generar un aspecto similar al signo de la "cuerda" y resultar en una interpretación errónea (Figura 4.12).

El signo de la "grasa dividida" describe el borde periférico de grasa, que a menudo se observa alrededor de los márgenes de un tumor de la vaina nerviosa. Se piensa que la aparición de este borde de grasa está relacionada con el desplazamiento de la grasa que normalmente rodea el paquete neurovascular, que es el sitio de origen de estas lesiones (*v.* Figura 4.11).

El signo del "tiro al blanco" consiste en hipointensidad central e hiperintensidad periférica en las imágenes en T1W poscontraste y en T2W

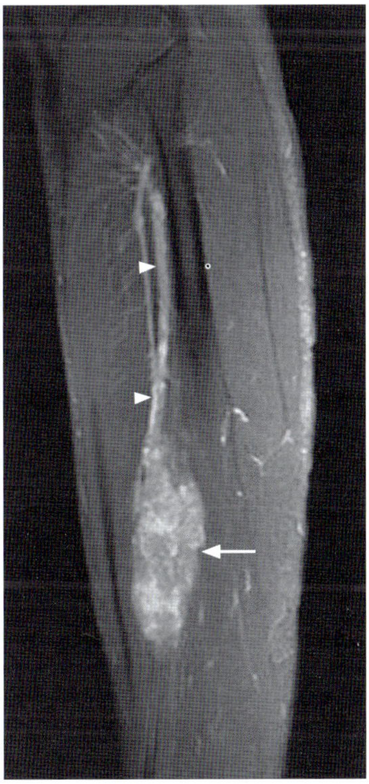

Figura 4.12 Signo de la "seudocuerda". Parece haber tejido de orientación vertical que se extiende en sentido proximal desde una masa fusiforme y que presenta realce (*flecha y puntas de flecha*), simulando el signo de la "cuerda" de un tumor de la vaina nerviosa. En este caso, la lesión se trataba de un sarcoma de Ewing, y el tejido vertical corresponde a las estructuras neurovasculares tibiales anteriores.

(*v.* Figura 4.11). Es probable que este patrón refleje las características histológicas de estas lesiones, en las cuales el tejido mixomatoso periférico y el tejido fibroso central dan origen a las características de la señal. Este signo se ha descrito en los neurofibromas, pero quizá se pueda observar en otros tumores nerviosos.

Hamartoma fibrolipomatoso

El hamartoma fibrolipomatoso es una lesión infrecuente de los nervios mayores y sus ramos y típicamente se identifica en niños o adultos jóvenes. La proliferación mesenquimática que se manifiesta en esta entidad representa el crecimiento excesivo de elementos fibroadiposos. Se observa infiltración gradual del nervio por tejido fibroadiposo. Estos procesos pueden generar una masa creciente, macrodactilia y neuropatía por compresión. La mano es el sitio afectado con mayor frecuencia, sobre todo el nervio mediano. La RM muestra un nervio aumentado de tamaño formado por estructuras longitudinales tubulares y serpiginosas de intensidad baja, que representan los fascículos con fibrosis perineural, que discurren a través de un nervio con características de señal típicas del tejido adiposo (Figura 4.13). En las imágenes transversales, el nervio tiene un aspecto similar a un cable coaxial.

Seudotumores nerviosos

Los gangliones pueden desarrollarse en las vainas nerviosas y provocar la compresión del nervio subyacente. El ganglión tiene el mismo aspecto que en cualquier otra región del cuerpo: señal baja en las imágenes T1W y señal alta en T2W, a menudo con márgenes lobulados y tabiques delgados en su interior. Si el ganglión sigue el trayecto de un nervio, esto sugiere el diagnóstico. El nervio afectado con mayor frecuencia es el peroneo a nivel de la rodilla (Figura 4.14).

Los neuromas de Morton no son neuromas verdaderos ni neoplasias nerviosas. El neuroma de Morton provoca dolor intenso y entumecimiento entre los dedos de los pies, con mayor frecuencia en los espacios digitales segundo y tercero; son una reacción a la compresión y la irritación de los nervios digitales plantares entre las cabezas de los metatarsos, lo que resulta en fibrosis perineural, degeneración neural y cambios inflamatorios alrededor del nervio. El neuroma de Morton se manifiesta como una masa en forma de lágrima que se proyecta entre las cabezas metatarsianas y en su región plantar. En el Capítulo 16, "Pie y tobillo", se analiza en detalle su aspecto en la RM.

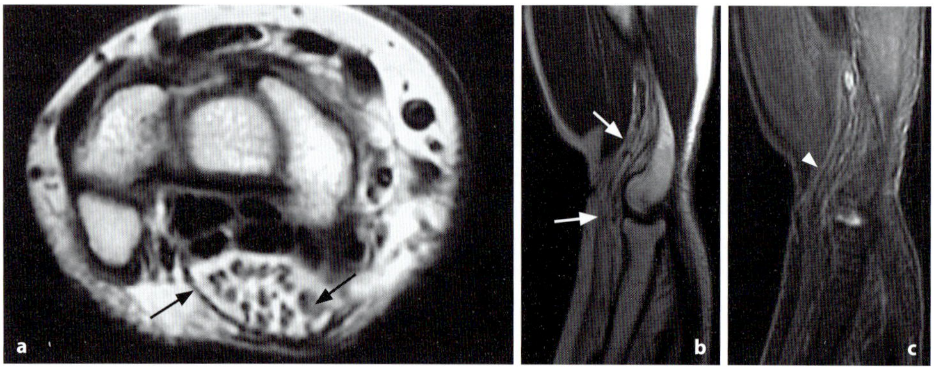

Figura 4.13 Hamartoma lipomatoso. a Imagen axial en T1 de la muñeca. El nervio mediano es gigantesco (*flechas*) en el túnel carpiano. Los fascículos son más grandes que lo habitual, pero por lo demás tienen aspecto normal y están rodeados por tejido adiposo hiperintenso normal. Esto es típico del aspecto y la ubicación de un hamartoma fibrolipomatoso. b Imagen sagital en T1 del codo. En un paciente diferente se evidencia una lesión similar que compromete el nervio radial (*flechas*). En el quirófano, se encontró un nervio aumentado de tamaño con extensa infiltración grasa. c Imagen sagital en T2 con saturación grasa del codo. Los fascículos del nervio aumentado de tamaño exhiben señal aumentada (*punta de flecha*), mientas que la señal proveniente de la grasa infiltrante está suprimida.

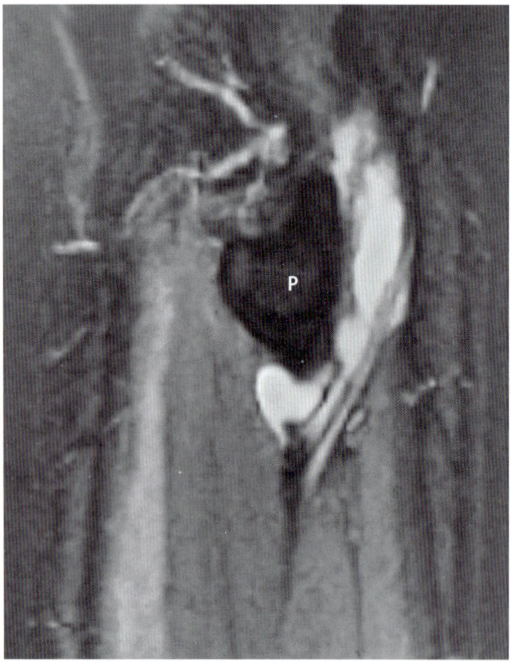

Figura 4.14 Ganglión del nervio peroneo. Imagen sagital en secuencia STIR de la rodilla que muestra una masa de señal alta y alargada que envuelve el cuello del peroné (P), siguiendo la distribución del nervio peroneo. Se trata de un ganglión que provocaba la compresión del nervio.

Neuropatía compresiva y síndromes de atrapamiento

La compresión (o atrapamiento) de un corto segmento de un nervio puede provocar síntomas que varían según el sitio de compresión. Existen sitios anatómicos predecibles en los músculos, en el tejido fibroso o en túneles osteofibrosos donde puede producirse el atrapamiento. Se puede utilizar la RM para detectar hallazgos objetivos de compresión nerviosa demostrados por alteraciones en el tamaño, en la intensidad de la señal o en la posición de un nervio periférico. En caso de estar presentes, es posible describir las lesiones óseas o de partes blandas que provocan neuropatía por compresión (Figura 4.15). Además, se puede evidenciar la presencia de denervación muscular, la cual consiste en señal aumentada en las imágenes T2W de los músculos inervados por el nervio afectado, en particular en la etapa aguda y subaguda (Figura 4.16). La denervación progresa hasta la atrofia muscular con infiltración grasa en casos más crónicos, manifestada por señal alta típica del músculo infiltrado por tejido adiposo en las imágenes T1W.

Los sitios habituales de neuropatías por compresión y atrapamiento son los siguientes:

- Plexo braquial a nivel de la inserción del músculo escaleno anterior en la primera costilla (síndrome del escaleno anterior) o al atravesar una costilla cervical (síndrome de la costilla cervical).
- Nervio escapular en la escotadura supraescapular o espinoglenoidea de la escápula (síndrome de la escotadura supraescapular o espinoglenoidea, respectivamente).
- Nervio axilar en el espacio cuadrilátero de la axila (síndrome del espacio cuadrilátero).
- Nervio radial en la axila (parálisis del dormir), en un surco helicoidal de la porción distal del húmero (como consecuencia de una fractura) o en profundidad respecto del músculo

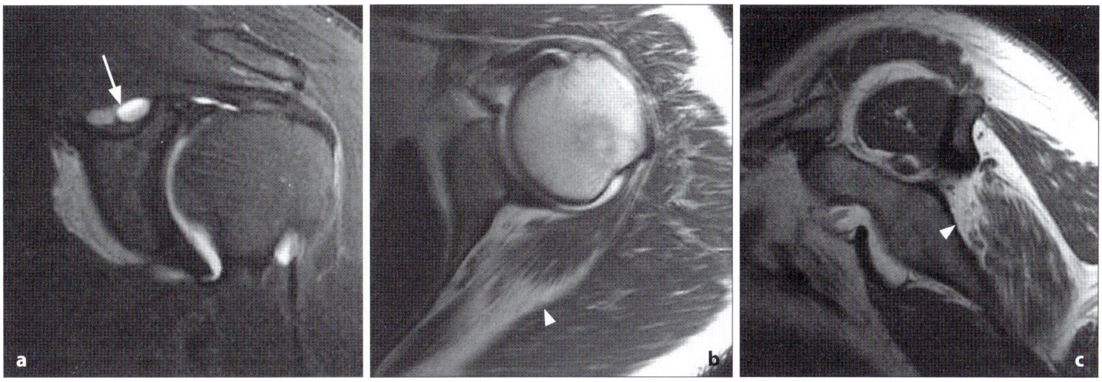

Figura 4.15 Neuropatía compresiva causada por una masa. a Imagen coronal oblicua en T2 con saturación grasa del hombro. Un quiste paralabral, bilobulado y de intensidad alta (*flecha*) se extiende hacia la escotadura supraescapular. b Imagen axial en T1 del hombro. Se observa una notable atrofia grasa del músculo infraespinoso (*punta de flecha*) que indica una neuropatía compresiva crónica del nervio supraescapular. c Imagen sagital oblicua en T1 del hombro que nuevamente evidencia una importante atrofia del músculo infraespinoso (*punta de flecha*).

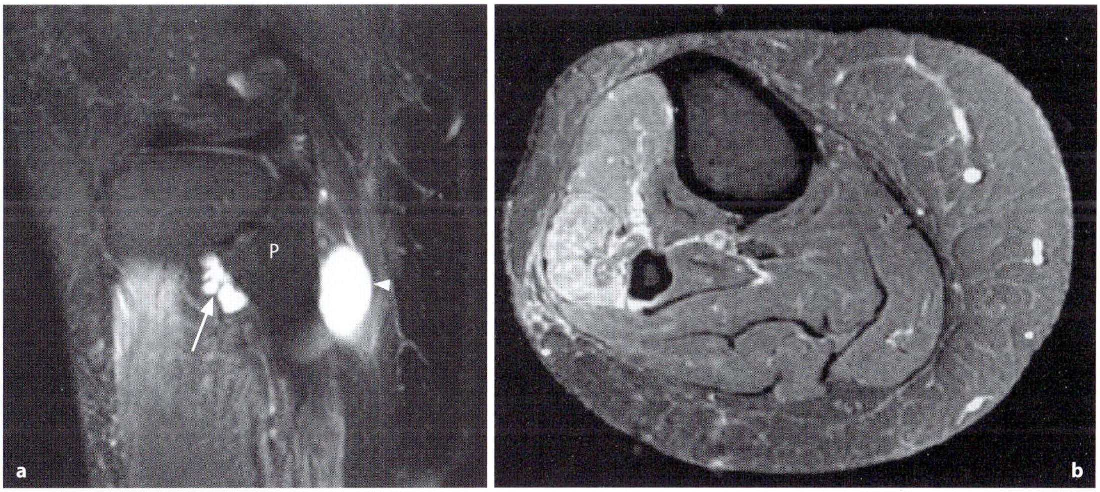

Figura 4.16 Neuropatía compresiva causada por una masa. a Imagen sagital en T2 con saturación grasa de la rodilla. Una masa hiperintensa que representa un ganglión (*punta de flecha*) se ubica en situación posterior a la cabeza del peroné (P). Nótense los ganglios adicionales más pequeños a lo largo del margen anterior de la articulación tibioperonea proximal (*flecha*). b Imagen axial en secuencia STIR de la porción proximal de la pantorrilla. El edema difuso en los músculos anteriores y peroneos indica una neuropatía compresiva asociada del nervio peroneo común.

supinador a nivel del codo (síndrome del nervio interóseo posterior).

- Nervio mediano en la porción distal del húmero en profundidad respecto del ligamento de Struthers, en profundidad respecto del músculo pronador redondo a nivel del codo (síndrome del pronador) o en el túnel carpiano a nivel de la muñeca (síndrome del túnel carpiano).
- Nervio cubital en el túnel cubital del codo (síndrome del túnel cubital) o en el canal de Guyon en la muñeca (síndrome cubital en la muñeca).
- Nervio ciático a nivel del agujero ciático mayor en la pelvis (síndrome del piriforme).
- Nervio cutáneo femoral lateral a nivel de la inserción del ligamento inguinal en la espina ilíaca anterosuperior (meralgia parestésica).
- Nervio tibial posterior en el túnel tarsiano del tobillo y la porción posterior del pie (síndrome del túnel tarsiano).

Alteraciones nerviosas varias

Compresión tumoral/cambios por radiación

Los nervios pueden resultar comprimidos o desplazados por un tumor adyacente, como un carcinoma primario, un linfoma o tumores desmoides, los cuales pueden causar síntomas neurológicos y dolor. La RM puede mostrar el tumor y su relación con nervios adyacentes (Figura 4.17). Los pacientes que reciben radioterapia para tratar un tumor pueden desarrollar neuritis posradiación como reacción inflamatoria del nervio. Los síntomas son indistinguibles de los de la compresión provocada por un tumor. La RM muestra si hay un tumor o si hay aumento de la intensidad de señal o del tamaño de los nervios en el puerto de radiación en las imágenes T2W, como consecuencia de una neuritis por radiación en lugar de un tumor.

Neuritis inflamatoria

Los nervios pueden inflamarse y provocar síntomas por razones desconocidas. Se piensa que esta inflamación a menudo es consecuencia de una infección viral, denominada "neuritis inflamatoria idiopática". Con frecuencia, el paciente tiene antecedentes de un síndrome seudogripal reciente antes del inicio de los síntomas nerviosos. Estos trastornos neuromusculares agudos no exhiben alteraciones de los nervios en la RM, pero sí evidencian alteraciones en los músculos afectados.

La neuritis braquial aguda, también denominada "síndrome de Parsonage-Turner", es un trastorno neuromuscular doloroso que afecta al hombro y provoca debilidad y dolor importantes, que podrían deberse a una neuritis viral. Los síntomas pueden ser similares a los de muchas otras causas de hombro doloroso, aunque típicamente los pacientes refieren dolor de inicio agudo seguido de paresia. La RM es muy útil para el diagnóstico. Los hallazgos incluyen edema muscular con intensidad alta en las imágenes T2W en la etapa aguda o subaguda, o atrofia muscular con hiperintensidad en los músculos supraespinoso, infraespinoso o deltoides en las imágenes T1W en la etapa crónica (Figura 4.18).

Neuropatía sin causa evidente

Las alteraciones nerviosas focales o difusas pueden ser consecuencia de un seudotumor inflamatorio del nervio o ser el resultado de neuropatías hipertróficas hereditarias (enfermedad de Charcot-Marie-Tooth, síndrome de Dejerine-Sottas). En la RM los hallazgos son inespecíficos y consisten en el aumento de tamaño del nervio, heterogeneidad en el tamaño de los fascículos e hiperintensidad de señal en las imágenes T2W.

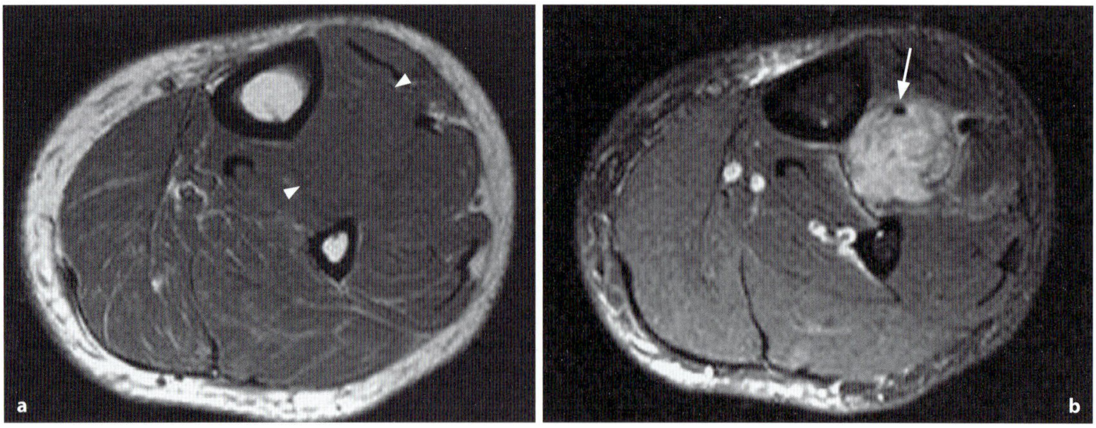

Figura 4.17 Tumor que envuelve el paquete neurovascular. a Imagen axial en T1 de la pantorrilla. Se observa una masa de intensidad intermedia (*puntas de flecha*), pero es difícil distinguirla de los músculos adyacentes. **b** Imagen axial en secuencia STIR de la pantorrilla. La lesión se identifica con mayor facilidad debido a su señal aumentada, como así también el paquete neurovascular tibial anterior (la *flecha* señala la arteria tibial anterior) que ha sido envuelto por este sarcoma de partes blandas.

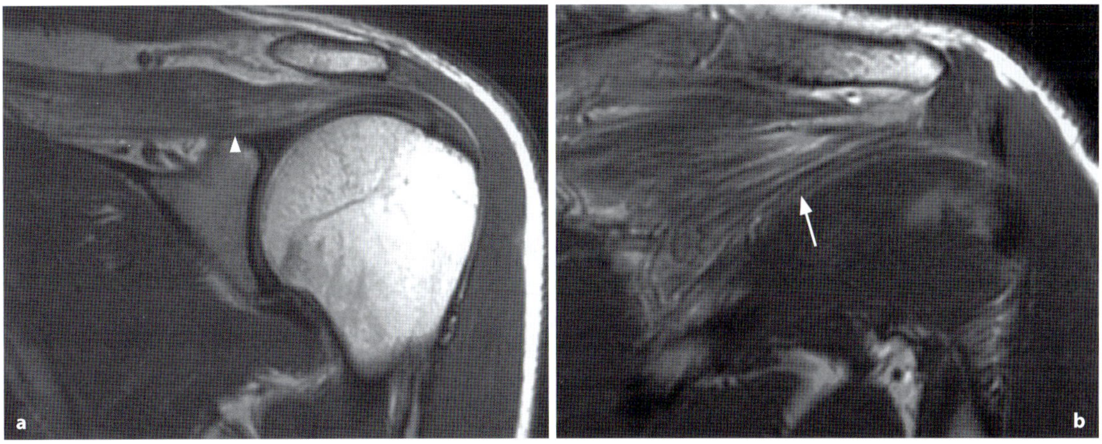

Figura 4.18 Neuritis inflamatoria. **a** Imagen coronal oblicua en T1 del hombro. Se observa infiltración grasa del músculo supraespinoso (*punta de flecha*) sin desgarro del manguito de los rotadores, lo que indica una alteración nerviosa. Este paciente presentaba paresia y dolor importantes y se pensaba que se debía a una neuritis viral (síndrome de Parsonage-Turner). **b** Imagen coronal oblicua en T1 del hombro. Esta imagen en un nivel más posterior también muestra una extensa atrofia grasa similar del músculo infraespinoso (*flecha*) relacionada con la neuritis braquial.

Acceda al eBook para consultar la lista de bibliografía.
Consulte las indicaciones en la retiración de tapa.

5
Infecciones musculoesqueléticas

Cómo explorar las infecciones (Cuadro 5.1)

Las infecciones musculoesqueléticas afectan a los huesos, las partes blandas y las articulaciones. A menudo, la infección se considera una urgencia terapéutica, y la resonancia magnética (RM) es una herramienta valiosa para demostrar la presencia o ausencia de enfermedad y su extensión. La RM se debe enfocar en el sitio comprometido según el cuadro clínico o donde se hayan evidenciado alteraciones mediante otros estudios por imágenes. La bobina utilizada, la posición del paciente, los planos de exploración y el campo de visión varían para cada sitio:

- Bobinas y posición del paciente: por lo general, el paciente se coloca en decúbito supino, a menos que la región afectada abarque principalmente las partes blandas posteriores, como los glúteos o la región posterior de la caja torácica. Para explorar cualquier porción de la columna vertebral se utilizan bobinas vertebrales multirreceptoras (*phase array*); para el tórax, la pelvis y los fémures, se utiliza una bobina corporal o, de preferencia, una bobina multirreceptora con un campo de visión amplio; para las otras extremidades y articulaciones se utilizan bobinas superficiales más pequeñas.
- Orientación de las imágenes: los mejores planos de exploración para la columna vertebral son el sagital y el axial; para la pelvis, se prefieren las imágenes coronales y axiales. En general, las imágenes coronales y axiales se utilizan para lesiones cercanas a la cadera, los pies, los hombros y las muñecas; las lesiones cercanas a las rodillas, los tobillos y los codos se evalúan mejor mediante imágenes axiales y sagitales.
- Secuencias de pulso y regiones de interés: en la columna vertebral, se obtienen imágenes sagitales y axiales apiladas ponderadas en T1 (T1W), ponderadas en T2 rápido (T2W) y T1W poscontraste de la región de interés. En la pelvis y las extremidades, nuestros protocolos de rutina incluyen secuencias T1, inversión-recuperación con tau corto (STIR) y T1W posgadolinio. El espesor de corte en la columna vertebral es de 4 mm, en la pelvis es de 5 mm y en las extremidades es de 4 mm (o más, dependiendo del volumen a abarcar).
- Contraste: de rutina, para el diagnóstico de infecciones musculoesqueléticas se utiliza gadolinio intravenoso (i. v.), el cual permite diferenciar un absceso de la celulitis o un flemón en las partes blandas, o distinguir entre un absceso y edema de médula ósea en el espacio medular. Además, el gadolinio aumenta la visibilidad de los conductos sinusales y secuestros.

Osteomielitis

La RM permite lograr una detección precoz de la osteomielitis, la extensión del compromiso y la actividad de la enfermedad en casos crónicos.

Definición de términos (Cuadro 5.2)

Secuestro. Es un fragmento de hueso necrótico (muerto) separado del hueso viable por tejido

Cuadro 5.1 RM de las infecciones musculoesqueléticas

Secuencias
- T1.
- STIR o T2 rápido.
- T1 poscontraste con saturación grasa.

Planos de exploración
- Columna vertebral: axial y sagital.
- Pelvis, cadera, hombros, muñecas: axial y coronal.
- Rodillas, tobillos, codos: axial y sagital.
- Pies: axial, sagital y coronal.

Cuadro 5.2 Definición de términos

- Cloaca: defecto en el periostio provocado por una infección.
- Involucro: gruesa envoltura de hueso perióstico nuevo alrededor de hueso cortical necrótico.
- Secuestro: fragmento de hueso muerto rodeado por tejido de granulación.
- Conducto sinusal: canal que se extiende desde el hueso hasta la superficie cutánea revestido por tejido de granulación.
- Fístula: conducto entre dos órganos internos.

de granulación circundante. En la radiografía se lo observa como un fragmento óseo denso (secuestro) rodeado por radiolucencia (tejido de granulación); en la RM, el secuestro es una estructura hipointensa en imágenes T1W y T2W o en secuencia STIR, mientras que el tejido de granulación circundante tiene intensidad intermedia a baja en imágenes T1W e intensidad alta en secuencia STIR o T2W (Figura 5.1). Tras la administración de gadolinio, el tejido de granulación presenta realce, mientras que el secuestro se mantiene hipointenso.

Involucro. Es una envoltura de reacción perióstica gruesa y ondulada que se forma alrededor de la corteza de un hueso tubular infectado. A menudo se lo encuentra en los huesos de lactantes y niños con osteomielitis. Cuando se controla la infección, el hueso cortical muerto se incorpora al involucro, formando una corteza engrosada (*v.* Figura 5.1). En la RM, la coraza perióstica osificada y el hueso cortical muerto son hipointensos en todas las secuencias de pulso; la reacción perióstica y el hueso cortical están separados por una señal de intensidad entre intermedia y alta en las imágenes T2W o en secuencia STIR (Figura 5.2), hasta que la reacción perióstica y el hueso cortical se integran.

Cloaca. Abertura a través del periostio que permite que el pus originado en el hueso infectado ingrese a las partes blandas. En la RM, el periostio que está elevado respecto del hueso cortical o la corteza engrosada se ve interrumpido por una separación hiperintensa (cloaca) en las imágenes T2W (*v.* Figura 5.1). En estas imágenes, se puede observar el pus hiperintenso que se extiende hacia las partes blandas desde la cloaca y puede formar un conducto sinusal o un absceso.

Conducto sinusal/fístula. Un conducto sinusal es un canal entre un hueso infectado y la superficie cutánea, mientras que una fístula es un conducto entre dos órganos internos. Los conductos sinusales y las fístulas están revestidos por tejido de granulación vascular y sirven como vías para el flujo de pus desde el hueso infectado. En la RM, el conducto sinusal o la fístula se visualiza como una línea hipointensa en las imágenes T1W, que se observa mejor si el tejido adiposo subcutáneo no está infiltrado con edema. En las imágenes T2W, el canal se aprecia como una línea hiperintensa debido al tejido de granulación y al pus (Figura 5.3). El tejido de granulación presenta realce tras la inyección de gadolinio i. v. y el conducto es más evidente en secuencia T1W con supresión grasa después de la administración de contraste.

Absceso/flemón. Un absceso es una cavidad ocupada por pus, rodeada por una cápsula y revestida por tejido de granulación, mientras que

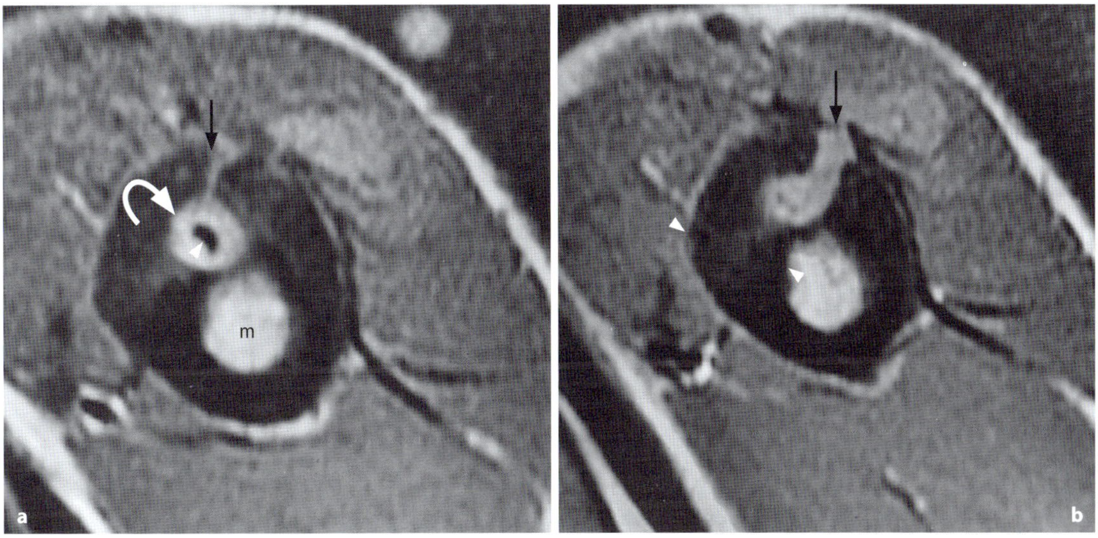

Figura 5.1 Osteomielitis: secuestro, absceso, cloaca, hueso nuevo perióstico. **a** Imagen axial en T2 con eco de espín del brazo. Se observa hiperintensidad en la cavidad medular del húmero (m) debido a una osteomielitis. Hay un secuestro hipointenso (*punta de flecha*) rodeado por tejido de granulación y pus de intensidad alta (*flecha curva*). La cloaca hiperintensa se extiende a través de la corteza engrosada (*flecha recta*). **b** Imagen axial en T2 con eco de espín del brazo. Un corte adyacente al observado en **a** muestra la corteza notablemente engrosada (entre las *puntas de flecha*) provocada por la reacción perióstica/formación del involucro integrado a la corteza subyacente. También se observa una cloaca lineal hiperintensa que se extiende a través de la corteza (*flecha*).

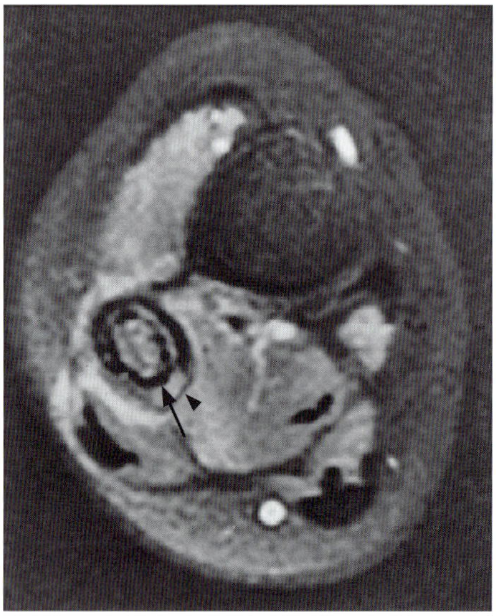

Figura 5.2 Osteomielitis: involucro. Imagen axial en T2 rápido con supresión grasa de la pantorrilla. En este niño con infección cubital, la reacción perióstica lineal e hipointensa (involucro) (*punta de flecha*) y el hueso cortical de intensidad baja (*flecha*) están separados por el pus hiperintenso.

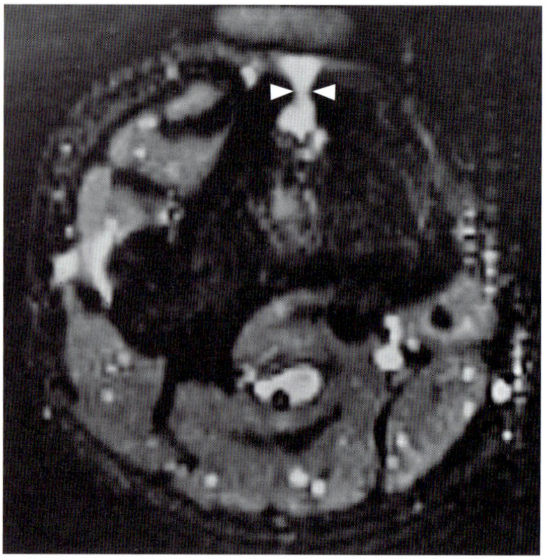

Figura 5.3 Osteomielitis: conducto sinusal. Imagen axial en secuencia STIR de la pantorrilla. Se observa un conducto lineal hiperintenso (entre las *puntas de flecha*) que se extiende a través de la corteza de la tibia hacia la superficie cutánea.

un flemón es una masa sólida de tejido inflamatorio. Los abscesos pueden formarse en el hueso esponjoso, la corteza, las partes blandas o en más de uno de estos compartimentos (Figura 5.4). En la RM, el absceso y el flemón tienen intensidad de señal entre intermedia y baja en las imágenes T1W e intensidad alta en T2W. El gadolinio permite distinguir una colección flemonosa de un absceso. Luego de la inyección de gadolinio i. v., el borde de un absceso exhibe realce, mientras que el centro de la lesión (que contiene pus) se mantiene hipointenso; por otro lado, el flemón inflamatorio presenta realce difuso.

Signo de la "penumbra". Un hallazgo que resulta útil para diferenciar un absceso subagudo o crónico de un tumor se denomina signo de la "penumbra", el cual se describió originalmente en casos de osteomielitis subaguda, pero también ha resultado de utilidad para identificar abscesos de partes blandas. Este signo consiste en un delgado anillo de intensidad intermedia en la periferia de un absceso óseo o de partes blandas en las imágenes T1W sin contraste (Figura 5.5). Si bien este aspecto no es específico de los abscesos, es muy sugestivo del diagnóstico y quizá se deba a una capa de tejido de granulación ubicado en su pared.

Vías de contaminación (Cuadro 5.3)

La osteomielitis se puede desarrollar a partir de tres vías:

- Siembra hematógena.
- Diseminación por contigüidad desde una infección adyacente.
- Implante directo de microorganismos.

Cuadro 5.3 Vías de infección ósea

Hematógena

- Lactantes (< 1 años de edad):
  - Metáfisis/epífisis.
- Niños (1 año hasta el cierre de las placas de crecimiento):
  - Metáfisis.
- Adultos:
  - Epífisis.

Implante directo

- Punciones.
- Mordeduras humanas/animales.
- Fracturas abiertas.
- Procedimientos quirúrgicos.

Diseminación por contigüidad

- La infección comienza en las partes blandas.

↓

- Periostitis (compromiso perióstico).

↓

- Osteítis (compromiso cortical).

↓

- Osteomielitis (compromiso medular).
- Secuencia inversa a la diseminación hematógena.

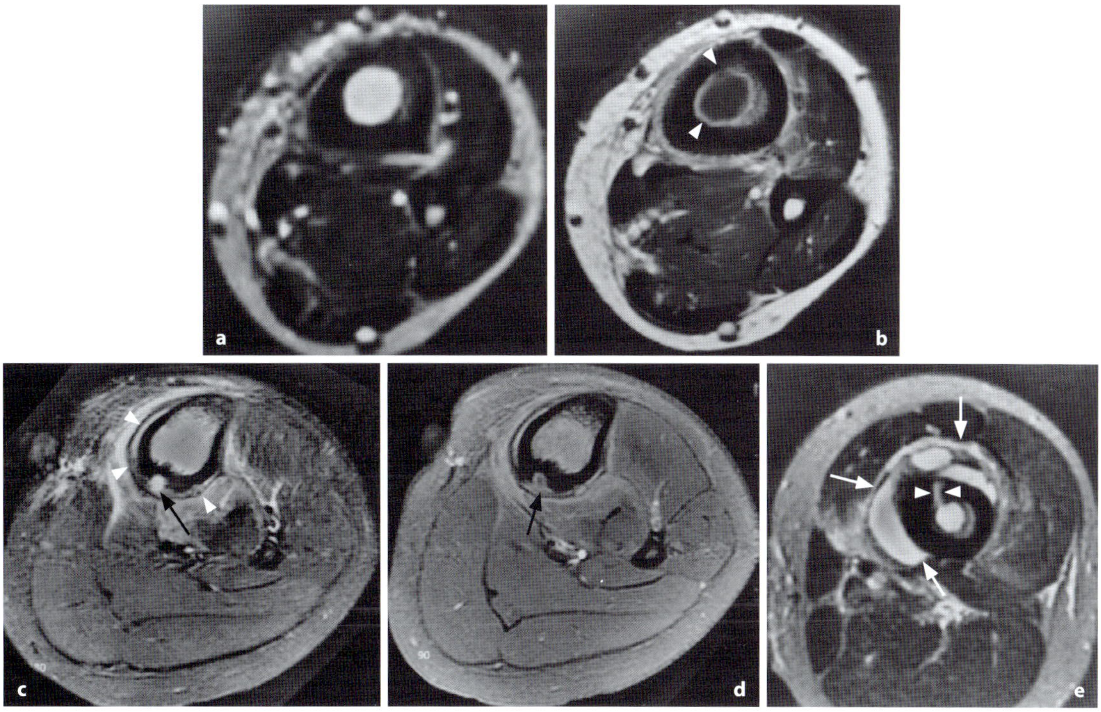

Figura 5.4 Osteomielitis: absceso. a y b Absceso medular. a Imagen axial en T2 con eco de espín de la pantorrilla. El conducto medular de la tibia exhibe hiperintensidad difusa. b Imagen axial en T1 con contraste de la pantorrilla. Se observa una delgada línea de tejido con realce (*puntas de flecha*) alrededor de una colección hipointensa de pus en este absceso de la cavidad medular. c y d Absceso cortical. c Imagen axial en secuencia STIR de la pantorrilla. Se observa un foco redondo de intensidad alta en la corteza posterior de la tibia (*flecha*) que representa un absceso cortical. El canal medular también muestra hiperintensidad difusa secundaria al proceso inflamatorio. El periostio está elevado (*puntas de flecha*) respecto del hueso cortical. d Imagen axial en T1 con supresión grasa y con contraste de la pantorrilla. El absceso cortical exhibe hiperintensidad periférica con un centro hipointenso que contiene pus. El conducto medular y las partes blandas que rodean el hueso muestran realce, lo que indica que no hay abscesos en estos sitios, solo hiperemia inflamatoria. e Absceso de partes blandas. Imagen axial en T2 con eco de espín del muslo. Se visualiza un foco hiperintenso en el conducto medular del fémur que corresponde a un absceso con una cloaca en la corteza femoral lateral (entre las *puntas de flecha*). También se observa una colección líquida alrededor de una porción grande del fémur (*flechas*), causada por un absceso de partes blandas.

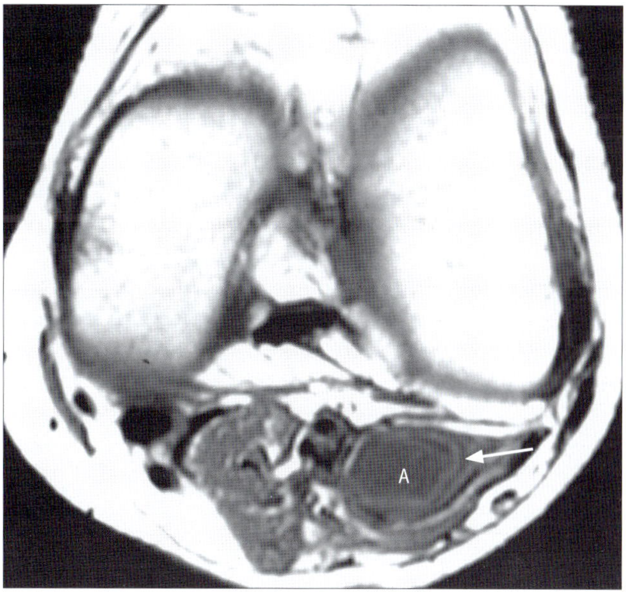

Figura 5.5 Absceso: signo de la "penumbra". Imagen axial en T1 de la rodilla. Se visualiza un pequeño absceso (A) en el interior de la cabeza lateral del músculo gastrocnemio en este paciente con piomiositis. Nótese el borde de intensidad de señal intermedia (*flecha*) (signo de la "penumbra") alrededor del líquido hipointenso central.

Siembra hematógena

La ubicación de las lesiones generadas por esta vía se relaciona con la irrigación tisular; en algunos pacientes, el compromiso puede ser multifocal. En la osteomielitis hematógena, la contaminación comienza en la médula ósea y tiene extensión secundaria hacia la corteza y luego hacia las partes blandas adyacentes. En la columna vertebral, el sitio inicial de compromiso habitual es el hueso subcondral de los platillos vertebrales, irrigado por arteriolas nutricias. Posteriormente, este proceso se extiende hacia el disco intervertebral (espondilodiscitis). En niños, los conductos vasculares perforan los platillos vertebrales, lo que permite el acceso directo de los microorganismos hacia el disco intervertebral (discitis) sin contaminación inicial de los cuerpos vertebrales. En los huesos tubulares, la anatomía vascular cambia con la edad y es diferente para lactantes, niños y adultos. Las diferencias en la distribución vascular explican la ubicación de las lesiones en los diferentes grupos etarios.

El patrón en lactantes (0 a 1 año de edad) se relaciona con la organización vascular fetal que persiste hasta el año de edad. Los vasos metafisarios y diafisarios penetran la placa de crecimiento y se extienden hacia la epífisis. En lactantes, la infección afecta sobre todo a la epífisis y la placa de crecimiento debido a esta anatomía vascular. De forma característica, se observa una importante formación de involucro, lo que refleja la facilidad con la cual el periostio se eleva respecto del hueso subyacente en este grupo etario y la presencia de una rica vascularización. También es frecuente el desarrollo de abscesos de partes blandas y la extensión hacia las articulaciones. Los estreptococos del grupo A son los microorganismos más frecuentes en lactantes con osteomielitis.

El patrón infantil se observa entre el año de vida y el cierre de las placas de crecimiento (Figura 5.6). Los vasos metafisarios se convierten en ramificaciones terminales de las arterias nutricias y los capilares forman grandes lagunas sinusoidales en la metáfisis. El flujo lento en esta área contribuye a la mayor incidencia de osteomielitis que afecta a la metáfisis en niños. Más adelante, puede haber extensión hacia la epífisis por diseminación por contigüidad. La formación de involucros, secuestros y abscesos es frecuente. La extensión articular (artritis séptica) se manifiesta en sitios donde la placa de crecimiento es intraarticular, como la cadera, el codo y el hombro. En los huesos planos, como los de la pelvis, la osteomielitis de la niñez tiene predilección por ubicaciones equivalentes a las metáfisis adyacentes a las apófisis (por ejemplo, las crestas ilíacas) y por sitios equivalentes a las epífisis adyacentes al cartílago articular (por ejemplo, alrededor del cartílago trirradiado) (Figura 5.7). *Staphylococcus aureus* (80%) y los estreptococos del grupo A son los organismos que afectan a los niños con mayor frecuencia.

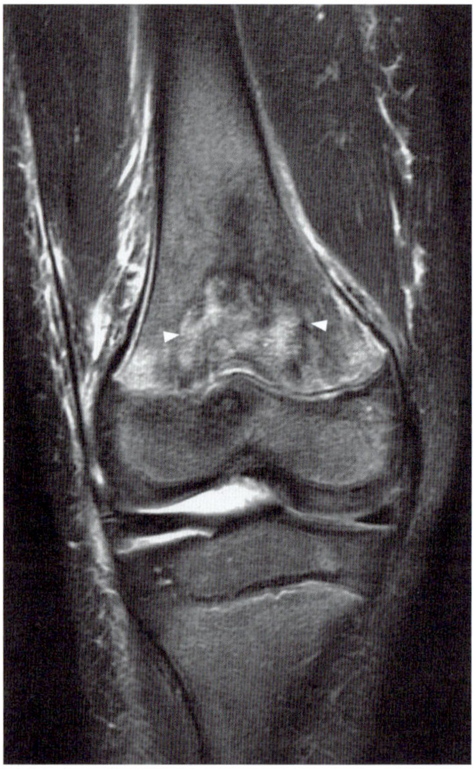

Figura 5.6 Osteomielitis: diseminación hematógena. Imagen coronal en secuencia STIR de la rodilla. Se observa un foco irregular de intensidad de señal heterogénea dentro de la metáfisis femoral distal (*puntas de flecha*) secundario a la diseminación hematógena de la infección hacia la región de las ramificaciones arteriales terminales en este niño con placas de crecimiento no fusionadas. En este paciente también se encontró una infección articular de la rodilla como resultado de la diseminación por contigüidad de la infección a través del hueso.

El patrón típico de adultos de la siembra hematógena de la osteomielitis se observa cuando ya se ha producido el cierre de la placa de crecimiento. Los vasos diafisarios y metafisarios penetran la placa de crecimiento fusionada, lo que permite a la infección localizarse en las regiones óseas subcondrales (epífisis). La artritis séptica puede ser una complicación en esta región. La columna vertebral, la pelvis y los pequeños huesos de las manos y los pies son los sitios de infección más frecuentes.

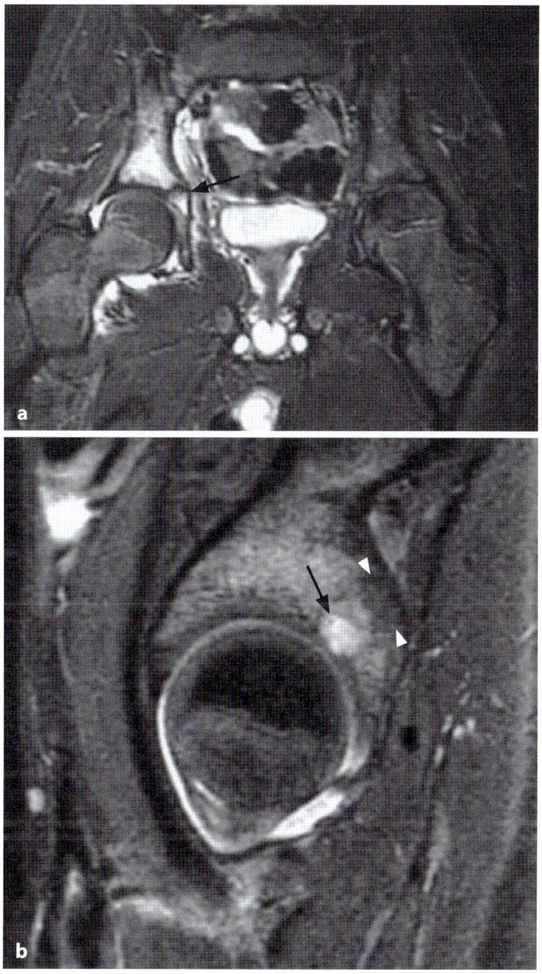

Figura 5.7 Osteomielitis: pelvis. a Imagen coronal en secuencia STIR de la pelvis. Se observa un derrame en la cadera derecha en este niño de 12 años de edad que se presentó con coxalgia de ese lado. También se visualiza un extenso edema de médula ósea en el acetábulo adyacente, en el límite con el cartílago trirradiado (*flecha*). **b** Imagen sagital en secuencia STIR del acetábulo derecho. Se visualiza un pequeño absceso subarticular a lo largo del techo acetabular posterior (*flecha*). Una porción del cartílago trirradiado (*puntas de flecha*) colinda con el margen posterior del absceso.

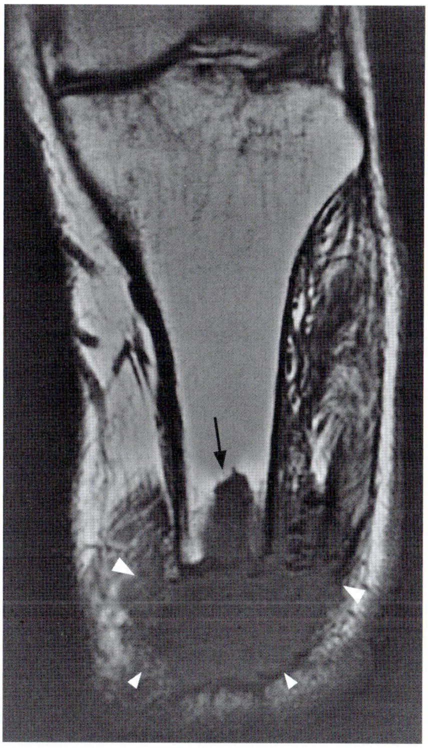

Figura 5.8 Osteomielitis: diseminación por contigüidad. Imagen coronal en T1 de la rodilla. Este paciente tuvo una amputación por debajo de la rodilla. Se desarrolló una úlcera en las partes blandas distales sobre la tibia. La infección se diseminó desde el absceso de partes blandas (*puntas de flecha*) a través del periostio y la corteza hacia el conducto medular, donde produce osteomielitis (*flecha*).

Diseminación por contigüidad

Se considera que la contaminación mediante diseminación por contigüidad tiene lugar cuando la infección inicial se localiza en las partes blandas y, al no ser contenida, se extiende hacia las estructuras óseas adyacentes (Figura 5.8). La contaminación ósea mediante diseminación por contigüidad se observa con mayor frecuencia en pacientes debilitados, en personas diabéticas y en pacientes tratados con corticoides. La infección de partes blandas invade la médula ósea y progresa de forma secuencial desde una celulitis de partes blandas, pasando por una periostitis, luego por una osteítis, hasta una osteomielitis. La osteítis indica compromiso del hueso cortical; la extensión de la infección cortical hacia la cavidad medular da origen a la osteomielitis. La dirección de la contaminación en la diseminación por contigüidad es inversa a la que se produce en la osteomielitis hematógena: en esta, primero resulta afectada la médula ósea, seguido por destrucción cortical, luego contaminación perióstica y por último celulitis de partes blandas, flemón o absceso.

Implante directo

La contaminación tisular provocada por el implante directo de microorganismos infecciosos suele ser secundaria a punciones, cuerpos extraños, fracturas abiertas y procedimientos quirúrgicos. Las mordeduras humanas (*S. aureus, Bacillus fusiformis*) y las mordidas animales (*Pasteurella multocida, S. aureus* y *Staphylococcus epidermidis*) también son causas frecuentes de infección mediante implante directo (Figura 5.9). La infección

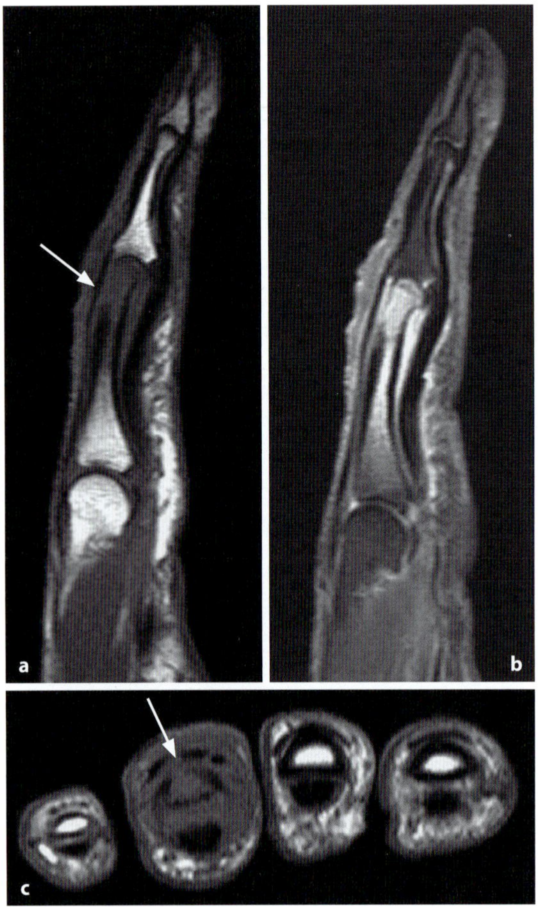

Figura 5.9 Osteomielitis: implante directo. **a** Imagen sagital en T1 de un dedo de la mano. Este paciente había sido mordido por un perro 6 meses antes del estudio. Se observa señal intermedia anormal en la médula ósea de la porción distal de la falange proximal. También se visualiza destrucción cortical en dicho sitio (*flecha*), hallazgos compatibles con osteomielitis. **b** Imagen sagital en T1 con saturación grasa del dedo después de la administración de gadolinio i.v. Se observa realce intenso y difuso dentro de la cavidad medular y las partes blandas adyacentes. **c** Imagen axial en T1 del dedo. A dicho nivel se evidencia tumefacción difusa del dedo, como así también destrucción de la corteza dorsal (*flecha*).

comienza en el sitio de implante, que puede ser en las partes blandas, el periostio o el hueso cortical o esponjoso; casi siempre hay compromiso de partes blandas (Figura 5.10).

Resonancia magnética en la osteomielitis (Cuadro 5.4)

Clásicamente, la osteomielitis se divide en tres etapas: aguda, subaguda y crónica. Estas etapas se basan en el cuadro clínico del paciente, la antigüedad de la enfermedad y los hallazgos en las imágenes.

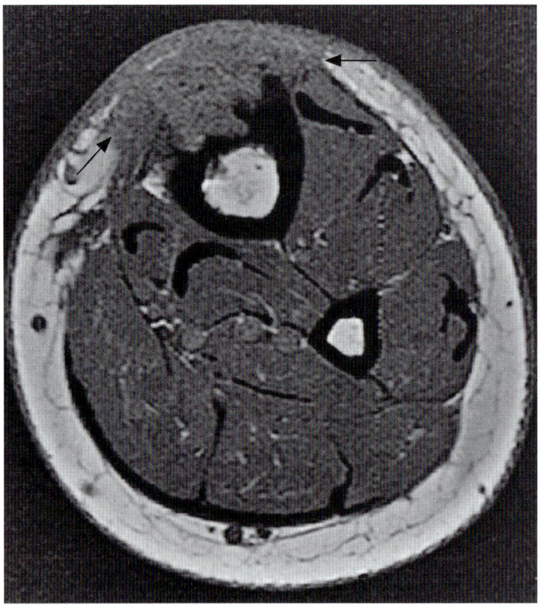

Figura 5.10 Osteomielitis: implante directo. Imagen axial en T1 de la pantorrilla. Se observa un absceso cortical y de partes blandas en la cara anterior y medial de la tibia, con destrucción cortical y una masa de partes blandas (*flechas*). Esto ocurrió por implante directo de bacterias luego de que una pala atravesara la piel e ingresara al hueso.

Cuadro 5.4 Osteomielitis: hallazgos en RM

Inflamación de la médula ósea
- T1: intensidad de señal baja.
- T2: intensidad de señal alta.
- T1 con contraste: intensidad de señal alta.

Absceso intraóseo
- T1: intensidad de señal baja.
- T2: intensidad de señal alta.
- T1 con contraste: intensidad de señal alta solo en la periferia.

Secuestro
- T1: intensidad de señal baja.
- T2: intensidad de señal baja.
- T1 con contraste: intensidad de señal intermedia.

Cloaca
- T1: difícil de visualizar.
- T2: defecto de intensidad de señal alta en el periostio hipointenso.
- T1 con contraste: no se visualiza.

Conducto sinusal
- T1: no se visualiza o línea de intensidad de señal baja.
- T2: intensidad de señal alta.
- T1 con contraste: intensidad de señal alta en el revestimiento periférico del conducto hipointenso.

Osteomielitis aguda

La osteomielitis aguda de origen hematógeno exhibe radiografías normales durante la primera semana, seguida de osteoporosis en los siguientes 7 a 14 días, una delgada reacción perióstica lineal y, en última instancia, destrucción ósea permeativa o apolillada. Antes de las manifestaciones radiográficas de la infección, la RM muestra obliteración de la grasa medular debida al edema de médula ósea, que tiene intensidad entre baja e intermedia en las imágenes T1W y señal alta en secuencia STIR (Figura 5.11). Estas características son inespecíficas. La RM es muy sensible, pero inespecífica, para diagnosticar infecciones, con una especificidad publicada para diagnosticar osteomielitis que varía entre el 53% y el 94%; sin embargo, la RM tiene un valor predictivo negativo para osteomielitis cercano al 100%. Es decir, si la médula ósea tiene aspecto normal, no hay evidencia de osteomielitis. A medida que la enfermedad progresa, la RM muestra elevación del periostio, el cual es una línea hipointensa en todas las secuencias de pulso. El espacio entre el periostio y el hueso cortical tiene intensidad de señal intermedia en imágenes T1W y señal alta en secuencia STIR; suele acompañarse de edema de las partes blandas adyacentes. La destrucción cortical es un hallazgo tardío, y en un principio se la visualiza con aspecto borroso y eventualmente como interrupción focal de la línea cortical, la cual, por lo general, presenta ausencia de señal (intensidad baja) por completo en todas las secuencias de pulso.

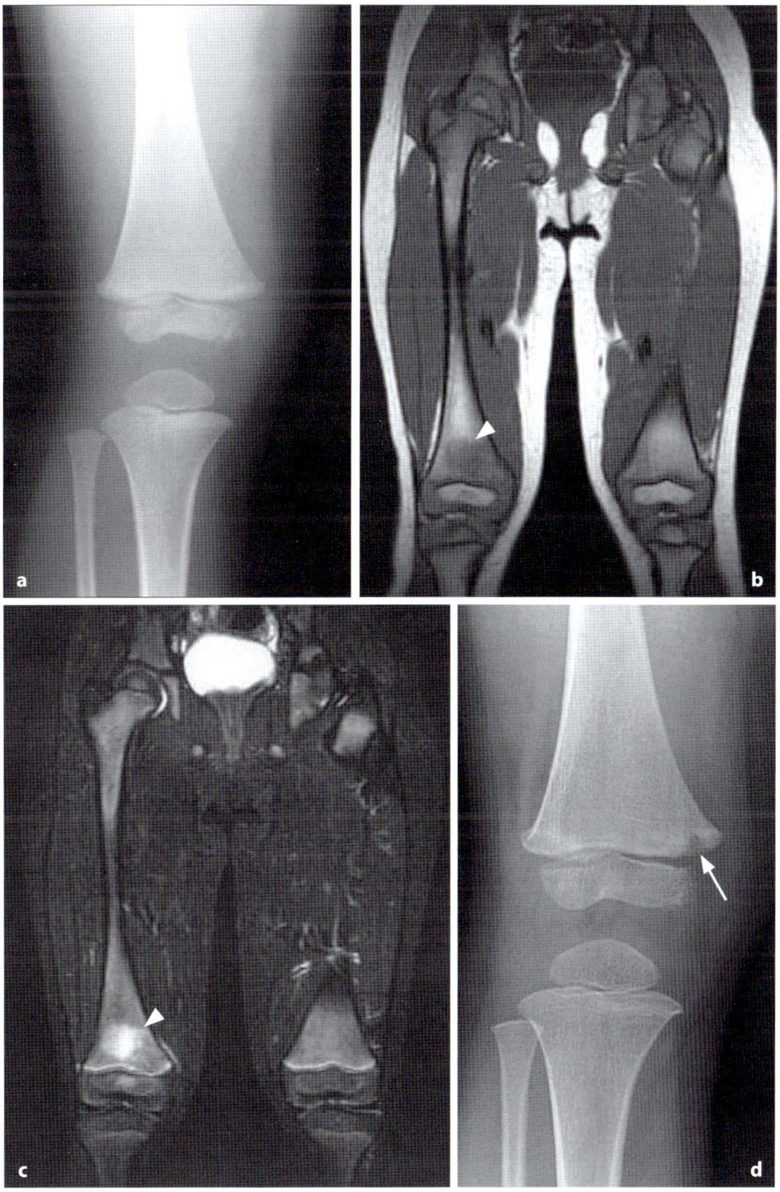

Figura 5.11 Osteomielitis: aguda. a Radiografía de frente de la rodilla. Este niño de 3 años de edad se presentó con dolor de rodilla y cojera. Esta placa es normal. b Imagen coronal en T1 de los muslos. Se observa un foco redondo de intensidad baja anormal en la metáfisis distal del fémur derecho (*punta de flecha*). c Imagen coronal en secuencia STIR de los muslos. La lesión muestra señal notablemente aumentada en este sitio de osteomielitis aguda. d Radiografía de frente de la rodilla. Esta placa, obtenida 3 semanas después de la primera radiografía, muestra una pequeña radiolucencia metafisaria en contacto con la cara medial de la fisis en el sitio de infección (*flecha*).

La infección puede traspasar el periostio y formar una cloaca. Esto se observa mejor en las imágenes en secuencia STIR como un defecto hiperintenso que atraviesa la línea perióstica oscura (Figura 5.12). Este defecto puede evolucionar hasta conformar la cavidad de un absceso o un conducto sinusal. La cavidad de un absceso suele tener forma ovalada, intensidad baja en T1W y señal alta en T2W. La presencia de edema difuso circundante puede entremezclarse con el absceso u ocultarlo. El absceso exhibe realce hiperintenso de su cápsula, mientras que su contenido se mantiene hipointenso. La celulitis exhibe realce difuso.

La osteomielitis secundaria a diseminación por contigüidad manifiesta la secuencia de eventos inversa a la osteomielitis hematógena. Al principio, las partes blandas se ven afectadas por edema difuso. Puede haber úlceras y abscesos de partes blandas asociados. Las úlceras se identifican como defectos cutáneos hipointensos. En casos de infección de partes blandas, puede haber reacción perióstica adyacente y edema de médula ósea, pero estos hallazgos no siempre indican osteomielitis. Las articulaciones y la médula ósea pueden desarrollar derrames o puede haber edema medular como consecuencia de un proceso inflamatorio adyacente. En la RM no siempre es posible distinguir esta reacción inflamatoria de una verdadera infección tisular.

Por lo general, en estos casos se evalúan primero las imágenes T2W con saturación grasa y en secuencia STIR. Si son normales, estas imágenes descartan básicamente una osteomielitis, pero la presencia de hiperintensidad anormal en el interior de la médula ósea puede estar relacionada con osteomielitis o el edema medular "reactivo" descrito con anterioridad. En dicho caso, es necesario analizar en profundidad las imágenes T1W para una mayor caracterización de los hallazgos, debido a que la intensidad de señal normal o la hipointensidad borrosa en el interior medular tiene una fuerte correlación con edema reactivo como causa de la alteración en la señal en T2. Por el contrario, un área geográfica de intensidad baja dentro de la cavidad medular en las imágenes T1W en el sitio de alteración de la señal en T2 es muy sugestiva de osteomielitis.

Algunas otras características en la RM típicas de la osteomielitis también son útiles en este contexto. Se puede definir el diagnóstico de osteomielitis con mayor precisión cuando los hallazgos recién descritos se asocian a uno de los siguientes:

- Conducto sinusal.
- Destrucción cortical.
- Absceso de partes blandas adyacentes.

Osteomielitis subaguda

En las radiografías, la osteomielitis subaguda se caracteriza como una lesión osteolítica de

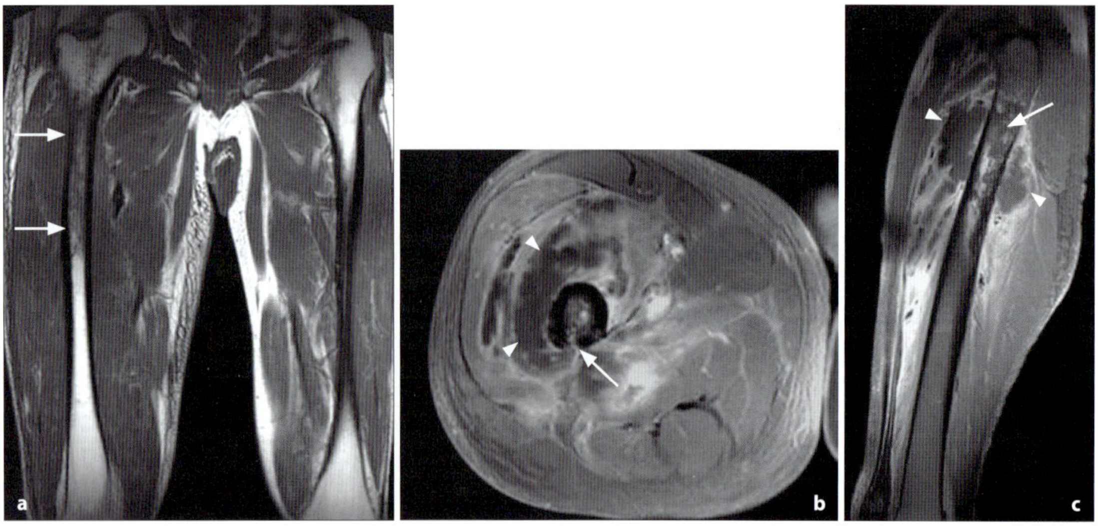

Figura 5.12 Osteomielitis: progresión con formación de cloaca y absceso. a Imagen coronal en T1 de los muslos. Se evidencia un foco alargado de señal disminuida en la porción proximal de la diáfisis femoral derecha (*flechas*). **b** Imagen axial en T1 con saturación grasa del muslo después de la administración de gadolinio i. v. Hay un defecto en la corteza posterior que representa una cloaca (*flecha*) y se observa líquido sin realce en el interior del absceso multilocular adyacente (*puntas de flecha*). **c** Imagen sagital en T1 con saturación grasa del muslo después de la administración de gadolinio i. v. La magnitud de los abscesos intraóseos (*flecha*) y extraóseos (*puntas de flecha*) se visualiza de forma óptima en este plano. Nótese también el extenso realce flemonoso dentro de los músculos adyacentes.

distribución geográfica con o sin esclerosis, a menudo manifestada como un conducto serpiginoso radiolúcido en el interior de la cavidad medular. Puede haber una reacción perióstica asociada. El absceso de Brodie es una forma de osteomielitis subaguda especialmente frecuente en niños. Las características radiográficas del absceso de Brodie son las de una lesión lítica bien delimitada con márgenes escleróticos en la metáfisis de un hueso largo. A veces se observa reacción perióstica y un secuestro. Los sitios afectados con mayor frecuencia son la tibia y el fémur.

Las imágenes de RM muestran una lesión bien delimitada, serpiginosa u ovalada, de intensidad entre baja e intermedia en T1W e hiperintensa en T2W (Figura 5.13). Un borde hipointenso de espesor variable, que representa tejido fibroso y hueso reactivo, rodea un foco de osteomielitis subaguda. Por lo general, se visualiza edema medular

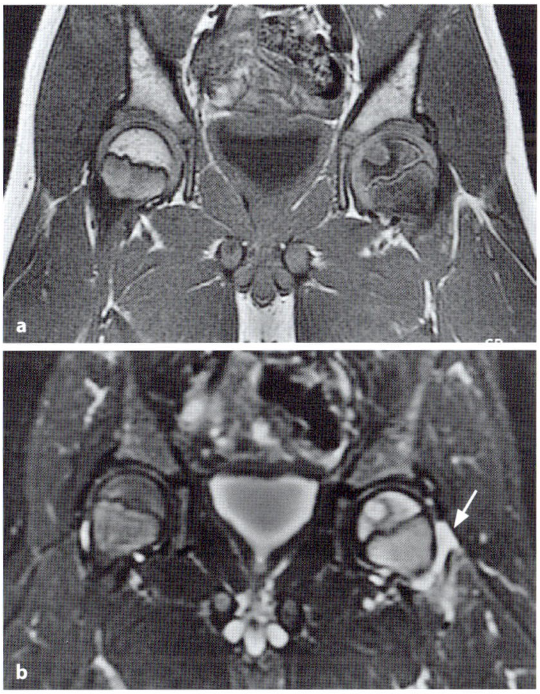

Figura 5.13 Osteomielitis: subaguda. a Imagen coronal en T1 de la pelvis. Se observa una lesión focal de intensidad intermedia (absceso) en la cabeza femoral izquierda, rodeada por un borde hipointenso (fibrosis o hueso nuevo reactivo). La médula ósea circundante tiene intensidad intermedia debido al edema medular reactivo que rodea a la osteomielitis subaguda. **b** Imagen coronal en secuencia STIR de la pelvis. El absceso focal se vuelve hiperintenso, la delgada línea de hueso reactivo circundante permanece hipointensa y el edema medular reactivo difuso es hiperintenso. Además, se visualiza derrame articular de señal alta (*flecha*), lo que representa una reacción al proceso inflamatorio adyacente o una articulación séptica.

asociado alrededor de la lesión. Estos hallazgos pueden visualizarse antes que cualquier alteración radiográfica característica. También puede haber reacción perióstica y edema de partes blandas adyacente. Es posible observar derrame articular, que puede ser de origen reactivo o representar una verdadera artritis séptica. Cuando el absceso de Brodie compromete la epífisis o la apófisis, los hallazgos pueden simular un condroblastoma en las radiografías y en la RM. La utilización de gadolinio i.v. puede ayudar a distinguir estas dos entidades. En el absceso de Brodie solo su periferia presenta realce, mientras que el condroblastoma exhibe realce heterogéneo en toda la lesión.

Osteomielitis crónica

La osteomielitis crónica consiste en una infección de más de seis semanas de duración. En esta etapa florida, exhibe abundante esclerosis que se manifiesta como engrosamiento perióstico y endóstico, trabéculas engrosadas y desorganizadas y cambios quísticos, con o sin secuestros en las radiografías. La osteomielitis crónica de larga data y con conductos sinusales de drenaje puede convertirse en un carcinoma de células escamosas. El signo más específico de osteomielitis crónica activa es la presencia de un secuestro, que se visualiza mejor mediante la tomografía computarizada. Otros signos radiográficos incluyen la presencia de áreas mal definidas de osteólisis, osteólisis en áreas de esclerosis previa y el desarrollo de una nueva reacción perióstica delgada.

Los hallazgos en la RM que indican una osteomielitis crónica activa son los siguientes:

- Identificación de un secuestro (Figura 5.14) hipointenso en todas las secuencias de pulso (la inyección de gadolinio i.v. aumenta su visibilidad debido a que el tejido de granulación alrededor del secuestro exhibe realce, pero el secuestro se mantiene hipointenso).
- Absceso intramedular, que es una lesión oblonga bien delimitada, de intensidad baja en las imágenes T1W y señal alta en T2W (tras la inyección de gadolinio i.v. en T1W, el borde del absceso intraóseo presenta realce hiperintenso, mientras que la cavidad llena de pus se mantiene hipointensa).
- La cloaca, que en las imágenes T2W se observa como una separación hiperintensa en la corteza y el periostio.
- Colección líquida subperióstica (que representa pus o edema), que se observa en las imágenes T2W como una colección lineal hiperintensa que eleva el periostio y es paralela a la corteza.

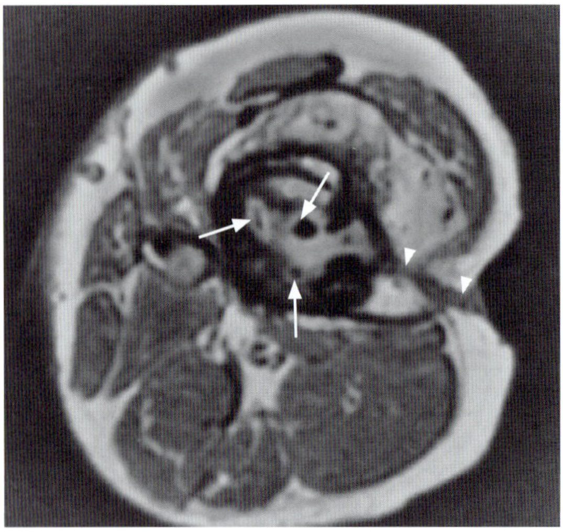

Figura 5.14 Osteomielitis: crónica. Imagen axial en densidad protónica del muslo. Se evidencian varias características de una infección crónica: secuestros (*flechas*), cloaca, conducto sinusal (*puntas de flecha*) y un absceso en el canal medular (hiperintensidad difusa, excepto por los secuestros).

- Conducto sinusal, identificado en las imágenes T2W como un canal hiperintenso que se extiende desde el hueso hacia las partes blandas; en las imágenes T1W con contraste exhibe realce en sus bordes.

La intensidad aumentada de la médula ósea en las imágenes T2W puede representar tejido de granulación posquirúrgico o posinfeccioso y no una infección persistente. Sin embargo, estudios seriados de RM que muestran la progresión de este proceso en la médula ósea indican la presencia de osteomielitis activa. El diagnóstico mediante RM de osteomielitis curada se basa en la ausencia de los signos mencionados con anterioridad y el retorno de la médula adiposa normal en la cavidad medular.

Infección de partes blandas

Las infecciones de partes blandas incluyen la celulitis, la tenosinovitis séptica, la bursitis séptica, la miositis infecciosa y la fascitis necrosante. A pesar del hecho de que los hallazgos en RM son inespecíficos, sigue siendo el mejor estudio por imágenes para detectar alteraciones de partes blandas. Se la utiliza para evaluar la presencia o la ausencia de enfermedad, evaluar su extensión e identificar posibles sitios de biopsia.

Celulitis (Cuadro 5.5)

La celulitis representa una inflamación difusa de la grasa subcutánea y de la piel. En la RM, la celulitis se observa como áreas difusas de intensidad baja en las imágenes T1W y de intensidad alta en T2W, con un patrón reticular en el tejido subcutáneo, con engrosamiento de la piel (Figura 5.15). Tras la inyección de gadolinio i.v., se evidencia hiperintensidad difusa en las mismas áreas que son anormales en secuencias T1W y T2W sin contraste.

Cuadro 5.5 Celulitis

- Señal anormal limitada al tejido subcutáneo.
- Patrón reticular:
  - Señal baja en T1.
  - Señal alta en T2.
  - Realce con contraste.
- Ausencia de alteraciones en los planos fasciales profundos.

Tenosinovitis séptica y bursitis séptica

Por lo general, la tenosinovitis séptica y bursitis séptica son consecuencia de un traumatismo penetrante o pueden ser una manifestación de la tuberculosis. Las causas sépticas y asépticas de la tenosinovitis y la bursitis no se pueden distinguir sobre la base de sus características de diagnóstico por imágenes, las cuales incluyen la presencia de líquido alrededor de un tendón o en el interior de una bolsa sinovial (Figura 5.16) y el realce del revestimiento sinovial de estas estructuras tras la inyección de contraste i.v. Habitualmente, estas alteraciones están acompañadas de celulitis adyacente.

Piomiositis (miositis infecciosa)

La piomiositis es muy infrecuente, pero puede ser consecuencia de un traumatismo penetrante o de una siembra hematógena. En adultos, la piomiositis afecta con mayor frecuencia a las personas adictas a drogas intravenosas o a pacientes inmunocomprometidos. Cuando afecta a niños, es menos frecuente que haya una patología subyacente. *S. aureus* es el microorganismo causal más frecuente. Las lesiones son multifocales en alrededor de la mitad de los pacientes.

Típicamente, la enfermedad produce tres estadios clínicos:

1. Estadio invasivo, en el cual las bacterias invaden el músculo.
2. Estadio purulento, en el cual se forman abscesos intramusculares.
3. Estadio tardío, en el cual es más frecuente detectar hallazgos sistémicos más graves, como el shock séptico.

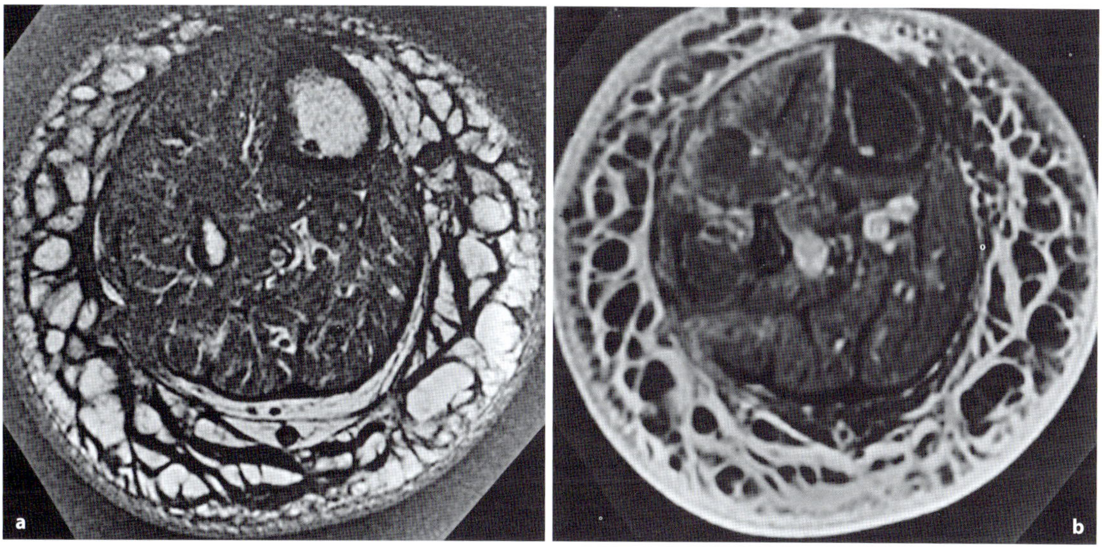

Figura 5.15 Celulitis. a Imagen axial en T1 de la pierna. Se observa engrosamiento cutáneo difuso y un patrón reticular de edema hipointenso en el tejido adiposo subcutáneo. b Imagen axial en secuencia STIR de la pierna. El patrón reticular de edema y el engrosamiento cutáneo se vuelven hiperintensos en esta secuencia. No hay hiperintensidad anormal en los planos fasciales intermusculares, lo que permite distinguir la celulitis de la fascitis necrosante.

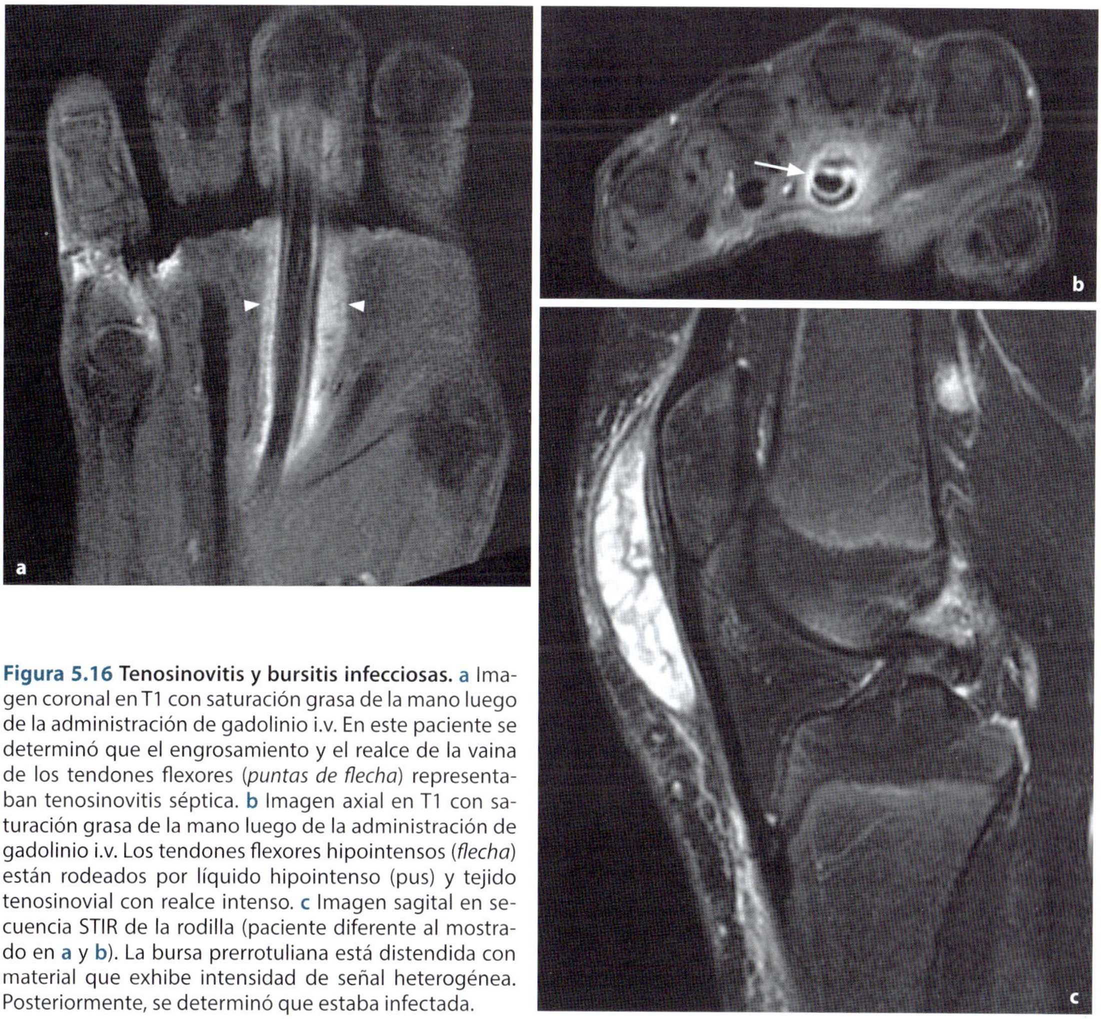

Figura 5.16 Tenosinovitis y bursitis infecciosas. a Imagen coronal en T1 con saturación grasa de la mano luego de la administración de gadolinio i.v. En este paciente se determinó que el engrosamiento y el realce de la vaina de los tendones flexores (*puntas de flecha*) representaban tenosinovitis séptica. b Imagen axial en T1 con saturación grasa de la mano luego de la administración de gadolinio i.v. Los tendones flexores hipointensos (*flecha*) están rodeados por líquido hipointenso (pus) y tejido tenosinovial con realce intenso. c Imagen sagital en secuencia STIR de la rodilla (paciente diferente al mostrado en a y b). La bursa prerrotuliana está distendida con material que exhibe intensidad de señal heterogénea. Posteriormente, se determinó que estaba infectada.

En el estadio invasivo, la RM muestra aumento de tamaño muscular de intensidad intermedia en las imágenes T1W y señal aumentada en T2W. En ocasiones, puede haber asociación con cambios correspondientes a celulitis. En la fase purulenta, se observan abscesos solitarios o múltiples (Figura 5.17). A menudo, los abscesos exhiben un borde de realce en las imágenes T1W con contraste. En los abscesos musculares, también se ha descrito un borde de intensidad entre intermedia y alta en las imágenes T1W sin contraste (el signo de la "penumbra" descrito con anterioridad); sin embargo, estos hallazgos son inespecíficos y por lo general el diagnóstico preciso se obtiene mediante aspiración de líquido o biopsia de un músculo anormal con cultivo del material. La RM es útil para guiar el tratamiento debido a que los antibióticos solos a menudo son suficientes para tratar la enfermedad en etapa temprana, mientras que suele ser necesario realizar una intervención percutánea o quirúrgica en estadios más avanzados.

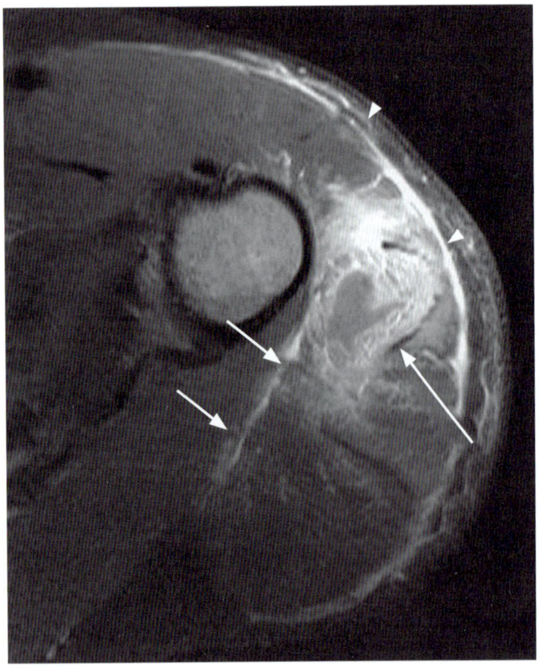

Figura 5.17 Piomiositis. Imagen axial en T1 con saturación grasa del hombro luego de la administración de gadolinio i.v. Se observa realce irregular distribuido en la región media a posterior del músculo deltoides con un absceso intramuscular focal, en este hombre de 27 años de edad inmunocomprometido con diagnóstico de piomiositis. Nótese el grueso realce parietal del absceso (*flecha larga*) alrededor del líquido central sin realce. También se observa un intenso realce a lo largo de las capas fasciales superficiales (*puntas de flecha*) y profundas (*flechas cortas*).

Fascitis necrosante (Cuadro 5.6)

Cuadro 5.6 Fascitis necrosante

Fascias profundas
- T2: intensidad alta.
- T1 con contraste: intensidad alta.

Tejido adiposo subcutáneo
- Reticulaciones difusas.
- T2 y T1 con contraste: intensidad aumentada.

Músculo
- T2 y T1 con contraste: intensidad aumentada.

Absceso intramuscular
- T2: intensidad aumentada.
- T1 poscontraste: realce en anillo con centro de intensidad disminuida.

La fascitis necrosante tiene una elevada tasa de mortalidad asociada y representa una urgencia quirúrgica. El diagnóstico precoz y el desbridamiento extenso se asocian a un mejor pronóstico. Debido a que es necesario implementar una intervención quirúrgica en el momento adecuado, la RM no se utiliza con frecuencia como herramienta diagnóstica. Su utilidad radica en distinguir entre celulitis y fascitis necrosante. En la celulitis, se observa intensidad anormal confinada al tejido adiposo subcutáneo. En la fascitis necrosante, la intensidad anormal se extiende hacia las fascias profundas entre los músculos y, en ocasiones, hasta el tejido muscular. La intensidad anormal se observa mejor en las imágenes en secuencia STIR. Se visualiza hiperintensidad lineal en las fascias superficiales y profundas debido a la necrosis fascial. Cuando está presente, el compromiso muscular asociado se identifica como áreas mal definidas de intensidad alta en imágenes T2W o en secuencia STIR en el interior de los músculos, con o sin colecciones líquidas hiperintensas que representan abscesos (Figura 5.18).

No es necesario que haya compromiso muscular para hacer el diagnóstico, pero sí es fundamental el compromiso de las fascias. Las imágenes T1W poscontraste evidencian realce en los planos fasciales, realce focal de los músculos afectados y realce periférico de los abscesos, correspondientes a los hallazgos observados en las imágenes en secuencia STIR. La administración de contraste no es necesaria para hacer el diagnóstico en casos de sospecha de fascitis necrosante y puede subestimar la extensión de la enfermedad debido a la escasa perfusión del tejido necrótico desvitalizado. Sin embargo, a menudo resulta de utilidad para identificar abscesos asociados.

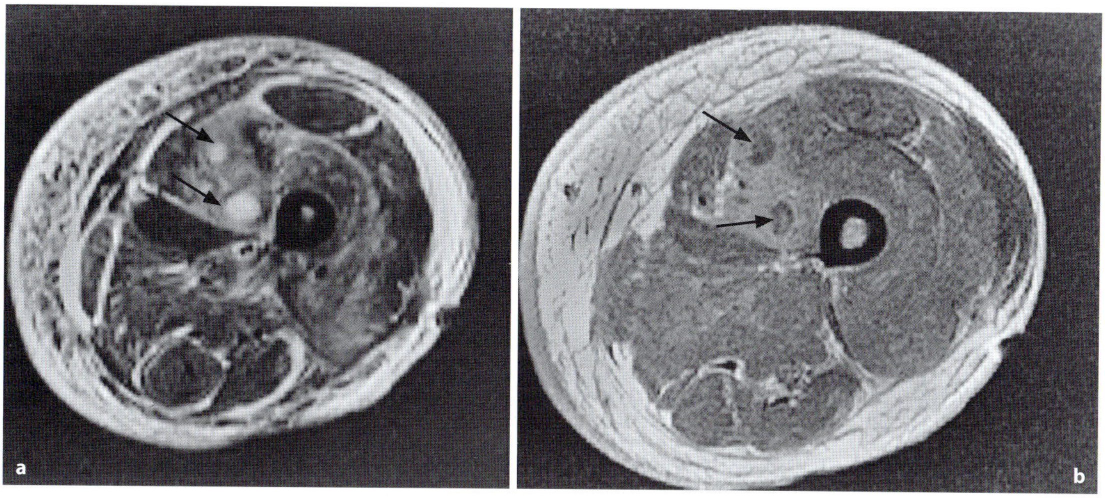

Figura 5.18 Fascitis necrosante. a Imagen axial en secuencia STIR del muslo. Se observa edema fascial intermuscular, subcutáneo e intramuscular difuso, manifestado como intensidad alta. Además, hay dos áreas focales hiperintensas dentro del músculo (*flechas*) que corresponden a abscesos. Solo es necesaria la hiperintensidad intermuscular y subcutánea para hacer el diagnóstico. **b** Imagen axial en T1 con contraste del muslo. Se observa realce leve del músculo alrededor de los dos abscesos hipointensos (*flechas*). Las otras manifestaciones de este proceso inflamatorio quedan ocultas en esta secuencia.

Precaución. Los hallazgos de la fascitis necrosante en la RM son inespecíficos y se pueden encontrar en otros procesos menos agresivos. Resulta de suma importancia la correlación con los signos clínicos para determinar la importancia de los hallazgos en las imágenes. Dada la elevada morbimortalidad de esta enfermedad, si el cuadro clínico es preocupante, por lo general se indica una intervención quirúrgica dirigida hacia las áreas de aspecto anormal en la RM.

Artritis séptica

En presencia de un proceso inflamatorio monoarticular, siempre se debe considerar el diagnóstico de infección articular como una posibilidad (Figura 5.19). Los factores predisponentes incluyen diabetes, tratamiento con corticoides, enfermedades debilitantes y abuso de drogas intravenosas. En este último caso, los sitios de predilección son las articulaciones acromioclavicular, esternoclavicular y sacroilíaca y la columna vertebral (Figura 5.20). Siempre que se considere el diagnóstico de artritis séptica sobre la base del cuadro clínico, se debe efectuar un aspirado articular para cultivo y antibiograma del material. En algunos casos, como en la artritis tuberculosa, puede ser necesaria una biopsia para establecer el diagnóstico.

Los hallazgos de la artritis séptica en la RM son inespecíficos y son idénticos a los de cualquier artritis inflamatoria. Al principio, se observan derrame articular y sinovitis; luego, se visualizan estrechamiento del espacio articular y erosión (Figura 5.21). El derrame articular y la sinovitis son hipointensos en las imágenes T1W e hiperintensos en T2W, aunque la sinovitis tiene intensidad ligeramente mayor que el líquido articular en las imágenes T1W. Tras la administración de contraste i.v., el derrame articular permanece

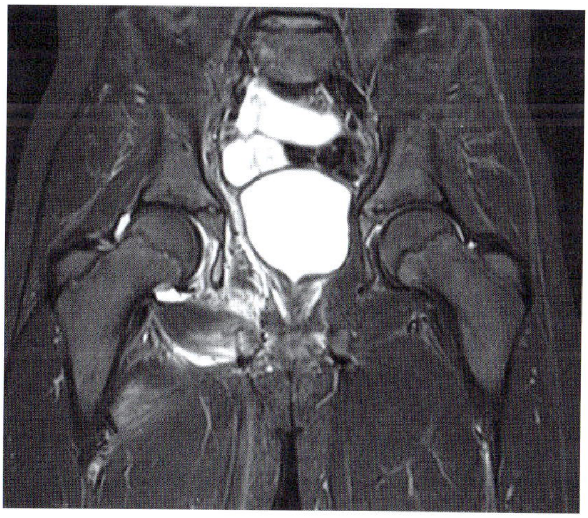

Figura 5.19 Artritis séptica: cadera. Imagen coronal en secuencia STIR de la pelvis. Se observa derrame en la cadera derecha en este paciente con inmadurez esquelética. Si bien este hallazgo es inespecífico, la extensa presencia de líquido y el edema que afecta a las partes blandas adyacentes son muy sugestivos de infección de cadera, que fue confirmada en el examen clínico.

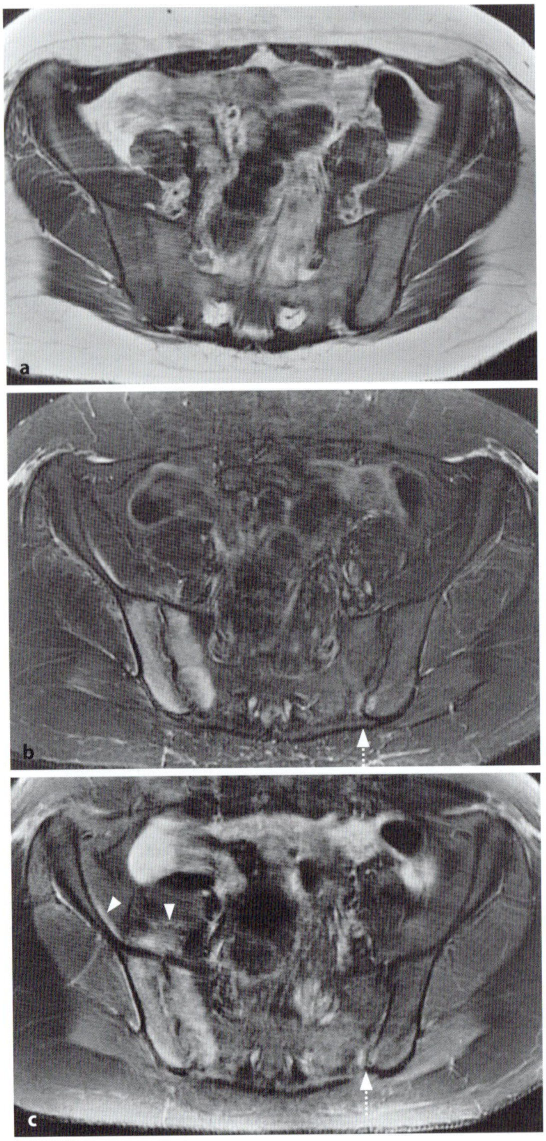

Figura 5.20 Artritis séptica: articulación sacroilíaca. **a** Imagen axial en T1 de la pelvis. Las líneas corticales hipointensas en la articulación sacroilíaca derecha están obliteradas (compárese con la articulación izquierda). **b** Imagen axial en secuencia STIR de la pelvis. Se observan grandes bandas de edema a ambos lados de la articulación sacroilíaca derecha. Se visualiza intensidad alta en el interior de la articulación y destrucción cortical. Además, hay intensidad alta en las partes blandas anteriores a la articulación y al ala ilíaca derecha. Se observan pequeñas áreas de edema medular en la cara posterior de la articulación sacroilíaca izquierda (*flecha punteada*) en este paciente con adicción a las drogas e infección articular. **c** Imagen axial en T1 con supresión grasa y contraste de la pelvis. Se observan características casi idénticas a la imagen en secuencia STIR, lo que indica hiperemia derivada de la infección, pero sin formación de absceso. La señal alta visualizada en las partes blandas anteriores (*puntas de flecha*) corresponde a celulitis o a hiperemia reactiva. Hay edema medular, tejido de granulación o sinovitis en la articulación y erosiones corticales y cambios precoces de infección en la articulación sacroilíaca izquierda (*flecha punteada*).

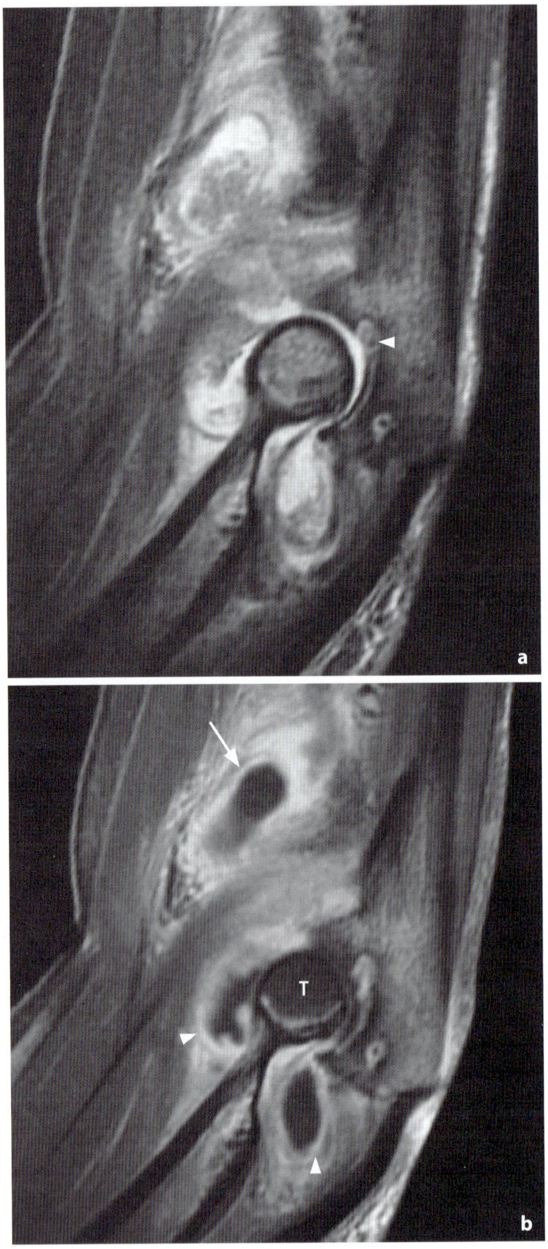

Figura 5.21 Artritis séptica: codo. **a** Imagen sagital en T2 con saturación grasa del codo. La articulación está notablemente distendida por tejido heterogéneo e irregular. Nótese también la pequeña erosión a lo largo del olécranon (*punta de flecha*) y el tenue edema medular en la porción distal del húmero y la región proximal del cúbito. **b** Imagen sagital en T1 con saturación grasa del codo después de la administración de gadolinio i.v. En este codo infectado, el grueso revestimiento sinovial que presenta realce se extiende por la articulación y rodea cavidades sin realce ocupadas por material purulento (*puntas de flecha*). También se observa una colección loculada dentro de las partes blandas extraarticulares en situación anterior (*flecha*). La falta de realce en la tróclea (T) es compatible con un absceso o con hueso desvitalizado.

hipointenso, mientras que la sinovitis se vuelve hiperintensa. Las erosiones se visualizan como defectos de los márgenes subcondrales, de intensidad baja en T1W y de intensidad alta en T2W. En las infecciones articulares se pueden observar edemas de partes blandas y de médula ósea adyacentes; por lo general, estos hallazgos indican una hiperemia reactiva con edema, pero a veces, el hueso o las partes blandas adyacentes a la articulación infectada también pueden infectarse.

La evaluación clínica de un niño que se presenta con dolor de cadera puede ser particularmente compleja debido a que una sinovitis transitoria puede similar una artritis séptica de la cadera. A menudo, la ecografía o la RM demuestran un derrame en ambas entidades. Sin embargo, la presencia de señal de intensidad anormal en la médula ósea y el hallazgo de perfusión disminuida de la cabeza femoral en las imágenes T1W con supresión grasa y contraste son características que se han descrito como muy sugestivas de infección articular. En el caso de otras entidades infecciosas que simulan una artritis séptica de la cadera, como la piomiositis o la osteomielitis, la RM puede ayudar a diferenciar estas patologías y guiar el tratamiento adecuado. A pesar de la utilidad de la RM en este contexto, si hay sospecha suficiente de infección de cadera, se indica una aspiración guiada por imágenes.

Enfermedades varias

Las afecciones que requieren consideración especial incluyen las infecciones asociadas a cuerpos extraños, la osteomielitis multifocal recurrente crónica, el sida y el pie diabético.

Cuerpos extraños

Los cuerpos extraños intraarticulares o dentro de partes blandas pueden causar infección. Con mayor frecuencia, estos cuerpos extraños consisten en madera, espinas o vidrio y por lo general no son radiopacos. Los sitios predilectos son los pies y las manos. Los cuerpos extraños en las partes blandas provocan una reacción inflamatoria (celulitis) y eventualmente resultan en la formación de un absceso o un conducto sinusal para permitir la extrusión del cuerpo extraño. En última instancia, el cuerpo extraño puede causar osteomielitis.

En las imágenes de RM, los cuerpos extraños son de intensidad baja en todas las secuencias y pueden tener un aspecto muy sutil. Por lo general, tienen forma lineal, lo cual es un criterio útil para su identificación. En las imágenes T2W, los cuerpos extraños a menudo están rodeados por intensidad alta, que representa tejido de granulación, celulitis o absceso (Figura 5.22). El material de contraste i. v. puede aumentar la notabilidad de los cuerpos extraños, los cuales permanecen hipointensos, rodeados por intensidad aumentada de forma difusa en el caso del tejido de granulación o la celulitis; cuando hay un absceso, este permanece de intensidad baja, excepto en su periferia.

Los cuerpos extraños intraarticulares no son tan frecuentes como los que se encuentran en las partes blandas, pero habitualmente provocan una

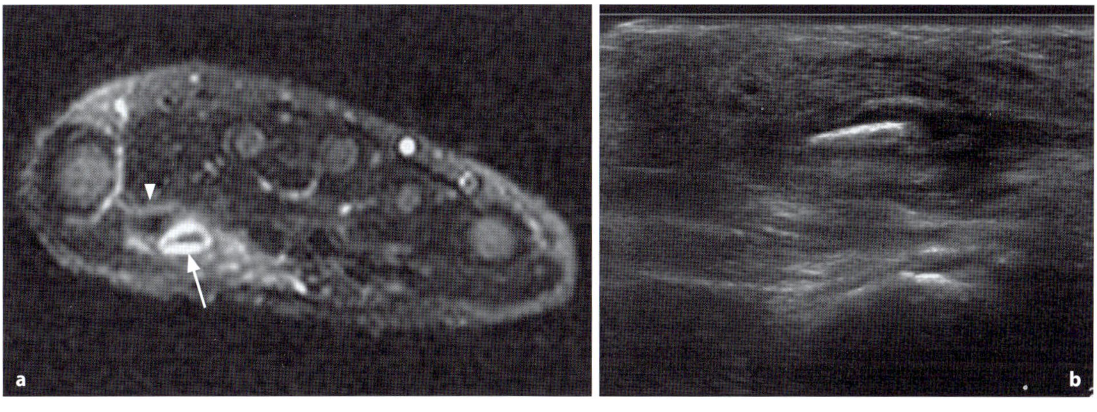

Figura 5.22 Cuerpo extraño: partes blandas. a Imagen axial en T2 con saturación grasa de la mano. Se observa un área focal de intensidad alta (*flecha*) adyacente al tendón del flexor largo del pulgar (*punta de flecha*) en las partes blandas de la región palmar de la mano. Este niño de 3 años de edad se había caído en el bosque y, si bien se sospechaba la presencia de un cuerpo extraño, no era palpable al examen físico en el sitio de dolor y tumefacción. En el centro de la lesión (*flecha*) se observa una pequeña estructura lineal hipointensa que representa un cuerpo extraño (madera). La señal alta puede corresponder a celulitis, absceso o tejido de granulación. **b** Ecografía de la mano. La ubicación de la astilla se confirmó mediante una ecografía dirigida en esta región.

notable sinovitis reactiva. En las imágenes T1W los cuerpos extraños, la sinovitis y el derrame articular son hipointensos, aunque los cuerpos extraños pueden tener intensidad más baja que el líquido circundante. En las imágenes T2W los cuerpos extraños mantienen su intensidad baja, mientras que el derrame articular y la sinovitis se vuelven hiperintensos. Es necesario tener un alto índice de sospecha para identificar cuerpos extraños; su forma lineal es un indicio útil para su identificación (Figura 5.23; *v.* Figura 5.22).

Osteomielitis multifocal recurrente crónica

La osteomielitis multifocal recurrente crónica es una osteomielitis crónica que por lo general afecta a niños y adultos jóvenes. Cualquier región del esqueleto puede verse afectada, pero se observa una predilección por el compromiso simétrico de las metáfisis de los miembros inferiores o de los extremos mediales de las clavículas. Los pacientes refieren dolor y tumefacción en las regiones afectadas, y el 40% de los pacientes pueden tener pustulosis palmoplantar. Esta entidad está incluida en el grupo de afecciones denominadas síndrome SAPHO (sinovitis, acné, pustulosis, hiperostosis y osteítis). Los hallazgos de laboratorio son inespecíficos, y los hemocultivos y los cultivos de material óseo suelen ser negativos. En cuanto a la histología, la porción osteolítica de la lesión contiene predominantemente células plasmáticas, por lo que esta patología ha recibido el nombre de "osteomielitis de células plasmáticas". La principal característica radiográfica es la esclerosis, combinada con una cantidad variable de osteólisis y periostitis. No se han descrito hallazgos característicos en la RM. Se debe considerar esta entidad en presencia de compromiso multifocal o cuando se ve afectado el extremo distal de la clavícula.

Sida

Los pacientes con infección por VIH están inmunocomprometidos y tienen mayor riesgo de infecciones bacterianas y fúngicas. Estos pacientes están predispuestos a desarrollar osteomielitis, artritis séptica y piomiositis, con los cambios en la RM ya descritos. Una forma infrecuente de osteomielitis que tiene una mayor incidencia en pacientes con sida es la angiomatosis bacilar, causada por un microorganismo gram negativo. Por lo general, los pacientes se presentan con lesiones cutáneas caracterizadas por múltiples pápulas angiomatosas. Las lesiones óseas consisten en múltiples focos osteolíticos que afectan la corteza y la cavidad medular, asociadas a masas de partes blandas. Los huesos tubulares de las extremidades (en particular la tibia) son sitios predilectos.

Los hallazgos angiográficos de la angiomatosis bacilar consisten en defectos osteolíticos

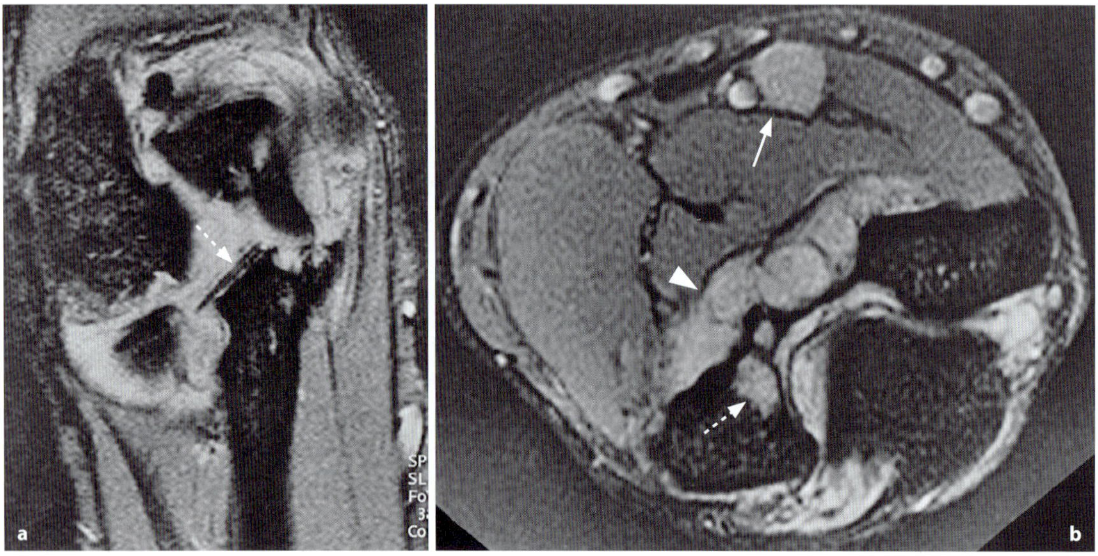

Figura 5.23 Cuerpo extraño: articular. **a** Imagen coronal en T2* del codo. Se observa un cuerpo extraño lineal (*flecha punteada*) adyacente a la cara posterior del cúbito dentro de la articulación del codo. El objeto era una espina de una rosa. Se observan sinovitis, derrame articular y erosión ósea de intensidad alta en el cúbito como consecuencia del proceso inflamatorio. **b** Imagen axial en T2* del codo. Se evidencian la sinovitis y el derrame articular de gran tamaño (*punta de flecha*). Se detecta un ganglio linfático aumentado de tamaño (*flecha*), al igual que erosiones óseas en el húmero (*flecha punteada*).

corticales mal y bien definidos, con una cantidad variable de osteólisis medular, esclerosis y reacción perióstica. En las imágenes de RM, se pueden identificar masas lobuladas de partes blandas adyacentes a defectos corticales. Estas lesiones tienen intensidad intermedia (mayor que la del tejido muscular) en las imágenes T1W y señal alta en T2W. Además de la destrucción cortical y de las lesiones de partes blandas, se evidencian cambios compatibles con osteomielitis en la médula ósea adyacente.

Infección del pie diabético (Cuadro 5.7 y Tablas 5.1 y 5.2)

En pacientes con diabetes, las patologías del pie son frecuentes y por lo general están relacionadas con una de las siguientes causas: enfermedad vascular, infección, neuroartropatía y rotura tendinosa. La RM ha demostrado ser sumamente útil para evaluar estas afecciones.

Cuadro 5.7 Características de la osteomielitis en el pie diabético

Requisitos virtuales
- Señal anormal de la médula ósea en T1 y T2.
- Úlcera de partes blandas o conducto sinusal sobre el hueso anormal y habitualmente ubicada en puntos de presión esperables (cabezas del primer y quinto metatarsianos, tuberosidad calcánea, falanges distales de los dedos de los pies, maléolos del tobillo).

Otros hallazgos posibles
- Destrucción cortical (pérdida de la línea cortical hipointensa).
- Colección líquida intraósea (absceso).
- Secuestro.
- Celulitis de partes blandas, abscesos.
- Derrame en la articulación adyacente.

Tabla 5.1 Alteraciones de la señal medular en el pie diabético

Señal medular en T1	Señal medular en T2 (STIR)	Diagnóstico
↑ (grasa)	↓	Se descarta categóricamente la osteomielitis
↑ (grasa)	↑	Leve edema reactivo de la médula ósea, sin osteomielitis
↓	↑	Diagnóstico diferencial: ▪ Osteomielitis ▪ Edema reactivo de la médula ósea (importante) ▪ Cambios neuropáticos agudos (la ubicación de las lesiones ayuda al diagnóstico; la biopsia con aguja ayuda a precisar el diagnóstico)

Tabla 5.2 Dilema diabético

	Osteomielitis	Neuroartropatía
Ubicación	Adyacente a úlceras en puntos de presión	Siempre tiene compromiso articular
	Cabezas de metatarsos (primero y quinto)	Articulaciones tarsometatarsianas (de Lisfranc) y huesos adyacentes
	Tuberosidad calcánea	Articulaciones talonavicular y calcáneocuboidea (de Chopart) y huesos adyacentes
	Falanges distales de los dedos de los pies	Tobillo, articulaciones subtalares y huesos adyacentes
	Maléolos del tobillo	
	Puede o no afectar a las articulaciones	
Otras características	Destrucción cortical	Fragmentación ósea
	Secuestro	Desalineación
	Colección líquida intraósea (absceso)	
Características no discriminatorias	Derrame articular	Derrame articular
	Edema de partes blandas	Edema de partes blandas
	Edema de médula ósea	Edema de médula ósea
	Reacción perióstica	Reacción perióstica

En personas con diabetes, la infección suele ser el resultado de una lesión de partes blandas, en general seguida por celulitis; la infección puede permanecer limitada a las partes blandas, extenderse hacia el hueso adyacente y diseminarse en sentido proximal dentro de los compartimentos anatómicos o a través de las vainas tendinosas (Figura 5.24). Por lo general, las úlceras de partes blandas se encuentran en áreas de presión del pie, como las partes blandas de la zona plantar por debajo o adyacentes a las cabezas del primer y quinto metatarsianos, la tuberosidad calcánea, las falanges distales y los maléolos. Estas úlceras se observan en la mayoría de los pacientes con diabetes que tienen infecciones del pie y es infrecuente que haya osteomielitis en ausencia de úlceras de partes blandas asociadas.

En la RM, las úlceras se pueden identificar como defectos de partes blandas hipointensas en las imágenes T1W y T2W. La celulitis suele estar asociada a úlceras de partes blandas y se la identifica en la RM como áreas difusas de intensidad baja en las imágenes T1W y de intensidad alta en T2W, con realce tras la administración de gadolinio. La osteítis se puede identificar en RM como borrosidad o destrucción de la línea cortical

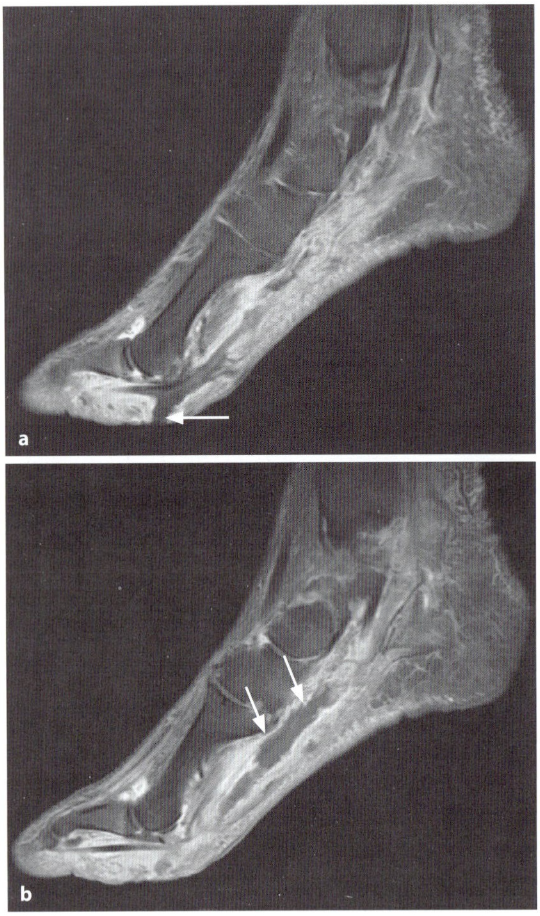

Figura 5.24 Infección de pie diabético: diseminación proximal a través de la vaina tendinosa. a Imagen sagital en T1 con saturación grasa del pie luego de la inyección de gadolinio i. v. Un conducto sinusal sin realce (*flecha*) se extiende desde una úlcera cutánea hasta la vaina tendinosa del flexor largo del dedo gordo del pie, la cual está levemente distendida (*punta de flecha*). **b** Imagen sagital en T1 con saturación grasa del pie luego de la inyección de gadolinio i. v. Se identifica la distensión de la vaina tendinosa en la porción media del pie (*flechas*), compatible con diseminación proximal de la infección.

hipointensa en todas las secuencias de pulso y la osteomielitis se puede identificar como intensidad de señal anormal en las imágenes T1W y como intensidad alta en secuencia STIR, con realce después de la administración de gadolinio. Sin embargo, la intensidad de señal anormal en la médula ósea no es específica para infección y puede ser secundaria a neuroartropatía o a edema medular aséptico (reactivo) como consecuencia de la hiperemia del proceso inflamatorio de partes blandas adyacente. La intensidad aumentada en el interior de la musculatura plantar es un hallazgo que se puede observar en pies diabéticos y no debe hacer pensar en una miositis infecciosa, sino que se trata de las modificaciones microangiopáticas propias de la diabetes que resultan en neuropatía periférica y cambios musculares neurogénicos.

La RM es útil para diferenciar estas entidades. La ausencia de cambios medulares en las imágenes T1W y en secuencia STIR descarta el diagnóstico de osteomielitis (Figura 5.25). Si se identifica intensidad de señal anormal en la médula ósea, la presencia de uno o más de los siguientes signos aumenta de forma significativa la probabilidad del diagnóstico de osteomielitis en un pie diabético (Figura 5.26):

- Úlcera cutánea sobre la alteración ósea.
- Conducto sinusal que se extiende hasta el hueso.
- Destrucción cortical.
- Absceso intramedular.
- Formación de secuestro.

Ciertas características ayudan a distinguir los cambios neuropáticos agudos de las infecciones del pie diabético. La neuroartropatía siempre afecta a las articulaciones. A menudo, se asocia a fragmentación y subluxación ósea. Los sitios más frecuentes de compromiso son las articulaciones

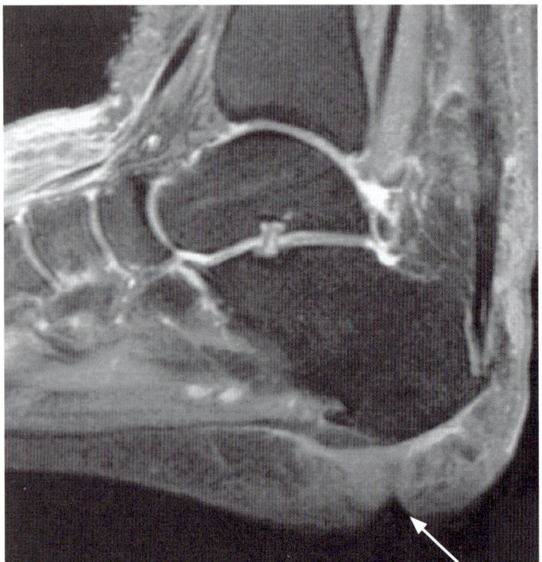

Figura 5.25 Pie diabético: úlcera, sin osteomielitis. Imagen sagital en secuencia STIR de la porción posterior del pie. Se observa un defecto de partes blandas de gran tamaño (úlcera) en la almohadilla plantar del talón (*flecha*). La ausencia de alteraciones en la señal en el calcáneo subyacente descarta una osteomielitis asociada.

tarsometatarsianas (articulación de Lisfranc), las articulaciones talo-navicular y calcáneo-cuboides (articulación de Chopart) y las articulaciones subtalares. Se indica una biopsia siempre que las características en las imágenes no sean concluyentes para osteomielitis o neuroartropatía.

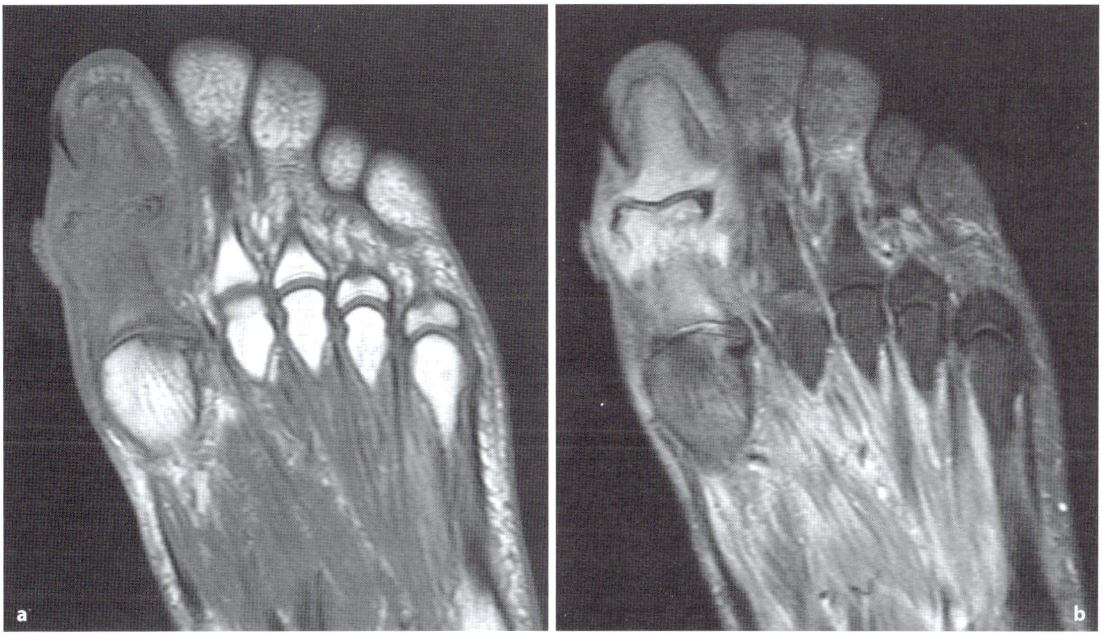

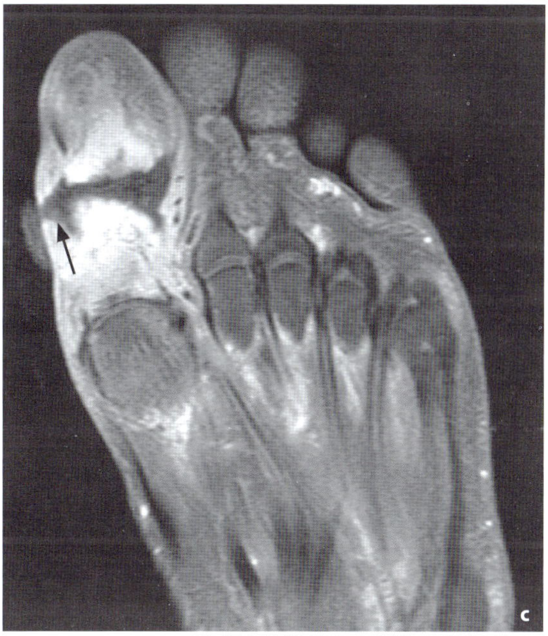

Figura 5.26 Pie diabético: diseminación por contigüidad. **a** Imagen del eje largo en T1 del antepié. Se evidencia intensidad de señal difusamente anormal y notable destrucción ósea en las falanges del dedo gordo. **b** Imagen del eje largo en T2 con saturación grasa del antepié. La señal aumentada se extiende por ambos huesos con importante disminución del espacio articular en la articulación interfalángica, compatible con infección articular y osteomielitis adyacente. **c** Imagen del eje largo en T1 con saturación grasa del antepié luego de la administración de gadolinio i.v. Un conducto sinusal (*flechas*) se extiende hacia una pequeña úlcera cutánea, la cual se observa adecuadamente debido a que el tejido en sus márgenes presenta realce.

Acceda al eBook para consultar la lista de bibliografía.
Consulte las indicaciones en la retiración de tapa.

6
Artritis y cartílago

Cómo explorar las artritis y el cartílago

La resonancia magnética (RM) sigue siendo la técnica de exploración ideal para evaluar el cartílago articular, ya que permite la visualización directa del cartílago y del hueso subcondral, y sus capacidades multiplanares y excelente contraste de partes blandas brindan información inigualable acerca de las estructuras dentro del espacio articular y a su alrededor. Si bien el tipo de artritis se diagnostica mediante radiografías convencionales, la evaluación mediante RM puede evidenciar cambios en el cartílago articular, detectar cuerpos libres intraarticulares y determinar si hay compromiso sinovial, por lo que ayuda a planificar el tratamiento.

- Bobinas y posición del paciente: la articulación en estudio determina la bobina y la posición que utilizar. En la rodilla, se utiliza la bobina para extremidades estándar de la misma manera que cuando se estudia un desgarro meniscal. Lo mismo sucede en la muñeca, el codo y las demás articulaciones.
- Orientación de las imágenes: las articulaciones exploradas en busca de artritis y para estudiar el cartílago se visualizan mejor utilizando los planos habituales analizados en otros capítulos. En la rodilla, se deben utilizar tres planos (axial, coronal y sagital) para evaluar adecuadamente el cartílago.
- Secuencias de pulso y regiones de interés: para explorar una articulación en busca de artritis, se recomienda utilizar imágenes ponderadas en T1 (T1W) y algunos tipos de secuencias ponderadas en T2 (T2W) en cada plano de exploración. Las secuencias con alta sensibilidad para el cartílago se analizan más adelante en este capítulo.
- Contraste: a menudo se utiliza contraste para el diagnóstico de compromiso sinovial, así como para evaluar la respuesta al tratamiento debido a que aumenta en gran medida la visibilidad de la sinovia hipertrofiada (tejido de granulación).

La mayoría de las alteraciones articulares se analizan en los capítulos específicos de cada articulación (por ejemplo, necrosis avascular en los capítulos sobre médula ósea o caderas). En este breve capítulo analizamos algunas alteraciones adicionales que pueden afectar a cualquier articulación, como la sinovitis vellonodular pigmentada, la condromatosis sinovial y algunas artrítides frecuentes; además, brindamos un resumen acerca de la exploración del cartílago.

Las tendencias actuales en reumatología sugieren que la RM es una herramienta valiosa para evaluar la sinovitis y permite la implementación de un tratamiento intensivo y más temprano. Es importante conocer los hallazgos asociados a las artropatías, ya que es posible detectarlos en pacientes estudiados por otros motivos.

Artritis reumatoidea

El diagnóstico precoz y el tratamiento oportuno son fundamentales para mejorar la evolución clínica en pacientes con artritis reumatoidea. Los cambios erosivos se pueden detectar mediante RM en una etapa más temprana que con radiografías convencionales, lo que permite un diagnóstico y un tratamiento más precoces (Figura 6.1). Se sabe que el edema de la médula ósea, que es un precursor para el desarrollo de erosiones, se puede observar con facilidad en la RM y puede ser un signo de inflamación activa. La ubicación del edema es importante, debido a que la inflamación en las inserciones tendinosas o ligamentarias puede significar una espondiloartropatía periférica en lugar de artritis reumatoidea.

La evaluación minuciosa de las imágenes T1W de una articulación afectada por esta enfermedad puede revelar una intensidad levemente aumentada en el tejido de granulación relacionada con la presencia de líquido intraarticular, lo que permite su identificación sin la necesidad de administrar contraste intravenoso. Sin embargo, en muchos casos el tejido de granulación no se puede diferenciar de manera fidedigna del epitelio sinovial o del líquido articular utilizando las secuencias

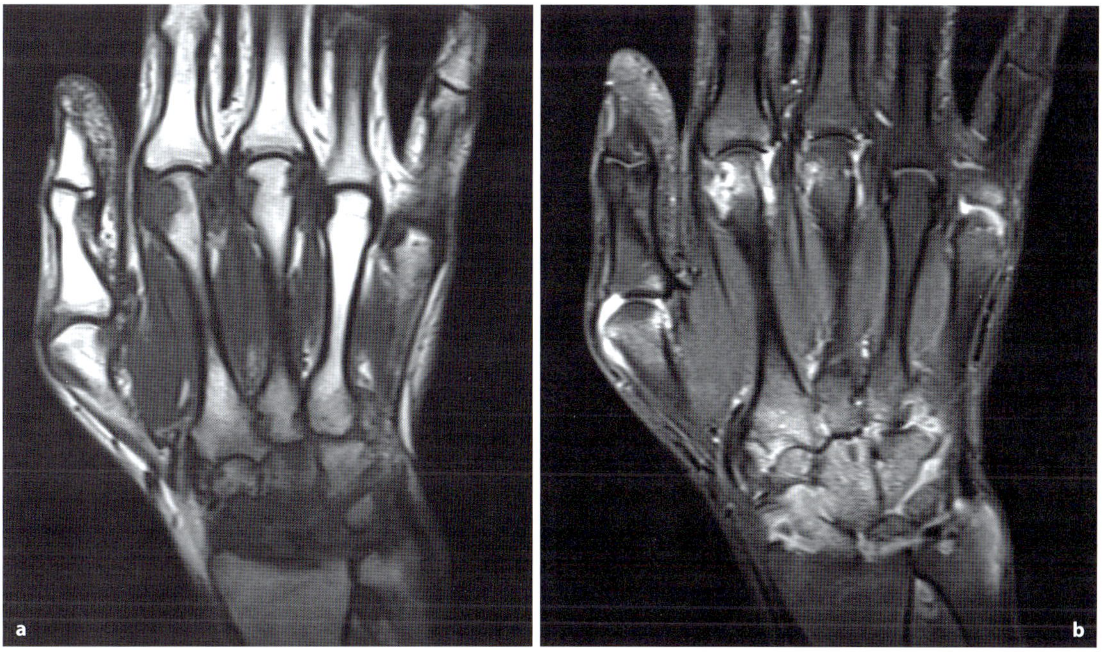

Figura 6.1 Artritis reumatoidea. a Imagen coronal T1W en un paciente con artritis reumatoidea avanzada que revela múltiples erosiones en las articulaciones metacarpofalángicas y en la muñeca. b Imagen coronal T1W con supresión grasa después de la administración de gadolinio intravenoso que pone en evidencia el tejido de granulación asociado, el cual presenta realce, en estas regiones.

convencionales (Figura 6.2). Después de la administración de gadolinio intravenoso, el tejido de granulación hipervascular se puede identificar con facilidad debido a su intenso realce. También se ha informado que las imágenes T1W con contraste permiten detectar más alteraciones óseas periarticulares que las imágenes T2W con supresión grasa. Con anterioridad, el tratamiento de la artritis reumatoidea no tenía en cuenta la cantidad de tejido de granulación presente, pero los reumatólogos han adoptado una estrategia más agresiva para iniciar el tratamiento, y a menudo se realiza una RM para evaluar el tejido de granulación y ayudar a diseñar el plan terapéutico.

A veces, una articulación edematizada en un paciente con artritis reumatoidea contiene múltiples cuerpos libres intraarticulares de pequeño tamaño, llamados "granos de arroz" (Figura 6.3), los cuales se originan en determinadas patologías sinoviales crónicas, como la artritis reumatoidea o infecciones asintomáticas, cuando las vellosidades sinoviales se hipertrofian en tal magnitud que superan su irrigación sanguínea, sufren necrosis y se desprenden hacia el interior de la articulación. Se los denomina "granos de arroz" debido a su aspecto cuando se los observa en la cirugía. En la RM, los "granos de arroz" pueden simular múltiples cuerpos libres intraarticulares o condromatosis sinovial, pero por lo general son mucho más pequeños que los elementos de la condromatosis sinovial y se mantienen hipointensos en las imágenes T2W. La mayoría de los pacientes ya cuentan con el diagnóstico de artritis reumatoidea, por lo que los hallazgos se definen como "granos de arroz" con facilidad si el radiólogo está familiarizado con este proceso. Los "granos de arroz" se pueden extraer fácilmente mediante una intervención quirúrgica si provocan síntomas mecánicos; en caso contrario, el tratamiento es el mismo que para cualquier articulación afectada por artritis reumatoidea.

Espondilitis anquilosante

Por lo general, los cambios de la espondilitis anquilosante se pueden apreciar mediante radiografías convencionales. Las modificaciones iniciales, tales como la entesopatía que provoca inflamación y edema de médula ósea en los sitios de inserción tendinosa o ligamentaria, se pueden visualizar mucho antes en la RM que con la radiografía convencional y, por lo tanto, la RM es útil para el diagnóstico precoz de la enfermedad. Además de las alteraciones de la entesopatía, la presencia de edema medular en las articulaciones

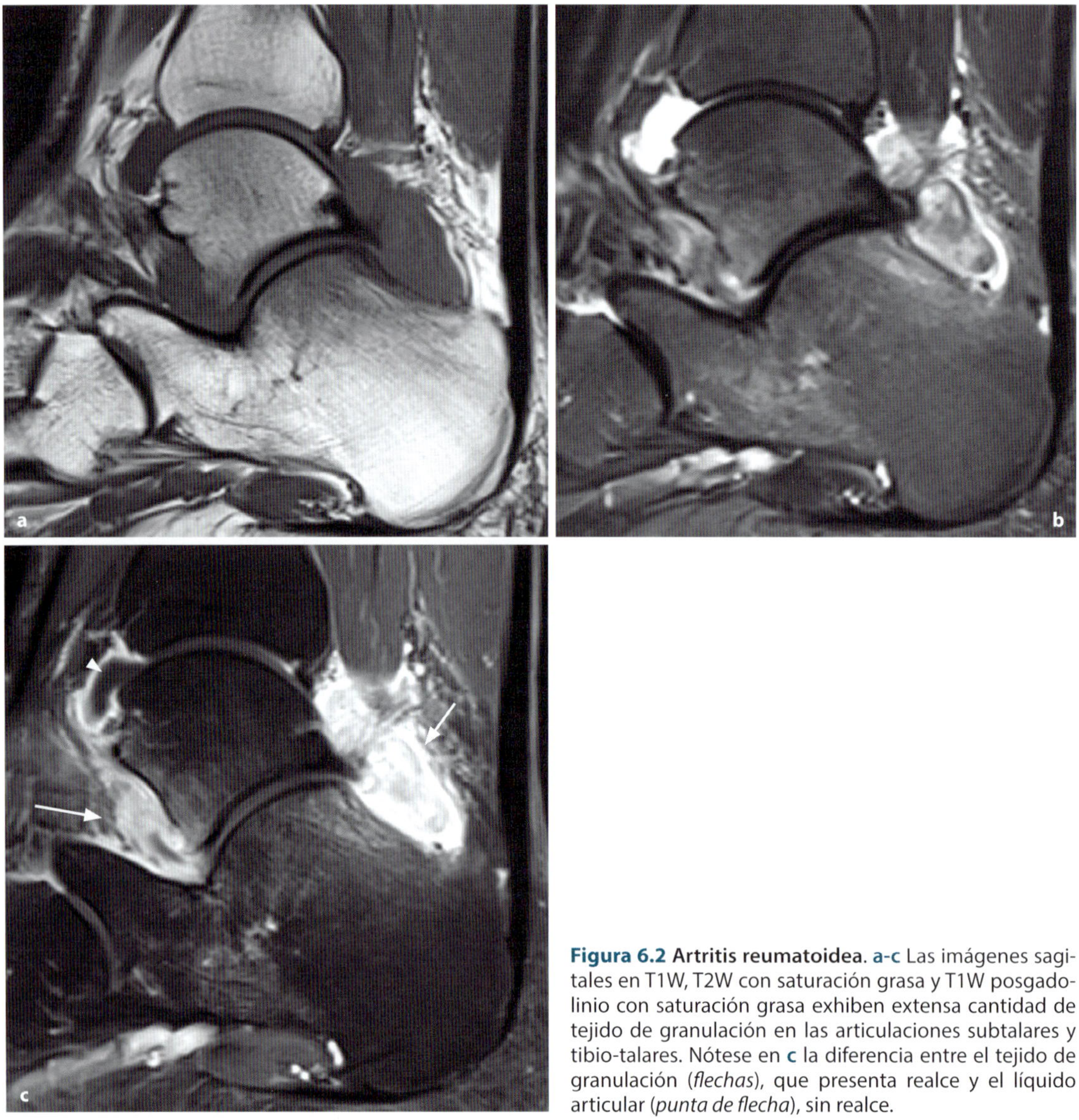

Figura 6.2 Artritis reumatoidea. **a-c** Las imágenes sagitales en T1W, T2W con saturación grasa y T1W posgadolinio con saturación grasa exhiben extensa cantidad de tejido de granulación en las articulaciones subtalares y tibio-talares. Nótese en **c** la diferencia entre el tejido de granulación (*flechas*), que presenta realce y el líquido articular (*punta de flecha*), sin realce.

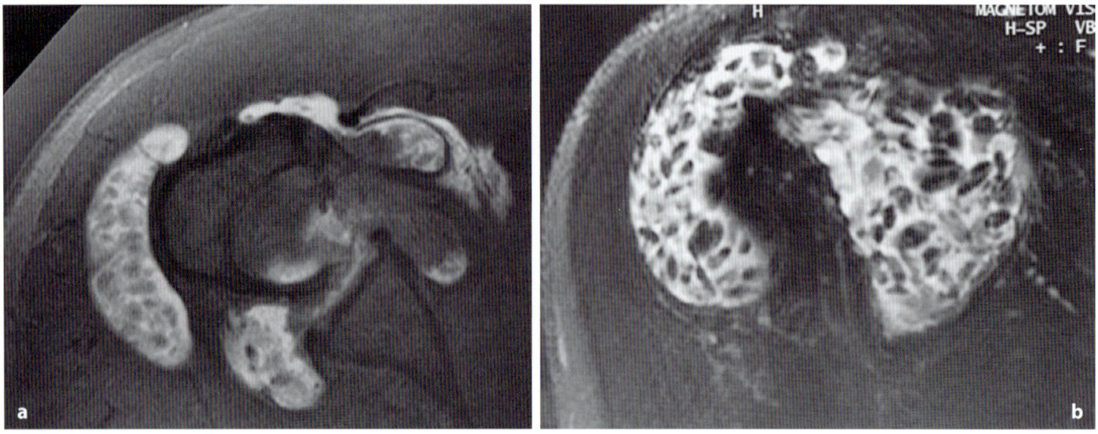

Figura 6.3 Artritis reumatoidea. Imágenes T1W con supresión grasa después de una arteriografía con gadolinio en planos axial (**a**) y coronal oblicuo (**b**) a través del hombro, que muestran múltiples defectos de llenado o cuerpos libres intraarticulares. En la intervención quirúrgica, se confirmó que se trataba de "granos de arroz".

sacroilíacas, así como en los vértices de los cuerpos vertebrales ("vértices brillantes"), ayuda al diagnóstico precoz y al tratamiento oportuno y son evidentes en la RM antes que en la radiografía (Figura 6.4). La administración de contraste intravenoso para evaluar el grado de realce también puede ayudar a planificar el tratamiento.

Gota

Al igual que con la artritis reumatoidea, por lo general los hallazgos radiográficos de la gota son suficientes para llegar al diagnóstico y la RM es de poca utilidad en esta enfermedad. Sin embargo, es importante tener en cuenta que a veces se observan tofos gotosos en pacientes sin diagnóstico de gota, en cuyo caso pueden ser causa de confusión diagnóstica. Los tofos gotosos pueden desarrollarse en casi todas las partes blandas del cuerpo y pueden erosionar los huesos u originarse en su interior (tofo intraóseo). En casos en los que el tofo tiene gran tamaño y se desconoce el diagnóstico de gota, el tofo se puede diagnosticar erróneamente como un tumor, con la consiguiente realización de una biopsia. Es típico que los tofos sean hipointensos en las imágenes T1W y T2W (Figura 6.5), una situación que los diferencia de la mayoría de los otros tipos de patología articular y de la mayoría de los tumores (a excepción de los tumores fibrosos, la sinovitis vellonodular pigmentada y el amiloide). En ocasiones, los tofos exhiben intensidad aumentada en las imágenes de RM (Figura 6.6) y pueden mostrar realce uniforme con contraste o tener un centro sin realce. La RM también puede evidenciar erosión cortical relacionada con un tofo adyacente como consecuencia del edema medular asociado.

Debido a las características inespecíficas de la gota en la RM, las que respaldan el diagnóstico incluyen el sitio comprometido y la distribución de los hallazgos. En el pie, la falta de una úlcera superpuesta o contigua puede distinguir la gota de la osteomielitis. Los tendones poplíteo y rotuliano en la rodilla son sitios de predilección en la gota (Figura 6.7). Desde el punto de vista clínico, el paciente puede presentarse con una masa. Si el profesional no está familiarizado con el aspecto y la ubicación, este hallazgo se puede confundir con una neoplasia maligna de partes blandas.

Depósito de dihidrato de pirofosfato de calcio

La RM tiene poca utilidad para el diagnóstico de esta entidad, también conocida como "seudogota". Se ha informado que la condrocalcinosis en

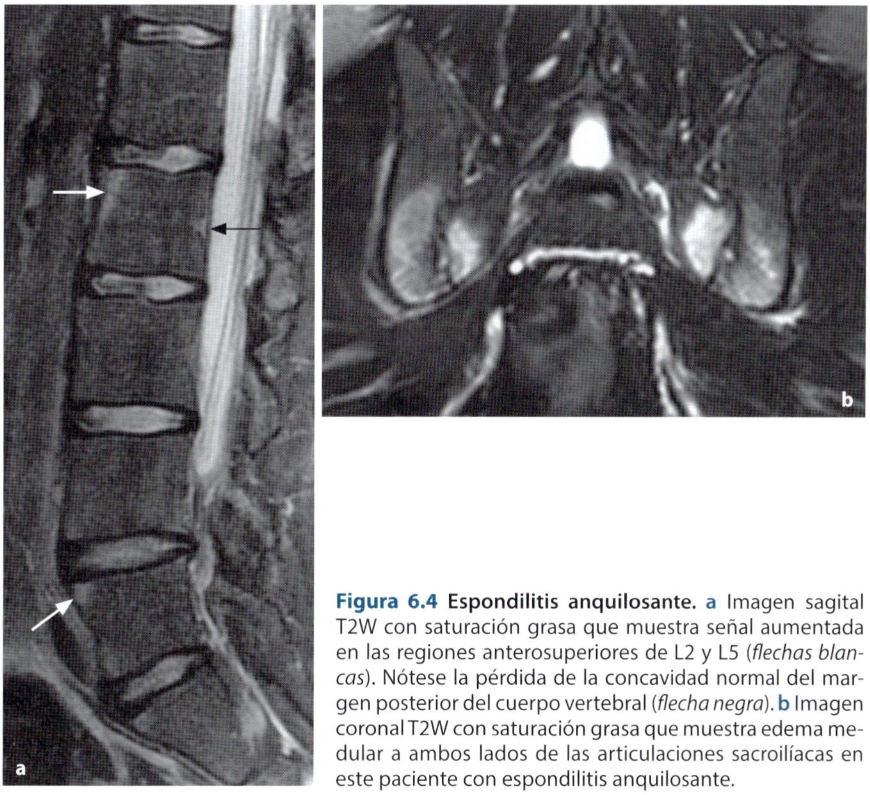

Figura 6.4 Espondilitis anquilosante. a Imagen sagital T2W con saturación grasa que muestra señal aumentada en las regiones anterosuperiores de L2 y L5 (*flechas blancas*). Nótese la pérdida de la concavidad normal del margen posterior del cuerpo vertebral (*flecha negra*). **b** Imagen coronal T2W con saturación grasa que muestra edema medular a ambos lados de las articulaciones sacroilíacas en este paciente con espondilitis anquilosante.

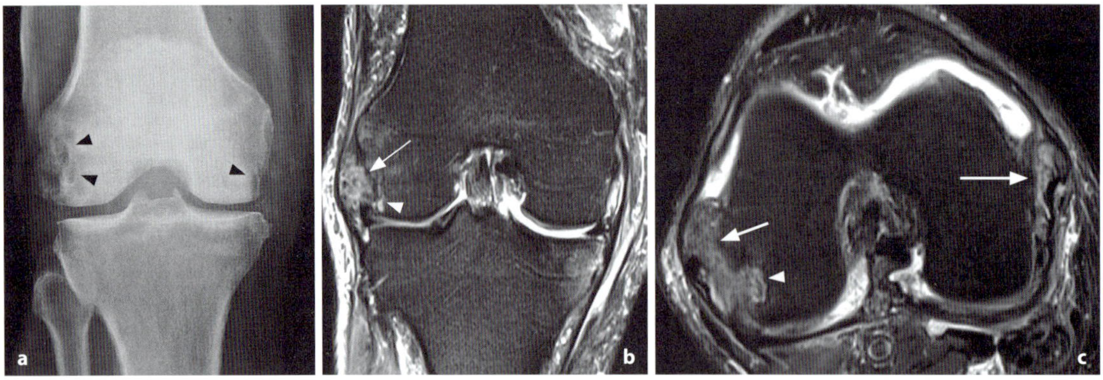

Figura 6.5 **Gota.** **a** Radiografía anteroposterior de la rodilla que muestra tenues radiodensidades a lo largo de las caras medial y lateral de la articulación compatibles con tofos, así como erosiones óseas asociadas (*puntas de flecha*). **b-c** Imágenes coronal y axial T2W con saturación grasa que exhiben tejido heterogéneo de intensidad predominantemente baja en estas regiones (*flechas*), así como una de las erosiones (*punta de flecha*).

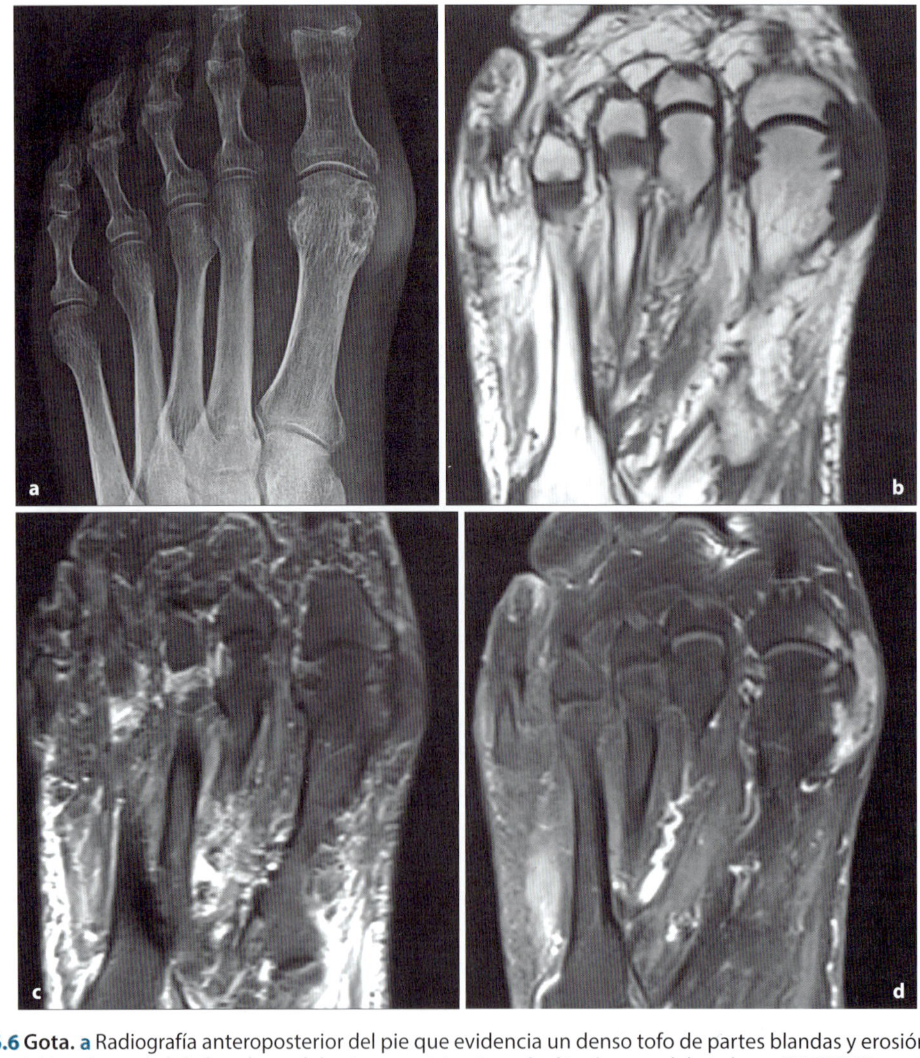

Figura 6.6 **Gota.** **a** Radiografía anteroposterior del pie que evidencia un denso tofo de partes blandas y erosión asociada a lo largo del borde medial de la cabeza del primer metatarsiano. **b-d** Imágenes del eje largo T1W, T2W con saturación grasa y T1W posgadolinio con saturación grasa que muestran hallazgos similares. Nótese la baja intensidad del tofo en **b**, así como el realce relativamente difuso en **c**.

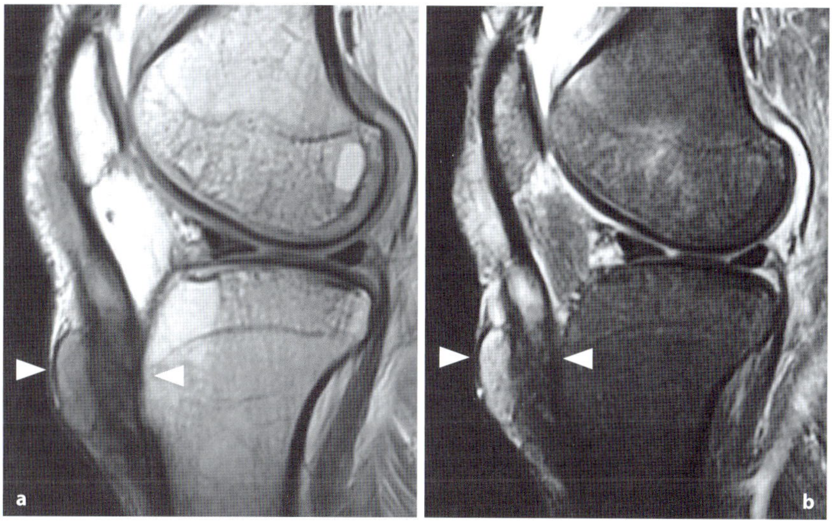

Figura 6.7 **Gota.** Imágenes sagitales en densidad protónica (**a**) y en secuencia STIR (**b**) que revelan tejido lobular con forma de una masa en el interior del tendón rotuliano proximal, el cual exhibe señal de intensidad mixta pero predominantemente baja en ambas imágenes (*puntas de flecha*). La biopsia definió el diagnóstico de gota.

los meniscos de la rodilla presenta hiperintensidad lineal que puede simular un desgarro meniscal; sin embargo, en nuestra experiencia esto no representa un problema significativo. Podríamos pensar de forma intuitiva que las calcificaciones producirían imágenes hipointensas en RM; no obstante, en algunos casos, la calcificación paradójicamente produce una intensidad entre intermedia y alta en las imágenes T1W. El motivo aún no se ha determinado, pero en la bibliografía se han debatido varias teorías. La condrocalcinosis también se puede apreciar como áreas lineales o puntiformes de señal baja en el cartílago hialino, que son muy evidentes en las secuencias T2* debido al artefacto de rebosamiento (*blooming*) asociado (Figura 6.8). Una utilidad de la RM en la evaluación del depósito de dihidrato de pirofosfato de calcio es valorar la magnitud de la pérdida de cartílago asociada a la artropatía, lo cual se puede realizar con mayor precisión mediante RM antes que utilizando radiografías, de forma tal que se puede planificar un tratamiento adecuado de una manera más expeditiva.

Hemofilia

Si bien es infrecuente explorar a los pacientes con hemofilia mediante RM, cabe mencionar algunos hallazgos observados en estos pacientes. La artropatía y la destrucción articular asociadas a menudo son evaluadas adecuadamente mediante radiografías. Sin embargo, las hemartrosis a repetición generan depósitos de hemosiderina, que se observa en la RM como acumulaciones hipointensas que recubren el epitelio sinovial en las imágenes T1W y T2W (Figura 6.9). Esta situación se ha denominado "artropatía hemosiderótica". La cantidad de hemosiderina varía entre nula y moderada, pero casi nunca es tan prominente como la observada en la sinovitis vellonodular pigmentada. En las articulaciones con abundante hemosiderina por lo general se observa destrucción articular avanzada, una situación que es frecuente en la sinovitis vellonodular pigmentada pero casi nunca representa un dilema diagnóstico para la distinción entre dicha entidad y hemofilia, debido a que los pacientes hemofílicos tienen conocimiento de su diagnóstico mucho antes de realizar estudios articulares. Las principales indicaciones para explorar las articulaciones en pacientes hemofílicos son determinar la extensión de destrucción cartilaginosa y el espesor del revestimiento sinovial, características que ayudan a determinar el tratamiento del compromiso articular.

Amiloide

Los depósitos de amiloide, a menudo como consecuencia del tratamiento mediante diálisis, suelen presentarse en articulaciones grandes y a su alrededor y pueden provocar tumefacción y dolor articular significativos (Figura 6.10). La erosión ósea puede ser intensa. El amiloide afecta con mayor frecuencia a la columna vertebral, donde los depósitos pueden estar formados por amiloide propiamente dicho o una proteína similar llamada "microglobulina-b_2". Debido a que los depósitos de estas sustancias producidos por enfermedades renales pueden simular a la perfección una infección en las radiografías y en las imágenes de RM (Figura 6.11), es fundamental preguntar si el

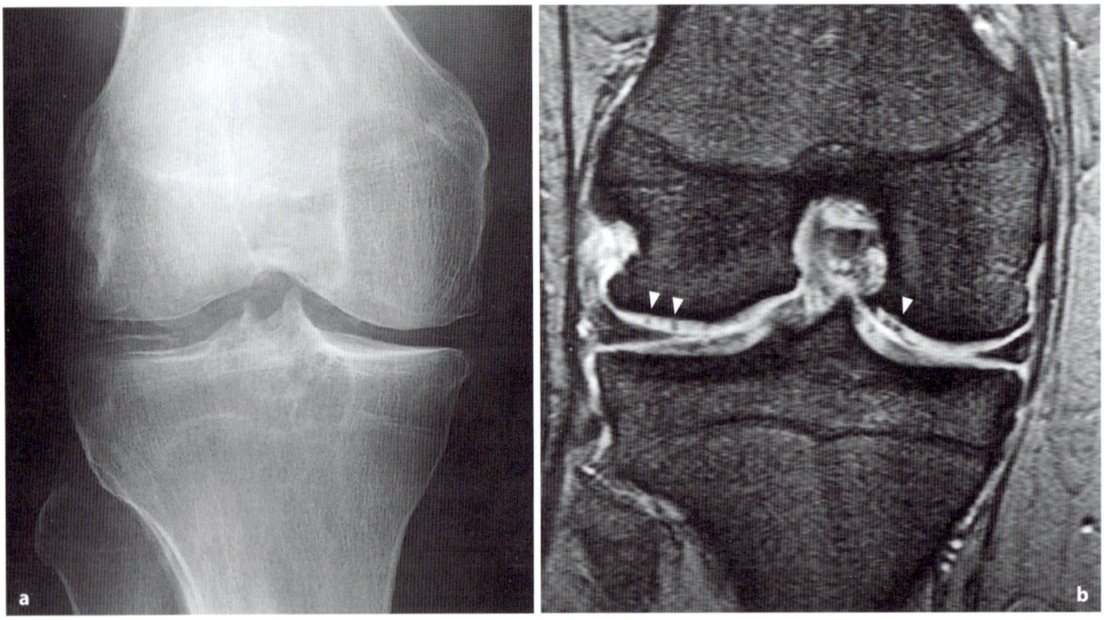

Figura 6.8 Depósito de dihidrato de pirofosfato de calcio/condrocalcinosis. a Radiografía anteroposterior de la rodilla que muestra condrocalcinosis extensa. b Imagen coronal con eco de gradientes que exhibe focos hipointensos prominentes (efecto de rebosamiento) en los sitios de depósito de calcio en el cartílago articular (*puntas de flecha*).

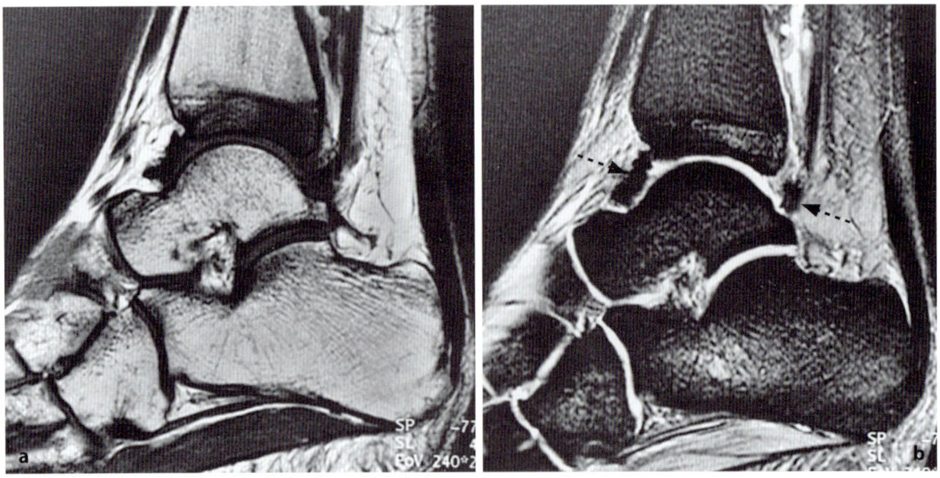

Figura 6.9 Hemofilia. Imágenes sagitales T1W (a) y con eco de gradiente (b) del tobillo de un paciente con hemofilia que muestran un gran derrame articular hipointenso en secuencia T2* (*flechas*), compatible con un depósito de hemosiderina.

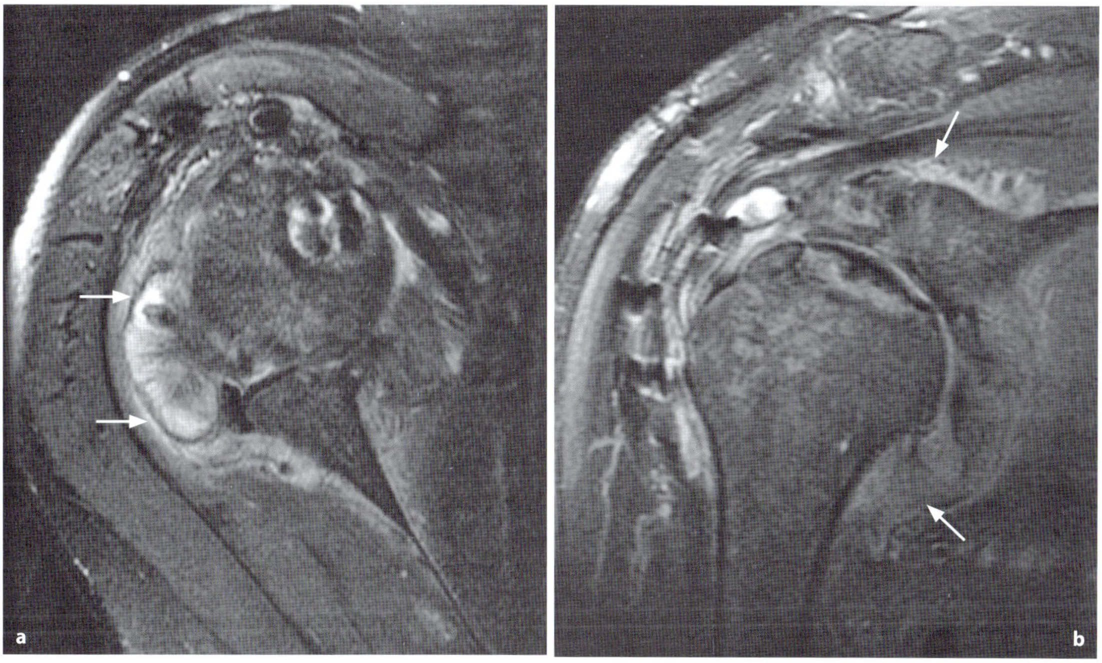

Figura 6.10 Amiloide. a Imagen axial T2W con supresión grasa en un paciente con insuficiencia renal y cirugía previa del manguito de los rotadores. Nótese la intensidad de señal entre baja e intermedia en el espacio articular (*flechas*). b Imagen coronal T2W con supresión grasa en el mismo paciente que en a que también muestra intensidad de señal entre baja e intermedia del amiloide en el espacio articular (*flechas*).

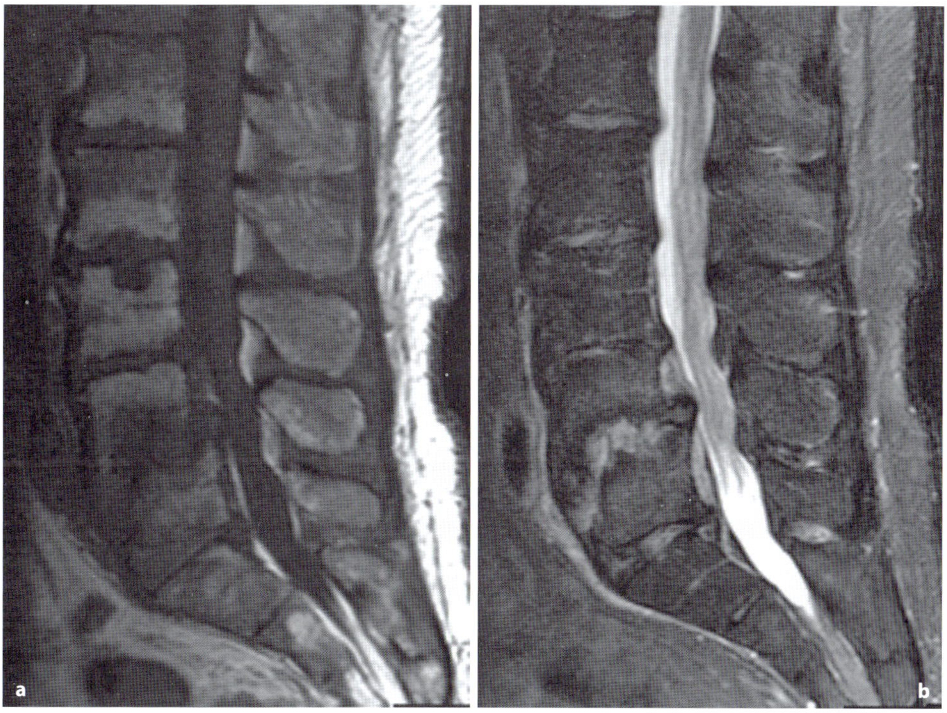

Figura 6.11 Amiloide. a Imagen sagital T1W en un paciente con dolor de espalda e insuficiencia renal. Se evidencia una irregularidad en un platillo vertebral, con alteración del espacio discal. b Imagen T2W con supresión grasa que muestra señal anormal en el espacio intervertebral. En ocasiones, este proceso se puede confundir con una discitis debido a la intensidad aumentada en el espacio discal.

paciente que exhibe estos hallazgos en la RM tiene insuficiencia renal o está en diálisis, con el objetivo de llegar al diagnóstico correcto, aunque en algunos casos puede ser necesaria una biopsia para hacer el diagnóstico definitivo.

A menudo, los depósitos de amiloide exhiben intensidad baja en las imágenes T1W y T2W, aunque la mayoría de los ejemplos que hemos observado en la columna vertebral mostraban señal alta en T2W. Tras la administración de contraste, típicamente se observa un leve realce periférico. La presencia de alteraciones de partes blandas en los espacios paravertebral o epidural es más sugestiva de discitis que de amiloide.

Tumores

No existen tumores que se originen en las articulaciones, pero hay algunas entidades que tienen un aspecto similar a un tumor y pueden manifestarse como tumefacción articular. Las patologías más frecuentes de este tipo son la condromatosis sinovial y la sinovitis vellonodular pigmentada (analizadas más adelante). Las entidades infrecuentes que pueden manifestarse de modo similar son el hemangioma sinovial y el lipoma arborescente; estas afecciones son tan infrecuentes que ya no se las analiza.

Condromatosis sinovial

Existen dos formas de condromatosis sinovial: primaria y secundaria. La condromatosis sinovial primaria es una entidad infrecuente causada por metaplasia de la sinovia, lo que produce múltiples cuerpos libres intraarticulares. En un principio, se trata de partículas cartilaginosas no calcificadas; por lo general, evolucionan y se convierten en cuerpos libres calcificados, los cuales son típicamente del mismo tamaño. Pueden causar síntomas mecánicos, al igual que cualquier tipo de cuerpos libres intraarticulares, o es posible que solo causen una sensación de tumefacción o plenitud en la articulación. Se han descrito tres fases de la condromatosis sinovial primaria y los hallazgos en la RM corresponden a las diferentes etapas. En la primera fase, el proceso metaplásico de la sinovia lleva a la formación y proliferación de cuerpos de cartílago hialino sin cuerpos libres intraarticulares. En la RM, esta situación exhibe una masa confluente de tejido que tiene la misma intensidad de señal que el cartílago articular hialino. Este aspecto puede hacer pensar en un tumor o una masa, pero teniendo en cuenta que no existen tumores originados dentro del espacio articular y que la intensidad de señal coincide con la del cartílago articular hialino, se puede llegar al diagnóstico de condromatosis sinovial primaria (en la etapa activa), por lo que se evita una biopsia innecesaria y un diagnóstico anatomopatológico erróneo. La segunda fase es una combinación entre proliferación cartilaginosa sinovial y desprendimiento de cuerpos libres intraarticulares. La tercera fase es el desprendimiento completo de muchos cuerpos libres intraarticulares y ausencia de proliferación sinovial (Figuras 6.12 y 6.13). La erosión cartilaginosa provocada por estas partículas es un hallazgo tardío, en caso de que se produzca. El tratamiento consiste en la extracción de los cuerpos libres y en una sinovectomía. La RM es de utilidad para el diagnóstico debido a que, de modo similar a las radiografías convencionales, la condromatosis sinovial primaria tiene un aspecto similar al de la sinovitis vellonodular pigmentada. Si bien estas entidades pueden ser indistinguibles en la RM, las masas de intensidad baja en todas las secuencias de pulso son características de la sinovitis vellonodular pigmentada, a diferencia de los cuerpos de señal intermedia que exhiben la misma intensidad de señal que el cartílago en la condromatosis sinovial primaria.

La condromatosis sinovial secundaria es una entidad mucho más frecuente. Se piensa que es secundaria a un traumatismo, que provoca desprendimiento de trozos de cartílago articular, creando cuerpos libres intraarticulares. Por lo general, la condromatosis sinovial secundaria es un diagnóstico radiográfico que se realiza con facilidad, ante la presencia de múltiples cuerpos libres intraarticulares calcificados (un hallazgo prácticamente patognomónico). Estas partículas pueden o no calcificarse y, a diferencia de la condromatosis sinovial primaria, tienen tamaños diferentes y por lo general se observan en menor cantidad (Figura 6.14). Habitualmente, se observa artrosis debido al daño cartilaginoso. El tratamiento consiste en la extracción de los cuerpos libres y la corrección de todo defecto del cartílago articular. Es innecesario realizar una sinovectomía debido a que esta patología no es causada por metaplasia de la sinovia.

Sinovitis vellonodular pigmentada

La sinovitis vellonodular pigmentada es una patología de causa desconocida que puede afectar a cualquier articulación, bursa articular o vaina tendinosa (en este último caso, se la denomina "tumor de células gigantes de la vaina tendinosa"). La sinovitis vellonodular pigmentada provoca hipertrofia sinovial con depósitos difusos de hemosiderina en

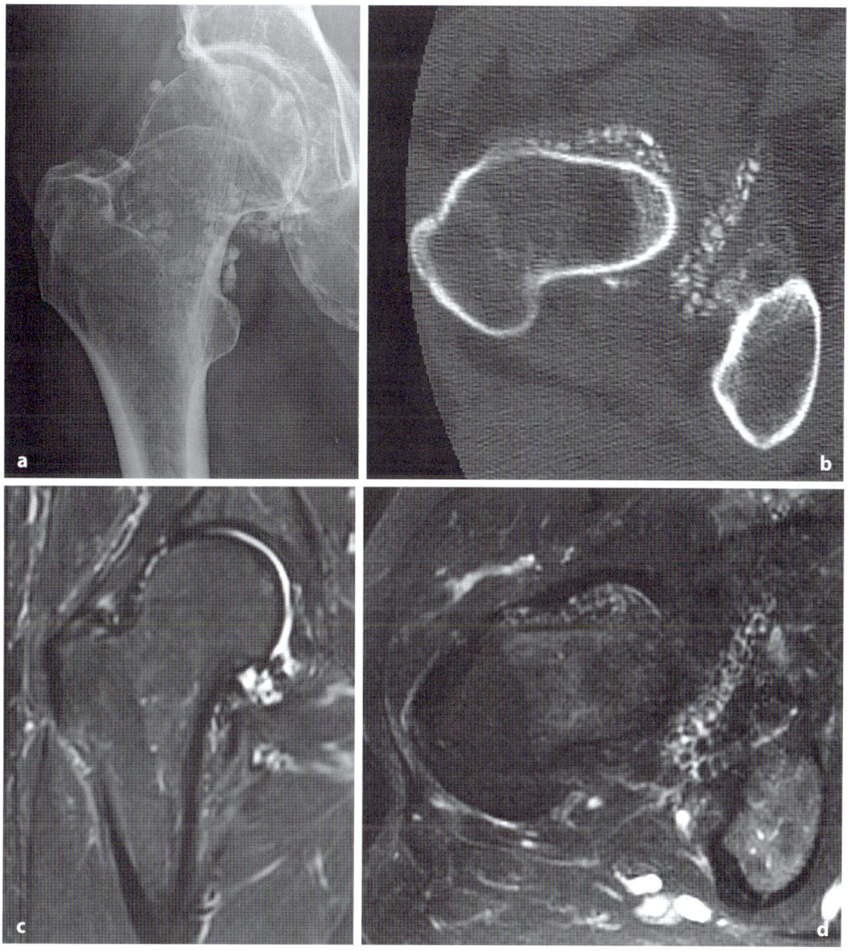

Figura 6.12 Condromatosis sinovial primaria. Radiografía anteroposterior (**a**) e imagen axial de tomografía computarizada (**b**) de la cadera que muestran incontables calcificaciones redondas de tamaño relativamente uniforme en la articulación. **c** y **d** Imágenes coronal y axial T2W con supresión grasa del mismo paciente, que también muestran focos de intensidad baja distribuidos por toda la articulación.

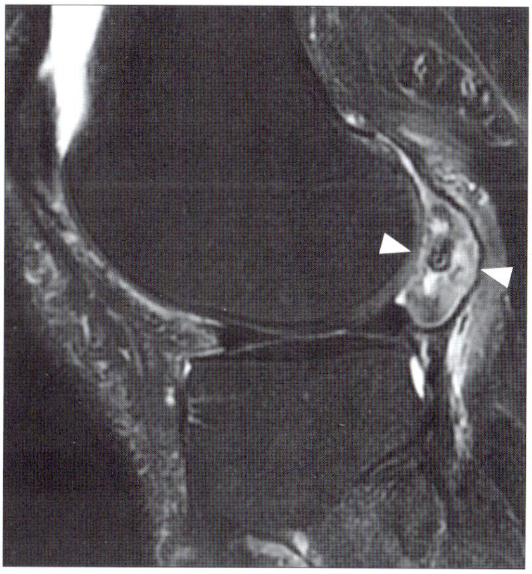

Figura 6.13 Condromatosis sinovial focal. Imagen sagital en secuencia STIR que evidencia una masa lobular en la cara posterolateral de la rodilla, la cual tiene intensidad de señal heterogénea (*puntas de flecha*) con un foco de intensidad baja en el centro. Este es un aspecto inespecífico, pero luego de su resección se demostró que se trataba de un foco de condromatosis sinovial.

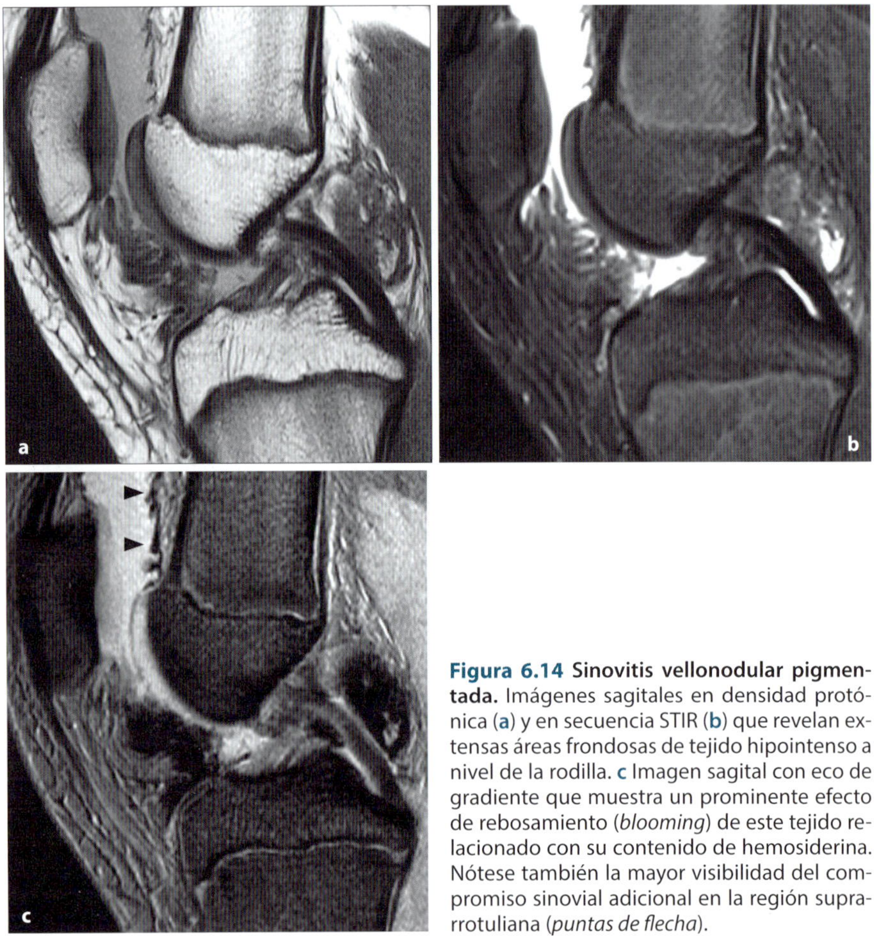

Figura 6.14 Sinovitis vellonodular pigmentada. Imágenes sagitales en densidad protónica (**a**) y en secuencia STIR (**b**) que revelan extensas áreas frondosas de tejido hipointenso a nivel de la rodilla. **c** Imagen sagital con eco de gradiente que muestra un prominente efecto de rebosamiento (*blooming*) de este tejido relacionado con su contenido de hemosiderina. Nótese también la mayor visibilidad del compromiso sinovial adicional en la región suprarrotuliana (*puntas de flecha*).

la articulación. Casi nunca se calcifica y provoca reducción del espacio articular solo en una etapa tardía de su evolución; las radiografías solo muestran una articulación edematizada. Cuando compromete una articulación grande, la hemosiderina puede producir un derrame denso que se puede detectar en las radiografías.

La RM resulta prácticamente patognomónica. Es característico un derrame articular con sinovia hipertrofiada que exhibe áreas de intensidad baja en las imágenes T2W (*v.* Figura 6.14). El proceso puede erosionar el hueso, formando grandes cavidades quísticas, pero por lo general está limitado a las partes blandas intraarticulares. Debido a las propiedades de susceptibilidad magnética de la hemosiderina, la secuencia con eco de gradiente exhibe un evidente efecto de rebosamiento (*blooming*) de la hemosiderina y ayuda a identificar pequeños focos adicionales, en caso de que existan.

La sinovitis vellonodular pigmentada tiene se presenta de dos maneras en las articulaciones: difusa y focal. Cuando la patología es difusa, es necesario tratar mediante una sinovectomía total, la cual es difícil de realizar y es frecuente que haya recidivas. En la variante focal (también denominada "sinovitis vellonodular pigmentada nodular focal"), la resección es mucho más fácil y más efectiva (Figura 6.15). Cuando se identifica sinovitis vellonodular pigmentada en una articulación, se debe inspeccionar con cuidado el resto de la articulación para identificar otros depósitos. Debido a que los focos adicionales pueden modificar el tratamiento del paciente, para esta inspección puede ser necesario aumentar el campo de visión, en particular en la rodilla, para evaluar el fondo de saco suprarrotuliano (*v.* Figura 6.14).

Cuerpos libres intraarticulares

Puede ser difícil encontrar cuerpos libres intraarticulares con cualquier modalidad de estudio, pero la RM parece ser más adecuada que la mayoría de las técnicas. La artrografía por RM es superior a la RM simple, a menos que haya un derrame de una articulación grande. Los cuerpos

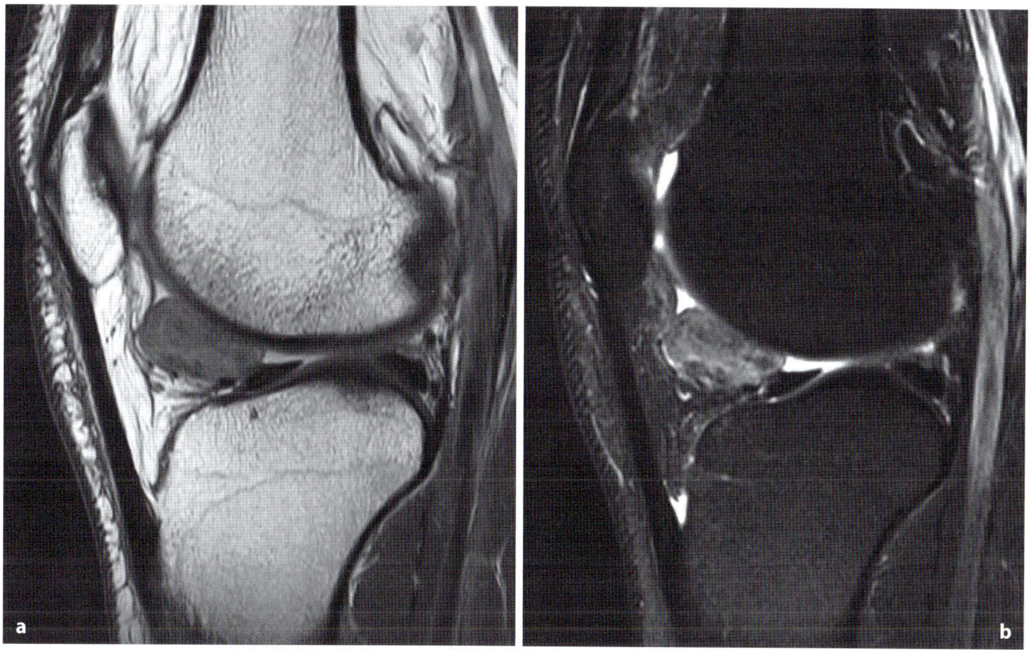

Figura 6.15 Sinovitis vellonodular pigmentada focal. Imágenes sagitales en densidad protónica (a) y en secuencia STIR (b) que exhiben una masa ovoidea con focos hipointensos. La biopsia demostró que se trataba de una sinovitis vellonodular pigmentada focal (nodular).

libres intraarticulares pueden estar formados por cartílago o hueso (Figura 6.16). En nuestra institución, intentamos incluir una secuencia con eco de gradiente en al menos un plano cuando buscamos la presencia de estas partículas, con la esperanza de que si contienen hueso cortical tengan efecto de rebosamiento y sea más fácil detectarlos. Los cuerpos libres intraarticulares son más frecuentes en la rodilla, pero pueden encontrarse en cualquier articulación.

Cartílago

Los estudios del tejido cartilaginoso siguen siendo un área de investigación musculoesquelética activa. Se han publicado muchos artículos sobre el estudio mediante RM del cartílago en los que se comparan diversas secuencias de exploración para determinar su utilidad para el diagnóstico de patologías condrales. Aún quedan dudas sobre cuál es la mejor secuencia, pero hasta el momento ninguna ha resultado absolutamente mejor que las demás. Resulta fundamental utilizar al menos una secuencia con alta sensibilidad al tejido cartilaginoso en todos los estudios de rodilla mediante RM. Algunas de las secuencias para cartílago propuestas en la bibliografía no están disponibles en los resonadores que se comercializan y otras requieren tiempos de exploración

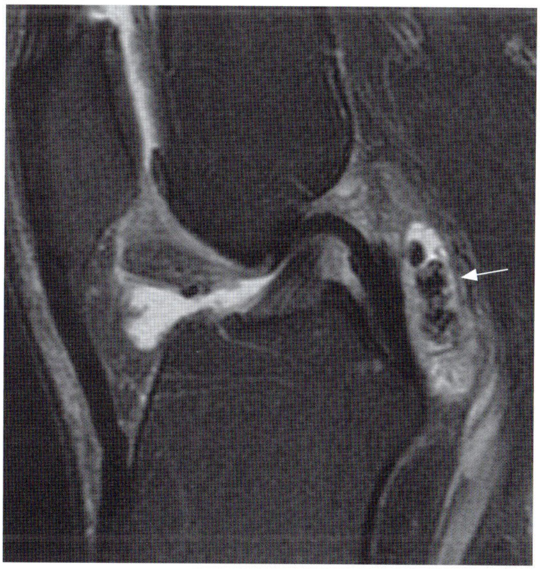

Figura 6.16 Cuerpos libres intraarticulares (osteocondromatosis sinovial secundaria). Múltiples cuerpos libres osificados de diverso tamaño (*flecha*) compatibles con el diagnóstico de condromatosis sinovial secundaria.

excesivos, lo que hace que tengan poca utilidad como estudio de rutina. Algunas de las nuevas técnicas incluyen el mapeo en T1, el estudio del cartílago mediante RM con gadolinio diferido (dGEMRIC), la secuencia T1ρ (rho), el estudio con sodio y las imágenes ponderadas en difusión. Algunos autores recomiendan utilizar secuencias específicas solo cuando se sospechan alteraciones cartilaginosas, pero es preferible sospechar una alteración cartilaginosa en todos los casos y realizar una secuencia sensible para el cartílago. Las lesiones cartilaginosas a menudo acompañan otras patologías y pueden ser una causa insospechada de dolor articular.

El tratamiento de las lesiones cartilaginosas ha adquirido importancia en la cirugía ortopédica.

Se han descrito múltiples sistemas de clasificación en la bibliografía radiológica y de cirugía ortopédica. Una lesión de grado 2 según un sistema corresponde a una lesión de grado 3 en otro sistema. Decir simplemente que se observa una alteración cartilaginosa de grado 2 o 3 deja dudas respecto de la escala de clasificación utilizada; esta situación puede volverse muy confusa y a menudo llevar a errores diagnósticos. Ningún sistema de clasificación parece ser el preferido; en nuestra institución no recomendamos describir el tejido cartilaginoso utilizando estos sistemas. Una descripción simple del aspecto en la RM debería ser adecuada a fines terapéuticos y permite al médico que deriva ubicar la lesión en el sistema de clasificación que utiliza. Los estudios de investigación clínica utilizan métodos de puntuación semicuantitativos, como el WORMS (*Whole Organ MR Imaging Score*), KOSS (*Knee Osteoarthritis Scoring System*) y BLOKS (*Boston-Leeds Osteoarthritis Knee Score*). Estos sistemas de puntuación evalúan las características morfológicas del cartílago junto con otras estructuras alrededor de la rodilla para establecer factores de riesgo para el dolor y la progresión de la enfermedad en pacientes con artrosis de rodilla. Hemos incluido los términos para que el lector tenga en cuenta las consideraciones quirúrgicas, pero no avanzaremos en la descripción de estas técnicas de puntuación.

Las descripciones del tejido cartilaginoso deben mencionar si hay alteraciones focales de la intensidad, la fibrilación o la irregularidad superficial, fisuras (Figura 6.17), un defecto de espesor parcial (Figura 6.18) o un defecto de espesor completo (Figura 6.19) y si el hueso subyacente tiene señal anormal (Figuras 6.20 y 6.21). Nos abstenemos de hacer comentarios acerca del adelgazamiento generalizado del cartílago debido a que es virtualmente imposible documentar esta situación mediante artroscopia. Según parece, el espesor del cartílago depende de la edad y el nivel de actividad del paciente; no es importante para los síntomas o los tratamientos que se hayan descrito y es muy probable que sea una evaluación imprecisa. Sin embargo, la delaminación es una alteración cartilaginosa particular que es importante reconocer. Esta se refiere a la separación entre el cartílago y el hueso subyacente y se la diagnostica cuando se identifica intensidad de señal igual a la del líquido a lo largo de la interfase entre cartílago y hueso

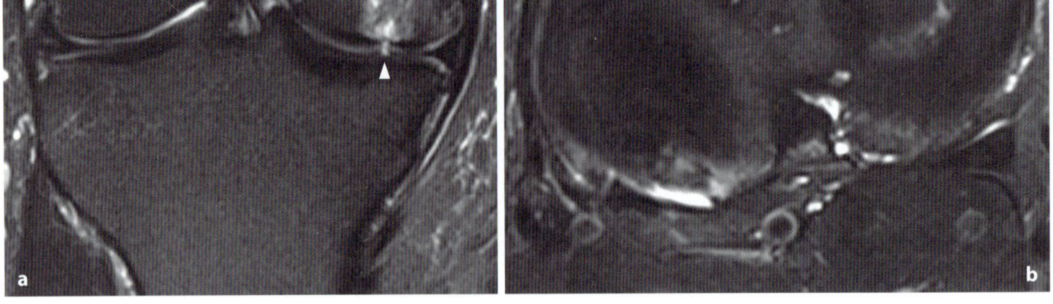

Figura 6.17 Fisura de un cartílago. Imágenes T2W con supresión grasa en planos coronal (**a**) y axial (**b**) que evidencian una profunda fisura en el cartílago a lo largo de una superficie de soporte de peso en el cóndilo femoral medial (*puntas de flecha*), así como una prominente intensidad de señal similar a la del edema en el hueso subyacente.

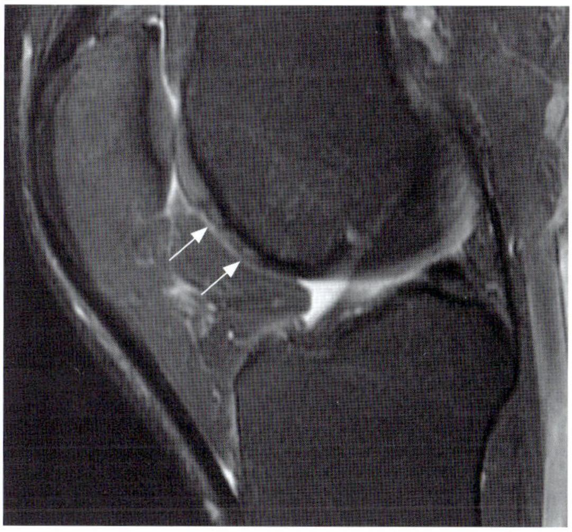

Figura 6.18 Pérdida de cartílago de espesor parcial. Imagen sagital T2W con supresión grasa que evidencia una alteración cartilaginosa de espesor parcial en la tróclea (*flechas*).

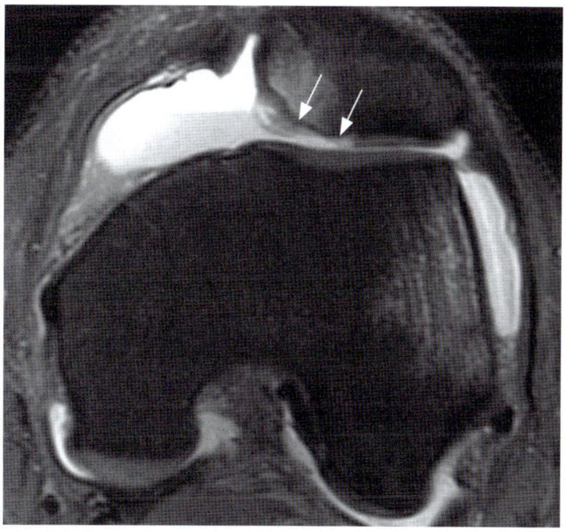

Figura 6.19 Pérdida de cartílago de espesor completo. Imagen axial T2W con supresión grasa en un paciente que tuvo una luxación rotuliana. Se observa una notable pérdida de cartílago de espesor completo en el vértice de la rótula (*flechas*). Detectar la pérdida de cartílago en un paciente con luxación rotuliana tiene implicancias terapéuticas y es una observación importante.

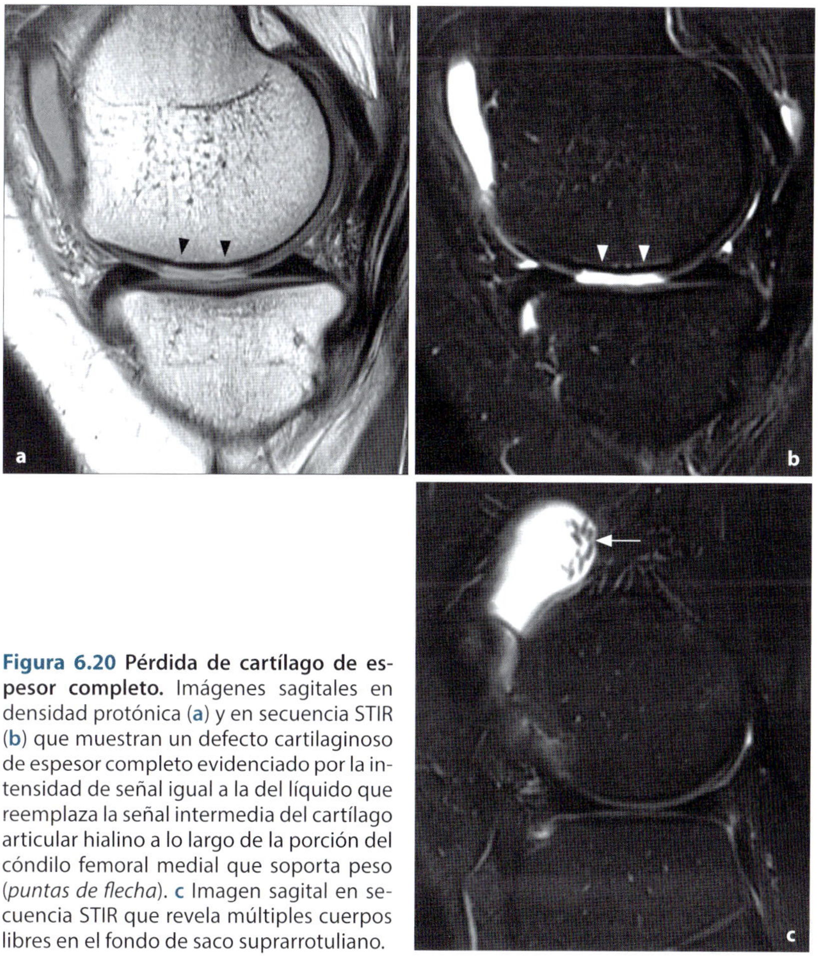

Figura 6.20 Pérdida de cartílago de espesor completo. Imágenes sagitales en densidad protónica (**a**) y en secuencia STIR (**b**) que muestran un defecto cartilaginoso de espesor completo evidenciado por la intensidad de señal igual a la del líquido que reemplaza la señal intermedia del cartílago articular hialino a lo largo de la porción del cóndilo femoral medial que soporta peso (*puntas de flecha*). **c** Imagen sagital en secuencia STIR que revela múltiples cuerpos libres en el fondo de saco suprarrotuliano.

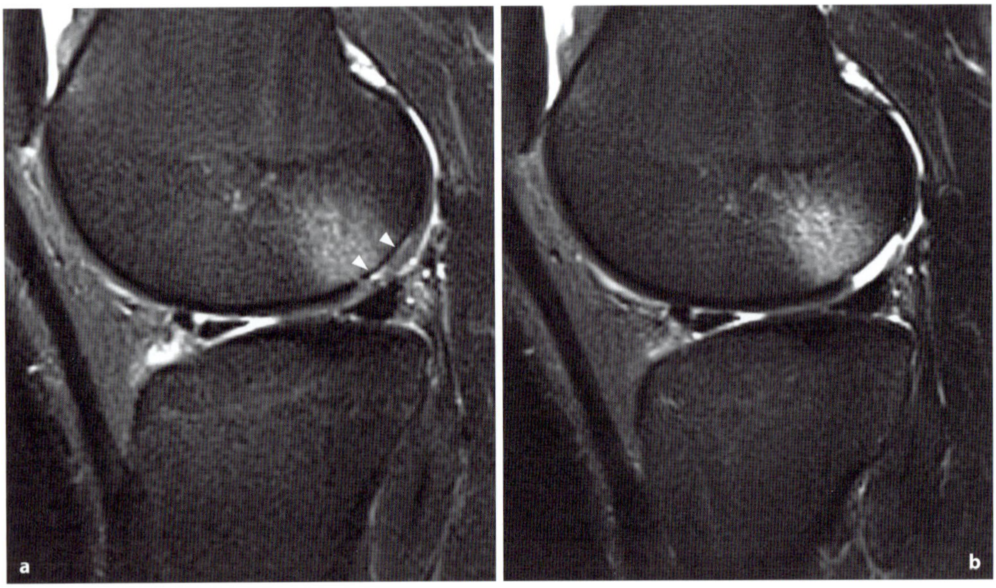

Figura 6.21 Delaminación. **a** Imagen sagital en secuencia STIR que exhibe un área subcondral similar a edema (contusión), así como señal de líquido en la interfase cartílago-hueso (*puntas de flecha*) luego de una lesión aguda. **b** Imagen sagital en secuencia STIR en el mismo paciente dos semanas después de un episodio de bloqueo de la rodilla que muestra que el área de delaminación del cartílago se ha desplazado, dejando un defecto de espesor completo en dicha región.

(*v.* Figura 6.21). Este es un hallazgo importante debido a que es posible que la mayoría de las alteraciones no sean visibles en la artroscopia.

Cuando se evalúa un cartílago articular, es importante elegir la secuencia de RM adecuada. Seleccionar una secuencia con un TE de entre 30 y 60 ms (una combinación de densidad protónica e imágenes ponderadas en T2) permite distinguir entre cartílago, hueso subcondral y líquido articular. La adición de supresión grasa es otra opción que algunos profesionales prefieren; sin embargo, las irregularidades del campo magnético (como las que se manifiestan en presencia de material ortopédico) pueden resultar en una supresión grasa no uniforme y causar alteraciones en las imágenes. En estos casos, la secuencia STIR puede brindar una supresión grasa más homogénea y lograr una evaluación más confiable del cartílago.

La secuencia GRASS tridimensional (3D) con volumen anulado (*volume-spoiled*) y saturación grasa se ha promocionado como un método muy útil para aumentar la precisión de la evaluación del cartílago articular en la rodilla. Si bien esta secuencia proporciona imágenes óptimas del cartílago, no permite evaluar el hueso subcondral; la exploración 3D con eco de espín rápido puede proporcionar una buena definición del cartílago articular, como así también de otras estructuras internas de la rodilla a partir de una sola adquisición, pero aún no ha reemplazado a las imágenes 2D en la práctica clínica de rutina.

Una dificultad para identificar las alteraciones de los cartílagos consiste en solo observar su superficie. Hemos llegado a la conclusión de que es preferible realizar una secuencia sensible al tejido cartilaginoso en los tres planos debido a que, por lo general, las alteraciones tienen mayor visibilidad en uno de los planos y son muy sutiles en los otros dos. Probablemente invertimos la misma cantidad de tiempo inspeccionando la rodilla en busca de alteraciones cartilaginosas que estudiando el resto de la rodilla.

Los estudios utilizando 3 T pueden lograr una mayor resolución y quizá mayor confianza diagnóstica, pero incluso con esta intensidad de campo sigue siendo fundamental utilizar una secuencia adecuada para la evaluación del tejido cartilaginoso.

Resumen

La RM es útil para la exploración de la artritis, en particular en los estadios precoces del diagnóstico y luego del tratamiento. Los radiólogos deben conocer el aspecto que tienen las artrítides más frecuentes en la RM. Se considera que la exploración del tejido cartilaginoso es parte esencial del estudio de toda articulación y, por lo tanto, todos los protocolos deberían incluir secuencias sensibles para cartílago. Es importante realizar una descripción completa de cada alteración condral, en lugar de intentar ubicarla en uno de los muchos sistemas de clasificación.

Acceda al eBook para consultar la lista de bibliografía.
Consulte las indicaciones en la retiración de tapa.

7 Tumores

La resonancia magnética (RM) cumple un papel fundamental en el estudio diagnóstico de un paciente en quien se sospecha un tumor musculoesquelético. La RM puede confirmar la presencia de una lesión, permite llegar a un diagnóstico específico en algunos casos, define la extensión de la diseminación tumoral, permite dirigir la biopsia y ayuda en la evaluación de recidivas luego del tratamiento.

La planificación terapéutica al momento de presentación se basa principalmente en el estadio de la lesión. La estadificación local de un tumor depende de las estructuras anatómicas y los espacios (compartimentos) comprometidos, lo cual se evidencia con mayor claridad mediante RM. Debido a que es importante conocer la estadificación tumoral para diseñar un protocolo de RM óptimo para evaluar estas lesiones, este capítulo comienza con una sección en la que se describen brevemente los fundamentos de la estadificación tumoral. Si bien comprendemos el instinto del lector de saltearse este contenido, recomendamos su lectura para entender mejor cómo configurar e interpretar los estudios de RM para esta importante indicación.

Estadificación de los tumores musculoesqueléticos

Fundamentos de la estadificación

El principal objetivo del cirujano oncológico es lograr el control local de la enfermedad obteniendo márgenes tumorales adecuados al momento de la resección. De ser posible, este objetivo se logra mediante un procedimiento en el que no se amputa el miembro afectado; si la lesión está demasiado avanzada, es necesario efectuar una amputación o desarticulación. La decisión de amputar o no depende de muchos factores, incluyendo el tamaño tumoral, la relación entre el tumor y las estructuras adyacentes, como nervios, vasos y articulaciones, y el estadio general del tumor al momento de presentación.

Si bien hay diferentes sistemas de estadificación, todos se basan en tres componentes:

- Grado tumoral.
- Extensión local del tumor.
- Presencia o ausencia de metástasis.

En la Tabla 7.1 se muestra el sistema de estadificación de Enneking, el cual fue adoptado por la *Musculoskeletal Tumor Society*.

Grado

El grado tumoral es una medida de su potencial para generar metástasis. Se basa sobre todo en características histológicas y requiere una biopsia preoperatoria. Los sarcomas se clasifican como de bajo grado o de alto grado. Por lo general, una lesión de bajo grado tiene menos actividad biológica y requiere un procedimiento quirúrgico relativamente conservador. Por el contrario, para las lesiones de alto grado suele ser necesario un procedimiento más radical debido a su naturaleza más agresiva.

Tabla 7.1 Estadificación de sarcomas

Estadio	Grado (G)	Sitio (T)	Metástasis (M)
IA	Bajo (G1)	Intracompartimental (T1)	No (M0)
IB	Bajo (G1)	Extracompartimental (T2)	No (M0)
IIA	Alto (G2)	Intracompartimental (T1)	No (M0)
IIB	Alto (G2)	Extracompartimental (T2)	No (M0)
III	Cualquiera	Cualquiera	Sí (M1) Regionales o a distancia

Extensión local

Los factores relacionados con la extensión local de un tumor incluyen su tamaño y el grado de compromiso de los tejidos adyacentes. Los sarcomas suelen crecer de manera centrífuga a lo largo de vías de menor resistencia y están contenidos, en parte, por una seudocápsula a medida que se extienden hacia los tejidos adyacentes. Una lesión maligna puede permanecer confinada dentro la seudocápsula (intracapsular); sin embargo, por lo general las células malignas se extienden más allá de estos límites capsulares. Si una lesión traspasa su cápsula, pero permanece confinada en un único compartimento anatómico, se la considera extracapsular e intracompartimental. Si el tumor se extiende hacia un compartimento adyacente, se lo clasifica como extracompartimental. La diseminación extracompartimental puede manifestarse mediante invasión directa de un compartimento adyacente o por contaminación como consecuencia de una fractura, una hemorragia o un procedimiento quirúrgico, como una resección no programada o una biopsia mal planificada. Por lo general, las lesiones con extensión local más avanzada, incluyendo compromiso de estructuras neurovasculares o articulaciones, requieren la resección de mayor cantidad de tejido adyacente que los tumores más pequeños.

Metástasis

El tercer componente del sistema de estadificación es la presencia o ausencia de metástasis ganglionares o a distancia. Por lo general, la determinación de la presencia de metástasis se logra mediante tomografía computarizada (TC) y gammagrafía ósea con radionucleidos, pero más recientemente se han propuesto la TC con emisión de positrones y la RM de cuerpo entero como posibles alternativas. El compromiso de ganglios linfáticos regionales es mucho menos frecuente en los sarcomas musculoesqueléticos que las metástasis pulmonares, pero ambos constituyen factores pronósticos de igual gravedad.

Fundamentos de los estudios por imágenes

Tumores óseos

La RM es la modalidad de exploración más sensible para detectar y delimitar los tumores óseos, en especial los que comprometen la cavidad medular. Sin embargo, el aspecto de la mayoría de las lesiones óseas en RM es muy inespecífico, y las radiografías convencionales son esenciales para evaluar los tumores óseos primarios. Las radiografías se deben realizar temprano en un paciente sintomático debido a que tienen bajo costo y brindan información muy específica acerca de la verdadera naturaleza de una lesión. Los hallazgos radiográficos y el nivel de sospecha clínica determinan la necesidad de realizar estudios adicionales. Si en las radiografías convencionales se identifica una lesión ósea agresiva, la RM es útil para la evaluación preoperatoria de estos pacientes debido a que es la mejor modalidad para la estadificación local. Si en las radiografías se determina que una lesión ósea es claramente benigna, por lo general la RM no es necesaria.

Para un paciente con radiografías normales, a menudo el siguiente estudio que se realiza es una gammagrafía ósea con radionucleidos, ya que puede ayudar a localizar la alteración y permite implementar un campo de visión adecuado en la RM. Una vez detectada una alteración focal, la RM es útil para una mayor caracterización. Incluso si se obtiene una gammagrafía negativa, la RM puede detectar lesiones intramedulares ocultas en las radiografías, por lo que se debe realizar este estudio en pacientes con un tumor primario diagnosticado y síntomas focales o resultados de laboratorio anormales que sugieran metástasis óseas (Figura 7.1). En este contexto, se utiliza un campo de visión más amplio y se coloca un marcador cutáneo en el sitio de dolor con el objetivo de evaluar adecuadamente la región de interés.

Tumores de partes blandas

En un paciente en el que se sospecha una masa de partes blandas, se deben realizar radiografías, ya que pueden revelar compromiso óseo o calcificaciones de partes blandas que podrían pasarse por alto en la RM. En muchos casos, el aspecto de una masa de partes blandas en la RM es tan característico que es posible lograr un diagnóstico específico de confianza, además de realizar estudios adicionales. Incluso si las características en la RM no permiten llegar a un diagnóstico específico, la RM sigue siendo útil para la estadificación de estas lesiones.

Características importantes en la resonancia magnética (Cuadro 7.1)

Para las lesiones óseas y de partes blandas, los factores fundamentales que influyen en la posibilidad de resección que se deben describir en el informe de RM incluyen las extensiones intraósea y extraósea del tumor y los compromisos neurovascular, articular y ganglionar.

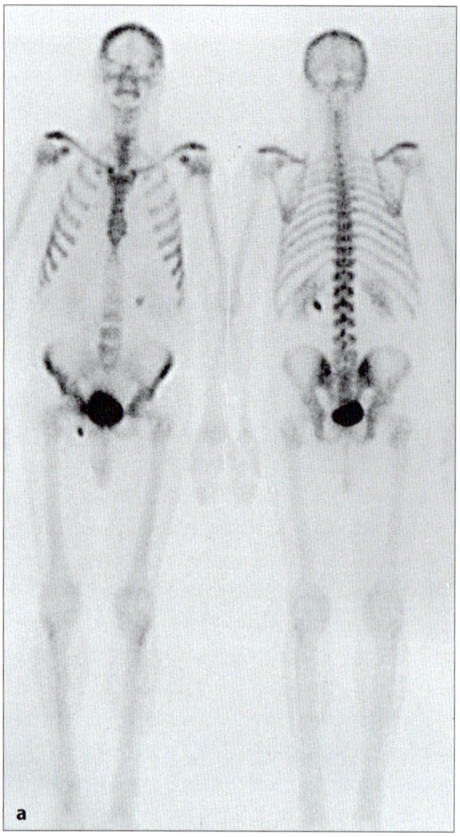

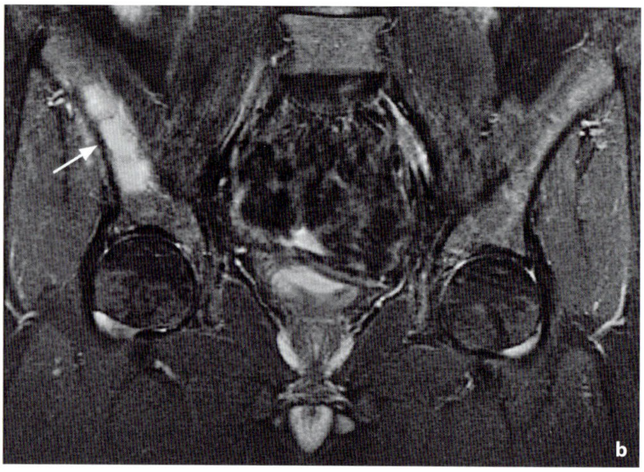

Figura 7.1 Metástasis en el hueso ilíaco derecho no detectada en la gammagrafía. **a** Gammagrafía ósea de cuerpo entero. No hay evidencia de metástasis en este hombre de 54 años de edad con antecedentes de cáncer de colon y dolor en la cadera derecha de inicio reciente. **b** Imagen coronal en secuencia STIR de la pelvis. Se observa intensidad de señal anormal en el hueso ilíaco derecho (*flecha*) en el sitio de una metástasis ósea.

Cuadro 7.1 Lista de verificación para la estadificación de tumores musculoesqueléticos en RM

- Extensión intraósea.
- Extensión extraósea.
- Compromiso neurovascular.
- Invasión articular.
- Metástasis discontinuas en el mismo hueso.
- Adenopatía local.

Extensión intraósea del tumor

Esta característica se determina de forma óptima mediante imágenes ponderadas en T1 (T1W) y en secuencia STIR o en imágenes ponderadas en T2 (T2W) con saturación grasa (Figura 7.2); sin embargo, es posible sobreestimar la extensión intraósea del tumor en secuencia STIR debido a que puede ser difícil diferenciar el tumor intraóseo del edema peritumoral. La RM también permite detectar lesiones discontinuas (focos tumorales que no son contiguas a la lesión primaria), las cuales pueden ser pasadas por alto en la gammagrafía.

Extensión extraósea del tumor

Esta característica se determina de forma óptima mediante imágenes T2W o secuencia STIR (*v.* Figura 7.2). En estas secuencias, la mayoría de los tumores se vuelven hiperintensos respecto de la grasa y puede ser difícil distinguir el tumor del edema de partes blandas adyacente. Las características del edema en la RM que permiten diferenciarlo de una neoplasia incluyen la presencia de márgenes plumosos, ausencia de efecto de masa y ausencia de distorsión de los planos musculares (*v.* Figura 7.2). Debido a que en la cirugía habitualmente es deseable dejar un "manguito" de tejido normal de 5 cm desde los márgenes del tumor, es necesario proporcionar mediciones exactas de los componentes intraóseos y extraóseos utilizando un punto de referencia óseo (por ejemplo, la distancia desde la superficie articular del cóndilo femoral medial para una lesión que compromete la diáfisis femoral).

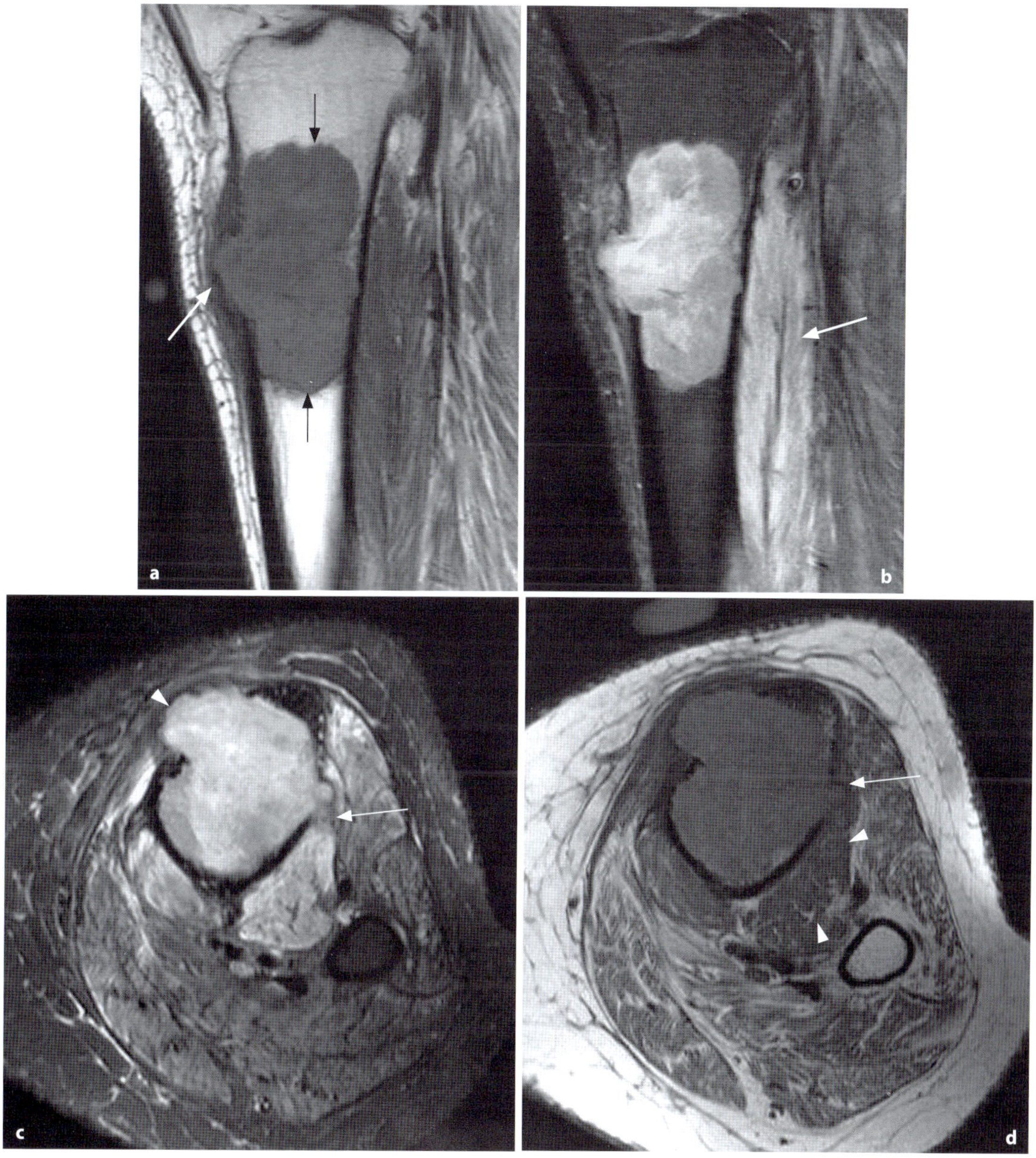

Figura 7.2 Evaluación de la extensión tumoral local mediante RM. a Imagen sagital en T1 de la porción proximal de la tibia. Se observa un tumor de gran tamaño (plasmocitoma) en la porción proximal de la tibia con componentes intraóseo (*flechas negras*) y extraóseo (*flecha blanca*). b Imagen sagital en secuencia STIR de la porción proximal de la tibia. Se observan adecuadamente los componentes intraóseo y extraóseo del tumor. Nótese el edema asociado en el tejido muscular adyacente (flecha). c Imagen sagital en secuencia STIR de la porción proximal de la pantorrilla. El tumor extraóseo medial se visualiza bien (*punta de flecha*); sin embargo, es difícil separar el tumor del músculo adyacente en sentido lateral (*flecha*). d Imagen axial en T1 de la porción proximal de la pantorrilla. Resulta más fácil diferenciar el componente extraóseo (*flecha*) del edema y los músculos adyacentes. Nótense las estrías grasas normales dentro del músculo esquelético no afectado (*puntas de flecha*).

Compromiso neurovascular o articular

La identificación de compromiso neurovascular es fundamental (Figura 7.3), ya que puede descartar la posibilidad de conservar la extremidad afectada, debido a que el estado funcional de un paciente con una extremidad denervada tras la cirugía puede ser peor que el que se alcanza con una amputación. La RM es muy precisa para definir la ausencia de compromiso neurovascular cuando se observa un evidente plano de tejido normal entre los nervios o vasos y el tumor. Por lo general, la invasión tumoral macroscópica se

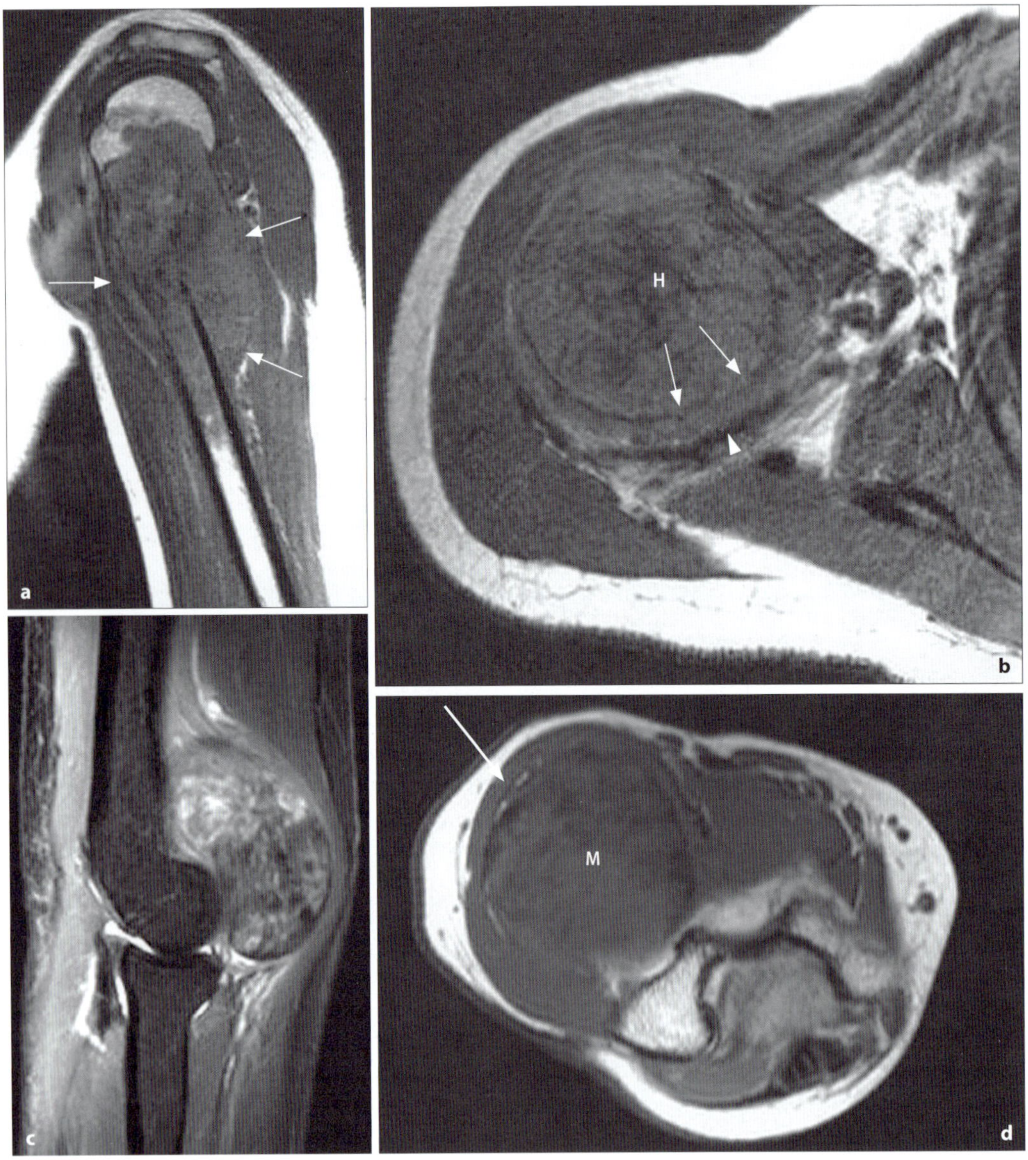

Figura 7.3 Compromiso neurovascular. **a** Imagen sagital en T1 del brazo. Un tumor de gran tamaño (osteosarcoma) que compromete la porción proximal del húmero exhibe una prominente extensión extraósea (*flechas*) y ha producido una fractura patológica. **b** Imagen axial en T1 de la axila. El tumor (*flechas*) rodea parcialmente y es inseparable de la arteria humeral circunfleja (H) y del nervio axilar que pasan a través del espacio cuadrangular (*punta de flecha*). **c** Imagen sagital en secuencia STIR del codo (paciente diferente al observado en **a** y **b**). Se observa una masa heterogénea de partes blandas (sarcoma mixoide de bajo grado) sobre la superficie ventral de la porción distal del húmero. **d** Imagen axial en T1 del codo. La masa (M) desplaza en sentido lateral y comprime las estructuras neurovasculares radiales. Si bien parece haber preservación del tejido adiposo adyacente al nervio radial distorsionado (*flecha*), es difícil evaluar el compromiso tumoral debido a la magnitud de la compresión.

diagnostica con facilidad, pero si hay duda acerca de la presencia de compromiso tumoral, se la debe informar como tal, ya que se puede volver a evaluar las estructuras durante el procedimiento quirúrgico. Desde un punto de vista práctico, en la mayoría de los casos se debe consultar un atlas de anatomía para determinar la posición esperada de los nervios y vasos pertinentes. De lo contrario, es posible pasar por alto el compromiso neurovascular si estas estructuras están completamente obliteradas por el tumor.

Debido a que cada articulación es un compartimento diferente, la invasión articular modifica el estadio tumoral y se la debe evaluar minuciosamente en cada estudio. La RM es muy precisa para descartar compromiso articular cuando se observa que los márgenes articulares están libres de compromiso, pero es menos precisa cuando el tumor está en estrecha proximidad con la articulación, una situación que puede resultar en un diagnóstico erróneo de invasión articular, lo que a su vez lleva a la realización de procedimientos quirúrgicos radicales innecesarios.

Ganglios linfáticos

Es necesario evaluar los ganglios linfáticos locales y, cuando sea posible, regionales debido a que en pacientes con sarcoma musculoesquelético el compromiso ganglionar conlleva el mismo mal pronóstico que las metástasis a distancia.

Evaluación del tumor luego del tratamiento

Posquimioterapia

La sobrevida de los pacientes con sarcoma musculoesquelético ha aumentado gracias al desarrollo de mejores regímenes de quimioterapia adyuvante. Es importante evaluar el grado de respuesta tumoral a la quimioterapia, a fin de establecer el pronóstico del paciente y de planificar el tratamiento subsiguiente. Si después del tratamiento las células tumorales viables constituyen menos del 10% de la lesión, esto indica una buena respuesta (paciente "respondedor"), mientras que un porcentaje mayor del 10% representa una mala respuesta (paciente "no respondedor"). En la actualidad, esta respuesta se determina después de la resección del tumor, pero en muchas series se ha evaluado la utilización de la RM en este contexto, obteniéndose resultados contradictorios.

Los cambios en el tamaño tumoral, en la intensidad de señal o en el edema adyacente observados en las secuencias convencionales no tienen una capacidad predictiva suficiente para discriminar entre pacientes respondedores y no respondedores. De modo similar, debido a que tanto el tumor como el tejido no neoplásico reactivo presentan realce en las imágenes T1W posgadolinio convencionales, esta técnica tampoco es útil para este propósito. Los patrones de realce dinámicos en las secuencias T1W con eco de gradiente rápido y gadolinio han mostrado un alto grado de correlación con la presencia o ausencia de respuesta al tratamiento, debido a que el tumor residual presenta realce más rápido que el tejido reactivo. Sin embargo, en nuestra institución no utilizamos estos métodos debido a que consumen mucho tiempo, son técnicamente complejos y no son tan confiables como para reemplazar a la biopsia y el estudio histológico.

Evaluación posquirúrgica y posradioterapia

La RM es útil para detectar recidivas tumorales luego de la cirugía o la radioterapia, sobre todo debido a su excelente contraste de partes blandas. A veces, la RM tiene una sensibilidad demasiado alta en este sentido, ya que los cambios posquirúrgicos y posradioterapia en los tejidos pueden exhibir una intensidad de señal que se puede confundir con una neoplasia. El análisis minucioso de las imágenes T1W, T2W y en secuencia STIR, junto con un buen entendimiento de los fundamentos básicos, puede mejorar notablemente la precisión diagnóstica de la RM en este contexto. Los estudios con contraste también pueden resultar útiles en algunos casos, como se describe más adelante.

Una falta de incremento en la intensidad en las imágenes T2W o en secuencia STIR es un potente factor pronóstico de ausencia de recidiva, ya que las recidivas tumorales por lo general exhiben hiperintensidad en estas imágenes. Sin embargo, en estos pacientes existen otras causas no neoplásicas de aumento de la intensidad de señal que pueden simular un tumor, incluyendo el edema inducido por la radiación y colecciones líquidas posoperatorias como hematomas, seromas o abscesos. Determinadas características ayudan a diferenciar estas entidades.

A menudo, la cirugía y la radioterapia resultan en edema o hemorragia en el interior de los tejidos, pero la ausencia de una masa diferenciada es un importante indicio en contra de una recidiva tumoral. Esto se puede evaluar en las imágenes T1W, al observar la falta del veteado normal generado por el tejido adiposo en el interior del músculo o al evidenciar distorsión de los planos fasciales intermusculares. La presencia de una arquitectura muscular normal en estas regiones en las imágenes T1W (signo de la "textura" normal) es un factor muy predictivo de que no hay recidiva a pesar de la presencia de señal aumentada en las imágenes T2W o de realce tras la administración de gadolinio (Figura 7.4).

Si se detecta una masa, la administración de gadolinio intravenoso (i.v.) puede ser útil para una mejor caracterización. Los linfoceles, los seromas o los abscesos posoperatorios se visualizan como una masa de intensidad alta en las imágenes T2W, pero no exhiben realce interno en las imágenes T1W posgadolinio (Figura 7.5). Si se identifica una masa que presenta realce, se indica una biopsia debido a que es probable que se trate de una recidiva tumoral (Figura 7.6); sin embargo, el tejido de granulación postratamiento

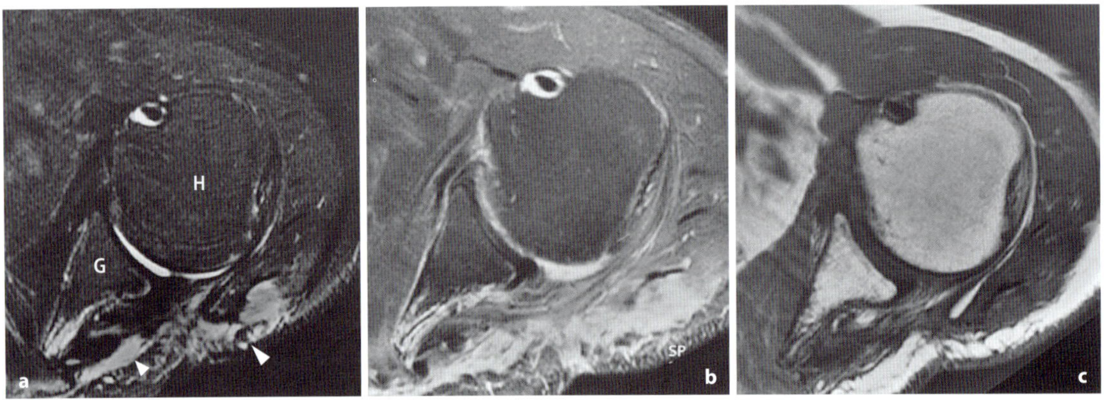

Figura 7.4 Cambios posquirúrgicos. a Imagen axial en secuencia STIR del hombro izquierdo. Se observa intensidad alta que infiltra las partes blandas posteriores (*puntas de flecha*) en este paciente que se había sometido a una resección de un sarcoma en esta región. G: cavidad glenoidea; H: cabeza humeral. b Imagen axial en T1 con saturación grasa del hombro izquierdo luego de la administración de gadolinio i.v. Se observa realce difuso dentro de las partes blandas posteriores. c Imagen axial en T1 del hombro izquierdo. No hay evidencia de efecto de masa focal ni distorsión de la arquitectura muscular en las áreas de intensidad de señal anormal y realce, lo que indica que estos hallazgos no representan una recidiva tumoral.

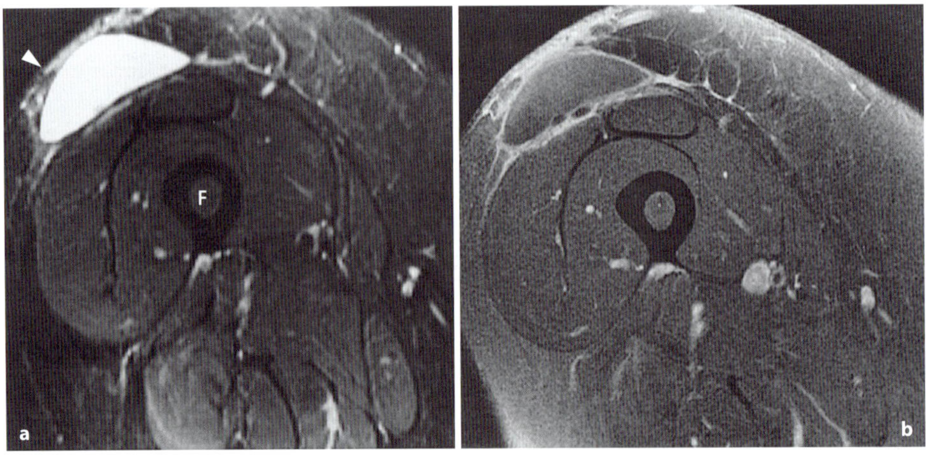

Figura 7.5 Seroma posoperatorio. a Imagen axial en secuencia STIR de la porción proximal del muslo derecho. Se observa una masa de forma lenticular bien delimitada (*punta de flecha*) que muestra intensidad alta de forma homogénea en la grasa subcutánea en el sitio de resección del sarcoma. F: fémur. b Imagen axial en T1 con saturación grasa de la porción proximal del muslo derecho tras la administración de gadolinio i.v. Se observa realce en la periferia de la masa sin realce central, lo que confirma que se trata de una colección líquida posoperatoria.

también puede exhibir realce y generar un aspecto idéntico.

Cómo explorar los tumores

Basándose en estos fundamentos, se puede diseñar un protocolo de exploración que brinde la información necesaria para una estadificación precisa o para el seguimiento postratamiento:

- Bobinas y posición del paciente: en la mayoría de los casos, el paciente se evalúa en decúbito supino. En raras ocasiones, el decúbito prono puede brindar mayor comodidad y generar menos artefacto de movimiento (por ejemplo, cuando se estudia el esternón). En nuestra institución, típicamente comenzamos con una secuencia utilizando la bobina corporal y un campo de visión amplio para asegurarnos de que se identifiquen todas las porciones del tumor primario. Esto es importante para la planificación quirúrgica, la identificación de lesiones discontinuas o metastásicas y para diseñar secuencias adicionales. Luego de definir

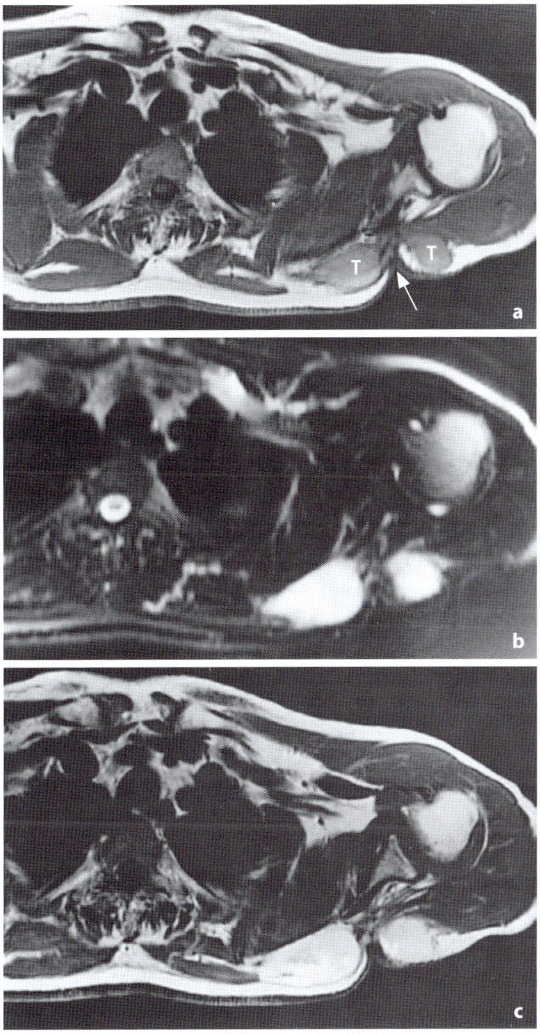

Figura 7.6 Recidiva tumoral. **a** Imagen axial en T1 del hemitórax izquierdo. Se observan una cicatriz (*flecha*) y una deformidad posquirúrgica en el sitio de resección de un leiomiosarcoma. Además, se visualizan dos nódulos subcutáneos en el sitio quirúrgico (T) que exhiben intensidad intermedia. **b** Imagen axial en secuencia STIR del hemitórax izquierdo. Ambas masas muestran intensidad difusamente aumentada. **c** Imagen axial en T1 del hemitórax izquierdo tras la administración de gadolinio i.v. Ambas masas exhiben realce difuso; en una cirugía posterior se determinó que representaban un sarcoma recidivante.

la extensión del tumor, es necesario obtener imágenes de mayor resolución utilizando una bobina superficial siempre que sea posible. Esto permite una evaluación óptima de los márgenes tumorales y del compromiso de las estructuras neurovasculares y articulares.

- Orientación de las imágenes: la secuencia inicial utilizando un campo de visión amplio se debe realizar en un plano coronal o sagital para visualizar de forma óptima toda la extensión de la lesión. Las imágenes axiales se obtienen con un campo de visión más pequeño con el objetivo de delimitar los márgenes tumorales y definir la presencia de compromiso neurovascular o articular. Es necesario complementarlas con imágenes longitudinales adicionales para obtener imágenes tangenciales de la lesión. Las imágenes sagitales son muy útiles para evaluar una masa que compromete los tejidos anteriores o posteriores de una extremidad, mientras que las imágenes coronales se utilizan para las lesiones que tienen ubicación principalmente medial o lateral.
- Secuencias de pulso y regiones de interés: en este capítulo, donde mencionamos la secuencia STIR, también es posible utilizar imágenes T2W con saturación grasa. Siempre hemos preferido la técnica STIR debido a que obtiene una saturación grasa homogénea de forma más consistente, pero con la evolución de la tecnología de la RM, este se ha vuelto un factor cada vez menos importante.
- Se debe colocar un marcador cutáneo sobre la masa sospechada para confirmar que se hayan abarcado los tejidos de interés. En un paciente ya operado, se debe explorar toda la longitud de la cicatriz quirúrgica. Las imágenes en STIR son las más útiles para la secuencia inicial con campo de visión amplio debido a su muy alta sensibilidad para detectar tejido neoplásico y para el edema o la hemorragia asociados. Además, es excelente para detectar lesiones discontinuas o metastásicas. Utilizando solamente imágenes en STIR, puede ser difícil diferenciar entre tumor y edema en el conducto medular; en esta situación, complementar con una bobina corporal para realizar una secuencia T1W coronal o sagital resulta de utilidad debido a que se logra un marcado contraste entre el tumor y la grasa. Las imágenes T1W también son útiles para definir la anatomía y detectar intensidad alta o hemorragia en el interior de una lesión. Se obtienen imágenes axiales T1W y en secuencia STIR, seguidas de imágenes en T1 o T2W o STIR con eco de espín rápido en un plano longitudinal, utilizando una bobina superficial, de ser posible, para lograr una mayor resolución de los márgenes tumorales y del compromiso de estructuras adyacentes. Una advertencia respecto de las secuencias T2W con eco de espín rápido: la intensidad relativamente alta de la grasa en estas imágenes es similar a la de la mayoría de los procesos patológicos, una situación que

puede enmascarar una lesión intramedular. Con esta secuencia, siempre se debe utilizar saturación grasa para mejorar la detección de la lesión. Las secuencias con eco de gradiente no son parte del protocolo de rutina para explorar tumores, aunque se las puede utilizar para evaluar el flujo en el interior de una lesión o en vaso adyacentes. Esta técnica también es útil para detectar la presencia de hemosiderina dentro de un hematoma o en un área de sinovitis vellonodular pigmentada.

- Contraste: en nuestra institución no administramos gadolinio i.v. como parte del protocolo para tumores convencional, pero sí lo utilizamos cuando queremos diferenciar lesiones quísticas de lesiones sólidas de aspecto quístico. En este caso, si se utiliza saturación grasa en las imágenes T1W poscontraste, es fundamental realizar una serie de imágenes T1W con saturación grasa precontraste en el mismo plano de exploración para evitar la posibilidad de observar un "seudorrealce" como resultado de la modificación de dos variables al mismo tiempo (contraste y saturación grasa) (Figura 7.7).

Luego de la cirugía o de la radioterapia, utilizamos secuencias T1W o STIR para explorar el área de interés y realizamos imágenes posgadolinio para detectar la presencia de masas con realce en el área a tratar.

Abordaje a la interpretación de las imágenes

Principios generales

Por lo general, muchas lesiones benignas exhiben bordes lisos, intensidad de señal homogénea y ausencia de compromiso de estructuras neurovasculares. Por el contrario, las masas malignas suelen exhibir señal heterogénea, bordes irregulares, edema asociado e invasión de estructuras neurovasculares u óseas.

Sin embargo, al utilizar estas características hay una gran superposición en el aspecto entre lesiones benignas y malignas, lo que hace que sea peligroso intentar determinar de manera definitiva si una masa es benigna o maligna solo sobre la base de su aspecto en RM (Figura 7.8). La mayoría de las lesiones se clasifican de manera convencional; las imágenes T1W luego de la

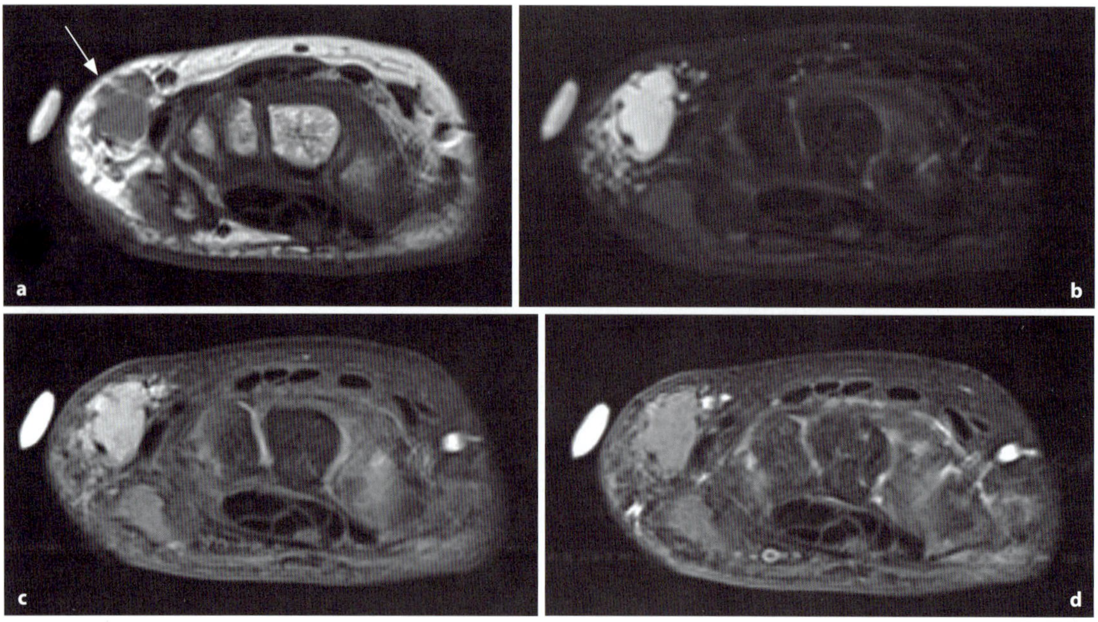

Figura 7.7 Seudorrealce. **a** Imagen axial en T1 de la muñeca derecha. Se observa una masa redonda isointensa con el músculo (*flecha*) en los tejidos subcutáneos de la muñeca derecha apenas por debajo del marcador cutáneo. **b** Imagen axial en secuencia STIR. La masa exhibe señal aumentada en forma difusa, con algunos tabiques internos y nódulos hipointensos. **c** Imagen axial en T1 con saturación grasa antes de la administración de contraste. Nótese la señal relativamente aumentada dentro de la masa en comparación con la imagen T1W sin saturación grasa (**a**). Este "seudorrealce" se debe al cambio en la forma de visualizar el contraste de partes blandas cuando se suprime la señal de la grasa. **d** Imagen axial T1W con saturación grasa luego de la administración de contraste. No se identifica realce al compararla con la imagen T1W con saturación grasa precontraste (**c**); sin embargo, cuando se la compara con la imagen T1W sin supresión grasa (**a**), la masa parece "exhibir realce".

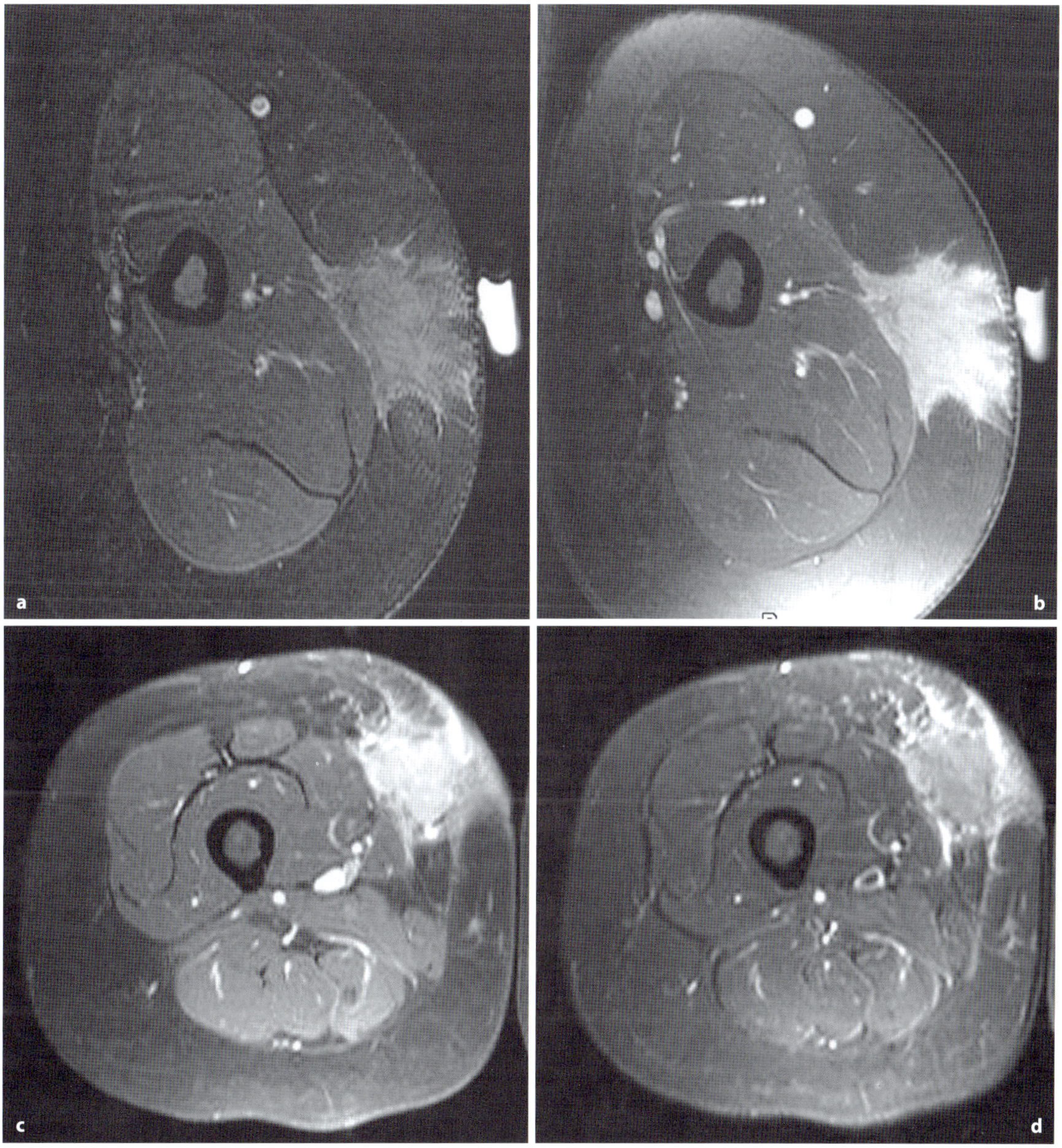

Figura 7.8 Masas indeterminadas de partes blandas. a Imagen axial en secuencia STIR del brazo. Una masa poco definida en los tejidos subcutáneos laterales exhibe bordes muy irregulares e invasión superficial de los músculos subyacentes. b Imagen axial en T1 con saturación grasa del brazo tras la administración de gadolinio. La masa exhibe un importante realce difuso. La biopsia reveló que se trataba de un foco de tejido inflamatorio benigno con contenido de cambios granulomatosos no necróticos. c Imagen axial en secuencia STIR del muslo (paciente diferente al observado en a y b). Una masa infiltrante en los tejidos subcutáneos exhibe un aspecto similar a la lesión en a, b con bordes irregulares y compromiso superficial de los músculos subyacentes. d Imagen axial en T1 con saturación grasa del muslo tras la administración de gadolinio. Se observa realce difuso en la masa; la biopsia demostró que se trataba de un linfoma folicular.

administración de contraste no son útiles para diferenciar entre lesiones benignas y malignas, aunque las imágenes poscontraste utilizando secuencias T1W rápidas con eco de gradiente pueden proporcionar cierta información respecto del potencial maligno de un tumor en función de la velocidad de realce. Los tumores benignos suelen exhibir un realce más lento que las lesiones malignas, pero en un paciente determinado preferimos realizar una biopsia de la lesión en lugar de basarnos en una probabilidad estadística, debido a la significativa superposición entre las lesiones benignas y malignas.

Lesiones óseas

En la mayoría de las lesiones óseas se puede desarrollar un diagnóstico diferencial razonable utilizando la edad del paciente, la ubicación de la lesión (tanto en el esqueleto como en el hueso particular) y el aspecto radiológico. Para la mayoría de los tumores óseos, la RM se utiliza para la estadificación más que para llegar a un diagnóstico específico, debido a que la verdadera naturaleza y la agresividad de una lesión se determinan con mucha mayor precisión mediante radiografías convencionales. En consecuencia, siempre se deben analizar las radiografías recientes junto con las imágenes de RM; esto también resulta importante debido a que algunas lesiones óseas benignas en la RM presentan un aspecto muy agresivo y potencialmente engañoso. Estas lesiones incluyen osteoma osteoide, condroblastoma, osteoblastoma, granuloma eosinofílico y fracturas por estrés (Figura 7.9). El edema asociado a estas lesiones a menudo resulta en una extensa alteración de la señal en la cavidad medular y las partes blandas adyacentes, lo que proporciona un aspecto mucho más agresivo, similar al de la osteomielitis o un tumor maligno.

El osteoma osteoide es una lesión cortical. La clave para el diagnóstico es la detección de un nido tumoral focal en el área de reacción cortical/perióstica. Típicamente, el nido tumoral exhibe intensidad de señal entre baja e intermedia en las imágenes T1W, señal baja o alta en T2W y un grado variable de realce tras la administración de gadolinio. Por lo general, se observa una cantidad significativa de edema medular y de partes blandas circundante que puede ocultar el nido y llevar a un diagnóstico erróneo (Figura 7.10). En muchos casos, el nido se identifica con mayor facilidad mediante TC.

Se debe sospechar un condroblastoma cuando se encuentra una lesión en un paciente que no ha alcanzado la madurez esquelética, cuyo epicentro esté ubicado en la epífisis. Una notable alteración de la señal, que corresponde a la presencia de edema, a menudo se extiende hacia la cavidad medular adyacente y puede extenderse hacia la metáfisis, así como hacia las partes blandas suprayacentes.

En el caso de una fractura por estrés, la presencia de una fractura lineal en un área de edema medular o de hueso cortical resulta diagnóstica. En ausencia de una línea de fractura, las radiografías de seguimiento realizadas entre dos y tres semanas más tarde pueden llegar al diagnóstico. Se debe evitar la biopsia debido a que el osteoide inmaduro relacionado con el proceso de curación se puede confundir con una lesión maligna en el análisis histológico.

Características distintivas

Si bien las radiografías convencionales proporcionan la información más específica en cuanto a la verdadera naturaleza de un tumor óseo, algunas características en la RM pueden ayudar a limitar el diagnóstico diferencial.

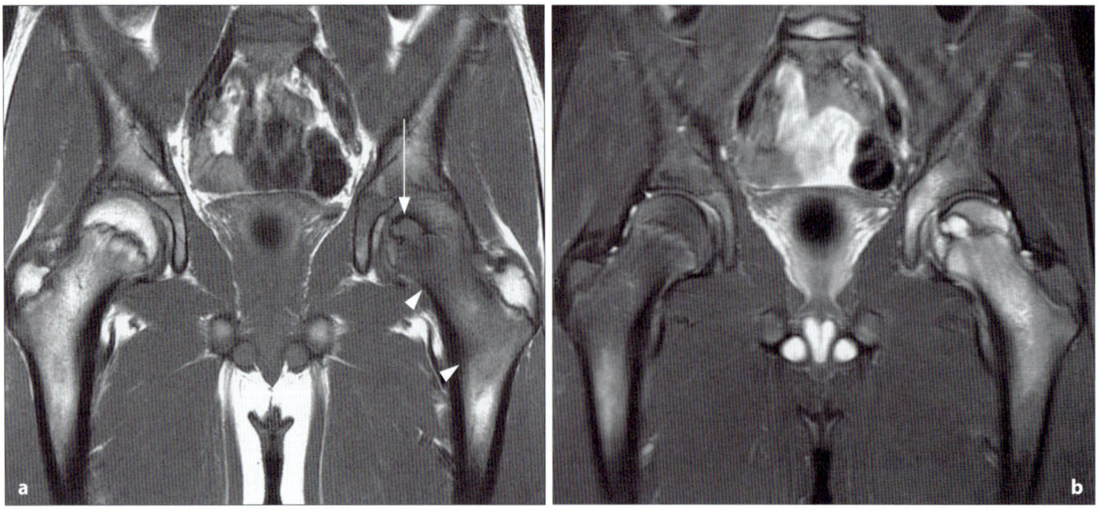

Figura 7.9 Lesión benigna de aspecto agresivo. **a** Imagen coronal en T1 de la pelvis. Se observa una lesión focal (*flecha*) en la epífisis femoral proximal en este niño que se presentó con dolor de cadera. Nótese el edema de intensidad baja y poco definido en el cuello femoral (*puntas de flecha*). **b** Imagen coronal en secuencia STIR de la pelvis. La masa es hiperintensa y se visualiza edema medular asociado en el cuello femoral y en la porción medial del acetábulo. La biopsia reveló que se trataba de una histiocitosis de células de Langerhans.

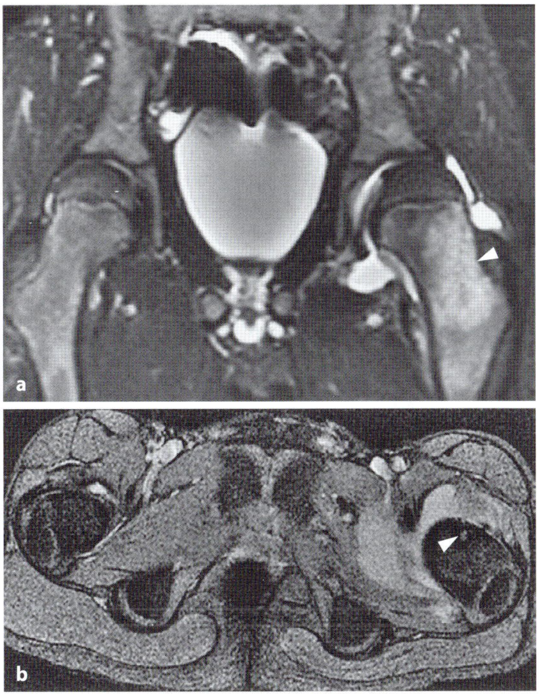

Figura 7.10 Edema medular relacionado con un osteoma osteoide. a Imagen coronal en secuencia STIR de la pelvis. Se observa un área geográfica de intensidad aumentada en el cuello femoral izquierdo (*punta de flecha*), junto con un derrame de tamaño moderado en la cadera izquierda. b Imagen axial en T2* (eco de gradiente) de la porción proximal del fémur izquierdo. Se observa un nido tumoral a lo largo de la cara anterior del cuello femoral izquierdo como un pequeño foco subcortical de intensidad aumentada (*punta de flecha*).

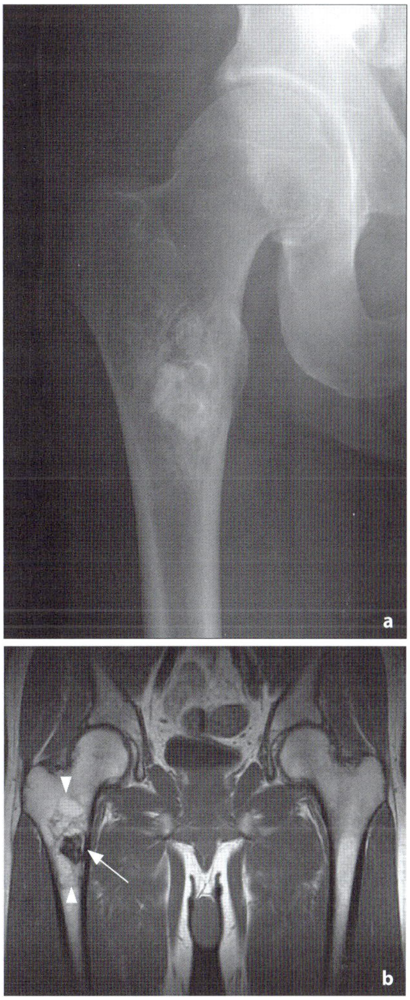

Figura 7.11 Intensidad alta, T1: lipoma intraóseo que afecta al fémur. a Radiografía de frente de la cadera derecha. Se observa una lesión lítica y esclerótica mixta en la porción proximal del fémur derecho. b Imagen coronal en T1 de la pelvis. Se visualiza abundante tejido adiposo de intensidad alta en el interior de la lesión (*puntas de flecha*) junto con un foco de intensidad baja en el centro (*flecha*), que corresponde a la densa calcificación observada en la radiografía.

Señal aumentada: imágenes T1W (Cuadro 7.2)

Lipoma intraóseo. Los lipomas intraóseos se manifiestan con mayor frecuencia en el calcáneo, la porción proximal del fémur y el húmero. En las radiografías convencionales, a veces resulta difícil diferenciarlos de otras lesiones líticas, pero se las detecta con facilidad en las imágenes de RM debido al predominio de señal adiposa en todas las secuencias. Un lipoma intraóseo también puede contener áreas de intensidad aumentada o disminuida en las imágenes T2W, lo que indica degeneración quística o calcificación (Figura 7.11).

Cuadro 7.2 Lesiones óseas que contienen señal alta en las imágenes T1W

- Lipoma intraóseo.
- Hemangioma.
- Infarto óseo.
- Enfermedad de Paget.

Hemangioma intraóseo. Los hemangiomas intraóseos son sumamente frecuentes en la columna vertebral. Los hemangiomas simples exhiben intensidad aumentada en las imágenes T2W, pero se diferencian de otras lesiones por su intensidad alta en las imágenes T1W causada por su contenido de grasa (Figura 7.12). Por otro lado, los hemangiomas intraóseos hipervasculares (agresivos) en general no contienen grasa y son indistinguibles de otros tumores.

Infarto de hueso medular. Un infarto de hueso medular es una lesión geográfica con un borde serpiginoso de intensidad baja en las imágenes

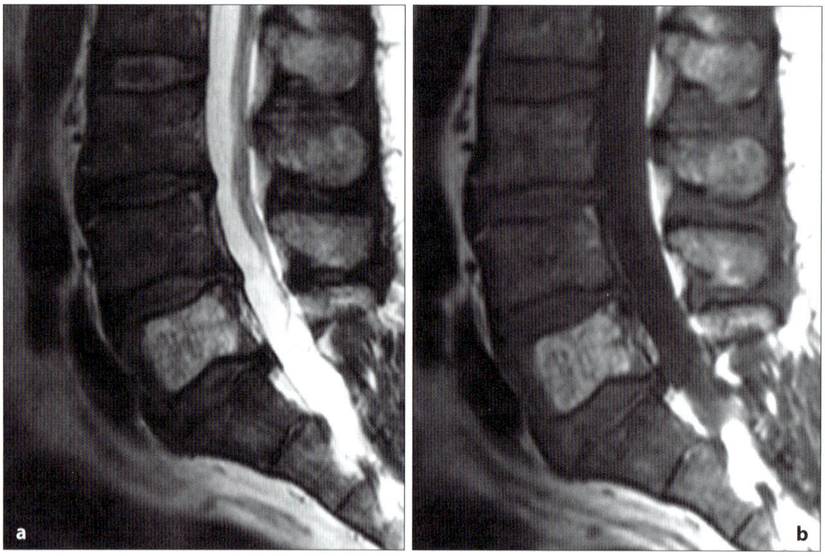

Figura 7.12 Intensidad alta, T1: hemangioma intraóseo. a Imagen sagital en T2 de la columna lumbar. Se observa una lesión hiperintensa de gran tamaño en la vértebra L5. **b** Imagen sagital en T1 de la columna lumbar. La presencia de extensa intensidad alta dentro de la lesión indica un abundante contenido de grasa, compatible con un hemangioma vertebral.

T1W y T2W. Por lo general, en su región central contienen grasa entremezclada con focos de intensidad de señal mixta, correspondientes a áreas de fibrosis, calcificación o edema (Figura 7.13).

Enfermedad de Paget. El aspecto en la RM de la enfermedad de Paget varía. En las áreas afectadas es común encontrar áreas de tejido adiposo, pero en el estadio activo de la enfermedad es posible observar una intensidad de señal más heterogénea, correspondiente a médula ósea hipervascular (Figura 7.14). Otros hallazgos, como engrosamiento cortical, aumento de tamaño óseo y trabéculas gruesas y prominentes, a menudo se observan mejor en las radiografías convencionales.

Señal disminuida: imágenes T2W (Cuadro 7.3)

Esclerosis/calcificación/matriz. La presencia de intensidad sumamente baja dentro de una lesión ósea en las imágenes T2W sugiere hueso esclerótico, calcificación o matriz tumoral osteoide/condroide. Estos elementos se caracterizan mejor mediante radiografías convencionales o TC (Figura 7.15).

Cuadro 7.3 Lesiones óseas que contienen señal baja en las imágenes T2W

- Esclerosis/calcificación/matriz.
- Algunas lesiones fibrosas.
- Linfoma óseo primario.

Lesiones fibrosas. El tejido fibroso suele presentar intensidad baja a intermedia en las imágenes T2W, pero las lesiones fibrosas del hueso a menudo tienen características variables en la RM.

Un xantofibroma (defecto cortical fibroso, fibroma no osificante) es una lesión ósea benigna que se encuentra en adolescentes y adultos jóvenes. Es de fácil diagnóstico en radiografías convencionales, pero se lo puede detectar de forma incidental en la RM. Este estudio exhibe intensidad entre intermedia y baja en las imágenes T1W y, a menudo, muestra intensidad entre baja e intermedia en T2W debido a su naturaleza fibrosa. Sin embargo, en las imágenes T2W también se puede observar intensidad aumentada junto con grados variables de realce tras la administración de gadolinio. Su contorno lobular, ubicación excéntrica, baja intensidad de señal y bordes escleróticos son características distintivas útiles.

De modo similar, en las primeras publicaciones en la bibliografía sobre la RM se sugería que la displasia fibrosa exhibía intensidad disminuida en las imágenes T1W y T2W debido a su composición predominantemente fibrosa. Sin embargo, esta lesión no tiene un aspecto característico en la RM y a menudo exhibe intensidad de señal heterogénea que puede ser alta, baja o mixta en las imágenes T2W debido a los diferentes tipos de tejido que se pueden observar en su interior (Figura 7.16).

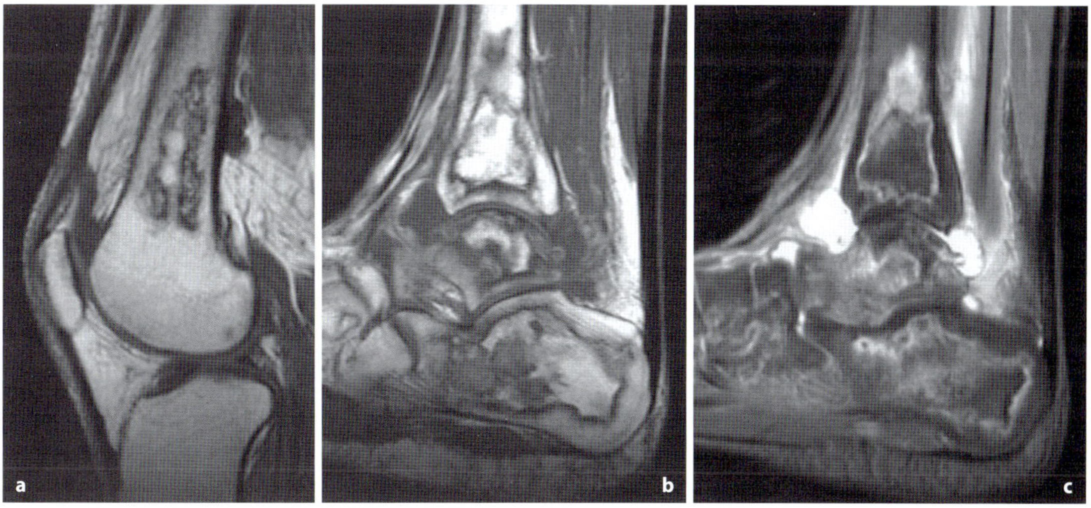

Figura 7.13 Intensidad alta, T1: infartos de hueso medular. a Imagen sagital en T1 de la rodilla. Un área geográfica irregular de intensidad de señal anormal en la cavidad medular de la porción distal de la diáfisis femoral es compatible con un infarto medular. Nótense los bordes serpiginosos de intensidad baja y la extensa señal de intensidad grasa dentro de la lesión. **b** Imagen sagital en T1 del tobillo (paciente diferente al mostrado en **a**). Se observan lesiones similares en el interior de múltiples huesos del tobillo y la porción posterior del pie en este paciente con antecedentes de corticoterapia prolongada. **c** Imagen sagital en secuencia STIR del tobillo. Se observan franjas de intensidad alta y baja a lo largo de los bordes de los infartos (signo de la "doble línea"). Nótese también la supresión de la señal de la grasa en las porciones centrales de las lesiones.

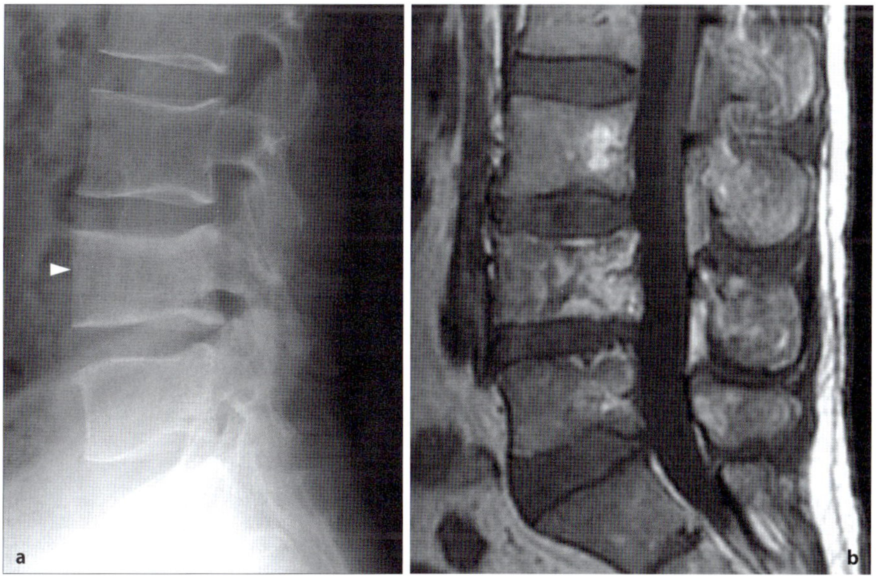

Figura 7.14 Intensidad alta, T1: enfermedad de Paget. a Radiografía de perfil de la columna lumbar. Se observan características clásicas de la enfermedad de Paget en la vértebra L4 (*punta de flecha*), incluyendo esclerosis aumentada, engrosamiento de los platillos vertebrales y de las trabéculas y ligero aumento de tamaño de la vértebra en comparación con los cuerpos vertebrales adyacentes. **b** Imagen sagital en T1 de la columna lumbar. Se observa una notable intensidad de señal grasa dentro del cuerpo vertebral, en especial en su porción posterior.

Linfoma óseo primario. El linfoma óseo primario a menudo presenta intensidad baja en las imágenes T2W, aunque su aspecto varía (Figura 7.17). Algunos investigadores han encontrado en el análisis anatomopatológico que el tejido de intensidad baja corresponde a áreas de fibrosis.

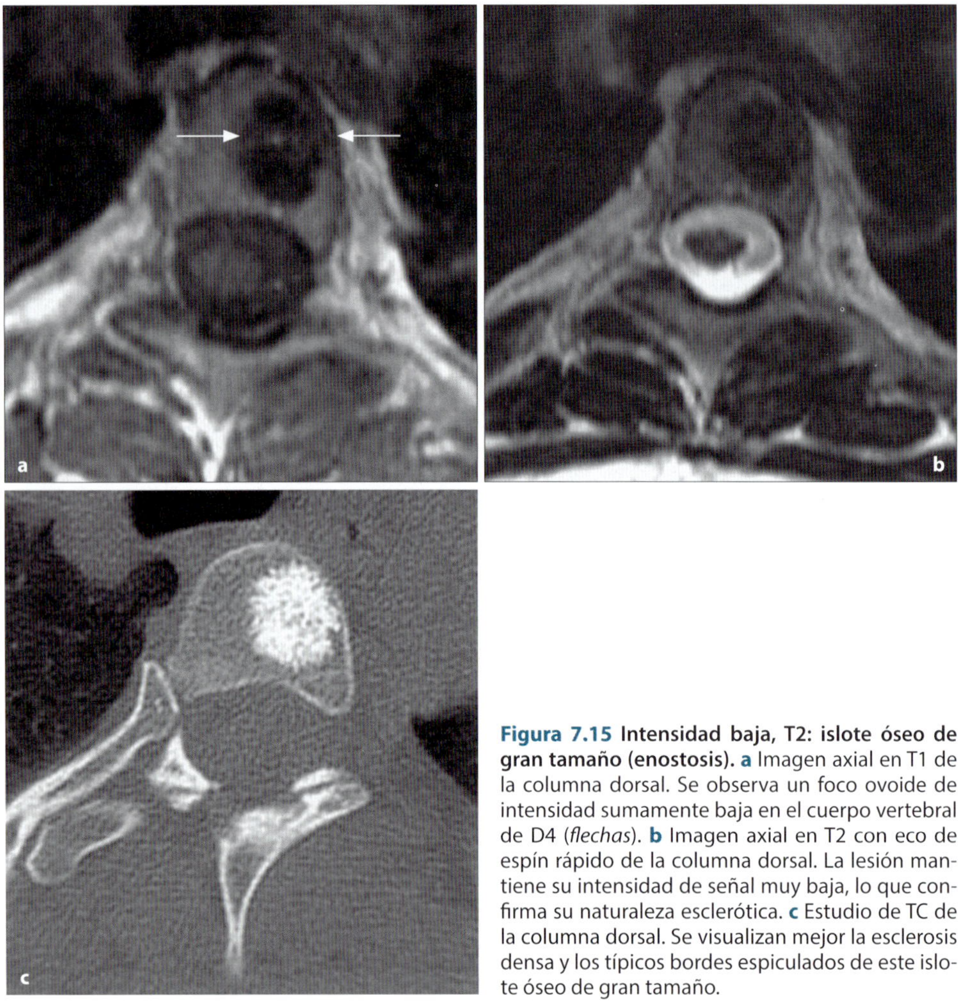

Figura 7.15 Intensidad baja, T2: islote óseo de gran tamaño (enostosis). a Imagen axial en T1 de la columna dorsal. Se observa un foco ovoide de intensidad sumamente baja en el cuerpo vertebral de D4 (*flechas*). **b** Imagen axial en T2 con eco de espín rápido de la columna dorsal. La lesión mantiene su intensidad de señal muy baja, lo que confirma su naturaleza esclerótica. **c** Estudio de TC de la columna dorsal. Se visualizan mejor la esclerosis densa y los típicos bordes espiculados de este islote óseo de gran tamaño.

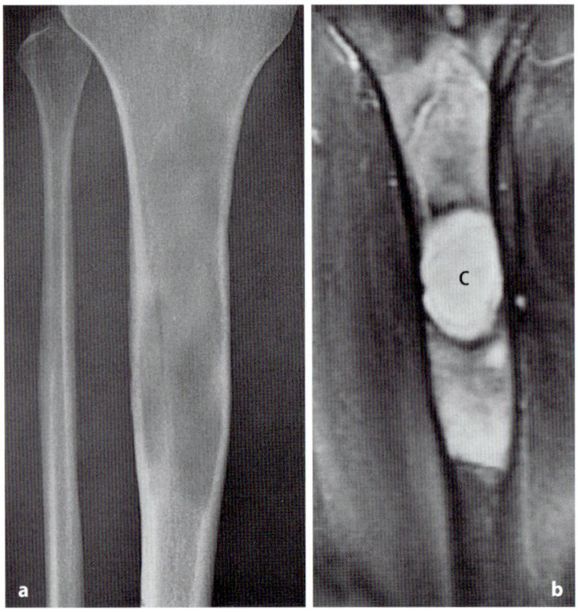

Figura 7.16 Displasia fibrosa. a Radiografía anteroposterior que muestra hallazgos típicos de la displasia fibrosa en la porción proximal de la tibia, con una larga lesión lítica y levemente expansiva que exhibe una matriz interna borrosa. **b** Imagen coronal en secuencia STIR de la porción proximal de la tibia. La mayor parte de la lesión exhibe intensidad de señal homogénea apenas aumentada, con un foco central de intensidad más alta correspondiente a cambios quísticos (C). (Obtenida de Higgins CB, Hricak H, Helms CA. Magnetic Resonance Imaging of the Body. 3.ª ED. Filadelfia: Lippincott-Raven; 1997).

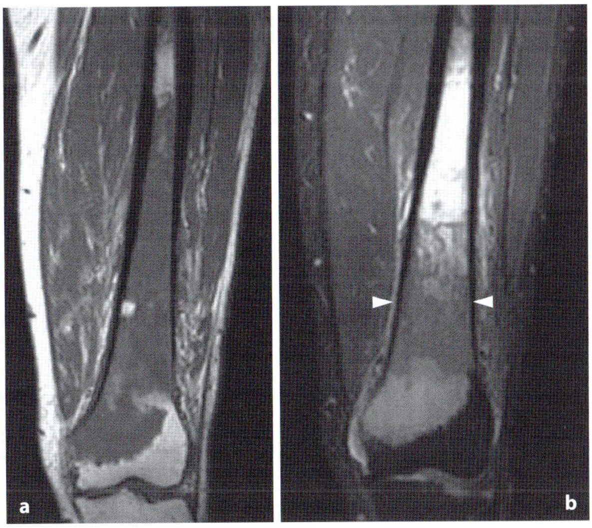

Figura 7.17 Intensidad baja, T2: linfoma óseo. **a** Imagen coronal en T1 de la porción distal del fémur. Se observa una extensa hipointensidad anormal en la porción medio-distal del fémur. **b** Imagen coronal en secuencia STIR de la porción distal del fémur. Una gran parte de la lesión exhibe intensidad de señal notablemente aumentada, pero en la región distal persiste una amplia franja de intensidad baja (*puntas de flecha*). La biopsia reveló un linfoma de linfocitos B.

Niveles líquido-líquido

En la RM, el aspecto clásico de un quiste óseo aneurismático es el de una masa lobular expansiva que contiene múltiples colecciones seudoquísticas y exhibe intensidad alta en las imágenes T2W. En el interior de estas cavidades suele haber niveles líquido-líquido que corresponden a productos hemáticos estancados en los espacios cavernosos que conforman estas lesiones (Figura 7.18). Al principio, se creía que los niveles líquido-líquido eran específicos para el diagnóstico de quiste óseo aneurismático, pero son una característica inespecífica de muchas entidades que contienen colecciones de sangre, incluyendo el osteosarcoma telangiectásico, el condroblastoma, el tumor óseo de células gigantes, la displasia fibrosa, el histiocitoma fibroso maligno del hueso y otros. Además, debido a que se puede desarrollar un quiste óseo aneurismático dentro de algunas de dichas lesiones, como el osteosarcoma telangiectásico o el tumor de células gigantes (quiste óseo aneurismático secundario), la presencia de una masa asociada indica la necesidad de realizar una biopsia. En un quiste óseo aneurismático, los espacios que no exhiben realce deberían ocupar toda la lesión, lo que permite distinguirlo de un quiste óseo aneurismático secundario.

Existe cierta evidencia de que la magnitud de los niveles líquido-líquido en una lesión puede ser útil para distinguir entre lesiones benignas y malignas. Según una investigación, se encontró que si los niveles líquido-líquido conformaban más de dos tercios de la lesión, correspondía a una entidad benigna, con mayor frecuencia un quiste óseo aneurismático. Por el contrario, en la mayoría de las lesiones malignas los niveles líquido-líquido constituyen menos de un tercio de la masa.

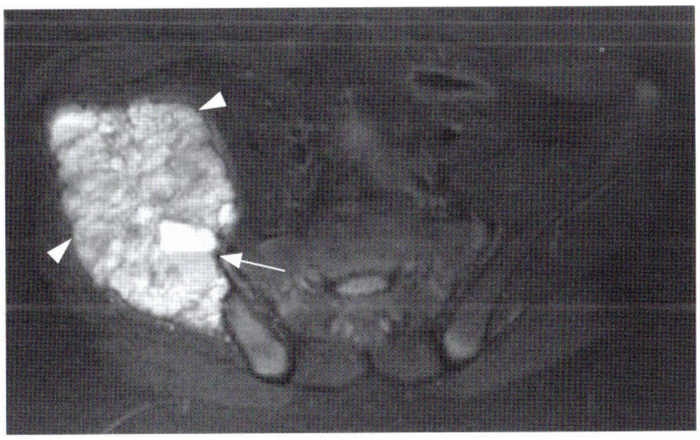

Figura 7.18 Niveles líquido-líquido: quiste óseo aneurismático. Imagen axial en secuencia STIR de la pelvis. En este niño de 10 años de edad, la lesión notablemente expansiva (*puntas de flecha*) en el hueso ilíaco derecho muestra señal aumentada de forma difusa y un prominente nivel líquido-líquido (*flecha*). La biopsia posterior reveló que se trataba de un quiste óseo aneurismático.

Tumores cartilaginosos (Cuadro 7.4)

Encondroma/condrosarcoma. El encondroma exhibe un aspecto distintivo en la RM. Este tumor benigno está compuesto por múltiples lóbulos que exhiben intensidad homogéneamente alta en las imágenes T2W o en secuencia STIR, con áreas punteadas de señal baja, que suelen estar separadas por delgados tabiques de baja intensidad (Figura 7.19). La intensidad aumentada corresponde al elevado contenido de agua de los lóbulos de cartílago hialino que conforman estas lesiones. Los focos de señal baja corresponden a una matriz de cartílago calcificado. En los

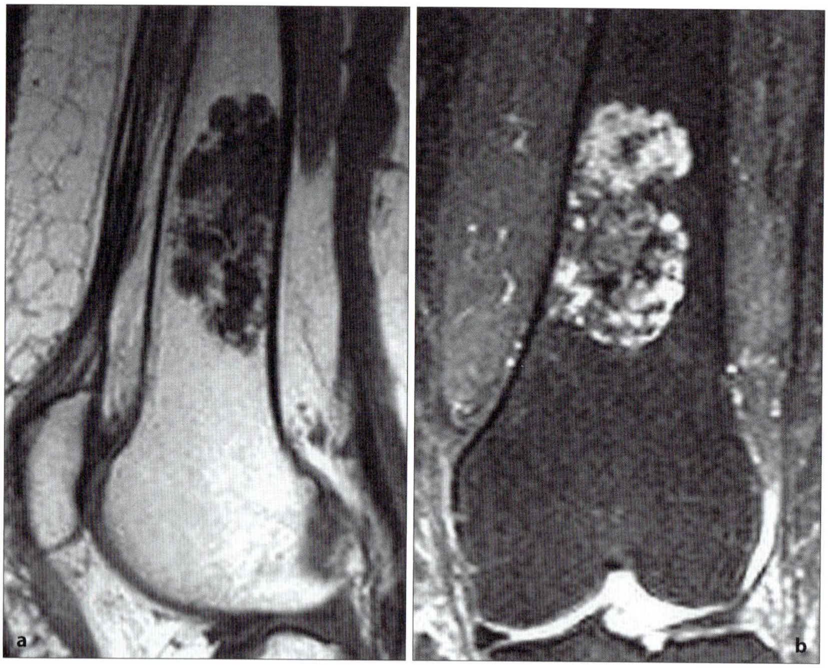

Figura 7.19 Encondroma. a Imagen sagital en T1 de la porción distal del fémur. Se evidencia una masa intramedular lobular en la porción distal de la diáfisis femoral. b Imagen coronal en secuencia STIR de la porción distal del fémur. La lesión exhibe características típicas de un encondroma, incluyendo intensidad predominantemente alta, márgenes lobulares, delgados tabiques internos y focos de señal baja relacionados con la matriz condroide. Nótese la falta de edema medular circundante.

Cuadro 7.4 Características de los tumores cartilaginosos en la RM

- Lóbulos de intensidad alta (cartílago) en T2, separados por delgados tabiques de señal baja.
- Focos hipointensos en las imágenes T1W y T2W (matriz cartilaginosa calcificada).
- Patrón de realce en forma de arcos y anillos.
- A menudo resulta imposible distinguir un encondroma de un condrosarcoma de bajo grado. Se debe prestar atención a las características que sugieren un condrosarcoma:
  - Festoneado endóstico en más de dos tercios de la corteza.
  - Destrucción cortical y masa de partes blandas.
  - Edema en la médula o partes blandas adyacentes.

tumores cartilaginosos se observa un patrón de anillos y arcos con realce en las imágenes poscontraste, probablemente causados por la presencia de vasos dentro de los tabiques fibrosos y por la falta de realce del cartílago. Este aspecto en la RM, incluyendo el patrón de realce, se puede observar en encondromas y en condrosarcomas de bajo grado.

Los hallazgos en las imágenes que sugieren un condrosarcoma, en lugar de un encondroma benigno, incluyen festoneado endóstico profundo (más de dos tercios de la corteza), destrucción cortical con o sin una masa de partes blandas asociada e intensidad de señal similar a la del edema en la cavidad medular adyacente y las partes blandas circundantes en las imágenes en secuencia STIR. Aun así, a menudo resulta difícil, si no imposible, distinguir entre tumores cartilaginosos benignos y malignos de bajo grado basándose solamente en las características del diagnóstico por imágenes.

Distinción entre tumor condroide e infarto de hueso medular. Diferenciar estas dos entidades puede ser complejo en las radiografías convencionales, debido a que la matriz condral puede tener un aspecto similar al de las calcificaciones distróficas presentes en un área de infarto. La RM facilita esta distinción. A diferencia de los lóbulos cartilaginosos que conforman el tumor condroide, el infarto medular se visualiza como una región en forma de llama con intensidad de señal heterogénea que a menudo tiene contenido adiposo rodeado por un borde serpiginoso de intensidad baja en todas las secuencias.

Osteocondroma. El osteocondroma es el tumor óseo benigno más frecuente y por lo general se lo diagnostica mediante radiografías convencionales. La RM puede distinguir un osteocondroma de otras lesiones yuxtacorticales al evidenciar la contigüidad entre la cavidad medular de la lesión y la corteza. La grasa medular en el interior de la lesión debería ser isointensa respecto de la grasa medular del hueso de origen en todas las secuencias. La capa de cartílago de la lesión se detecta con facilidad debido a su intensidad alta en las imágenes T2W o en secuencia STIR (Figura 7.20). Si bien la relación entre el espesor de la capa de cartílago y el potencial maligno es tema de debate, un espesor mayor de 2 cm se debe considerar sospechoso de degeneración neoplásica.

La RM también puede mostrar otras complicaciones sintomáticas de estos tumores, como pinzamiento neurovascular, formación de bursas o fracturas (*v.* Figura 7.20).

Tumores de partes blandas

Principios generales

Algunos tumores de partes blandas se pueden diagnosticar con certeza sobre la base de las características de la señal en RM; a continuación, se analizan las características útiles para la diferenciación. Sin embargo, existe una importante superposición de características entre muchas masas de partes blandas benignas y malignas. Para las lesiones que tienen un aspecto inespecífico e indeterminado en la RM, se puede desarrollar un diagnóstico diferencial utilizando la edad del paciente, la ubicación de la lesión y la información que se encuentra en las Tablas 7.2 y 7.3. Para la mayoría de las lesiones, un diagnóstico diferencial razonable debe incluir los tres tumores benignos y los tres tumores malignos principales que se muestran en las Tablas 7.2 y 7.3 para una determinada edad y ubicación; sin embargo, en la mayoría de las masas de partes blandas indeterminadas se debe realizar una biopsia. El número de lesiones que se describen en las tablas nos da una idea de la significativa superposición de características entre lesiones benignas y malignas.

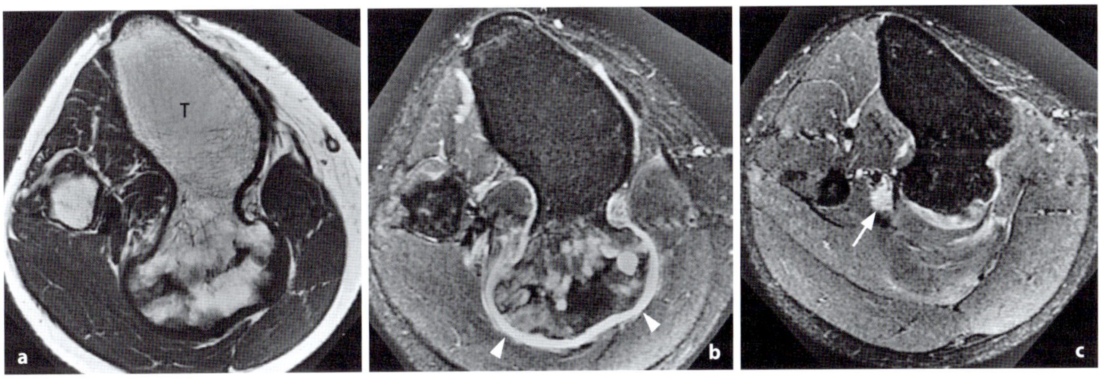

Figura 7.20 Osteocondroma que causa neuritis. **a** Imagen axial en T1 de la porción proximal de la tibia. Un osteocondroma pedunculado de gran tamaño se origina en la cara posterior de la tibia (T). Nótese la continuidad de los márgenes corticales y las cavidades medulares de la lesión y el hueso de origen, así como la intensidad de señal medular normal en la porción proximal de la lesión y la tibia. **b** Imagen axial en secuencia STIR de la porción proximal de la tibia. Se visualiza ampliamente la delgada capa de cartílago de intensidad alta (*puntas de flecha*), así como los focos cartilaginosos de intensidad alta dentro de la lesión. **c** Imagen axial en secuencia STIR de la tibia (4 cm distal a la imagen **b**). El nervio tibial presenta una región aumentada de tamaño (*flecha*) y exhibe intensidad aumentada donde colinda con el osteocondroma. La irritación mecánica producía neuritis focal.

Tabla 7.2 Distribución de los tumores benignos de partes blandas frecuentes, en función de su ubicación anatómica y la edad del paciente

Edad (años)	Mano y muñeca	N.º (%)	Miembro superior	N.º (%)	Axila y hombro	N.º (%)	Pie y tobillo	N.º (%)	Miembro inferior	N.º (%)
0 a 5	Hemangioma	15 (15)*	Hamartoma fibroso del lactante	15 (16)	Hamartoma fibroso del lactante	23 (29(	Granuloma anular	23 (30)	Granuloma anular	42 (33)
	Granuloma anular	14 (14)	Granuloma anular	15 (16)	Hemangioma	12 (15)	Fibromatosis infantil	11 (14)	Hemangioma	26 (14)
	Fibromatosis infantil	13 (13)	Hemangioma	14 (15)	Lipoblastoma	11 (14)	Hemangioma	8 (11)	Miofibromatosis	16 (9)
	Fibroma digital infantil	8 (8)	Fibromatosis infantil	12 (13)	Hamartoma fibroso	7 (9)	Fibromatosis	8 (11)	Histiocitoma fibroso	15 (8)
	Fibromatosis	8 (8)	Histiocitoma fibroso	6 (6)	Miofibromatosis	6 (8)	Fibroma digital infantil	7 (9)	Lipoblastoma	13 (7)
	Fibroma aponeurótico	7 (7)	Xantogranuloma juvenil	6 (6)	Linfangioma	5 (6)	Lipoblastoma	6 (8)	Linfangioma	10 (6)
	Histiocitoma fibroso	5 (5)	Miofibromatosis	6 (6)	Fascitis nodular	4 (5)	Lipoma	4 (5)	Xantogranuloma juvenil	10 (6)
	Otro	27 (28)	Otro	20 (21)	Otro	12 (15)	Otro	9 (12)	Otro	48 (27)
6 a 15	Histiocitoma fibroso	32 (14)	Histiocitoma fibroso	41 (23)	Histiocitoma fibroso	25 (34)	Fibromatosis	35 (22)	Hemangioma	47 (22)
	Hemangioma	31 (13)	Fascitis nodular	39 (21)	Fascitis nodular	18 (25)	Granuloma anular	21 (13)	Histiocitoma fibroso	34 (16)
	Fibroma aponeurótico	25 (11)	Hemangioma	24 (13)	Hemangioma	7 (10)	Hemangioma	21 (13)	Fascitis nodular	22 (10)
	Fibroma de la vaina tendinosa	22 (9)	Granuloma anular	12 (7)	Tumor de células granulares	4 (5)	Histiocitoma fibroso	14 (9)	Granuloma anular	20 (9)
	TCG de la vaina tendinosa	17 (7)	Fibromatosis	11 (6)	Neurofibroma	3 (4)	TCG de la vaina tendinosa	13 (8)	Fibromatosis	14 (6)
	Fibromatosis	13 (6)	Neurofibroma	7 (4)	Linfangioma	2 (3)	Condroma	11 (7)	Lipoma	13 (6)
	Lipoma	9 (4)	Neurotecoma	6 (3)	Miofibromatosis	2 (3)	Lipoma	9 (6)	Neurofibroma	8 (4)
	Otro	86 (37)	Otro	42 (23)	Otro	12 (16)	Otro	37 (23)	Otro	58 (27)
16 a 25	TCG de la vaina tendinosa	84 (20)	Fascitis nodular	130 (35)	Histiocitoma fibroso	62 (36)	Fibromatosis	46 (22)	Histiocitoma fibroso	118 (24)
	Histiocitoma fibroso	57 (14)	Histiocitoma fibroso	87 (23)	Fascitis nodular	35 (20)	TCG de la vaina tendinosa	29 (14)	Fascitis nodular	61 (13)
	Hemangioma	40 (10)	Hemangioma	36 (10)	Fibromatosis	16 (9)	Granuloma anular	25 (12)	Hemangioma	55 (11)
	Fibroma de la vaina tendinosa	40 (10)	Neurofibroma	24 (6)	Lipoma	14 (8)	Histiocitoma fibroso	24 (12)	Neurofibroma	48 (10)
	Fascitis nodular	26 (6)	Granuloma anular	20 (5)	Neurofibroma	12 (7)	Hemangioma	13 (6)	Fibromatosis	38 (8)
	Granuloma anular	21 (5)	Tumor de células granulares	17 (5)	Hemangioma	4 (2)	SVNP	12 (6)	Lipoma	22 (5)
	Ganglión	20 (5)	Schwannoma	11 (3)	Schwannoma	4 (2)	Neurofibroma	11 (5)	Schwannoma	20 (4)
	Otro	132 (31)	Otro	51 (14)	Otro	25 (15)	Otro	45 (22)	Otro	122 (25)

Edad (años)	Mano y muñeca	N.º (%)	Miembro superior	N.º (%)	Axila y hombro	N.º (%)	Pie y tobillo	N.º (%)	Miembro inferior	N.º (%)
26 a 45	Histiocitoma fibroso	167 (18)	Fascitis nodular	309 (38)	Lipoma	105 (28)	Fibromatosis	99 (21)	Histiocitoma fibroso	245 (25)
	TCG de la vaina tendinosa	148 (16)	Histiocitoma fibroso	145 (18)	Histiocitoma fibroso	92 (24)	Histiocitoma fibroso	74 (16)	Fascitis nodular	229 (23)
	Fibroma de la vaina tendinosa	106 (11)	Angiolipoma	48 (6)	Fascitis nodular	55 (14)	TCG de la vaina tendinosa	41 (9)	Lipoma	101 (10)
	Hemangioma	86 (10)	Hemangioma	43 (5)	Fibromatosis	29 (8)	Hemangioma	36 (8)	Neurofibroma	71 (7)
	Fascitis nodular	79 (8)	Schwannoma	43 (5)	Hemangioma	17 (4)	Schwannoma	30 (6)	Schwannoma	59 (6)
	Fibromatosis	46 (5)	Neurofibroma	37 (5)	Neurofibroma	13 (3)	Neurofibroma	24 (5)	Mixoma	53 (5)
	Condroma	42 (4)	Lipoma	32 (4)	Schwannoma	12 (3)	Condroma	23 (5)	Hemangioma	52 (5)
	Otro	269 (29)	Otro	3 (19)	Otro	57 (15)	Otro	135 (29)	Otro	185 (19)
46 a 65	TCG de la vaina tendinosa	143 (23)	Fascitis nodular	86 (20)	Lipoma	189 (58)	Fibromatosis	83 (5)	Lipoma	7 (23)
	Histiocitoma fibroso	63 (10)	Lipoma	80 (19)	Histiocitoma fibroso	28 (9)	Histiocitoma fibroso	43 (13)	Mixoma	109 (16)
	Hemangioma	61 (10)	Histiocitoma fibroso	44 (10)	Mixoma	16 (5)	Lipoma	35 (11)	Histiocitoma fibroso	93 (14)
	Lipoma	59 (9)	Schwannoma	30 (7)	Fibromatosis	14 (4)	Schwannoma	25 (8)	Fascitis nodular	40 (6)
	Condroma	52 (8)	Neurofibroma	24 (6)	Fascitis nodular	13 (4)	TCG de la vaina tendinosa	21 (6)	Schwannoma	39 (6)
	Fibromatosis	43 (7)	Mixoma	24 (6)	Schwannoma	12 (4)	Condroma	21 (6)	Neurofibroma	31 (5)
	Fibroma de la vaina tendinosa	37 (6)	Hemangioma	19 (4)	Tumor de células granulares	12 (4)	Hemangioma	16 (5)	Fascitis proliferativa	28 (4)
	Otro	142 (27)	Otro	125 (29)	Otro	44 (13)	Otro	89 (27)	Otro	186 (27)
≥ 66	TCG de la vaina tendinosa	51 (21)	Lipoma	39 (22)	Lipoma	83 (58)	Fibromatosis	16 (14)	Lipoma	68 (26)
	Hemangioma	24 (10)	Mixoma	19 (11)	Mixoma	14 (10)	Schwannoma	15 (13)	Mixoma	44 (17)
	Schwannoma	24 (10)	Fascitis nodular	18 (10)	Schwannoma	6 (4)	Histiocitoma fibroso	13 (11)	Histiocitoma fibroso	33 (13)
	Condroma	24 (10)	Schwannoma	17 (9)	Fibromatosis	5 (3)	Condroma	11 (9)	Schwannoma	31 (12)
	Neurofibroma	21 (9)	Tumor glómico	12 (7)	Histiocitoma fibroso	5 (3)	Lipoma	10 (8)	Hemangiopericitoma	10 (4)
	Fibromatosis	14 (6)	Neurofibroma	10 (6)	Fascitis proliferativa	5 (3)	Granuloma anular	8 (7)	Neurofibroma	9 (4)
	Lipoma	13 (5)	Angiolipoma	10 (6)	Hemangioma	4 (3)	TCG de la vaina tendinosa	6 (5)	Hemangioma	8 (3)
	Otro	71 (29)	Otro	55 (31)	Otro	22 (15)	Otro	39 (33)	Otro	56 (22)

Tabla 7.2 Distribución de los tumores benignos de partes blandas frecuentes, en función de su ubicación anatómica y la edad del paciente

Edad (años)	Cadera, entrepierna y glúteos	N.º (%)	Cabeza y cuello	N.º (%)	Tronco	N.º (%)	Retroperitoneo	N.º (%)
0 a 5	Hamartoma fibroso del lactante	14 (20)	Fascitis nodular	47 (20)	Hemangioma	36 (18)	Lipoblastoma	7 (37)
	Lipoblastoma	14 (20)	Hemangioma	43 (18)	Xantogranuloma juvenil	24 (12)	Linfangioma	5 (26)
	Miofibromatosis	8 (11)	Miofibromatosis	27 (11)	Miofibromatosis	24 (12)	Hemangioma	4 (21)
	Linfangioma	7 (10)	Fibromatosis	17 (7)	Fascitis nodular	17 (8)	Ganglioneuroma	2 (11)
	Histiocitoma fibroso	5 (7)	Granuloma anular	14 (6)	Lipoblastoma	17 (8)	Hamartoma fibroso del lactante	1 (5)
	Fascitis nodular	4 (6)	Histiocitoma fibroso	13 (5)	Fibromatosis infantil	15 (7)		
	Fibromatosis infantil	4 (6)	Fibromatosis infantil	13 (5)	Hamartoma fibroso del lactante	15 (7)		
	Otro	14 (20)	Otro	63 (27)	Otro	55 (27)		
6 a 15	Fascitis nodular	15 (27)	Fascitis nodular	75 (33)	Fascitis nodular	54 (28)	Linfangioma	7 (37)
	Fibroma	7 (13)	Histiocitoma fibroso	34 (15)	Histiocitoma fibroso	43 (22)	Ganglioneuroma	4 (21)
	Histiocitoma fibroso	6 (11)	Neurofibroma	23 (10)	Hemangioma	25 (13)	Schwannoma	2 (11)
	Fibromatosis	6 (11)	Hemangioma	21 (9)	Lipoma	9 (5)	Fibromatosis	2 (11)
	Lipoma	5 (9)	Miofibromatosis	14 (6)	Neurofibroma	7 (4)	Paraganglioma	1 (5)
	Lipoblastoma	3 (5)	Fibromatosis	12 (5)	Fibromatosis	6 (3)	Hemangioma	1 (5)
	Neurofibroma	3 (5)	Lipoma	6 (3)	Tumor de células granulares	6 (3)	Seudotumor inflamatorio	1 (5)
	Otro	11 (20)	Otro	6 (3)	Otro	45 (23)	Otro	1 (5)
16 a 25	Neurofibroma	20 (16)	Fascitis nodular	61 (21)	Fascitis nodular	112 (24)	Fibromatosis	14 (20)
	Fibromatosis	18 (15)	Hemangioma	48 (17)	Fibromatosis	72 (16)	Schwannoma	10 (14)
	Histiocitoma fibroso	18 (15)	Histiocitoma fibroso	45 (16)	Histiocitoma fibroso	71 (15)	Neurofibroma	9 (13)
	Fascitis nodular	12 (10)	Neurofibroma	37 (13)	Hemangioma	38 (8)	Linfangioma	8 (11)
	Hemangioma	9 (7)	Schwannoma	19 (7)	Neurofibroma	38 (8)	Linfangioma	8 (11)
	Lipoma	8 (7)	Fibromatosis	11 (4)	Lipoma	21 (5)	Ganglioneuroma	6 (8)
	Hemangiopericitoma	8 (7)	Lipoma	10 (4)	Schwannoma	17 (4)	Hemangioma	4 (6)
	Otro	29 (24)	Otro	56 (19)	Otro	79 (17)	Otro	12 (17)

Edad (años)	Cadera, entrepierna y glúteos	N.º (%)	Cabeza y cuello	N.º (%)	Tronco	N.º (%)	Retroperitoneo	N.º (%)
26 a 45	Lipoma	57 (17)	Lipoma	168 (22)	Lipoma	178 (19)	Schwannoma	38 (23)
	Neurofibroma	38 (12)	Fascitis nodular	145 (19)	Fascitis nodular	0 (16)	Fibromatosis	30 (18)
	Histiocitoma fibroso	37 (11)	Histiocitoma fibroso	137 (18)	Fibromatosis	148 (16)	Hemangiopericitoma	25 (15)
	Fibromatosis	36 (11)	Hemangioma	97 (13)	Histiocitoma fibroso	98 (10)	Neurofibroma	13 (8)
	Fascitis nodular	37 (9)	Neurofibroma	57 (8)	Hemangioma	78 (8)	Angiomiolipoma	10 (6)
	Hemangiopericitoma	24 (7)	Hemangiopericitoma	37 (5)	Neurofibroma	65 (7)	Hemangioma	9 (5)
	Mixoma	22 (7)	Schwannoma	27 (4)	Schwannoma	51 (5)	Retroperitonitis esclerosante	7 (4)
	Otro	83 (25)	Otro	91 (12)	Otro	180 (19)	Otro	34 (20)
46 a 65	Lipoma	76 (35)	Lipoma	306 (46)	Lipoma	290 (44)	Schwannoma	33 (19)
	Mixoma	36 (17)	Fascitis nodular	66 (10)	Fibromatosis	63 (9)	Fibromatosis	25 (14)
	Histiocitoma fibroso	17 (8)	Hemangioma	55 (8)	Fascitis nodular	44 (7)	Retroperitonitis esclerosante	25 (14)
	Schwannoma	17 (8)	Histiocitoma fibroso	42 (6)	Hemangioma	31 (5)	Hemangiopericitoma	21 (12)
	Fascitis nodular	11 (5)	Neurofibroma	30 (4)	Histiocitoma fibroso	29 (4)	Angiomiolipoma	12 (7)
	Hemangiopericitoma	11 (5)	Schwannoma	25 (4)	Neurofibroma	28 (4)	Lipoma	10 (6)
	Hemangioma	9 (4)	Mixoma	23 (3)	Schwannoma	28 (4)	Paraganglioma	9 (5)
	Otro	40 (18)	Otro	120 (18)	Otro	1 (23)	Otro	40 (23)
≥ 66	Lipoma	22 (21)	Lipoma	8 (50)	Lipoma	124 (42)	Schwannoma	19 (26)
	Mixoma	16 (15)	Hemangioma	22 (7)	Fibromatosis	26 (9)	Hemangiopericitoma	14 (19)
	Neurofibroma	13 (12)	Schwannoma	18 (6)	Neurofibroma	20 (7)	Lipoma	6 (8)
	Schwannoma	10 (9)	Histiocitoma fibroso	17 (5)	Schwannoma	18 (6)	Mesotelioma	6 (8)
	Hemangiopericitoma	10 (9)	Neurofibroma	16 (5)	Elastofibroma	17 (6)	Retroperitonitis esclerosante	5 (7)
	Hemangioma	8 (8)	Fascitis nodular	13 (4)	Mixoma	16 (5)	Fibromatosis	4 (6)
	Fascitis nodular	4 (4)	Mixoma	12 (4)	Hemangioma	14 (5)	Paraganglioma	4 (6)
	Otro	23 (22)	Otro	58 (18)	Otro	61 (21)	Otro	14 (19)

*15 (15) indica que hubo 15 hemangiomas en la mano y la muñeca en pacientes de entre 0 y 5 años y esto representa el 15% de todos los tumores benignos en esta ubicación y grupo etario.

TCG: tumor de células gigantes; SVNP: sinovitis vellonodular pigmentada.

De Kransdorf MJ. Benign soft-tissue tumors in a large referral population: distribution of specific diagnoses by age, sex, and location. AJR Am J Roentgenol. 1995;164:395–402-Reimpresa con autorización de la American Journal of Roentgenology.

Tabla 7.3 Distribución de los tumores malignos de partes blandas frecuentes según su ubicación anatómica y su edad

Edad (años)	Mano y muñeca	N.º (%)	Miembro superior	N.º (%)	Axila y hombro	N.º (%)	Pie y tobillo	N.º (%)	Miembro inferior	N.º (%)
0 a 5	Fibrosarcoma	5 (45)*	Fibrosarcoma	9 (29)	Fibrosarcoma	9 (56)	Fibrosarcoma	5 (45)	Fibrosarcoma	24 (45)
	Angiosarcoma	1 (9)	Rabdomiosarcoma	7 (23)	Rabdomiosarcoma	4 (25)	DFSP	2 (18)	Rabdomiosarcoma	8 (15)
	Sarcoma epitelioide	1 (9)	HFM angiomatoide	3 (10)	HFM angiomatoide	1 (6)	TMPVN	2 (18)	Fibroblastoma de células gigantes	5 (9)
	TCG maligno de la vaina tendinosa	1 (9)	DFSP	2 (6)	Condrosarcoma	1 (6)	Rabdomiosarcoma	2 (18)	TMPVN	5 (9)
	DFSP	1 (9)	Fibroblastoma de células gigantes	2 (6)	TMPVN	1 (6)			HFM angiomatoide	3 (6)
	TMPVN	1 (9)	TMPVN	2 (6)					DFSP	3 (6)
	Rabdomiosarcoma	1 (9)	HFM	2 (6)					Angiosarcoma	2 (4)
			Otro	4 (13)					Otro	3 (6)
6 a 15	Sarcoma epitelioide	9 (21)	HFM angiomatoide	30 (33)	HFM angiomatoide	8 (21)	Sarcoma sinovial	11 (21)	Sarcoma sinovial	28 (22)
	HFM angiomatoide	7 (16)	Sarcoma sinovial	14 (15)	HFM	5 (13)	DFSP	9 (17)	HFM angiomatoide	22 (17)
	Sarcoma sinovial	5 (12)	Fibrosarcoma	8 (9)	Sarcoma de Ewing	4 (10)	Rabdomiosarcoma	5 (9)	HFM	13 (10)
	HFM	4 (9)	TMPVN	7 (8)	TMPVN	4 (10)	Angiosarcoma	4 (8)	Liposarcoma	11 (9)
	Angiosarcoma	3 (7)	HFM	7 (8)	Rabdomiosarcoma	4 (10)	Sarcoma de células claras	4 (8)	TMPVN	9 (7)
	Rabdomiosarcoma	3 (7)	Rabdomiosarcoma	7 (8)	Fibrosarcoma	3 (8)	Fibrosarcoma	4 (8)	DFSP	8 (6)
	Sarcoma de células claras	2 (5)	Sarcoma epitelioide	4 (4)	Sarcoma sinovial	3 (8)	Condrosarcoma	3 (6)	Rabdomiosarcoma	6 (5)
	Otro	10 (23)	Otro	15 (16)	Otro	8 (21)	Otro	13 (25)	Otro	31 (24)
16 a 25	Sarcoma epitelioide	25 (29)	Sarcoma sinovial	21 (23)	Sarcoma sinovial	13 (18)	Sarcoma sinovial	27 (30)	Sarcoma sinovial	76 (22)
	HFM	11 (13)	HFM	19 (14)	DFSP	12 (16)	Sarcoma de células claras	10 (11)	Liposarcoma	45 (13)
	DFSP	7 (8)	TMPVN	16 (12)	TMPVN	11 (15)	Fibrosarcoma	7 (8)	TMPVN	44 (13)
	Sarcoma sinovial	7 (8)	Fibrosarcoma	12 (9)	Fibrosarcoma	8 (11)	DFSP	7 (8)	HFM	36 (11)
	Rabdomiosarcoma	7 (8)	HFM angiomatoide	10 (7)	HFM	8 (11)	HFM	6 (7)	Fibrosarcoma	24 (7)
	HFM angiomatoide	5 (6)	Sarcoma epitelioide	9 (7)	Rabdomiosarcoma	4 (5)	Hemangioendotelioma	6 (7)	DFSP	18 (5)
	Hemangioendotelioma	5 (6)	Hemangioendotelioma	6 (4)	HFM angiomatoide	3 (4)	TMPVN	5 (6)	HFM angiomatoide	15 (4)
	Otro	19 (22)	Otro	34 (25)	Otro	15 (20)	Otro	22 (24)	Otro	80 (24)

Edad (años)	Mano y muñeca	N.º (%)	Miembro superior	N.º (%)	Axila y hombro	N.º (%)	Pie y tobillo	N.º (%)	Miembro inferior	N.º (%)
26 a 45	HFM	26 (18)	HFM	65 (28)	DFSP	55 (33)	Sarcoma sinovial	50 (26)	Liposarcoma	196 (28)
	Sarcoma epitelioide	24 (16)	TMPVN	29 (12)	HFM	30 (18)	Sarcoma de células claras	25 (13)	HFM	1 (21)
	Sarcoma sinovial	21 (14)	Fibrosarcoma	25 (11)	Liposarcoma	22 (13)	HFM	25 (13)	Sarcoma sinovial	78 (11)
	Fibrosarcoma	17 (12)	Sarcoma sinovial	23 (10)	TMPVN	21 (12)	Hemangioendotelioma	14 (7)	TMPVN	70 (10)
	Sarcoma de células claras	9 (6)	Liposarcoma	20 (8)	Fibrosarcoma	20 (6)	DFSP	13 (7)	DFSP	47 (7)
	Liposarcoma	9 (6)	DFSP	18 (8)	Sarcoma sinovial	7 (4)	Liposarcoma	1 (7)	Leiomiosarcoma	35 (5)
	TMPVN	7 (5)	Sarcoma epitelioide	13 (6)	Condrosarcoma	6 (4)	TMPVN	11 (6)	Fibrosarcoma	33 (5)
	Otro	33 (23)	Otro	43 (18)	Otro	18 (11)	Otro	38 (20)	Otro	98 (14)
46 a 65	HFM	16 (19)	HFM	133 (46)	HFM	66 (35)	HFM	39 (25)	HFM	399 (43)
	Sarcoma sinovial	12 (14)	Liposarcoma	34 (12)	Liposarcoma	39 (21)	Sarcoma sinovial	27 (17)	Liposarcoma	232 (25)
	Fibrosarcoma	8 (10)	Leiomiosarcoma	22 (8)	DFSP	22 (12)	Leiomiosarcoma	19 (12)	Leiomiosarcoma	63 (7)
	Sarcoma epitelioide	7 (8)	Fibrosarcoma	18 (6)	TMPVN	20 (11)	Sarcoma de Kaposi	14 (9)	Sarcoma sinovial	40 (4)
	Liposarcoma	7 (8)	TMPVN	17 (6)	Leiomiosarcoma	14 (7)	Liposarcoma	9 (6)	TMPVN	38 (4)
	Condrosarcoma	7 (8)	Sarcoma sinovial	16 (5)	Fibrosarcoma	8 (4)	Fibrosarcoma	8 (5)	Condrosarcoma	37 (4)
	Sarcoma de células claras	5 (6)	Hemangioendotelioma	9 (3)	Sarcoma sinovial	4 (2)	Sarcoma de células claras	7 (5)	Fibrosarcoma	24 (3)
	Otro	22 (26)	Otro	43 (15)	Otro	15 (8)	Otro	32 (21)	Otro	87 (9)
≥ 66	HFM	28 (35)	HFM	183 (60)	HFM	67 (50)	Sarcoma de Kaposi	49 (37)	HFM	455 (55)
	Leiomiosarcoma	8 (10)	Liposarcoma	25 (8)	Liposarcoma	30 (23)	HFM	26 (19)	Liposarcoma	178 (22)
	Sarcoma sinovial	6 (8)	Leiomiosarcoma	23 (8)	TMPVN	12 (9)	Leiomiosarcoma	20 (15)	Leiomiosarcoma	86 (10)
	Sarcoma de Kaposi	5 (6)	TMPVN	20 (7)	DFSP	6 (5)	Fibrosarcoma	9 (7)	Fibrosarcoma	22 (3)
	DFSP	4 (5)	Sarcoma de Kaposi	10 (3)	Fibrosarcoma	4 (3)	Condrosarcoma	6 (4)	Condrosarcoma	16 (2)
	TMPVN	4 (5)	Fibrosarcoma	8 (3)	Leiomiosarcoma	3 (2)	TMPVN	5 (4)	TMPVN	15 (2)
	Sarcoma de células claras	3 (4)	Angiosarcoma	6 (2)	Condrosarcoma	2 (2)	Liposarcoma	3 (2)	Sarcoma sinovial	11 (1)
	Otro	21 (27)	Otro	29 (10)	Otro	9 (7)	Otro	16 (12)	Otro	43 (5)

Tabla 7.3 Distribución de los tumores malignos de partes blandas frecuentes según su ubicación anatómica y su edad

Edad (años)	Cadera, entrepierna y glúteos	N.º (%)	Cabeza y cuello	N.º (%)	Tronco	N.º (%)	Retroperitoneo	N.º (%)
0 a 5	Fibrosarcoma	7 (32)	Fibrosarcoma	22 (37)	Fibrosarcoma	13 (26)	Fibrosarcoma	4 (20)
	Fibroblastoma de células gigantes	3 (14)	Rabdomiosarcoma	20 (33)	Fibroblastoma de células gigantes	8 (16)	Neuroblastoma	4 (20)
	Rabdomiosarcoma	3 (14)	Hemangiopericitoma maligno	3 (5)	Rabdomiosarcoma	8 (16)	Rabdomiosarcoma	4 (20)
	DFSP	2 (9)	Sarcoma alveolar de partes blandas	2 (3)	HFM angiomatoide	6 (12)	Ganglioneuroblastoma	3 (15)
	HFM	2 (9)	DFSP	2 (3)	DFSP	4 (8)	Angiosarcoma	2 (10)
	Leiomiosarcoma	1 (5)	TMPVN	2 (3)	Sarcoma de Ewing	3 (6)	Leiomiosarcoma	2 (10)
	Sarcoma sinovial	1 (5)	Fibroblastoma de células gigantes	2 (3)	Neuroblastoma	3 (6)	Sarcoma alveolar de partes blandas	1 (5)
	Otro	3 (14)	Otro	7 (12)	Otro	5 (10)		
6 a 15	HFM angiomatoide	8 (21)	Rabdomiosarcoma	17 (26)	HFM angiomatoide	14 (15)	Rabdomiosarcoma	9 (31)
	Sarcoma sinovial	7 (19)	Fibrosarcoma	13 (20)	Fibrosarcoma	13 (14)	TMPVN	5 (17)
	Rabdomiosarcoma	6 (16)	Sarcoma sinovial	7 (11)	Sarcoma de Ewing	12 (13)	Neuroblastoma	4 (14)
	HFM	4 (11)	TMPVN	6 (9)	DFSP	12 (13)	Sarcoma de Ewing	2 (7)
	Sarcoma epitelioide	2 (5)	HFM	6 (9)	TMPVN	9 (10)	Fibrosarcoma	2 (7)
	Fibrosarcoma	2 (5)	HFM angiomatoide	4 (6)	Rabdomiosarcoma	8 (9)	HFM	2 (7)
	TMPVN	2 (5)	DFSP	2 (3)	HFM	3 (3)	Hemangiopericitoma maligno	2 (7)
	Otro	7 (18)	Otro	10 (15)	Otro	20 (22)	Otro	3 (10)
16 a 25	Sarcoma sinovial	15 (18)	Fibrosarcoma	15 (17)	DFSP	37 (23)	TMPVN	9 (20)
	TMPVN	13 (16)	DFSP	14 (16)	HFM	21 (13)	Sarcoma de Ewing	8 (18)
	Liposarcoma	8 (10)	TMPVN	8 (9)	TMPVN	19 (12)	Leiomiosarcoma	6 (14)
	DFSP	6 (7)	Sarcoma sinovial	8 (9)	Fibrosarcoma	15 (9)	Ganglioneuroblastoma	4 (9)
	HFM	6 (7)	Rabdomiosarcoma	8 (9)	Sarcoma sinovial	13 (8)	Neuroblastoma	4 (9)
	Rabdomiosarcoma	5 (6)	HFM	7 (8)	Sarcoma de Ewing	12 (7)	Rabdomiosarcoma	3 (7)
	Leiomiosarcoma	4 (5)	HFM angiomatoide	6 (7)	HFM angiomatoide	6 (4)	Hemangiopericitoma maligno	2 (5)
	Otro	26 (31)	Otro	23 (26)	Otro	38 (24)	Otro	8 (18)

Edad (años)	Cadera, entrepierna y glúteos	N.º (%)	Cabeza y cuello	N.º (%)	Tronco	N.º (%)	Retroperitoneo	N.º (%)
26 a 45	Liposarcoma	45 (18)	DFSP	59 (30)	DFSP	129 (30)	Leiomiosarcoma	57 (32)
	DFSP	42 (17)	TMPVN	27 (14)	HFM	77 (18)	Liposarcoma	52 (29)
	HFM	38 (16)	Liposarcoma	18 (9)	TMPVN	45 (10)	HFM	22 (12)
	Leiomiosarcoma	26 (11)	HFM	15 (8)	Liposarcoma	41 (9)	TMPVN	11 (6)
	TMPVN	15 (6)	Fibrosarcoma	14 (7)	Fibrosarcoma	36 (8)	Fibrosarcoma	7 (4)
	Sarcoma sinovial	13 (5)	Sarcoma sinovial	10 (5)	Sarcoma sinovial	20 (5)	Hemangiopericitoma maligno	7 (4)
	Fibrosarcoma	12 (5)	Angiosarcoma	9 (4)	Angiosarcoma	15 (3)	Sarcoma de Ewing	3 (2)
	Otro	53 (22)	Otro	42 (22)	Otro	70 (16)	Otro	20 (11)
46 a 65	Liposarcoma	67 (24)	HFM	54 (28)	HFM	131 (31)	Liposarcoma	170 (33)
	HFM	66 (23)	DFSP	28 (15)	Liposarcoma	80 (19)	Leiomiosarcoma	4 (30)
	Leiomiosarcoma	40 (14)	TMPVN	23 (12)	DFSP	60 (14)	HFM	111 (22)
	DFSP	20 (7)	Liposarcoma	22 (12)	TMPVN	35 (8)	TMPVN	23 (5)
	Fibrosarcoma	16 (6)	Angiosarcoma	16 (8)	Leiomiosarcoma	27 (6)	Mesenquimoma maligno	10 (2)
	Sarcoma sinovial	14 (5)	Fibroxantoma atípico	12 (6)	Fibrosarcoma	24 (6)	Fibrosarcoma	9 (2)
	Condrosarcoma	14 (5)	Leiomiosarcoma	11 (6)	Angiosarcoma	15 (4)	Hemangiopericitoma maligno	7 (1)
	Otro	46 (16)	Otro	24 (13)	Otro	50 (12)	Otro	27 (5)
≥ 66	HFM	111 (46)	HFM	82 (34)	HFM	137 (44)	Liposarcoma	164 (39)
	Liposarcoma	49 (20)	Fibroxantoma atípico	41 (17)	Liposarcoma	56 (18)	Leiomiosarcoma	118 (28)
	Leiomiosarcoma	24 (10)	Angiosarcoma	27 (11)	Leiomiosarcoma	23 (7)	HFM	93 (22)
	Angiosarcoma	11 (5)	Liposarcoma	20 (8)	TMPVN	20 (6)	TMPVN	13 (3)
	TMPVN	11 (5)	TMPVN	16 (7)	DFSP	17 (5)	Fibrosarcoma	8 (2)
	Fibrosarcoma	10 (4)	Leiomiosarcoma	13 (5)	Fibrosarcoma	12 (4)	Osteosarcoma	6 (1)
	Condrosarcoma	7 (3)	Fibrosarcoma	10 (4)	Condrosarcoma	11 (4)	Mesenquimoma maligno	5 (1)
	Otro	20 (8)	Otro	31 (13)	Otro	35 (11)	Otro	9 (2)

*5 (45) indica que hubo 5 hemangiomas en la mano y la muñeca en pacientes de entre 0 y 5 años y esto representa el 45% de todos los tumores malignos en esta ubicación y grupo etario.
DFSP: dermatofibrosarcoma protuberante; TCG: tumor de células gigantes; HFM: histiocitoma fibroso maligno; TMPVN: tumor maligno periférico de la vaina nerviosa.
De Kransdorf MJ. Malignant soft-tissue tumors in a large referral population: distribution by age, sex, and location. AJR Am J Roentgenol 1995; 164: 129-34. Reimpresa con autorización de la American Journal of Roentgenology.

Características distintivas

Señal alta en las imágenes T1W (Cuadro 7.5)

Cuadro 7.5 Masas de partes blandas que contienen señal de intensidad alta en las imágenes T1W

- Lipoma.
- Liposarcoma.
- Hematoma (subagudo).
- Hemangioma.
- Melanoma.

El diagnóstico diferencial para las lesiones que contienen áreas de intensidad alta en las imágenes T1W es limitado. Este hallazgo suele indicar la presencia de grasa o hemorragia subaguda en el interior de la masa.

Masas lipomatosas. Un lipoma es un tumor adiposo benigno que tiene un aspecto característico en la RM, lo que permite realizar un diagnóstico certero. Por lo general, se trata de masas lobulares bien definidas que exhiben intensidad de señal homogénea similar a la del tejido adiposo subcutáneo en todas las secuencias (intensidad alta en las imágenes T1W e intensidad entre intermedia y alta en T2W) (Figura 7.21). A menudo, hay delgados tabiques curvilíneos que atraviesan la masa adiposa y pueden presentar realce leve tras la administración de gadolinio. Las lesiones más superficiales están bien delimitadas, mientras que las más profundas pueden originarse en el interior del músculo y tener un aspecto más infiltrante (Figura 7.22).

El lipoma atípico (liposarcoma bien diferenciado) se considera un tumor maligno de bajo grado que suele presentar recidiva local tras la cirugía, pero no produce metástasis. En el estudio anatomopatológico, estos tumores están formados por tejido adiposo maduro y otros elementos no adiposos, a menudo contenidos por gruesos tabiques irregulares. El aspecto de estas lesiones en la RM se corresponde con sus características histológicas. Por lo general, exhiben una señal predominantemente adiposa con gruesos tabiques o áreas dispersas de tejido no adiposo. Los elementos no lipomatosos muestran intensidad baja en las imágenes T1W e intensidad alta o realce en las imágenes T1W posgadolinio o T2W (Figura 7.23). No es necesario administrar gadolinio para hacer el diagnóstico de lesiones con contenido graso, como lipomas o lipomas atípicos.

Existen muchos subtipos de liposarcomas. El liposarcoma mixoide es el más frecuente y tiene aspecto benigno en la RM. Estas lesiones gelatinosas a menudo tienen un aspecto quístico que es indistinguible de otros tumores mixomatosos o incluso de un quiste simple (Figura 7.24). Los liposarcomas de alto grado a menudo no contienen tejido adiposo detectable y son indistinguibles de otros tumores malignos de partes blandas.

Malformaciones vasculares. Las malformaciones vasculares son lesiones benignas cuyas características anatomopatológicas varían desde capilares y hemangiomas cavernosos (con cantidades variables de tejido no vascular, como grasa, músculo liso o tejido fibroso) hasta malformaciones arteriovenosas compuestas por vasos de

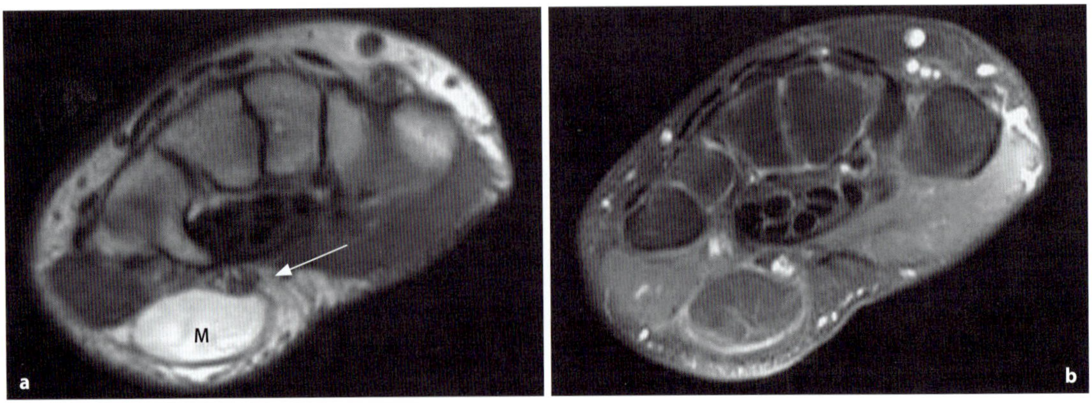

Figura 7.21 Intensidad alta, T1: lipoma de partes blandas. a Imagen axial en T1 de la muñeca. Una masa de intensidad alta bien delimitada (M) es adyacente y comprime levemente el paquete neurovascular cubital (*flecha*) en este paciente que se presentó con una neuropatía cubital. **b** Imagen axial en T2 con supresión grasa de la muñeca. A excepción de los delgados tabiques internos, se observa excelente supresión de la intensidad de señal de esta masa, lo que confirma su naturaleza lipomatosa. La posterior resección reveló que se trataba de un lipoma benigno.

mayor calibre. Independientemente del tipo de malformación específica, es de suma importancia reconocer que estas lesiones sean benignas y describir su extensión y las estructuras anatómicas que comprometen.

Por lo general, los hemangiomas cavernosos presentan contornos lobulares bien definidos, aunque pueden tener aspecto infiltrante por extensión desde un compartimento hacia otro, incluyendo con infiltración ósea. En las imágenes T1W, son predominantemente isointensas respecto del músculo, pero a menudo tienen cantidades variables de intensidad aumentada relacionada con su contenido adiposo. Su intensidad de señal muy alta en las imágenes T2W refleja la presencia de sangre acumulada en sus espacios

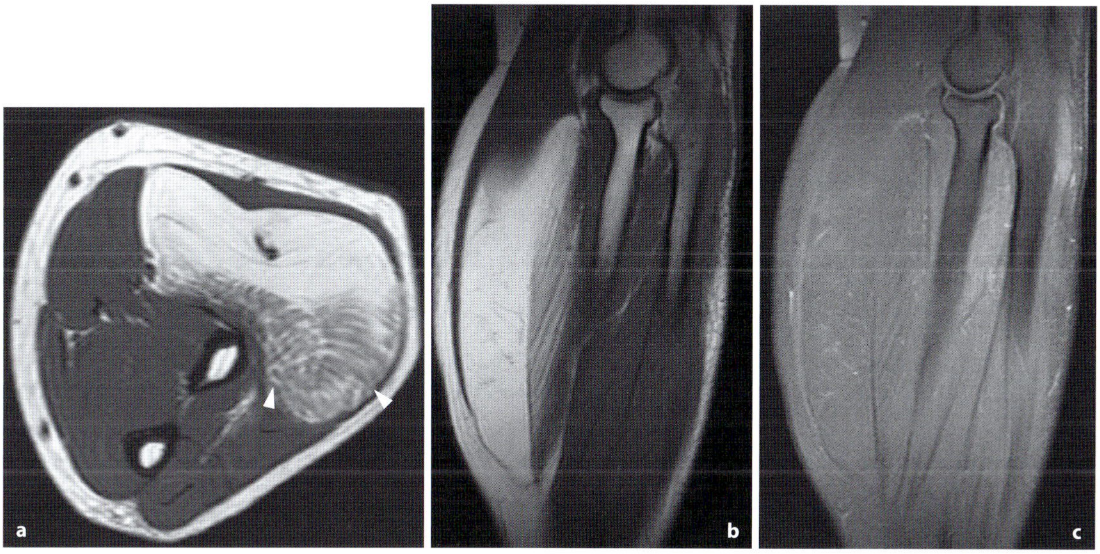

Figura 7.22 Intensidad alta, T1: lipoma intramuscular. **a** Imagen axial en T1 del antebrazo. Una gran masa predominantemente hiperintensa infiltra la musculatura del antebrazo. Nótense las fibras musculares de aspecto plumoso e intensidad de señal intermedia en el interior de la masa (*puntas de flecha*). **b** Imagen sagital en T1 del antebrazo. En este plano se observa mejor la infiltración de las fibras musculares. **c** Imagen sagital en T1 con saturación grasa tras la administración de gadolinio. Se observa saturación completa de la señal proveniente de la masa, a excepción de algunos delgados tabiques que presentan realce, características compatibles con un lipoma intramuscular.

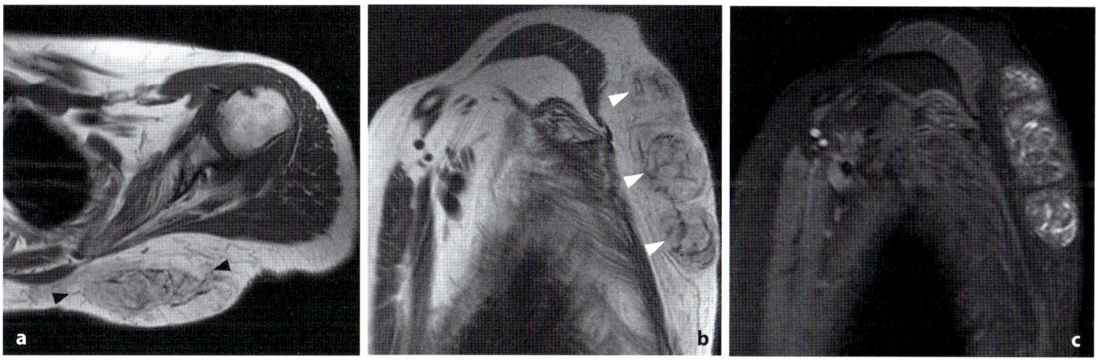

Figura 7.23 Intensidad alta, T1: lipoma atípico (liposarcoma bien diferenciado). **a** Imagen axial en T1 de la pared torácica posterior. Se observa una masa ovoide de intensidad predominantemente grasa en el interior de las partes blandas de la porción alta de la espalda (*puntas de flecha*). Nótense los tabiques borrosos, de intensidad intermedia y algo engrosados, en la porción central de la masa. **b** Imagen sagital en T1 de la pared torácica y la axila. La masa tiene al menos tres lóbulos que exhiben arquitectura e intensidad de señal similares, con áreas de tejido adiposo y no lipomatoso (*puntas de flecha*). **c** Imagen sagital en secuencia STIR de la pared torácica y la axila. Se observa intensidad heterogénea en toda la masa. La biopsia posterior reveló que se trataba de un lipoma atípico.

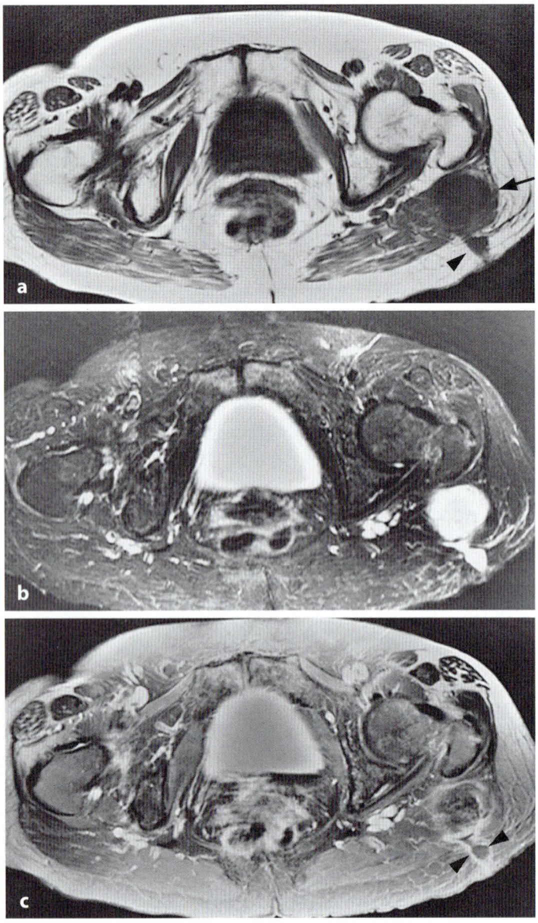

Figura 7.24 Liposarcoma sin grasa evidente. **a** Imagen axial en T1 de la pelvis. Se observa una masa redonda de intensidad muy baja en los glúteos izquierdos (*flecha*). La intensidad baja en el tejido adiposo subcutáneo (*punta de flecha*) se relaciona con una biopsia previa. **b** Imagen axial en secuencia STIR de la pelvis. La masa exhibe intensidad de señal homogéneamente aumentada y bordes lisos. **c** Imagen axial en T1 con saturación grasa de la pelvis tras la administración de gadolinio i.v. La masa exhibe realce heterogéneo mal definido. Nótese el realce en los márgenes del recorrido de la aguja de biopsia y la falta de realce del líquido central en su interior (*puntas de flecha*).

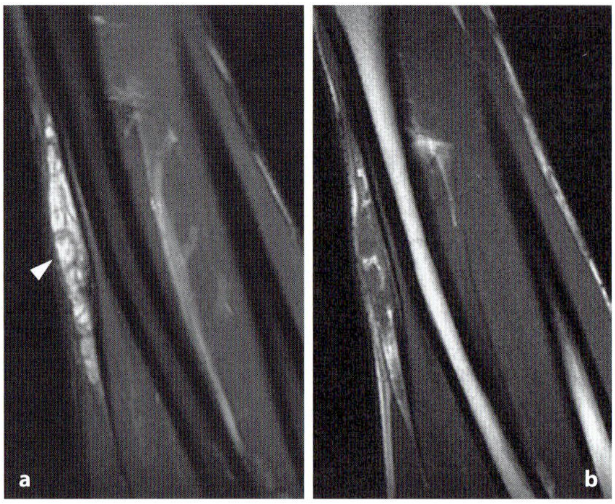

Figura 7.25 Intensidad alta, T1: hemangioma de partes blandas. **a** Imagen coronal en secuencia STIR del antebrazo. Se observa una masa alargada en las partes blandas superficiales de la porción media del antebrazo (*punta de flecha*), que presenta lóbulos de señal aumentada y muchos tabiques. **b** Imagen coronal en T1 del antebrazo. La masa contiene abundante tejido adiposo entre los canales vasculares lobulares, un aspecto compatible con un hemangioma de partes blandas.

cavernosos (Figura 7.25). En estas imágenes también es posible observar focos dispersos de intensidad disminuida, correspondientes a flebolitos calcificados, canales trombosados o tabiques. La presencia de tejido fibroadiposo con focos dispersos de señal baja resulta diagnóstica.

Las malformaciones arteriovenosas están formadas por grandes vasos de alto flujo, que producen vacíos de flujo intraluminales hipointensos en las imágenes T1W y T2W y señal aumentada en las imágenes con eco de gradiente "sensibles al flujo" (Figura 7.26). Además, es posible evidenciar las grandes arterias nutricias y las venas de drenaje en las partes blandas adyacentes.

Hematoma. Por lo general, la hemorragia que se vuelca hacia las partes blandas exhibe un aspecto heterogéneo, a menudo laminado. Las características de la señal en las hemorragias extracraneales son menos predecibles que en casos de sangrados intracraneales, pero el hematoma agudo (de hasta una semana de antigüedad) típicamente es isointenso respecto del músculo esquelético en las imágenes T1W y de menor intensidad que el músculo en T2W. En los hematomas subagudos y crónicos, por lo general se evidencian áreas de intensidad alta en las imágenes T1W en alguna parte dentro de la masa (Figura 7.27). Estas áreas pueden exhibir intensidad aumentada o disminuida en las imágenes T2W. En los hematomas más crónicos, las áreas de depósito de hemosiderina, por lo general en la periferia, exhiben intensidad disminuida en T1W y T2W.

Las neoplasias hemorrágicas pueden ser indistinguibles de los hematomas de otras causas (Figura 7.28). Como mínimo, en todo hematoma detectado mediante RM es necesario hacer un seguimiento hasta su resolución, ya sea mediante examen clínico o con estudios por imágenes seriados. La administración de gadolinio puede revelar una masa tumoral con realce; sin embargo, esta situación se debe interpretar con precaución debido a que el tejido fibrovascular en el interior

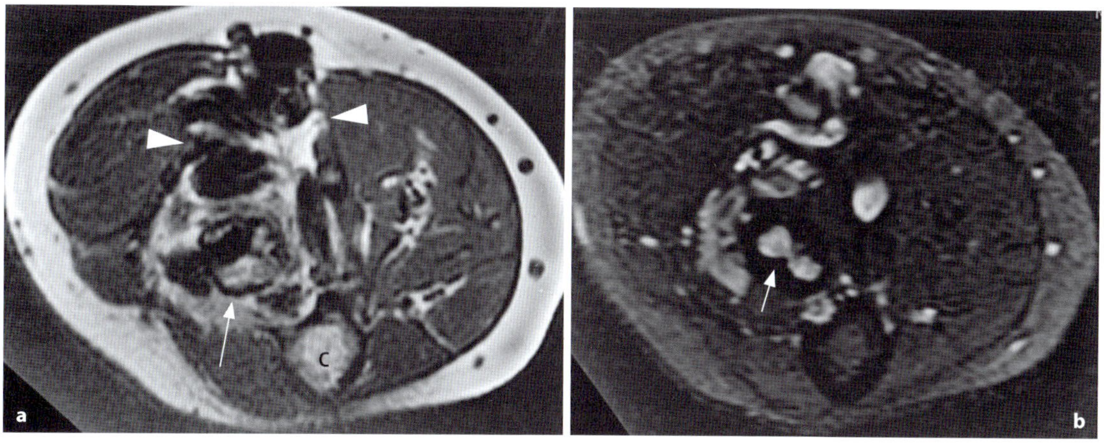

Figura 7.26 Intensidad alta, T1: malformación arteriovenosa. a Imagen axial en T1 de la porción proximal del antebrazo. Se observa una masa palpable en las partes blandas anteriores de la porción anterior del antebrazo (*puntas de flecha*), la cual está formada por estructuras tubulares hipointensas de gran tamaño entremezcladas con tejido adiposo de intensidad alta. C: cúbito. La *flecha* señala el radio. b Imagen axial en T2* (eco de gradiente) de la porción proximal del antebrazo. En esta secuencia "sensible al flujo" se observa intensidad alta relacionada con el flujo en el interior de los grandes vasos que componente esta malformación arteriovenosa. Nótese la extensión directa hacia la porción proximal del radio (*flecha*). (De Higgins CB, Hricak H, Helms CA. Magnetic Resonance Imaging of the Body. 3.ª ed. Filadelfia: Lippincott-Raven; 1997).

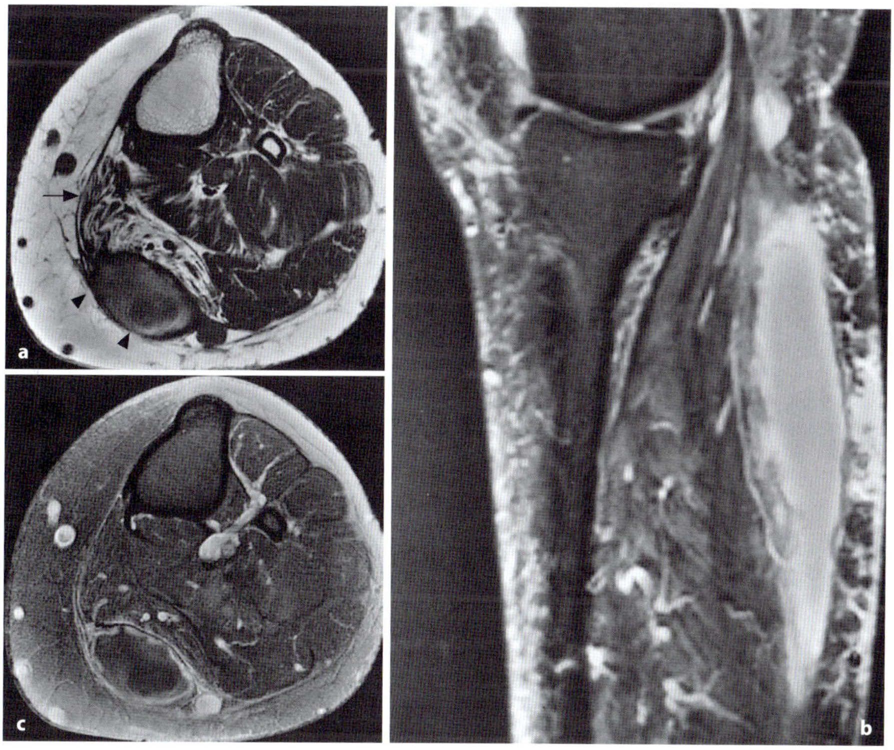

Figura 7.27 Intensidad alta, T1: hematoma. a Imagen axial en T1 de la porción proximal de la pantorrilla. Esta masa bien delimitada (*puntas de flecha*) exhibe intensidad levemente aumentada compatible con hemorragia subaguda circundada por un anillo de señal baja. Se puede rastrear el origen de este hematoma hasta la región posteromedial de la rodilla, donde se observó que representa un quiste de Baker. Nótese también la atrofia grasa en el interior de la cabeza medial del músculo gastrocnemio (*flecha*). b Imagen sagital en secuencia STIR de la pantorrilla. El hematoma exhibe intensidad aumentada en forma difusa. c Imagen axial en T1 con saturación grasa de la porción proximal de la pantorrilla. Se observa realce periférico, pero en comparación con la imagen precontraste no se observa realce significativo en la región central, lo que indica su naturaleza quística.

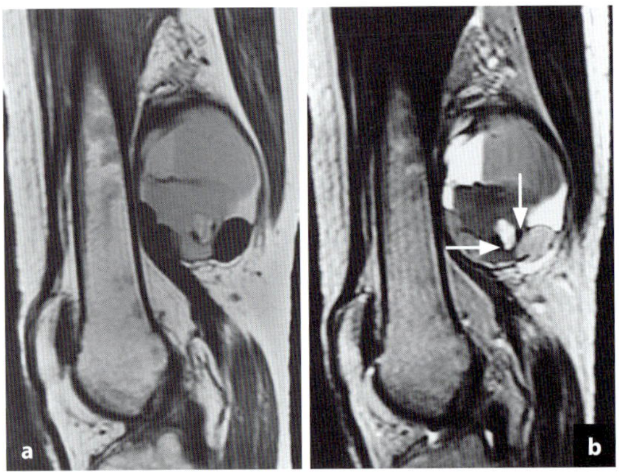

Figura 7.28 Intensidad alta, T1: tumor hemorrágico. **a** Imagen sagital en T1 de la porción distal del muslo. Se observar una masa heterogénea de gran tamaño en el compartimento posterior de la porción distal del muslo. Nótense los múltiples niveles líquido-líquido y las áreas de intensidad alta compatibles con hemorragia subaguda. **b** Imagen sagital en T2 de la porción distal del muslo. El borde periférico y los focos internos (*flechas*) de hipointensidad persistente son compatibles con hemosiderina. La biopsia reveló un sarcoma sinovial hemorrágico.

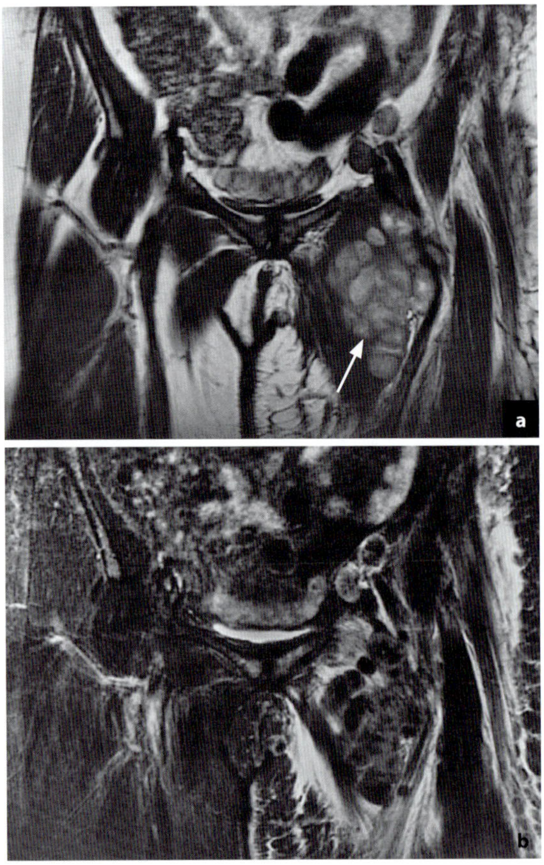

Figura 7.29 Intensidad alta, T1: melanoma. **a** Imagen coronal en T1 de la pelvis. Se observa una metástasis (de melanoma) lobular y de gran tamaño en la porción proximal de los músculos aductores del muslo izquierdo que exhibe una extensa intensidad de señal aumentada (*flecha*). **b** Imagen coronal en secuencia STIR de la pelvis. Nótense los grandes focos de intensidad baja en el interior de la masa, probablemente relacionados con compuestos paramagnéticos.

Cuadro 7.6 Masas de partes blandas que contienen señal de intensidad baja en las imágenes T2W

- Sinovitis vellonodular pigmentada/tumor de células gigantes de la vaina tendinosa.
- Lesiones fibrosas.
- Hematoma (crónico → hemosiderina).
- Amiloide.
- Gota.
- Melanoma.

de un hematoma en proceso de organización también puede presentar realce. En casos dudosos, se debe considerar una biopsia guiada por imágenes.

Melanoma. El melanoma maligno puede presentar intensidad aumentada en las imágenes T1W, probablemente provocada por la presencia de elementos paramagnéticos en el interior de la lesión. Por el mismo motivo, estos tumores pueden exhibir intensidad baja en las imágenes T2W (Figura 7.29).

Señal baja en las imágenes T2W (Cuadro 7.6)

Sinovitis vellonodular pigmentada. La sinovitis vellonodular pigmentada es una enfermedad sinovial de causa desconocida que afecta con mayor frecuencia a la rodilla y causa una proliferación anormal de histiocitos y células gigantes, habitualmente con contenido de hemosiderina. Las características más distintivas de esta entidad en la RM son áreas con aspecto de masa que representan proliferación sinovial con focos de intensidad baja en las imágenes T1W y T2W, relacionados con la hemosiderina (Figura 7.30). Se puede observar un aspecto similar en la hemartrosis crónica, la artritis reumatoidea crónica, la artritis infecciosa crónica (por ejemplo, tuberculosis), la amiloidosis o la gota. Los depósitos de hemosiderina son distintivos de la sinovitis vellonodular pigmentada y cuando se utilizan secuencias con eco de gradiente, las áreas de hemosiderina producen un característico efecto de rebosamiento (*blooming*) (acentuación de las áreas de hipointensidad). Debido a que se trata de un proceso sinovial, es necesario evaluar toda la articulación para identificar focos adicionales de compromiso para definir el tratamiento adecuado.

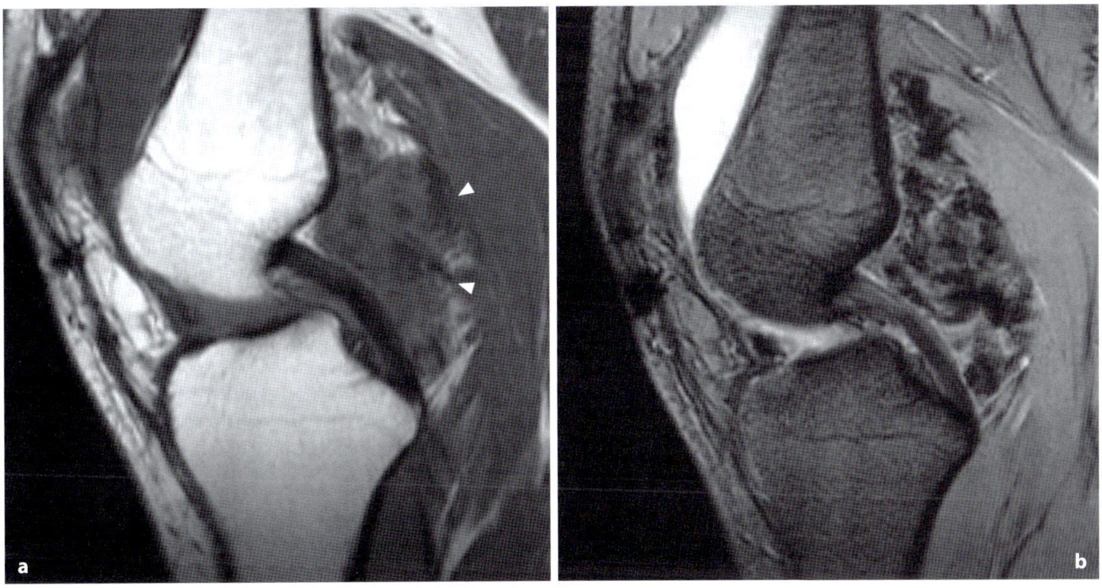

Figura 7.30 Intensidad baja, T2: sinovitis vellonodular pigmentada. a Imagen sagital en T1 de la rodilla. Se observa abundante líquido o tejido de intensidad intermedia que distiende la articulación de la rodilla, sobre todo en la región posterior (*puntas de flecha*) donde se observan numerosos focos hipointensos. b Imagen sagital en T2* con eco de gradiente de la rodilla. Las masas se mantienen hipointensas y exhiben un prominente efecto de rebosamiento (*blooming*) secundario a los efectos de susceptibilidad de la hemosiderina, características compatibles con sinovitis vellonodular pigmentada.

Tumor de células gigantes de la vaina tendinosa. Es una forma extraarticular de la sinovitis vellonodular pigmentada. Típicamente, se trata de una masa focal que se origina en la proximidad de un tendón y por lo general se encuentra en la mano y la muñeca. Debido a sus características histológicas similares a las de la sinovitis vellonodular pigmentada, estas lesiones exhiben intensidad entre intermedia y baja en las imágenes T1W y señal heterogénea en T2W, con áreas de señal disminuida que corresponden a hemosiderina (Figura 7.31).

Lesiones fibrosas. Las lesiones de partes blandas con predominio de tejido fibroso a menudo exhiben intensidad de señal entre intermedia y baja en las imágenes T2W, al menos en alguna parte de la masa (Figura 7.32). Las entidades frecuentes incluyen el fibroma plantar (originado en la aponeurosis plantar), el neuroma de Morton (masa de fibrosis perineural que rodea el nervio plantar digital, a menudo entre las cabezas del tercero y cuarto metatarsianos) y tumores desmoides (lesiones fibróticas benignas, pero localmente agresivas).

Amiloide. El amiloide es una sustancia proteinácea que se deposita en los tejidos musculoesqueléticos como consecuencia de una afección primaria o en relación con enfermedades crónicas (amiloidosis secundaria). La forma secundaria es más frecuente en pacientes con enfermedad renal terminal que reciben hemodiálisis. El amiloide se puede depositar en los huesos, los discos intervertebrales u otras partes blandas, siendo las caderas y los hombros las articulaciones afectadas con mayor frecuencia (Figura 7.33). El tejido exhibe intensidad de señal entre baja e intermedia en las imágenes T1W y T2W, quizá debido a su composición similar al colágeno.

Gota. Los tofos gotosos también pueden exhibir intensidad entre baja e intermedia en las imágenes T1W y T2W, con o sin erosiones óseas asociadas. Estas características de la señal pueden corresponder a tejido fibrosos, depósitos de hemosiderina o calcificación.

Melanoma. El melanoma maligno exhibe intensidades de señal variables en la RM, pero puede presentar intensidad baja en las imágenes T2W, probablemente debida a los compuestos paramagnéticos en su interior (*v.* Figura 7.29).

Masas de aspecto quístico (Cuadro 7.7)

Quiste. Las lesiones quísticas, como las bolsas llenas de líquido, los quistes sinoviales o los ganglios, son masas musculoesqueléticas frecuentes. A menudo, se las observa en localizaciones típicas tales como la fosa poplítea o en el dorso

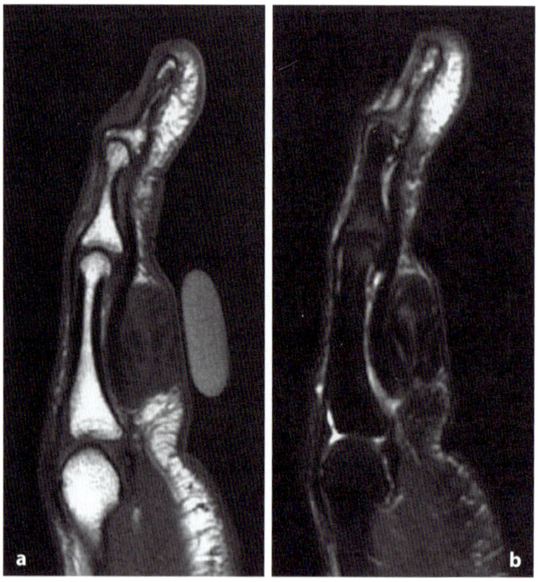

Figura 7.31 Intensidad baja, T2: tumor de células gigantes de la vaina tendinosa. **a** Imagen sagital en T1 de un dedo de la mano. Una masa ovoidea predominantemente hipointensa colinda y deforma un poco los tendones flexores subyacentes. **b** Imagen sagital en T2 con saturación grasa del mismo dedo de la mano. La masa mantiene su intensidad baja y contiene áreas más oscuras que son más prominentes en esta secuencia, relacionadas con la presencia de hemosiderina en este tumor de células gigantes de la vaina tendinosa (sinovitis vellonodular pigmentada extraarticular).

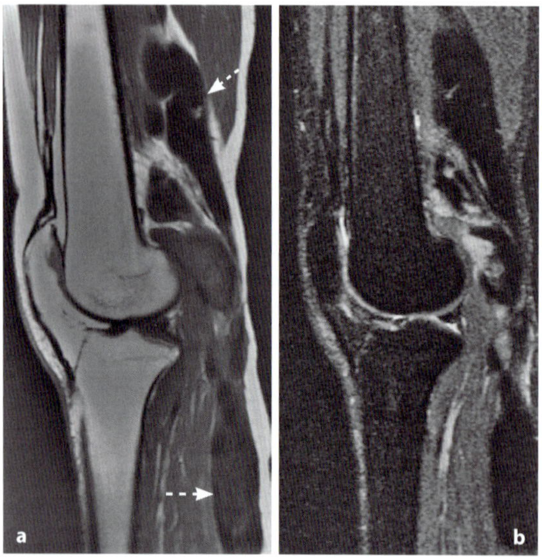

Figura 7.32 Intensidad baja, T2: fibromatosis. **a** Imagen sagital en T2 de la rodilla. Se observan grandes masas lobulares de intensidad baja en las partes blandas de la cara posterior de la porción distal del muslo y la porción proximal de la pantorrilla (*flechas*). **b** Imagen sagital en secuencia STIR de la rodilla. Las masas mantienen su intensidad baja de forma difusa; la biopsia posterior reveló que se trataba de fibromatosis.

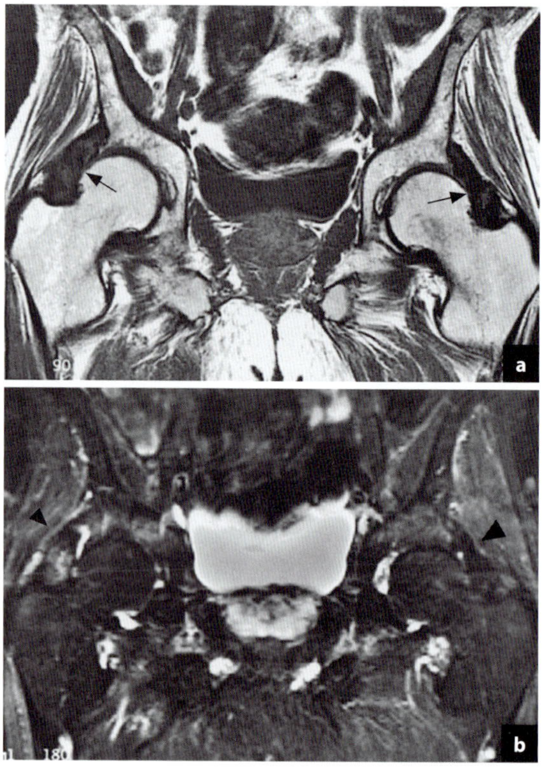

Figura 7.33 Intensidad baja, T2: amiloide. **a** Imagen coronal en T1 de la pelvis. Se observa un notable tejido hipointenso en ambas caderas (*flechas*). **b** Imagen coronal en secuencia STIR de la pelvis. El tejido se mantiene relativamente hipointenso y está rodeado por pequeños derrames articulares bilaterales (*puntas de flecha*). El paciente tiene antecedentes de enfermedad renal terminal.

Cuadro 7.7 Masas de aspecto quístico

- Quiste/ganglión.
- Mixoma intramuscular.
- Neoplasia maligna mixoide:
  - Liposarcoma.
  - Condrosarcoma.
  - Histiocitoma fibroso maligno.
- Sarcoma sinovial.
- Tumor de la vaina nerviosa.
- El gadolinio i.v. permite diferenciar entre lesiones quísticas y sólidas.

de la muñeca, pero pueden originarse en sitios inusuales. Las masas puramente quísticas son hipointensas respecto del músculo en las imágenes T1W y tienen señal alta de forma difusa en las T2W. Con frecuencia, los gangliones tienen delgados tabiques de intensidad baja en las imágenes T2W. Tras la administración de gadolinio i.v., se observa realce de la delgada pared periférica y de los tabiques internos, si los hay, con ausencia de realce central (Figura 7.34).

Mixoma intramuscular. Estos tumores están emparentados con los gangliones y contienen material gelatinoso espeso que explica su aspecto quístico en la RM. Por lo general, son lesiones bien delimitadas hipointensas de forma homogénea respecto del tejido muscular en las imágenes T1W y difusamente hiperintensas respecto de la grasa en las imágenes T2W (Figura 7.35). Tras la administración de gadolinio, suelen exhibir cierto realce periférico o septal, aunque también se puede observar realce interno heterogéneo.

Tumores malignos de aspecto quístico. Los tumores sólidos que contienen elementos mixoides (liposarcoma mixoide, condrosarcoma, histiocitoma fibroso maligno) o el sarcoma sinovial pueden exhibir un aspecto quístico o predominantemente quístico (Figuras 7.36 y 7.37). Cuando se identifica una lesión de aspecto quístico en una ubicación atípica y no se observan las características clásicas de un quiste puro en la RM (pared delgada, intensidad baja homogénea en las imágenes T1W, intensidad alta en T2W), se indica la evaluación con contraste; estas imágenes pueden evidenciar una porción sólida de la lesión. Se debe realizar una aspiración o una biopsia ante cualquier característica atípica con el objetivo de diferenciar un quiste benigno o un mixoma intramuscular de una lesión maligna.

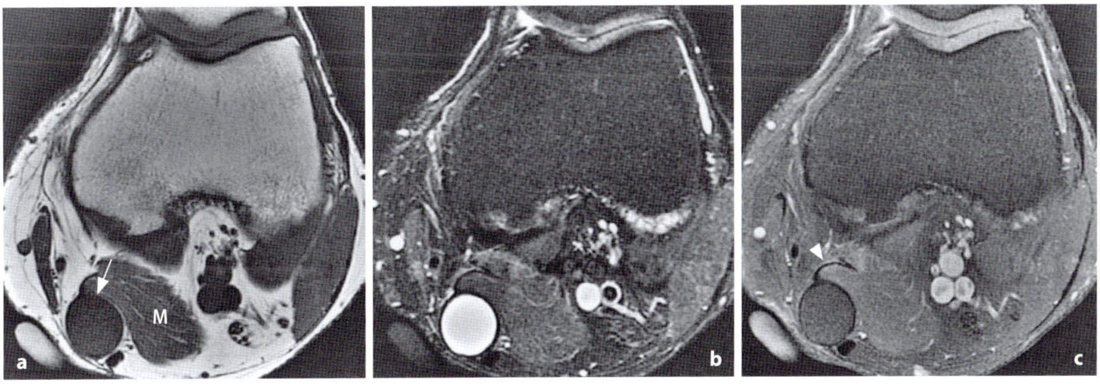

Figura 7.34 Quiste. **a** Imagen axial en T1 de la rodilla. Se observa una masa bien delimitada en los tejidos blandos posteromediales (*flecha*) que distorsiona el músculo semimembranoso (M) adyacente. Nótese la intensidad de señal homogénea, que es menor que la del músculo adyacente. **b** Imagen sagital en secuencia STIR de la rodilla. La masa muestra intensidad de señal homogéneamente aumentada. **c** Imagen axial en T1 con supresión grasa de la rodilla tras la administración de gadolinio i.v. La masa no presenta realce, lo que confirma la naturaleza quística de este ganglión, el cual parece tener su origen en el tendón del semimembranoso (*punta de flecha*).

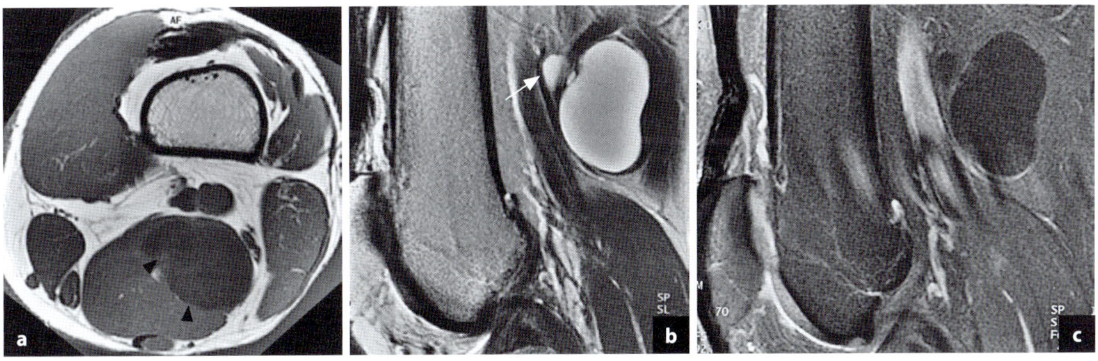

Figura 7.35 Lesión de aspecto quístico: mixoma. **a** Imagen axial en T1 de la porción distal del muslo. Una masa hipointensa (*puntas de flecha*) nace del músculo semimembranoso. Su intensidad de señal interna es menor que la del músculo circundante. **b** Imagen sagital en T2 con eco de espín turbo de la porción distal del muslo. Nótese la lobulación anterior (*flecha corta*). **c** Imagen sagital en T1 con supresión grasa de la rodilla tras la administración de gadolinio i.v. No se observa realce en el interior de este mixoma intramuscular.

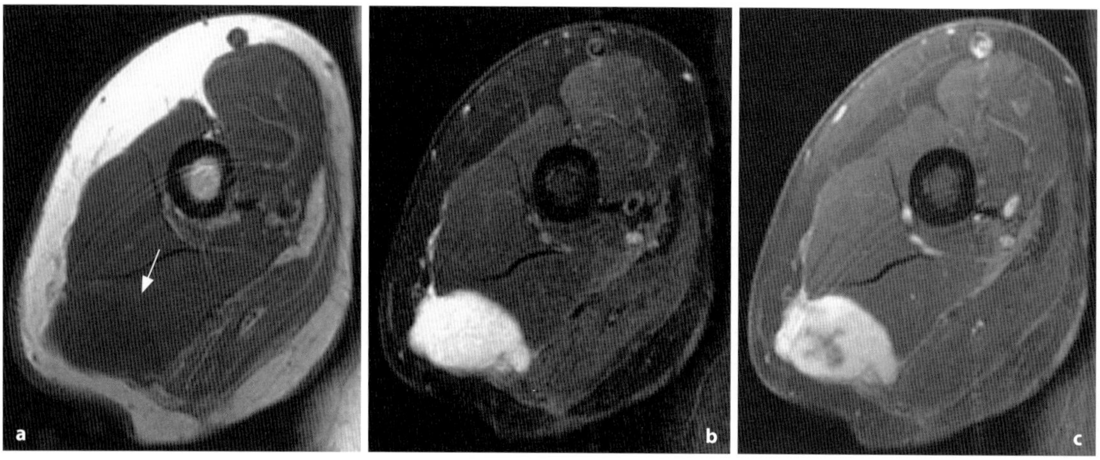

Figura 7.36 Lesión de aspecto quístico: mixofibrosarcoma. a Imagen axial en T1 del brazo. Se observa una masa ovoidea de intensidad intermedia en las partes blandas posteriores del brazo (*flecha*). b Imagen axial en secuencia STIR del brazo. La masa exhibe señal aumentada homogénea, que sugiere una posible lesión quística. c Imagen axial en T1 con supresión grasa del brazo tras la administración de gadolinio i.v. La masa exhibe realce difuso, lo que confirma la naturaleza no quística de este mixofibrosarcoma recidivante.

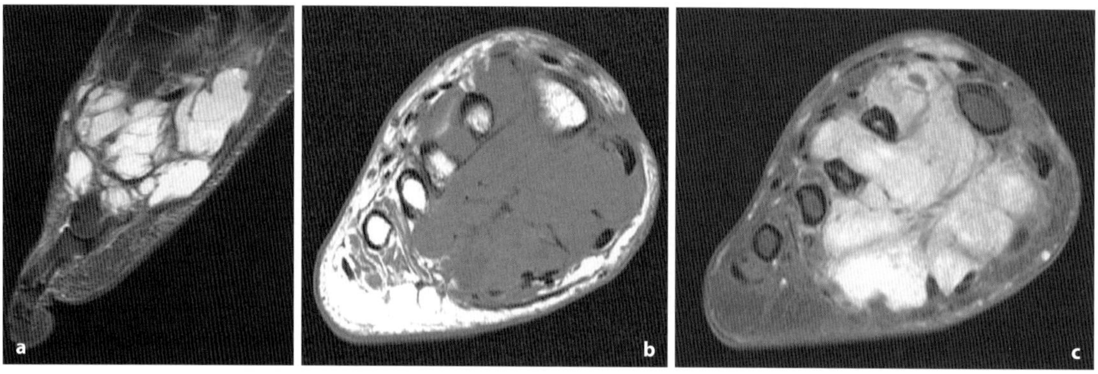

Figura 7.37 Lesión de aspecto quístico: sarcoma sinovial. a Imagen sagital en secuencia STIR del pie. Una masa multilobular de intensidad alta se extiende por la porción media del pie. La intensidad aumentada homogénea sugiere una posible masa quística. b Imagen axial en T1 del pie. La masa exhibe intensidad de señal intermedia, mayor que la esperable para el líquido simple. c Imagen axial en T1 con supresión grasa del pie tras la administración de gadolinio i.v. La masa muestra realce difuso compatible con una masa sólida; en este caso, se trata de un sarcoma sinovial.

Tumores de la vaina nerviosa. Los tumores periféricos de la vaina nerviosa (schwannoma, neurofibroma) pueden tener un aspecto quístico debido a sus bordes bien delimitados y su intensidad alta homogénea en las imágenes T2W. Las características en la RM que sugieren el diagnóstico de un tumor de la vaina nerviosa en lugar de un quiste incluyen identificación del nervio de forma tubular que ingresa y sale de la masa (mejor evidenciado en las imágenes longitudinales), el signo de la grasa dividida (borde periférico de grasa alrededor de la lesión), múltiples fascículos nerviosos de pequeño tamaño en el interior de la lesión en las imágenes T2W y el signo del "tiro al blanco" en T2W (señal de mayor intensidad en la periferia, alrededor de un centro de menor intensidad de señal) (Figura 7.38). Habitualmente, también exhiben realce difuso tras la administración de gadolinio i.v.

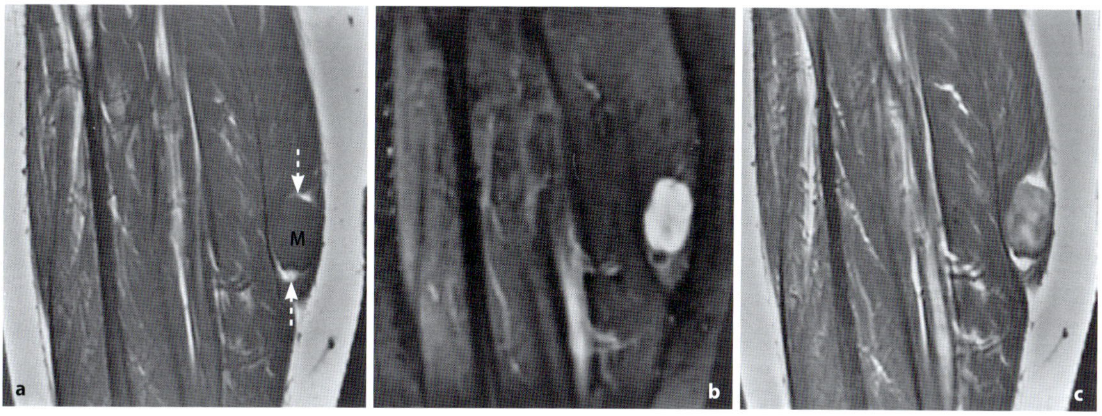

Figura 7.38 Lesión de aspecto quístico: tumor de la vaina nerviosa. a Imagen sagital en T1. Se observa una masa ovoidea de intensidad baja (M) en el músculo gastrocnemio (*flechas*). b Imagen sagital en secuencia STIR de la porción proximal de la pantorrilla. La masa exhibe intensidad aumentada levemente heterogénea, con un centro hipointenso (signo del "tiro al blanco"). c Imagen sagital en T1 de la porción proximal de la pantorrilla tras la administración de gadolinio i. v. La masa exhibe realce heterogéneo, lo que demuestra que no se trata de una lesión quística.

Acceda al eBook para consultar la lista de bibliografía.
Consulte las indicaciones en la retiración de tapa.

8

Traumatismo óseo

Cómo explorar el traumatismo óseo

- Bobinas y posición del paciente: se debe colocar al paciente en una posición cómoda con sujeciones pasivas, como cinta adhesiva o tiras de velcro, aplicadas en la región de interés a fin de minimizar los movimientos. También puede ser necesario administrar analgésicos en casos de traumatismo agudo para mejorar el confort del paciente. Si bien se puede utilizar la bobina corporal en algunos casos en los que sea necesario obtener un campo de visión amplio, siempre que sea posible se debe utilizar una bobina más pequeña, como una bobina pélvica en fase o una bobina superficial adecuada.
- Orientación de las imágenes: se deben obtener imágenes en el plano axial y en los planos sagital o coronal, dependiendo del área de interés. El plano coronal es óptimo para explorar las caderas y la porción proximal de los fémures; las imágenes sagitales son más útiles para la columna vertebral.
- Secuencias de pulso: las secuencias STIR son las más sensibles para detectar alteraciones en la intensidad de señal medular como consecuencia del traumatismo esquelético y se las debe utilizar en todos los casos. La secuencia ponderada en T2 (T2W) con eco de espín rápido y saturación grasa también es bastante sensible, pero la incompleta saturación grasa que a veces se observa con esta técnica puede generar áreas de intensidad falsamente aumentada, lo que puede simular un edema medular sin que lo haya. Se deben obtener imágenes ponderadas en T1 (T1W) en al menos un plano debido a que brindan una delineación excelente de la anatomía general y son bastante sensibles para detectar lesiones óseas, aunque son menos sensibles que las secuencias STIR. No se deben utilizar secuencias con eco de gradiente para estudiar traumatismos óseos cuando se usa un resonador de alto campo magnético (mayor de 1 T), debido a que los artefactos de susceptibilidad relacionados con el hueso trabecular pueden enmascarar la patología medular. Sin embargo, si se utilizan resonadores de campo magnético de potencia media a baja algunas secuencias con eco de gradiente son bastante sensibles para detectar lesiones traumáticas debido a que los artefactos de susceptibilidad son menos pronunciados. Debido a la excelente sensibilidad de la resonancia magnética (RM) para detectar lesiones óseas, se puede utilizar un protocolo de tamizaje optimizado para proporcionar un diagnóstico rápido, minimizar los costos y mejorar el rendimiento. Con este objetivo, en nuestra institución utilizamos un protocolo traumatológico de tres secuencias con secuencias T1 y STIR para evidenciar de forma óptima las alteraciones óseas.
- Contraste: en casos de traumatismo, el material de contraste no tiene ninguna utilidad.

Anatomía

Un conocimiento de la anatomía básica del esqueleto ayuda a comprender los hallazgos de la RM en casos de traumatismo óseo. El hueso cortical (compacto) se encuentra en la periferia de los huesos planos y tubulares. La placa subcondral, que es la capa de hueso compacto en el extremo articular de un hueso largo, cumple el importante papel de brindar soporte para el cartílago articular suprayacente.

El hueso trabecular (esponjoso) está formado por una red de trabéculas óseas que sostienen la corteza suprayacente. El hueso trabecular se encuentra principalmente en el esqueleto axial y cerca de los extremos de los huesos largos, donde resulta importante para absorber las presiones dinámicas. Debido a su capacidad elástica, el hueso esponjoso tiene una capacidad para soportar cargas diez veces mayores que el hueso cortical compacto. Esta capacidad es de suma importancia alrededor de las articulaciones, donde el hueso trabecular disipa las fuerzas axiales de la placa subcondral y el cartílago articular.

En un hueso largo en desarrollo, la fisis (placa de crecimiento) permite que el hueso se alargue gracias a un proceso de osificación endocondral.

Antes del cierre, la placa de crecimiento es el eslabón débil de las unidades músculo-tendón-hueso y hueso-ligamento-hueso. Por lo tanto, es particularmente vulnerable a las lesiones traumáticas en las epífisis (los extremos de los huesos largos) y las apófisis (centros de crecimiento no involucrados en el crecimiento longitudinal del hueso, como los trocánteres de la cadera).

Generalidades del traumatismo óseo

Las lesiones óseas pueden ser el resultado de un único evento traumático o pueden manifestarse en el tiempo debido a eventos repetidos que provocan degradación gradual y, en última instancia, insuficiencia mecánica del hueso. El traumatismo agudo puede resultar en lesiones por impacto (que varían desde contusiones óseas hasta fracturas completas) o fracturas por avulsión, en las cuales el tendón o ligamento desprende una porción de hueso, cartílago o ambos. Las lesiones crónicas, que son consecuencia de traumatismos repetitivos menos intensos, varían entre una reacción por estrés focal hasta una franca fractura por fatiga o por insuficiencia.

Opciones de exploración

Las radiografías convencionales deben ser la primera modalidad utilizada para evaluar los traumatismos óseos, pero muchas lesiones óseas agudas y crónicas no son detectables con este método. La mayoría de las lesiones no evidentes en las radiografías se pueden detectar mediante gammagrafía ósea con radionucleidos, pero esta técnica tiene varias limitaciones. El estudio requiere entre cuatro y seis horas, lo que demora el diagnóstico en estos pacientes que, a menudo, se estudian en el servicio de emergencias; además, el estudio puede tener resultados falsos negativos entre 24 y 72 horas tras la lesión, en especial en pacientes de edad avanzada con osteoporosis. Por último, un estudio positivo es inespecífico debido a que las imágenes tienen una resolución espacial sumamente baja y una amplia variedad de patologías óseas pueden generar una captación anormal. Esto puede ser problemático, sobre todo en pacientes de edad avanzada, en quienes son frecuentes las fracturas por insuficiencia y las neoplasias.

La RM es muy sensible para detectar lesiones óseas provocadas tanto por traumatismos agudos como traumatismos crónicos a repetición. Utilizando protocolos optimizados, la RM puede tener una relación costo-efectividad similar a la de la gammagrafía ósea, además de que permite llegar a un diagnóstico más rápido y específico. Como resultado, en nuestra institución la RM es el siguiente estudio de elección en un paciente que tiene radiografías normales y sospecha de lesión ósea. Una imagen de RM normal prácticamente descarta la presencia de una lesión ósea. Una ventaja adicional de la RM es su capacidad para evidenciar lesiones de partes blandas que pueden simular una fractura en el examen clínico cuando en realidad no hay lesiones óseas (Figura 8.1).

Traumatismo óseo agudo

Lesiones por impacto

Contusión

Las lesiones trabeculares que resultan por fuerzas de impacto se conocen como "contusiones óseas", "hematomas óseos" o "fracturas microtrabeculares". Los estudios anatomopatológicos de estas lesiones revelan fracturas trabeculares y edema y hemorragia en la grasa medular adyacente. Los hallazgos en la RM se vuelven evidentes pocas horas después de la lesión y su detección es importante por varios motivos. Una contusión ósea aislada en una imagen de RM puede explicar los síntomas de un paciente, lo que evita un procedimiento artroscópico innecesario. Los sitios de contusión también proporcionan indicios acerca del mecanismo de lesión y

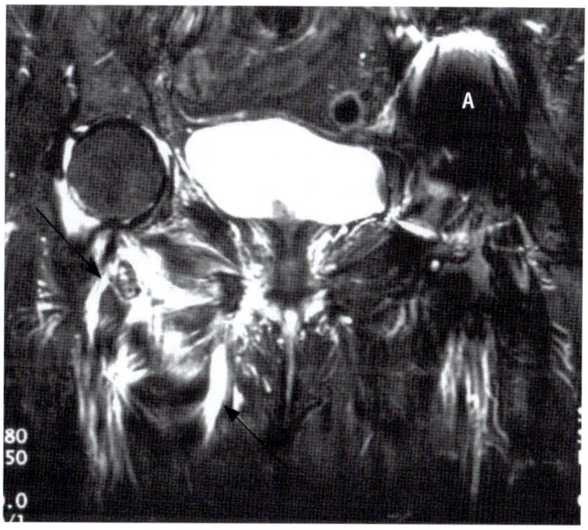

Figura 8.1 Lesión de partes blandas. Imagen coronal en secuencia STIR de la pelvis. Este paciente se presentó con dolor de cadera derecha tras una caída. Nótese el edema o la hemorragia de intensidad alta en los músculos aductores de la cadera derecha (*flechas*); no había evidencia de lesión en la porción proximal del fémur derecho. Nótese también el prominente artefacto (A) relacionado con la prótesis de la cadera izquierda.

las alteraciones de partes blandas asociadas que pueden presentarse.

Además, si bien la mayoría de las contusiones se resuelven sin complicaciones, hay evidencia de que las contusiones focales que comprometen el hueso subcondral se asocian a lesión del cartílago suprayacente. Algunos investigadores consideran que esto aumenta el riesgo de colapso de la superficie articular en el corto plazo o de desarrollar artrosis más adelante. La detección de una contusión subcondral puede llevar a implementar un plan terapéutico más conservador, incluyendo una mayor demora para recuperar la actividad normal, a fin de permitir la curación del hueso trabecular y minimizar la posibilidad de colapso de la superficie articular suprayacente.

Las contusiones óseas son más evidentes en las imágenes T2W con saturación grasa o en secuencia STIR, en las que se aprecian como áreas de intensidad aumentada, a menudo con márgenes poco definidos, probablemente debido a la presencia de hemorragia y edema secundarios a las fracturas trabeculares (Figura 8.2). Por lo general, las contusiones tienen intensidad de señal intermedia en las imágenes T1W (menor que la de la grasa, mayor que la del músculo) debido a que la grasa medular está entremezclada con la hemorragia y el edema. En las imágenes T2W con eco de espín rápido sin saturación grasa es fácil pasar por alto las contusiones debido a que el edema relacionado con el traumatismo y la grasa medular circundante tienen intensidades similares.

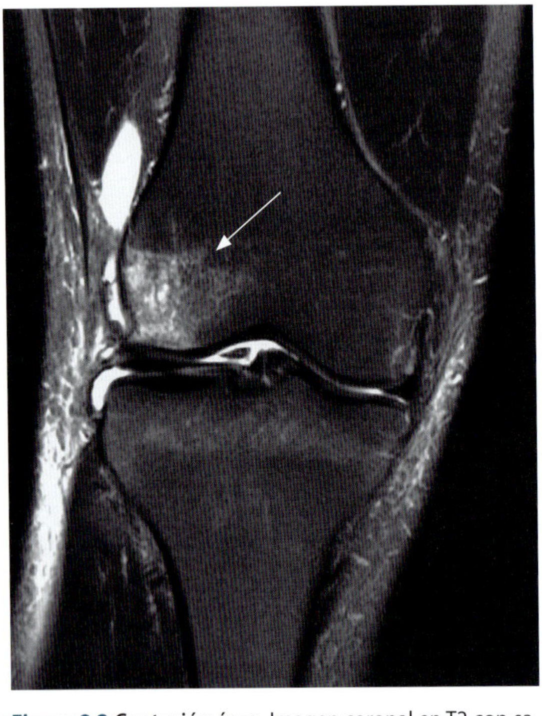

Figura 8.2 Contusión ósea. Imagen coronal en T2 con saturación grasa de la rodilla. Nótese la contusión reticular de intensidad alta en el cóndilo femoral lateral (*flecha*).

Patrones de contusión

Analizando las localizaciones de las contusiones óseas, a menudo se puede deducir el mecanismo de lesión y se pueden sospechar alteraciones de partes blandas asociadas, lo cual requiere realizar una inspección minuciosa. Aquí analizaremos dos patrones encontrados con frecuencia (Cuadro 8.1).

Desgarro del ligamento cruzado anterior

En los estudios de RM se evidencian contusiones óseas aproximadamente en el 80% de los pacientes con desgarro agudo del ligamento cruzado anterior (LCA). El mecanismo de lesión más frecuente que provoca un desgarro completo de este ligamento consiste en una fuerza de torsión combinada con un esfuerzo en valgo. El impacto afecta a la cara media a anterior del cóndilo femoral lateral contra la porción posterolateral del platillo tibial, lo que da como resultado las típicas contusiones en estas regiones (Figura 8.3). Otro patrón contusivo que compromete la cara media a anterior del cóndilo femoral lateral y la porción posterolateral del platillo tibial también puede observarse tras un desgarro del LCA. Es probable que estas contusiones surjan a partir de una fuerza de impacto medial como consecuencia del rebote de una rodilla inestable como resultado del desgarro del LCA y de lesiones laterales (*v.* Figura 8.3).

Luxación rotuliana lateral

Las típicas contusiones que resultan de la luxación rotuliana comprometen la carilla medial de la rótula y el cóndilo femoral lateral (a menudo

Cuadro 8.1 Patrones de contusión en la rodilla

Desgarro del ligamento cruzado anterior

Compartimento lateral:
- Cara media a anterior del cóndilo femoral lateral.
- Región posterolateral del platillo tibial.

Compartimento medial:
- Cara media a anterior del cóndilo femoral medial.
- Región posteromedial del platillo tibial.

Luxación rotuliana
- Carilla medial de la rótula.
- Cara anterolateral del cóndilo femoral lateral.

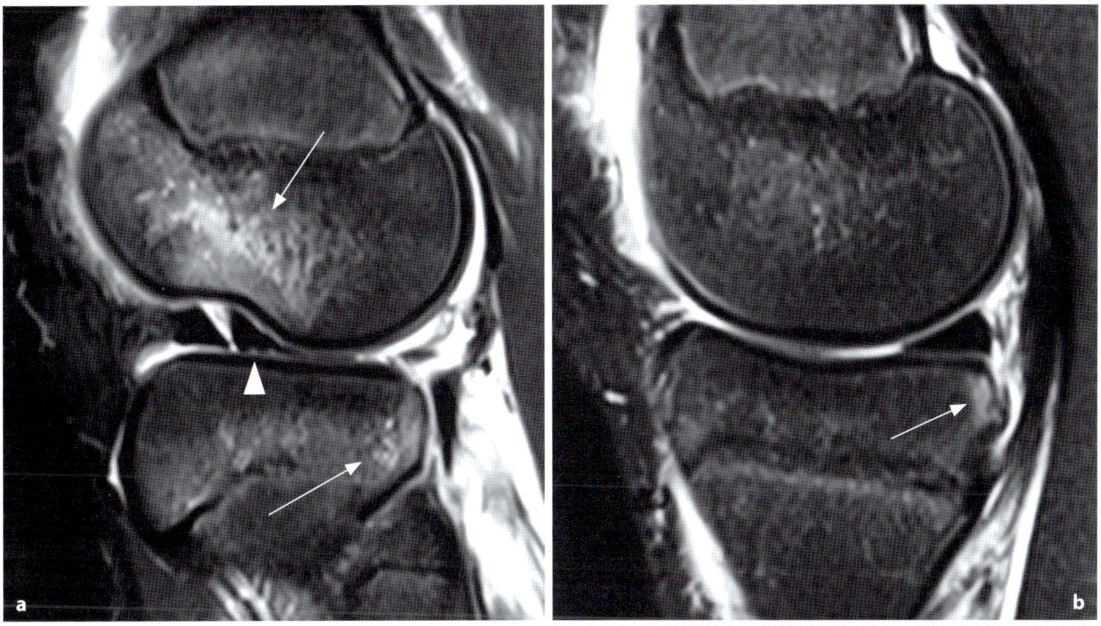

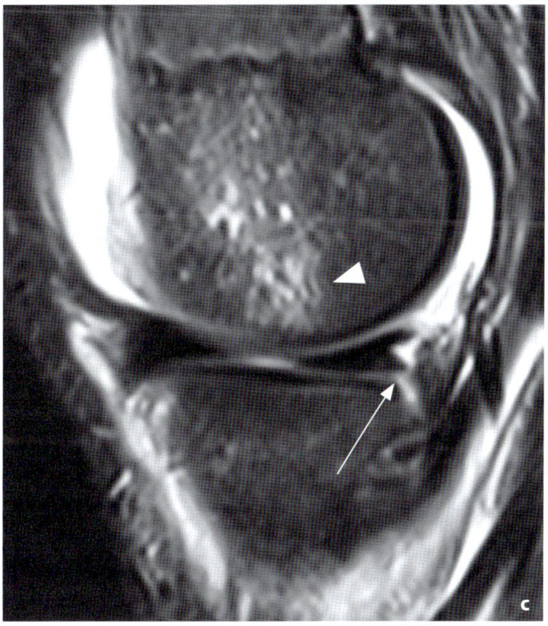

Figura 8.3 Contusiones óseas asociadas a un desgarro del ligamento cruzado anterior. a Imagen sagital en secuencia STIR de la rodilla. Se evidencian contusiones focales en el cóndilo femoral lateral y en la región posterolateral del platillo tibial (*flechas*) en este paciente que sufrió un desgarro del ligamento cruzado anterior. Nótese también el desplazamiento de un fragmento del cuerno posterior del menisco (*punta de flecha*). **b-c** Imágenes sagitales en secuencia STIR de la rodilla. Se observan contusiones adicionales en la región posterolateral del platillo tibial (*flecha corta* en **b**) y en el cóndilo femoral medial (*punta de flecha* en **c**) junto con un desgarro periférico vertical en el cuerno posterior del menisco medial (*flecha larga*).

en una ubicación más anterior en comparación con la contusión observada ante un desgarro del LCA) y se explican a partir del mecanismo de lesión. La luxación rotuliana tiene una dirección lateral. Al volver a su ubicación normal, la carilla medial de la rótula impacta contra el borde anterolateral del cóndilo femoral lateral, lo que produce contusiones en estos sitios (Figura 8.4). Los hallazgos asociados más frecuentes incluyen un desgarro del ligamento patelofemoral medial (una porción del retináculo medial a nivel de la rótula), un gran derrame articular y una lesión condral u osteocondral de la cara medial de la rótula o de la cara lateral del surco troclear. Si la rodilla está flexionada por completo al momento de la luxación, la lesión osteocondral puede comprometer la superficie de soporte de carga del cóndilo femoral lateral. Evidenciar la lesión osteocondral es importante para implementar el tratamiento y la intervención quirúrgica adecuados.

Fractura oculta en las radiografías

En el caso de una fractura oculta en las radiografías, además del edema medular hay una línea de fractura, la cual, en ocasiones, puede estar enmascarada por el edema medular adyacente, pero

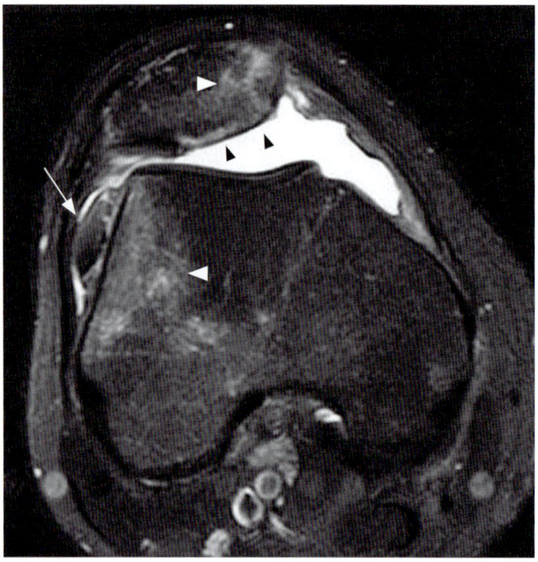

Figura 8.4 Contusiones óseas asociadas a disociación rotuliana. Imagen axial en secuencia STIR de la rodilla. Se observan contusiones focales en el cóndilo femoral lateral y la cara medial de la rótula (*puntas de flecha blancas*). Nótese la ausencia de cartílago en la cara medial de la rótula (*puntas de flecha negras*) y el fragmento de cartílago desplazado en el surco patelofemoral lateral (*flecha*).

a menudo se la identifica como un foco lineal o curvilíneo de hipointensidad en las imágenes T1W que puede exhibir intensidad baja o alta en secuencia STIR (Figuras 8.5 a 8.7). La intensidad de señal de la médula ósea vuelve a la normalidad tras resolverse la lesión.

Se ha determinado que la RM permite observar fracturas radiográficamente ocultas de una manera rápida y con buena relación costo-efectividad, lo que permite el tratamiento óptimo del paciente. Esto es posible debido a que en las imágenes de RM es posible observar el edema óseo y la hemorragia asociados desde el momento de la lesión. Incluso si una fractura se evidencia mediante radiografías convencionales, la RM puede proporcionar información adicional útil respecto de la verdadera extensión de la fractura, la presencia de fracturas o contusiones adicionales y las lesiones de partes blandas asociadas.

Lesiones por avulsión

Las fracturas por avulsión se manifiestan cuando fuerzas de tensión excesivas aplicadas sobre ligamentos, tendones o estructuras capsulares provocan el desprendimiento de una pieza de hueso o cartílago del hueso comprometido. Estas lesiones pueden producirse ante un único evento agudo o pueden ser el resultado de eventos avulsivos repetitivos.

Si bien estas lesiones pueden producirse a cualquier edad, son más frecuentes en el esqueleto en crecimiento (niños y sobre todo adolescentes) debido al desequilibrio entre la fuerza muscular y las débiles apófisis no fusionadas. Las fracturas por avulsión tienen lugar con menor frecuencia en adultos, en quienes la unión musculotendinosa es el sitio más vulnerable para sufrir lesiones por fuerzas de tensión excesivas.

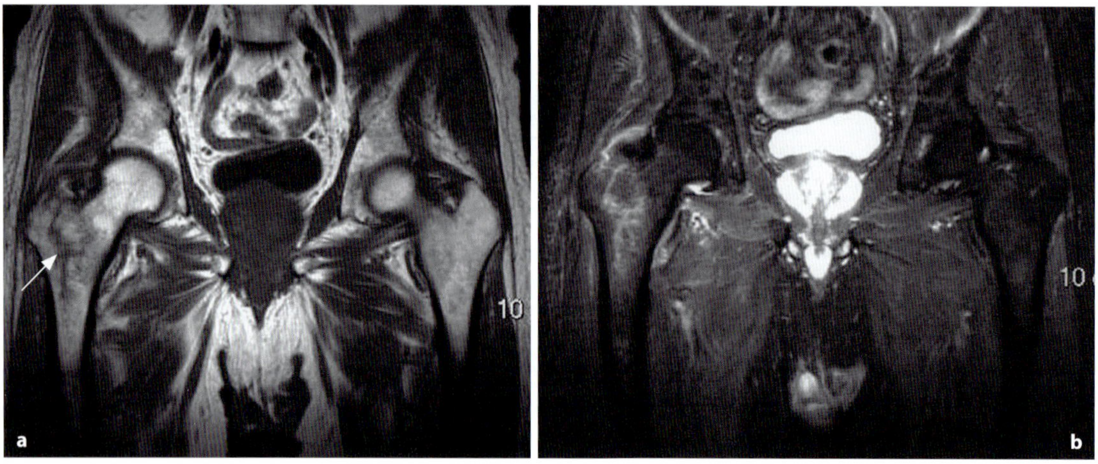

Figura 8.5 Fractura de la cadera derecha oculta en las radiografías. **a** Imagen coronal en T1 de la pelvis. La línea de intensidad baja (*flecha*) permite identificar una fractura intertrocantérica derecha no desplazada. **b** Imagen coronal en secuencia STIR de la pelvis. Nótense la línea de fractura de intensidad alta y el edema adyacente.

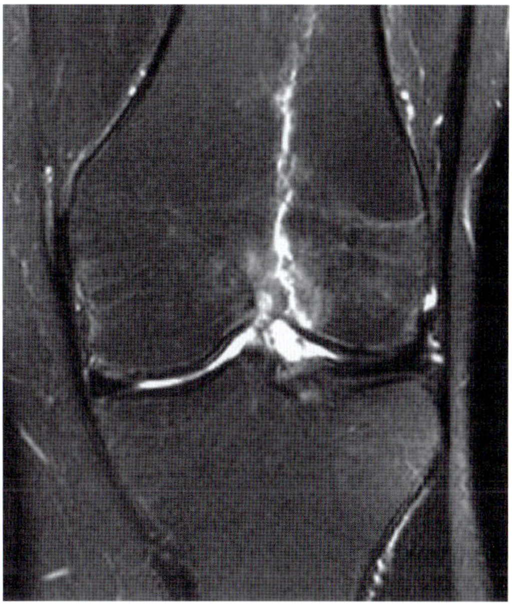

Figura 8.6 Fractura en la porción distal del fémur oculta en las radiografías. Imagen en T2 con saturación grasa de la rodilla. Se observa una línea de fractura no desplazada de intensidad alta en la región intercondílea de la porción distal del fémur en este paciente de edad avanzada que se había caído 6 semanas antes.

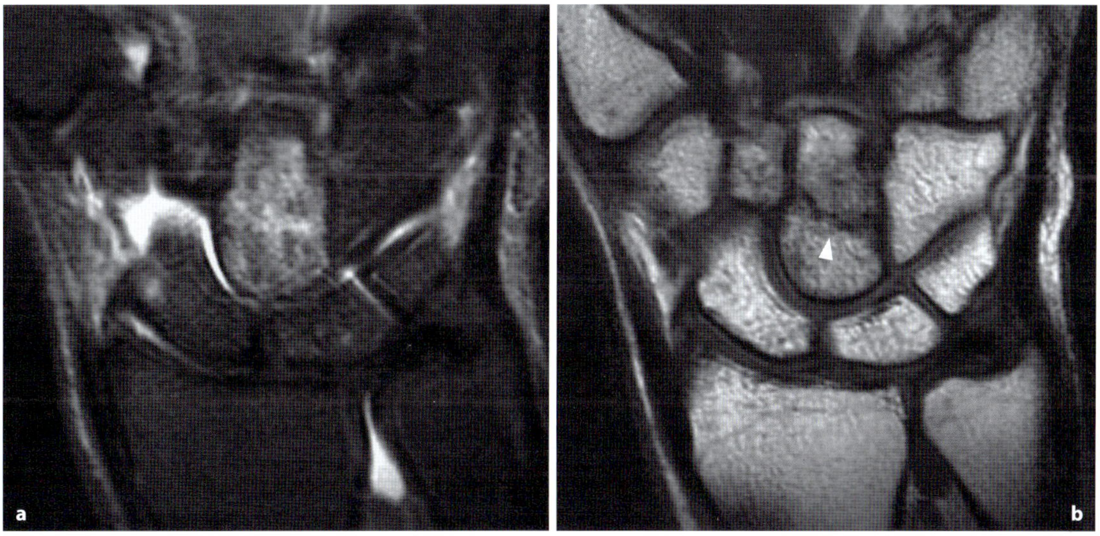

Figura 8.7 Fractura del hueso grande oculta en las radiografías. a Imagen coronal en secuencia STIR de la muñeca. Se observa edema difuso en el hueso grande. b Imagen coronal en T1 de la muñeca. Se evidencia una línea de fractura de intensidad baja no desplazada en la porción media del hueso grande (*punta de flecha*).

Sitios frecuentes (Tabla 8.1)

Las fracturas por avulsión son muy frecuentes en la pelvis. Los sitios habituales incluyen la espina ilíaca anterosuperior (tendones del sartorio y de la fascia lata), la espina ilíaca anteroinferior (tendón del recto femoral) (Figura 8.8), la tuberosidad isquiática (tendón de los isquiotibiales), la cresta ilíaca (músculos abdominales), la sínfisis púbica y la rama pubiana inferior (tendón de los músculos aductores y del recto interno [*gracilis*]). En la porción proximal del fémur, puede resultar afectado el trocánter mayor (rotadores de la cadera, incluyendo los tendones del glúteo menor y medio). La infrecuente avulsión del trocánter menor puede manifestarse en pacientes jóvenes (tendón del psoas ilíaco), pero en adultos esta lesión casi siempre es secundaria a enfermedad metastásica en el trocánter.

Los sitios frecuentes para las fracturas por avulsión alrededor de la rodilla incluyen la porción medio-lateral del platillo tibial (fractura de Segond en la inserción del ligamento

Tabla 8.1 Sitios frecuentes de lesiones por avulsión

	Sitio	Tendón o ligamento
Pelvis	Tuberosidad isquiática	Isquiotibiales
	Espina ilíaca anterosuperior	Sartorio/tensor de la fascia lata
	Espina ilíaca anteroinferior	Recto femoral
	Sínfisis púbica/rama inferior del pubis	Aductores/grácil
Fémur	Trocánter mayor	Glúteos medio y menor/rotadores de la cadera
	Trocánter menor	Psoas ilíaco (personas jóvenes) (pacientes adultos = metástasis)
Rodilla	Platillo tibial lateral (fractura de Segond)	Ligamento anterolateral
	Cabeza del peroné	Ligamento colateral lateral
		Bíceps femoral-cabeza larga
	Eminencia tibial	Ligamento cruzado anterior
	Platillo tibial posterior	Ligamento cruzado posterior
	Polo inferior de la rótula	Tendón rotuliano (síndrome de Sinding-Larsen-Johansson)
	Tubérculo tibial	Tendón rotuliano (enfermedad de Osgood-Schlatter)
Tobillo/pie	Calcáneo	Aquiles
	Borde posterior-porción distal de la tibia	Cara posterior de la cápsula articular del tobillo
	Borde dorsal, cuello del astrágalo	Cara anterior de la cápsula articular del tobillo
	Base del quinto metatarsiano	Peroneo corto
Húmero	Tubérculo mayor	Supraespinoso, infraespinoso, redondo menor
	Tubérculo menor	Subescapular
	Porción proximal de la diáfisis	Pectoral mayor o dorsal ancho
Codo	Epicóndilo medial	Tendón de los flexores/pronadores
	Tubérculo cubital (sublime)	Ligamento colateral cubital

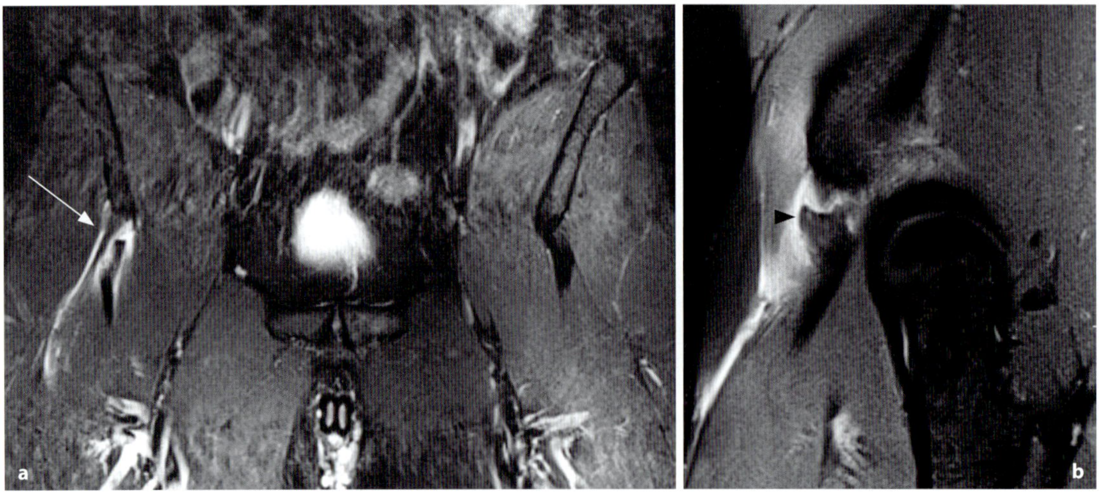

Figura 8.8 Fractura por avulsión: espina ilíaca anteroinferior derecha. a Imagen coronal en secuencia STIR de la pelvis. El tendón del recto femoral derecho (*punta de flecha*) se ha desprendido de la espina ilíaca anteroinferior (*flecha*). **b** Imagen sagital en T2 con saturación grasa que muestra de forma óptima el fragmento óseo desprendido (*punta de flecha*).

anterolateral) (Figura 8.9), la cabeza del peroné (tendón del bíceps femoral, ligamento colateral lateral), la eminencia tibial (LCA), el platillo tibial posterior (ligamento cruzado posterior) y el tubérculo tibial (tendón rotuliano) (Figura 8.10). En niños, puede presentarse la avulsión del polo inferior de la rodilla como consecuencia de fuerzas avulsivas crónicas (síndrome de Sinding-Larsen-Johansson) o como una fractura por avulsión aguda del cartílago (fractura en manguito de la rótula).

La avulsión de la tuberosidad posterior del calcáneo provocada por el tendón de Aquiles (fractura por avulsión e insuficiencia del calcáneo)

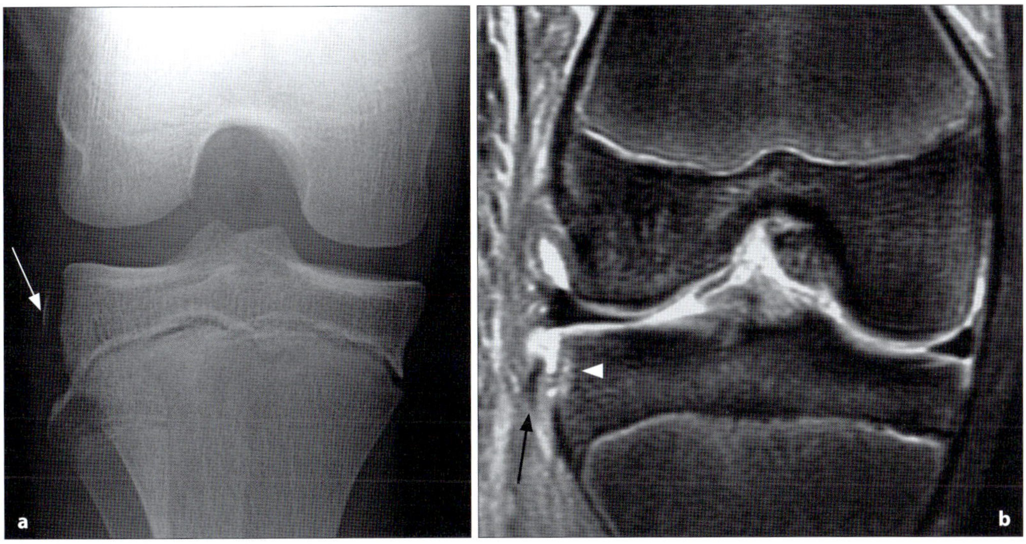

Figura 8.9 Fractura por avulsión: platillo tibial lateral. a Radiografía posteroanterior de la rodilla. Se observa una pequeña fractura por avulsión (*flecha*) adyacente al platillo tibial lateral (fractura de Segond) en este paciente que había sufrido un desgarro del ligamento cruzado anterior. b Imagen coronal en secuencia STIR de la rodilla. Se observa el fragmento hipointenso desprendido (*flecha*), al igual que el edema de intensidad alta en las partes blandas adyacentes. Nótese la relativa falta de edema medular en el sitio de la avulsión (*punta de flecha*).

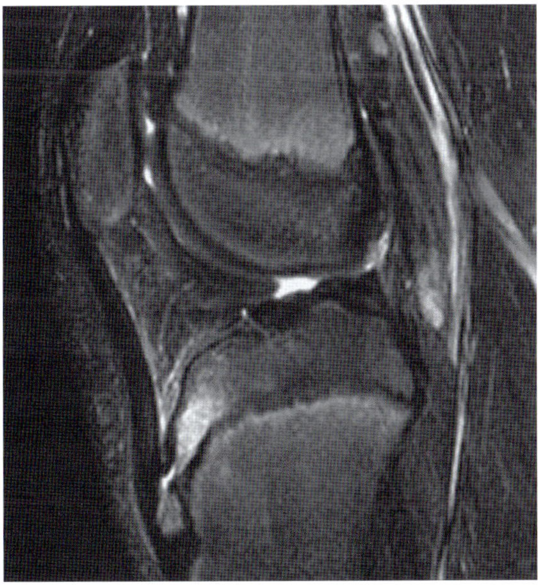

Figura 8.10 Lesión por avulsión: tubérculo tibial. Imagen sagital en secuencia STIR de la rodilla. La hiperintensidad focal en la apófisis del tubérculo tibial en este paciente con inmadurez esquelética es compatible con una lesión por avulsión (enfermedad de Osgood-Schlatter).

se observa casi exclusivamente en personas con diabetes. Las fracturas por avulsión también se pueden observar a lo largo de la superficie dorsal del cuello del astrágalo o en el borde posterior de la porción tibial de la tibia como consecuencia de la distracción de las porciones anterior y posterior de la cápsula articular del tobillo. La base del quinto metatarsiano es otro sitio frecuente de fractura por avulsión (tendón del peroneo corto).

La fractura por avulsión más frecuente en los miembros superiores afecta a la apófisis del epicóndilo medial (tendón de los flexores/pronadores comunes) en niños. El fragmento desprendido puede quedar atrapado en el espacio articular húmero-cubital. Otros sitios del miembro superior afectan al húmero e incluyen las tuberosidades mayor y menor (tendones del manguito de los rotadores), la inserción del deltoides en la cara lateral de la diáfisis humeral y los sitios de inserción de los tendones del pectoral mayor y del dorsal ancho en la corredera bicipital.

Aspecto en la resonancia magnética

Habitualmente, las fracturas por avulsión exhiben señal medular anormal en el sitio de lesión, pero por lo general la extensión de la alteración medular es limitada y mucho menor que la observada ante una lesión por impacto. A menudo, se visualiza una prominente alteración de la señal en las partes blandas adyacentes, cuyo aspecto puede simular una neoplasia o una infección si no se registra un antecedente traumático en la anamnesis. En estos casos, en general resulta de utilidad correlacionar con radiografías convencionales debido a que las lesiones a menudo tienen un aspecto radiográfico típico.

Traumatismos a repetición

Típicamente, las lesiones óseas por estrés se dividen en dos categorías: fracturas por insuficiencia y por fatiga. Las primeras son consecuencia de tensiones normales aplicadas sobre huesos anormales, mientras que las segundas se producen cuando se aplican tensiones anormales o no habituales sobre huesos normales (Cuadro 8.2).

Fracturas por insuficiencia

Varias afecciones debilitan la resistencia elástica del hueso y lo predisponen a sufrir fracturas por insuficiencia. La patología más frecuente es la osteoporosis, pero también se incluyen la enfermedad de Paget, la osteomalacia y la radiación. A menudo, el diagnóstico clínico es complejo debido a que el inicio de los síntomas puede ser insidioso.

Aspecto en la resonancia magnética

Los hallazgos radiográficos de las fracturas por insuficiencia a menudo son sutiles y difíciles de visualizar debido a la osteopenia asociada a la mayoría de estas afecciones (Figura 8.11). La RM permite detectar estas lesiones con un muy alto nivel de sensibilidad. Las fracturas por insuficiencia se aprecian como focos amorfos o lineales de intensidad disminuida en las imágenes T1W.

Cuadro 8.2 Lesiones crónicas a repetición (fracturas por estrés)

Fractura por insuficiencia
- Esfuerzos normales → hueso anormal.
- Causas:
  - Osteoporosis.
  - Osteomalacia.
  - Corticoides.
  - Enfermedad de Paget.
  - Hiperparatiroidismo.
  - Artritis reumatoidea.
  - Radiación.

Fractura por fatiga
- Esfuerzos anormales → hueso normal.
- Causas:
  - Actividad nueva.
  - ↑ nivel de actividad.
  - Instrumental en malas condiciones (por ejemplo, zapatillas desgastadas).
  - Biomecánica anormal (por ejemplo, pronación excesiva).

En las secuencias STIR, el edema se visualiza con intensidad alta, por lo general alrededor de una línea de fractura hipointensa. Su aspecto puede simular una neoplasia, pero a menudo se puede llegar al diagnóstico específico de fractura por insuficiencia sobre la base de la morfología y la ubicación de las lesiones en el estudio de RM.

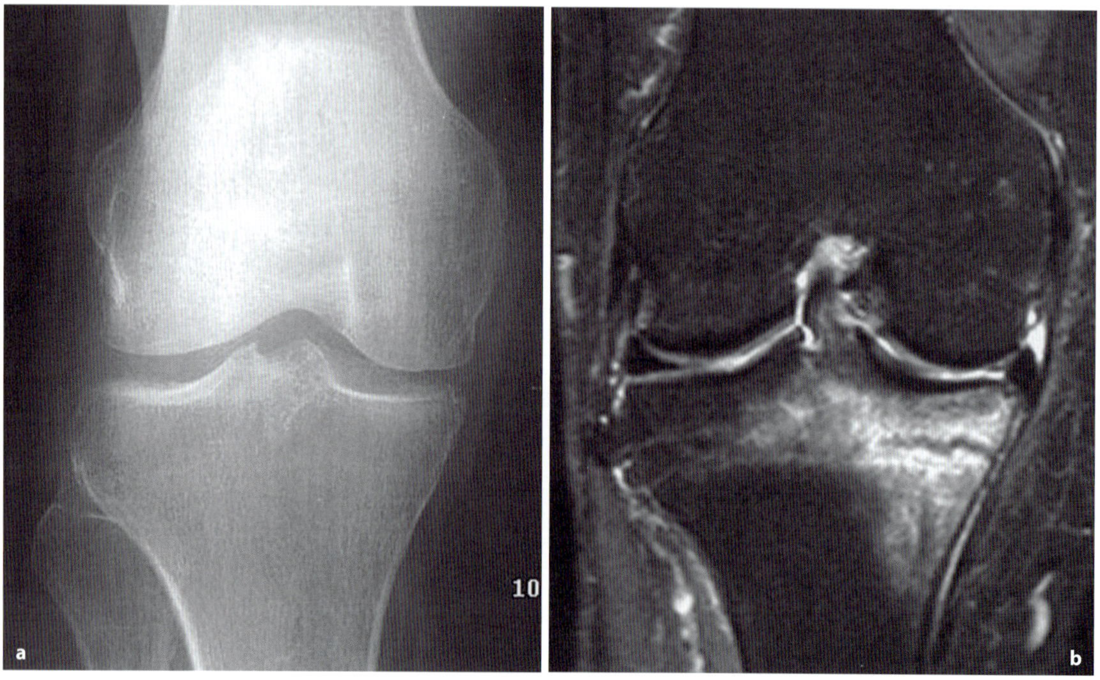

Figura 8.11 Fractura por insuficiencia oculta en las radiografías. **a** Radiografía anteroposterior de la rodilla. Se evidencia osteopenia difusa sin otra alteración en este paciente de edad avanzada que se presentó con dolor de rodilla. **b** Imagen coronal en secuencia STIR de la rodilla. Se visualiza una línea de fractura de intensidad baja con edema circundante en el platillo tibial medial.

Con respecto a la morfología, un componente lineal (correspondiente a una línea de fractura) dentro del área de alteración de la señal medular indica una fractura por insuficiencia (Figura 8.12). En muchos sitios, la orientación de la línea de fractura también es típica. En el sacro, las líneas de fractura suelen extenderse en dirección vertical a través de las alas del sacro, paralelas a la articulación sacroilíaca, mientras que en la región supraacetabular, a menudo son paralelas a la curvatura del techo acetabular y forman el aspecto de "ceja arqueada" (Figura 8.13). En general, las fracturas por insuficiencia son perpendiculares al eje largo y a las trabéculas mayores del hueso afectado (a excepción de las infrecuentes fracturas longitudinales de las diáfisis tibiales y femorales).

Cualquier hueso puede resultar comprometido, pero la mayoría de las fracturas por insuficiencia se producen en ciertas ubicaciones predecibles (Tabla 8.2). En la pelvis, los sitios habituales incluyen el sacro, las ramas del pubis, la sínfisis púbica y las regiones supraacetabulares. Las fracturas por insuficiencia de la pelvis con frecuencia se desarrollan en pacientes que han recibido radioterapia como tratamiento de una neoplasia pélvica, a menudo dentro de los doce meses posteriores a la finalización del tratamiento.

Los sitios habituales en los miembros inferiores incluyen la cabeza y el cuello femoral, la región supracondílea de la porción distal del fémur, las metáfisis proximal y distal de la tibia, la porción distal de la diáfisis del peroné, el calcáneo y el astrágalo. Por lo general, los miembros superiores no se ven afectados por fracturas por insuficiencia.

En pacientes que han recibido un trasplante renal, se han observado focos amorfos de intensidad de señal similar al edema, los cuales probablemente representen fracturas por insuficiencia, en la médula ósea epifisaria. Estas lesiones transitorias se resuelven al cabo de un año y se las puede distinguir de focos de necrosis avascular sobre la base de su aspecto en la RM debido a que las áreas de necrosis verdadera exhiben bordes hipointensos curvilíneos mejor delimitados, por lo general alrededor de un foco de grasa medular normal.

Las fracturas por insuficiencia son frecuentes en la columna vertebral. Ante una fractura por insuficiencia aguda, el cuerpo vertebral comprimido exhibe intensidad de señal entre intermedia y baja en las imágenes T1W y señal aumentada en T2W o en secuencia STIR, lo que refleja el edema medular o la hemorragia asociados. Habitualmente, también se observa una línea de fractura (Figura 8.14). Una fractura por compresión antigua y fusionada exhibe intensidad de señal medular en todas las secuencias.

A menudo es difícil diferenciar entre una fractura por compresión aguda en la columna vertebral en un paciente osteoporótico y una fractura patológica relacionada con un tumor subyacente.

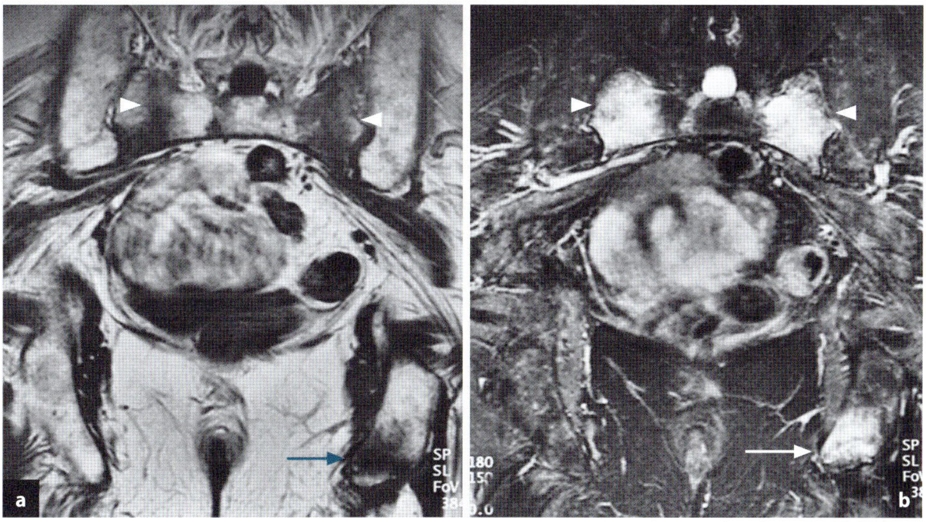

Figura 8.12 Fracturas por insuficiencia en la pelvis. a Imagen coronal en T1 de la región posterior de la pelvis. Se observa edema lineal de intensidad baja en ambas alas del sacro y en el isquion izquierdo (*flecha*). Nótese la orientación vertical de las líneas de fractura hipointensas en las alas sacras (*puntas de flecha*). **b** Imagen coronal en secuencia STIR de la región posterior de la pelvis. El edema medular de intensidad alta en las alas sacras oculta las líneas de fractura (*puntas de flecha*). Nótese la línea de fractura de intensidad baja en el isquion izquierdo rodeada por edema hiperintenso (*flecha*).

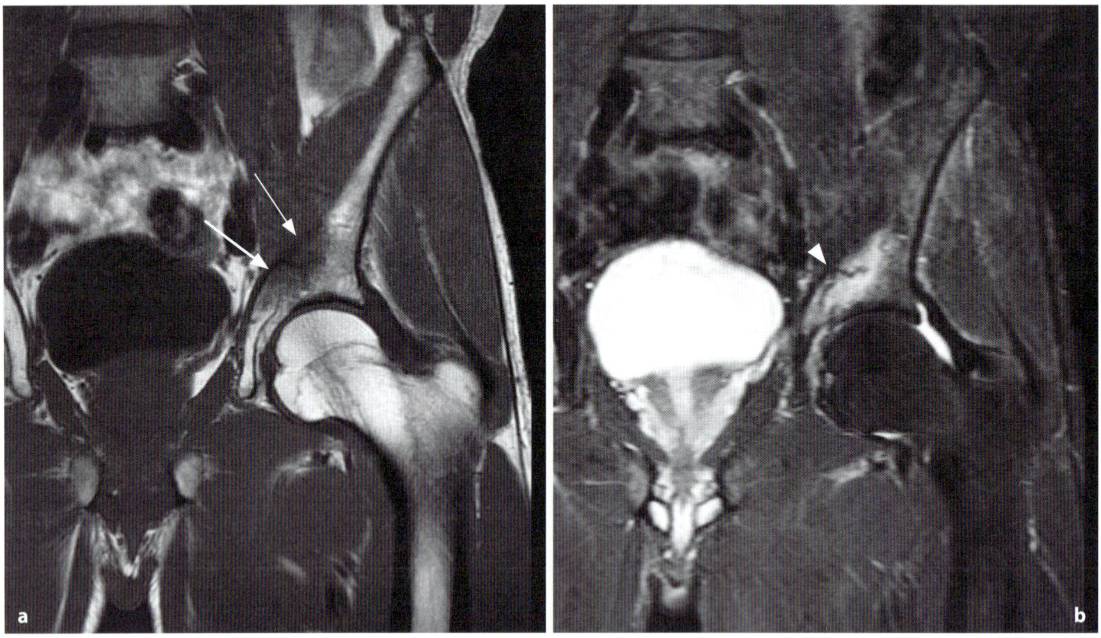

Figura 8.13 Fractura supraacetabular. a Imagen coronal en T1 de la cadera izquierda. Se evidencia edema medular de intensidad baja (*flechas*) en la región supraacetabular izquierda en este corredor de fondo. b Imagen coronal en secuencia STIR de la cadera izquierda. Se observa una línea de fractura de baja intensidad en el interior del edema de intensidad alta (*punta de flecha*). Nótese la morfología curvilínea en forma de "ceja arqueada" que presenta la línea de fractura.

Tabla 8.2 Sitios frecuentes donde se producen las fracturas por insuficiencia

Columna vertebral	Cuerpo vertebral (compresión)
Pelvis	▪ Paralelas a la sínfisis púbica ▪ Ramas del pubis ▪ Supraacetabulares ▪ Sacro
Porción proximal del fémur	▪ Cabeza ▪ Cuello ▪ Región basicervical
Porción distal del fémur	Región supracondílea
Tibia	▪ Metáfisis proximal ▪ Metáfisis distal
Peroné	Porción distal de la diáfisis
Calcáneo	Tuberosidad

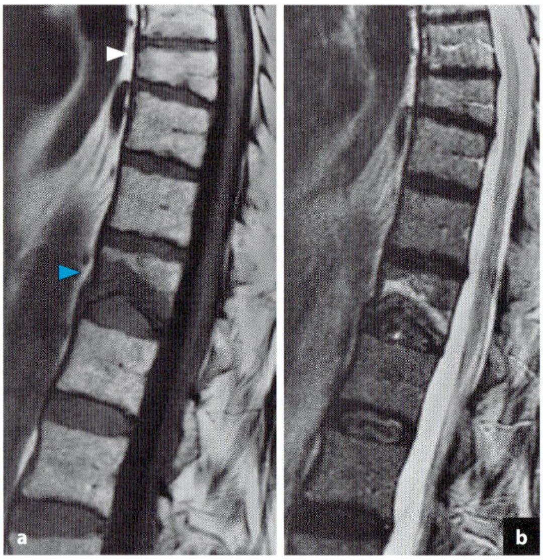

Figura 8.14 Fractura por compresión benigna de la columna en un paciente con osteoporosis. a Imagen sagital en T1 de la unión dorsolumbar. Se observa una fractura por compresión del platillo vertebral inferior de D12, con una franja de edema de intensidad baja en los dos tercios inferiores de la vértebra (*punta de flecha blanca*). Nótense la grasa normal en el tercio superior de la vértebra D12 y la antigua fractura por compresión soldada en D9 (*punta de flecha celeste*). b Imagen sagital en T2 de la unión dorsolumbar. El edema hiperintenso delimita claramente la línea de fractura en la vértebra D12.

Las características que sugieren una fractura por insuficiencia benigna incluyen intensidad de señal anormal que compromete solo una porción de la médula ósea vertebral (con preservación de parte de la señal medular normal), un borde lineal bien definido entre la médula normal y anormal, la presencia de una hendidura llena de líquido en el interior de las vértebras en las imágenes T2W, la ausencia de una masa paraespinosa y la restitución de la intensidad de señal medular normal tras la administración de gadolinio. También se han informado buenos resultados al utilizar imágenes en fase y en fase opuesta.

En casos indeterminados, se indica realizar una biopsia inmediata o una RM de seguimiento al cabo de seis a ocho semanas. Ante una fractura por compresión benigna, en ese período por lo general hay cierta evidencia de fusión, con lo cual al menos algunas partes de la médula ósea vertebral recuperan su intensidad normal.

Fracturas por fatiga

El remodelado óseo tiene lugar en respuesta a las tensiones mecánicas de las actividades cotidianas normales. Inicialmente, el hueso se reabsorbe en áreas de daño microscópico relacionado con la actividad en preparación para la reparación mediante la formación ósea. Sin embargo, debido a que la formación ósea es más lenta que la resorción, el hueso se encuentra en un estado de debilidad transitoria. Por lo general, este proceso se mantiene en un equilibrio fisiológico, pero se vuelve patológico cuando el desarrollo de daño microscópico supera en gran medida las capacidades de reparación del hueso, como cuando se realiza una nueva actividad o cuando se produce un aumento abrupto en la actividad o en la intensidad del ejercicio.

El diagnóstico preciso es importante debido a que estas lesiones pueden progresar hasta una fractura desplazada si no se las trata de inmediato. A menudo, el paciente refiere dolor relacionado con la actividad que desaparece con el reposo, pero los síntomas pueden ser bastante engañosos. Si se restringe la actividad, el daño suele curarse antes de que se desarrolle una fractura verdadera, lo que explica por qué muchas lesiones óseas por estrés nunca se visualizan en las radiografías. La sensibilidad de las radiografías iniciales puede ser del 15% y las placas de seguimientos dan resultados positivos solo en el 50% de los casos. No obstante, siempre se deben realizar radiografías en un paciente en quien se sospecha una fractura por fatiga debido a que los hallazgos radiográficos clásicos, cuando están presentes, permiten llegar a un diagnóstico específico.

Aspecto en la resonancia magnética

La RM es sumamente sensible para detectar lesiones óseas por fatiga y por lo general es más específica que la gammagrafía ósea. En áreas de reacción ósea por estrés, los hallazgos en la RM incluyen edema medular en las imágenes en T1 y en secuencia STIR (Figura 8.15). En secuencia STIR también se puede observar intensidad aumentada en la región yuxtacortical/subperióstica, lo que puede corresponderse con un refuerzo perióstico y, en última instancia, se puede detectar una línea de fractura en la médula ósea o en la corteza suprayacente (Figura 8.16). Sin embargo, los hallazgos se deben correlacionar con el examen clínico debido a que puede haber edema de la médula ósea en atletas asintomáticos durante el ejercicio. La intensidad de señal anormal se resuelve a medida que la lesión se cura, por lo general al cabo de seis meses. Si la alteración de la señal persiste durante más tiempo, es probable que represente una lesión recurrente.

Las fracturas por fatiga por lo general afectan a la pelvis y los miembros inferiores (Figura 8.17). Los sitios habituales incluyen la cara posterior de la porción proximal de la tibia (corredores), la cara anterior de la porción media de la diáfisis tibial (deportes con saltos, danza), los metatarsos (corredores, marcha), la porción distal de la diáfisis del peroné (corredores), el cuello femoral (corredores, *ballet*) y el sacro (corredores, gimnasia). En la columna vertebral, también puede resultar afectado el istmo de las vértebras (*ballet*, corredores, gimnastas) (Tabla 8.3). Las fracturas de sacro por estrés merecen una mención aparte. Estos atletas a menudo se presentan con lumbalgia, por lo que se realiza una RM de la columna lumbar. Con este protocolo se debe inspeccionar el sacro con mucha atención, en particular en esta población de pacientes. En las imágenes T2W sin supresión grasa, que es el protocolo habitual para la exploración de la columna lumbar, el edema de una reacción por estrés (si la línea de fractura no es evidente) se fusiona con el fondo de médula grasa del sacro. Las fracturas por fatiga son infrecuentes en los miembros superiores, pero pueden afectar al húmero, el cúbito, la clavícula y las primeras costillas. Las fracturas por fatiga que se producen en ciertas ubicaciones se consideran "de alto riesgo" debido a que son propensas a progresar a una fractura completa, o su fusión suele ser diferida (Cuadro 8.3).

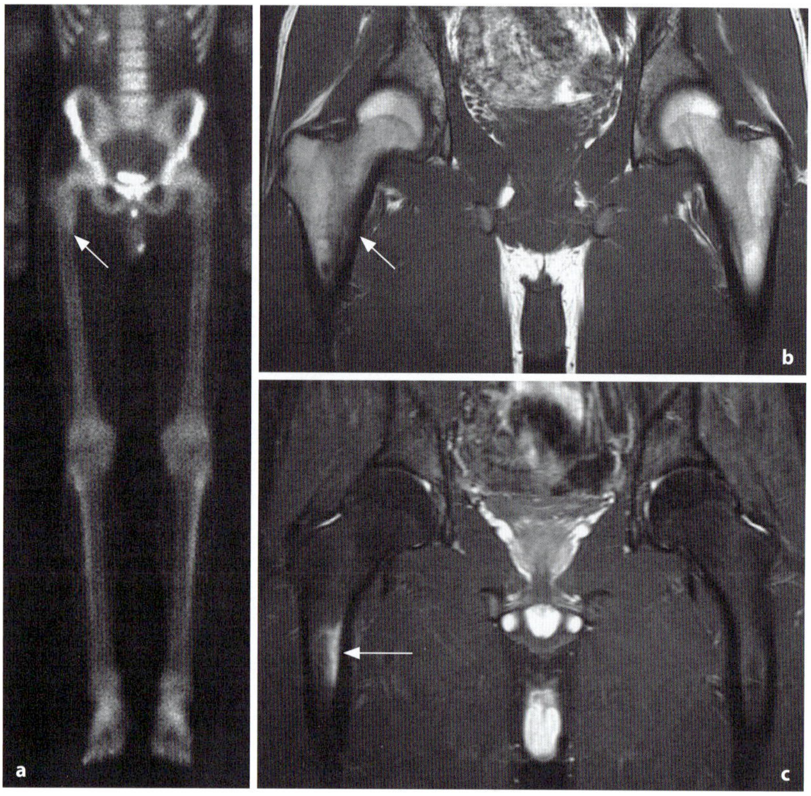

Figura 8.15 Reacción femoral por estrés. a Gammagrafía ósea, vista frontal. Se observa un foco de actividad levemente aumentada en la porción proximal del fémur derecho (*flecha*) en este joven atleta con dolor en la cadera derecha. b Imagen coronal en T1 de la pelvis. Se observa un área imprecisa de intensidad disminuida de forma asimétrica en dicha ubicación (*flecha*). c Imagen coronal en secuencia STIR de la pelvis. Se visualiza intensidad aumentada en dicha región, sin una línea de fractura diferenciada (*flecha*). Los hallazgos son compatibles con una reacción focal por estrés.

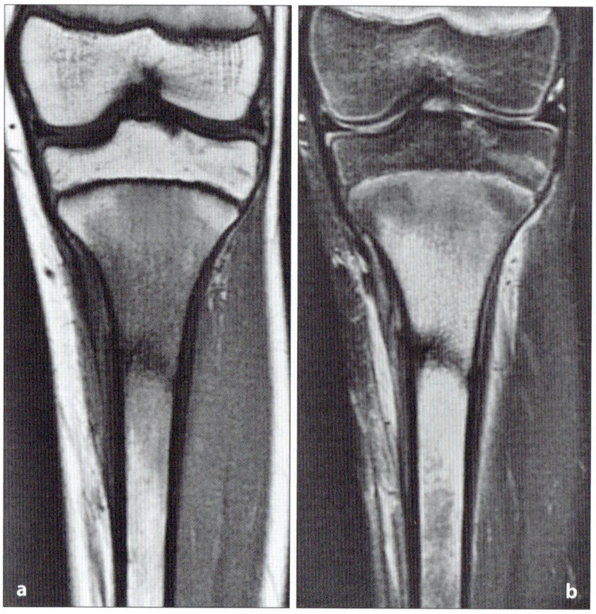

Figura 8.16 Fractura tibial por estrés. a Imagen coronal en T1 de la tibia. Se observa una línea horizontal de intensidad baja rodeada por edema medular difuso. b Imagen coronal en secuencia STIR de la tibia. La línea de fractura de baja intensidad es más evidente debido a la intensidad alta del edema adyacente. Además, el periostio hipointenso exhibe elevación en sentido medial y lateral.

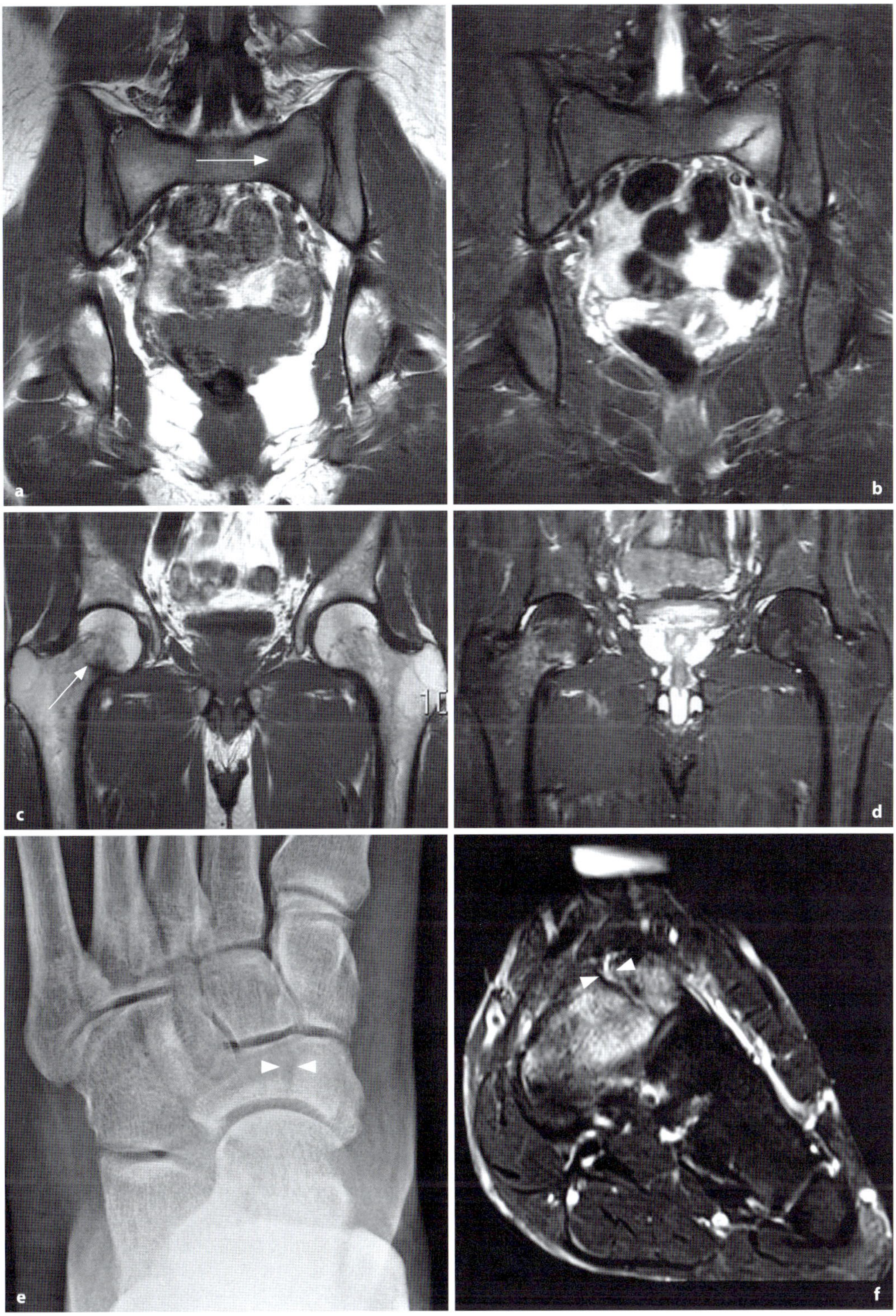

Figura 8.17 Fracturas por fatiga: pelvis y miembros inferiores. **a** Imagen coronal en T1 de la pelvis. Se observa edema de intensidad baja en el ala izquierda del sacro en este joven corredor de fondo (*flecha*). **b** Imagen coronal en secuencia STIR de la pelvis. Se visualiza una pequeña línea de fractura hipointensa dentro del edema. **c** Imagen coronal en T1 de la pelvis. Se observa una línea de fractura de intensidad baja en el cuello del fémur derecho (*flecha*). **d** Imagen coronal en secuencia STIR de la pelvis. Se visualiza una línea de fractura de intensidad baja con leve edema adyacente. **e** Radiografía oblicua del pie. Se observa una tenue radiolucencia longitudinal en la porción media del hueso navicular (*puntas de flecha*). **f** Imagen del eje corto en T2 con saturación grasa del pie. Se evidencia un amplio edema medular en el hueso navicular junto con una línea de fractura curvilínea (*puntas de flecha*).

Tabla 8.3 Sitios frecuentes donde se producen fracturas por fatiga

Miembros inferiores	▪ Tibia (en especial, corteza posterior, porción proximal de la diáfisis) ▪ Peroné (porción distal de la diáfisis) ▪ Metatarsos ▪ Calcáneo ▪ Navicular ▪ Fémur (cuello y diáfisis)
Pelvis	Sacro
Columna vertebral	Istmo

Tabla 8.4 Sistema de clasificación mediante RM de las lesiones por estrés crónico

Grado	T1	STIR
0	Normal	Normal
1	Normal	↑ IS (periostio)
2	Normal	↑ IS (médula ósea)
3	↓ IS (médula ósea)	↑ IS (médula ósea)
4	Línea de fractura	Línea de fractura

IS: intensidad de señal.

Cuadro 8.3 Fracturas por estrés "de alto riesgo"

- Cuello femoral (lado en tensión).
- Rótula.
- Tibia (corteza anterior).
- Maléolo medial.
- Astrágalo.
- Porción tarsiana del hueso navicular.
- Quinto metatarsiano.
- Sesamoideos del dedo gordo.

De Boen BP, Osbahr DC. High-risk stress fractures: evaluation and treatment. J Am Acad Orthop Surg 2000; 8: 344-53.

Sistema de clasificación mediante resonancia magnética

Debido a que el daño por fatiga se manifiesta como resultado de un espectro que va desde el remodelado acelerado hasta una fractura franca, el grado de alteración de la señal en la RM también varía. Se ha establecido un sistema de clasificación para ayudar a cuantificar el grado de la lesión (Tabla 8.4):

- Grado 0: estudio de RM normal.
- Grado 1: edema perióstico.
- Grado 2: intensidad alta intramedular en secuencia STIR, pero médula ósea de aspecto normal en imágenes T1W.
- Grado 3: señal medular anormal en las imágenes en T1 y en secuencia STIR.
- Grado 4: alteración de la señal cortical o línea de fractura evidente.

Lesiones por avulsión crónicas

Las lesiones por avulsión crónicas del hueso y del periostio son consecuencia de fuerzas repetitivas en sitios de inserción tendinosa. Estas lesiones suelen generarse en sitios habituales donde se producen las fracturas por avulsión descritas con anterioridad. Los hallazgos radiográficos incluyen reacción perióstica e irregularidad cortical que pueden simular una neoplasia maligna. La RM puede ayudar a llegar a un diagnóstico correcto (y evitar así una biopsia que puede generar confusión diagnóstica) al determinar que la alteración se localiza en el sitio de inserción de un tendón, donde exhibe engrosamiento cortical, falta de intensidad medular anormal y ausencia de una masa de partes blandas asociada (Figura 8.18).

Síndrome de estrés tibial

El "síndrome de estrés tibial" es un término inespecífico utilizado para describir la presencia de dolor e hiperestesia en la pierna que empeoran con la actividad y desaparecen con el reposo. Típicamente, los síntomas se localizan en la cara posteromedial de la tibia en la región de origen del músculo sóleo. Se piensa que el dolor es secundario a desgarros de las fibras de Sharpey en la interfase entre el músculo y el hueso, lo que resulta en una periostitis por tracción, pero se desconoce la causa exacta de este síndrome. En algunos casos, el dolor también puede estar relacionado con una lesión ósea por fatiga. En pacientes con evidencia clínica de síndrome de estrés tibial agudo, los hallazgos en la RM incluyen líquido o edema perióstico a lo largo de las caras anteromedial o posteromedial de la tibia, intensidad de señal anormal en la médula ósea de la tibia y, en algunos casos, fracturas diferenciadas (Figura 8.19).

Síndrome de estrés del muslo

De modo similar al síndrome de estrés tibial, se ha descrito un síndrome en los muslos conocido como "síndrome por avulsión de la inserción de los aductores" ("síndrome de estrés del muslo"). Se piensa que esta entidad es consecuencia de la tracción ejercida por los músculos aductores a lo largo del borde anteromedial del fémur. Los hallazgos en la RM, incluyendo la intensidad de señal aumentada en secuencia STIR que compromete el periostio medial y la médula adyacente de la porción proximal a media de la diáfisis femoral, sugieren que este síndrome representa una reacción por estrés de la diáfisis femoral que podría

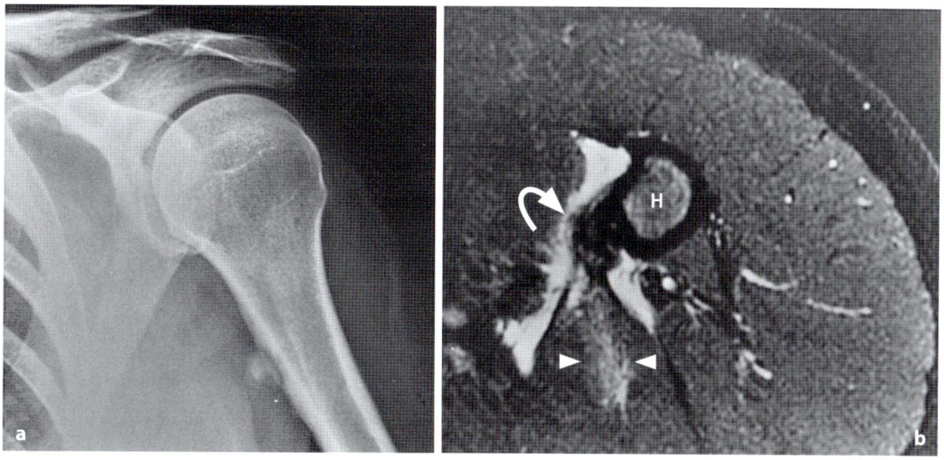

Figura 8.18 Lesión por avulsión crónica: porción proximal del húmero. a Radiografía anteroposterior del húmero izquierdo en rotación interna. Se pensaba que el foco redondo calcificado en la superficie anteromedial de la porción proximal de la diáfisis humeral representaba un posible tumor superficial. b Imagen axial en secuencia STIR de la porción proximal del brazo. Se observa una abundante cantidad de líquido o sangre alrededor de la lesión por avulsión en el origen del dorsal ancho (*flecha curva*) a lo largo de la porción proximal del húmero (H). Nótese también el edema o la hemorragia intramuscular, compatible con una distensión o un desgarro parcial (*puntas de flecha*).

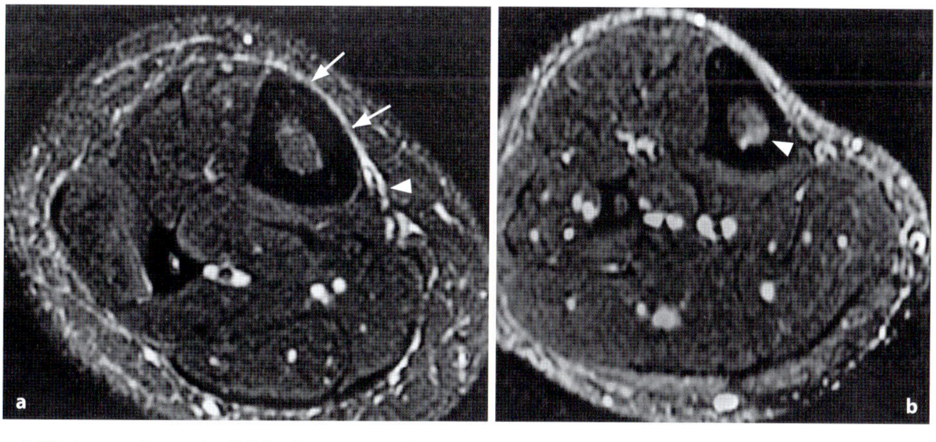

Figura 8.19 Síndrome de estrés tibial. a Imagen axial en secuencia STIR de la porción media de la tibia. Se observa líquido o edema perióstico de intensidad alta en la cara anterior de la tibia (*flechas*), con cierta extensión en sentido medial a lo largo de la inserción del sóleo (*punta de flecha*). Este aspecto es similar al de una reacción por estrés grado 1. b Imagen axial en secuencia STIR de la porción media de la tibia (paciente diferente del mostrado en a). Además del líquido o edema perióstico de intensidad alta en la cara anterior de la tibia, se observa edema intramedular focal (*punta de flecha*) en este paciente que se presentó con síntomas de síndrome de estrés tibial agudo.

resultar en una verdadera fractura por estrés. En casos más avanzados, la señal de intensidad anormal también puede afectar a la corteza femoral medial. Debido a que estos pacientes, que por lo general son atletas, a menudo se presentan con dolor impreciso en la entrepierna, se debe utilizar un campo de visión amplio para incluir las caderas y una porción tan grande de las diáfisis femorales como sea posible a fin de realizar un diagnóstico preciso (Figura 8.20).

Osteólisis postraumática

La osteólisis postraumática afecta a las articulaciones que soportan cargas verticales, como la sínfisis púbica y las articulaciones acromioclaviculares y sacroilíacas. Estas cargas

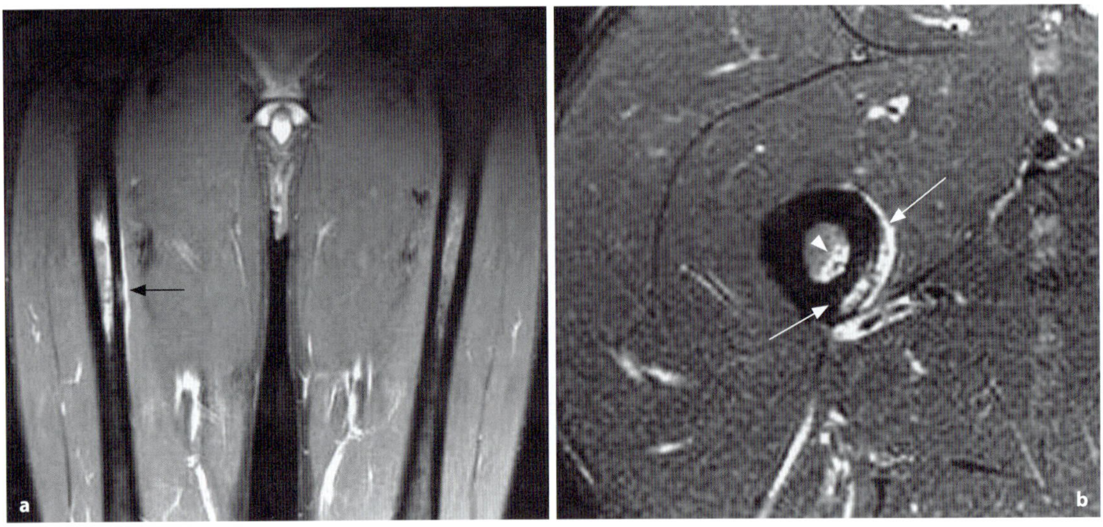

Figura 8.20 Síndrome de estrés del muslo. a Imagen coronal en secuencia STIR de los muslos. Se evidencia intensidad aumentada y alargada en la porción proximal a media de la diáfisis femoral (*flecha*). **b** Imagen axial en secuencia STIR del muslo derecho. Se observa señal anormal aumentada a lo largo de las superficies perióstica (*flecha larga*) y endóstica (*punta de flecha*) del fémur, junto con una alteración similar de la señal en la corteza posteromedial (*flecha corta*). Los hallazgos son compatibles con una fractura por estrés en desarrollo.

provocan hiperemia, sinovitis y resorción de hueso subcondral en la articulación afectada. Los hallazgos en la RM incluyen erosiones y edema medular y, a veces, una pequeña línea de fractura subcondral, así como la presencia de líquido intraarticular e hipertrofia sinovial causada por la sinovitis (Figura 8.21).

Traumatismos en un esqueleto inmaduro

Epifisiólisis

La epifisiólisis se refiere a una lesión crónica de la placa de crecimiento producida por fuerzas de compresión y cizallamiento que podría considerarse como una lesión por estrés tipo Salter 1. Esta lesión es frecuente en la porción proximal del fémur (desplazamiento de la epífisis de la cabeza femoral), la porción distal del radio en gimnastas y la porción proximal del húmero y del epicóndilo medial del codo en lanzadores de béisbol de ligas juveniles ("hombro del lanzador juvenil" y "codo del lanzador juvenil", respectivamente). Los hallazgos de la epifisiólisis en la RM incluyen ensanchamiento fisario, edema de médula ósea (sobre todo en la metáfisis) y, quizá, angulación anormal de la epífisis respecto de la metáfisis (Figuras 8.22 y 8.23). También puede producirse el cierre prematuro de la fisis.

Puentes fisarios postraumáticos

Las fracturas que comprometen la placa de crecimiento en desarrollo pueden provocar el cierre prematuro de una porción de la fisis. Estos puentes óseos ocasionan un crecimiento diferencial en la fisis, lo que resulta en deformaciones angulares. El diagnóstico mediante radiografías convencionales puede ser complejo; sin embargo, estos puentes se diagnostican con facilidad mediante RM. Las imágenes en T2* con eco de gradiente son excelentes para identificar la presencia, la extensión y la ubicación del puente óseo. El puente óseo hipointenso se observa con facilidad en su recorrido a través del cartílago hiperintenso en las porciones normales de la placa de crecimiento (Figura 8.24). En las imágenes T1W, se los observa como puentes de médula ósea que atraviesan la fisis hipointensa.

Fracturas por avulsión

Antes del cierre fisario, los tendones y los ligamentos son más fuertes que la placa de crecimiento. Esto explica la elevada incidencia de avulsiones apofisarias en pacientes con inmadurez esquelética. Este tema se analiza en mayor detalle en la sección de lesiones por avulsión.

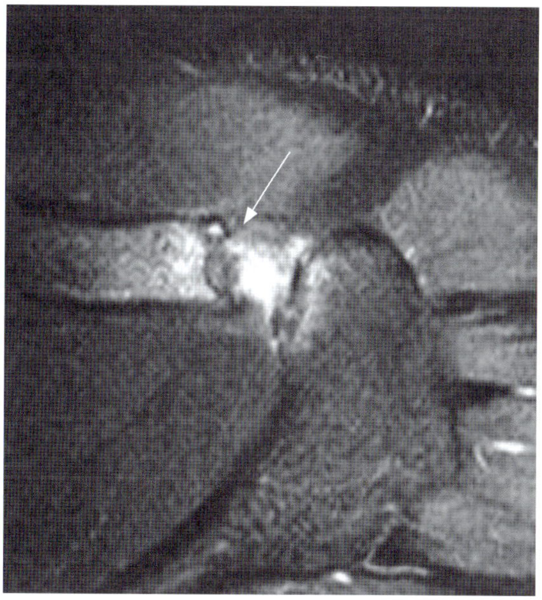

Figura 8.21 Osteólisis por estrés en la clavícula izquierda. Imagen axial en secuencia STIR del hombro izquierdo. En este joven jugador de fútbol americano se observan edema y líquido de intensidad alta alrededor de la articulación acromioclavicular izquierda y osteólisis de la porción distal de la clavícula homolateral (*flecha*).

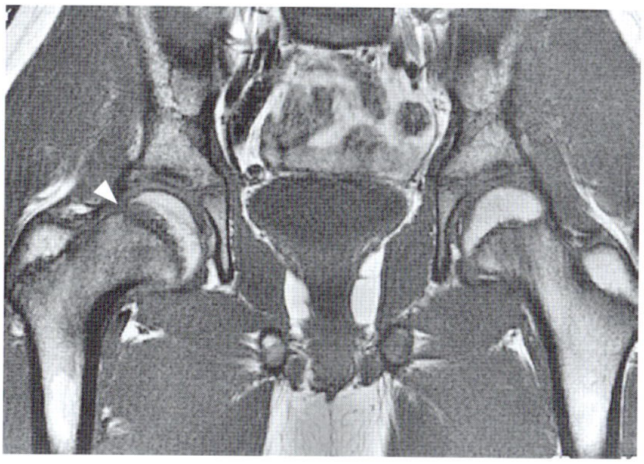

Figura 8.22 Epifisiólisis: cadera derecha. Imagen coronal en T1 de las caderas. Se observa edema de intensidad baja en el cuello del fémur derecho, con ensanchamiento de la región lateral de la fisis de la cabeza femoral (*punta de flecha*) y desalineación de la epífisis de la cabeza femoral.

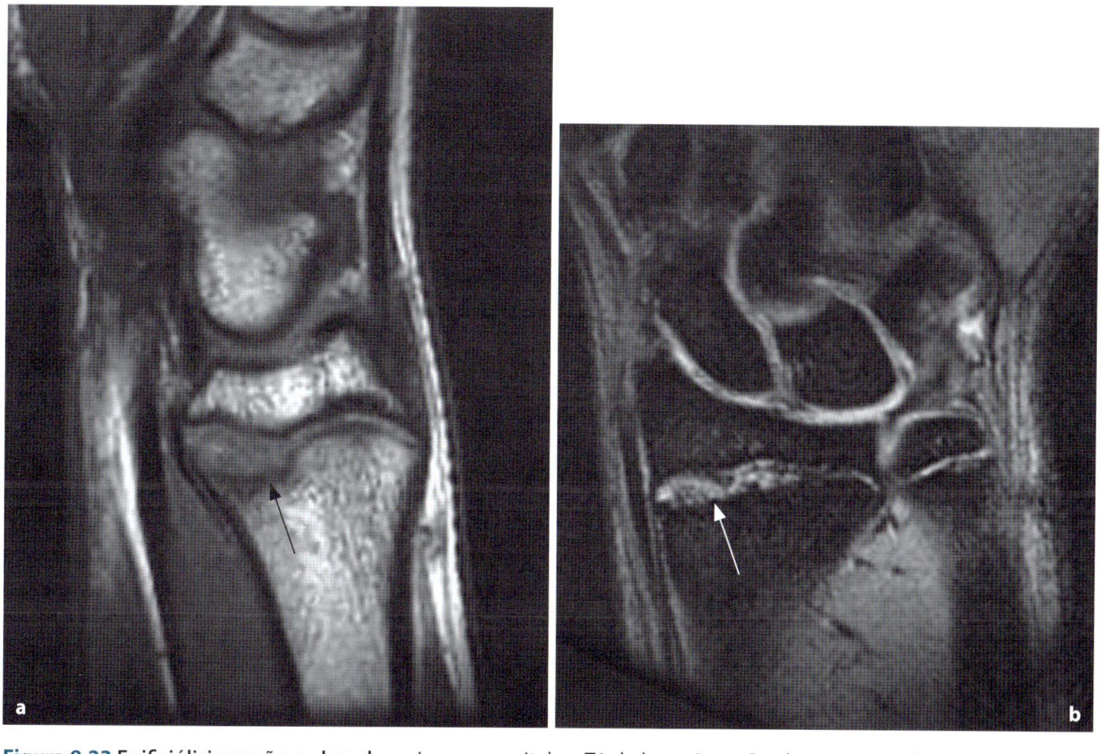

Figura 8.23 Epifisiólisis: muñeca derecha. a Imagen sagital en T1 de la muñeca. Se observa ensanchamiento de la cara anterior de la fisis distal del radio (*flecha*) en este joven gimnasta. **b** Imagen coronal en T2* con eco de gradiente de la muñeca. En este plano se visualiza ensanchamiento a lo largo de la cara radial de la fisis (*flecha*).

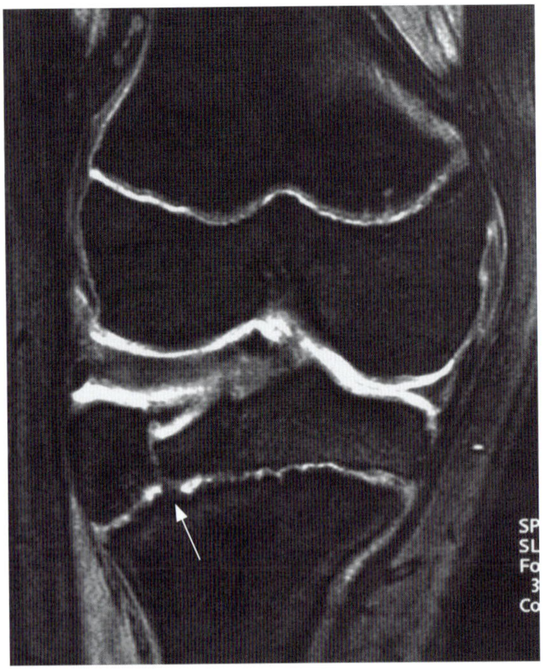

Figura 8.24 Puente fisario. Imagen coronal en T2* con eco de gradiente de la rodilla. Se observa una barra ósea de intensidad baja (*flecha*) que atraviesa la fisis proximal de la tibia de intensidad alta en este paciente que tenía una fractura fisaria previa. Nótese la incongruencia residual de la epífisis proximal de la tibia en ese sitio.

Diagnóstico diferencial

Edema de la médula ósea epifisaria y subcondral (Cuadro 8.4)

Procesos diferentes de un traumatismo también pueden provocar alteraciones de la señal medular que pueden ser indistinguibles de los cambios postraumáticos, en especial en la epífisis. Dichas afecciones incluyen la artritis degenerativa, la osteoporosis transitoria, las primeras etapas de la necrosis avascular, las infecciones, la distribución inadecuada del peso y las fracturas por fatiga o por insuficiencia.

Cuadro 8.4 Edema de la médula ósea epifisaria y subcondral: diagnóstico diferencial

- Contusión traumática.
- Fractura oculta en las radiografías.
- Artritis degenerativa.
- Osteoporosis transitoria.
- Etapas iniciales de la necrosis avascular.
- Osteonecrosis espontánea.
- Infecciones.
- Distribución inadecuada del peso.
- Fractura por fatiga o por insuficiencia.

La artritis degenerativa puede provocar edema subcondral crónico, pero también puede presentar otros signos de artrosis, como pérdida del cartílago articular y formación de osteofitos. El edema medular transitorio ("osteoporosis transitoria") afecta con mayor frecuencia a las caderas y puede simular una contusión; sin embargo, el diagnóstico se ve facilitado por el hecho de que típicamente compromete la cabeza y el cuello femoral en su totalidad y por los antecedentes de inicio gradual de los síntomas. Este síndrome también se ha observado en rodillas y pies. La necrosis avascular, en sus etapas iniciales, puede generar signos de edema de la médula epifisaria en la RM.

"Osteonecrosis espontánea de la rodilla" es un término erróneo debido a que se ha demostrado que representa una fractura subcondral por insuficiencia. A menudo se menciona un antecedente de dolor de inicio súbito sin un evento traumático, en un individuo de edad avanzada. Esta afección por lo general afecta a la superficie que soporta cargas del cóndilo femoral medial y resulta en un extenso edema de la médula ósea subcondral. Habitualmente, una inspección minuciosa también revela una pequeña línea de fractura de señal baja paralela a la placa subcondral, que confirma el diagnóstico (Figura 8.25). Las infecciones pueden simular un edema medular traumático, pero por lo general se las puede distinguir debido a su presentación clínica.

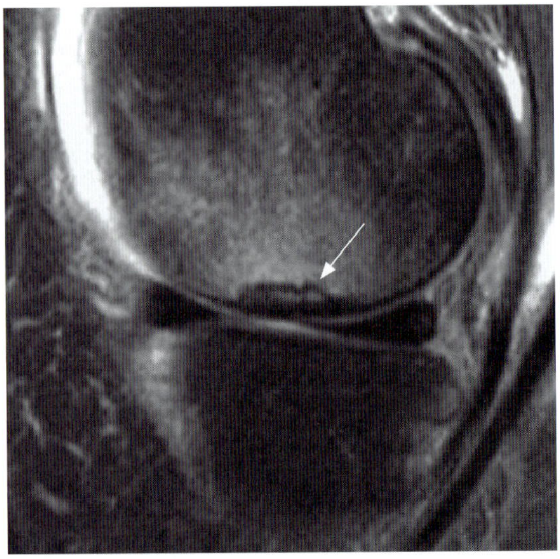

Figura 8.25 Osteonecrosis espontánea de la rodilla (fractura subcondral). Imagen sagital en secuencia STIR de la rodilla. Se evidencia un extenso edema de médula ósea en todo el cóndilo femoral medial con una pequeña línea de fractura subcondral (*flecha*).

Es posible observar una señal de intensidad similar a la del edema y de distribución irregular en el interior de la médula ósea en individuos asintomáticos, como consecuencia de la distribución inadecuada del peso o de una modificación reciente en el nivel de actividad. También es frecuente en pacientes pediátricos asintomáticos hasta los 16 años de edad.

Distinción entre fractura por fatiga y tumor

Quizá la mayor dificultad sea diferenciar una fractura por fatiga en desarrollo de un tumor debido a que ambas entidades se pueden manifestar con hallazgos similares en las radiografías y en la RM. Se debe tener mucho cuidado, debido a que biopsiar una fractura por estrés puede hacer que se diagnostique una neoplasia por error, por la presencia de osteoide inmaduro formado como parte del proceso de curación. Si se sospecha una fractura por estrés, las radiografías de seguimiento al cabo de una a dos semanas o un nuevo estudio de RM pueden revelar signos de fusión o una línea de fractura diferenciada, lo que permite llegar a un diagnóstico preciso. Además, la tomografía computarizada puede ser útil, ya que tiene mayor resolución ósea que la RM (Figura 8.26).

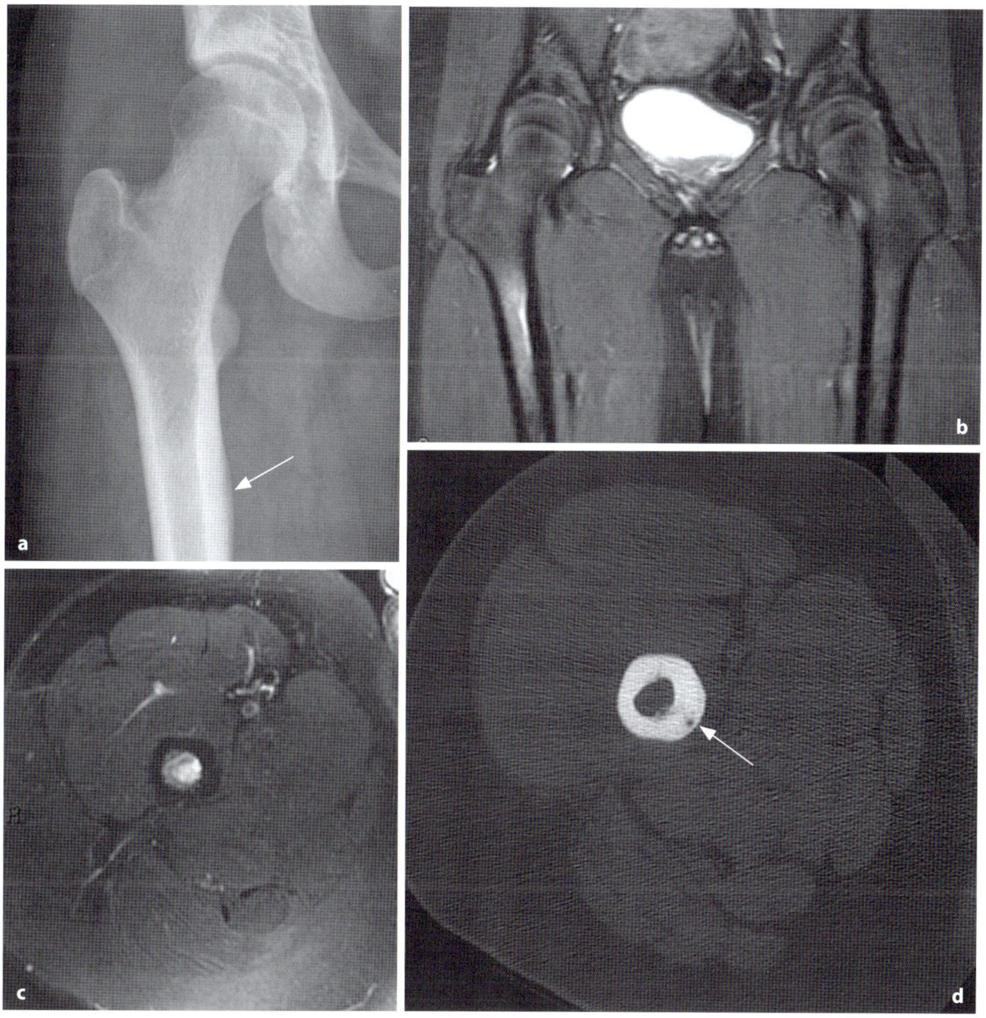

Figura 8.26 Distinción entre fractura por estrés y tumor. **a** Radiografía anteroposterior de la cadera derecha. Se observa un notable engrosamiento cortical a lo largo de la cara medial de la porción proximal de la diáfisis femoral (*flecha*) en este adolescente con dolor de cadera derecha. El diagnóstico diferencial se debatía entre un osteoma osteoide y una lesión por estrés. **b** Imagen coronal en secuencia STIR de la pelvis. Nuevamente se observa engrosamiento de la porción proximal de la corteza femoral, al igual que una intensidad de señal inespecífica de aspecto similar al edema en el interior de la cavidad medular adyacente. **c** Imagen axial en secuencia STIR del muslo. Se visualiza alteración inespecífica de la señal en el interior de la diáfisis femoral. El diagnóstico diferencial se mantiene. **d** Tomografía computarizada del muslo. Se observa un pequeño nido radiolúcido y redondo en la corteza engrosada (*flecha*), compatible con un osteoma osteoide (demostrado en una biopsia posterior).

Osteocondritis disecante

La osteocondritis disecante se refiere a la fragmentación o separación de una porción de hueso subcondral a lo largo de una superficie articular. Se han descrito dos formas: la juvenil, que se manifiesta antes del cierre de la placa de crecimiento, y la adulta. La mayoría de las lesiones juveniles se curan con tratamiento conservador, mientras que el pronóstico de la osteocondritis disecante en adultos no es tan bueno. La rodilla, el tobillo y el codo son las articulaciones afectadas con mayor frecuencia, pero el hombro y la cadera también pueden estarlo (Tabla 8.5).

En la rodilla, el sitio afectado con mayor frecuencia es la cara lateral del cóndilo femoral medial (Figura 8.27) a lo largo de la superficie que no soporta peso. En el codo, la lesión compromete al *capitellum* (porción articular del cóndilo) sobre la superficie de convexidad anterior (Figura 8.28).

Tabla 8.5 Sitios frecuentes donde se observa la osteocondritis disecante

Rodilla	Cóndilo femoral medial (superficie que no soporta peso).
Codo	*Capitellum.*
Tobillo	Domo del astrágalo (anterolateral o posteromedial; en la actualidad, se las denomina "lesiones osteocondrales").

Se desconoce la etiología exacta en estos sitios, pero es probable que en la mayoría de los casos existan traumatismos a repetición o fuerzas de cizallamiento agudas.

En el tobillo, estas alteraciones subcondrales se encuentran en las caras anterolateral o posteromedial del domo del astrágalo (Figura 8.29) y típicamente se las denomina "lesiones osteocondrales" en lugar de osteocondritis disecante, quizá debido a su frecuente asociación con un episodio traumático previo. Además, las lesiones en este sitio pueden resolverse con el tiempo, lo que pone en dudas algunos de los sistemas de estadificación que se han propuesto.

La evaluación no invasiva de la estabilidad del fragmento es importante debido a que puede ayudar a guiar el tratamiento posterior. Los fragmentos se consideran estables si están adheridos al hueso de origen y por lo general el tratamiento es no quirúrgico. Si el fragmento es inestable (está suelto) o está desplazado de su sitio de origen, se indica tratamiento quirúrgico.

Las radiografías convencionales pueden evidenciar un fragmento óseo desplazado, pero por lo demás son poco confiables para evaluar la estabilidad de la lesión. La RM permite observar el fragmento, el cartílago suprayacente y la interfase entre el fragmento y el hueso de origen.

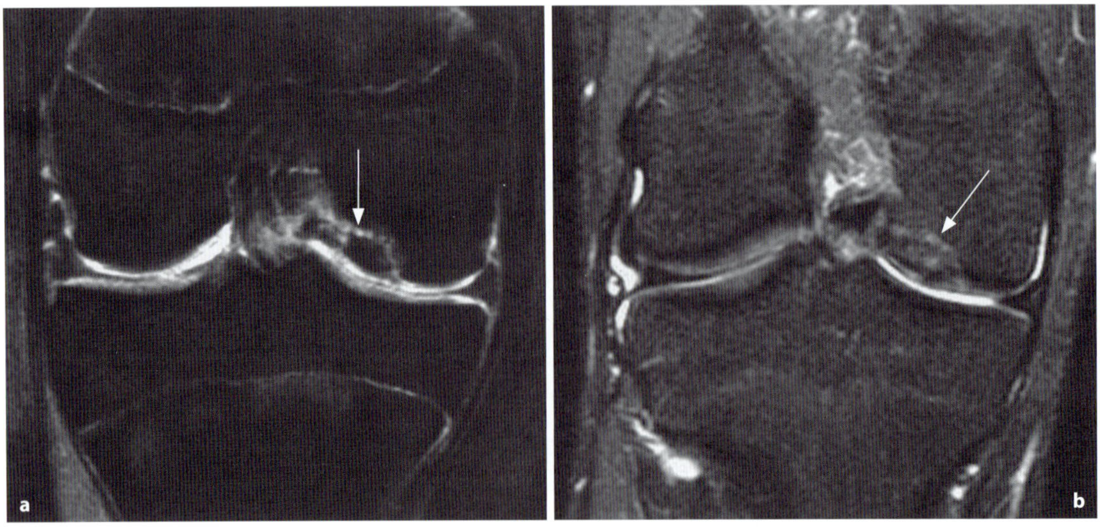

Figura 8.27 Osteocondritis disecante: rodilla. a Imagen coronal en secuencia STIR de la rodilla. Se observa un pequeño fragmento osificado en la cara lateral (que no soporta peso) del cóndilo femoral medial. Nótese el líquido de intensidad alta que se extiende entre el fragmento y el hueso subyacente (*flecha*), que sugiere que el fragmento es por lo menos parcialmente inestable. **b** Imagen coronal en secuencia STIR de la rodilla (paciente diferente del mostrado en **a**). No se visualiza líquido entre el fragmento y el hueso subyacente (*flecha*), compatible con un fragmento estable. Asimismo, el cartílago articular suprayacente está intacto.

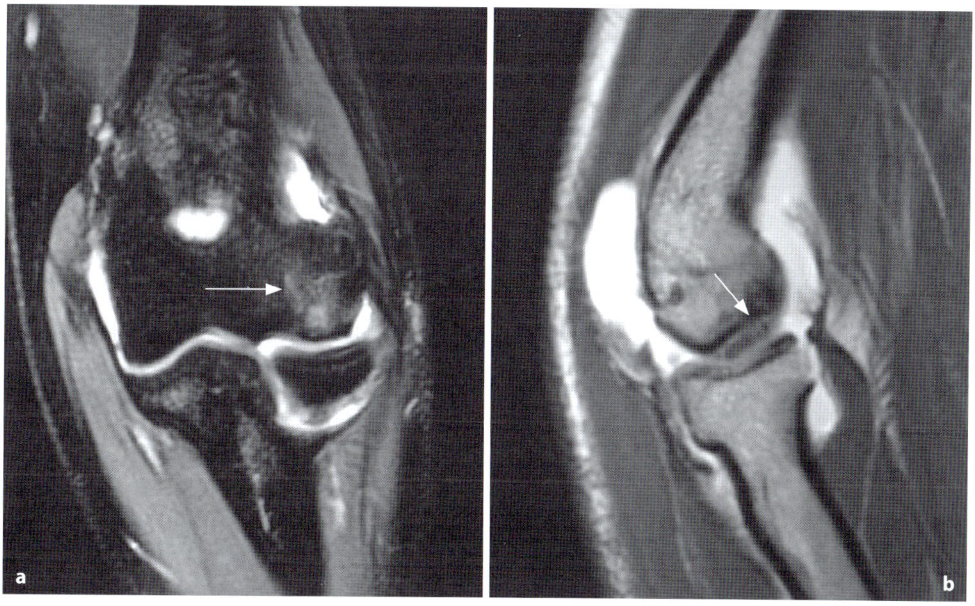

Figura 8.28 Osteocondritis disecante: *capitellum*. a Imagen coronal en secuencia STIR del codo (artrografía por RM). Se evidencia edema subcondral focal en el *capitellum* (*flecha*). **b** Imagen sagital en T1 del codo. Se visualiza mejor el fragmento subcondral (*flecha*), el cual parece ser estable, sin extensión de contraste entre el fragmento y el hueso subyacente.

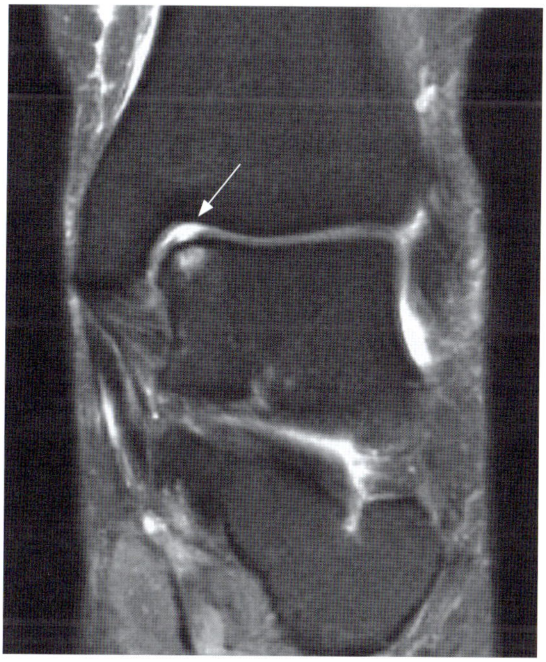

Figura 8.29 Lesión osteocondral: astrágalo. Imagen corona en T2 con saturación grasa del tobillo. Se observa un pequeño foco subcondral de intensidad aumentada en la cara medial del domo astragalino, compatible con una lesión osteocondral. Nótese el pequeño defecto en el cartílago suprayacente (*flecha*).

Los signos observados en la RM que son sugestivos (aunque no diagnósticos) de un fragmento inestable incluyen uno o más de los siguientes hallazgos en las imágenes T2W o en secuencia STIR (Cuadro 8.5; *v.* Figuras 8.27 a 8.29):

- Intensidad de señal alta (equivalente a la del líquido) de forma lineal alrededor del fragmento.
- Cambios quísticos de 5 mm o más entre el fragmento y el hueso de origen.
- Defecto lineal de intensidad alta en el cartílago suprayacente.
- Defecto focal en el cartílago asociado, de 5 mm o más.

Cuadro 8.5 Osteocondritis disecante: signos de un fragmento inestable en la RM

En secuencia STIR o en imágenes T2W:
- Línea de intensidad alta alrededor del fragmento.
- Focos quísticos ≥ 5 mm entre el fragmento y el hueso de origen.
- Foco lineal de intensidad alta en el cartílago suprayacente.
- Defecto ≥ 5 mm en el cartílago suprayacente.

Acceda al eBook para consultar la lista de bibliografía.
Consulte las indicaciones en la retiración de tapa.

9

Articulación temporomandibular

Cómo explorar la articulación temporomandibular

Al final del capítulo se detallan los protocolos para la articulación temporomandibular.

- Bobinas y posición del paciente: se utilizan pequeñas bobinas superficiales, por lo general de unos 7,5 cm de diámetro. El examen bilateral simultáneo se puede realizar con bobinas superficiales acopladas. El paciente se coloca en decúbito supino en la camilla del resonador y las bobinas se centran en las articulaciones temporomandibulares justo antes del trago de la oreja. Se obtienen imágenes a través de las articulaciones con la boca cerrada y luego un dispositivo especial para abrir la boca, con la boca abierta. Para quienes somos más innovadores (tacaños), se puede envolver una jeringa con un trozo de gasa, que se coloca en la boca del paciente para que la muerda.
- Orientación de las imágenes: primero se obtiene una imagen axial localizadora a nivel de los cóndilos de la articulación temporomandibular. Utilizando esta imagen exploradora, se traza una línea entre las caras anteriores de ambos cóndilos y luego se obtienen imágenes sagitales perpendiculares a esta línea. Esto casi siempre coincide con el plano sagital respecto del tubo del resonador, pero es una imagen sagital oblicua de las articulaciones temporomandibulares. Estas imágenes se obtienen primero con la boca cerrada y luego se puede repetir la secuencia sagital con la boca abierta si se desea saber si el disco de la articulación temporomandibular disminuye de tamaño con la abertura de la boca. En algunos pacientes, se obtienen imágenes coronales oblicuas a través de las articulaciones temporomandibulares para poder observar ampliamente los cóndilos en otro plano y para visualizar el disco en el infrecuente caso de que se desplace solo en dirección medial o lateral respecto del cóndilo. Estas imágenes se obtienen paralelas al eje longitudinal de los cóndilos utilizando la imagen axial exploradora como referencia. Las imágenes coronales oblicuas se obtienen con la boca cerrada.
- Secuencias de pulso y regiones de interés: las imágenes ponderadas en T1 (T1W) o ponderadas en densidad protónica evidencian de forma óptima la anatomía pertinente. Las imágenes ponderadas en T2 (T2W) con supresión grasa no suelen ser necesarias para la evaluación de rutina de las alteraciones de esta articulación, pero pueden ser útiles en el contexto de un traumatismo reciente, ya que evidencian la presencia de edema de médula ósea o de partes blandas.
- El espesor de corte recomendado es de 3 mm, sin separaciones entre cortes; a menudo se utiliza un campo de visión de 6 cm. Por lo general, se exploran ambas articulaciones temporomandibulares utilizando las bobinas acopladas mencionadas con anterioridad debido a que las alteraciones bilaterales son frecuentes.
- Contraste: el realce con contraste no es de utilidad para el diagnóstico de rutina de las alteraciones internas de la articulación temporomandibular.

Articulación temporomandibular normal

Estructuras óseas

Los componentes óseos de la articulación temporomandibular son el cóndilo mandibular y el hueso temporal a nivel de la base del cráneo (Figuras 9.1 y 9.2). Las porciones relevantes del hueso temporal que se articulan con el cóndilo son la fosa glenoidea y la eminencia articular. Cuando la boca está cerrada, el cóndilo debe adquirir una posición concéntrica en la fosa glenoidea. Cuando la boca está abierta, el cóndilo se traslada en sentido anterior, de forma tal que queda directamente debajo del vértice de la eminencia articular. Las superficies articulares de la articulación temporomandibular están revestidas por una delgada capa de fibrocartílago.

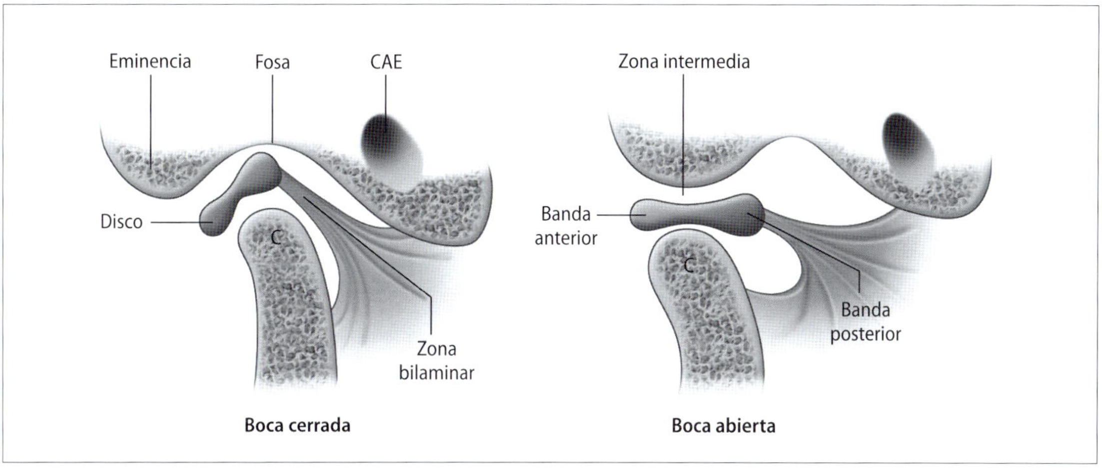

Figura 9.1 Anatomía de la articulación temporomandibular normal (vista sagital). Boca cerrada (*izquierda*) y abierta (*derecha*); el lado izquierdo de cada imagen es la región anterior en la anatomía. Se visualiza la relación entre el disco y las estructuras óseas, formándose una zona intermedia entre la eminencia y el cóndilo cuando ambos están en máxima proximidad entre sí. La banda posterior se ubica en posición de hora 12 en el cóndilo. C: cóndilo; CAE: conducto auditivo externo.

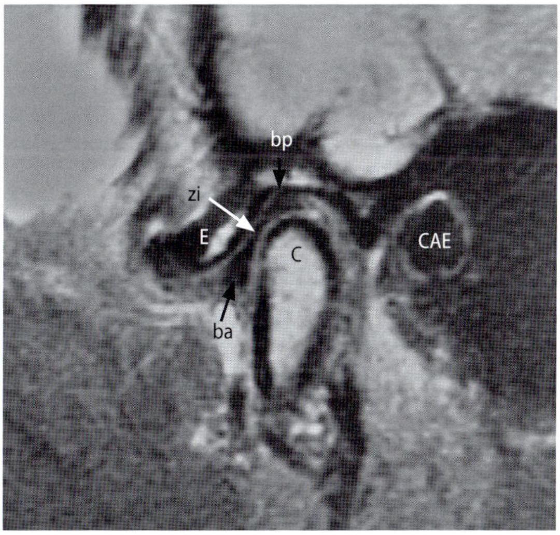

Figura 9.2 Articulación temporomandibular normal. Boca cerrada (imagen sagital en T1). Estructuras óseas: C: cóndilo; E: eminencia articular; CAE: conducto auditivo externo. Disco: ba: banda anterior; bp: banda posterior; zi: zona intermedia. Nótese la banda posterior en posición de hora 12 en relación con el cóndilo y la zona intermedia entre el cóndilo y la eminencia, en el sitio de mayor aposición.

Disco

La estructura de partes blandas de interés en la articulación temporomandibular es el menisco o disco articular, el cual está interpuesto entre el cóndilo y el hueso temporal, separando por completo la articulación en los recesos superior e inferior. El disco está formado por tejido fibroso y tiene una configuración bicóncava asimétrica. El disco es más grueso en la región periférica que en el centro. La delgada porción central del disco se llama "zona intermedia". La periferia del disco, de mayor grosor, se divide en bandas anterior y posterior (*v.* Figuras 9.1 y 9.2). La banda anterior del disco suele ser más pequeña que la posterior. El disco se adhiere a la cápsula articular, al músculo pterigoideo y al hueso. En situación posterior, el disco se continúa con fibras de colágeno y tejido fibroelástico laxo conocido como "zona bilaminar" o "inserción posterior". La zona bilaminar funciona como una banda elástica que permite al menisco desplazarse hacia adelante con el cóndilo durante la apertura de la boca y luego se retrae hacia su posición original, arrastrando el disco, cuando la boca se cierra.

La posición normal del disco de la articulación temporomandibular, independientemente de si la boca está abierta o cerrada, es con la zona intermedia ubicada entre el cóndilo y el hueso temporal adyacente en el sitio de aposición más cercana entre ambos huesos. En general, el disco tiene intensidad de señal baja en todas las secuencias de pulso, pero en la evaluación minuciosa se observa intensidad intermedia en la región central a nivel de las bandas anterior o posterior.

La resonancia magnética (RM) de la articulación temporomandibular normal en el plano sagital muestra el disco bicóncavo con una configuración en forma de moño asimétrico. La delgada zona intermedia se puede observar entre las dos superficies de hueso cortical en estrecha aposición entre el cóndilo y la eminencia, tanto con la boca completamente cerrada o en cualquier grado de apertura. En condiciones normales, con la boca cerrada la banda posterior se ubica en posición de hora 12, justo sobre la porción superior del cóndilo. Es posible que la banda posterior no siempre sea visible cuando la boca está cerrada debido a que su señal se entremezcla con la del hueso cortical hipointenso adyacente correspondiente al cóndilo y la fosa glenoidea. La banda posterior se vuelve más evidente con la boca abierta, ya que se aleja del hueso adyacente (Figura 9.3).

Articulación temporomandibular anormal (Cuadro 9.1)

Debido a la limitada cantidad de procesos que pueden afectarla, muchos radiólogos consideran a la articulación temporomandibular como "poco interesante"; a su vez, esta situación permite interpretarla de una forma relativamente rápida. El disco puede estar desplazado (alteración interna) y puede producirse un proceso articular degenerativo como consecuencia del desplazamiento crónico del disco. Los traumatismos y las artritis inflamatorias también afectan a esta articulación. Algunos médicos clínicos creen que existe la necrosis avascular del cóndilo mandibular. Debido al limitado repertorio de patologías, es difícil que se realice un diagnóstico erróneo en pacientes con síntomas de la articulación temporomandibular. Sin embargo, varias veces al año recibimos preguntas acerca de cómo explorar esta articulación para detectar alteraciones internas en pacientes que no responden al tratamiento en la forma esperada o que tienen síntomas inusuales. Los radiólogos deben conocer cómo evaluar las imágenes de la articulación temporomandibular.

Cuadro 9.1 Articulación temporomandibular: información necesaria

Disco normal
- Estructura bicóncava con una delgada zona intermedia que se articula entre el cóndilo y la eminencia en el sitio de aposición más cercana en las imágenes sagitales.

Disco anormal
- El disco se desplaza en sentido anterior respecto de la posición normal con la boca cerrada. La zona intermedia ya no se ubica entre los puntos de contacto más próximos del cóndilo y la eminencia.
- Con la boca abierta, el disco puede reducirse a la posición normal (desplazamiento anterior con reducción).
- Con la boca abierta, el disco puede permanecer desplazado (desplazamiento anterior sin reducción).
- Degeneración discal con pérdida de la forma bicóncava y de la señal interna de intensidad intermedia.
- Degeneración articular:
  - Quiste subcondral, esclerosis subcondral, osteofitos del cóndilo.
  - Osteonecrosis.

Alteraciones internas

Las alteraciones internas de la articulación temporomandibular se presentan con mayor frecuencia en mujeres que en hombres y, en general afectan a adultos jóvenes. Los síntomas pueden incluir cefalea, otalgia, dolor e hiperestesia sobre la articulación, ruido articular ("chasquido, crujido, estallido") y limitación para abrir la boca.

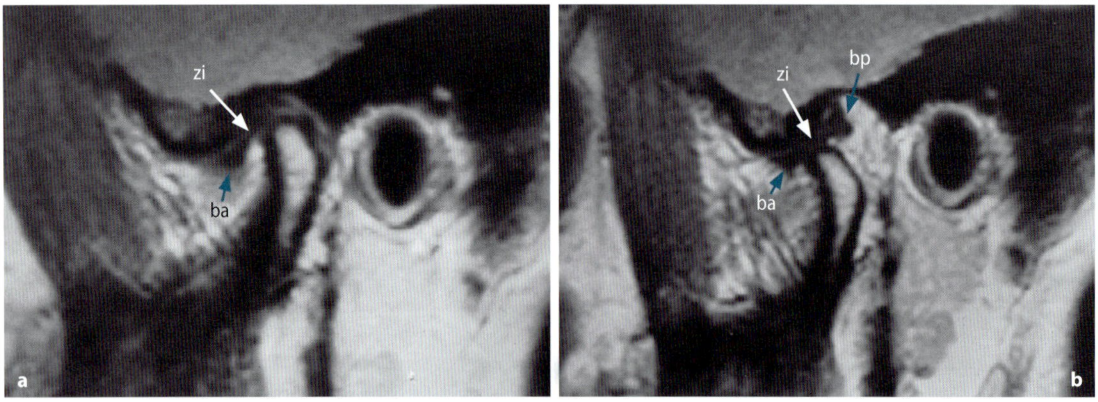

Figura 9.3 Articulación temporomandibular normal. **a** Boca cerrada (imagen sagital en T1). El disco está en posición normal, pero es difícil identificar la banda posterior debido a que se entremezcla con el hueso cortical adyacente. La zona intermedia (zi) y la banda anterior (ba) son fáciles de observar y confirman la posición normal del disco. **b** Boca parcialmente abierta (imagen sagital en T1). Todo el disco, incluyendo la banda posterior (bp), se vuelve evidente al alejarse de los huesos adyacentes. La zona intermedia (zi) permanece en su posición normal, interpuesta entre el cóndilo y la eminencia en el sitio donde están más cerca entre sí; la banda anterior (ba) sigue siendo evidente.

Las alteraciones internas de la articulación temporomandibular se pueden clasificar en tres categorías diferentes y, con frecuencia, el paciente progresa de manera secuencial desde una categoría hacia la siguiente. Las formas de alteración interna, en orden creciente de gravedad, son las siguientes:

1. Desplazamiento anterior del disco con reducción a la posición normal al abrir la boca.
2. Desplazamiento anterior del disco sin reducción a la posición normal al abrir la boca.
3. Desplazamiento anterior del disco con una perforación.

Un disco que presenta una alteración interna siempre está en una posición anormal cuando la boca está cerrada, pero puede o no adoptar una posición normal al abrir la boca (Figura 9.4). Si bien evaluamos si el disco se reduce hacia la posición normal al abrir la boca, esto puede variar día a día; suele ser fácil llegar al diagnóstico clínico y por lo general no contribuye a la elección del tratamiento. Las alteraciones internas limitan la apertura de la boca debido al desplazamiento discal que no se reduce a la posición normal al abrir la boca; el disco actúa como una barrera física contra la traslación anterior del cóndilo (*v.* Figura 9.4). La probabilidad de que el disco se reduzca a una posición normal disminuye a medida que la zona bilaminar se estira cada vez más y se vuelve disfuncional.

Por último, puede producirse una perforación discal o el disco puede volverse engrosado y fibrótico. Por lo general, la enfermedad articular degenerativa se manifiesta en esta etapa más avanzada de alteración interna.

Resonancia magnética de las alteraciones internas y de los procesos degenerativos

Las imágenes sagitales de las alteraciones internas de la articulación temporomandibular muestran el disco en una posición anterior anormal respecto del cóndilo cuando la boca está cerrada. La banda posterior no se ubica directamente sobre la porción superior del cóndilo, y la zona intermedia no se articula entre el cóndilo y la eminencia en el sitio de mayor proximidad entre sí. La RM no permite detectar las perforaciones discales. Es necesario informar la presencia de un disco engrosado que ha perdido su configuración bicóncava y su intensidad de señal intermedia debido a que esto puede afectar el tratamiento.

Las imágenes sagitales con la boca abierta pueden evidenciar que el disco está en posición normal (desplazamiento anterior con reducción) o que mantiene su desplazamiento anterior respecto del cóndilo (desplazamiento anterior sin reducción). La clave para el diagnóstico es la posición de la delgada zona intermedia respecto de las estructuras óseas adyacentes. El disco desplazado puede tener un aspecto arrugado, plegado

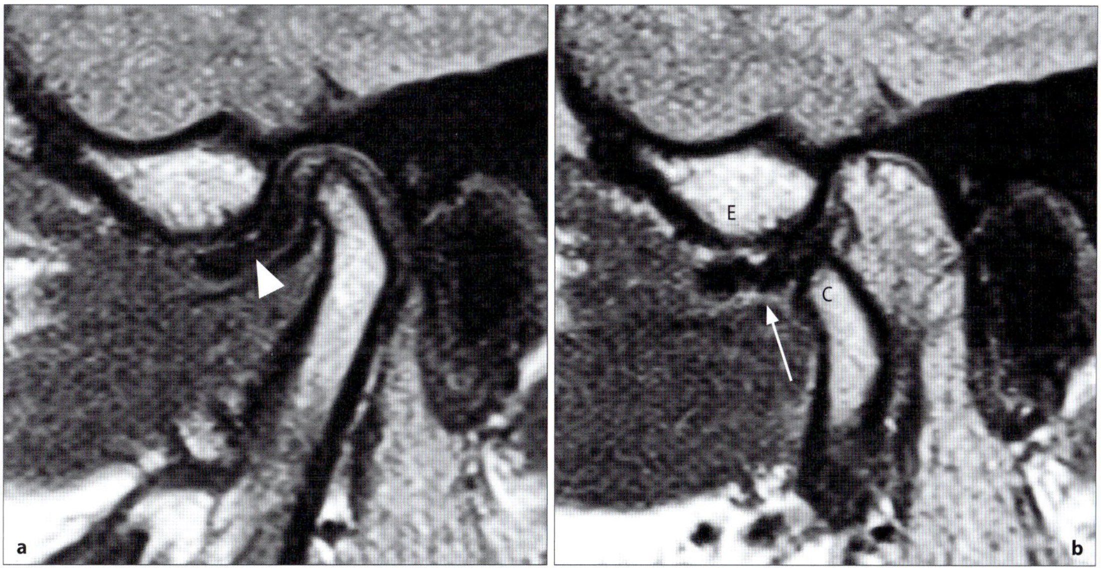

Figura 9.4 Desplazamiento anterior del disco sin reducción. a Boca cerrada (imagen sagital en densidad protónica). Todo el disco articular tiene ubicación anterior al cóndilo mandibular. La zona intermedia (*punta de flecha*) no está ubicada entre el cóndilo y la eminencia en el sitio de mayor proximidad. **b** Imagen con la boca abierta (sagital en densidad protónica) que evidencia una traslación anterior limitada, en la cual el cóndilo (C) no alcanza el vértice de la eminencia articular (E). El disco mantiene su desplazamiento anterior y está plegado a nivel de la zona intermedia (*flecha*).

o globular (*v.* Figura 9.4). La articulación exhibe una traslación anterior limitada si el vértice del cóndilo no progresa en sentido anterior tanto como el vértice de la eminencia articular del hueso temporal.

La erosión del cóndilo puede ser la primera manifestación ósea de los cambios degenerativos de la articulación temporomandibular (Figura 9.5). Esta erosión tiene el aspecto de un área subcondral redonda de intensidad baja en las imágenes sagitales T1W y puede exhibir intensidad aumentada en T2 o en imágenes T2W con eco de espín rápido (FSE), como se observa en los quistes subcondrales de otras articulaciones. Los cambios degenerativos más avanzados se pueden observar como áreas hipointensas (esclerosis) en el hueso medular subcondral del cóndilo; también puede haber osteofitos anteriores, que producen una deformidad "en martillo y clavo" (en especial para radiólogos que no son precisos con el martillo) (Figura 9.6).

Algunos médicos clínicos consideran que ciertas alteraciones en la intensidad de señal de la médula ósea del cóndilo son consecuencia de una necrosis avascular; otros profesionales consideran que simplemente se trata de cambios degenerativos. La biopsia o las muestras quirúrgicas de hueso subcondral obtenidas en pacientes con enfermedad articular degenerativa muestran áreas de osteonecrosis en el estudio histológico, por lo que quizá sea imposible hacer una diferenciación precisa, aunque es probable que esto no implique diferencias en el tratamiento ni en la evolución del paciente.

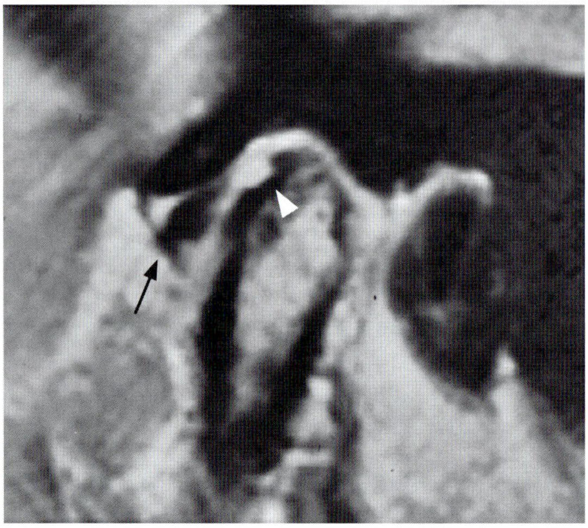

Figura 9.5 Erosión degenerativa de la articulación temporomandibular. Boca cerrada (imagen sagital en T1). Erosión del cóndilo (*punta de flecha*) como consecuencia de una enfermedad articular degenerativa secundaria al desplazamiento crónico del disco (*flecha*).

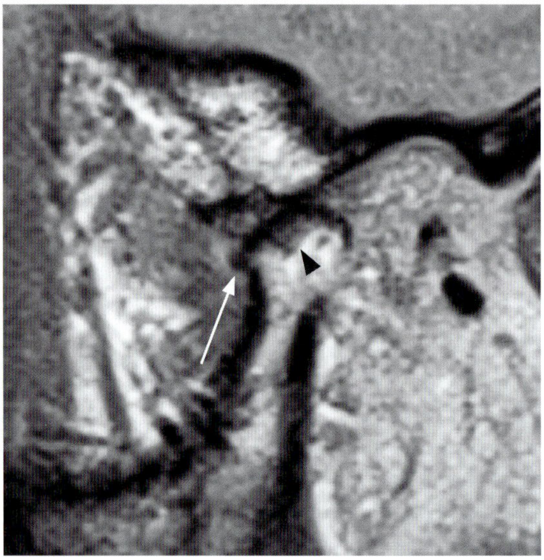

Figura 9.6 Esclerosis degenerativa y osteofitos del cóndilo. Boca abierta (imagen sagital en densidad protónica). Enfermedad degenerativa grave de la articulación, con esclerosis hipointensa del cóndilo (*punta de flecha*) y un osteofito anterior (deformidad "en martillo y clavo") (*flecha*), junto con limitación de la traslación anterior del cóndilo debido a una alteración interna prolongada con desplazamiento discal.

Protocolos temporomandibulares. Este es uno de los protocolos recomendados; existen muchas variaciones que pueden tener el mismo resultado

N.º de secuencia	1	2	3
Tipo de secuencia	T1 o densidad protónica	T1 o densidad protónica	T1 opcional
Orientación	Sagital con boca cerrada	Sagital con boca abierta	Coronal
Campo de visión (cm)	6	6	6
Espesor de corte (mm)	3	3	3
Contraste	No	No	No

Vista exploradora		Imagen final
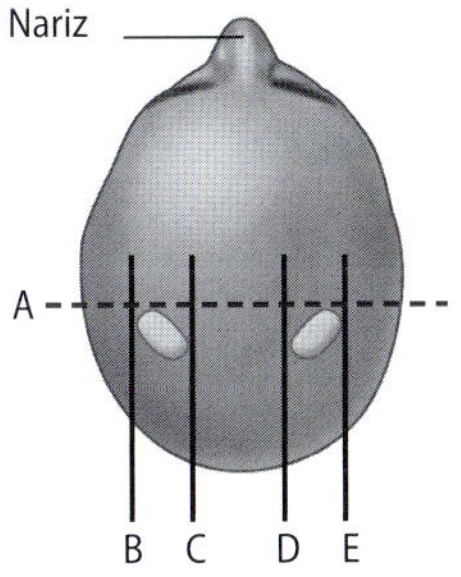	Vista exploradora axial Se obtienen imágenes sagitales perpendiculares a una línea que conecta ambos cóndilos mandibulares* (línea A) Se abarca por completo el cóndilo mandibular entre las líneas B y C y las líneas D y E	Sagital 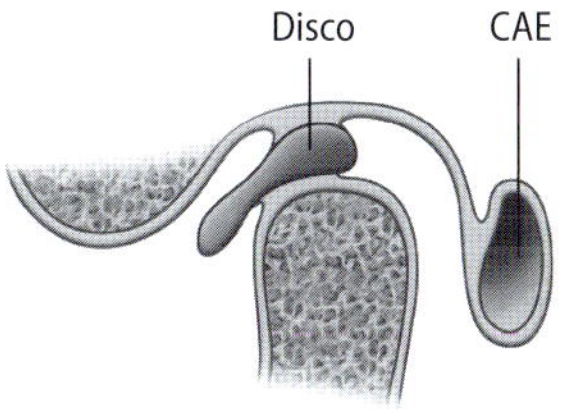

*Exploración de ambas articulaciones.

Vista exploradora		Imagen final
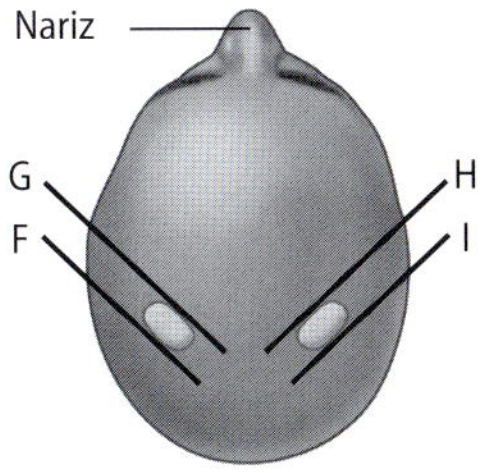	Vista exploradora axial Se obtienen imágenes coronales oblicuas paralelas al eje longitudinal de los cóndilos mandibulares* Se explora entre las líneas F y G y las líneas H e I	Coronal oblicua 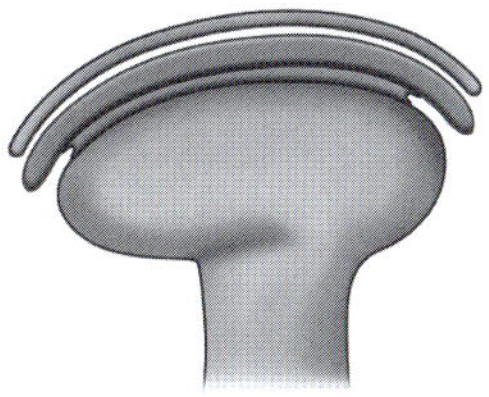

*Exploración de ambas articulaciones.

Acceda al eBook para consultar la lista de bibliografía.
Consulte las indicaciones en la retiración de tapa.

10
Hombro

Cómo explorar el hombro

Al final del capítulo se detallan los protocolos para el hombro.

- Bobinas y posición del paciente: es necesario utilizar una bobina superficial para obtener imágenes detalladas de alta resolución. En el estudio convencional, el paciente se coloca en decúbito supino con el brazo al costado en posición neutra o en leve rotación externa. La posición del brazo influye en la capacidad de identificar de forma adecuada las estructuras anatómicas en la resonancia magnética (RM).
- Orientación de las imágenes (Cuadro 10.1): se utiliza un campo de visión pequeño (12 cm) y se obtienen cortes delgados de 3 a 4 mm en tres planos: coronal oblicuo, axial y sagital oblicuo. Las imágenes coronales oblicuas se adquieren utilizando cortes paralelos al tendón del supraespinoso, que se observa en un corte axial a través de la porción superior del hombro; alternativamente, se pueden adquirir en un plano perpendicular a la superficie articular de la cavidad glenoidea, observada en las imágenes axiales. Estas últimas se obtienen desde la porción superior del acromion hasta la porción inferior de la articulación glenohumeral utilizando un corte coronal como imagen localizadora. Las imágenes sagitales oblicuas se adquieren utilizando cortes paralelos a la superficie articular de la cavidad glenoidea, observada en las imágenes axiales, desde el cuello escapular hasta el borde lateral del húmero.
- Secuencias de pulso y regiones de interés: se utilizan varias secuencias de pulso diferentes para la evaluación de las alteraciones internas de la articulación del hombro. Estas secuencias dependen de si el hombro se evalúa con o sin gadolinio intraarticular. Las secuencias de pulso que utilizamos para la exploración estándar del hombro mediante RM son imágenes sagitales oblicuas ponderadas en T1 (T1W) e imágenes en T2 con eco de espín rápido (FSE) y supresión grasa, imágenes coronales oblicuas en T2 FSE con supresión grasa e imágenes axiales en T2 FSE con supresión grasa e imágenes FSE en densidad protónica con supresión grasa. La secuencia sagital oblicua T1W se utiliza para determinar el tamaño de los músculos del manguito de los rotadores y para detectar infiltración grasa de los músculos, un factor importante para la planificación prequirúrgica.
- La secuencia sagital oblicua en T2 FSE con supresión grasa se utiliza para detectar el líquido/edema típicamente asociado con procesos patológicos y el líquido en las diferentes bursas alrededor del hombro. También se visualiza de forma adecuada la inserción del manguito de los rotadores en la tuberosidad mayor y se identifican con facilidad los desgarros de espesor parcial o completo al detectar

Cuadro 10.1 Estructuras del hombro que se evalúan en diferentes planos

Coronal oblicuo
- Músculo y tendón infraespinoso: longitudinal.
- Músculo y tendón supraespinoso: longitudinal.
- Articulación acromioclavicular
- Acromion.
- Articulación glenohumeral.
- Bursa subacromial/subdeltoidea.
- *Labrum* (porciones superior e inferior).

Sagital oblicuo
- Músculo y tendón supraespinoso: corte transversal.
- Músculo y tendón infraespinoso: corte transversal.
- Músculo y tendón redondo menor: corte transversal.
- Tendón de la porción larga del bíceps (porción proximal): corte transversal.
- Músculo y tendón subescapular: corte transversal.
- Intervalo de los rotadores.
- Acromion.
- Ligamento coracoacromial.
- Arco coracoacromial.
- Ligamentos glenohumerales.

Axial
- Tendón de la porción larga del bíceps: corte transversal a través de la corredera bicipital.
- Músculo y tendón subescapular: longitudinal.
- *Labrum* (porciones superior e inferior).
- Cápsula.
- Articulación glenohumeral.
- Ligamentos glenohumerales.

señal líquida que reemplaza un tendón o en su interior. El plano sagital oblicuo también permite visualizar de forma adecuada la porción intraarticular del tendón del bíceps.

- La secuencia coronal oblicua en T2 FSE con supresión grasa también es útil para evaluar patologías de los tendones del supraespinoso o del infraespinoso, y es el mejor plano para evaluar el *labrum* superior. Las imágenes axiales muestran las porciones anterior y posterior del *labrum*, el tendón de la porción larga del bíceps en la corredera bicipital y el músculo y el tendón subescapulares. La secuencia T2 FSE con supresión grasa parece ser óptima para evidenciar el *labrum* en presencia de derrame articular, mientras que la secuencia FSE en densidad protónica con supresión grasa (o eco de gradiente) es mejor para mostrar el *labrum* cuando no hay derrame articular.
- Contraste: la artrografía por RM del hombro se realiza con frecuencia para evaluar a los pacientes con inestabilidad; sin embargo, en nuestra experiencia, también resulta sumamente útil para evidenciar desgarros de espesor parcial o completo, sutiles y a veces no tan sutiles, del manguito de los rotadores. La artrografía por RM del hombro se realiza tras la inyección intraarticular de gadopentato dimeglumina (gadolinio), que constituye un uso "no autorizado" por la *Food and Drug Administration* (FDA). La solución utilizada para la artrografía está formada por 0,1 mL de gadolinio mezclado con 20 mL de solución fisiológica y 3 mL de contraste iodado. Bajo guía fluoroscópica se inyectan alrededor de 10 a 12 mL de la mezcla en la articulación antes de realizar la RM y se utiliza la misma técnica que en la artrografía convencional. En la artrografía con gadolinio, exploramos tres planos mediante imágenes T1W con supresión grasa y obtenemos imágenes coronales y axiales en T2 FSE con supresión grasa. Es importante incluir al menos una secuencia T2W con supresión grasa para ayudar a identificar colecciones líquidas no comunicantes (tales como quistes paralabrales) debido a que dichas entidades no se llenan con gadolinio. Además, en nuestras artrografías por RM realizamos una secuencia sagital oblicua T1W sin supresión grasa para detectar atrofia muscular, que es fácilmente pasada por alto en las imágenes con supresión grasa.
- Se utiliza gadolinio intravenoso en casos de sospecha de infección o de artritis inflamatoria para lograr una mejor detección de sinovitis o colecciones líquidas periarticulares.

Tendones y el arco coracoacromial

Anatomía normal

Tendones

El manguito de los rotadores está formado por cuatro tendones:

- Supraespinoso.
- Infraespinoso.
- Redondo menor.
- Subescapular.

El manguito de los rotadores es una estructura laminada formada por la cápsula articular y ligamentos, además de los cuatro tendones mencionados. Estos últimos tienen porciones cilíndricas y planas que se abren en abanico y se entremezclan entre sí formando una cubierta tendinosa continua a nivel de sus inserciones en las tuberosidades del húmero. No hay vainas tendinosas sinoviales ni peritendón alrededor de los tendones del manguito de los rotadores. El ligamento coracohumeral tiene ubicación superficial respecto de la cápsula articular y de los tendones del supraespinoso y del infraespinoso. Se extiende desde la apófisis coracoides y se inserta en las tuberosidades menor y mayor y en el ligamento humeral transverso interpuesto que abarca la corredera bicipital en la cara anterior de la porción proximal del húmero. Estas estructuras constituyen las múltiples capas del manguito de los rotadores.

El tendón del supraespinoso discurre entre la superficie inferior del acromion y la porción superior de la cabeza humeral. Se inserta en el fibrocartílago (que no es cartílago hialino) en la parte superior de la tuberosidad mayor del húmero. Ubicados en situación posterior a dicha tuberosidad, desde una posición superior hacia una inferior, se encuentran los tendones del infraespinoso y del redondo menor. El tendón del subescapular se inserta en la tuberosidad menor y discurre en sentido anterior a la articulación del hombro. El músculo supraespinoso trabaja junto con el músculo deltoides para lograr la abducción del brazo. Los músculos infraespinoso y redondo menor provocan la rotación externa del húmero; la contracción del músculo subescapular resulta en la rotación interna del húmero.

En el plano coronal oblicuo se puede visualizar la longitud completa de dos de los tendones del manguito de los rotadores, el supraespinoso y el infraespinoso. En cortes más anteriores, siempre se observa el músculo y el tendón supraespinoso, de orientación horizontal, en los mismos cortes que muestran mejor la articulación acromioclavicular. En condiciones normales, la unión musculotendinosa del supraespinoso se ubica apenas lateral a la articulación acromioclavicular (Figura 10.1). En situación posterior a la cabeza humeral, se puede observar el tendón del infraespinoso en su trayecto oblicuo en dirección craneocaudal, con un ángulo de unos 45 grados hasta su inserción en la porción posterior de la tuberosidad mayor (Figura 10.2). En una imagen coronal oblicua, el músculo supraespinoso tiene un recorrido paralelo al piso.

Otros tendones que también se pueden evaluar bien en las imágenes coronales oblicuas son los haces del tendón del deltoides que se insertan en los bordes superior e inferior del acromion y porciones del tendón de la porción larga del bíceps. El ligamento coracoacromial es otra estructura de señal baja que se inserta en la cara inferolateral del acromion, con aspecto similar al de la inserción del tendón del deltoides. Es posible observar el tendón de la porción larga del bíceps en cortes muy anteriores del hombro, a nivel de su origen en el *labrum* superior (la denominada "ancla del bíceps") (Figura 10.3) y en situación inferior en la corredera bicipital. Hemos encontrado que con el húmero en rotación interna, que es una posición que muchos pacientes adoptan durante el estudio, el surco bicipital es un buen punto de referencia anatómica para identificar el borde distal del supraespinoso debido a que las fibras anteriores del tendón del supraespinoso se insertan en la tuberosidad mayor adyacente a la corredera bicipital. Habitualmente, los desgarros comienzan o están aislados en esta ubicación muy anterior y a menudo son pasados por alto.

El músculo subescapular tiene un recorrido anterior al hombro y su tendón multipeniforme se inserta en la tuberosidad menor. Las imágenes axiales son óptimas para visualizar toda la longitud del músculo subescapular y su tendón (Figura 10.4). Su inserción se entremezcla con el ligamento humeral transverso, el cual conecta las tuberosidades menor y mayor y sostiene el tendón de la porción larga del bíceps en la corredera bicipital.

Los planos axiales muestran un corte transversal de la porción del tendón de la porción larga del bíceps que está ubicada en el interior de la corredera bicipital, la cual es una estructura redonda u ovalada de intensidad baja. En algunos casos, se entremezcla con la corteza hipointensa del húmero y puede ser difícil identificarla. En condiciones

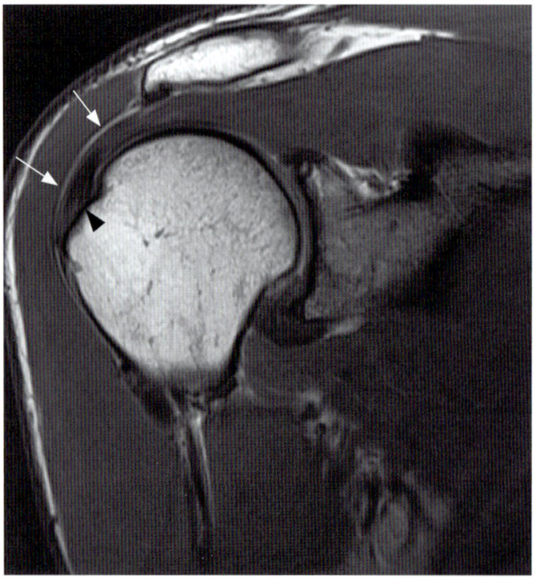

Figura 10.1 Tendón del supraespinoso normal. Imagen coronal oblicua en densidad protónica del hombro. El músculo supraespinoso de forma cilíndrica tiene un trayecto horizontal y pasa entre el acromion y el húmero. Se observa la porción distal del tendón (*flechas*), el cual se inserta en su "surco" a lo largo de la tuberosidad mayor y es de intensidad baja. Nótese el amplio surco de la inserción tendinosa en la tuberosidad mayor (*punta de flecha*).

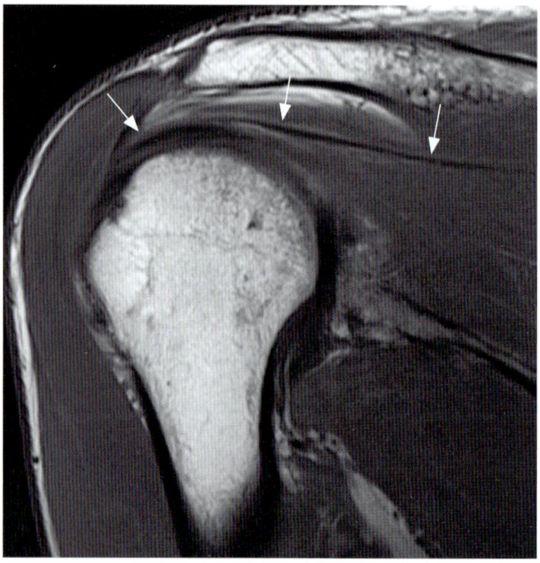

Figura 10.2 Tendón del infraespinoso normal. Imagen coronal oblicua en densidad protónica del hombro. El tendón del infraespinoso de intensidad baja tiene un recorrido oblicuo (*flechas*) y se inserta en la cara posterosuperior de la tuberosidad mayor del húmero.

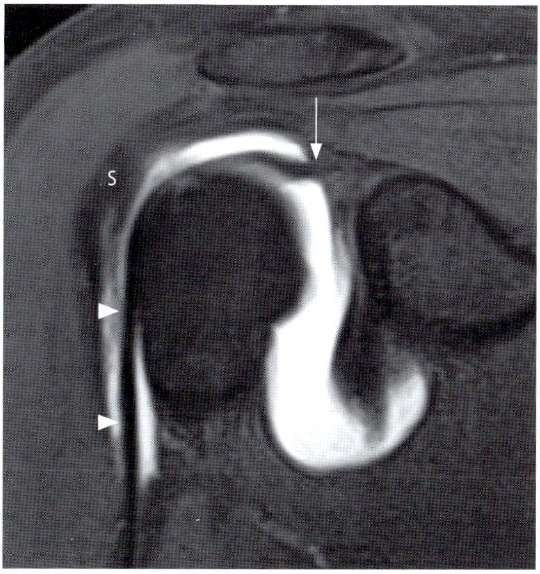

Figura 10.3 Tendón del bíceps normal. Imagen coronal oblicua en T1 con supresión grasa (artrografía por RM). El tendón de la porción larga del bíceps (*puntas de flecha*) tiene una trayectoria vertical en la corredera bicipital y se inserta en el *labrum* superior a nivel del ancla bíceps-labral (*flecha*). Se puede observar el borde anterior del tendón del supraespinoso (S) en su inserción en la tuberosidad mayor justo lateral a la corredera bicipital.

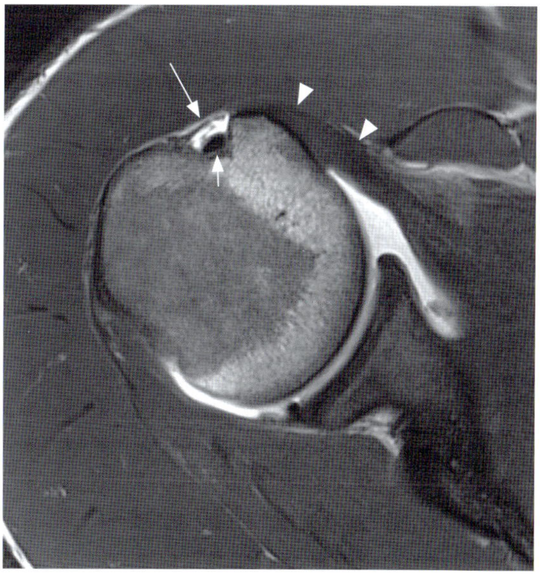

Figura 10.4 Tendón del subescapular normal. Imagen axial en T1 (artrografía por RM). El tendón del subescapular (*puntas de flecha*) tiene un trayecto anterior al hombro por debajo del músculo deltoides y se entremezcla con el ligamento humeral transverso (*flecha larga*), el cual cubre la corredera bicipital y mantiene el tendón del bíceps (*flecha corta*) en su lugar.

normales, se observa una pequeña cantidad de líquido en el lado declive de la vaina del tendón de la porción larga del bíceps; en una artrografía o en presencia de derrame articular, puede haber líquido alrededor del tendón del bíceps debido a que la vaina tendinosa está en comunicación directa con la articulación del hombro (Figura 10.5). Una estructura plana u ovoidea adyacente de ubicación anterior al tendón a menudo representa la expansión aponeurótica del supraespinoso, el cual en su porción distal tiene un trayecto paralelo al bíceps en el sitio donde se fusiona con el tendón del pectoral mayor (*v.* Figura 10.5).

Las imágenes sagitales oblicuas muestran cortes transversales de los tendones del supraespinoso, del infraespinoso y del redondo menor, los múltiples haces del subescapular rodeados por sus músculos asociados y la porción proximal de la porción larga del bíceps (Figura 10.6). Este plano de exploración es útil para confirmar el estado de los tendones cuando se observan o sospechan alteraciones en los otros planos de exploración, en los cuales los tendones se visualizan en su eje longitudinal. El espacio entre los tendones del supraespinoso y del subescapular, que también se observa adecuadamente en las imágenes sagitales oblicuas, se conoce como "intervalo de los rotadores".

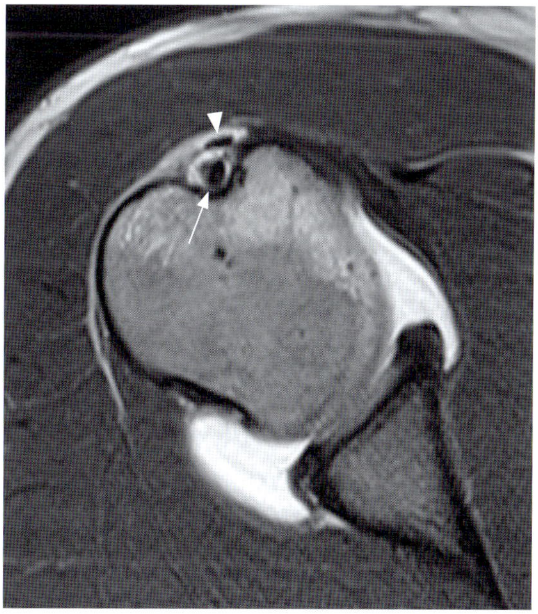

Figura 10.5 Tendón del bíceps y aponeurosis del supraespinoso. Imagen axial en T1 (artrografía por RM). Se visualiza un corte transversal del tendón del bíceps (*flecha*) en la corredera bicipital. Se observa una pequeña cantidad de líquido a ambos lados del tendón en su vaina. La estructura ovoidea hipointensa anterior al tendón (*punta de flecha*) es la expansión aponeurótica del supraespinoso y no representa un desgarro longitudinal del tendón (*v.* Moser TP1, Cardinal É, Bureau NJ, Guillin R, Lanneville P, Grabs D. The aponeurotic expansion of the supraspinatus tendon: anatomy and prevalence in a series of 150 shoulder MRIs. Skeletal Radiol 2015; 44: 223-31).

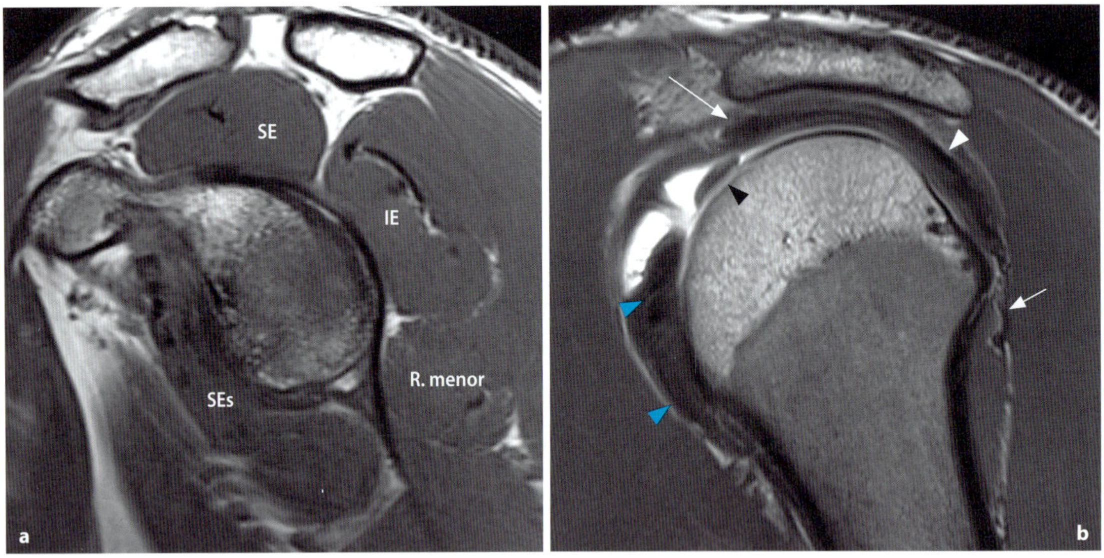

Figura 10.6 Hombro normal: plano sagital. a Imagen sagital oblicua en T1 del hombro. Se observan los músculos del manguito de los rotadores en un corte transversal a nivel de la cavidad glenoidea. IE: infraespinoso; SE: supraespinoso; SEs: subescapular; R. menor: redondo menor. b Imagen sagital oblicua en T1 (artrografía por RM). Por debajo del acromion, el tendón del supraespinoso (*flecha larga*) y el tendón del infraespinoso (*punta de flecha blanca*) se fusionan para formar el manguito. En situación posteroinferior, el tendón (*flecha corta*) y el músculo redondo menor. El tendón del bíceps (*punta de flecha negra*) tiene ubicación inferior respecto del tendón del supraespinoso. En situación anterior, los múltiples haces del subescapular (*puntas de flecha celestes*) se visualizan en una ubicación anterior. El espacio entre el tendón del supraespinoso y del subescapular es el intervalo de los rotadores. El acromion está ligeramente curvado (acromion tipo II).

En condiciones normales, los tendones son de intensidad baja en todas las secuencias de pulso; sin embargo, se puede observar un aumento de la intensidad en los tendones normales como consecuencia del fenómeno de ángulo mágico, el cual se manifiesta cuando las fibras de colágeno están orientadas en un ángulo de 55 grados respecto del campo de inducción magnética constante. Esta orientación hace que los tendones, que en otras circunstancias son hipointensos, adquieran una intensidad de señal intermedia en secuencias con tiempos de eco (TE) cortos, como T1W, densidad protónica e imágenes con eco de gradiente (T2*). En el hombro, este fenómeno se produce por lo general alrededor de 1 cm en situación proximal a la inserción del tendón del supraespinoso en la tuberosidad mayor, que es la región hipovascular del tendón, también conocida como "zona crítica".

La intensidad de señal intermedia provocada por el fenómeno de ángulo mágico desaparece en las secuencias con TE largo, como T2W, lo que hace posible diferenciar este efecto de una alteración tendinosa. Una buena regla para distinguir entre el fenómeno de ángulo mágico y un desgarro en las imágenes T2W es la siguiente: en el caso del fenómeno de ángulo mágico, la intensidad de señal en el tendón nunca es mayor que la del músculo adyacente, mientras que en caso de desgarro la intensidad es mayor que la del músculo. Otras causas posibles de intensidad aumentada en un tendón del supraespinoso normal, además del fenómeno de ángulo mágico, incluyen la presencia de tejido conectivo entre los fascículos tendinosos, el efecto de promedio de volumen parcial y la superposición de los tendones del supraespinoso y del infraespinoso al realizar el estudio con el brazo en rotación interna (Cuadro 10.2).

Arco coracoacromial

El arco coracoacromial está formado por la cabeza humeral en su región posterior, el acromion

Cuadro 10.2 Señal aumentada en la porción distal del tendón del supraespinoso

- Ángulo mágico (solo en secuencias con TE corto).
- Superposición de los tendones del supraespinoso y del infraespinoso (rotación interna).
- Tejido conectivo entre las fibras tendinosas.
- Promedio de volumen parcial.
- Degeneración tendinosa.
- Desgarros tendinosos (señal alta en las secuencias con TE largo).

en su borde superior y la apófisis coracoides y el ligamento coracoacromial interpuesto en situación anterior. En el interior del arco coracoacromial, desde superior hacia inferior, se encuentran la bursa subacromial/subdeltoidea, el músculo supraespinoso y su tendón y el tendón de la porción larga del bíceps. El ligamento coracoacromial limita el movimiento anterosuperior de la cabeza humeral y los tendones suprayacentes (Figura 10.7). Todo proceso que reduzca el espacio dentro del arco coracoacromial puede provocar síntomas de pinzamiento. Las estructuras que forman o están contenidas dentro del arco coracoacromial se deben evaluar con suma atención en diferentes planos de exploración.

En las imágenes sagitales oblicuas, el ligamento coracoacromial se observa como una delgada banda estirada con bordes paralelos. Al igual que en todos los ligamentos, es de intensidad baja en todas las secuencias de pulso (Figura 10.8).

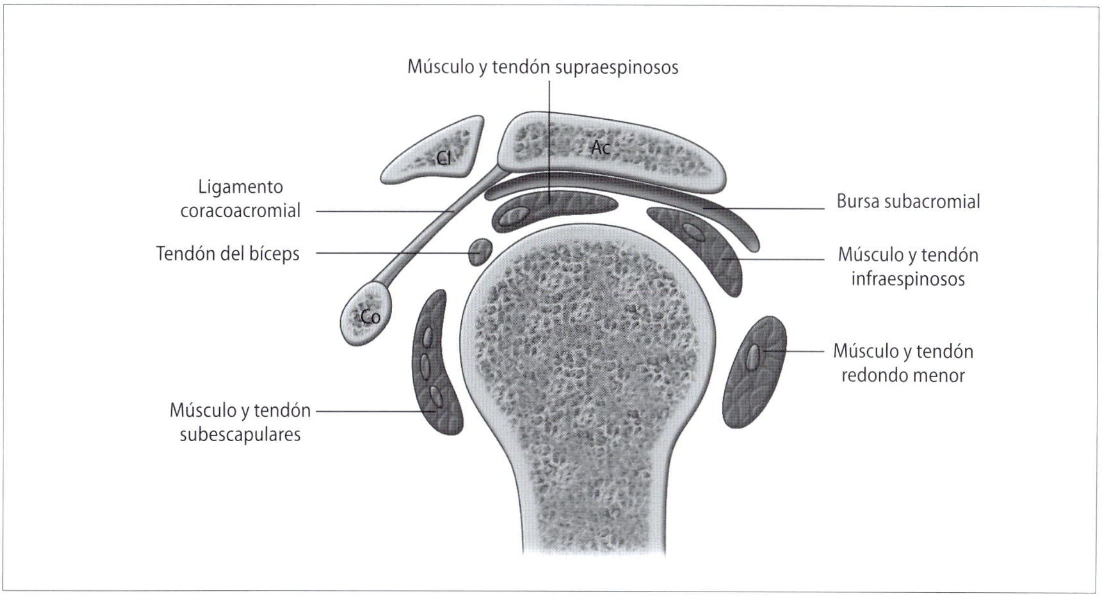

Figura 10.7 Arco coracoacromial. Diagrama del arco coracoacromial en el plano sagital. Los tendones del manguito de los rotadores con sus músculos circundantes se disponen alrededor de la cabeza humeral. El tendón del bíceps es inferior al tendón del supraespinoso. El ligamento coracoacromial constituye el borde anterior del arco. Ac: acromion; Cl: clavícula; Co: apófisis coracoides.

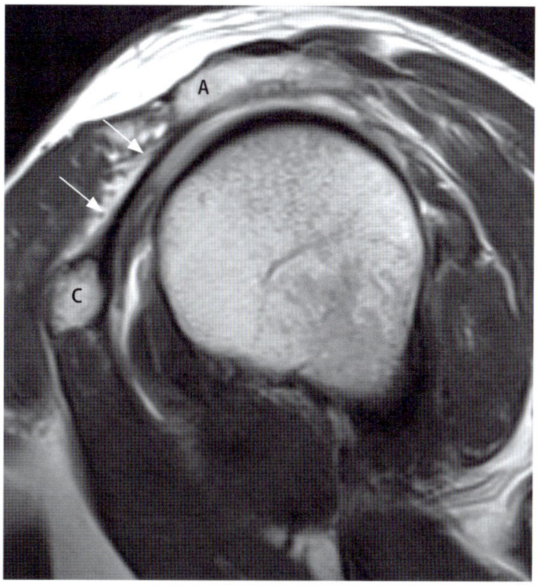

Figura 10.8 Arco coracoacromial: ligamento coracoacromial. Imagen sagital oblicua en T1 del hombro. El ligamento coracoacromial (*flechas*), de ubicación anterior al hombro, es una banda hipointensa estirada entre sus inserciones en el acromion (A) y la apófisis coracoides (C). Nótese la ausencia del supraespinoso y del infraespinoso en el espacio subacromial como consecuencia de un desgarro de gran tamaño del manguito de los rotadores.

La configuración y la orientación del acromion se evalúan en planos coronal y sagital oblicuos. Normalmente, en una vista sagital oblicua, las caras anterior y posterior de la línea cortical inferior hipointensa del acromion deben tener una orientación casi horizontal o curva, paralela a la cabeza humeral (*v.* Figura 10.6). En las imágenes coronales oblicuas, la cara anterior del acromion debe tener una orientación horizontal y estar al mismo nivel que la clavícula (Figura 10.9). La articulación acromioclavicular normal tiene una superficie inferior uniforme. De modo similar, la superficie inferior del acromion debe ser lisa y sin protuberancias óseas, como ganchos u osteofitos.

En las imágenes coronales oblicuas, se evidencia un plano adiposo en forma de *boomerang* alrededor de la bursa subacromial/subdeltoidea entre la articulación acromioclavicular y el tendón y músculo supraespinoso subyacente (Figura 10.10). En condiciones normales, la bursa

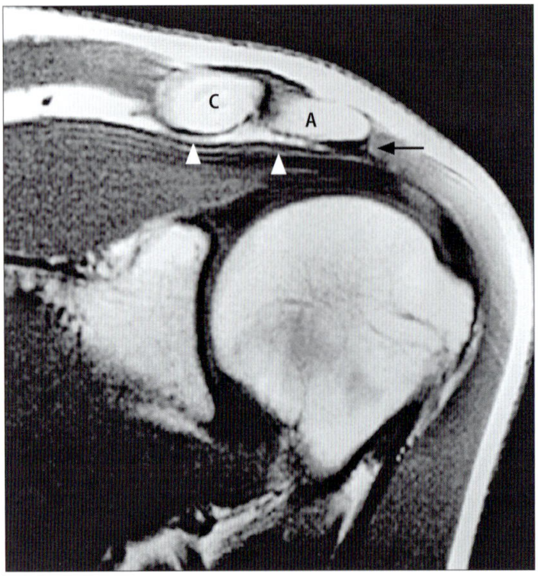

Figura 10.9 Intervalo acromiohumeral normal. Imagen coronal oblicua en T1 del hombro. El acromion (A) y la clavícula (C) tienen una orientación normal, con una superficie inferior de orientación horizontal. El plano adiposo intacto (*puntas de flecha*) entre la articulación acromioclavicular y el tendón del supraespinoso subyacente indica la ausencia de signos de pinzamiento. La línea hipointensa (*flecha*) en la superficie inferior del acromion es el haz del tendón del deltoides/inserción del ligamento coracoacromial y no se trata de un espolón subacromial.

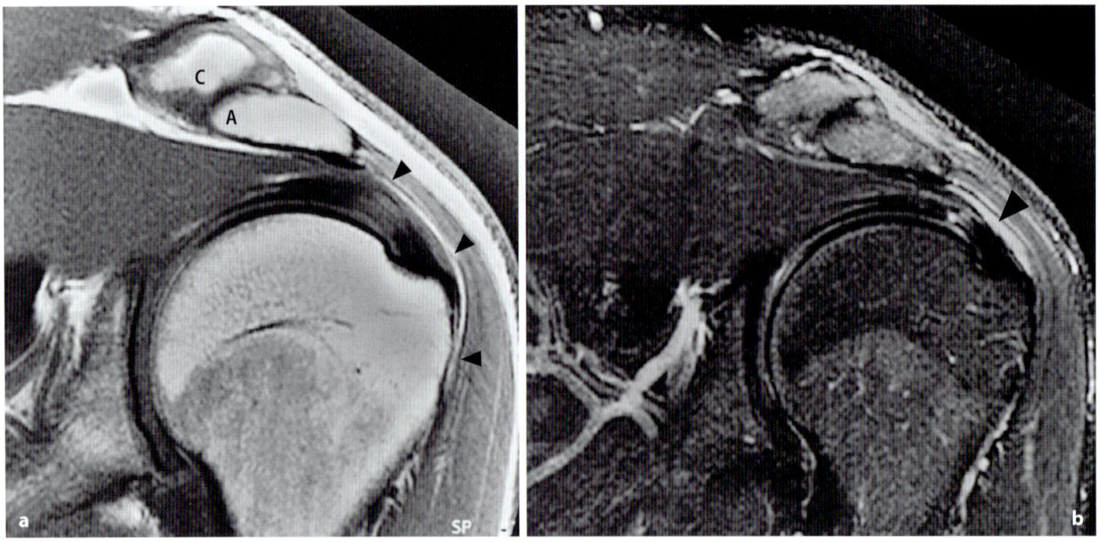

Figura 10.10 Tejido adiposo de la bursa subacromial/subdeltoidea: acromion de posición baja. a Imagen coronal oblicua en T1 del hombro. La delgada capa de grasa en forma de *boomerang* e intensidad alta (*puntas de flecha*) está asociada a la bursa subacromial/subdeltoidea. La grasa de la bursa puede tener un aspecto normal en las imágenes T1W, incluso en presencia de bursitis. El acromion (A) tiene una posición baja en comparación con la clavícula (C), lo que predispone al síndrome de pinzamiento. **b** Imagen coronal oblicua en T2 rápido con supresión grasa del hombro. Se observa una pequeña cantidad de líquido en la bursa subacromial/subdeltoidea (*punta de flecha*) debido a la presencia de bursitis.

subacromial/subdeltoidea solo es visible debido a que está rodeada por grasa. La bursa no debe tener líquido o solo una muy pequeña cantidad y no debe estar distendida por líquido. Se observa otro plano adiposo diferente del de la bursa subacromial/subdeltoidea, que separa el músculo y el tendón supraespinoso de las superficies inferiores del acromion y la articulación acromioclavicular suprayacentes (*v.* Figura 10.9).

Pinzamiento de hombro

En el año 1972, el cirujano ortopédico de apellido Neer propuso el concepto de que los desgarros del tendón del supraespinoso están relacionados con el pinzamiento de este por parte de las estructuras que forman el arco coracoacromial. Cualquier afección que limite el espacio en el interior de este arco puede provocar pinzamiento de la bursa subacromial, el tendón del supraespinoso y el tendón de la porción larga del bíceps. Neer propuso la descompresión quirúrgica como tratamiento de este síndrome de pinzamiento; dicho procedimiento consiste en una acromioplastia anteroinferior y la resección del ligamento coracoacromial, con los que se logra la descompresión y se aumenta el espacio para el tendón del supraespinoso y otras estructuras afectadas. Las alteraciones provocadas por el pinzamiento que afecta al tendón del supraespinoso y las estructuras circundantes varían desde el edema hasta desgarros tendinosos de espesor completo. Todas estas alteraciones se asocian con dolor, y en conjunto se las denomina "síndrome de pinzamiento", el cual se caracteriza por dolor de hombro agudo o crónico inducido por los movimientos de abducción y rotación externa o ante la elevación y rotación interna del hombro. Puede manifestarse en atletas jóvenes que realizan movimientos repetitivos de elevación y abducción del hombro, o en individuos de edad avanzada como consecuencia de cambios degenerativos de la articulación acromioclavicular y de la formación de espolones subacromiales. Por lo general, el pinzamiento es más frecuente a mayor edad (Cuadro 10.3).

Cuadro 10.3 Síndrome de pinzamiento del hombro

Síntomas
- Dolor:
  - Abducción y rotación externa.
  - Elevación y rotación interna.

Causas (cualquier proceso que reduzca el tamaño del arco coracoacromial)
- Forma del acromion:
  - Tipo III: gancho de proyección inferior (sagital oblicuo).
- Orientación del acromion:
  - Pendiente descendente en sentido anterior (sagital oblicuo).
  - Inclinación inferolateral (coronal oblicuo).
  - De posición baja (coronal oblicuo)
- Enfermedad degenerativa de la articulación acromioclavicular.
- *Os acromiale.*
- Ligamento coracoacromial grueso.
- Deformidad ósea postraumática.
- Inestabilidad.
- Hipertrofia muscular excesiva.

Posibles consecuencias
- Tendones:
  - Tendón del supraesinoso:
    - Degeneración, desgarro parcial, desgarro completo.
  - Tendón de la porción larga del bíceps braquial:
    - Degeneración, desgarro parcial, desgarro completo.
- Huesos:
  - Quistes degenerativos, esclerosis de la tuberosidad mayor o de la cabeza humeral o ambos.
- Bursas:
  - Bursitis subacromial/subdeltoidea.

Causas

Según diversos informes, el tendón del supraespinoso es propenso al pinzamiento como resultado de múltiples causas que se pueden identificar mediante RM:

- Configuración anormal de la región anterior del acromion.
- Acromion con pendiente descendente en sentido anterior.
- Acromion de posición baja.
- Inclinación inferolateral del acromion.
- *Os acromiale.*
- Enfermedad degenerativa de la articulación acromioclavicular.
- Engrosamiento del ligamento coracoacromial.
- Deformidad ósea postraumática.
- Inestabilidad.
- Hipertrofia muscular excesiva.

Muchas de estas causas teóricas han sido descartadas y no se las considera factores predisponentes para patologías del manguito de los rotadores. A continuación, se las analiza de forma individual.

Configuración acromial

Históricamente, Bigliani y cols. describieron tres formas predominantes del acromion sobre la base de las radiografías de escápula en proyección Y del hombro y consideraron que la forma era un importante factor contribuyente al pinzamiento. Un acromion tipo I tiene una superficie inferior plana. El acromion tipo II tiene una superficie inferior cóncava, con la corteza inferior del acromion paralela a la corteza de la cabeza humeral subyacente. El acromion tipo III tiene un gancho anterior que se proyecta en sentido inferior y estrecha el espacio entre el acromion y el húmero. Se pensaba que los tipos II y III tenían una mayor incidencia de patología del manguito de los rotadores, pero esto no se ha demostrado en la práctica, y el tipo de acromion ya no se considera un factor importante.

Pendiente acromial

La pendiente del acromion se puede evaluar en imágenes oblicuas sagitales y coronales. En condiciones normales, la cara lateral del acromion tiene una orientación casi horizontal o una inclinación descendente en sentido posterior en las imágenes sagitales oblicuas. El acromion con pendiente descendente en sentido anterior se manifiesta cuando la corteza inferior de la cara anterior del acromion está ubicada en una posición más caudal que la corteza inferior de la cara posterior. Otro tipo de acromion con pendiente anormal consiste en una inclinación inferolateral, la cual se puede detectar en imágenes coronales oblicuas. La inclinación o pendiente inferolateral se produce cuando la porción más lateral del acromion está inclinada en sentido inferior respecto de la clavícula. La inclinación del acromion en cualquier dirección aumenta el riesgo de pinzamiento por traumatismo mecánico de la porción distal del tendón supraespinoso subyacente (Figura 10.11).

Posición acromial

En condiciones normales, en vistas coronales oblicuas la corteza inferior del acromion está alineada con la corteza inferior de la clavícula. El acromion tiene posición baja cuando su corteza inferior está ubicada por debajo de la corteza inferior de la clavícula (*v.* Figura 10.10). Esta ubicación provoca estrechamiento del espacio acromiohumeral, lo cual predispone al pinzamiento.

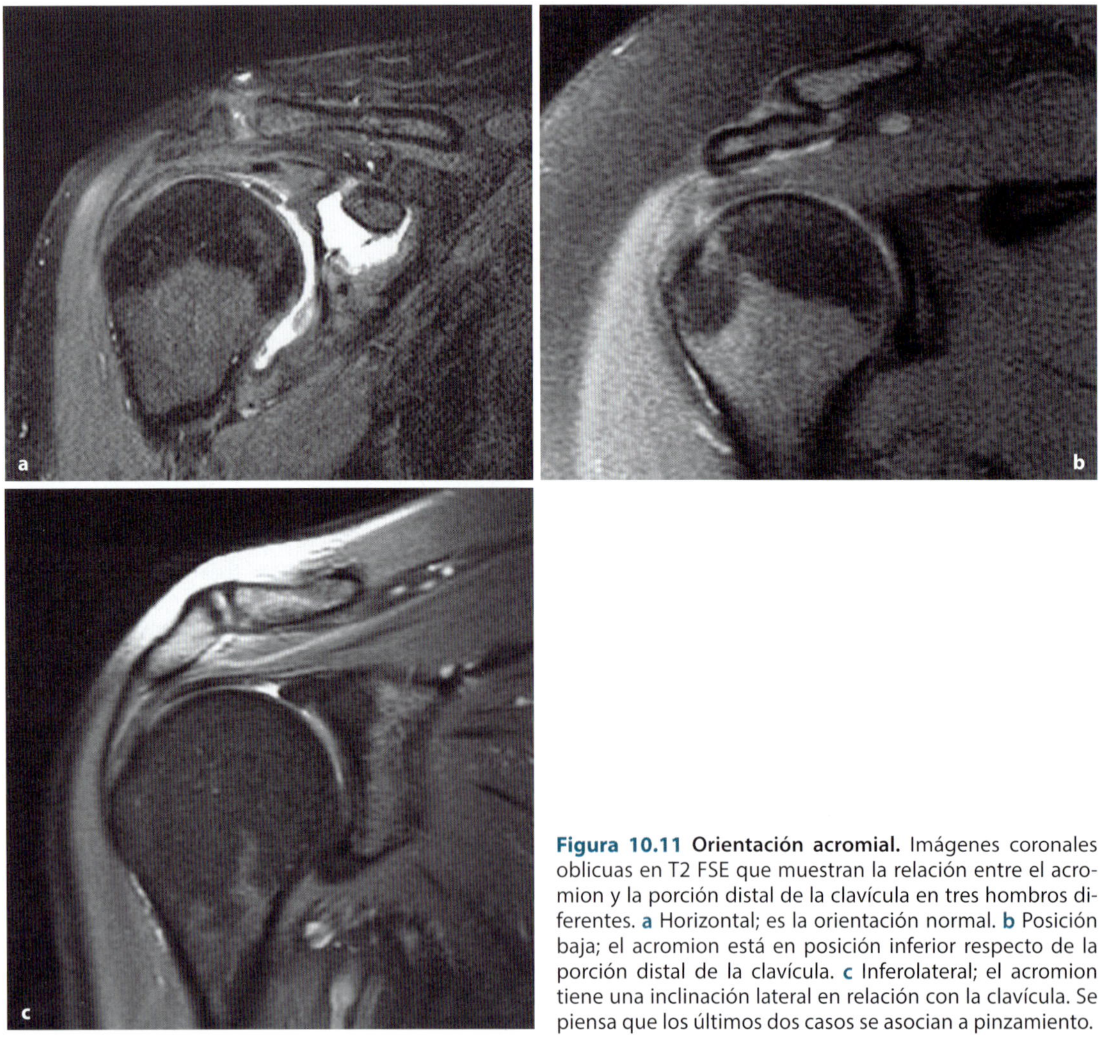

Figura 10.11 Orientación acromial. Imágenes coronales oblicuas en T2 FSE que muestran la relación entre el acromion y la porción distal de la clavícula en tres hombros diferentes. **a** Horizontal; es la orientación normal. **b** Posición baja; el acromion está en posición inferior respecto de la porción distal de la clavícula. **c** Inferolateral; el acromion tiene una inclinación lateral en relación con la clavícula. Se piensa que los últimos dos casos se asocian a pinzamiento.

Os acromiale

El *os acromiale* es un centro accesorio de osificación del acromion que normalmente se suelda hacia los 25 años de edad. Se puede observar un *os acromiale* no fusionado después de esta edad en el 15% de la población; su presencia se asocia con una mayor incidencia de pinzamiento y desgarros del manguito de los rotadores, quizá debido a que el *os* es móvil y reduce el espacio en el arco coracoacromial ante los movimientos del hombro. El *os acromiale* se identifica de forma óptima en las imágenes axiales, aunque se lo puede observar en todos los planos de exploración (Figura 10.12).

Cambios degenerativos de la articulación acromioclavicular

La enfermedad degenerativa de la articulación acromioclavicular se puede manifestar como osteofitos de proyección inferior, sobrecrecimiento fibroso de la cápsula o ambos (Figura 10.13). En las radiografías, los osteofitos son subestimados y el sobrecrecimiento fibroso no se visualiza en absoluto; la RM evidencia directamente la presencia, la gravedad y la extensión de estas estructuras que pueden provocar pinzamiento. La obliteración del tejido adiposo entre el músculo o el tendón supraespinoso y la articulación acromioclavicular suprayacente y la hendidura del músculo o el tendón supraespinoso provocada por alteraciones de la articulación acromioclavicular son indicaciones de que hay cambios degenerativos considerables que pueden contribuir al pinzamiento.

Ligamento coracoacromial

En la RM en plano sagital oblicuo es posible observar engrosamiento focal del ligamento coracoacromial, pero nunca se ha demostrado que esta situación estuviera relacionada con el pinzamiento. La evaluación del ligamento coracoacromial no forma parte de nuestra interpretación de rutina de la RM de hombro.

Deformidad postraumática

Como consecuencia de la formación de un callo hipertrófico o de la desalineación de los fragmentos de una fractura que compromete a los huesos adyacentes al arco coracoacromial, este último puede resultar estrechado, lo que provoca pinzamiento; no obstante, esta situación es infrecuente.

Inestabilidad

Los cambios glenohumerales degenerativos pueden ser causados por un hombro inestable, lo cual puede ser un factor contribuyente al pinzamiento. La inestabilidad y el pinzamiento son dos afecciones que a menudo coexisten; esto se analiza más adelante en este capítulo.

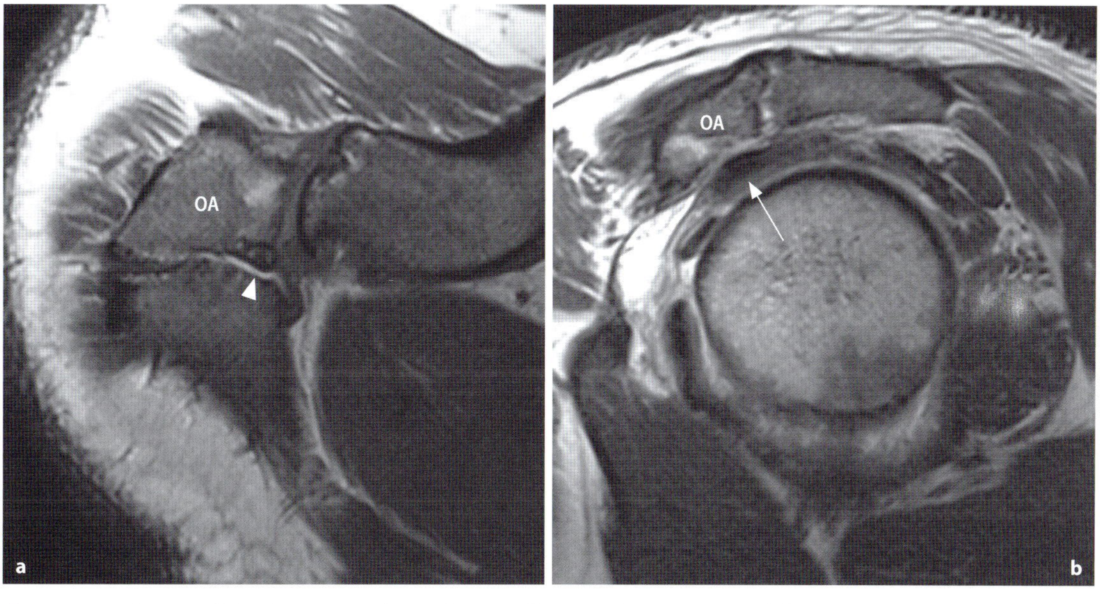

Figura 10.12 ***Os acromiale*****. a** Imagen axial en T1 (artrografía por RM). Un corte a nivel de la articulación acromioclavicular evidencia un *os acromiale* (OA) separado no fusionado en este paciente de 52 años de edad que también presentaba un desgarro en el manguito de los rotadores. La intensidad alta dentro de la hendidura (*punta de flecha*) corresponde a gadolinio que ingresa desde la bursa subacromial/subdeltoidea. **b** Imagen sagital oblicua T1W. Nuevamente, se observa el *os acromiale* justo por encima del tendón del supraespinoso (*flecha*).

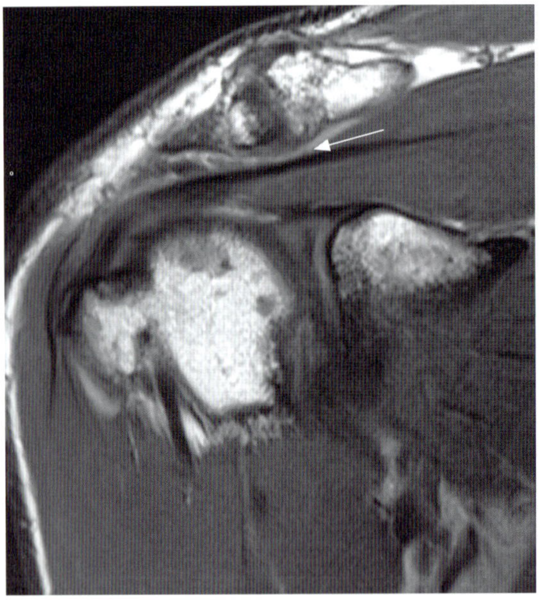

Figura 10.13 Cambios degenerativos de la articulación acromioclavicular. Imagen coronal oblicua en T1 del hombro. Se observa enfermedad articular degenerativa de la articulación acromioclavicular con osteofitos e hipertrofia capsular con proyección inferior, lo que deforma el músculo y el tendón supraespinoso (*flecha*).

Hipertrofia muscular excesiva

La hipertrofia del músculo supraespinoso, como se observa en levantadores de pesas, nadadores y otros atletas, puede provocar pinzamiento incluso si el arco coracoacromial y los intervalos acromiohumerales son normales, debido a que el músculo aumentado de tamaño reduce el espacio disponible para que el tendón se deslice entre las estructuras del arco coracoacromial. Una deformidad (hendidura) de la superficie superior del músculo supraespinoso causada por la articulación acromioclavicular puede ser la única alteración observada mediante RM.

Efectos del pinzamiento (Cuadro 10.4)

Cuadro 10.4 RM de un pinzamiento de hombro

- Identificación de las causas mecánicas.
- Evaluación de la integridad del tendón:
  - Intensidad alta anormal (degeneración/desgarros parciales).
  - Forma anormal: delgado, grueso, irregular (desgarros parciales).
  - Discontinuidad (desgarros completos).
- Líquido en la bursa subacromial/subdeltoidea.
- Enfermedad degenerativa de la articulación glenohumeral.

Tendones

El tendón del supraespinoso resulta afectado con una frecuencia mucho mayor que otros tendones del hombro. El pinzamiento del tendón del supraespinoso de cualquier causa puede provocar degeneración tendinosa y desgarros de espesor parcial o total. Por el contrario, las mismas alteraciones tendinosas pueden observarse sin evidencia de causas estructurales o mecánicas de pinzamiento. La mayoría de los desgarros de espesor parcial del tendón del supraespinoso se producen en su cara inferior (articular) y no en su superficie superior (de la bursa), donde sería esperable que las alteraciones en el arco coracoacromial provocasen desgarros parciales precoces. El tendón de la porción proximal de la porción larga del bíceps puede resultar afectado por el pinzamiento de la misma manera que el tendón del supraespinoso, debido a su ubicación similar y a su recorrido justo por debajo del tendón del supraespinoso dentro de la articulación del hombro.

Quistes óseos degenerativos

Si bien el tendón del supraespinoso es la estructura afectada con mayor frecuencia por el pinzamiento, ciertos hallazgos óseos también son muy habituales. A menudo se observan hipertrofia cortical, esclerosis y pequeños quistes degenerativos en la tuberosidad mayor, los cuales pueden preceder a la evidencia de alteraciones tendinosas en la RM. En los estudios histológicos, se ha encontrado que los cambios óseos degenerativos se asocian a microdesgarros del tendón adyacente.

Bursitis subacromial/subdeltoidea

El pinzamiento puede provocar irritación de la bursa subacromial/subdeltoidea. Cuando esto ocurre, la bursa se distiende debido a la presencia de líquido y se vuelve dolorosa (*v.* Figura 10.10). En condiciones normales, no hay líquido en la bursa, o solo se detecta una mínima cantidad. El líquido en la bursa es frecuente en presencia de desgarros del manguito de los rotadores. El líquido en la bursa no se puede visualizar sin una secuencia T2W (alta sensibilidad a líquidos), por lo que esta secuencia es necesaria incluso cuando se realiza una artrografía por RM.

Desgarros, degeneración y luxación de tendones

Supraespinoso (Cuadro 10.5)

Degeneración y desgarros de espesor parcial

Por lo general, la degeneración y los desgarros de espesor parcial son indistinguibles entre sí en las imágenes T1W, en las que se aprecian como regiones focales o difusas de intensidad de señal intermedia dentro del tendón, que es uno de los motivos por los cuales ya no se obtienen imágenes T1W en plano coronal. Si estas áreas mantienen la misma intensidad de señal que el músculo en las imágenes T2W, esta situación es compatible con degeneración tendinosa; si estas áreas se vuelven hiperintensas, similares al líquido en imágenes T2W, representan desgarros tendinosos de espesor parcial. Con frecuencia, resulta difícil distinguir entre degeneración y desgarros de espesor parcial; en dicha situación se puede utilizar el término general de "tendinopatía" para describir las alteraciones. La degeneración tendinosa y los desgarros de espesor parcial a menudo coexisten.

El fenómeno de ángulo mágico tiene características de señal similares a los desgarros parciales o a la degeneración tendinosa en las imágenes con TE corto. Sin embargo, los hallazgos son locales en lugar de difusos, tiene una ubicación específica (a 1 cm de la inserción del tendón del supraespinoso en la tuberosidad mayor) y, como característica más importante, desaparecen en las imágenes con TE largo. Además, los cambios en la señal no se asocian a adelgazamiento, engrosamiento ni irregularidades del tendón.

Cuadro 10.5 Patologías tendinosas del manguito de los rotadores

Desgarro de espesor total
- Signos directos:
  - Discontinuidad del tendón.
  - Señal líquida en la hendidura del tendón.
  - Retracción de la unión musculotendinosa.
- Hallazgos asociados:
  - Líquido en la bursa subacromial/subdeltoidea.
  - Atrofia muscular.

Desgarro de espesor parcial
- Señal aumentada en T1 y T2, en la superficie articular o de la bursa:
  - Señal de intensidad mayor que la del músculo en T2 (similar a la del líquido articular).

Degeneración
- Señal en T1 y T2 aumentada en la sustancia tendinosa:
  - No tan alta como la del líquido articular.

En las artrografías por RM, los desgarros parciales en la superficie inferior (articular) del tendón se llenan con solución de gadolinio hiperintenso (Figura 10.14). Por lo general, los desgarros de espesor parcial comienzan en la superficie inferior del extremo distal del tendón del supraespinoso; es posible que las capas inferiores presenten retracción en sentido medial, mientras que las capas superiores permanecen intactas. Es necesario evaluar los desgarros parciales de la superficie superior (de la bursa) del tendón debido a que el gadolinio no puede ingresar al desgarro en esta ubicación. Puede haber desgarros intersticiales (en el interior de la sustancia del tendón) y se los reconoce como intensidad de señal líquida en las imágenes T2W sin extensión hacia la superficie articular ni de la bursa. El desgarro de espesor parcial más común, que es el desgarro más frecuente del manguito de los rotadores, es aquel en el que las fibras del manguito de los rotadores que se insertan en la tuberosidad mayor se desprenden del hueso (Figura 10.15). Esto se ha denominado "avulsión parcial de la superficie articular del tendón del supraescapular". Fue descrito por primera vez por Codman, un cirujano ortopédico, en el año 1934. Tuite y cols. informaron una incidencia del 10% en su práctica clínica, pero nosotros consideramos que se trata de una

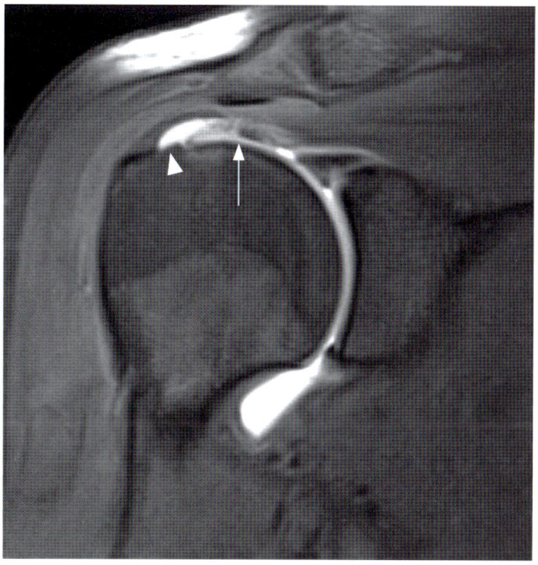

Figura 10.14 Desgarro parcial del supraespinoso. Imagen coronal oblicua en T1 con supresión grasa (artrografía por RM). Ausencia de las fibras del lado articular de la inserción del supraespinoso ("hendidura") en la tuberosidad mayor (*punta de flecha*) con retracción de las fibras rotas (*flecha*). Nótese la ausencia de gadolinio de intensidad alta en la bursa subacromial/subdeltoidea. Los hallazgos son compatibles con un desgarro parcial del lado articular.

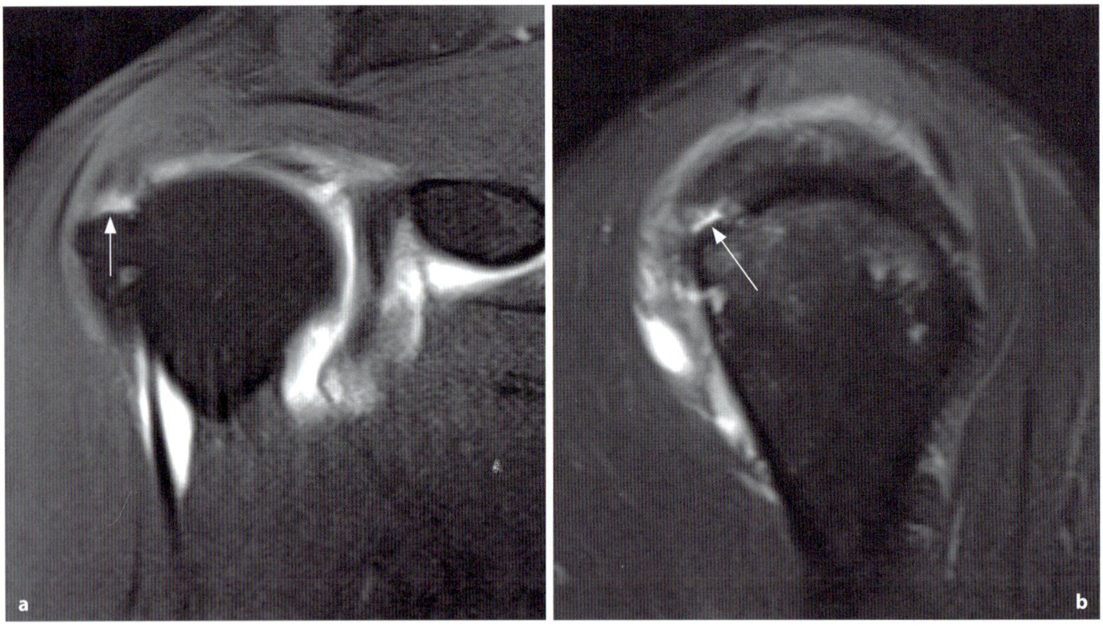

Figura 10.15 Desgarro parcial del supraespinoso (avulsión parcial de la superficie articular del tendón del supraescapular). **a** Imagen coronal oblicua en T1 con supresión grasa (artrografía por RM). La amplia hendidura de la inserción normal del tendón del supraespinoso en la tuberosidad mayor está ocupada por gadolinio (*flecha*), lo que indica un desgarro parcial del manguito de los rotadores del lado articular. **b** Imagen sagital oblicua en T2 con supresión grasa del hombro que confirma la presencia de líquido en el sitio de inserción del manguito (*flecha*).

entidad incluso más frecuente. En una serie de 200 estudios consecutivos de RM de hombro, se encontraron 117 desgarros del manguito de los rotadores, 70 (60%) de los cuales fueron desgarros de espesor parcial. Solo 2 de los 70 fueron desgarros del lado de la bursa; este tipo de desgarros son mucho menos frecuentes que los desgarros del lado articular. De los 70 desgarros de espesor parcial, 49 (70%) eran una avulsión parcial de la superficie articular del tendón del supraescapular.

Antes de apreciar la posición del paciente y su efecto sobre la anatomía, pasábamos por alto muchos de estos desgarros de ubicación anterior, ya que no teníamos en cuenta la importancia de la rotación interna del húmero. Las fibras más anteriores del tendón del supraespinoso se insertan en un sitio apenas lateral a la corredera bicipital. y es fácil pasarlas por alto en las imágenes coronales oblicuas si el hombro está en rotación interna (Figura 10.16). Si se visualiza el bíceps en las imágenes coronales más anteriores, se pueden ver las fibras más anteriores del manguito de los rotadores en un sitio apenas lateral a la corredera bicipital (Figura 10.17). Cuando estas fibras se rompen, el desgarro se visualiza como una interrupción del tejido normal adyacente a la corredera bicipital, con intensidad de señal líquida en el interior del tendón o en el lugar de este (Figura 10.18). El desgarro se puede confirmar en las imágenes sagitales oblicuas. Es importante tener en mente la estrecha cercanía entre el bíceps y la región anterior del supraespinoso. Si hay líquido alrededor del tendón del bíceps, las imágenes sagitales pueden sugerir que la presencia de líquido en la región anterior del supraespinoso debido al efecto de promedio de volumen parcial (*v.* Figura 10.18 c).

Según nuestra experiencia, consideramos que el desgarro del manguito de los rotadores más frecuente es un desgarro parcial a nivel de la inserción de sus fibras en la tuberosidad mayor, muchos de los cuales progresan hacia un desgarro de espesor completo. Estos desgarros pueden producirse en la región anterior a nivel de la tuberosidad mayor con compromiso del supraespinoso, o bien en la región posterior sobre dicha tuberosidad con compromiso del infraespinoso. Estos desgarros del lado articular son mucho más frecuentes que los desgarros parciales del lado de la bursa. Los desgarros en la denominada "zona crítica" (entre 1 y 1,5 cm en situación proximal a la inserción del tendón) no son tan frecuentes como se creía previamente.

La detección de alteraciones tendinosas antes de la aparición de un desgarro completo es importante debido a que se puede detener el proceso implementando un tratamiento conservador, debridamiento y cirugía descompresiva. El desgarro completo, además de dolor, limita los movimientos activos de la abducción y requiere una cirugía más específica que la realizada para los casos de desgarro parcial. Según las publicaciones, la RM tiene menos sensibilidad para detectar desgarros parciales del tendón del supraespinoso que desgarros completos. La capacidad de diagnosticar desgarros parciales mejora cuando hay líquido intraarticular.

Desgarros completos

En la RM convencional, la evidencia directa de un desgarro completo (es decir, sin realizar una artrografía por RM) consiste en la discontinuidad del tendón, con intensidad de señal líquida que atraviesa la separación entre los fragmentos del tendón y la superficie tendinosa del lado articular o de la bursa del tendón en las secuencias sensibles a líquidos (Figura 10.19). Cuando se evalúan las imágenes de una artrografía por RM, en las imágenes T1W se identifica la presencia de gadolinio de intensidad alta en la articulación, así como en la bursa subacromial/subdeltoidea. El gadolinio llena la separación en el tendón.

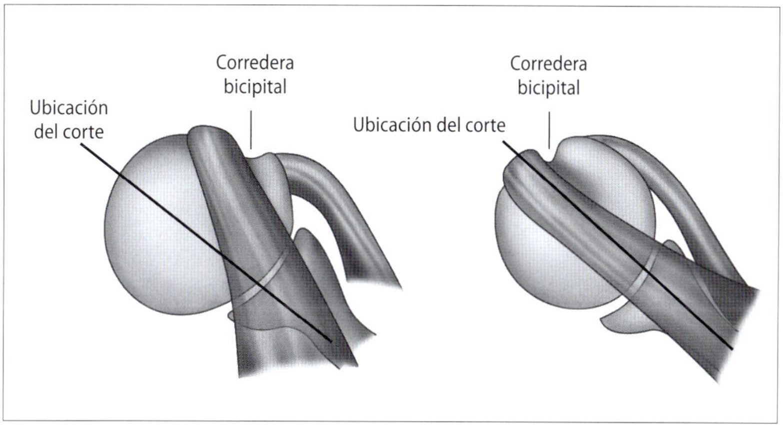

Figura 10.16 Dibujo esquemático que muestra el efecto de la rotación interna. Este dibujo axial muestra cómo en rotación externa (*derecha*) una imagen coronal oblicua pasa a través del eje longitudinal del supraespinoso y muestra la inserción del tendón en un sitio apenas lateral a la corredera bicipital, mientras que si el hombro está en rotación interna (*izquierda*), el mismo corte coronal oblicuo pasa por alto la porción anterior del supraespinoso adyacente a la corredera bicipital.

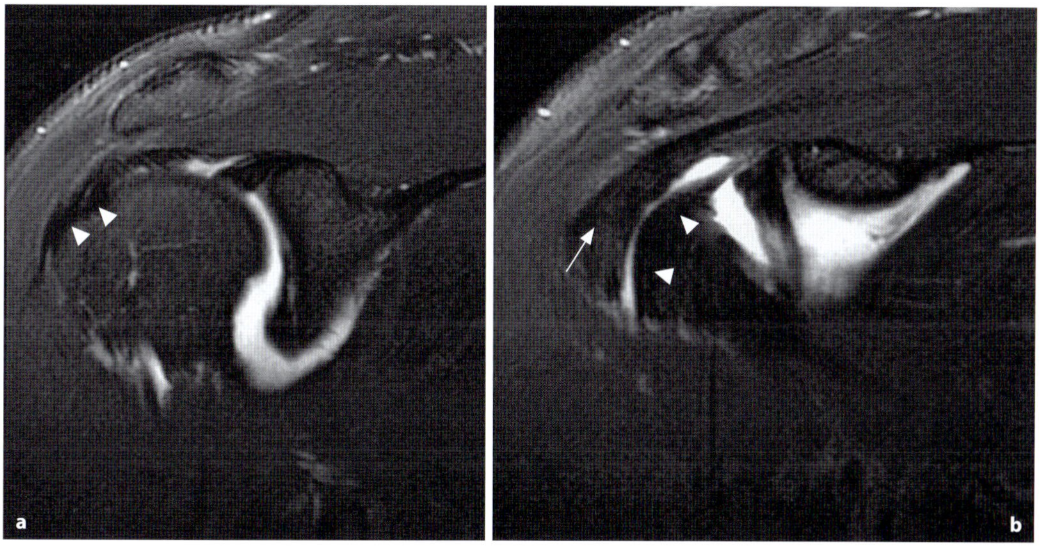

Figura 10.17 Manguito de los rotadores normal en rotación interna. a Imagen coronal oblicua en T2 FSE del hombro. En esta imagen, la amplia hendidura normal del supraespinoso que se inserta en la tuberosidad mayor tiene un aspecto normal (*puntas de flecha*). **b** Imagen coronal oblicua en T2 FSE del hombro, en un plano apenas anterior a la imagen en **a**. Se puede visualizar el bíceps saliendo de la corredera bicipital (*puntas de flecha*) y es posible observar la inserción normal del extremo distal del tendón del supraespinoso, justo lateral a la corredera bicipital (*flecha*).

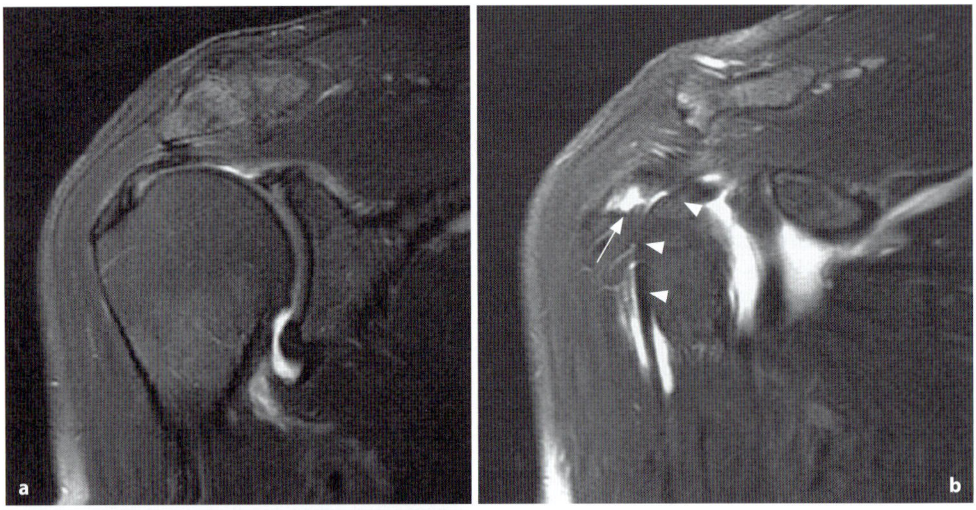

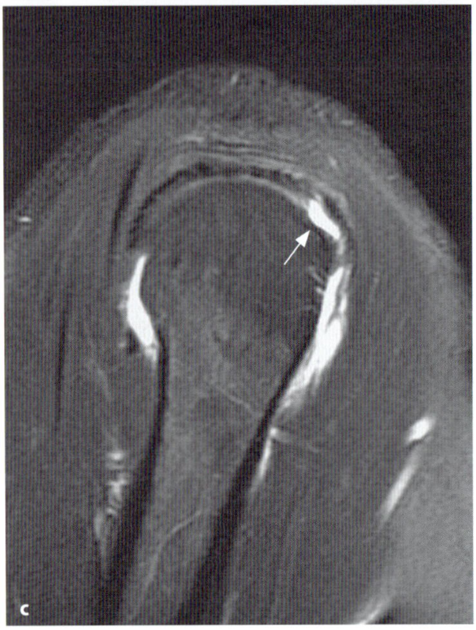

Figura 10.18 Avulsión parcial de la superficie articular del tendón del supraescapular oculta por la rotación interna del hombro. a Imagen coronal oblicua en T2 FSE del hombro. En esta imagen, la amplia hendidura de la inserción del supraespinoso en la tuberosidad mayor tiene un aspecto normal. b Continuando la exploración dos imágenes más en sentido anterior, en el punto donde el bíceps sale de la corredera bicipital (*puntas de flecha*), la tuberosidad mayor apenas lateral a la corredera bicipital (*flecha*) no exhibe fibras del tendón del supraespinoso. En el quirófano, se encontró que esta situación correspondía a un desgarro parcial de alto grado del lado articular. c Imagen sagital oblicua en T2 FSE del hombro. Se puede observar líquido en la región anterior de la tuberosidad mayor donde las fibras anteriores del tendón del supraespinoso están levantadas (*flecha*). Esto se puede confundir fácilmente con líquido en la corredera bicipital adyacente, que en esta imagen se observa justo anterior a la cabeza humeral.

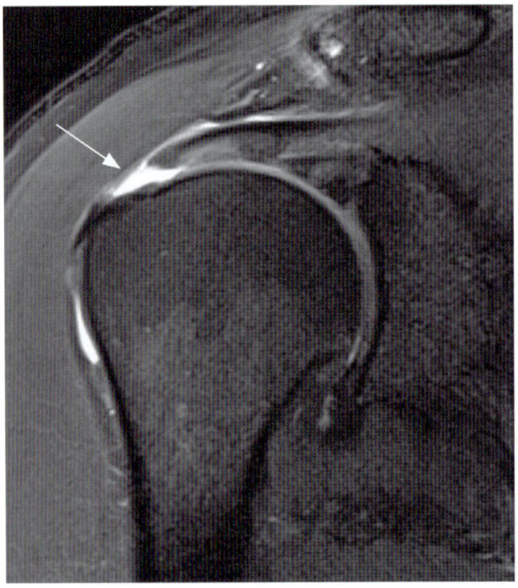

Figura 10.19 Desgarro de espesor completo del supraespinoso. Imagen coronal oblicua en densidad protónica con supresión grasa del hombro. Se observa una separación de espesor parcial en el tendón del supraespinoso a nivel de su inserción en la tuberosidad mayor (*flecha*) con líquido que se extiende hacia la bursa subacromial/subdeltoidea.

En casos donde hay desgarros pequeños, se puede observar gadolinio atravesando el tendón desde la articulación hasta la bursa. La RM permite observar el tamaño del desgarro, el grado de retracción del tendón y la calidad de sus márgenes (Figura 10.20). Si se asocia con atrofia muscular o alteraciones óseas, se debe incluir estas características en el informe. La atrofia muscular se visualiza como intensidad alta (grasa) en el interior del músculo en las imágenes T1W (Figura 10.21), ya sea en el plano sagital o en el coronal; el grado de atrofia puede afectar la planificación quirúrgica.

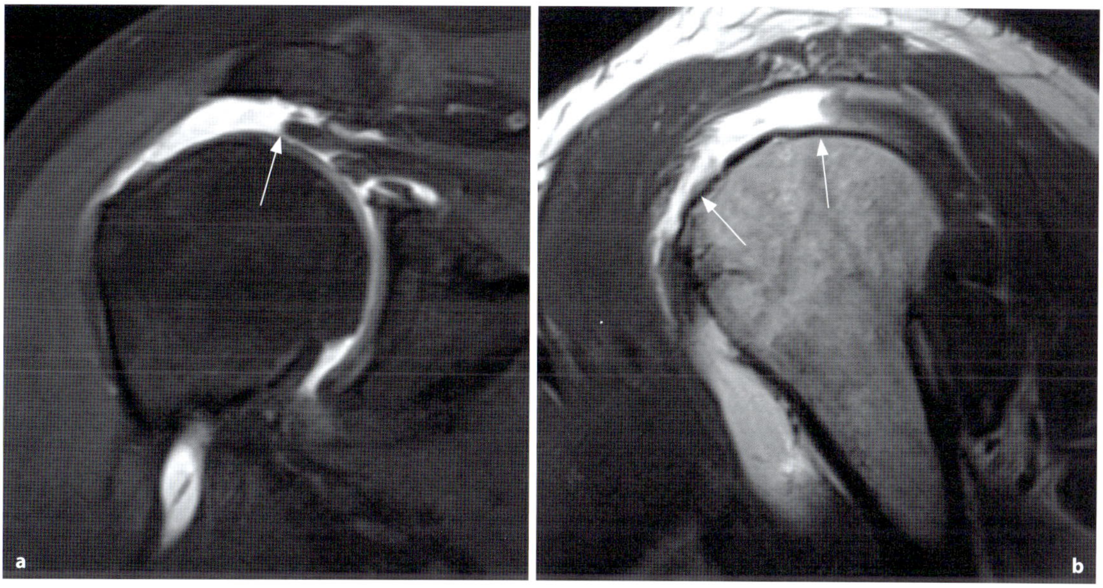

Figura 10.20 Desgarro de espesor completo del supraespinoso. **a** Imagen coronal oblicua en T1 con supresión grasa (artrografía por RM). Se observa un desgarro de espesor completo del tendón del supraespinoso con retracción del tendón hacia la porción media de la cabeza humeral (*flecha*); también se visualiza contraste en la bursa subacromial/subdeltoidea. **b** Imagen sagital oblicua en T1 (arteriografía por RM). Se observa que el desgarro compromete todo el ancho del tendón del supraespinoso (*flechas*).

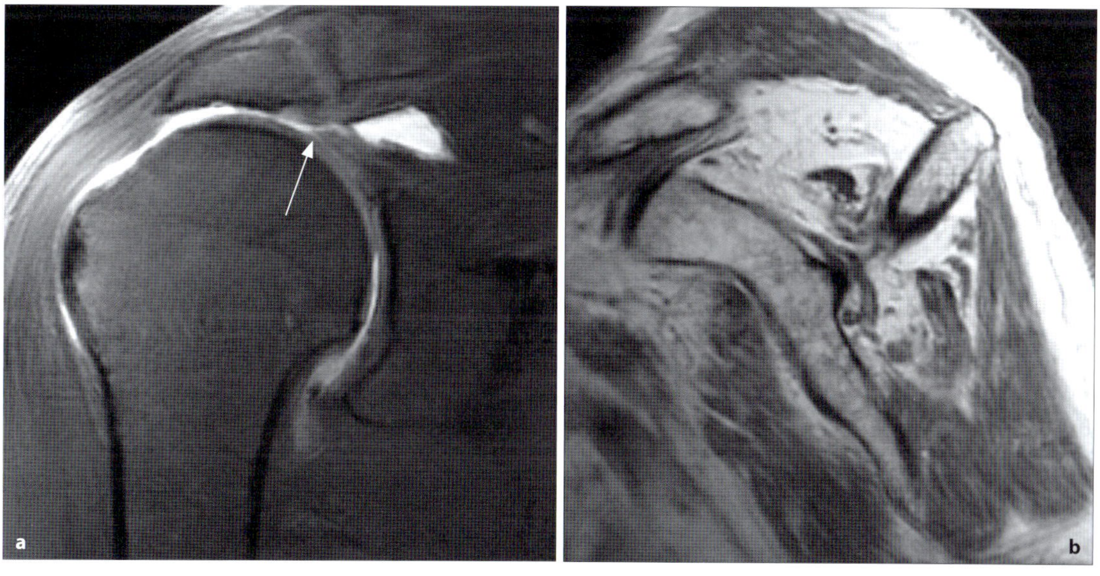

Figura 10.21 Desgarro completo del supraespinoso con signos secundarios. **a** Imagen coronal oblicua en T1 con supresión grasa (artrografía por RM). Se observa un desgarro de espesor completo con retracción prominente del supraespinoso (*flecha*). **b** Imagen sagital oblicua en T1 del hombro. Nótese la importante infiltración grasa y atrofia asociada de los músculos supraespinoso e infraespinoso.

A menudo, los desgarros del tendón del supraespinoso afectan a sus fibras distales, ya sea cerca de su inserción en la tuberosidad mayor o en la zona crítica ubicada 1 cm en sentido proximal a la inserción. Los desgarros suelen comenzar en la cara anterior de la porción distal del tendón del supraespinoso y se propagan en sentido posterior. También se realiza el diagnóstico de desgarro completo cuando hay rotura completa de las fibras en dirección craneocaudal con comunicación entre la articulación y la bursa, incluso si los tendones no se han separado por completo en la dirección anteroposterior.

La sensibilidad y la especificidad de la RM para detectar desgarros completos del manguito de los rotadores son mayores del 90%. La artrografía por RM mejora este porcentaje y aumenta la confianza de estos diagnósticos. La capacidad de la RM para evidenciar desgarros completos de los tendones del manguito de los rotadores es significativamente mayor que su capacidad para evidenciar desgarros parciales.

Porción larga del bíceps (Cuadro 10.6)

Desgarros

El tendón de la porción larga del bíceps presenta un desgarro completo en casi el 10% de los pacientes con desgarro del tendón del supraespinoso y es anormal (degeneración o desgarro parcial) en un tercio de los pacientes. Su proximidad con el tendón del supraespinoso lo vuelve vulnerable a las mismas fuerzas de pinzamiento que afectan al tendón del supraespinoso. Los desgarros del tendón de la porción larga del bíceps asociados a desgarros del tendón del supraespinoso afectan a la zona de pinzamiento apenas proximal a la corredera bicipital y suelen producirse en individuos de edad avanzada. El tendón desgarrado puede estar retraído en sentido distal, y las imágenes axiales de RM del hombro muestran una corredera bicipital vacía (Figura 10.22). Los desgarros agudos del tendón de la porción larga del bíceps pueden producirse ante un traumatismo grave en individuos jóvenes o en atletas de mayor edad que solo ejercitan los fines de semana. Los desgarros agudos no relacionados con pinzamiento por lo general tienen lugar en la porción distal del tendón, cerca de la unión musculotendinosa.

Luxación

Pueden presentarse otras alteraciones del tendón de la porción larga del bíceps no asociadas a pinzamiento. Los traumatismos agudos pueden provocar avulsión, subluxación y luxación del tendón, situaciones que requieren una reparación quirúrgica. Para que exista una subluxación o una luxación, es necesario que se rompa el ligamento transverso del húmero que normalmente conecta las tuberosidades menor y mayor y mantiene el tendón de la porción larga del bíceps en su lugar.

Cuadro 10.6 Tendón de la porción larga del bíceps

Desgarros/degeneración
- Inserción en el *labrum* superior:
  - Asociados a lesiones tipo SLAP.
- Proximal a la corredera bicipital:
  - Asociados a pinzamiento.
  - Población de mayor edad.
- Unión musculotendinosa:
  - Lesiones traumáticas agudas.
  - Población de menor edad.

Luxación
- Roturas asociadas:
  - Ligamento transverso del húmero.
  - Habitualmente, tendón del subescapular.
- RM:
  - Corredera bicipital vacía (axial).
  - Tendón desplazado en sentido medial, ya sea hacia una posición anterior a la articulación glenohumeral o hacia su interior.
  - El tendón del bíceps puede tener ubicación anterior o posterior al tendón del subescapular (roto) o estar dentro de este.
  - El tendón del subescapular está desprendido de la tuberosidad (o puede estar intacto).

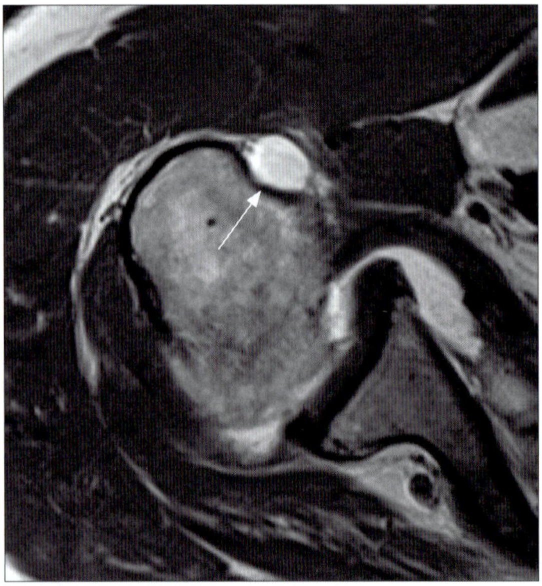

Figura 10.22 Desgarro del tendón bicipital. Imagen axial en T1 (artrografía por RM). La corredera bicipital (*flecha*) está vacía, sin evidencia del tendón de la porción larga del bíceps (ovalado e hipointenso), lo que indica una rotura completa.

Por lo general, también hay un desgarro del tendón del subescapular concomitante. En casos de luxación, el tendón de la porción larga del bíceps puede desplazarse en sentido anteromedial hacia la sustancia de un tendón subescapular dividido, en sentido anterior hacia el tendón del subescapular cuando hay un desgarro del ligamento transverso del húmero, o en sentido medial hacia el interior de la articulación del hombro, lo que siempre se asocia a un desgarro del tendón del subescapular a nivel de su inserción en la tuberosidad menor. La subluxación y la luxación del tendón del bíceps se evidencian en las imágenes axiales de RM, en las cuales se observa que la corredera bicipital está vacía, y el tendón hipointenso y de forma redonda se aprecia a distancias variables en situación medial a la corredera bicipital, ya sea dentro del tendón del subescapular o en una ubicación profunda o superficial respecto de este (Figura 10.23).

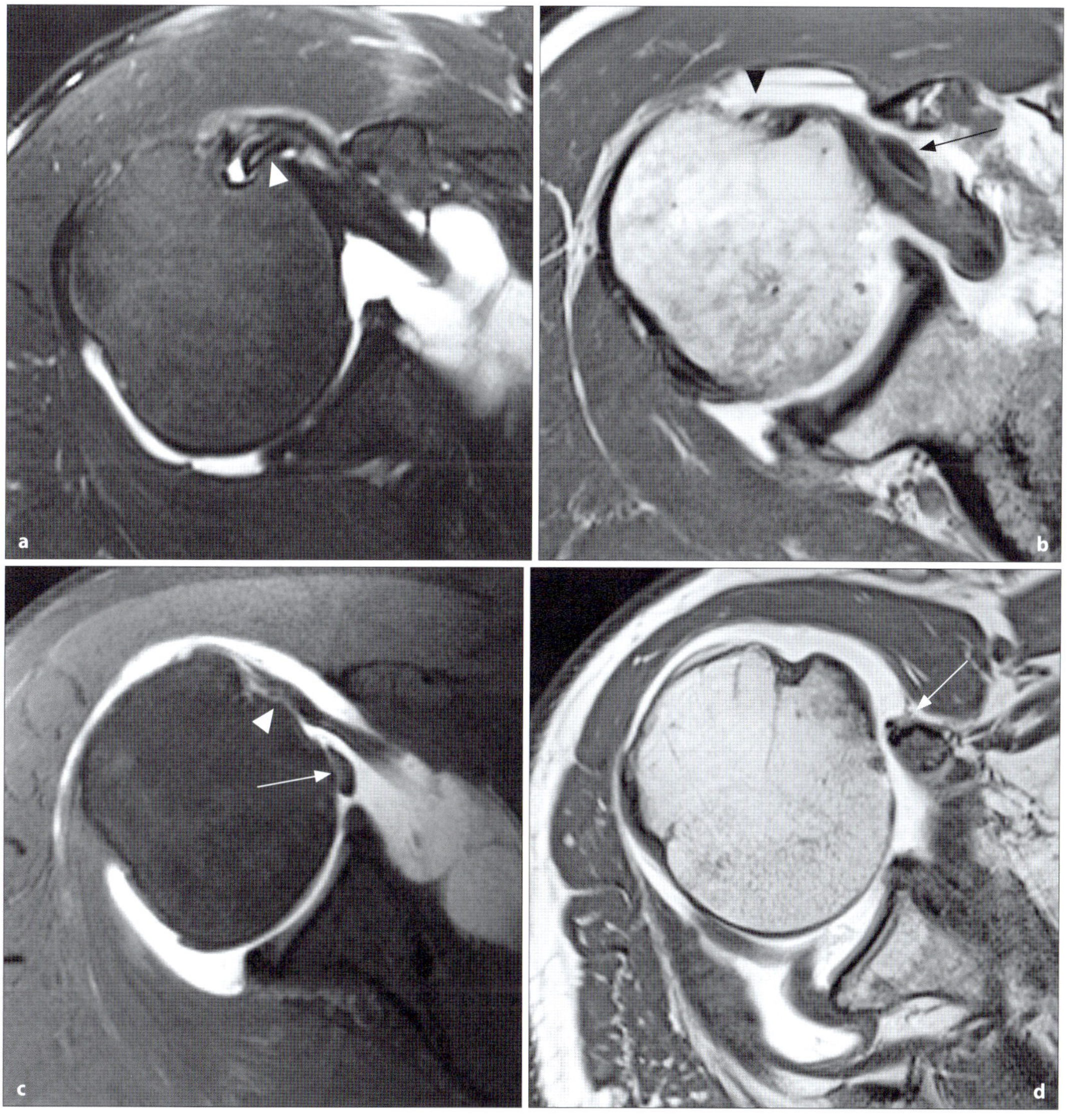

Figura 10.23 Luxación del tendón bicipital. **a** Imagen axial en T2 con supresión grasa (artrografía por RM). El tendón del bíceps (*punta de flecha*) presenta subluxación medial a nivel de la tuberosidad menor debido a un desgarro parcial de la porción distal del tendón del subescapular. **b** Imagen axial en T1 (artrografía por RM). El tendón del bíceps (*flecha*) presenta luxación anterior al tendón del subescapular como consecuencia del desgarro del ligamento transverso del húmero (*punta de flecha*). **c** En este paciente, el tendón está luxado hacia la articulación glenohumeral anterior, posterior al tendón del subescapular (*flecha*), el cual presenta un desgarro a nivel de su inserción en la tuberosidad menor del húmero (*punta de flecha*). **d** Imagen axial en T1 (artrografía por RM). Debido a la rotura completa del tendón del subescapular (*flecha*), el tendón del bíceps se ha luxado en sentido medial desde la corredera bicipital y se ha desplazado hacia una ubicación posterior a la cabeza humeral (*puntas de flecha*).

Infraespinoso y redondo menor

Los desgarros de los tendones del infraespinoso y redondo menor son mucho menos frecuentes que los que afectan al supraespinoso (Figura 10.24). Los desgarros del tendón del infraespinoso pueden ser aislados tras un traumatismo agudo (infrecuente), pueden estar asociados a desgarros masivos del tendón del supraespinoso o pueden asociarse a un pinzamiento posterosuperior del hombro. Hemos encontrado que la avulsión parcial de la superficie articular del tendón del infraespinoso como entidad aislada es frecuente; sin embargo, debido a que los desgarros completos aislados del infraespinoso son muy infrecuentes, es probable que las avulsiones parciales de la superficie articular del tendón no progresen hacia un desgarro completo, como sucede a menudo con el supraespinoso.

Pinzamiento posterosuperior (pinzamiento interno) (Cuadro 10.7)

El pinzamiento posterosuperior (déficit de rotación interna glenohumeral [GIRD]) se refiere al pinzamiento de la porción posterior del tendón del supraespinoso y, sobre todo, del tendón del infraespinoso, entre la cabeza del húmero y el reborde glenoideo posterior, al realizar movimientos que llevan el brazo por encima de la cabeza con abducción y rotación externa, como los que realizan los lanzadores de béisbol. Las alteraciones afectan con mayor frecuencia al tendón del infraespinoso, al *labrum* posterosuperior y a la cabeza humeral en el sitio donde la tuberosidad mayor colinda con la región posterosuperior de la cavidad glenoidea durante la abducción y la rotación externa. Los pacientes se presentan con dolor en la región posterior del hombro y pueden tener inestabilidad asociada del hombro. Los hallazgos en RM incluyen quistes degenerativos en la cara posterior de la cabeza humeral cerca de la inserción del tendón del infraespinoso, desgaste o desgarros parciales o completos del tendón del infraespinoso o del supraespinoso y desgaste o desgarros del *labrum* glenoideo posterior (Figura 10.25).

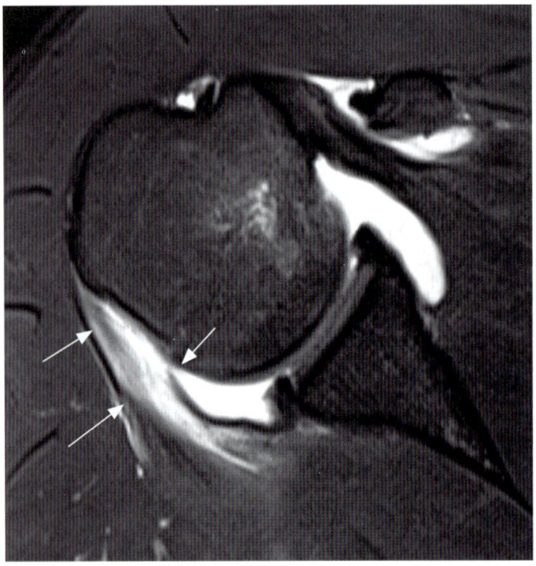

Figura 10.24 Desgarro del redondo menor. Imagen axial en T2 con supresión grasa (artrografía por RM). El músculo redondo menor y su tendón (*flechas*) presentan desgarro a nivel de su inserción humeral posterior, al igual que la banda posterior del ligamento glenohumeral inferior (*flecha corta*) en este jugador de fútbol americano que sufrió una lesión por subluxación posterior.

Cuadro 10.7 Síndrome de pinzamiento posterosuperior

Características clínicas

- Pinzamiento de los tendones del infraespinoso y del supraespinoso entre la cabeza humeral y el *labrum* posterosuperior.
- Se produce en la última etapa del lanzamiento (béisbol).
- Se produce en abducción máxima y rotación externa.
- Dolor posterosuperior e inestabilidad anterior.

RM

- Quistes humerales adyacentes a la inserción del tendón del infraespinoso.
- Desgarros de la superficie inferior del tendón del infraespinoso (y del supraespinoso).
- Desgarro del *labrum* posterosuperior.

Subescapular (Cuadro 10.8)

Los desgarros del tendón del subescapular son frecuentes y pueden producirse de muchas maneras. Pueden ser el resultado de un traumatismo agudo con el brazo aducido y en hiperextensión o en rotación interna. También pueden ser consecuencia de luxaciones anteriores del hombro. Los desgarros del tendón del subescapular también pueden estar asociados a desgarros masivos del manguito de los rotadores, o pueden ser el resultado de un pinzamiento subcoracoideo. Este último es causado por el estrechamiento del espacio entre la punta de la apófisis coracoides y el húmero, una situación que puede ser de origen congénito o puede ser consecuencia de una fractura o una cirugía de la apófisis coracoides.

Los desgarros del tendón del subescapular se evalúan de forma óptima mediante imágenes axiales de RM, que evidencian toda la longitud del tendón (Figura 10.26), o en imágenes

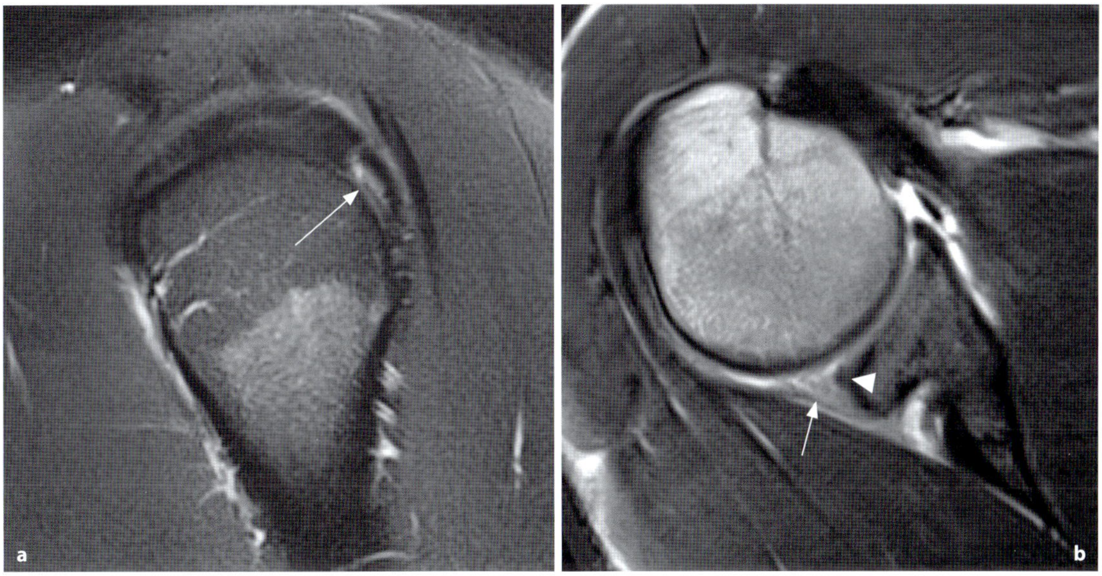

Figura 10.25 Pinzamiento posterior. a Imagen sagital oblicua en T2 con supresión grasa (artrografía por RM). Se observa un desgarro parcial de la superficie inferior que afecta a la porción distal del tendón del infraespinoso (*flecha*) en este lanzador de béisbol. **b** Imagen axial en T1 (artrografía por RM). El *labrum* posterosuperior se ve redondeado y desgastado (*punta de flecha*), con sinovitis adyacente (*flecha*).

Cuadro 10.8 Desgarros del tendón del subescapular

Afecciones asociadas
- Luxaciones anteriores del hombro.
- Luxaciones del tendón de la porción larga del bíceps.
- Desgarros masivos del manguito de los rotadores.
- Pinzamiento subcoracoideo.

RM
- Se evalúan mediante imágenes axiales:
  - Desprendimiento de la tuberosidad menor.
  - Señal aumentada, adelgazamiento o engrosamiento.
  - Realce con contraste a nivel de la tuberosidad menor.
  - Alteraciones tendinosas asociadas.

sagitales. Los desgarros se visualizan mejor en las imágenes T2W o en las imágenes T1W posgadolinio. El diagnóstico de un desgarro del tendón del subescapular se realiza cuando se observa discontinuidad, cuando hay gadolinio en el interior de la sustancia del tendón, cuando la señal de la sustancia tendinosa es anormal, cuando el calibre del tendón es anormal o cuando la posición del tendón es anormal. Otros signos accesorios útiles son la fuga de líquido por debajo dela inserción del tendón del subescapular hacia la tuberosidad menor y la presencia de atrofia grasa del músculo subescapular, que habitualmente se localiza en la cara craneal del músculo y se observa como intensidad alta (grasa) en las imágenes T1W. Las alteraciones en el trayecto del tendón de la porción larga del bíceps (subluxación o luxación) deben motivar una inspección minuciosa del tendón del subescapular debido a que a menudo presenta alteraciones simultáneas.

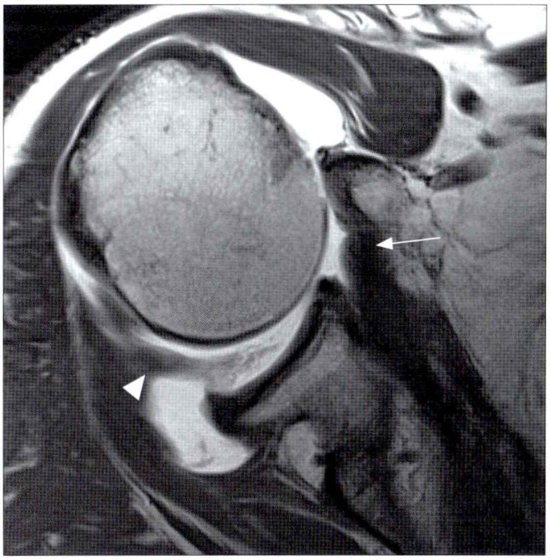

Figura 10.26 Desgarro del tendón del subescapular. Imagen axial en T1 (artrografía por RM). El tendón del subescapular (*flecha*) presenta un desgarro y está retraído en sentido proximal, con una importante subluxación anterior de la cabeza humeral. El tendón del bíceps estaba luxado por detrás de la cabeza humeral (*punta de flecha*). (Se trata del mismo paciente de la Figura 10.23 d).

Desgarros masivos del manguito de los rotadores

Los desgarros masivos del manguito de los rotadores suelen observarse en pacientes de mayor edad con notable degeneración tendinosa o en presencia de factores predisponentes, tales como artritis inflamatoria o diabetes, o que han recibido corticoterapia prolongada. Estos desgarros masivos afectan a múltiples tendones del manguito de los rotadores y producen desgarros de espesor completo, retracción musculotendinosa y atrofia muscular (Figura 10.27). Hay una amplia comunicación entre la articulación glenohumeral y la bursa subacromial/subdeltoidea. Algunos pacientes con desgarros masivos del manguito de los rotadores pueden desarrollar un quiste sinovial que se extiende a través de la articulación acromioclavicular y forma una masa de tejidos blandos sobre la cara superior del hombro, la cual adquiere un gran tamaño y se vuelve clínicamente evidente. Las modificaciones óseas asociadas consisten en migración de la cabeza humeral en sentido superior con cambios subacromiales degenerativos y artropatía del manguito de los rotadores que se aprecia como artrosis grave de la articulación glenohumeral con formación de osteofitos y quistes subcondrales de la cabeza humeral o la cavidad glenoidea.

Alteraciones del intervalo de los rotadores (Cuadro 10.9)

El intervalo de los rotadores es un espacio triangular entre el tendón del supraespinoso y el tendón del subescapular (que constituyen los bordes superior e inferior del intervalo de los rotadores) (Figura 10.28). La base del triángulo se encuentra en la apófisis coracoides y su vértice se ubica en el ligamento transverso del húmero, el cual forma el techo de la corredera bicipital. La cara anterior del intervalo está formada por la cápsula, el ligamento glenohumeral superior y el ligamento coracohumeral. El tendón de la porción larga del bíceps atraviesa el intervalo de los rotadores. Este es el sitio donde se ingresa al realizar una artroscopia para evitar dañar los tendones.

Pueden presentarse desgarros del intervalo de los rotadores como consecuencia de luxaciones glenohumerales anteriores o por inestabilidad glenohumeral, o pueden representar un defecto quirúrgico secundario a una artroscopia. Los desgarros se observan de forma óptima en las secuencias con sensibilidad para líquidos o en las imágenes sagitales oblicuas T1W poscontraste. Cuando hay un desgarro, el intervalo de los rotadores puede estar aumentado, y se identifica

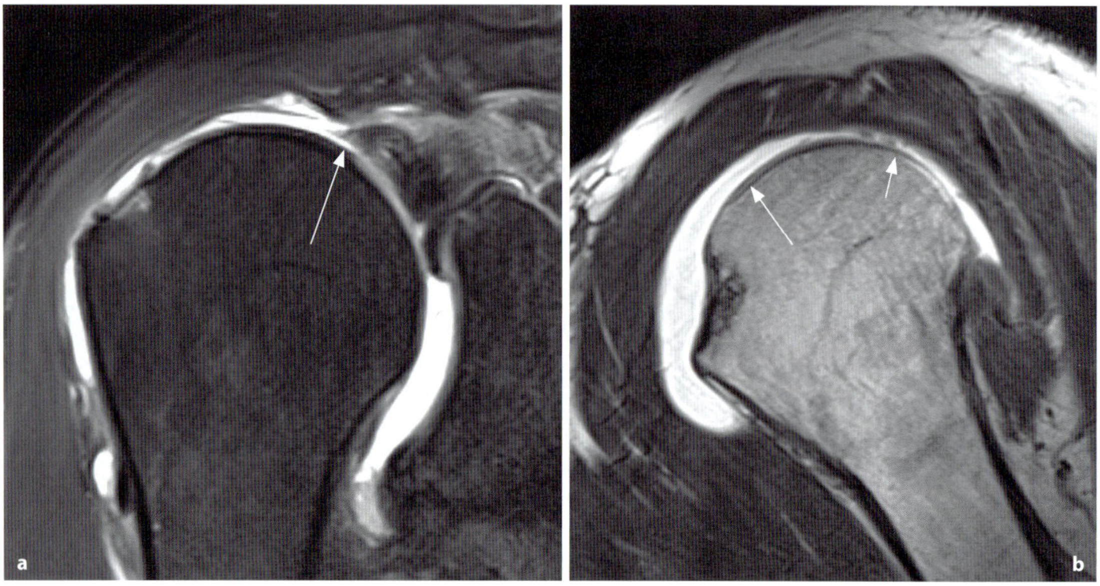

Figura 10.27 Desgarro masivo del manguito de los rotadores. **a** Imagen coronal oblicua en T1 con supresión grasa (artrografía por RM). Hay un desgarro del tendón del supraespinoso, el cual tiene una gran porción retraída en sentido medial (*flecha*). **b** Imagen sagital oblicua en T1 (artrografía por RM). La ausencia de tendones sobre la cabeza humeral indica la presencia de desgarros completos de los tendones del supraespinoso y del infraespinoso asociados a retracción. Las *flechas* indican el sitio donde deberían estar los tendones del supraespinoso (*flecha larga*) y del infraespinoso (*flecha corta*).

Cuadro 10.9 Intervalo de los rotadores

Límites del intervalo de los rotadores
- Anterior: ligamento coracohumeral, ligamento glenohumeral superior y cápsula.
- Superior: tendón del supraespinoso.
- Inferior: tendón del subescapular.
- Medial: apófisis coracoides.
- Lateral: ligamento transverso del húmero.
- El tendón de la porción larga del bíceps atraviesa el intervalo.

Causas de desgarro del intervalo de los rotadores
- Luxaciones anteriores del hombro.
- Inestabilidad anterior.
- Artroscopia.

RM de las alteraciones del intervalo de los rotadores
- Aumento del intervalo de los rotadores (oblicua sagital).
- Intensidad de señal alta en el ligamento coracohumeral y la cápsula, en caso de desgarro.
- Puede comunicarse con la bursa subacromial/subdeltoidea, en caso de desgarro.
- Capsulitis adhesiva: obliteración de la grasa.

material de contraste que se extiende en sentido anterosuperior a través del ligamento coracohumeral y de la cápsula. Estos desgarros pueden comunicarse con la bursa subacromial/subdeltoidea, una situación que simula un desgarro del manguito de los rotadores en la artrografía por RM en pacientes sin evidencia de un desgarro tendinoso verdadero.

De forma característica, el intervalo de los rotadores resulta comprometido en la capsulitis adhesiva. Se forma tejido cicatrizal alrededor del ligamento glenohumeral superior y del ligamento coracohumeral en el intervalo de los rotadores y oblitera la grasa subcoracoidea (Figura 10.29). Este es un signo sumamente específico, aunque carece de sensibilidad (lo que significa que algunos de los pacientes con capsulitis adhesiva no presentan obliteración de la grasa subcoracoidea). Nosotros consideramos que el engrosamiento de las estructuras capsulares anteriores y la ausencia de grasa subcoracoidea en las imágenes sagitales T1W son indicadores confiables de capsulitis adhesiva. Un derrame articular importante también puede reemplazar la grasa subcoracoidea (pero se lo reconoce con mayor facilidad debido a su alta intensidad en las secuencias con sensibilidad para líquidos), pero los pacientes con capsulitis adhesiva por lo general tienen una cantidad mínima o nula de líquido articular.

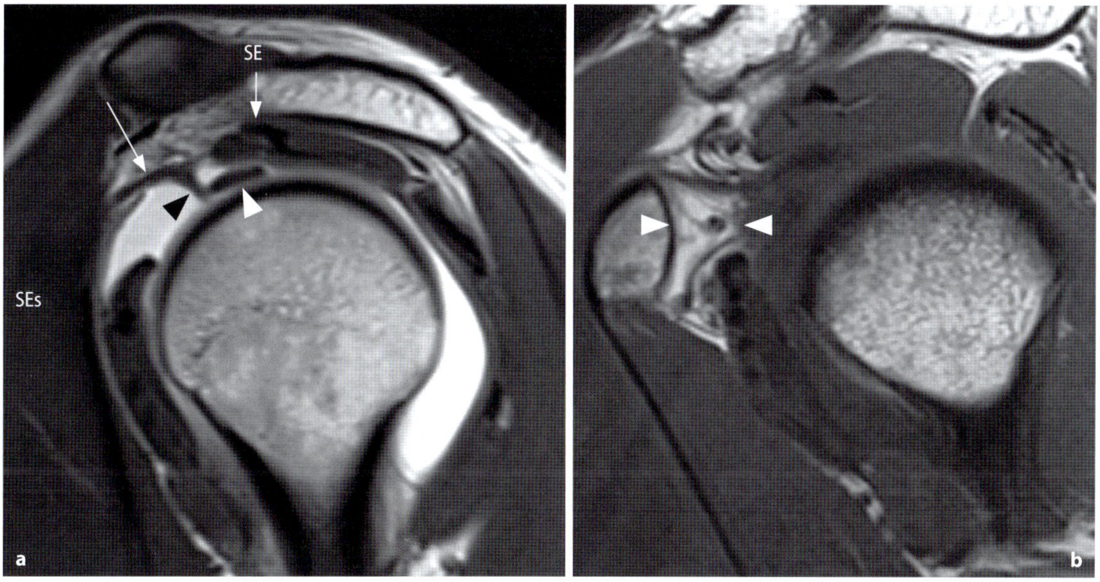

Figura 10.28 Intervalo de los rotadores. a Imagen sagital oblicua en T1 (artrografía por RM). Se observa un intervalo de los rotadores normal entre el tendón del supraespinoso (SE) en situación superior y el tendón del subescapular (SEs) en situación inferior. El tendón del bíceps atraviesa el intervalo (*punta de flecha blanca*). Nótense también os ligamentos coracohumeral (*flecha larga*) y glenohumeral superior (*punta de flecha negra*). **b** Imagen sagital oblicua en T1 (no es una artrografía) en un paciente diferente. Nótese la grasa retrocoracoidea normal (*puntas de flecha*).

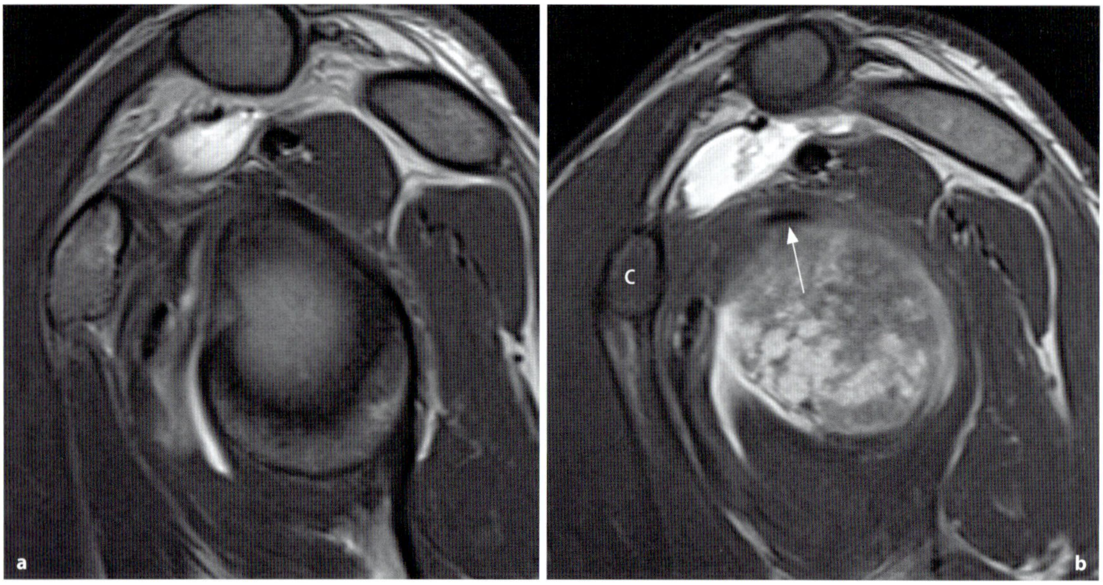

Figura 10.29 Intervalo de los rotadores en la capsulitis adhesiva. a Imagen sagital oblicua en T1 (artrografía por RM). La grasa subcoracoidea está reemplazada por tejido cicatrizal de intensidad de señal intermedia en este paciente con sospecha clínica de capsulitis adhesiva. b Imagen sagital oblicua en T1 (artrografía por RM) en el mismo paciente. Nótese la extensa cicatriz que ocupa el intervalo y rodea el tendón del bíceps (*flecha*). El gadolinio en el interior de la bursa subacromial se relaciona con un desgarro del manguito de los rotadores. C: apófisis coracoides.

Inestabilidad

Luego de un proceso patológico del manguito de los rotadores, la inestabilidad es la principal alteración que afecta al hombro. La inestabilidad glenohumeral y las afecciones del manguito de los rotadores a menudo coexisten. La inestabilidad del hombro se refiere a la subluxación o la luxación de la articulación glenohumeral, una situación que puede o no estar asociada a un traumatismo. Es un trastorno doloroso que, a excepción de un episodio de luxación aguda, puede ser difícil de diagnosticar.

Debido a que el hombro es una de las articulaciones inherentemente más inestables del cuerpo, su estabilidad depende de una combinación de estructuras óseas (sobre todo) y de partes blandas que envuelven y forman la articulación glenohumeral. La inestabilidad no es provocada por ninguna alteración aislada, sino por una combinación de factores diferentes que interactúan entre sí. Los factores que contribuyen a la inestabilidad de la articulación glenohumeral incluyen alteraciones labrales, una cápsula laxa o un desgarro articular, ligamentos glenohumerales deficientes o desgarrados, una cavidad glenoidea poco profunda o anormal y fracturas de Bankart secundarias a luxaciones previas.

Desde el punto de vista clínico, la inestabilidad del hombro se puede separar en dos grupos: funcional y anatómica. En la inestabilidad funcional, la articulación es estable al examen físico, pero el paciente refiere sentir chasquidos, dolor, bloqueo intermitente y una sensación subjetiva de inestabilidad articular. Estos pacientes a menudo tienen alteraciones labrales que causan dolor sin evidencia clínica de inestabilidad. En la inestabilidad anatómica, el paciente suele tener episodios recurrentes de subluxación o luxación, y presenta síntomas y signos de inestabilidad al examen físico.

Los diferentes tipos de inestabilidad son anterior, posterior, multidireccional y superior. La inestabilidad anterior representa alrededor del 95% de los casos de inestabilidad de hombro. La inestabilidad posterior y multidireccional representa la mayor parte del 5% restante. Por lo general, la inestabilidad superior está asociada a la variante multidireccional y la subluxación superior de la cabeza humeral puede provocar pinzamiento al quedar el tendón del supraespinoso repetidamente atrapado entre el arco coracoacromial y la cabeza humeral. Como consecuencia de cualquiera de los diferentes tipos de inestabilidad, puede desarrollarse hipertrofia de la tuberosidad mayor, formación de espolones óseos y engrosamiento del ligamento coracoacromial asociado a osteofitos glenohumerales, situaciones que pueden resultar en un síndrome de pinzamiento secundario que afecta al manguito de los rotadores (Cuadro 10.10).

Muchos pacientes tienen inestabilidad secundaria a una luxación traumática conocida. Muchos otros no tienen antecedentes de un evento específico. Los deportistas que realizan movimientos de lanzamiento o que requieren llevar los brazos por encima de la cabeza, como los lanzadores de béisbol, los mariscales de campo en el fútbol americano, los tenistas y los nadadores, a menudo tienen inestabilidad sin un evento traumático como causa. Estos deportistas desarrollan una mayor laxitud de las estructuras anteriores que brindan sostén al hombro para obtener un mayor rango de movimiento, sobre todo en rotación externa.

Además del uso excesivo y del abuso de la articulación, algunas alteraciones congénitas pueden contribuir a la inestabilidad del hombro. Estos factores predisponentes de naturaleza congénita incluyen alteraciones óseas, tales como deficiencia congénita de la profundidad y del radio de curvatura de la fosa glenoidea (una situación denominada "displasia glenoidea") y una versión glenoidea en un ángulo anormal, o alteraciones de partes blandas, como una inserción capsular medial (tipo III), ligamentos glenohumerales congénitamente pequeños o ausentes y laxitud capsular o ligamentaria congénita. La artrografía por RM (o la presencia de derrame articular) permite una mejor visualización y aumenta la confianza en el diagnóstico de patología labral.

Cuadro 10.10 Inestabilidad glenohumeral

- Subluxación o luxación de la articulación.
- A menudo coexiste con pinzamiento:
  - Puede provocar pinzamiento secundario.
- Son responsables múltiples estructuras:
  - Huesos, *labrum*, cápsula, ligamentos.
- Características clínicas:
  - Variante funcional: inestabilidad subjetiva, estabilidad al examen clínico, a menudo hay desgarros labrales.
  - Variante anatómica: inestabilidad subjetiva, inestabilidad al examen clínico.
- Tipos:
  - Anterior (95%).
  - Posterior, superior, multidireccional (5%).
- Causas:
  - Luxación traumática aguda (provoca alteración de varias estructuras fundamentales para la estabilidad, lo que predispone a la inestabilidad subsiguiente).
  - Movimientos repetitivos llevando los brazos sobre la cabeza (lanzadores de béisbol), en ausencia de una lesión aguda.
  - Congénitas:
    - Óseas: cavidad glenoidea displásica.
    - Inserción capsular anterior muy medial (tipo III).
    - Laxitud capsular/ligamentaria.

Anatomía relacionada con la inestabilidad

Cápsula

La cápsula articular se inserta en su región lateral en el cuello anatómico del húmero. En su porción medial, por lo general se inserta en el *labrum* o en el periostio adyacente de la cavidad glenoidea. Se han descrito tres tipos de inserciones capsulares anteriores: el tipo I consiste en una inserción medial en el *labrum* o cerca de este, la inserción tipo II se encuentra a menos de 1 cm en situación medial al *labrum* y la inserción capsular tipo III se encuentra a más de 1 cm en situación medial al *labrum*. De forma rutinaria, nosotros no informamos sobre la inserción capsular anterior. La región posterior de la cápsula se inserta directamente en el *labrum* posterior.

Ligamentos glenohumerales (Cuadro 10.11)

Los ligamentos glenohumerales representan engrosamientos de la cápsula articular anterior y son tres: superior, medio e inferior. Se extienden desde la cara anterior de la cavidad glenoidea hasta la tuberosidad menor del húmero. Cuando se los explora de frente, los tres ligamentos forman una "Z" (Figura 10.30). Se han descrito numerosas variaciones de tamaño y posición. El ligamento glenohumeral superior se origina en la región del tubérculo glenoideo en situación anterior al origen del tendón de la porción larga del bíceps y se inserta en la cara superior de la tuberosidad menor, entremezclándose con fibras del ligamento coracohumeral. El ligamento glenohumeral medio es el más variable de los tres y está ausente en alrededor del 30% de los hombros, pero

Cuadro 10.11 Ligamentos glenohumerales

Superior
- Desde el tubérculo supraglenoideo hasta la tuberosidad menor.
- Sobre el cuerpo de la apófisis coracoides en la RM axial.
- Limita la subluxación inferior.

Medio
- Desde el tubérculo supraglenoideo hasta la tuberosidad menor.
- A nivel de la pinta inferior de la apófisis coracoides, por detrás del tendón del subescapular en la RM axial.
- Variable o ausente en el 30% de los casos.

Inferior
- Desde el *labrum* glenoideo inferior hasta el cuello quirúrgico del húmero.
- Bandas anterior y posterior.
- Brinda estabilidad anterior y posterior.
- Se observa en las mitades inferiores del *labrum* en la RM sagital oblicua y axial.

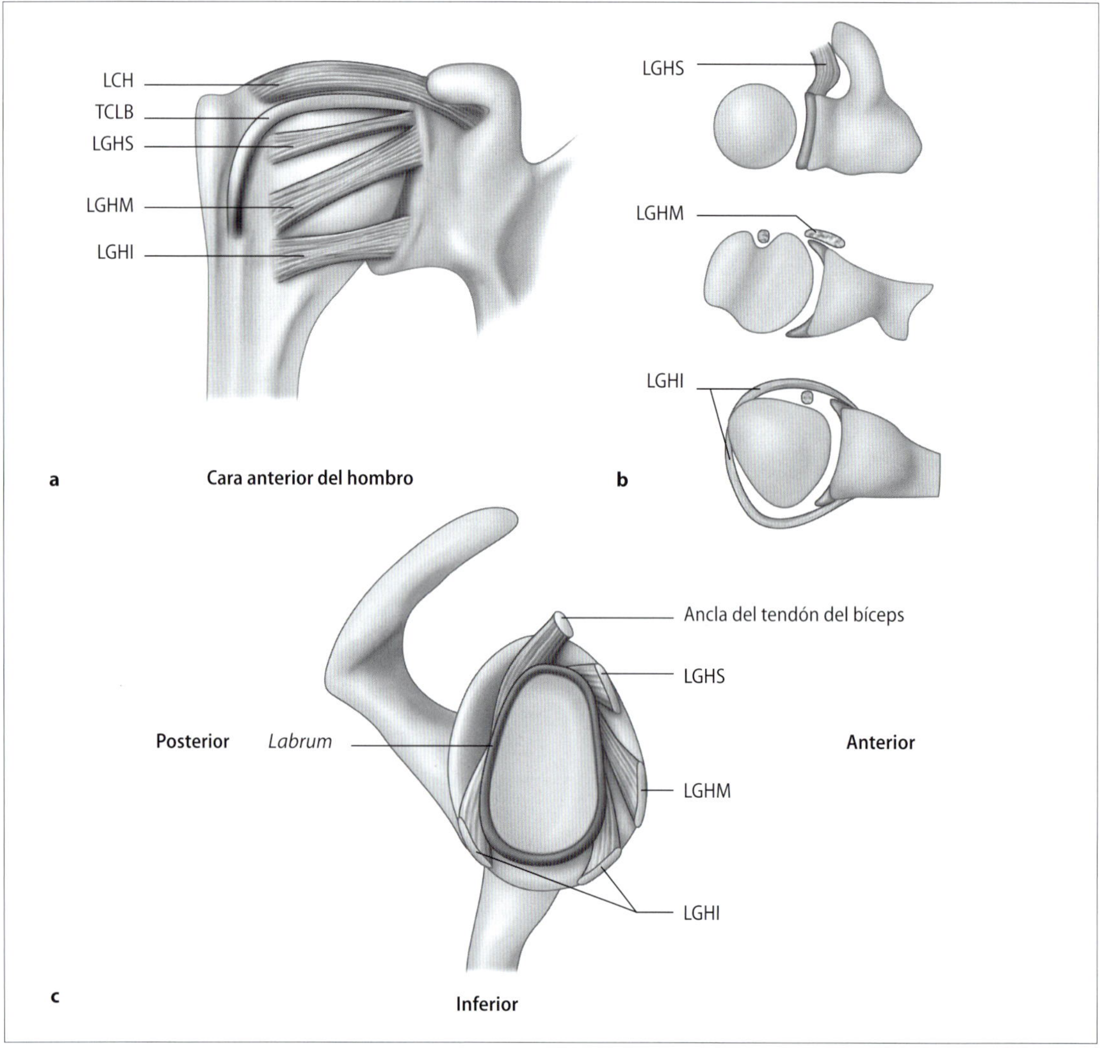

Figura 10.30 Ligamentos glenohumerales superior, medio e inferior normales. **a** Diagrama de los ligamentos glenohumerales superior, medio e inferior (LGHS, LGHM y LGHI) de frente desde una perspectiva coronal; los ligamentos forman una "Z". También se muestra el ligamento coracohumeral (LCH) y el tendón de la porción larga del bíceps (TCLB). **b** Diagrama del LGHS, LGHM y LGHI desde una perspectiva axial. El LGHS es paralelo a la apófisis coracoides. El LGHM tiene un trayecto anterior al *labrum* anterior a nivel del tendón del subescapular. Las proyecciones anterior y posterior del LGHI se insertan en el *labrum* anterior y posterior. **c** Diagrama del LGHS, LGHM y LGHI desde una perspectiva sagital. Los ligamentos se insertan en el *labrum* y son un engrosamiento de la cápsula articular.

su ausencia no parece aumentar la incidencia de inestabilidad. Por lo general, nace por debajo del ligamento glenohumeral superior sobre la cara anterosuperior del *labrum*, se fusiona con la superficie inferior de la cápsula en su recorrido en sentido caudal y se inserta en la cara medial de la tuberosidad menor del húmero. El ligamento glenohumeral inferior es el principal ligamento estabilizador del hombro. Está formado por bandas anterior y posterior, con un receso axilar intermedio. Las bandas anterior y posterior nacen de los dos tercios inferiores de las porciones anterior y posterior del *labrum* y se extienden en sentido lateral hasta su inserción en el cuello quirúrgico del húmero.

En la RM axial, el ligamento glenohumeral superior se observa a nivel del cuerpo de la apófisis coracoides y es paralelo a dicha estructura ósea (Figura 10.31). El ligamento glenohumeral medio se observa a nivel de la punta de la apófisis coracoides (o apenas inferior a esta) en los cortes axiales y se ubica en profundidad respecto del tendón del subescapular y adyacente al *labrum* anterior, donde puede simular un fragmento del *labrum* desprendido (*v.* Figura 10.31). En las imágenes axiales, el ligamento glenohumeral inferior se

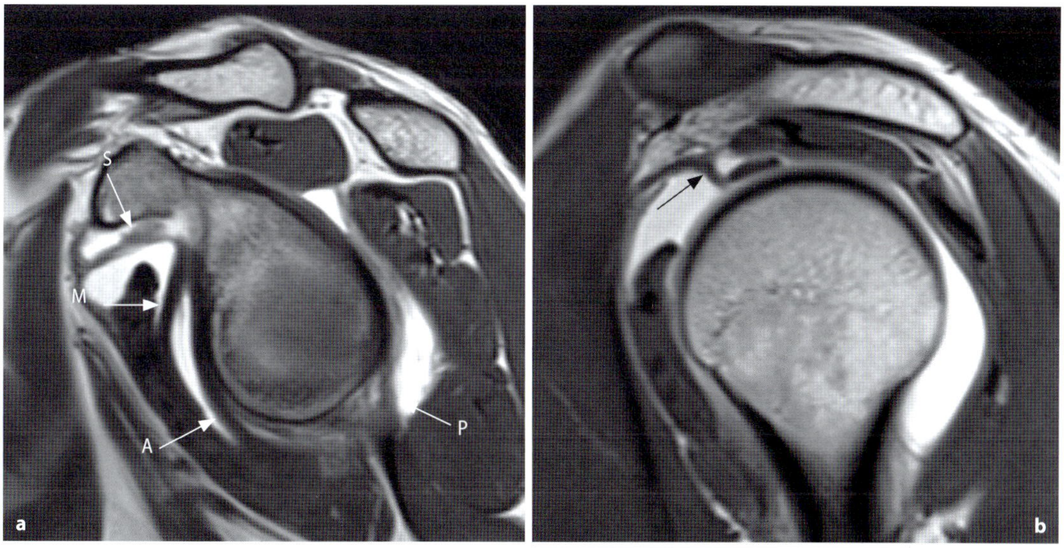

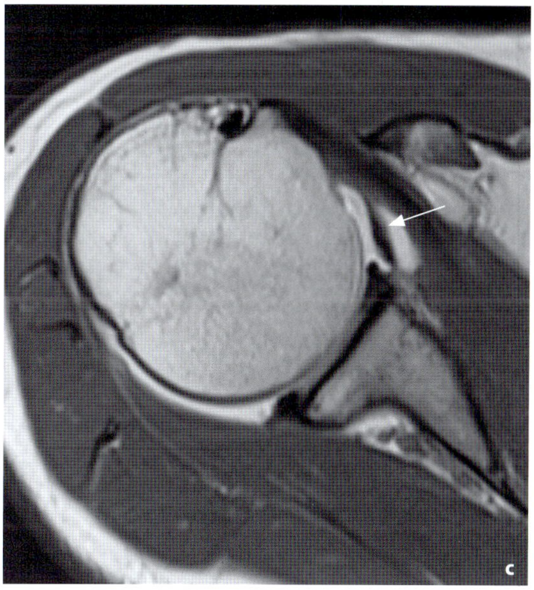

Figura 10.31 Ligamentos glenohumerales normales. **a** Imagen sagital oblicua en T1 (artrografía por RM). Los ligamentos glenohumerales se ven delineados por material de contraste en la región anterior de la articulación, extendiéndose desde el *labrum* anterior hasta la cápsula articular. (S, M, A, P: bandas superior, media, anterior y posterior de los ligamentos glenohumerales, respectivamente). **b** Imagen sagital oblicua en T1 (artrografía por RM). El ligamento glenohumeral superior de forma lineal e intensidad de señal baja (*flecha*) está ubicado apenas anterior al tendón del bíceps en el intervalo de los rotadores. **c** Imagen axial en T1 (artrografía por RM). El ligamento glenohumeral medio (*flecha*) tiene ubicación anterior al *labrum* anterior y puede simular un desgarro labral.

visualiza a través de la cara inferior de la cavidad glenoidea, adherido al *labrum* anterior y posterior. Los ligamentos glenohumerales también se pueden identificar adecuadamente en imágenes sagitales oblicuas (*v.* Figura 10.31).

Los ligamentos glenohumerales contribuyen a la estabilidad de la articulación del hombro de varias maneras. El ligamento glenohumeral superior evita el desplazamiento inferior del húmero cuando el hombro está abducido. El ligamento glenohumeral medio contribuye a la estabilidad anterior junto con el tendón del subescapular. El ligamento glenohumeral inferior es el más importante de estos ligamentos para la estabilización anterior y posterior de la articulación. Limita la traslación anterior de la cabeza humeral ante la abducción y la rotación externa del brazo y limita la traslación posterior cuando el hombro está en rotación interna.

En cierta medida, el complejo labroligamentario glenohumeral (ligamentos glenohumerales en combinación con el *labrum*) estabiliza de forma pasiva la articulación glenohumeral. Si bien el *labrum* aumenta la concavidad de la fosa glenoidea, su función como barrea mecánica contra la subluxación es mucho menos importante que su función como sitio de inserción para los ligamentos glenohumerales. Debido a que el *labrum* y las fibras de colágeno de los ligamentos se entremezclan para formar una fuerte unión a nivel histológico, es más probable que se produzca una lesión entre el *labrum* y la estructura ósea de la cavidad glenoidea (desprendimiento labral) que en la unión labroligamentaria.

La posición del hombro y la rotación de la cabeza humeral al momento de la lesión determinan cuál de los ligamentos glenohumerales desarrolla una tensión excesiva y dónde se producen las alteraciones labrales. La lesión que tiene mayor probabilidad de provocar inestabilidad anterior del hombro se produce con el hombro abducido y en rotación externa, lo que hace que la distensión esté aplicada sobre la división anterior del ligamento glenohumeral inferior. En esta posición, el ligamento está tenso y la distensión excesiva provoca el desprendimiento o el desgarro del *labrum* anterior o de la banda anterior del ligamento glenohumeral inferior. Se ha demostrado que la exploración del hombro en posición de abducción y rotación externa (ABRE) tensiona el complejo labroligamentario glenohumeral inferior, lo que hace que los desgarros labrales sean más notables. Sin embargo, en nuestra institución no utilizamos esta posición debido a que aumenta de forma considerable el tiempo que se tarda en realizar el estudio de RM, debido a la necesidad de volver a posicionar al paciente (en una posición que a menudo resulta incómoda) y de cambiar las bobinas superficiales y consideramos que, en nuestro caso, no aumenta la precisión para detectar desgarros labrales o del manguito de los rotadores.

Labrum

El *labrum* es un pliegue redundante de la cápsula articular formado por tejido fibrocartilaginoso que se inserta en el borde de la cavidad glenoidea de la escápula. Aumenta la profundidad de la fosa glenoidea, y es el sitio de inserción del tendón de la porción larga del bíceps y de los ligamentos glenohumerales. Estos últimos, junto con el *labrum*, constituyen el complejo labroligamentario glenohumeral. El *labrum* superior se visualiza de forma óptima en las imágenes coronales oblicuas (Figura 10.32). Las porciones anterior y posterior del *labrum* se observan mejor en las imágenes axiales (Figura 10.33). En la RM de individuos asintomáticos, el *labrum* puede tener una amplia variedad de formas. Las formas más frecuentes son, en orden decreciente de frecuencia, triangular, redonda, plana y ausencia de *labrum*.

Por lo general, el *labrum* normal exhibe intensidad de señal uniformemente baja en todas las secuencias de pulso. Puede verse afectado por el fenómeno de ángulo mágico y puede desarrollar degeneración mixta con la edad; en ambos casos, se observa intensidad de señal intermedia intrasustancia de forma globular.

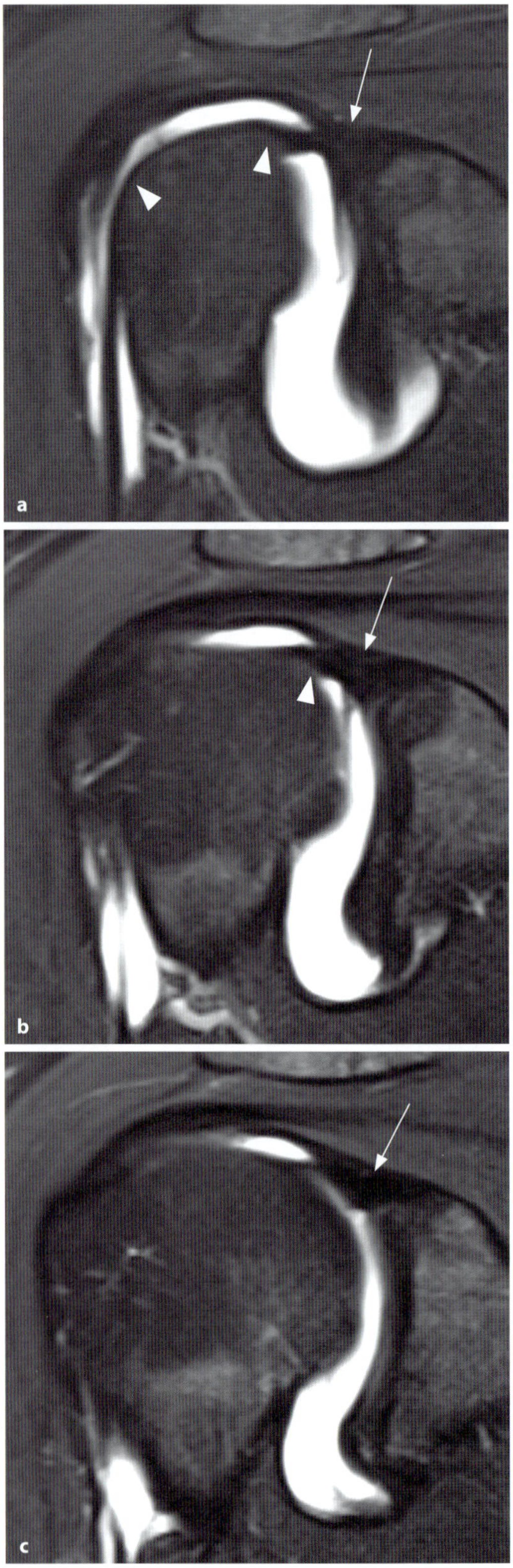

Figura 10.32 *Labrum* superior normal. a-c Secuencia de imágenes coronales oblicuas en T2 con supresión grasa (artrografía por RM). El bíceps pasa por encima de la cabeza humeral (*puntas de flecha*) hasta su inserción en el *labrum* superior en el ancla bicipital (*flecha*).

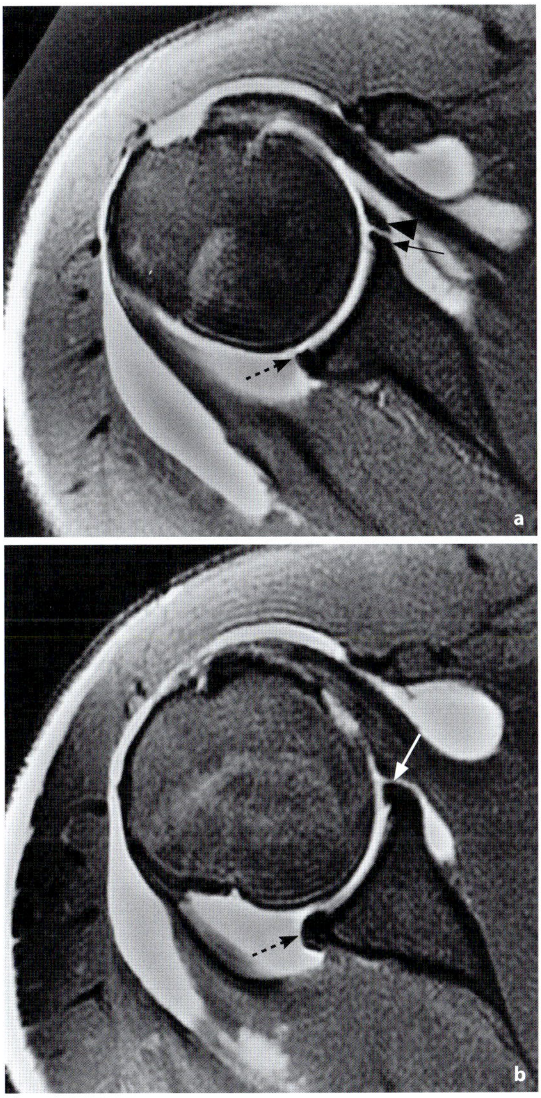

Figura 10.33 ***Labrum* glenoideo anterior y posterior normal.** **a** Imagen axial en T1 con supresión grasa (artrografía por RM). El *labrum* anterior (*flecha sólida*) y el *labrum* posterior (*flecha punteada*) tienen un aspecto triangular de señal de intensidad baja. El ligamento glenohumeral medio (*punta de flecha*) tiene ubicación anterior al *labrum*. **b** Imagen axial en T1 con supresión grasa (artrografía por RM) (paciente diferente del mostrado en **a**). El *labrum* anterior es triangular (*flecha blanca*), pero el *labrum* posterior es redondo (*flecha punteada*), que es una de las variantes normales en cuanto a la configuración del *labrum*.

Variantes normales del *labrum* (Cuadro 10.12)

Además de las variaciones en la forma normal del *labrum*, se observan dos estructuras normales que pueden simular desgarros del *labrum* superior: reducción del cartílago articular entre el *labrum* y la corteza glenoidea, o la presencia de un receso (surco) sinovial entre el borde glenoideo y el *labrum*. Estas dos variantes normales siguen el contorno de la cavidad glenoidea (Figura 10.34), mientras que los desgarros del *labrum* superior a menudo tienen orientación lateral y se extienden hacia el *labrum* en las imágenes coronales oblicuas (no siguen el contorno de la cavidad glenoidea). Otras variantes normales abarcan el cuadrante anterosuperior de la cavidad glenoidea, incluyendo el desprendimiento del *labrum* de la cavidad (agujero sublabral) o la ausencia congénita del *labrum* (complejo de Buford) (Figura 10.35).

El desprendimiento del *labrum* anterosuperior, una situación que no tiene importancia desde el punto de vista clínico, se denomina "agujero sublabral". El *labrum* anterior se separa de la estructura ósea de la cavidad glenoidea en su porción superior, pero está insertado en su porción media (Figura 10.36).

Otra variante normal es la ausencia congénita del *labrum* anterosuperior, una situación que se asocia a un ligamento glenohumeral medio notablemente engrosado; esta combinación de hallazgos se conoce como "complejo de Buford" (Figura 10.37). A veces puede resultar difícil distinguir entre un agujero sublabral, un complejo de Buford con un ligamento glenohumeral medio engrosado y una avulsión del *labrum*. En el complejo de Buford es posible observar que el ligamento glenohumeral medio engrosado se entremezcla con la porción anterior de la cápsula articular, ya que las imágenes axiales progresan en sentido inferior. Por el contrario, en presencia de un agujero sublabral, el *labrum* se inserta en la cavidad glenoidea en su porción media, mientras que la avulsión del *labrum* no se vuelve a insertar en este punto. Es importante reconocer estas variantes para evitar confundirlas con un proceso patológico, pero en sí mismas no tienen importancia clínica.

Cuadro 10.12 Variantes normales del *labrum* anterosuperior

- Agujero sublabral:
  - *Labrum* anterosuperior no adherido a la cavidad glenoidea.
- Complejo de Buford:
  - Ausencia congénita del *labrum* anterosuperior, ligamento glenohumeral medio engrosado.
- Receso sublabral:
  - El receso se curva en sentido medial junto con la cavidad glenoidea.

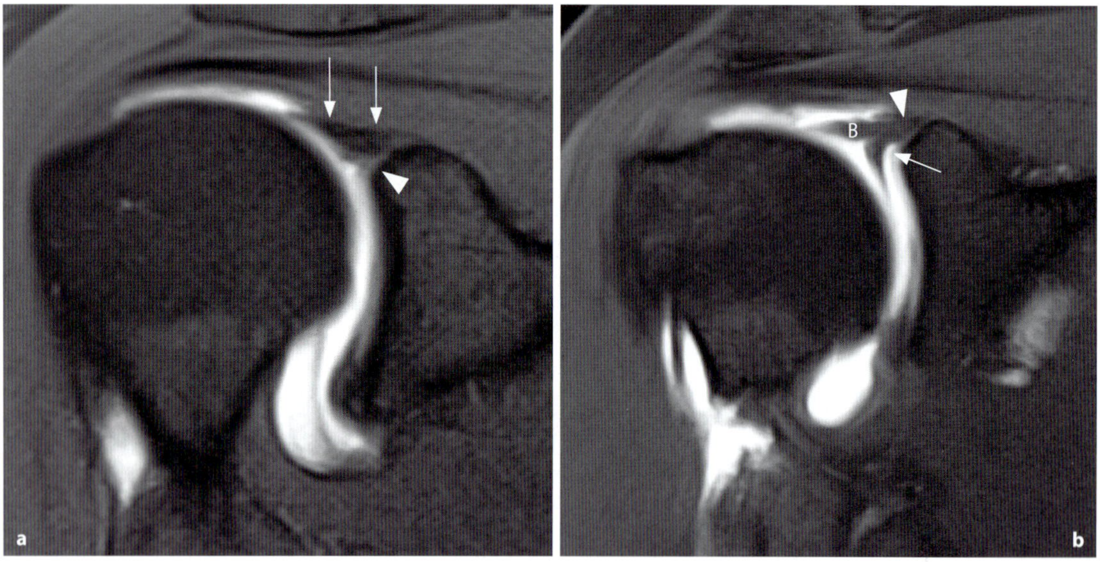

Figura 10.34 ***Labrum*** **superior normal: reducción del cartílago y del surco superior. a** Imagen coronal oblicua en T1 con supresión grasa (artrografía por RM). El *labrum* superior de forma triangular está adherido a la cavidad glenoidea (*flecha*). El cartílago hialino normal (*punta de flecha*) que está interpuesta entre el *labrum* y la cavidad glenoidea tiene intensidad de señal más baja que la solución de gadolinio y no se los debe confundir con un desprendimiento o un desgarro del *labrum*. **b** Imagen coronal oblicua en T1 con supresión grasa (artrografía por RM) (paciente diferente). El tendón del bíceps (B) es contiguo con el ancla labral del bíceps (*punta de flecha*) y el *labrum* superior está separado de la cavidad glenoidea por un contraste de borde liso con un surco labral superior normal (*flecha*). Nótese que el surco superior y la reducción del cartílago siguen el contorno de la cavidad glenoidea, que apunta en sentido medial. Los desgarros labrales a menudo se separan de la cavidad glenoidea (se dirigen en sentido lateral).

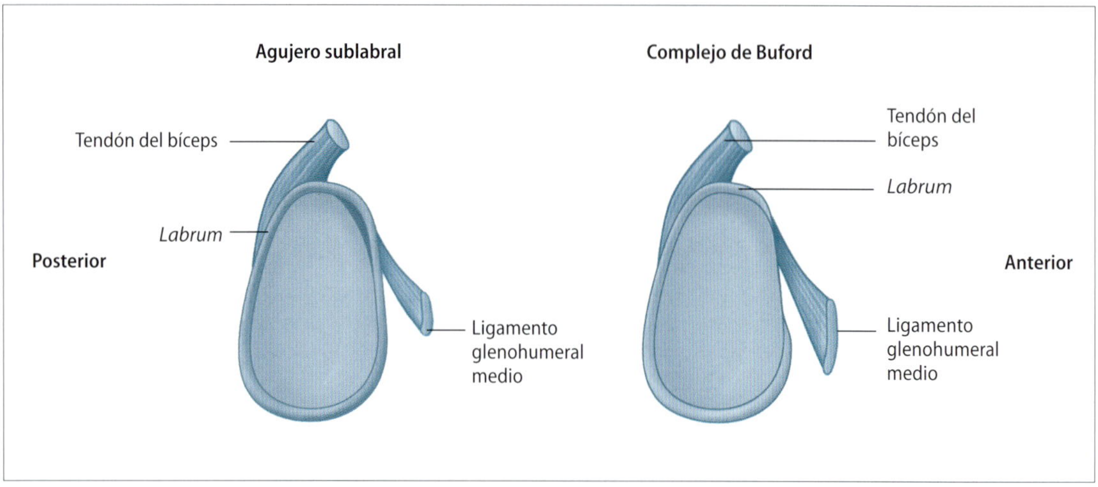

Figura 10.35 Variantes del ***labrum*** **anterosuperior.** Izquierda: diagrama del agujero sublabral. La *flecha* señala la separación entre el *labrum* superior y la cavidad glenoidea (agujero sublabral). Derecha: diagrama del complejo de Buford (ausencia congénita del *labrum* anterosuperior con un ligamento glenohumeral medio más grueso de lo normal).

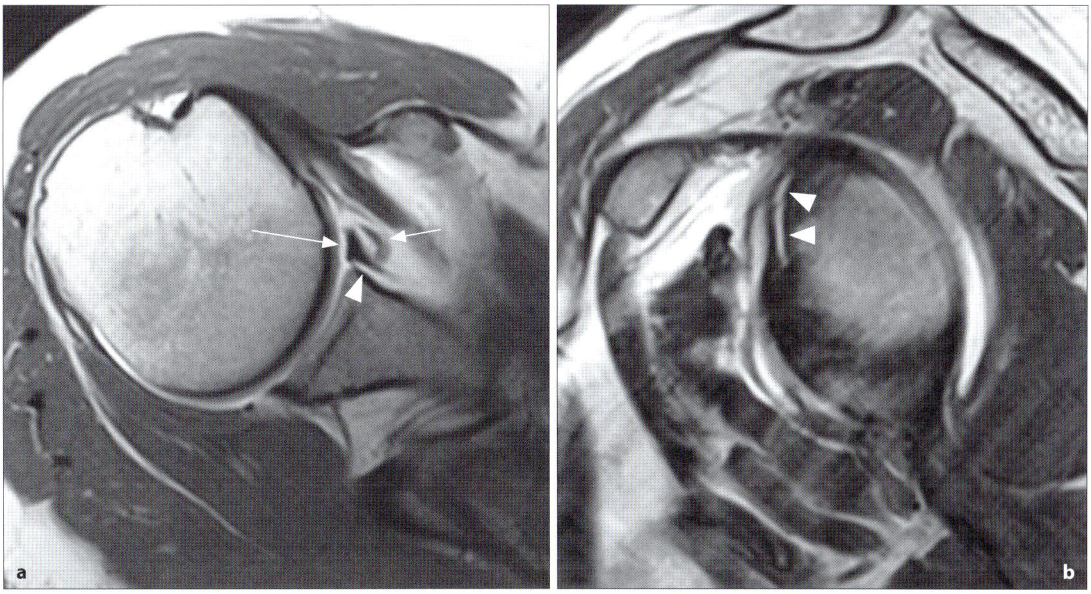

Figura 10.36 Variante normal del *labrum*: agujero sublabral. **a** Imagen axial en T1 (artrografía por RM). El *labrum* anterior (*flecha larga*) está separado de la cavidad glenoidea por material de contraste que ocupa el espacio (*punta de flecha*). El ligamento glenohumeral medio (*flecha corta*) tiene ubicación anterior al *labrum*. **b** Imagen sagital oblicua en T1 (artrografía por RM). El *labrum* anterosuperior está separado del margen anterior de la cavidad glenoidea por material de contraste entre las dos estructuras (*puntas de flecha*).

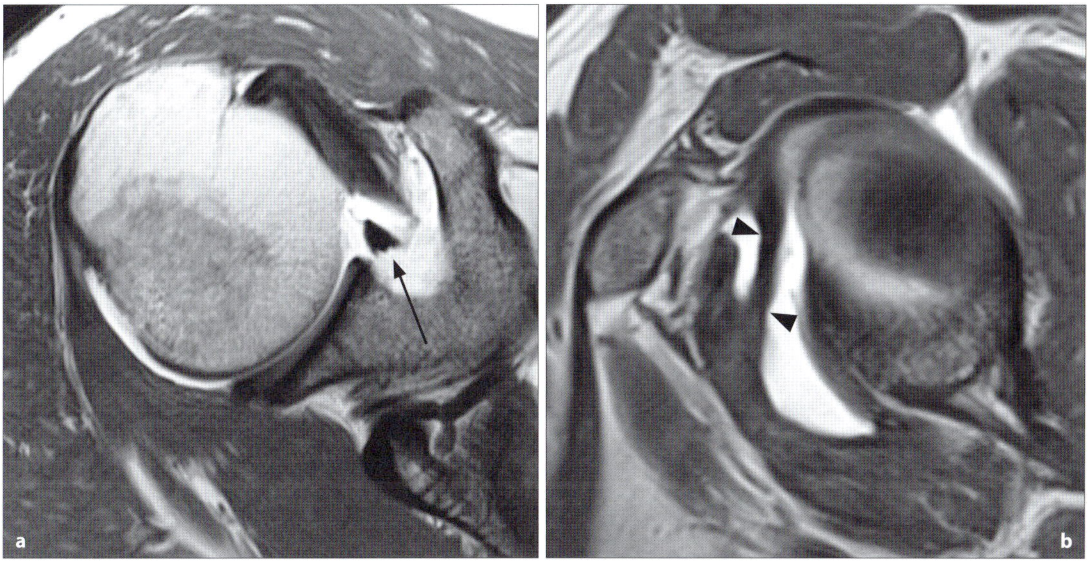

Figura 10.37 Variante normal del *labrum*: complejo de Buford. **a** Imagen axial en T1 (artrografía por RM). A este nivel no se identifica el *labrum* a lo largo del borde de la cavidad glenoidea. La estructura redonda e hipointensa anterior a la cavidad glenoidea (*flecha*) es el ligamento glenohumeral medio engrosado, el cual se entremezcla con la porción anterior de la cápsula articular en las imágenes inferiores a través de la articulación. **b** Imagen sagital oblicua en T1 (artrografía por RM). El ligamento glenohumeral medio aumentado de tamaño (*puntas de flecha*) es paralelo al borde anterior de la cavidad glenoidea, pero en su región distal se fusiona con la porción anterior de la cápsula.

Lesiones que provocan inestabilidad

Las lesiones asociadas a inestabilidad pueden afectar el *labrum*, la cápsula, los ligamentos glenohumerales y los huesos en diversas combinaciones. Se han utilizado muchos acrónimos y epónimos para denominar las diferentes alteraciones, lo cual puede ser enloquecedor (Cuadros 10.13 y 10.14).

Cápsula

En la RM es posible observar una porción anterior de la cápsula redundante, engrosamiento e irregularidad de la cápsula, y cizallamiento o desprendimiento de la escápula, situaciones que sugieren inestabilidad anterior. La luxación traumática de la articulación glenohumeral en sentido anterior también se puede asociar a desgarros del tendón del subescapular y a un aumento del tamaño del receso subescapular de la articulación. La porción posterior de la cápsula también puede presentar secuelas de una luxación posterior de la misma manera que la porción anterior de la cápsula. Las alteraciones capsulares se observan de forma óptima en la RM cuando hay líquido intraarticular, una situación habitual en casos de lesión aguda. En otras circunstancias, la distensión de la articulación durante la artrografía por RM es el único medio confiable para visualizar el complejo labroligamentario humeral y la cápsula articular.

Cuadro 10.13 Acrónimos y epónimos relacionados con el hombro

- ALPSA: lesión por avulsión labroligamentaria y perióstica anterior. Es una variación de la lesión de Bankart, con lesión del *labrum* anteroinferior, pero el periostio escapular anterior está intacto.
- Lesión de Bankart: desgarro del *labrum* glenoideo anteroinferior con desgarro del periostio escapular anterior. Puede asociarse a una fractura del reborde anteroinferior de la cavidad glenoidea.
- Lesión de Bennett: mineralización de la banda posterior del ligamento glenohumeral inferior y de la porción posterior de la cápsula debido a fuerzas de tracción crónicas.
- Lesión BHAGL: lesión HAGL ósea (*v.* más adelante).
- Complejo de Buford: ausencia congénita del *labrum* glenoideo anterosuperior asociado a un ligamento glenohumeral medio engrosado.
- Lesión GLAD: la lesión por rotura glenolabral articular es un desgarro del *labrum* anteroinferior con un defecto condral en la cavidad glenoidea.
- Lesión HAGL: la lesión por avulsión del ligamento glenohumeral se produce como consecuencia de una luxación de hombro con avulsión del ligamento glenohumeral inferior de su sitio de inserción en el cuello quirúrgico del húmero.
- Lesión de Hill-Sachs: fractura por impacto de la cara posterolateral de la cabeza humeral como consecuencia de una luxación anterior del hombro.
- Lesión tipo SLAP: desgarro del *labrum* superior que se propaga en sentido anterior y posterior respecto del ancla del bíceps.

Cuadro 10.14 Inestabilidad: evidencia en la RM (las imágenes axiales son las mejores)

Estructuras óseas
- Subluxación de la articulación glenohumeral.
- Cavidad glenoidea muy inclinada y poco profunda.
- Fractura de Hill-Sachs:
  - Defecto cóncavo posterolateral en los dos cortes axiales superiores a nivel de la cabeza humeral (luxación anterior).
- Fractura de Bankart:
  - Fractura del reborde anteroinferior de la cavidad glenoidea (luxación anterior).
- Signo de la "doble línea":
  - Fractura por impacto, porción anteromedial de la cabeza humeral (luxación posterior).
- Bankart invertida:
  - Fractura del reborde posterior de la cavidad glenoidea (luxación posterior).

Cápsula
- Inserción anterior tipo III (> 1 cm medial al *labrum*).
- Cápsula redundante y desprendimiento de la escápula.
- Cápsula engrosada e irregular.
- Mineralización posterior (lesión de Bennett).

Ligamentos glenohumerales
- Desgarro, engrosamiento, ausencia o avulsión.
- El ligamento inferior es el más importante:
  - Avulsión de su inserción en el húmero (lesión HAGL).
  - Avulsión de su inserción en el *labrum*.

Labrum
- Desgarros, desprendimiento de su inserción en la cavidad glenoidea, aplastamiento:
  - Señal aumentada de forma lineal o difusa (desgarros, aplastamiento).
  - Señal aumentada entre el *labrum* y la cavidad glenoidea (desprendimiento).
  - Remanente labral ausente o pequeño.
- Lesión de Bankart:
  - Desprendimiento del *labrum* anteroinferior y desgarro del periostio escapular anterior, con o sin fractura del reborde glenoideo.
- Lesión ALPSA (lesión por avulsión labroligamentaria y perióstica anterior):
  - Igual que la lesión de Bankart, pero sin desgarro del periostio escapular.

Tendones
- Subescapular:
  - Desgarros o desprendimiento de la tuberosidad.
- Porción larga del bíceps:
  - Luxación medial.

Una lesión de Bennett es una avulsión extraarticular de la porción posterior de la cápsula que puede estar asociada a una lesión del *labrum* posterior (Cuadro 10.15). Por lo general, esta lesión se observa en lanzadores de béisbol, y es consecuencia de la tracción de la banda posterior del ligamento glenohumeral inferior durante la fase de desaceleración del lanzamiento. En las radiografías en proyección axilar, o mejor aún en

Cuadro 10.15 Lesión de Bennett

Características clínicas
- Lanzadores de béisbol durante la fase de desaceleración del lanzamiento.
- Tracción de la división posterior del ligamento glenohumeral inferior sobre el *labrum*.
- Dolor y eventualmente inestabilidad.

RM
- Porción posteroinferior de la cápsula engrosada y de señal de baja intensidad (mineralización).
- Puede estar asociada a desgarro del *labrum* posterior.

la tomografía computarizada, se puede observar mineralización en forma de semiluna. En las imágenes axiales de RM, esta mineralización se aprecia como una banda hipointensa de ubicación posterior al *labrum* posterior (Figura 10.38). Si no se implementa un tratamiento, estos pacientes pueden progresar desde la inestabilidad funcional hacia la inestabilidad anatómica.

Ligamentos glenohumerales

La rotura, el engrosamiento o la ausencia de los ligamentos glenohumerales son manifestaciones

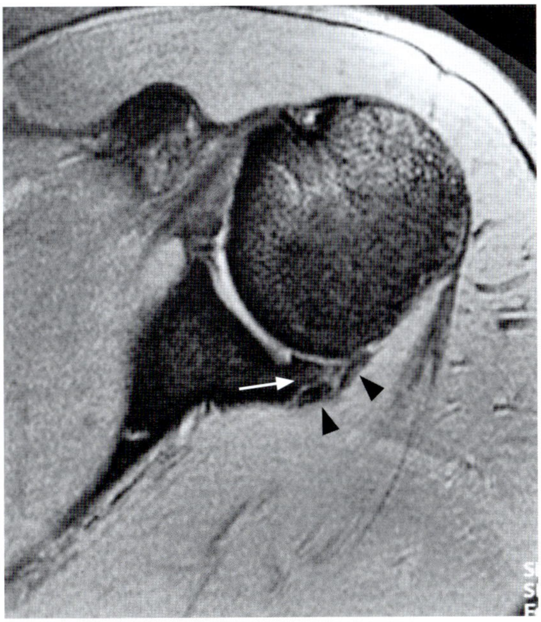

Figura 10.38 Lesión de Bennett. Imagen axial en T2* del hombro. Se observa engrosamiento y señal de baja intensidad (calcificación) en la porción posterior de la cápsula y en la división posterior del ligamento glenohumeral inferior (*puntas de flecha*). El *labrum* posterior adyacente (*flecha*) es normal. Se observa una lesión por tracción de la cápsula provocada por la fase de desaceleración del lanzamiento. En la radiografía en proyección axilar se observó una calcificación lineal.

de inestabilidad en la RM. El ligamento glenohumeral inferior es el más importante para la estabilización de la articulación glenohumeral y es el que resulta más afectado por la inestabilidad. Puede verse comprometido en su inserción labral o humeral. La avulsión del ligamento glenohumeral inferior de su inserción en el húmero, denominada "lesión HAGL" (significa "lesión por avulsión del ligamento glenohumeral"), puede ser consecuencia de una luxación de hombro. A menudo se asocia a un desgarro del tendón del subescapular. También puede producirse una lesión BHAGL (lesión por avulsión ósea del ligamento glenohumeral).

Las lesiones HAGL se pueden identificar en la RM en planos axiales, coronales o sagitales (Figura 10.39). El ligamento glenohumeral inferior puede exhibir intensidad de señal alta en las imágenes T2W o alteración morfológica en su sitio de inserción en el cuello quirúrgico del húmero, con redundancia del ligamento residual y el ligamento puede presentar desplazamiento inferior. El diagnóstico también se puede deducir durante una artrografía al observar extravasación de material de contraste desde la articulación hacia la región de la inserción del ligamento en el húmero.

Huesos

Las alteraciones óseas asociadas a inestabilidad pueden ser congénitas o adquiridas. Una cavidad glenoidea congénitamente muy inclinada, retrovertida o poco profunda puede predisponer a la inestabilidad (Figura 10.40). Esta situación se conoce como "displasia glenoidea" y presenta una incidencia aumentada de desgarros o desprendimientos del *labrum* posterior. Esto se debe a la ausencia del reborde óseo posterior de la región inferior de la cavidad glenoidea, el cual está reemplazado por tejido labral que se lesiona con facilidad en presencia de fuerzas posteriores, como se produce al levantar grandes pesos en decúbito supino. La displasia glenoidea es frecuente (se ha informado en ≈15% de los hombros).

Una luxación anterior puede provocar una fractura por impacto de la cara posterolateral de la cabeza humeral, conocida como "defecto de Hill-Sachs". Esta fractura se puede observar en cualquier plano de exploración, pero se la visualiza mejor en las dos imágenes axiales más superiores a nivel de la cabeza humeral; se la aprecia como un defecto cóncavo a lo largo de la cara posterolateral de la cabeza humeral (Figura 10.41). En condiciones normales, la cabeza humeral es

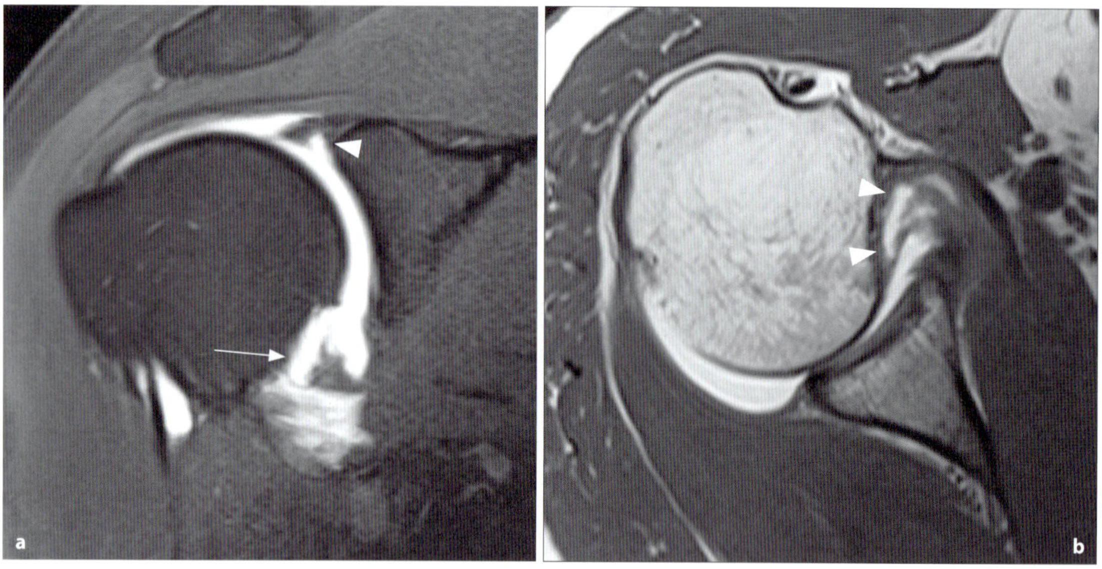

Figura 10.39 Lesión por avulsión del ligamento glenohumeral (HAGL). a Imagen coronal oblicua en T1 con supresión grasa (artrografía por RM). La división anterior del ligamento glenohumeral inferior está desprendida del húmero (*flecha*). También se observa un desgarro labral superior anterior y posterior (SLAP) (*punta de flecha*). **b** Imagen axial en T1 (artrografía por RM). La división anterior del ligamento glenohumeral inferior está desprendida de su inserción humeral (*puntas de flecha*).

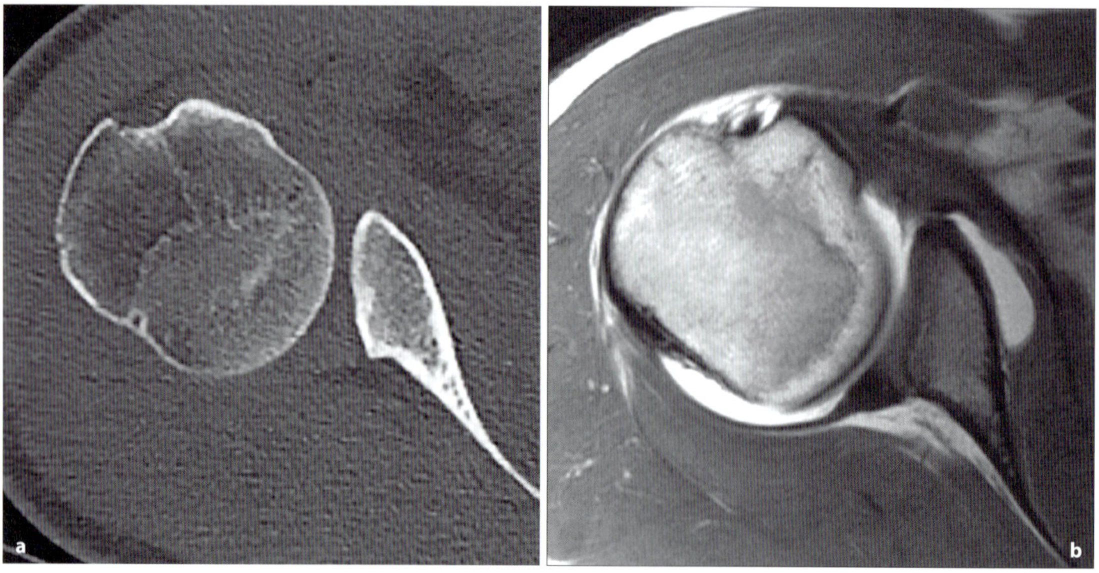

Figura 10.40 Inestabilidad de causa ósea congénita: displasia glenoidea. a Tomografía computarizada (TC) de hombro. La cara posterior de la cavidad glenoidea presentar retroversión y es hipoplásica, lo que predispone a la inestabilidad posterior del hombro. **b** Imagen axial en T1 (artrografía por RM). Nótense la subluxación posterior de la cabeza humeral y el gran *labrum* posterior, hallazgos frecuentes en esta situación, al igual que los desgarros del *labrum* posterior.

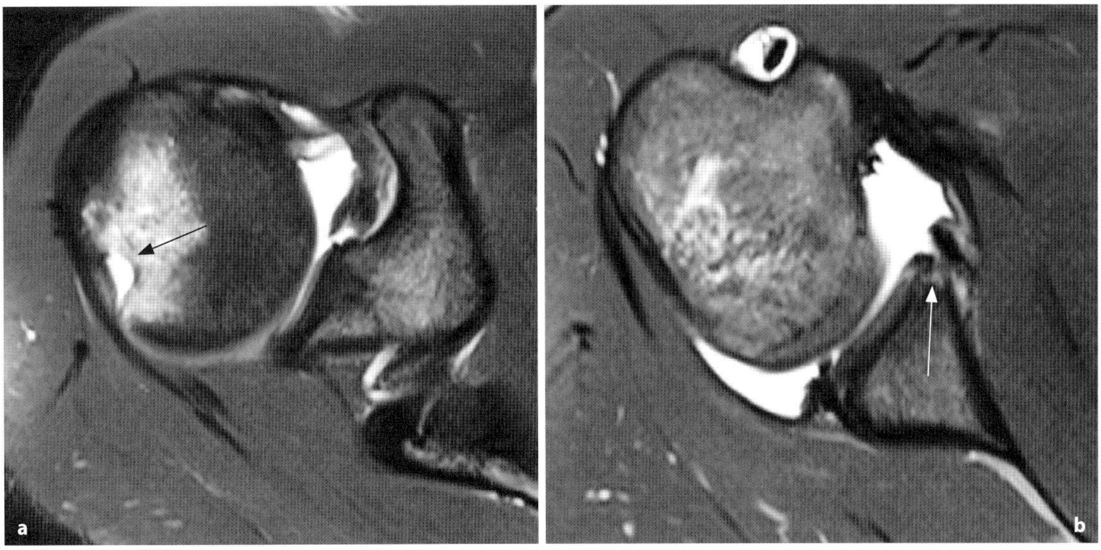

Figura 10.41 Fractura de Hill-Sachs. a Imagen axial en T2 con supresión grasa (artrografía por RM). Abundante edema medular que rodea una fractura por impacto (*flecha*) en la porción posterosuperior de la cabeza humeral (lesión de Hill-Sachs), como consecuencia de una luxación anterior. b Imagen axial en T2 con supresión grasa (artrografía por RM). En un nivel inferior, se evidencia una lesión de Bankart asociada a lo largo de la porción anteroinferior de la cavidad glenoidea (*flecha*).

redonda en estos cortes superiores (por encima de la apófisis coracoides), mientras que por debajo de este nivel el húmero normal exhibe un aspecto aplanado en su región posterior.

La luxación anterior de la cabeza humeral también puede provocar una fractura de la porción anteroinferior de la cavidad glenoidea (fractura de Bankart). Esta fractura se visualiza de forma óptima en las imágenes sagitales oblicuas o axiales (Figura 10.42). Es importante determinar la extensión del compromiso de la superficie articular de la cavidad glenoidea debido a que tiene implicancias quirúrgicas. Cuanto mayor es el porcentaje de la superficie articular comprometida, mayor es la probabilidad de necesitar la colocación de un injerto óseo al momento de la reparación del *labrum* (por lo general, siempre que afecta a más del 25% del diámetro anteroposterior). Nosotros utilizamos la esfera de un reloj o un círculo para calcular la magnitud de la superficie ósea comprometida por una fractura de Bankart. Una luxación posterior de hombro puede resultar en una fractura por impacto de la cara anteromedial de la cabeza humeral, denominada "lesión deprimida", o la cara posterior de la cavidad glenoidea, denominada "fractura de Bankart invertida" (Figura 10.43).

Labrum

El *labrum* puede presentar un desgarro parcial o total, una avulsión (desprendimiento traumático) de la cavidad glenoidea o puede estar aplastado o rasgado.

La lesión de Bankart es la lesión más frecuente después de la luxación anterior de la articulación glenohumeral. Se trata de un desprendimiento del *labrum* anteroinferior de su inserción en la cavidad glenoidea, con rotura del periostio escapular anterior (lesión de Bankart "cartilaginosa") (Figura 10.44). La lesión de Bankart puede o no estar asociada a una fractura de la porción anteroinferior de la cavidad glenoidea (Bankart "osteocartilaginosa").

Una variación de la lesión de Bankart es la lesión ALPSA (lesión por avulsión labroligamentaria y perióstica anterior), la cual consiste en una avulsión del *labrum* anterior de la inserción en la porción anteroinferior de la cavidad glenoidea, con un periostio escapular anterior intacto que se ha desprendido del hueso (lesión tipo "manguito"), pero que permanece adherido al *labrum* (Figura 10.45). El desprendimiento del periostio permite que el complejo labroligamentario anterior se desplace en sentido medial y rote en sentido inferior sobre el cuello escapular. Si no se la

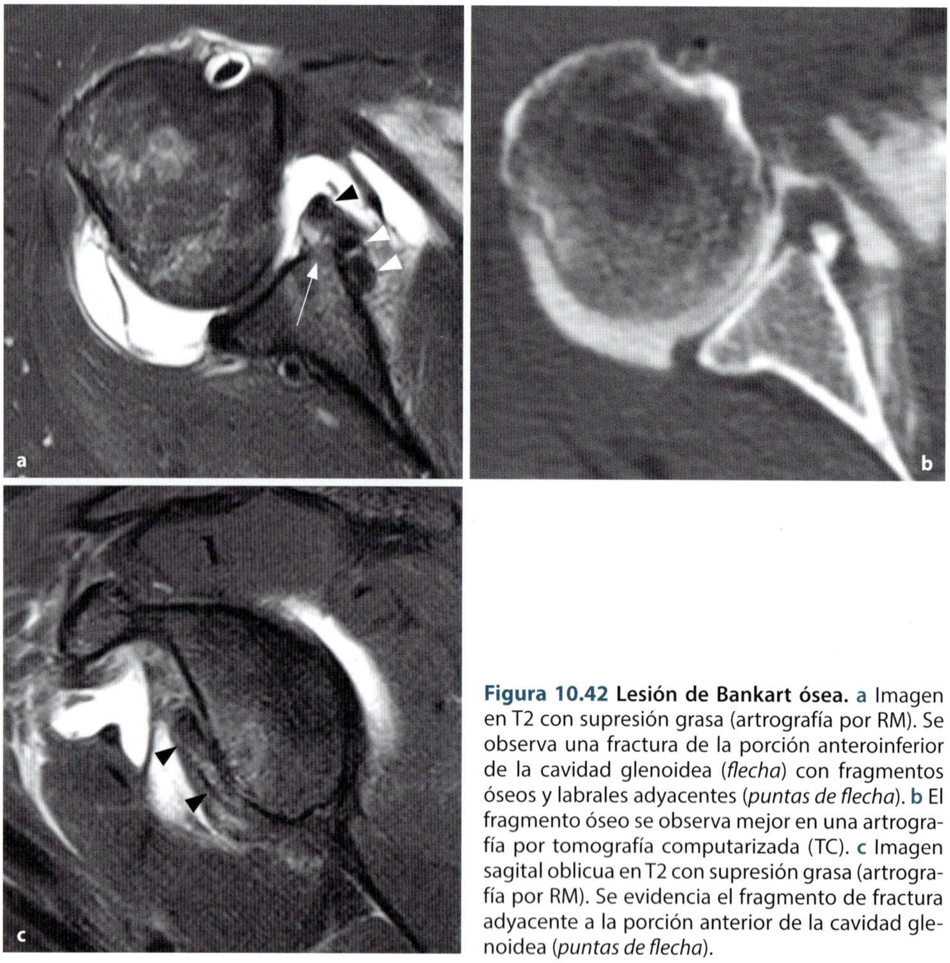

Figura 10.42 Lesión de Bankart ósea. **a** Imagen en T2 con supresión grasa (artrografía por RM). Se observa una fractura de la porción anteroinferior de la cavidad glenoidea (*flecha*) con fragmentos óseos y labrales adyacentes (*puntas de flecha*). **b** El fragmento óseo se observa mejor en una artrografía por tomografía computarizada (TC). **c** Imagen sagital oblicua en T2 con supresión grasa (artrografía por RM). Se evidencia el fragmento de fractura adyacente a la porción anterior de la cavidad glenoidea (*puntas de flecha*).

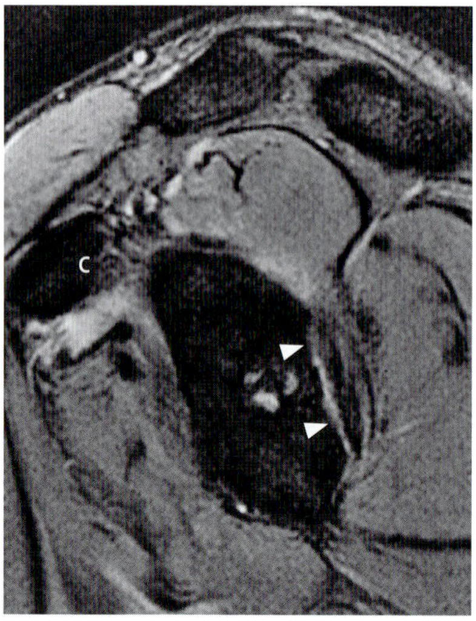

Figura 10.43 Lesión de Bankart invertida. **a** Imagen sagital oblicua en T2* (artrografía por RM). Se observa una fractura vertical a través del margen posterior de la cavidad glenoidea (*puntas de flecha*) provocada por una luxación posterior del hombro. C: apófisis coracoides.

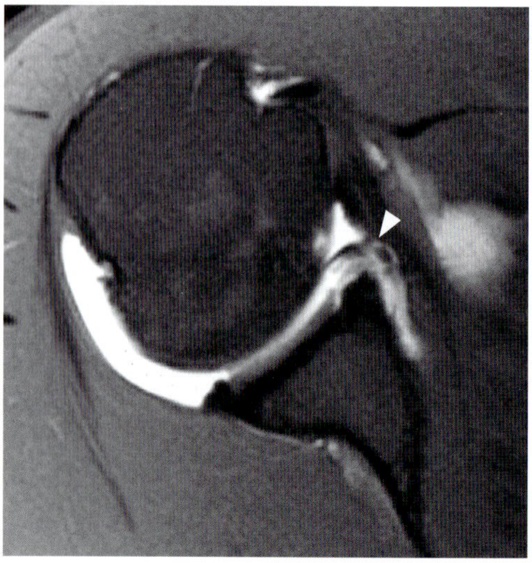

Figura 10.44 Lesión de Bankart. Imagen axial en T1 con supresión grasa (artrografía por RM). El *labrum* anteroinferior está desgarrado y desprendido de la cavidad glenoidea (*punta de flecha*). No se observa periostio lineal adherido al *labrum*. La porción posterolateral aplanada del húmero ubicada en la porción inferior de la articulación es normal y no se relaciona con una fractura por impacto de Hill-Sachs.

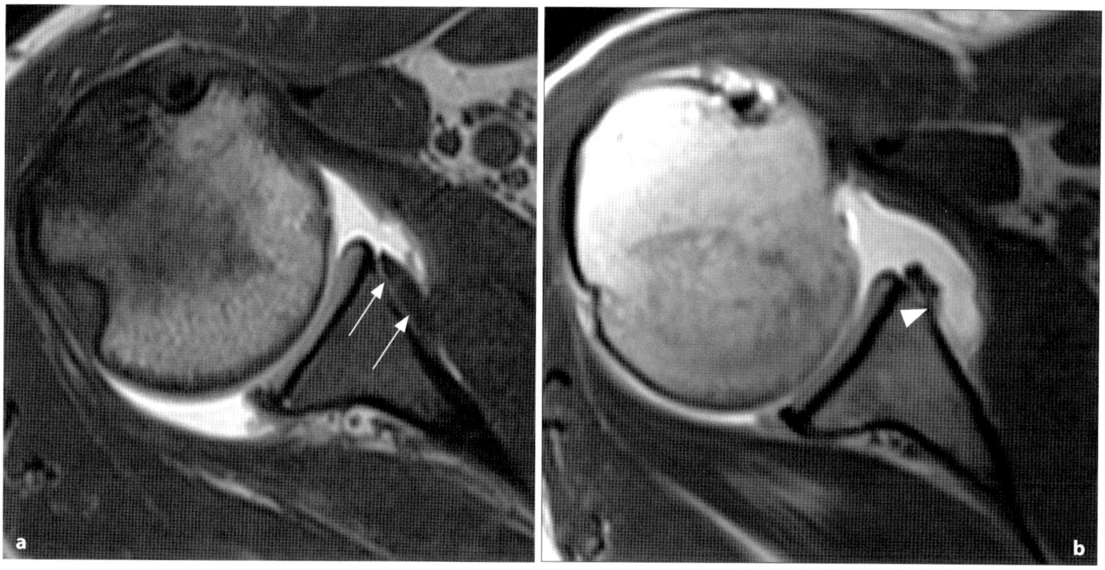

Figura 10.45 Lesión por avulsión labroligamentaria y perióstica anterior (ALPSA). **a** Imagen axial en T1 (artrografía por RM). No se visualiza el *labrum* anteroinferior en su ubicación habitual, ya que está desplazado en sentido medial y cicatrizado a lo largo de la porción anterior de la cavidad glenoidea (*flechas*). **b** Imagen axial en T1 (artrografía por RM). Se observa una lesión ALPSA similar en un paciente diferente. Nótese que, en este paciente, el *labrum* desplazado sigue adherido a la cavidad glenoidea mediante un manguito perióstico (*punta de flecha*). Si el periostio se hubiera desgarrado en lugar de desprenderse, esta lesión sería una verdadera lesión de Bankart.

repara, la curación de la lesión ALPSA puede resultar en un *labrum* deformado que provoca inestabilidad articular. Algunos expertos consideran que en caso de una lesión ALPSA, es deseable la reducción quirúrgica del *labrum*, debido a que puede curar en su lugar. Esto se diferencia de las lesiones de Bankart, las cuales no tienen posibilidad de curar y se las puede tratar de un modo diferente de las lesiones ALPSA. Sin embargo, muchos cirujanos no consideran que estas diferencias sean clínicamente relevantes.

La lesión de Bankart inversa puede presentarse tras una luxación posterior como resultado de un esfuerzo excesivo sobre la articulación glenohumeral con el brazo en aducción y rotación interna. Esta lesión consiste en el desprendimiento del *labrum* posteroinferior, que puede o no estar asociado a una fractura de la porción posterior de la cavidad glenoidea.

Los criterios para diagnosticar una alteración labral mediante RM incluyen intensidad de señal alta (mayor que la del cartílago hialino) de forma lineal en el interior de la sustancia del *labrum* que sale de una superficie labral, hiperintensidad difusa del *labrum* como consecuencia de una lesión por aplastamiento, *labrum* ausente o anormalmente pequeño, o desprendimiento y desplazamiento del *labrum* de su inserción en el reborde de la cavidad glenoidea, con intensidad de señal alta entre el *labrum* y la cavidad glenoidea (Figura 10.46). Se debe prestar mucha atención a la intensidad de señal del *labrum*: cuando es normal, la intensidad de señal es uniformemente baja. Hay que tener en mente las variantes normales del agujero sublabral (desprendimiento normal del *labrum* anterosuperior) y el receso sublabral (reducción de la redundancia normal del *labrum* superior). Puede ser difícil diferenciar entre un desprendimiento traumático del *labrum* superior y un receso sublabral. El desprendimiento del *labrum* de la cavidad glenoidea en cualquier sitio diferente de la porción superior o anterosuperior de la cavidad glenoidea es una verdadera alteración.

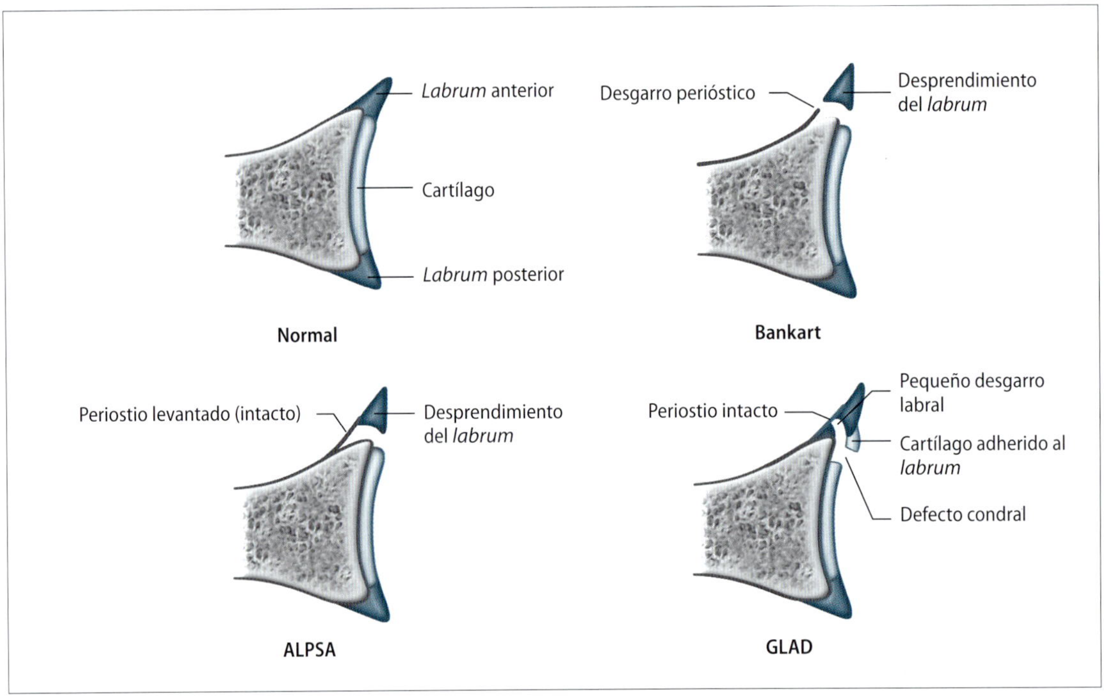

Figura 10.46 Lesiones labrales. Diagrama del *labrum* anterior normal desde una perspectiva axial y las principales características de las lesiones de Bankart, por avulsión labroligamentaria y perióstica anterior (ALPSA) y por rotura glenolabral articular (GLAD).

Lesiones labrales que no provocan inestabilidad

Las lesiones que afectan al *labrum* sin asociarse a inestabilidad anatómica de la articulación glenohumeral incluyen lesiones tipo SLAP, quistes labrales y lesiones GLAD (lesión por rotura glenolabral articular) (Cuadro 10.16).

Lesiones tipo SLAP

El acrónimo SLAP (***S**uperior **L**abrum **A**nterior and **P**osterior*) se aplica a los desgarros que afectan al *labrum* superior y que están orientados en una dirección anterior y posterior. Estos desgarros labrales se manifiestan en el sitio de inserción del tendón de la porción larga del bíceps en el *labrum* superior. Las lesiones tipo SLAP son consecuencia de la compresión o los movimientos por encima de la cabeza que atrapan al *labrum* entre la cabeza humeral y la cavidad glenoidea, o secundarias a la tracción ejercida sobre el tendón de la porción larga del bíceps que resulta en la avulsión del *labrum* superior. Los pacientes con una lesión tipo SLAP presentan dolor, bloqueo, luxación y una sensación de inestabilidad, aunque durante el examen físico la articulación es estable.

Inicialmente, las lesiones tipo SLAP se clasificaban en cuatro tipos:

- Tipo I: desgaste del borde libre del *labrum* glenoideo superior.
- Tipo II: desprendimiento del *labrum* superior de la cavidad glenoidea.
- Tipo III: desgarro en asa de balde del *labrum* superior sin compromiso del tendón de la porción larga del bíceps.
- Tipo IV: desgarro en asa de balde del *labrum* que se extiende hacia el tendón de la porción larga del bíceps.

En la actualidad, se han descrito al menos doce tipos de lesiones tipo SLAP. Es posible que en el

Cuadro 10.16 Desgarros del *labrum* glenoideo: con o sin inestabilidad subyacente

Asociados a inestabilidad
- Lesiones de Bankart.
- Lesiones ALPSA.

No asociados a inestabilidad
- Lesiones tipo SLAP.
- Lesiones GLAD.

futuro se describan muchas más lesiones de este tipo, debido a la necesidad que tienen las personas de perfeccionar las definiciones. Clasificar las lesiones tipo SLAP en diferentes tipos mediante RM ha limitado su utilidad práctica y puede ser un proceso difícil. Reconocer el aspecto anormal del *labrum* superior es de suma importancia para el ortopedista.

Aunque el tratamiento puede variar para algunas lesiones, por lo general se implementa un abordaje artroscópico y las diferencias en el tratamiento se basan en si hay compromiso del ancla del bíceps. Es sumamente importante evaluar la integridad del *labrum* superior y del tendón del bíceps e incluir dicha información en el informe, en lugar de intentar determinar la lesión tipo SLAP específica. Por lo general, en nuestra institución determinamos si una lesión tipo SLAP consiste en un desgarro parcial o completo del *labrum* superior o si hay desprendimiento del *labrum* de la cavidad glenoidea (Figura 10.47). Luego, determinamos si hay compromiso o no del tendón del bíceps; este es el grado de complejidad requerido para el sistema de clasificación, y es toda la información que los ortopedistas necesitan de los radiólogos (Cuadro 10.17).

Cuadro 10.17 Lesiones tipo SLAP

- Se han descrito al menos 12 tipos (9 tipos de más).
- Características importantes de las lesiones tipo SLAP que es importante recordar:
  - *Labrum*:
    - Desprendido de la cavidad glenoidea (se extiende en sentido posterior al ancla bicipital/labral).
    - Desgarro de espesor parcial.
    - Desgarro de espesor completo (en asa de balde).
  - Ancla bicipital/labral:
    - Desgarrada.
    - No desgarrada.

Utilizando secuencias T2, eco de gradiente o imágenes T1W tras la inyección de gadolinio intraarticular, se pueden diagnosticar las diversas características de las lesiones tipo SLAP mediante RM. El desgaste del *labrum* se observa como irregularidades de los márgenes y señal aumentada de forma difusa en la sustancia del *labrum* superior.

Los desgarros labrales pueden tener aspectos variados en las imágenes de RM. Los desgarros de espesor parcial del *labrum* superior pueden simular la reducción normal del cartílago hialino entre el *labrum* y la cavidad glenoidea adyacente;

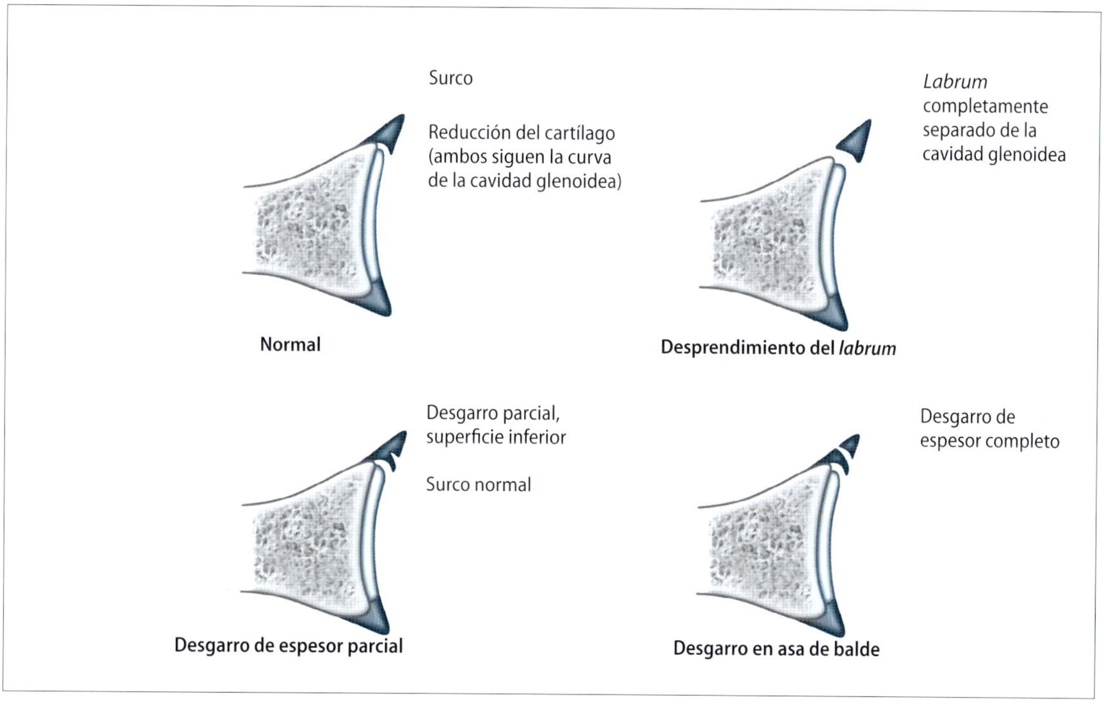

Figura 10.47 Lesiones tipo SLAP (lesión labral superior anterior y posterior). Diagrama del *labrum* superior normal y de las lesiones tipo SLAP desde una perspectiva coronal. El *labrum* normal tiene una reducción del cartílago y hay un surco normal entre ambos. Las principales características de las lesiones tipo SLAP mostradas en esta figura incluyen desprendimiento, desgarros de espesor parcial y desgarros de espesor completo (en asa de balde).

sin embargo, los desgarros verdaderos a menudo se distinguen de la anatomía normal por el hecho de que la hiperintensidad lineal del desgarro labral tiene orientación lateral, mientras que la hiperintensidad lineal de la anatomía normal (surco o reducción del cartílago) se orienta en la dirección opuesta (medial), siguiendo la curva normal de la porción superior de la cavidad glenoidea en las imágenes coronales oblicuas (Figura 10.48). Otro tipo de desgarro se extiende en dirección longitudinal a través del *labrum* superior, dividiéndolo en fragmentos superior e inferior (Figura 10.49). Esto se conoce como "desgarro del *labrum* en asa de balde", debido a que el fragmento inferior puede volverse inestable y desplazarse hacia la articulación (donde puede apreciarse como un fragmento de intensidad baja en el interior de la articulación glenohumeral en las imágenes coronales oblicuas y axiales).

La avulsión del *labrum* superior se manifiesta como hiperintensidad lineal que separa el *labrum* de la cavidad glenoidea. La señal anormal se extiende en sentido anterior o posterior a la inserción del tendón del bíceps en el *labrum*. El desprendimiento del *labrum* superior se asemeja al receso labral normal y a la reducción del cartílago hialino entre el *labrum* y la cavidad glenoidea en las imágenes coronales oblicuas. Sin embargo, el desprendimiento difiere de la anatomía normal debido a que el *labrum* está completamente separado de la cavidad glenoidea subyacente por la presencia de líquido de señal alta.

Si se observa señal de intensidad alta en el tendón bicipital proximal, esto indica que el tendón es anormal y se ve afectado por la lesión tipo SLAP. Se evidencia señal alta de forma difusa en la inserción labral o señal alta de forma lineal secundaria a una división longitudinal del tendón (Figura 10.50). Cuando se diagnostica una lesión tipo SLAP del *labrum*, es fundamental determinar la integridad del tendón del bíceps.

Quistes paralabrales

Los quistes paralabrales se manifiestan cerca del *labrum* glenoideo, son similares a gangliones, siempre se asocian a desgarros labrales y puede o no estar asociados a inestabilidad. Los quistes pueden localizarse en cualquier sitio, pero se los observa con mayor frecuencia en una ubicación posterosuperior junto con un desgarro del *labrum* superior o posterior. Estos quistes se forman cuando hay extravasación de líquido articular desde la articulación a través del desgarro del *labrum*; si esto coexiste con un fenómeno de válvula, se produce una acumulación de líquido. El agua del quiste se reabsorbe, dejando un material proteináceo denso. La RM muestra una masa redonda multiloculada de intensidad de señal baja en las imágenes T1W y de intensidad alta en T2W (Figura 10.51). El desagarro labral

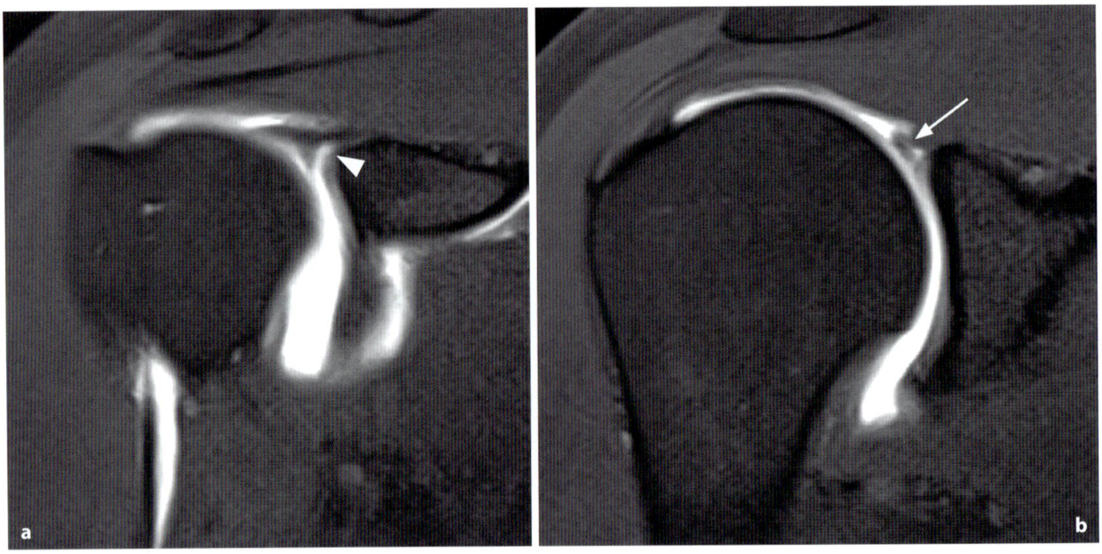

Figura 10.48 Lesión labral superior anterior y posterior (SLAP) que produce un desgarro del *labrum* superior: desprendimiento. Imagen coronal oblicua (a) en T1 con supresión grasa (artrografía por RM). El contraste por debajo del *labrum* superior (*punta de flecha*) podría representar un surco superior normal, pero una imagen adyacente más posterior (b) revela contraste que se extiende en sentido lateral hacia la sustancia del *labrum* (*flecha*), compatible con un desgarro tipo SLAP.

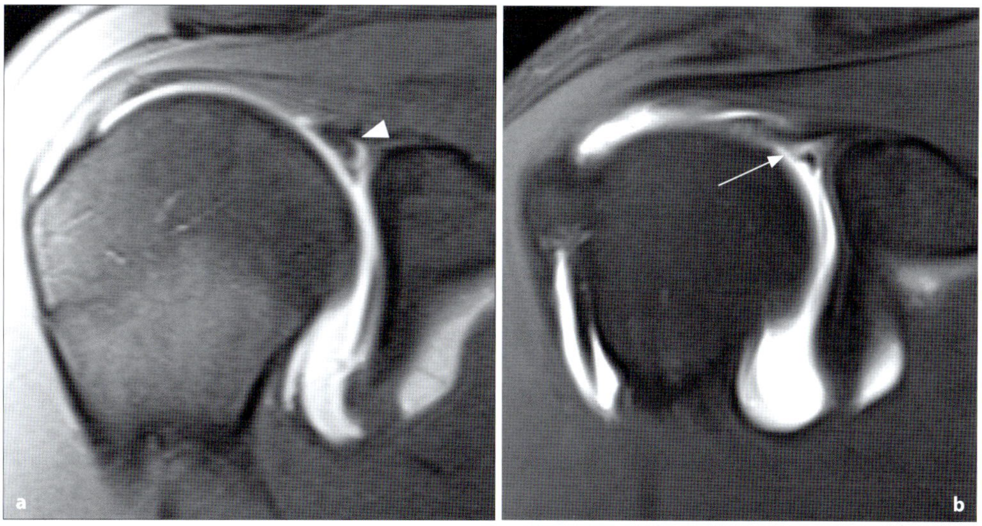

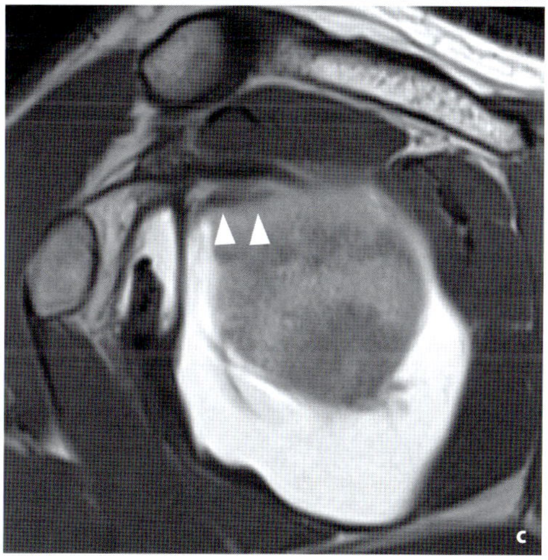

Figura 10.49 Lesiones labrales superiores anterior y posterior (SLAP) con desgarro parcial y en asa de balde. a Imagen coronal oblicua en T1 con supresión grasa (artrografía por RM). La hiperintensidad curvilínea levemente irregular (*punta de flecha*) en el interior del *labrum* tiene dirección lateral, típica de un desgarro labral de espesor parcial. b Imagen coronal oblicua en T1 con supresión grasa (artrografía por RM) (paciente diferente del mostrado en a). Se observa intensidad alta en el *labrum* superior (*flecha*) que lo separa en dos partes (desgarro en asa de balde). c Imagen coronal oblicua en T1 con supresión grasa (artrografía por RM) (mismo paciente que en b). El desgarro longitudinal se observa de forma óptima, al igual que el fragmento inferior (*puntas de flecha*), el cual puede desplazarse hacia la articulación.

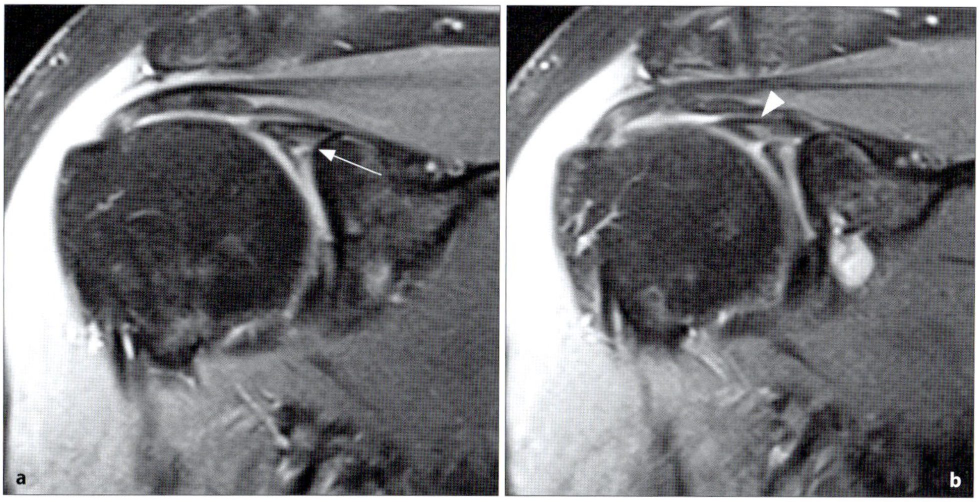

Figura 10.50 Lesión labral superior anterior y posterior (SLAP) con compromiso del ancla del bíceps. a Imagen coronal oblicua en T1 con supresión grasa (artrografía por RM). Este paciente tiene un desgarro irregular del *labrum* superior (*flecha*). b Imagen coronal oblicua en T1 con supresión grasa (artrografía por RM) adyacente (levemente anterior a la mostrada en a). Se observa extensión del desgarro hacia la porción proximal del tendón del bíceps a nivel del ancla bicipital/labral (*punta de flecha*).

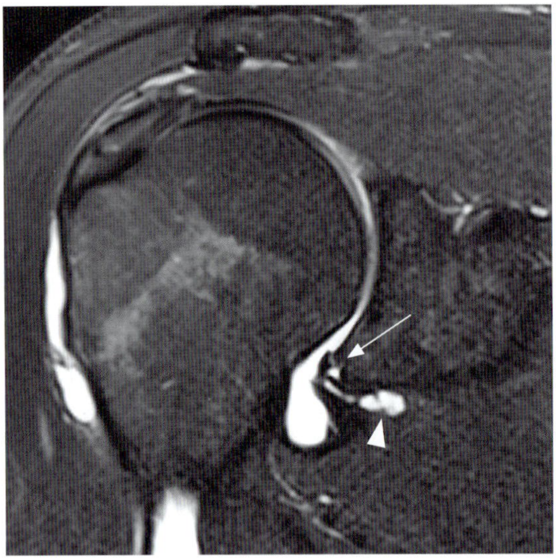

Figura 10.51 Quistes paralabrales. Imagen coronal oblicua en T2 con supresión grasa (artrografía por RM). Se observa un grupo de estructuras redondas de intensidad de señal alta (*punta de flecha*) adyacente a la porción inferior de la cavidad glenoidea con tabiques entre ellas, aspecto típico de los quistes paralabrales. Nótese el desgarro del *labrum* inferior adyacente (*flecha*).

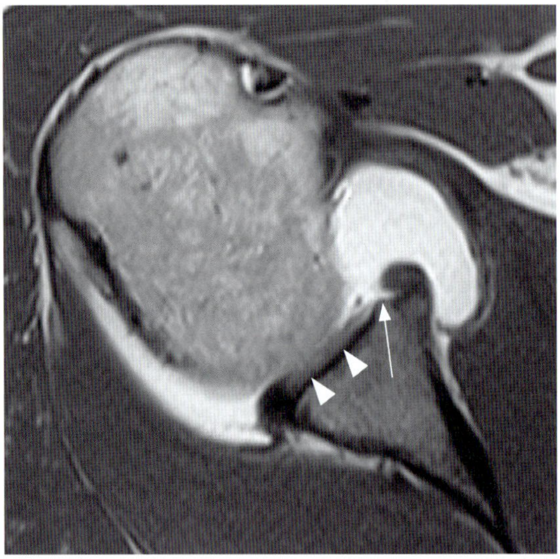

Figura 10.52 Lesión por rotura glenolabral articular (GLAD). Imagen axial en T1 (artrografía por RM). La porción anterior de la cavidad glenoidea presenta un defecto condral (*flecha*), el cual está ocupado por material de contraste, con un leve recorte del *labrum* anterior. El cartílago hialino de señal intermedia más normal (*puntas de flecha*) se observa en situación posterior al defecto condral.

asociado al quiste es inconstante. Estos pacientes refieren dolor más que inestabilidad. Estos quistes pueden provocar compresión del nervio supraescapular (simulando síntomas de lesión del manguito de los rotadores) por efecto de masa si se localizan en un sitio adecuado por donde pasa el nervio.

Lesiones GLAD

Una lesión GLAD (*Glenolabral Articular Disruption*) se refiere principalmente a una lesión o un defecto condral focal, a menudo con desgaste o un sutil desgarro no desplazado del *labrum* anteroinferior adyacente (*v.* Figura 10.46). Esta lesión es consecuencia de un impacto más que de una lesión por cizallamiento, como ocurre en las lesiones de Bankart. El *labrum* se mantiene adherido al periostio escapular anterior, característica que la distingue de una lesión de Bankart, la cual presenta desgarro perióstico. En la artrografía por RM, el material de contraste se extiende hacia el defecto cartilaginoso (Figura 10.52), pero puede o no visualizarse dentro del pequeño desgarro labral. La lesión es consecuencia de un impacto de la cabeza humeral contra la superficie articular de la cavidad glenoidea, estando el brazo en abducción y rotación externa. Estos pacientes refieren dolor más que inestabilidad. La lesión se puede tratar mediante debridamiento quirúrgico, sin necesidad de un procedimiento de estabilización.

Exploración posoperatoria del hombro

La exploración posoperatoria del hombro mediante RM se está realizando cada vez con mayor frecuencia. Se deben evitar las secuencias con eco de gradiente debido al artefacto de rebosamiento (*blooming*) provocado por el depósito de hemosiderina o de metales que se evidencia luego de la cirugía, lo cual puede evitar una adecuada evaluación de la articulación. La secuencia FSE disminuye la susceptibilidad a metales y es muy útil en el posoperatorio. Es fundamental conocer el procedimiento quirúrgico realizado. La RM posoperatoria, en todas las secuencias de pulso, muestra focos redondos de intensidad muy baja de origen metálico o relacionados con la hemosiderina a lo largo del trayecto quirúrgico. A menudo se nos solicita determinar si un manguito de los rotadores reparado ha sufrido un desgarro. Es posible identificar líquido en la bursa subacromial/subdeltoidea incluso en presencia de una reparación intacta, ya que la reparación puede formar una barrera no completamente impermeable entre la bursa y la articulación. El particular no resulta de mucha utilidad en el posoperatorio. El tejido cicatrizal puede exhibir intensidad de señal baja en las imágenes T1W y señal alta en T2W durante el primer año luego de la operación. Luego, la cicatriz adopta intensidad de señal entre intermedia y baja en todas las secuencias de pulso.

Pinzamiento y cirugía del manguito de los rotadores

Desde hace mucho tiempo, la descompresión subacromial ha formado parte de la reparación del manguito de los rotadores, aunque esta situación está cambiando. La RM es útil para determinar si se ha realizado una descompresión, ya que permite evaluar la anatomía en el arco acromial. La acromioplastia consiste en la remoción de la porción anteroinferior del acromion, que constituye el sitio de inserción del ligamento coracoacromial, por lo general con remoción de la bursa subacromial/subdeltoidea. Se alisa la superficie inferior del acromion utilizando un trépano, se eliminan los osteofitos de la superficie inferior de la articulación acromioclavicular y, en presencia de una enfermedad articular degenerativa grave, se reseca la articulación acromioclavicular y el extremo distal de la clavícula. La RM exhibe los cambios quirúrgicos y muestra las causas persistentes de pinzamiento o el desarrollo de un desgarro de espesor completo del manguito de los rotadores.

Tras la cirugía, el tendón suele presentar intensidad de señal intermedia, que puede representar un proceso de degeneración, tejido de granulación posoperatorio o un desgarro parcial. El diagnóstico de un desgarro de espesor completo se basa en la presencia de señal líquida y una separación en el tendón en las imágenes T2W. Si se ha inyectado gadolinio intraarticular, las imágenes T1W muestran intensidad alta (gadolinio) en la separación del tendón. Se deben evaluar el tamaño del desgarro y el grado de retracción del tendón, e incluir estos detalles en el informe.

Cirugía para tratar la inestabilidad

El papel de la RM en la evaluación posoperatoria del tratamiento quirúrgico de la inestabilidad puede ser útil para identificar un nuevo desgarro del *labrum* o complicaciones adicionales, tales como un ancla quirúrgica suelta o desplazada. La presencia de líquido o contraste intraarticular dentro de la articulación ayuda a confirmar el diagnóstico de un nuevo desgarro. Tras la reparación quirúrgica, el *labrum* a menudo presenta intensidad intermedia y puede tener un contorno deformado, pero debe estar adherido a la cavidad glenoidea.

Alteraciones varias capsulares, tendinosas y de las bolsas sinoviales

Capsulitis adhesiva

La capsulitis adhesiva, u hombro congelado, es un proceso inflamatorio que genera engrosamiento y retracción progresivos de la cápsula articular. Afecta más a mujeres que a hombres. Los traumatismos, la inmovilización, la hemiplejia, la diabetes mellitus y la enfermedad de discos cervicales son los factores predisponentes más frecuentes. Desde el punto de vista clínico, la capsulitis adhesiva se caracteriza por dolor de hombro en reposo, por la noche y con el movimiento. Estos síntomas pueden simular un pinzamiento y desgarros del manguito de los rotadores. La limitación del movimiento, principalmente la abducción y la rotación externa, es progresiva. El proceso es autolimitado, puede oscilar en intensidad y suele durar entre 12 y 18 meses. Se puede conseguir alivio del dolor y un mejor rango de movimiento administrando una inyección intraarticular de corticoides seguida de fisioterapia. El diagnóstico se puede confirmar mediante una artrografía en la que se observe una disminución de la capacidad articular, pequeños recesos capsulares y un aspecto dentado de las inserciones capsulares. Como se analizó con anterioridad, en la capsulitis adhesiva el tejido cicatrizal compromete sobre todo al intervalo de los rotadores, y en las imágenes T1W se lo puede reconocer como obliteración de la grasa subcoracoidea (*v.* Figura 10.29). También se puede observar engrosamiento de la cápsula articular con intensidad de señal entre intermedia y alta en las imágenes T2W.

Quistes sinoviales

Los quistes sinoviales pueden presentarse en muchas articulaciones diferentes, pero cuando se encuentran en el hombro suelen ser bastante grandes. Pueden ser secundarios a una artritis reumatoidea, como consecuencia de un desgarro masivo del manguito de los rotadores, o encontrarse en el contexto de una artropatía neuropática.

El hombro tiene una predisposición particular a la artropatía neuropática en pacientes con siringomielia cervical. Los quistes sinoviales pueden alcanzar un gran tamaño y penetrar las partes blandas un largo trayecto desde la articulación del hombro, lo que presenta un dilema diagnóstico en la exploración clínica, ya que las masas suelen confundirse con sarcomas de partes blandas. La RM es útil para determinar que las masas son quísticas y se originan en la articulación.

Los desgarros masivos del manguito de los rotadores (desgarro de más de uno de los tendones del manguito) provocan derrames articulares voluminosos, los cuales acceden a la bursa subacromial/subdeltoidea. La gran cantidad de líquido dentro de esta puede protruir a través de la articulación acromioclavicular degenerada (signo del "géiser") y crear una masa de partes blandas de gran tamaño por encima de la articulación del hombro. Las características observadas en la RM permiten realizar el diagnóstico, ya que se visualiza la comunicación entre la masa y la articulación acromioclavicular y se determina que la masa es quística. La masa es hipointensa en las imágenes T1W y se vuelve hiperintensa en todas las imágenes T2W (Figura 10.53). Al administrar gadolinio intravenoso, se observa realce solo en la periferia de la masa, observándose un delgado borde sin paredes irregulares ni engrosadas. El origen de los quistes sinoviales secundarios a artritis reumatoidea u otras artritis inflamatorias es evidente en la RM debido a los hallazgos concomitantes: revestimiento sinovial engrosado y erosiones óseas intraarticulares.

Tendinitis y bursitis calcificantes

La enfermedad por depósito de hidroxiapatita de calcio se presenta con frecuencia alrededor del hombro; el tendón del supraespinoso es el sitio más frecuentemente afectado. Muchos pacientes son asintomáticos; los pacientes con síntomas se presentan con dolor en reposo, por la noche y con los movimientos, y pueden tener limitación dolorosa del movimiento que simula el síndrome de pinzamiento. La calcificación puede originarse en el tendón y avanzar de forma progresiva hacia la articulación glenohumeral o hacia la bursa subacromial/subdeltoidea adyacente.

A menudo, estas calcificaciones se reconocen en las radiografías con mayor facilidad que en la RM y, siempre que sea posible, la RM se debe correlacionar con radiografías. Por lo general, las calcificaciones son de intensidad baja en todas las secuencias de pulso, similar a los tendones normales. A veces tienen una intensidad más baja que los tendones normales y a menudo son más evidentes en las secuencias con eco de gradiente (T2*) debido a los artefactos de rebosamiento asociados (Figura 10.54). El tendón afectado puede presentar alteraciones asociadas, como adelgazamiento, engrosamiento y bordes irregulares. En la RM, la bursitis calcificante se puede identificar como una bursa subacromial/subdeltoidea distendida ocupada por calcificaciones de intensidad de señal baja rodeada por líquido y sinovitis de intensidad alta en las imágenes T2W. Estos hallazgos suelen asociarse a un tendón subyacente anormal.

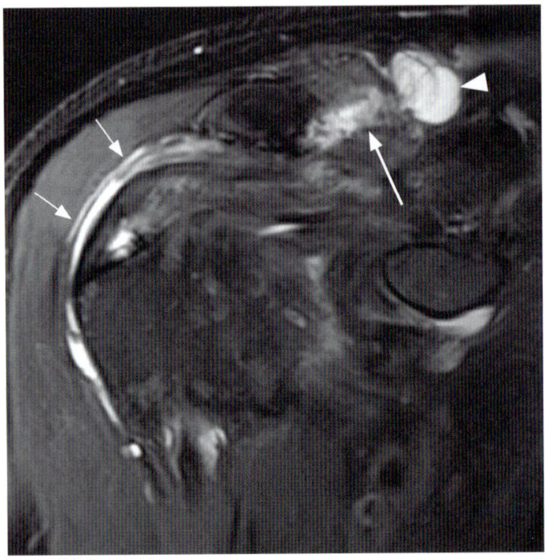

Figura 10.53 Quiste sinovial secundario a un desgarro del manguito de los rotadores. Imagen coronal oblicua en T2 con supresión grasa. Se observa una masa redonda, de gran tamaño y de intensidad alta (*punta de flecha*) que está en comunicación directa con la articulación acromioclavicular (*flecha larga*) en este paciente que presenta un desgarro de espesor completo del manguito de los rotadores en otras imágenes. Nótese también el líquido en la bursa subacromial/subdeltoidea (*flechas cortas*).

Bursitis subcoracoidea

La bursa subcoracoidea es una estructura anatómica normal de localización anterior al músculo subescapular y su tendón. Se puede inflamar y causar dolor en la región anterior del hombro. No se comunica con la articulación glenohumeral ni con el receso subescapular de la articulación del hombro. En alrededor del 20% de los pacientes, la bursa subcoracoidea se comunica con la bursa subacromial/subdeltoidea. Tiene ubicación inmediatamente anteroinferior al receso subescapular de la articulación del hombro, pero está separada de este por un tabique fibroso que permite diferenciar con facilidad ambas estructuras en caso de estar distendidas con líquido. La bolsa subcoracoidea está limitada en su región posterior por el músculo subescapular, y en su región anterosuperior por la apófisis coracoides y el tendón combinado de la cabeza corta del bíceps y del coracobraquial.

En la RM, esta bursa se identifica solo cuando está inflamada y llena de líquido (sinovitis). Se aprecia como una masa de partes blandas oblonga

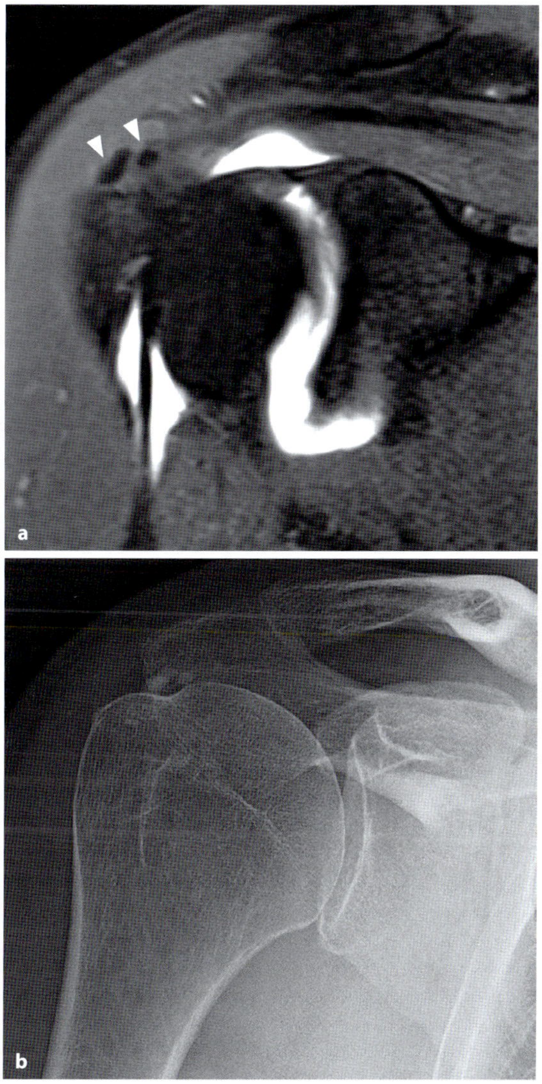

Figura 10.54 Tendinitis calcificante. **a** Imagen coronal oblicua en T1 con supresión grasa (artrografía por RM). Se observan dos focos ovoideos de intensidad baja en la porción distal del tendón del supraespinoso (*puntas de flecha*) correspondientes a depósitos de cristales de hidroxiapatita de calcio; estas entidades se observan adecuadamente en la correlación con una radiografía anteroposterior (AP) de hombro (**b**).

y de intensidad baja en las imágenes T1W y de señal alta en T2W, en una ubicación característica inferior a la apófisis coracoides y anterior al músculo subescapular, a diferencia del receso subescapular de la articulación, el cual se extiende sobre la cara superior del músculo subescapular (Figura 10.55). Es posible inyectar la bursa subcoracoidea sin darse cuenta, debido a que se ubica inmediatamente anterior al espacio articular; la facilidad con que se penetra la bursa puede hacer pensar que se ha ingresado a la articulación. En este contexto, la evaluación de la artrografía por RM puede evidenciar la bursa subcoracoidea en comunicación con la bursa subacromial/subdeltoidea, como sucede en el 20% de las personas, y la presencia de líquido o material de contraste en esta última puede resultar en el error de interpretar esta situación como un desgarro del manguito de los rotadores. La clave para llegar al diagnóstico correcto es que no se evidencia material de contraste en la articulación glenohumeral y no se identifica alteración tendinosa.

Alteraciones nerviosas

Atrapamiento del nervio supraescapular (Cuadro 10.18)

En un principio, el síndrome de atrapamiento del nervio supraescapular fue descrito en levantadores de pesas de sexo masculino que tenían dolor de hombro y eventualmente debilidad y atrofia musculares. Estas características eran consecuencia de la compresión del nervio supraescapular, el cual tiene un recorrido superior a la escápula con dirección anteroposterior en la escotadura supraescapular. El nervio supraescapular brinda la inervación sensitiva de las articulaciones acromioclavicular y glenohumeral. En su recorrido a través de la escotadura supraescapular, brinda inervación motora a los músculos supraespinoso e infraespinoso y, en su extensión en sentido distal hasta la escotadura espinoglenoidea, proporciona la inervación motora solo al músculo infraespinoso (Figura 10.56).

La causa más frecuente de compresión del nervio supraescapular es un ganglión, habitualmente asociado a un desgarro del *labrum* superior o posterior (Figura 10.57), pero también se

Cuadro 10.18 Compresión del nervio supraescapular

- Masa en la escotadura supraescapular o espinoglenoidea que comprime el nervio.
- Habitualmente, la masa es un ganglión originado en un desgarro labral.
- Provoca dolor, debilidad y atrofia muscular en la distribución de los nervios afectados.
- Escotadura supraescapular: el nervio inerva los músculos supraespinoso e infraespinoso.
- Escotadura espinoglenoidea: el nervio solo inerva el músculo infraespinoso.
- RM:
  - Muestra la masa.
  - Muestra la atrofia de los músculos supraespinoso o infraespinoso (intensidad de señal aumentada en T1 secundaria a infiltración grasa).
  - Muestra edema muscular en casos más subagudos.

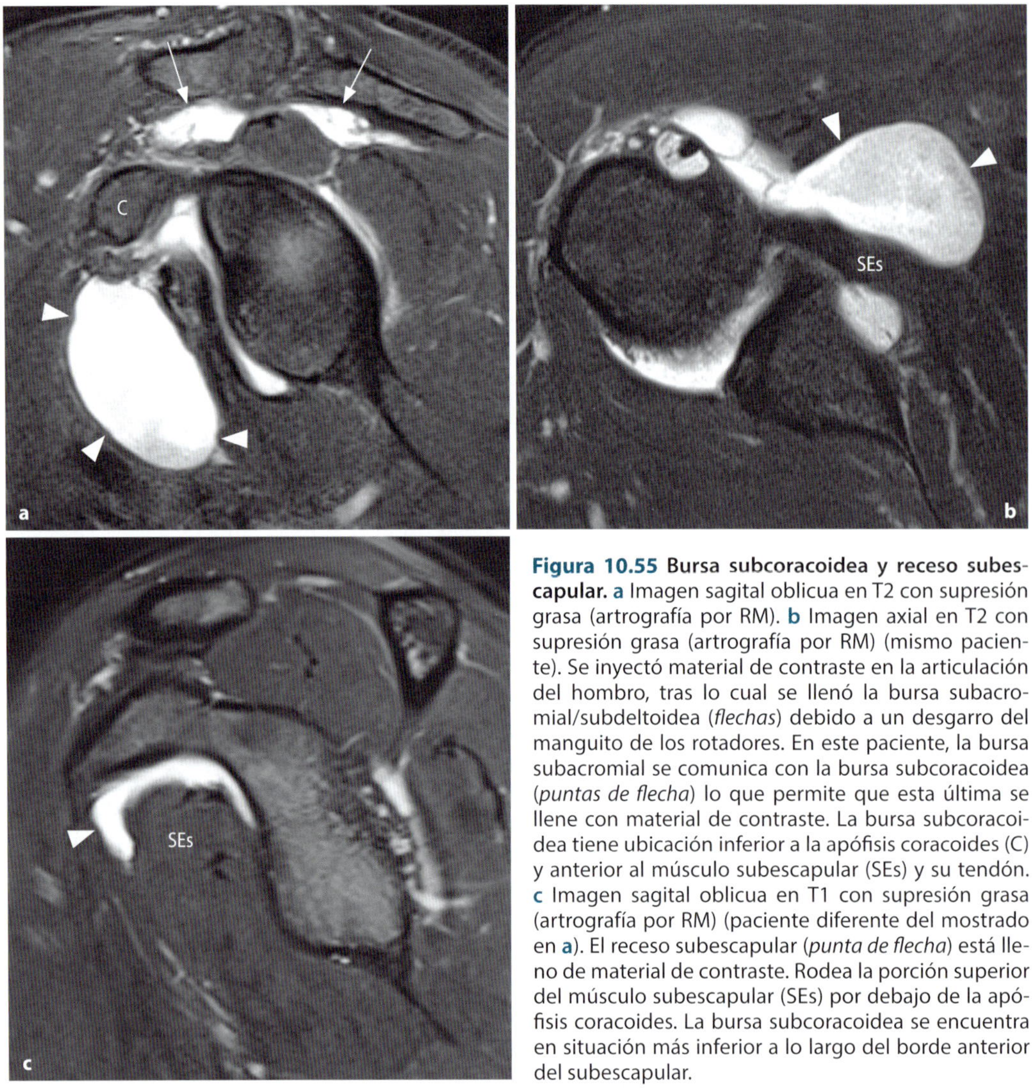

Figura 10.55 Bursa subcoracoidea y receso subescapular. a Imagen sagital oblicua en T2 con supresión grasa (artrografía por RM). b Imagen axial en T2 con supresión grasa (artrografía por RM) (mismo paciente). Se inyectó material de contraste en la articulación del hombro, tras lo cual se llenó la bursa subacromial/subdeltoidea (*flechas*) debido a un desgarro del manguito de los rotadores. En este paciente, la bursa subacromial se comunica con la bursa subcoracoidea (*puntas de flecha*) lo que permite que esta última se llene con material de contraste. La bursa subcoracoidea tiene ubicación inferior a la apófisis coracoides (C) y anterior al músculo subescapular (SEs) y su tendón. c Imagen sagital oblicua en T1 con supresión grasa (artrografía por RM) (paciente diferente del mostrado en a). El receso subescapular (*punta de flecha*) está lleno de material de contraste. Rodea la porción superior del músculo subescapular (SEs) por debajo de la apófisis coracoides. La bursa subcoracoidea se encuentra en situación más inferior a lo largo del borde anterior del subescapular.

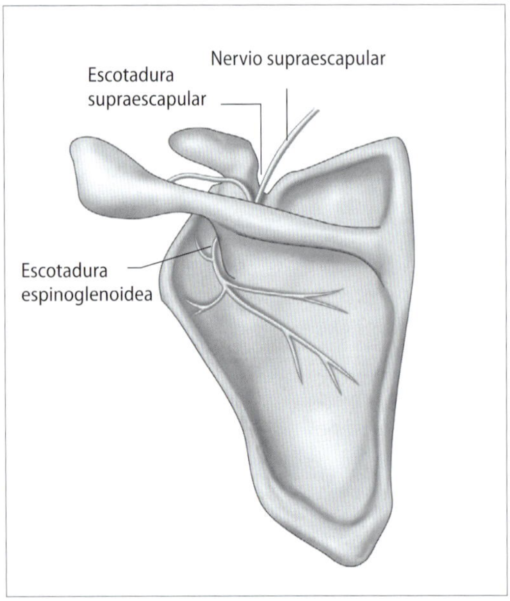

Figura 10.56 Nervio supraescapular. Diagrama de la anatomía normal del nervio supraescapular desde una perspectiva posterior (inerva al supraespinoso y al infraespinoso) en la escotadura supraescapular por encima de la escápula. En situación inferior a la escotadura supraescapular se encuentra la escotadura espinoglenoidea, la cual contiene solo el nervio para el músculo infraespinoso.

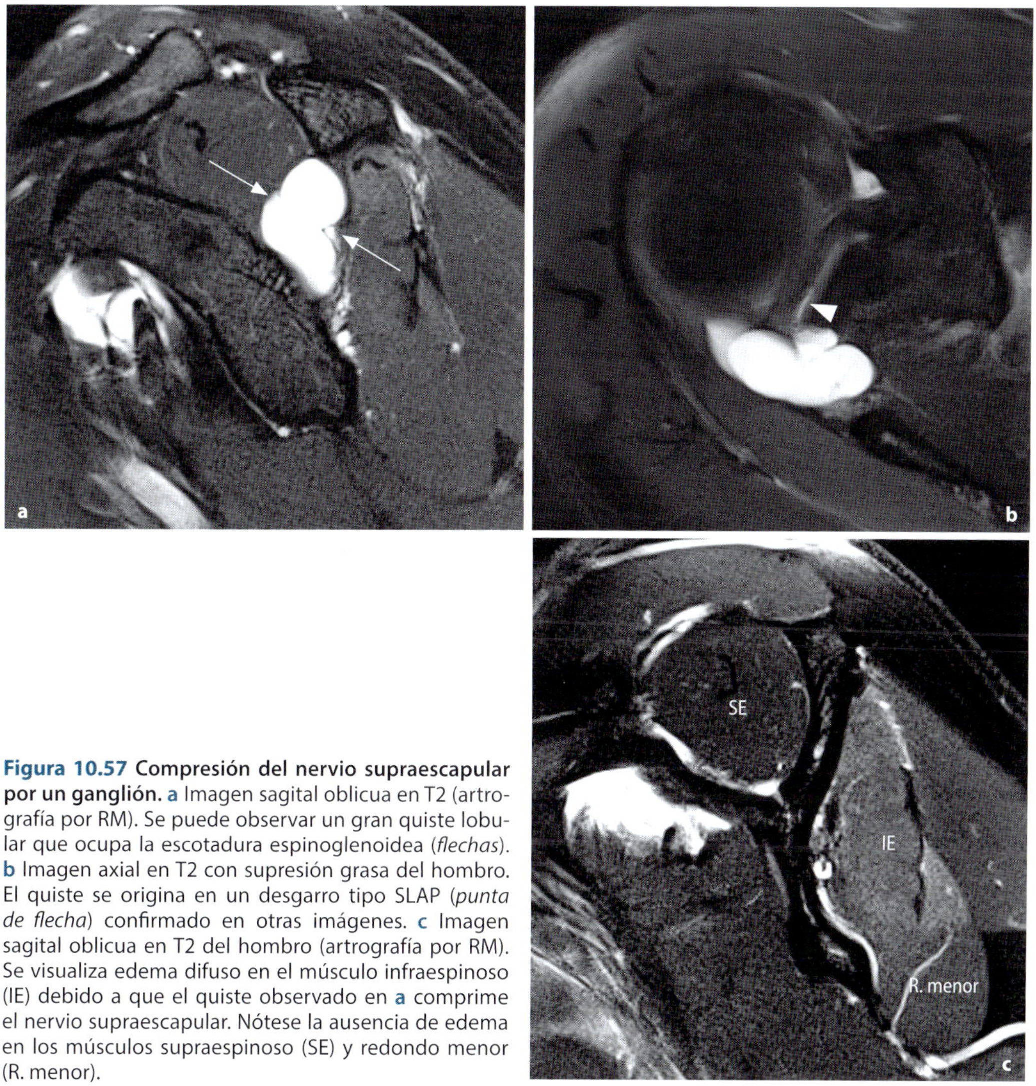

Figura 10.57 Compresión del nervio supraescapular por un ganglión. a Imagen sagital oblicua en T2 (artrografía por RM). Se puede observar un gran quiste lobular que ocupa la escotadura espinoglenoidea (*flechas*). b Imagen axial en T2 con supresión grasa del hombro. El quiste se origina en un desgarro tipo SLAP (*punta de flecha*) confirmado en otras imágenes. c Imagen sagital oblicua en T2 del hombro (artrografía por RM). Se visualiza edema difuso en el músculo infraespinoso (IE) debido a que el quiste observado en a comprime el nervio supraescapular. Nótese la ausencia de edema en los músculos supraespinoso (SE) y redondo menor (R. menor).

han informado otras causas, tales como venas de gran tamaño (Figura 10.58), tumores o fracturas escapulares. Si la masa afecta a la escotadura supraescapular, los músculos supraespinoso e infraespinoso se ven comprometidos; si la masa está ubicada en la escotadura espinoglenoidea, solo el músculo infraespinoso se ve afectado. Si el atrapamiento es provocado por un ganglión, la RM muestra una masa redonda u ovalada bien definida, con tabiques en su interior, de intensidad de señal baja en T1W y de señal alta en T2W, ubicada en la región de la escotadura supraescapular o espinoglenoidea. Si se administra gadolinio intravenoso, la masa mantiene su intensidad baja, con una delgada línea de realce periférico en las imágenes T1W. En casos más subagudos, se puede observar edema muscular como intensidad de señal alta en las imágenes T2W, mientras que la compresión crónica del nervio resulta en la atrofia grasa de los músculos afectados, una situación que se visualiza como intensidad alta en las imágenes T1W. El drenaje percutáneo del quiste y la inyección de corticoides en la lesión son alternativas a la extirpación quirúrgica, aunque probablemente sea necesario implementar un tratamiento quirúrgico para el desgarro labral asociado.

Síndrome del espacio cuadrilátero (Cuadro 10.19)

El síndrome del espacio cuadrilátero resulta de la compresión del nervio axilar que discurre a través de este espacio. El espacio cuadrilátero se localiza en la cara posterior de la axial. Está limitado por el húmero en su borde lateral, por la cabeza larga del músculo tríceps en su borde medial, el músculo redondo menor en su borde superior y

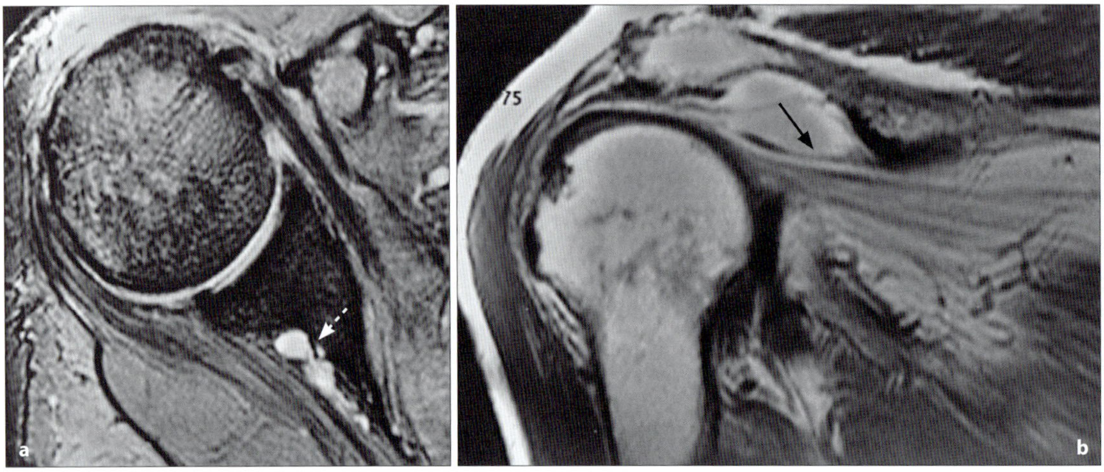

Figura 10.58 Várices en la escotadura espinoglenoidea con compresión nerviosa. **a** Imagen axial en T2* del hombro. Se observan várices de intensidad alta (*flecha punteada*) en la escotadura espinoglenoidea. El músculo infraespinoso posterior a la articulación del hombro tiene un aspecto estriado causado por la atrofia. **b** Imagen coronal oblicua en T1 del hombro. El músculo infraespinoso (*flecha*) está reemplazado casi en su totalidad por grasa debido a la atrofia secundaria a la compresión del nervio por parte de las várices en la escotadura espinoglenoidea.

Cuadro 10.19 Síndrome del espacio cuadrilátero

Límites anatómicos del espacio
- Lateral: húmero.
- Medial: cabeza larga del tríceps.
- Superior: redondo menor.
- Inferior: redondo mayor.

Características clínicas
- Compresión del nervio axilar en el espacio cuadrilátero:
  - Bandas fibrosas, masa, fragmentos de fractura.
- Dolor, parestesias, atrofia muscular.

RM
- Atrofia grasa del redondo menor.

el músculo redondo mayor en su región inferior. El nervio axilar y la arteria humeral circunfleja posterior atraviesan este espacio (Figura 10.59); la compresión del nervio puede ser provocada por bandas fibrosas, una masa o una fractura de la escápula o de la porción proximal del húmero. El síndrome se caracteriza por dolor y parestesias que comprometen la cara lateral del hombro y la región posterosuperior del brazo. Los síntomas son exacerbados ante la abducción y la rotación externa. Eventualmente, puede haber debilidad y

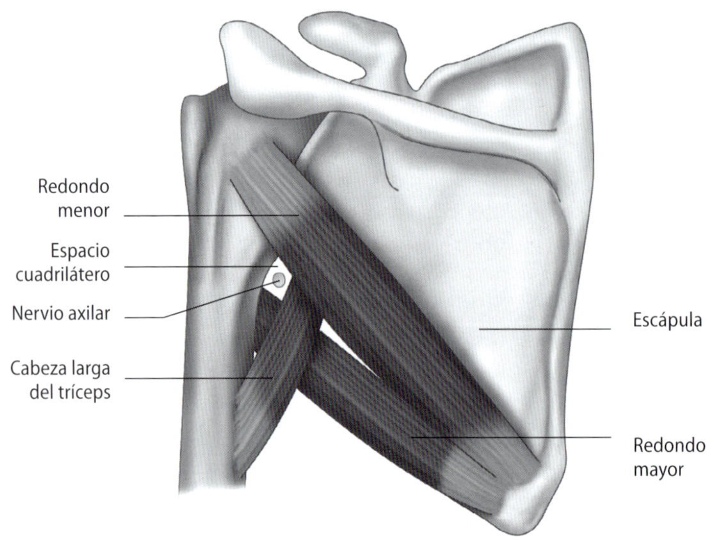

Figura 10.59 Anatomía del espacio cuadrilátero. Diagrama del espacio cuadrilátero desde una perspectiva posterior. El nervio axilar pasa a través del espacio formado por el húmero y los tendones del redondo mayor, tríceps y redondo menor.

atrofia del músculo redondo menor; nunca afecta al músculo deltoides. Las imágenes sagitales oblicuas T1W son óptimas para evidenciar la atrofia grasa del redondo menor, una situación que se visualiza como grasa que infiltra o reemplaza al músculo (Figura 10.60).

Síndrome de Parsonage-Turner

El dolor y la debilidad del hombro pueden ser consecuencias de una neuritis braquial aguda (síndrome de Parsonage-Turner), probablemente como resultado de una inflamación viral de los nervios, aunque se desconoce la etiología exacta. Al principio, los hallazgos en la RM de este trastorno neuromuscular agudo son los del edema muscular, con intensidad de señal alta en las imágenes T2W (Figura 10.61); más tarde, deviene la atrofia muscular con infiltración grasa en la cual se evidencia intensidad de señal alta intramuscular en las imágenes T1W. Según las publicaciones, los nervios (y los músculos) que resultan afectados en el síndrome de Parsonage-Turner incluyen el supraescapular (supraespinoso e infraespinoso), el axilar (redondo menor y deltoides), el subescapular (subescapular) y el dorsal largo (serrato anterior) (Cuadro 10.20). Si bien la etiología se desconoce, los factores precipitantes incluyen una infección viral reciente, la administración reciente de una vacuna y la anestesia general.

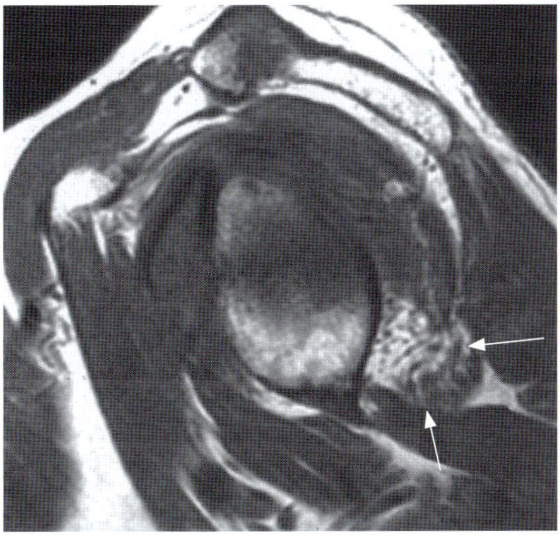

Figura 10.60 Síndrome del espacio cuadrilátero: atrofia del redondo menor. Imagen sagital oblicua del hombro. El músculo redondo menor (*flechas*) está atrofiado y exhibe infiltración grasa, lo que produce un aspecto moteado en comparación con los músculos adyacentes normales. No se identificaron masas en el espacio cuadrilátero, por lo que se consideró que este cuadro era consecuencia de la compresión del nervio axilar por parte de bandas fibrosas.

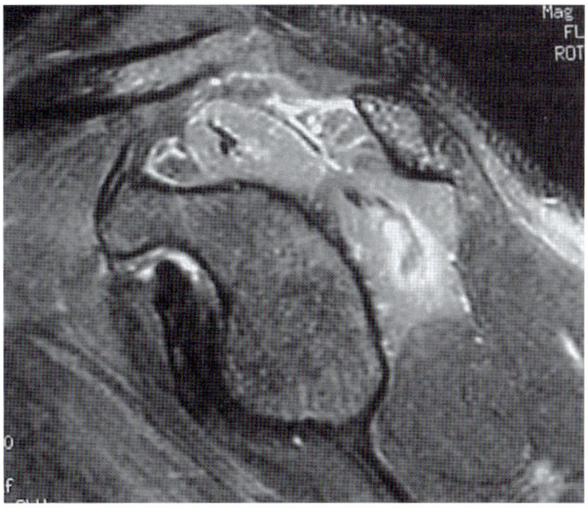

Figura 10.61 Síndrome de Parsonage-Turner. Imagen sagital oblicua en T2 FSE del hombro. Se observa intensidad aumentada en los músculos supraespinoso e infraespinoso en este paciente con inicio súbito de dolor de hombro. Esta imagen corresponde a edema neurogénico secundario al compromiso del nervio supraescapular en el síndrome de Parsonage-Turner.

Cuadro 10.20 Atrofia muscular secundaria a alteraciones nerviosas

Escotadura supraescapular
- Supraespinoso.
- Infraespinoso.

Escotadura espinoglenoidea
- Infraespinoso.

Espacio cuadrilátero
- Redondo menor.
- Deltoides.

Síndrome de Parsonage-Turner
- Supraespinoso.
- Infraespinoso.
- Deltoides.
- Redondo menor.
- Subescapular.
- Serrato anterior.

La RM no puede diferenciar entre una lesión del plexo o del nervio braquial y el síndrome de Parsonage-Turner, pero la presentación clínica facilita la distinción. El síndrome de Parsonage-Turner no presenta antecedentes de traumatismo y tiene un inicio súbito del dolor con paresia diferida que se manifiesta entre 48 y 72 horas después. Observamos este síndrome en alrededor del 1% de nuestros estudios de RM de hombro. Es autolimitado, pero puede tener una evolución muy prolongada: a veces puede durar hasta un año o más. Es bilateral en el 30% de los casos. No se lo describió en la bibliografía radiológica hasta que se implementaron de forma rutinaria las imágenes con supresión grasa, las cuales permiten identificar el edema neurogénico intramuscular.

Alteraciones óseas

Osteólisis postraumática de la clavícula

La osteólisis postraumática de la clavícula consiste en la resorción ósea del extremo distal de la clavícula tras un único episodio traumático grave, o puede ser secundario a traumatismos a repetición. Los individuos que practican deportes de contacto, los levantadores de pesas y los nadadores son particularmente propensos a padecer este problema. Desde el punto de vista clínico, los pacientes se presentan con dolor localizado agravado por el movimiento, con o sin pinzamiento, y tumefacción de la articulación acromioclavicular.

La RM muestra derrame articular o sinovitis que compromete la articulación acromioclavicular, pérdida de la línea cortical hipointensa con resorción de la porción distal de la clavícula y, a veces, del extremo distal del acromion, y edema de la médula ósea que compromete el extremo distal de la clavícula y el acromion (Figura 10.62). Además, puede haber signos de pinzamiento, tales como pérdida o interrupción del plano adiposo que separa la cara inferior de la clavícula del músculo supraespinoso y tumefacción e hipertrofia sinovial de la articulación acromioclavicular, que deja una muesca en el músculo supraespinoso. A menudo se observa una línea de fractura subcondral, lo que sugiere que esta afección es una secuela de un traumatismo o que se desarrolla una fractura por insuficiencia secundaria a osteoporosis.

Fracturas ocultas

Las fracturas que comprometen la porción proximal del húmero o la cavidad glenoidea pueden ser consecuencia de un traumatismo directo o una luxación. Estas fracturas pueden no ser evidentes en las radiografías, pero se aprecian en la RM como contusiones óseas o fracturas. En el apartado sobre inestabilidad en este capítulo, se han descrito los sitios característicos de compromiso luego de una luxación de hombro. Otro sitio frecuente donde se producen fracturas ocultas es la tuberosidad mayor. Es importante reconocer estas fracturas, ya que el manguito de los rotadores se inserta en este sitio. Si la tuberosidad mayor está afectada por una fractura oculta, es necesario proteger la lesión para que no se desplace la fractura, lo que provoca un desgarro funcional del manguito de los rotadores. Las contusiones óseas se aprecian como áreas reticuladas heterogéneas y poco definidas de intensidad de señal baja en imágenes T1W y de intensidad alta en T2W, que comprometen el hueso esponjoso. Las fracturas agudas ocultas en las radiografías se aprecian como una hipointensidad lineal o curvilínea, a

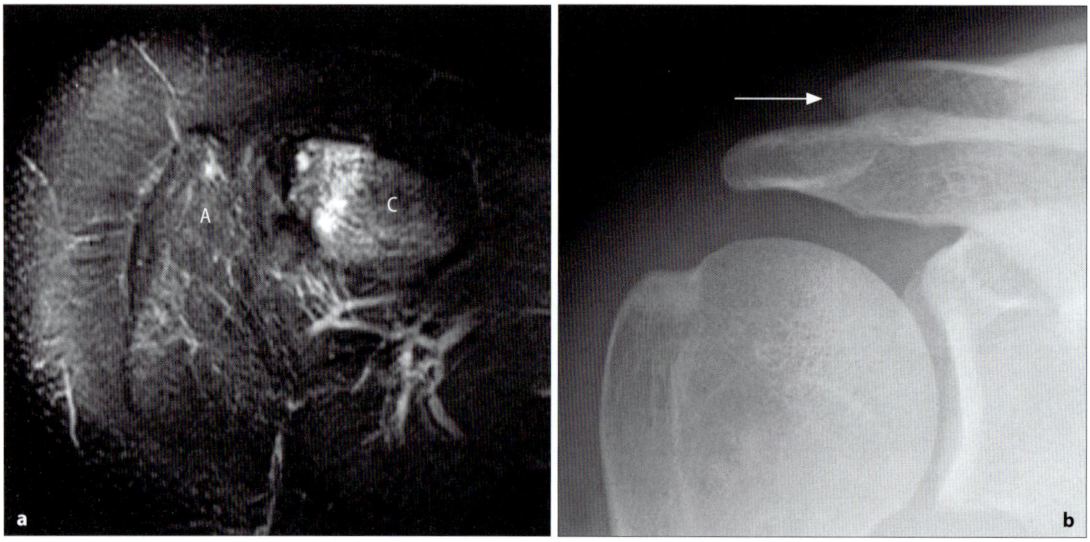

Figura 10.62 Osteólisis de la porción distal de la clavícula. **a** Imagen axial en T2 del hombro. Se observa edema focal de la médula ósea en la porción distal de la clavícula (C) en este levantador de pesas de 26 años de edad, el cual no presenta una alteración significativa del acromion adyacente (A); estas características hacen sospechar una osteólisis de la porción distal de la clavícula. **b** Correspondiente radiografía anteroposterior del hombro. Nótese la escasa definición (osteólisis) de la porción distal de la clavícula en este paciente (*flecha*).

menudo en imágenes T1W o T2W, rodeada por edema de médula ósea mal definido de intensidad de señal intermedia en T1W e intensidad alta en T2W (Figura 10.63).

Necrosis avascular

La cabeza humeral es el segundo sitio más frecuente de osteonecrosis después de la cabeza femoral. La osteonecrosis suele ser secundaria a un factor predisponente, como el uso de corticoides, trastornos infiltrantes de la médula ósea o tras una fractura del cuello quirúrgico del húmero, y por lo general compromete la cara superomedial de la cabeza humeral. La RM permite la detección temprana de la osteonecrosis del hombro, al igual que en cualquier parte del esqueleto. En las imágenes T1W, el área de necrosis está delineada por una línea (o arco) serpiginosa bien definida, de intensidad de señal baja (Figura 10.64). El centro de la lesión es de intensidad variable, dependiendo de las alteraciones patológicas del fragmento, pero por lo general tiene la misma intensidad de señal que el tejido adiposo.

Tumores (Cuadro 10.21)

La cintura escapular no es un sitio específico donde se desarrollen tumores óseos particulares. El tumor óseo primario más frecuente que se detecta de forma incidental en la RM de hombro es el encondroma benigno. Se trata de una lesión lobular bien definida de intensidad de señal baja en imágenes T1W y de intensidad alta en T2W, la cual puede tener calcificaciones puntiformes hipointensas (Figura 10.65). Su homólogo maligno, el condrosarcoma, es el tumor maligno primario focal del hombro más frecuente; puede ser difícil diferenciarlo de un encondroma benigno, a menos que se observe destrucción de la corteza adyacente o una masa de partes blandas. Las metástasis y el mieloma siguen siendo los procesos malignos más frecuentes que afectan al hombro.

Cuadro 10.21 Tumores del hombro

Tumores óseos
- Encondroma, condrosarcoma.

Tumores de partes blandas
- Benignos:
  - Lipoma.
  - Histiocitoma fibroso benigno.
  - Quistes sinoviales.
  - Elastofibroma.
- Malignos:
  - Histiocitoma fibroso maligno.
  - Liposarcoma.

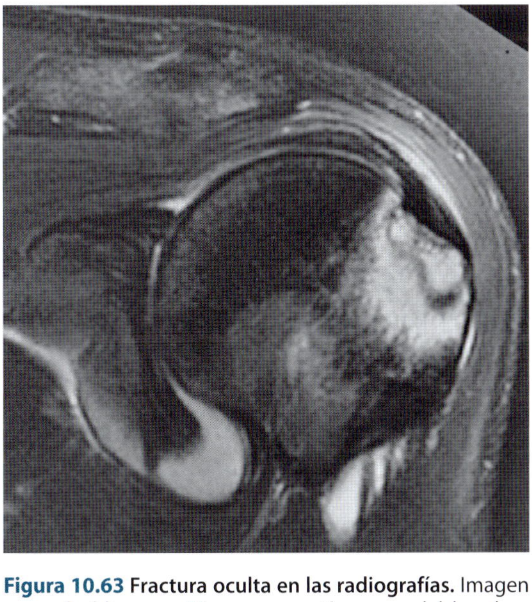

Figura 10.63 Fractura oculta en las radiografías. Imagen coronal oblicua en T2 con supresión grasa del hombro. Se observa una fractura no desplazada de la tuberosidad mayor con edema medular circundante. Esta lesión no era visible en las radiografías.

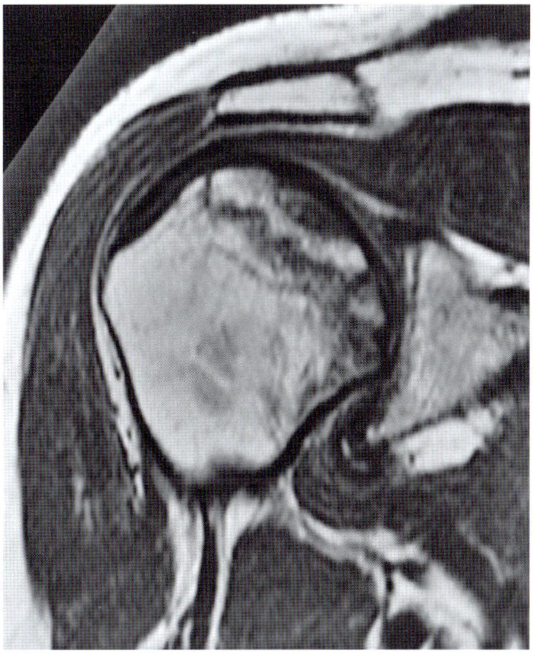

Figura 10.64 Necrosis avascular. Imagen coronal oblicua en T1 del hombro. Se observa una línea serpiginosa en la región superomedial de la cabeza humeral, característica típica de la necrosis avascular. Una fractura podría tener un aspecto muy similar, pero es muy infrecuente en esta ubicación y en la etapa aguda debería presentar abundante edema circundante.

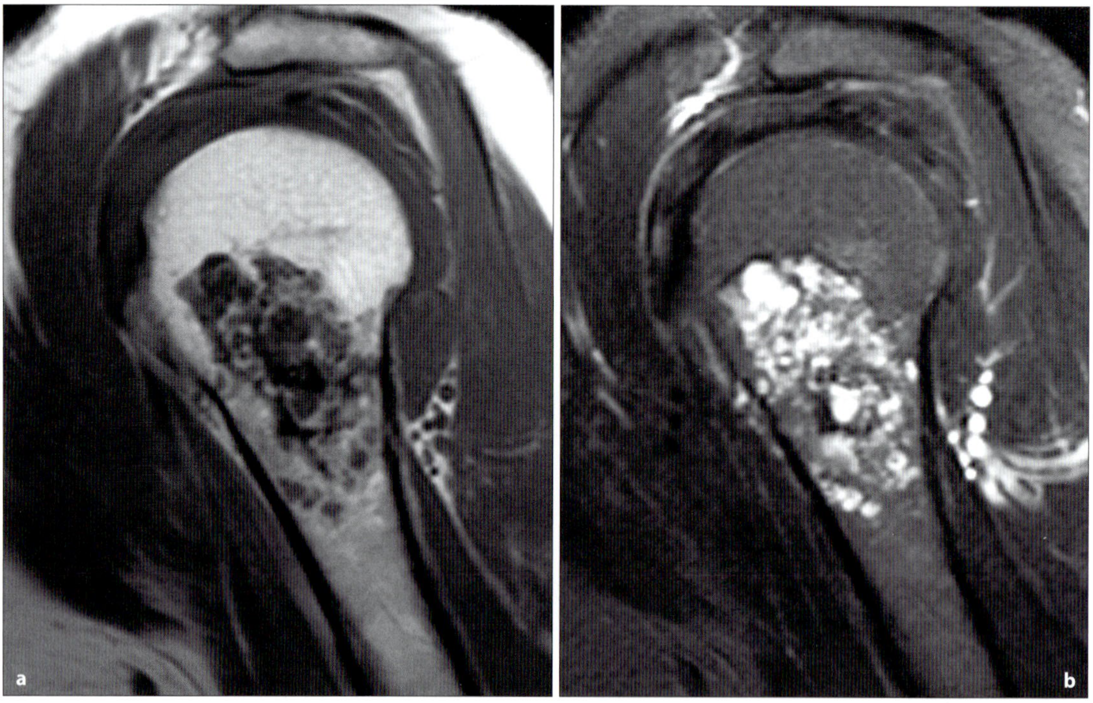

Figura 10.65 Encondroma. a Imagen sagital oblicua en T1 del hombro. b Imagen sagital oblicua en T2 con supresión grasa del hombro. Estas imágenes exhiben una lesión multilobular en la porción proximal del húmero. Los lóbulos tienen intensidad de señal baja en T1 y muy alta en T2, una característica que es compatible con un encondroma benigno. No se observan una masa de partes blandas, erosión de la corteza ni otros signos de una lesión agresiva que sugieran un condrosarcoma.

Alteraciones de partes blandas

Tumores benignos y malignos

La RM es particularmente útil para detectar tumores de partes blandas, definir su extensión y planificar una biopsia. El lipoma y el histiocitoma fibroso benigno son los tumores benignos más frecuentes que afectan a la cintura escapular, mientras que el histiocitoma fibroso maligno y el liposarcoma son los tumores de partes blandas malignos del hombro más corrientes. Los elastofibromas son tumores de partes blandas que se encuentran casi de forma exclusiva en la región del hombro, por lo que su ubicación específica puede permitir llegar al diagnóstico mediante RM.

El elastofibroma dorsal es una lesión fibroelástica benigna que suele presentarse en mujeres de edad avanzada en una ubicación periescapular. Estas lesiones a menudo son asintomáticas y bilaterales. Los elastofibromas se ubican en profundidad respecto de la escápula o en un sitio inferior al vértice escapular, por lo general con compromiso de su borde medial. Las características en la RM son las de una masa de intensidad de señal similar a la del músculo en imágenes T1W y T2W, con vetas intercaladas de intensidad de señal grasa en T1 (Figura 10.66).

A menudo, las características de las lesiones de partes blandas en la RM no tienen una especificidad suficiente para permitir llegar a un diagnóstico histológico ni para distinguir entre lesiones benignas y malignas, quizá a excepción de lipomas, hemangiomas, gangliones paralabrales y, posiblemente, los elastofibromas.

Lesiones del músculo pectoral

A veces se observan desgarros del músculo pectoral mayor o su tendón en atletas, sobre todo en levantadores de pesas, como resultado del esfuerzo realizado. Estos desgarros provocan dolor y cierta pérdida de la fuerza de aducción. El tratamiento puede ser conservador o quirúrgico, dependiendo del sitio preciso donde se produce el desgarro. La RM puede ser útil para efectuar el diagnóstico y determinar el tipo de tratamiento óptimo.

El músculo pectoral mayor está formado por dos vientres principales, el clavicular y el esternal, los cuales convergen en su porción lateral al

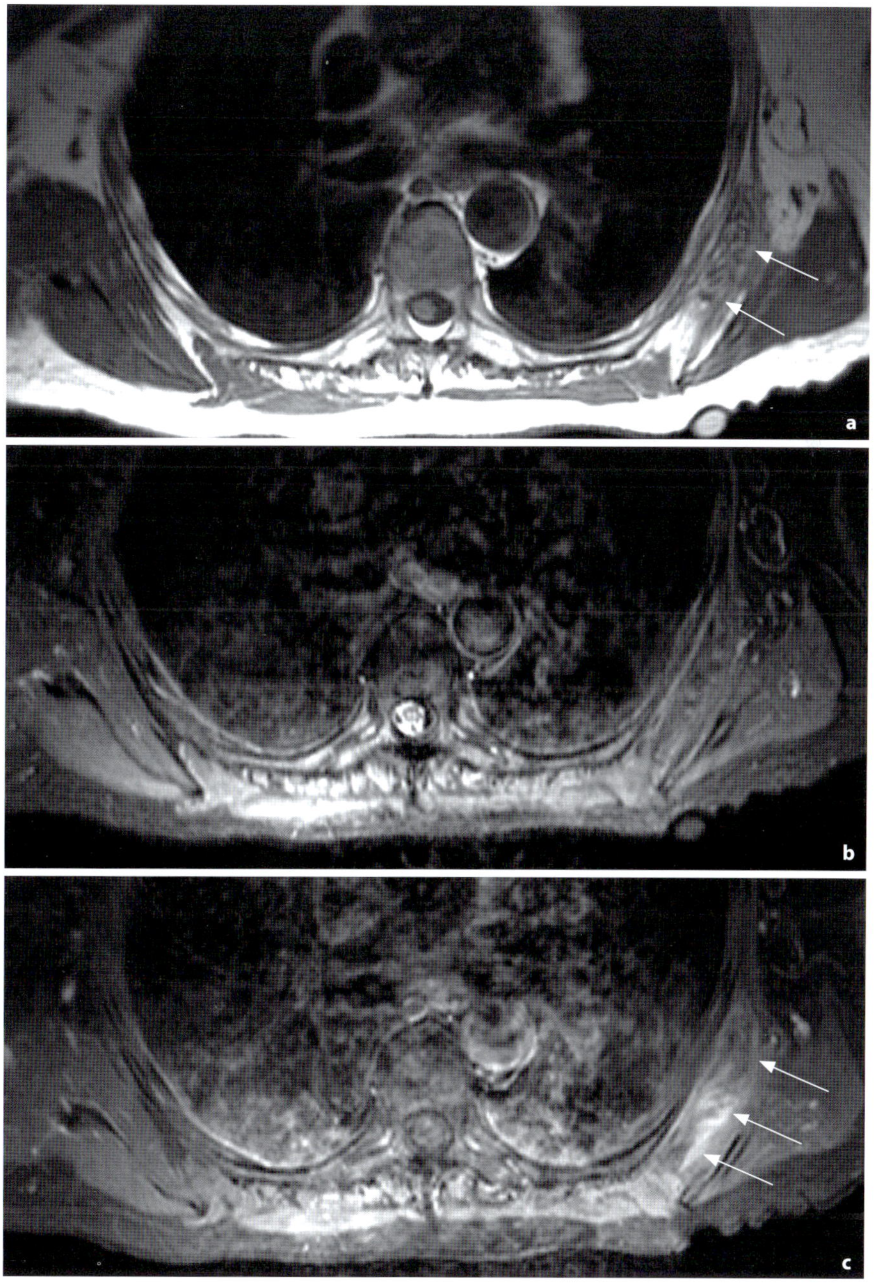

Figura 10.66 Elastofibromas. Imágenes axiales del tórax. **a** T1. Se observa una masa de partes blandas asimétrica ubicada en profundidad respecto de la porción inferior de la escápula izquierda (*flechas*). La lesión contiene áreas diseminadas de tejido adiposo de intensidad de señal alta. **b** STIR. La masa es isointensa respecto del músculo y es difícil distinguirla de los tejidos adyacentes. **c** Imagen axial en T1 con supresión grasa poscontraste. La masa presenta realce con contraste de forma irregular.

aproximarse al húmero. El tendón del pectoral mayor se inserta en la porción proximal de la diáfisis humeral a nivel de la corredera bicipital.

Los desgarros del pectoral mayor suelen ser parciales, pero también pueden ser completos. Pueden producirse a nivel de la inserción del tendón en el húmero, la unión musculotendinosa o en el cuerpo del músculo. Por lo general, la cirugía está indicada en casos de avulsión del tendón, mientras que el tratamiento conservador suele ser adecuado para lesiones del músculo o de la unión musculotendinosa.

La RM en los planos coronal oblicuo y axial puede mostrar de forma óptima el tendón y el músculo. Los desgarros tienen el mismo aspecto que en todos los otros músculos y dependen de la antigüedad de la lesión. Es posible detectar hemorragia y edema (intensidad de señal alta en las imágenes T2W) en la cara lateral del músculo y alrededor del tendón (Figura 10.67). La señal alta en las imágenes T2W alrededor de la corteza humeral es un signo importante de que el periostio humeral se ha desprendido del hueso durante la avulsión de la inserción tendinosa.

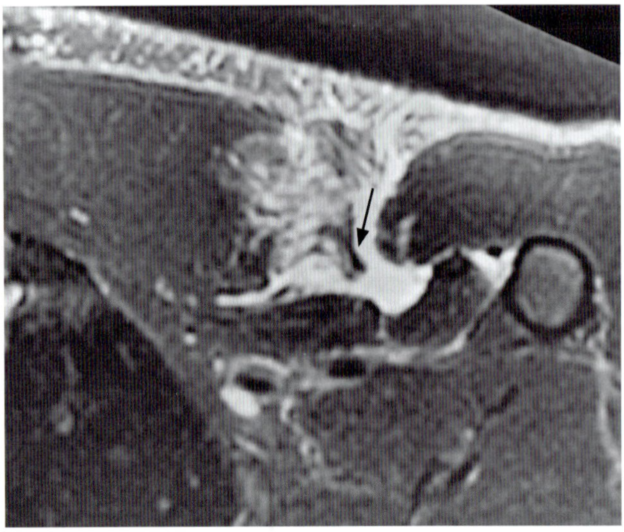

Figura 10.67 Desgarro del músculo pectoral mayor. Imagen axial en T2 rápido con supresión grasa del hombro. Se observa edema en la región medial del húmero, lo que indica una avulsión de la inserción del tendón del pectoral en el hueso. Se aprecian el tendón retraído (*flecha*) rodeado por edema y hemorragia de intensidad alta en los planos muscular y adiposo. Este paciente era un levantador de pesas.

Vista exploradora | **Imagen final**

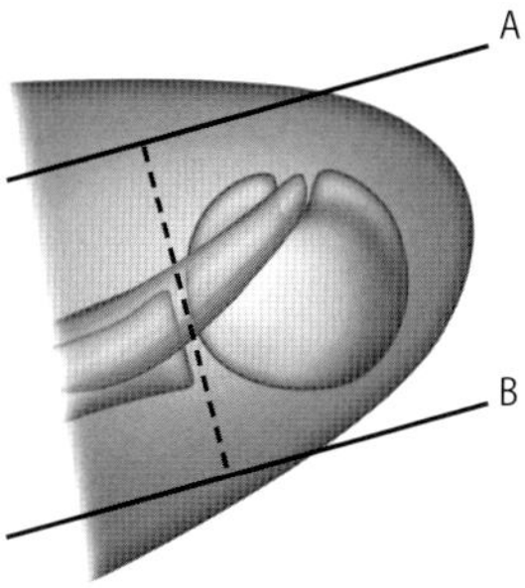

Vista exploradora axial

Se obtienen imágenes coronales oblicuas perpendiculares a la superficie articular de la cavidad glenoidea (*línea punteada*)

Se abarca desde la línea A hasta la línea B

Primero se obtiene un plano coronal (más útil)

Coronal oblicua

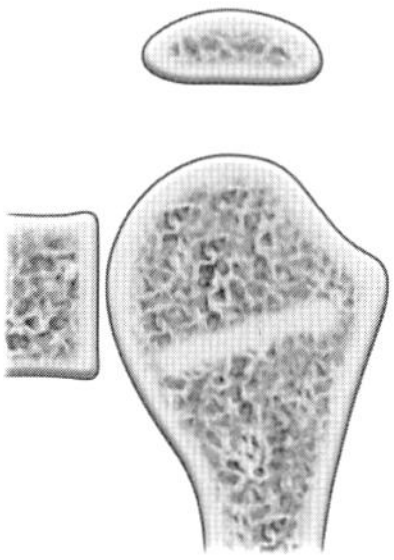

Vista exploradora | **Imagen final**

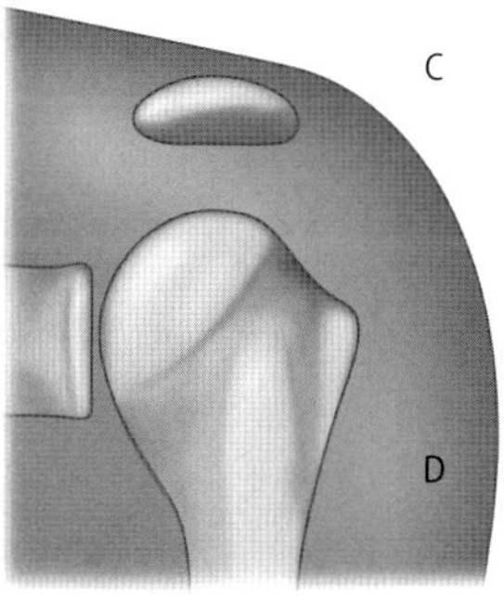

Vista exploradora coronal

Se obtienen imágenes axiales

Se abarca desde la línea C a nivel del acromion hasta la línea D a nivel de la porción inferior de la cavidad glenoidea

Axial

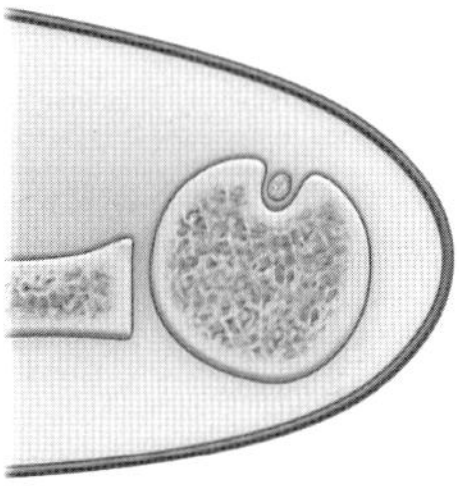

Vista exploradora | **Imagen final**

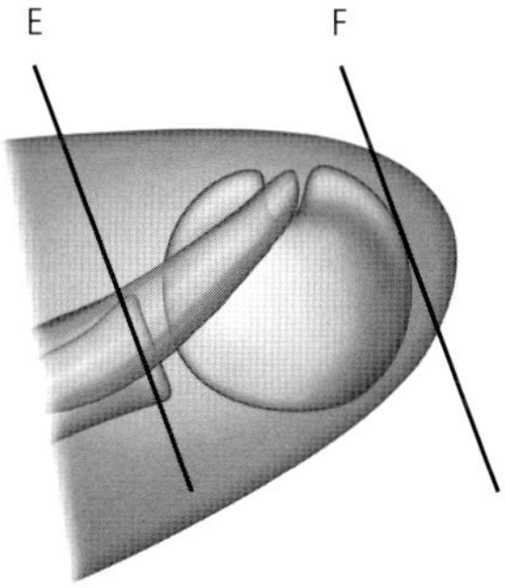

Vista exploradora axial

Se obtienen imágenes sagitales paralelas a la superficie articular de la cavidad glenoidea

Se abarca desde la línea E a nivel de la articulación glenohumeral hasta la línea F a nivel del borde de la cabeza humeral

Sagital oblicua

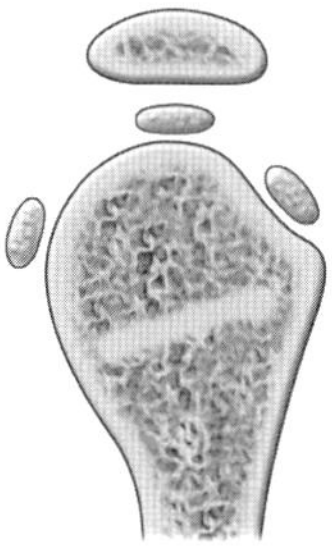

Protocolos para el hombro

Este es uno de los protocolos recomendados; existen muchas variaciones que pueden tener el mismo resultado.

Hombro: artrografía por RM

Secuencia n.º	1	2	3 y 4		5
Tipo de secuencia	T1 con saturación grasa	T2 con saturación grasa	T1 y T2 con saturación grasa		T1
Orientación	Coronal oblicua	Coronal oblicua	Axial		Sagital oblicua
Campo de visión (cm)	14	14	14		14
Espesor de corte (mm)	4	4	4		4
Contraste	Intraarticular				

Preparación para la artrografía por RM

A. En una jeringa de 20 mL, introducir:
- 3 mL de material de contraste iodado
- 20 mL de solución fisiológica estéril

B. En una jeringa de tuberculina, introducir:
- 0,1 mL de gadolinio-DTPA

C. Inyectar el gadolinio en el extremo de la aguja de la jeringa de 20 mL del paso A. Mezclar la preparación (agitar, no revolver) e inyectar 10 a 12 mL

Hombro: sin artrografía

Secuencia n.º	1	2	3	4	5
Tipo de secuencia	T1	T2 rápido con saturación grasa	T2 rápido con saturación grasa	T2 rápido con saturación grasa	Densidad protónica con saturación grasa
Orientación	Sagital oblicua	Sagital oblicua	Coronal oblicua	Axial	Axial
Campo de visión (cm)	14	14	14	14	14
Espesor de corte (mm)	4	4	4	4	4
Contraste	No	No	No	No	No

Ejemplo de un informe estándar

- Indicaciones clínicas.
- Protocolo.
- Se utilizó el protocolo de rutina con múltiples secuencias y planos de exploración.
- Análisis:
  1. Derrame articular: ausente.
  2. Manguito de los rotadores: tendones intactos, sin evidencia de tendinopatía ni desgarros; músculos normales, sin evidencia de atrofia, edema u otras alteraciones.
  3. Tendón de la porción larga del bíceps: posición, tamaño y señal de características normales.
  4. *Labrum* glenoideo: sin desgarros, desprendimientos ni otras alteraciones; ausencia de quistes paralabrales.
  5. Bursa subacromial/subdeltoidea: normal, sin evidencia de bursitis.
  6. Articulaciones acromioclavicular y glenohumeral: ausencia de artrosis u otras alteraciones.
  7. Estructuras óseas: normales.
  8. Otras alteraciones: ninguna.
- Opinión:
  - RM de hombro normal.

11 Codo

Cómo explorar el codo

- Bobinas y posición del paciente: habitualmente, el codo se explora con el paciente en decúbito supino con el brazo al lado del cuerpo y con la palma hacia arriba. Es fundamental utilizar una bobina superficial para obtener imágenes de alta calidad. La bobina superficial de elección depende del lado que se esté estudiando al paciente. La selección de la bobina permite obtener un campo de visión óptimo. En ocasiones, el tamaño del paciente impide que se coloque en decúbito supino debido a que la bobina superficial quedaría demasiado cerca del imán, lo que produciría un artefacto. Estos pacientes se pueden estudiar en decúbito prono con el brazo por encima de la cabeza y el codo extendido tanto como sea posible. Colocar al paciente en una posición cómoda permite obtener una mayor cantidad de imágenes no afectadas por artefactos de movimiento. Los pacientes que concurren para un estudio de resonancia magnética (RM) no deben retirarse con dolor en una articulación adicional provocado por la posición. La utilización de una cápsula de vitamina E para señalar el área de dolor o la masa palpable resulta útil para evaluar si el área en cuestión se ha incluido en el campo de visión; esto es especialmente importante si la interpretación de la RM es normal.
- Orientación de las imágenes (Cuadro 11.1): se debe explorar el codo comenzando unos 10 cm por encima de la articulación y continuando a través de la tuberosidad bicipital en sentido distal. Por conveniencia, la imagen debe tener la misma orientación que una radiografía convencional (con el húmero en la parte superior de la imagen). Las imágenes axiales deben mostrar la superficie anterior hacia arriba. Las imágenes coronales deben ser paralelas a una línea entre los epicóndilos humerales y las imágenes sagitales deben estar orientadas a 90 grados respecto de dicho plano.
- Planos de exploración y secuencias de pulso: las imágenes axiales permiten evaluar tendones, ligamentos, patologías óseas y paquetes neurovasculares. Las imágenes axiales deben continuar a través de la tuberosidad bicipital (radial) para identificar la inserción del bíceps. Las imágenes coronales son ideales para evaluar la integridad de los ligamentos colaterales y los orígenes de los tendones flexores y extensores comunes. Las imágenes sagitales son útiles para evaluar los tendones del bíceps y del tríceps. Además, en las imágenes sagitales a menudo se observan cuerpos libres intraarticulares. Por lo general, al igual que con la mayoría de los estudios articulares, un espesor de corte de 3 mm resulta razonable, con una separación del 10% (es decir, 0,3 mm).
- Las imágenes ponderadas en T1 (T1W) son particularmente útiles para definir la anatomía normal. Resulta útil aplicar supresión grasa en las imágenes ponderadas en T2 (T2W) con eco de espín rápido (FSE) debido a que aumenta la visibilidad del líquido patológico. Debido a las particulares propiedades de susceptibilidad magnética de las imágenes T2* (eco de gradiente [GRE]), esta técnica se puede utilizar cuando se intenta detectar cuerpos libres intraarticulares. Esta técnica no se debe utilizar

Cuadro 11.1 Estructuras a evaluar en los diferentes planos

Axial
- Tendones.
- Ligamento anular.
- Huesos.
- Estructuras neurovasculares.
- Músculos.

Sagital
- Tendones del bíceps y del tríceps (longitudinal).
- Masas musculares anteriores y posteriores.

Coronal
- Ligamentos (mediales y laterales).
- Masas musculares mediales y laterales.
- Huesos (en especial, epicóndilos medial y lateral).
- Tendones conjuntos extensores-supinadores y flexores-pronadores (longitudinal).

en un codo intervenido quirúrgicamente debido al artefacto provocado por los detritos metálicos microscópicos o los implantes. La intensidad del artefacto alrededor de un implante ortopédico es más evidente en secuencias T2* debido a la falta pulso de reenfoque de 180 grados y es menos visible en las secuencias FSE debido a la presencia de múltiples pulsos de reenfoque de 180 grados, como se explicó en el Capítulo 1, "Fundamentos básicos de la resonancia magnética del sistema musculoesquelético".

- Contraste: la administración de gadolinio intravenoso puede proporcionar información útil para la evaluación de procesos sinoviales o para distinguir entre masas quísticas y sólidas alrededor del codo. El gadolinio intraarticular puede ser útil para detectar cuerpos libres intraarticulares y desgarros parciales de la superficie inferior del ligamento colateral cubital o para evaluar la estabilidad de un fragmento osteocondral. La dilución es la misma que para la artrografía de hombro (0,1 mL de gadolinio mezclado con 20 a 25 mL de solución fisiológica normal). La solución se inyecta hasta lograr la máxima distensión de la articulación, indicada por la resistencia contra una mayor introducción de líquido. Esto suele ocurrir luego de inyectar unos 10 mL de solución.

Estructuras normales y anormales

Las alteraciones del codo están en aumento debido a la mayor cantidad de individuos que practican levantamiento de pesas, lanzamiento (béisbol) y deportes con raquetas. (Incluso las personas sedentarias tienen riesgo de padecer por uso excesivo del codo debido al elevado consumo de bebidas gaseosas). El codo es una de las articulaciones más fascinantes para evaluar. La definición de la anatomía y la patología del codo está mejorando en cuanto a su grado de sofisticación gracias al surgimiento de mejores técnicas de exploración y a la evolución de las bobinas superficiales. Al igual que con otras articulaciones, la RM proporciona una excelente delimitación de los músculos, los ligamentos y los tendones y permite visualizar directamente la médula ósea, el cartílago articular y las estructuras neurovasculares.

Huesos

Relaciones normales

La anatomía ósea del codo permite realizar dos movimientos complejos: flexión-extensión y pronación-supinación. El codo está formado por tres articulaciones contenidas en una cavidad articular común. El radio se articula con el *capitellum*, permitiendo la pronación y la supinación, y el cúbito se articula con la tróclea del húmero formando una bisagra. La articulación radiocubital proximal está formada por la cabeza del radio, la cual rota en la escotadura radial (sigmoidea) del cúbito, lo que permite la supinación y la pronación. El espacio articular radiocubital también es responsable de un tercio de la estabilidad del codo.

Alteraciones óseas

Osteocondritis disecante (lesión osteocondral) y enfermedad de Panner (Cuadro 11.2)

La osteocondritis disecante suele afectar a deportistas lanzadores en el *capitellum* de su brazo dominante, aunque también puede manifestarse en la cabeza radial, en el brazo no dominante y en individuos que no son deportistas lanzadores. La causa exacta se desconoce, pero la principal hipótesis es que la lesión es consecuencia de una combinación entre irrigación sanguínea deficiente del *capitellum* y traumatismos repetitivos en la articulación radiocapitelar, lo cual resulta en una lesión ósea.

La RM exhibe una señal subcondral anormal en la cara anterior del *capitellum*, a menudo con un fragmento subcondral asociado, y puede ayudar a determinar la estabilidad de la lesión osteocondral. Las lesiones inestables se caracterizan por líquido de intensidad alta que rodea el fragmento osteocondral en las imágenes T2W (o gadolinio hiperintenso en el caso de una artrografía por RM) (Figura 11.1). Se pueden observar lesiones quísticas redondas por debajo del fragmento osteocondral, y es posible apreciar hiperintensidad anormal en las imágenes T2W en el interior del fragmento óseo (es el signo menos específico). El cartílago suprayacente se debe inspeccionar exhaustivamente para detectar pérdida condral.

Cuadro 11.2 Osteocondritis disecante y enfermedad de Panner

Osteocondritis disecante
- 12 a 16 años de edad.
- Compromiso parcial o total del *capitellum*.
- Puede provocar cuerpos libres intraarticulares.

Enfermedad de Panner
- 5 a 10 años de edad.
- Compromiso total del *capitellum*.
- No provoca deformidad a largo plazo ni cuerpos libres intraarticulares.

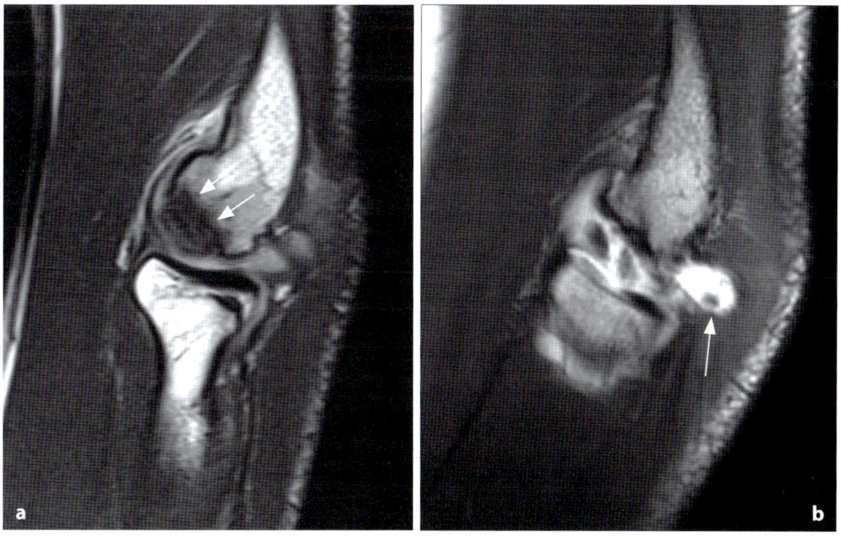

Figura 11.1 Lesión osteocondral. **a** Imagen sagital T1W (artrografía por RM) que muestra irregularidad del *capitellum*, con intensidad de señal anormal un fragmento óseo *in situ* (*flechas*). No se observa extensión de gadolinio por debajo del fragmento, lo que sugiere que se trata de una lesión estable. **b** Imagen sagital T1W (artrografía por RM) en un paciente diferente que muestra fragmentación del *capitellum*, con gadolinio alrededor de los fragmentos inestables, así como un pequeño cuerpo libre intraarticular en un receso posterior (*flecha*).

Las lesiones estables se suelen tratar indicando reposo y el uso de férula. Las lesiones inestables se inmovilizan o se resecan.

En la bibliografía, el nombre "osteocondritis disecante" se ha reemplazado por el término "lesión osteocondral". Se debe distinguir esta entidad de la enfermedad de Panner (osteocondrosis del *capitellum*), la cual también se observa a menudo en deportistas lanzadores como consecuencia del traumatismo repetitivo. El aspecto en la RM, la edad del paciente y el pronóstico difieren entre ambas entidades. La lesión osteocondral se observa en pacientes de edad ligeramente mayor (12 a 16 años), mientras que la enfermedad de Panner se manifiesta en pacientes de menor edad (5 a 10 años de edad). En la enfermedad de Panner no suele observarse formación de cuerpos libres intraarticulares, y por lo general todo el *capitellum* está afectado por intensidad de señal anormal (baja en imágenes T1W y alta en T2W) y puede exhibir un contorno irregular. Las posteriores imágenes de seguimiento en la enfermedad de Panner revelan la normalización de estos cambios, sin deformidad residual de la superficie articular. La lesión osteocondral puede generar cuerpos libres intraarticulares y deformidad residual significativa del *capitellum*.

Una dificultad para diagnosticar una lesión osteocondral es la presencia de un seudodefecto del *capitellum*, el cual se produce debido a que la porción más posterior (no articular) de esta estructura tiene una pendiente abrupta. Una imagen coronal a través de la región posterior del *capitellum* simula un defecto. La exploración de esta área en otro plano y la ausencia de edema hablan en favor de un seudodefecto como causa de la irregularidad del *capitellum* (Figura 11.2). Además, la lesión osteocondral por lo general comienza en el margen convexo anterior del *capitellum*, mientras que el seudodefecto es un hallazgo de su región posterior.

Las lesiones osteocondrales inestables pueden fragmentarse y migrar por la articulación en forma de cuerpos libres intraarticulares, los cuales también pueden ser el resultado de fragmentos cartilaginosos que se desprenden de la articulación como consecuencia de un traumatismo agudo o de un proceso artrósico. Los cuerpos libres intraarticulares pueden aumentar de tamaño y causar síntomas mecánicos, lo que limita la movilidad de la articulación, o producir una sinovitis que provoca derrame y rigidez de codo (Figura 11.3). A menudo se los identifica en el compartimento posterior en deportistas lanzadores y se los detecta con suma facilidad mediante RM cuando hay líquido en el espacio articular; se aprecian como estructuras de intensidad de señal entre baja e intermedia en el interior del líquido hiperintenso. Habitualmente, los cuerpos libres se acumulan en las regiones anterior o posterior

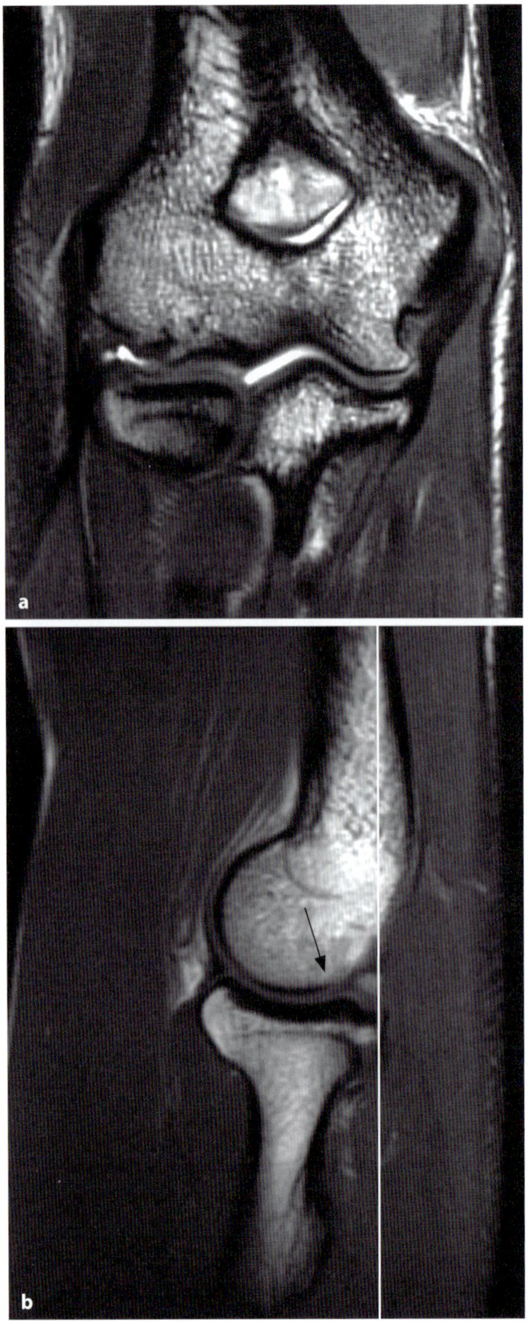

Figura 11.2 Seudodefecto del *capitellum*. **a** Imagen coronal GRE que evidencia una irregularidad del *capitellum*. **b** Imagen sagital T1W en el mismo paciente que revela que el plano de exploración coronal (*línea blanca*) se ubica en situación inmediatamente posterior a la superficie articular del *capitellum* (*flecha*). Conocer esta situación evita efectuar un diagnóstico erróneo de una lesión osteocondral del *capitellum*.

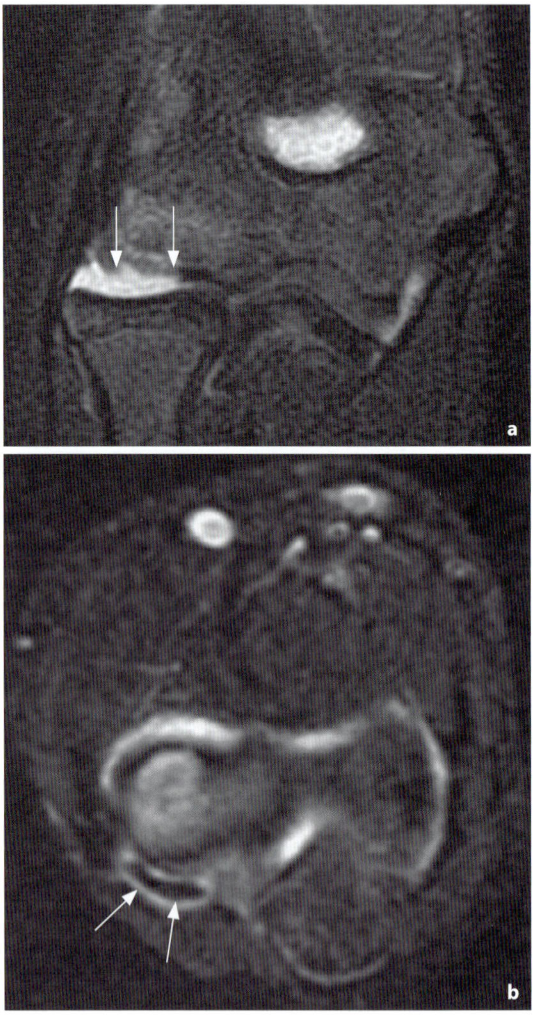

Figura 11.3 Cuerpo libre intraarticular. **a** Imagen coronal T2W que muestra un defecto cartilaginoso a lo largo del *capitellum* (*flechas*). **b** Imagen axial T2W que muestra un cuerpo libre intraarticular de ubicación posterior (*flechas*).

dentro de la articulación debido a que en dichas regiones la cápsula no está tensa, a diferencia de las regiones medial y lateral. En ocasiones, un cuerpo libre puede osificarse y exhibe médula ósea en su interior. Las características de la señal son las del tejido adiposo: intensidad alta en las imágenes T1W. Las imágenes axiales y sagitales ayudan a diagnosticar y localizar los cuerpos libres; los fragmentos que contienen tejido óseo pueden ser más notables en secuencia GRE debido a los artefactos de susceptibilidad asociados (efecto de rebosamiento).

Fracturas

La RM es útil para evaluar fracturas ocultas en las radiografías cuando hay evidencia radiográfica de derrame articular, pero no se observa una fractura. Las secuencias con sensibilidad para médula ósea (T1W, STIR y FSE con supresión grasa) son las más sensibles para evaluar fracturas y el edema asociado (Figura 11.4). La técnica GRE es la menos sensible para evaluar la médula ósea. La RM es excelente para evaluar fracturas por estrés. Una de las fracturas por estrés más importantes compromete el tercio medio del olécranon (Figura 11.5). Este tipo de fractura suele observarse en deportistas lanzadores como consecuencia de una sobrecarga provocada por el mecanismo del tríceps. Estas fracturas pueden desplazarse y requieren estabilización quirúrgica. La RM también es una herramienta excelente para la evaluación de pacientes que no han alcanzado la madurez esquelética, debido a que permite evaluar las fracturas que se extienden a través del cartílago fisario y epifisario.

En atletas con inmadurez esquelética que realizan movimientos con los brazos por encima de la cabeza, es posible observar fracturas del epicóndilo medial. La RM ayuda tanto en el diagnóstico como en la planificación del tratamiento, ya que evidencia una fractura condílea no desplazada o con desplazamiento mínimo y permite evaluar la apófisis. Cuanto antes se efectúa el diagnóstico, más precoz puede ser el tratamiento, lo que mejora la evolución de estos pacientes.

Ligamentos

Las porciones anterior y posterior de la cápsula articular son delgadas. Las porciones medial y lateral aumentan de espesor y forman los ligamentos colaterales. Los ligamentos del codo se dividen en los complejos ligamentarios colaterales radial y cubital.

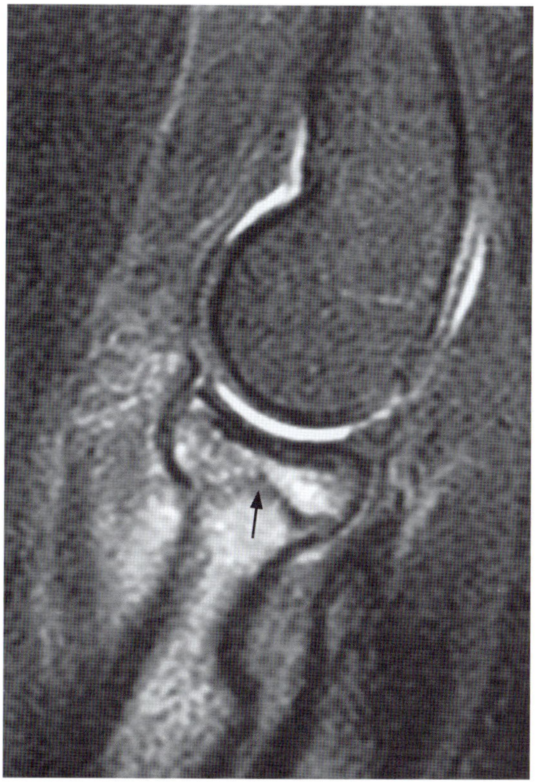

Figura 11.4 Fractura oculta de la cabeza del radio. Paciente de sexo femenino con diagnóstico clínico de desgarro del tendón del bíceps. Imagen sagital T2W FSE con supresión grasa que muestra una línea de fractura de intensidad baja que compromete la cabeza del radio (*flecha*), con edema circundante. No había desgarro del tendón del bíceps.

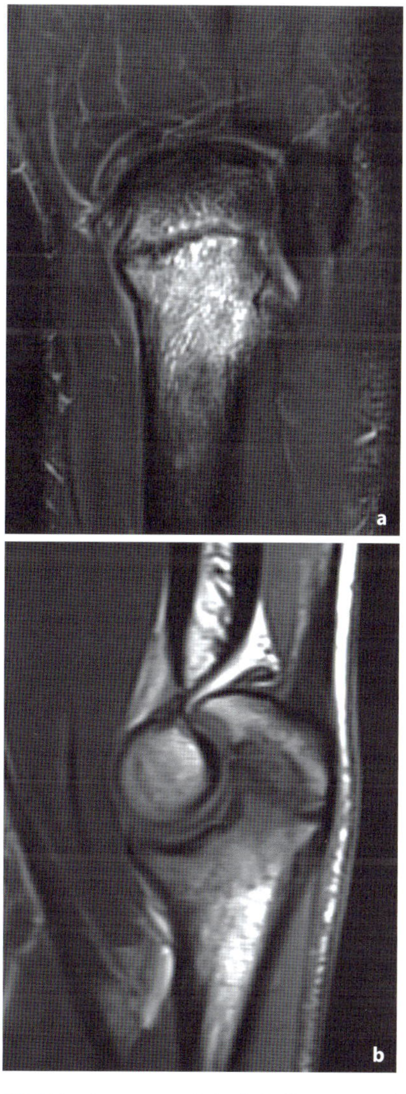

Figura 11.5 Fractura por estrés del olécranon. a Imagen coronal T2W con supresión grasa que muestra edema de médula ósea y una línea de fractura transversa en el olécranon. **b** Imagen sagital T1W que muestra, nuevamente, la fractura no desplazada.

Complejo ligamentario colateral radial (Cuadro 11.3)

Complejo ligamentario colateral radial normal

El complejo ligamentario colateral radial proporciona estabilidad en varo. Este complejo está formado por el ligamento anular, el ligamento colateral radial y el ligamento colateral cubital lateral (Figura 11.6). El ligamento anular rodea la cabeza del radio y se origina y se inserta en los bordes anterior y posterior de la escotadura sigmoidea menor del cúbito. Es el principal estabilizador de la articulación radiocubital proximal y se observa de forma óptima en las imágenes axiales (Figura 11.7). El ligamento colateral radial nace en el borde anterior del epicóndilo lateral y se inserta en el ligamento anular y la fascia del músculo supinador o supinador corto (Figura 11.8). El ligamento colateral cubital tiene ubicación más posterior y está ausente en el 10% de las piezas anatómicas; se piensa que es la principal estructura que limita el esfuerzo en varo.

Cuadro 11.3 Complejo ligamentario colateral radial

- Limita el esfuerzo en varo.
- Ligamento colateral cubital lateral: es el más importante.
- Ligamento colateral radial: es menos importante
- Lesión del complejo ligamentario colateral radial:
  - RM: señal aumentada en T2 o rotura completa.
  - La insuficiencia del ligamento colateral cubital lateral resulta en inestabilidad rotatoria posterolateral.
  - Se asocia a epicondilosis lateral (codo de tenista).

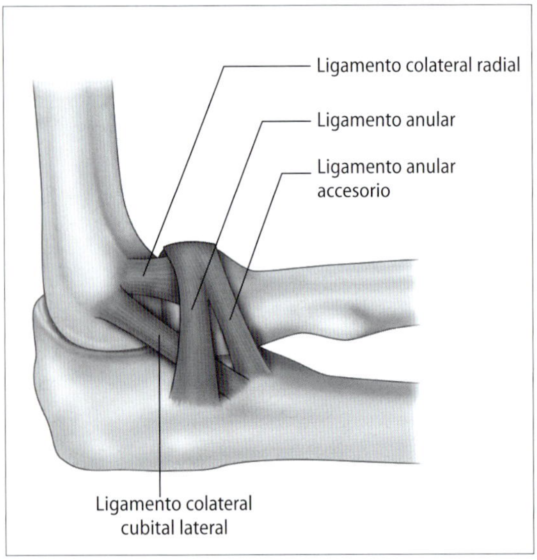

Figura 11.6 Complejo ligamentario colateral radial. Diagrama de la cara lateral del codo que muestra los componentes del complejo ligamentario colateral radial.

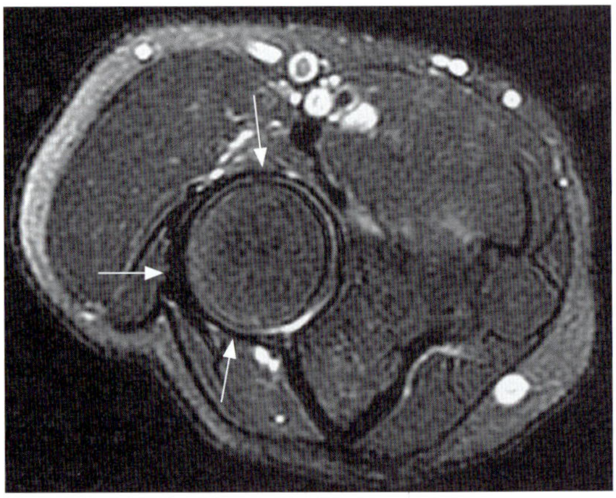

Figura 11.7 Ligamento anular. Imagen axial T2W con supresión grasa que muestra el ligamento anular alrededor de la cabeza del radio (*flechas*).

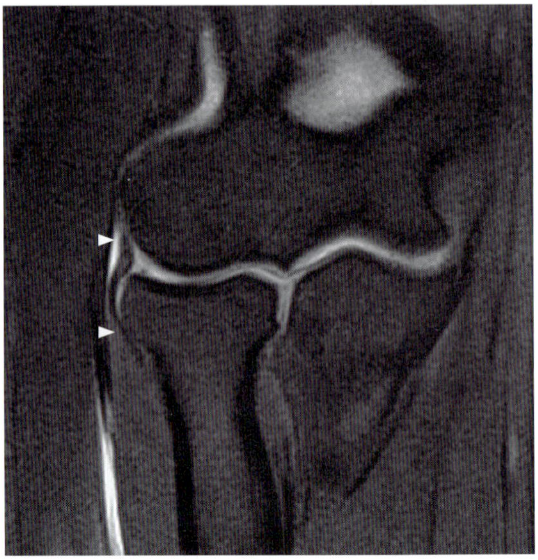

Figura 11.8 Ligamento colateral radial normal. Imagen coronal T2W con supresión grasa que muestra el ligamento colateral radial de orientación vertical (*puntas de flecha*).

Es una continuación más superficial y posterior del ligamento colateral radial, se origina en el epicóndilo lateral y se extiende por la cara posterolateral de la porción proximal del radio hasta insertarse en el cúbito a nivel de la cresta del supinador (Figura 11.9).

El origen de los tres ligamentos se encuentra inmediatamente adyacente y en profundidad respecto del tendón extensor común. Desde un punto de vista funcional, el ligamento colateral cubital es más importante debido a que es el principal estabilizador posterolateral del codo y sostiene la cabeza del radio y la articulación radiocubital. El ligamento colateral radial y el ligamento

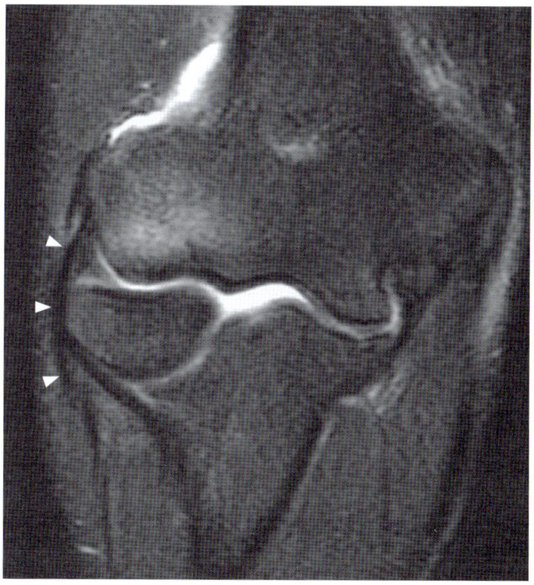

Figura 11.9 Ligamento colateral cubital lateral normal. Imagen coronal T2W con supresión grasa que muestra el ligamento colateral cubital lateral de orientación oblicua normal (*puntas de flecha*).

colateral cubital lateral se visualizan de forma óptima en las imágenes coronales y se los debe evaluar como estructuras separadas debido a que tienen diferente importancia funcional. El ligamento colateral cubital lateral a menudo se identifica en la misma imagen coronal que el seudodefecto del *capitellum*.

Ligamentos colaterales radiales anormales

La rotura del complejo ligamentario colateral lateral es menos frecuente que la rotura del complejo ligamentario colateral cubital. Las lesiones laborales o deportivas suelen resultar en microtraumatismos crónicos y repetitivos que producen esfuerzo en varo. La lesión del complejo ligamentario colateral radial por lo general se asocia a degeneración de partes blandas del epicóndilo lateral y desgarro del tendón extensor común (epicondilosis lateral o codo de tenista). Una lesión aguda en varo o una luxación de codo también pueden asociarse a una lesión del complejo ligamentario colateral radial. La insuficiencia del ligamento colateral cubital lateral puede provocar inestabilidad rotatoria posterolateral (hay que recordar que sostiene la cabeza del radio), una situación que permite la luxación rotatoria transitoria de la articulación. Por lo general, la rotura de este ligamento es consecuencia de una luxación posterior o de un esfuerzo en varo, a menudo en un paciente que se cae con los brazos extendidos.

Las lesiones por impacto de la región posterior del *capitellum* pueden ser consecuencia de la inestabilidad rotatoria posterolateral o de una luxación del codo. Habitualmente, estas lesiones tienen como resultado un patrón contusivo clásico con intensidad de señal similar al edema en la región posterior del *capitellum* y la cara anterior de la cabeza del radio (o fractura de la cabeza del radio). Estas lesiones por lo general se asocian a una extensa lesión ligamentaria.

La insuficiencia del ligamento colateral cubital lateral también puede producirse luego del tratamiento de liberación del extensor lateral como tratamiento del codo de tenista (debido a la estrecha proximidad entre el origen de los ligamentos y los tendones) o ante la resección de la cabeza del radio. Se ha descrito que la laxitud del ligamento colateral cubital lateral tras la liberación quirúrgica del extensor lateral (como tratamiento del codo de tenista) es consecuencia de una extensa elevación subperióstica del tendón del extensor común y del complejo ligamentario colateral radial durante la intervención, y también es resultado de una insuficiencia del ligamento colateral cubital lateral no reconocida antes de la cirugía. A menudo, los pacientes refieren bloqueo o chasquido del codo. El examen físico puede provocar dolor sobre la cara radial (lateral) del codo, una sensación subjetiva de laxitud o inestabilidad ante un esfuerzo en varo y un resultado positivo tras la maniobra de desplazamiento lateral del pivote.

Durante la cirugía, se puede identificar la laxitud o la rotura del ligamento colateral cubital lateral y de la porción posterolateral de la cápsula, como así también una posible laxitud del ligamento colateral radial. El procedimiento consiste en la reconstrucción o reinserción del ligamento colateral cubital lateral en el epicóndilo lateral. El esguince del complejo ligamentario colateral radial se aprecia como un ligamento engrosado o adelgazado con intensidad de señal alta en su interior y a su alrededor (Figura 11.10). El desgarro completo evidencia fibras discontinuas a lo largo del ligamento colateral radial o del ligamento colateral cubital lateral. El desprendimiento (avulsión) proximal de su origen común en el epicóndilo lateral muestra edema y hemorragia que se extienden hacia el defecto y ausencia de las fibras del complejo ligamentario colateral radial (Figura 11.11). Cuando la lesión está asociada a epicondilosis lateral, es posible identificar edema de médula ósea en el epicóndilo lateral y señal de intensidad alta en el grupo de tendones extensores. Si se considera realizar una liberación

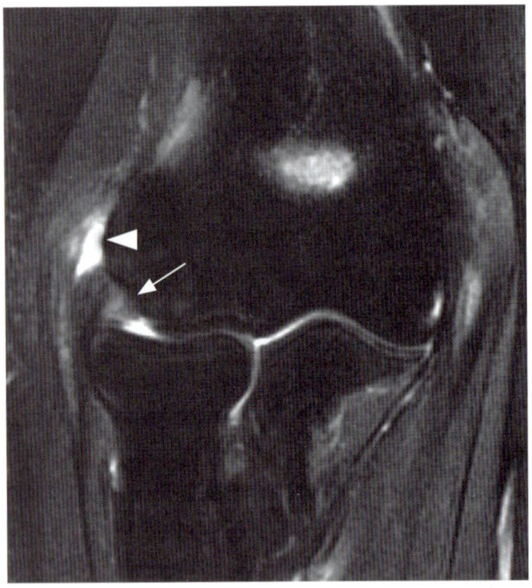

Figura 11.10 Desgarro parcial/esguince del ligamento colateral radial. Imagen coronal T2W con supresión grasa que muestra engrosamiento y señal de intensidad alta que compromete la porción proximal del ligamento colateral radial (*flecha*). Este aspecto es compatible con un desgarro del ligamento colateral radial. Nótese también un desgarro parcial del tendón extensor común (*punta de flecha*).

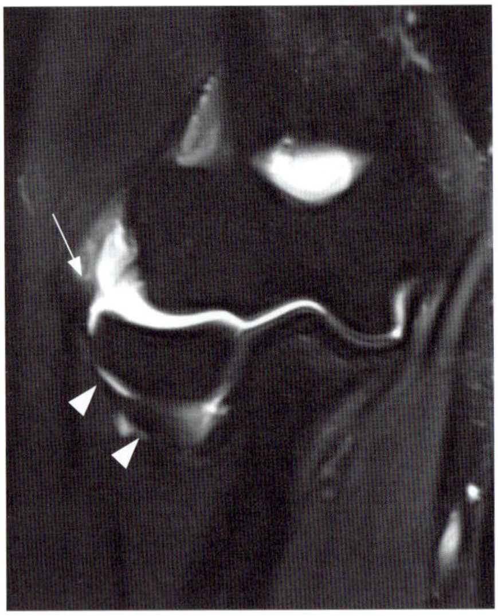

Figura 11.11 Desgarro del ligamento colateral cubital lateral. Imagen coronal T1W con supresión grasa (artrografía por RM) que revela la rotura de la porción proximal del ligamento colateral cubital lateral (*flecha*). Nótense las fibras distales de aspecto normal (*puntas de flecha*).

quirúrgica del tendón extensor común, es necesario evaluar la integridad de los ligamentos colaterales cubital lateral y radial.

Complejo ligamentario colateral cubital (Cuadro 11.4)

Ligamento colateral cubital normal

El complejo ligamentario colateral cubital está conformado por tres haces: anterior, posterior y transverso (Figura 11.12). El haz anterior es un ligamento grueso con fibras paralelas que nacen del epicóndilo medial y se insertan en la porción medial de la apófisis coronoides llamada "tubérculo sublime"; es el ligamento más importante y se lo visualiza de forma óptima en las imágenes coronales y axiales. En la RM, se aprecia como una estructura lineal de baja intensidad que se ensancha en sentido proximal y se estrecha en su porción distal (Figura 11.13). En la porción proximal ensanchada del haz anterior es normal observar un leve aumento de la intensidad de señal. Este haz es el principal limitante del esfuerzo en valgo y es frecuente que resulte dañado en deportistas lanzadores como consecuencia del sobreuso.

El haz posterior en forma de abanico es un engrosamiento de la cápsula y se lo observa de forma óptima con el codo flexionado a 90 grados. El haz transverso del ligamento colateral cubital está formado por fibras capsulares de orientación horizontal que se unen a los bordes inferiores de los haces anterior y posterior. Se extiende entre la punta del olécranon y la apófisis coronoides y no contribuye a la estabilidad del codo debido a que nace y se inserta en el cúbito. Los haces transverso y posterior tienen ubicación profunda respecto del nervio cubital y, junto con la cápsula, forman el piso del túnel cubital. El haz posterior se observa de forma óptima en las imágenes axiales, como parte del piso del túnel cubital.

Cuadro 11.4 Ligamento colateral cubital

Limita el esfuerzo en valgo
- Haces:
  - Anterior (el más importante).
  - Posterior.
  - Transverso.
  - Se los observa mejor en imágenes coronales.
- Lesión del ligamento colateral cubital:
  - RM: intensidad aumentada en T2, engrosamiento (desgarro parcial) o rotura completa.
- Desgarro parcial del ligamento colateral cubital:
  - Líquido entre la porción distal del ligamento y el cúbito (rotura de fibras profundas).

Ligamento colateral cubital anormal

Las lesiones del ligamento colateral cubital son frecuentes en deportistas lanzadores y pueden acompañar a una lesión del tendón del flexor

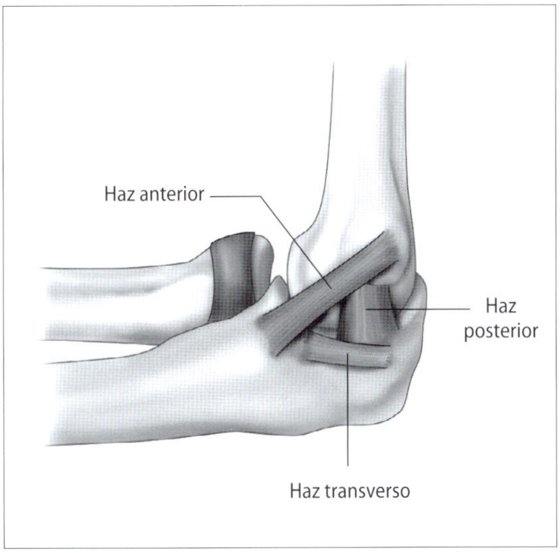

Figura 11.12 Ligamento colateral medial (cubital). Diagrama de la cara medial del codo que muestra los componentes del ligamento colateral medial.

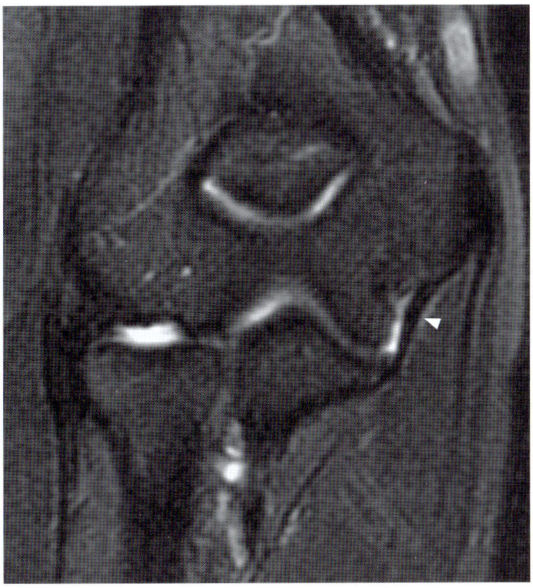

Figura 11.13 Ligamento colateral cubital normal. Imagen coronal T2W con supresión grasa que muestra un ligamento colateral cubital normal (haz anterior) (*punta de flecha*). El ligamento colateral cubital está fuertemente adherido al olécranon.

común suprayacente. La lesión de estas estructuras estabilizadores de ubicación medial por lo general es causada por microtraumatismos derivados de un esfuerzo en valgo repetitivo durante la fase de aceleración del lanzamiento.

La rotura completa del haz anterior del ligamento colateral cubital suele producirse súbitamente. Los pacientes con roturas agudas de este ligamento refieren dolor súbito, con o sin sensación de luxación, provocado al lanzar, y no pueden continuar lanzando tras la lesión. Estas lesiones se aprecian de forma óptima en las imágenes coronales de RM. Se identifica una señal anormal en el sitio donde debería hallarse la estructura lineal de intensidad baja correspondiente al ligamento colateral cubital (Figura 11.14). También es posible identificar fragmentos desgarrados.

En una gran serie en la que se evaluó a deportistas lanzadores, las roturas de la porción media del cuerpo del haz anterior del ligamento colateral cubital representaron el 87% de los desgarros de dicho ligamento, mientras que las avulsiones distales y proximales se encontraron en el 10% y en el 3% de los casos, respectivamente. La degeneración crónica del ligamento colateral cubital se caracteriza por engrosamiento ligamentario como consecuencia de un proceso de cicatrización, a menudo acompañado por focos de calcificación o de hueso heterotópico. El tratamiento de los desgarros agudos del ligamento colateral cubital está evolucionando. Se recomienda un tratamiento conservador en deportistas que no pertenecen a la categoría de elite, debido a que la masa muscular flexora-pronadora mantiene al codo en una situación funcionalmente estable, aunque el lanzamiento está limitado. En atletas competitivos, durante muchos años se ha recomendado la reconstrucción quirúrgica.

También puede producirse el desprendimiento parcial de las fibras profundas de la superficie inferior del haz anterior del ligamento colateral cubital. Estos pacientes se presentan con dolor en la cara medial del codo. El diagnóstico mediante RM de rutina es difícil. Este tipo de desgarro no afecta a las fibras superficiales del haz anterior y no se visualiza durante una cirugía abierta. Estos desgarros se identifican con mayor facilidad tras la inyección intraarticular de material de contraste (artrografía por RM). Las fibras capsulares del haz anterior, que normalmente se insertan en el borde medial de la apófisis coronoides, exhiben líquido por debajo de la extensión distal del haz anterior, formando lo que se conoce como el signo de la "T" (Figura 11.15). Por lo general, se trata de un hallazgo leve, pero en deportistas lanzadores puede provocar debilitamiento funcional. En deportistas, los desgarros parciales se tratan mediante reparación o reconstrucción.

Pliegue sinovial

Es un haz de tejido que se extiende en dirección posteroanterior en la cara lateral de la articulación. Lo mencionamos en la sección acerca del ligamento colateral cubital debido a que la incompetencia de dicho ligamento puede provocar el pinzamiento del pliegue sinovial en la porción radiocapitelar de la articulación. Si bien el paciente puede referir dolor a la extensión tras un lanzamiento como consecuencia del pinzamiento del pliegue sinovial, es la incompetencia del ligamento colateral cubital la que permite el desarrollo del pinzamiento (Figura 11.16).

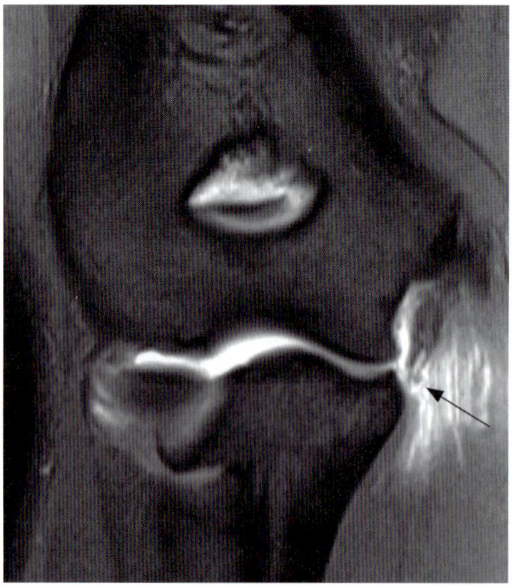

Figura 11.14 Desgarro completo del ligamento colateral cubital. Imagen coronal T2W con supresión grasa que muestra una rotura completa de la porción distal del ligamento colateral cubital (*flecha*). También se observa señal aumentada en los músculos flexores comunes adyacentes.

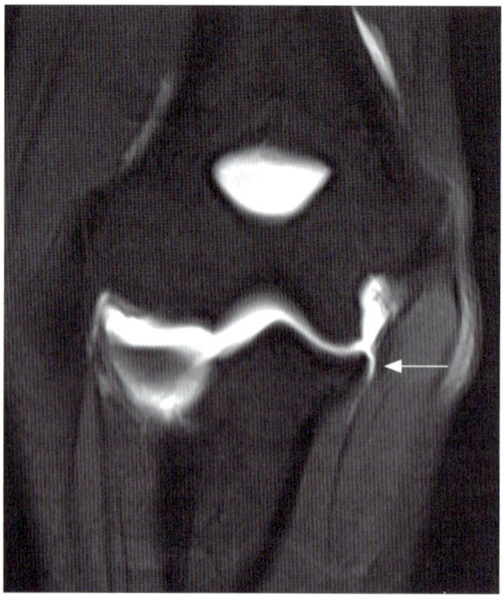

Figura 11.15 Desgarro parcial del ligamento colateral cubital. Lanzador de jabalina con dolor en la cara medial del codo. Imagen coronal T2W con supresión grasa (artrografía por RM) que muestra gadolinio de intensidad alta en una ubicación profunda respecto de las fibras distales del ligamento colateral cubital, que separa el hueso del ligamento (*flecha*). Este patrón recibe el nombre de signo de la "T". En condiciones normales, el ligamento está firmemente adherido al cúbito.

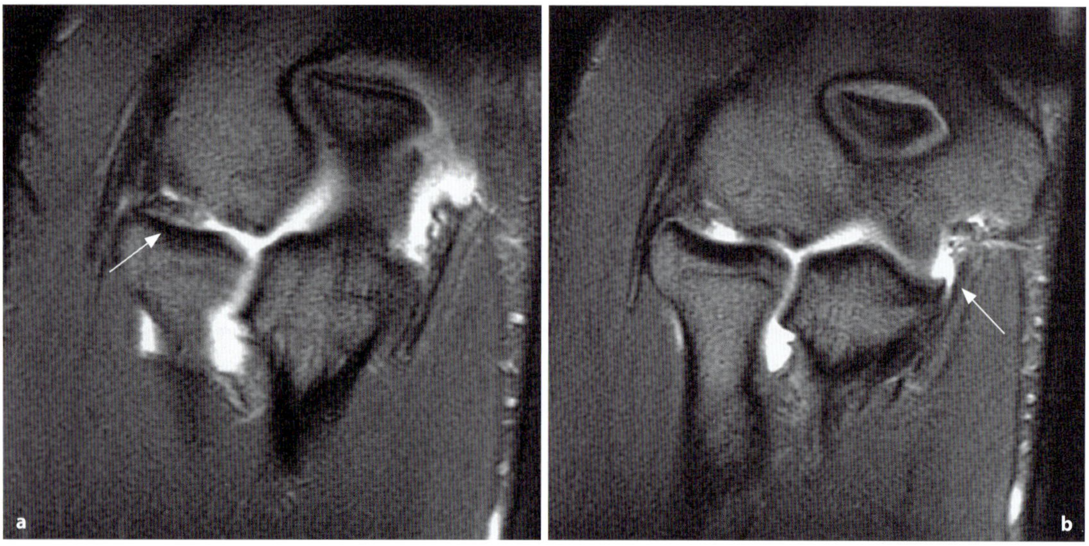

Figura 11.16 Pliegue sinovial. a Imagen coronal T2W con supresión grasa tras la administración de contraste intraarticular que muestra tejido grueso de intensidad de señal intermedia en el espacio radiocapitelar de la articulación (*flecha*). **b** Imagen del mismo paciente que muestra el ligamento colateral cubital de señal y morfología anormales (*flecha*), compatible con laxitud y lesión crónica.

Músculos y tendones (Cuadro 11.5)

Los músculos que rodean al codo se pueden dividir en los compartimentos anterior, posterior, medial y lateral.

Compartimento anterior

Anatomía normal

Los músculos bíceps y braquial tienen ubicación anterior. Estos músculos y sus tendones se evalúan de forma óptima en las imágenes axiales y sagitales. El braquial se extiende a lo largo de la cara anterior de la cápsula articular y se inserta en la tuberosidad cubital. El tendón está rodeado por su músculo y es mucho más corto que el tendón del bíceps adyacente. El músculo bíceps tiene ubicación superficial, por delante del braquial, y un largo segmento de su tendón no está rodeado por músculo, una situación que lo vuelve más proclive a una lesión en comparación con el tendón del braquial. El tendón del bíceps se inserta en la tuberosidad radial. La aponeurosis bicipital (*lacertus fibrosus*) ayuda a mantener el tendón del bíceps en la posición adecuada. La porción distal del tendón del bíceps está cubierta por un peritendón extrasinovial y está separada de la tuberosidad radial por la bursa bicipital-radial (la cual en condiciones normales no se visualiza a menos que esté distendida con líquido). La porción distal del tendón del bíceps no cuenta con una vaina tendinosa.

Anatomía anormal (Cuadro 11.6)

Las lesiones del músculo braquial son menos frecuentes que las del tendón del bíceps. El braquial puede resultar lesionado como consecuencia de flexiones de brazos repetitivas, hiperextensión, supinación forzada a repetición o, en algunas ocasiones, extensión violenta contra una excesiva contracción extrínseca forzada (como en las pulseadas) (Figura 11.17). El "codo de escalador" se define como un esguince del tendón del braquial. Se considera que esta unidad musculotendinosa se afecta debido a que al escalar (cuando se realiza correctamente) requiere la utilización de los antebrazos en pronación y en semiflexión.

La RM es útil para evaluar lesiones del bíceps debido a su capacidad para distinguir entre tendinopatía, desgarros parciales y roturas completas, así como para evaluar la integridad de la aponeurosis bicipital.

La rotura de la porción distal del tendón del bíceps es infrecuente: representa el 3% de todas las roturas bicipitales. Por el contrario, es el tendón que presenta desgarro (completo) con mayor frecuencia. La mayoría de los desgarros de la porción distal del tendón del bíceps son completos,

Cuadro 11.5 Anatomía de los músculos que rodean el codo

Anterior
- El bíceps es superficial al braquial.
- Aponeurosis bicipital.
- Tendón del bíceps; peritendón extrasinovial.

Posterior
- Tríceps, ancóneo.

Medial
- Pronador redondo, flexores de la mano y la muñeca.
- Tendón flexor común.

Lateral
- Supinador (supinador corto), braquiorradial (supinador largo), extensores de la mano y la muñeca.

Cuadro 11.6 Patología de los tendones anteriores

Braquial
- Flexiones de brazo repetitivas, escalada.

Bíceps
- Rotura distal (3%).
- La mayoría son desgarros completos.
- Fuerza súbita en flexión intermedia.
- Las imágenes sagitales y axiales muestran una separación/retracción.

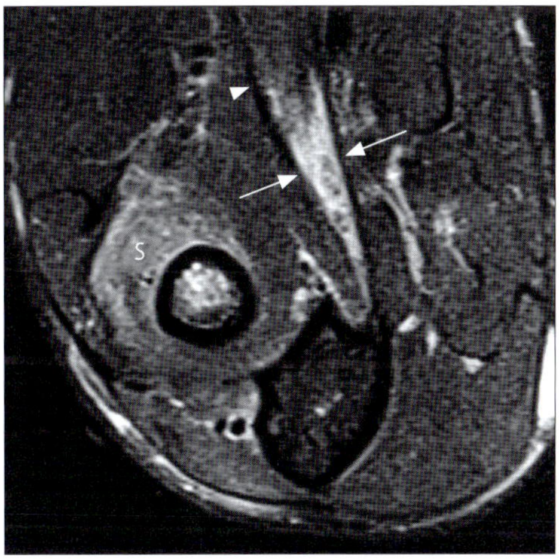

Figura 11.17 Desgarro del braquial. Paciente masculino de 22 años de edad que sufrió una lesión del codo. Imagen axial T2W con supresión grasa que muestra intensidad alta en el músculo braquial (*flechas*) a lo largo de la unión musculotendinosa (*punta de flecha*: tendón). Nótese también la intensidad de señal anormal en el músculo supinador (S), que indica un desgarro de dicho músculo.

aunque también puede haber desgarros parciales. El mecanismo de lesión consiste en una súbita sobrecarga forzada con el codo en semiflexión (como sucede en el gimnasio con el movimiento realizado al levantar pesas con el codo flexionado; también ocurre en la monta de toros, cuando el toro lanza al jinete y su mano queda trabada con el codo en flexión). Aunque el desgarro puede presentarse en cualquier parte del tendón, por lo general se ubica en su inserción en la tuberosidad radial como consecuencia de la flexión del codo contra una resistencia (Figura 11.18). Evaluar el grado de retracción del tendón ayuda en la planificación preoperatoria. Debido a que la mayoría de los desgarros se producen en la porción distal a nivel de la tuberosidad radial, es muy importante confirmar que las imágenes axiales se extienden desde la unión musculotendinosa hasta la tuberosidad.

En ocasiones, el diagnóstico clínico de una rotura completa del tendón del bíceps puede ser difícil en casos en los que la aponeurosis bicipital permanece intacta, en los cuales a menudo el músculo bíceps presenta una retracción mínima. En el examen clínico, es posible palpar el tendón del bíceps, el cual parece "normal"; además, cuando la aponeurosis está intacta, la fuerza de flexión del codo puede estar preservada, pero la supinación del antebrazo suele estar debilitada.

Los desgarros parciales se pueden observar como una alteración en la señal y el tamaño del tendón. Estos cambios pueden ser focales o más difusos. A menudo, los desgarros parciales se asocian con bursitis bicipitorradial; los pacientes se presentan con una masa dolorosa en la fosa antecubital o con síntomas relacionados con la compresión del nervio mediano o radial, como consecuencia del efecto de masa provocado por la bursa distendida (Figura 11.19). La detección de líquido en la bursa bicipitorradial debe promover la inspección del tendón del bíceps para descartar un desgarro parcial asociado.

El tratamiento actual consiste en la reparación primaria en las primeras semanas posteriores a la lesión, lo que permite la reinserción del tendón del bíceps para restablecer la potencia, al mismo tiempo que se reduce el riesgo de lesión del nervio radial. Con el tratamiento no quirúrgico persiste una disminución de la fuerza de flexión y supinación de entre el 30% y el 40%, mientras que las reparaciones inmediatas permiten una recuperación casi normal de la fuerza.

Compartimento posterior

Anatomía normal

En el compartimento posterior se ubican los músculos tríceps y ancóneo. Estos músculos se evalúan de forma óptima mediante imágenes axiales y sagitales. El tendón del tríceps se inserta en la porción proximal del olécranon. En su sitio de inserción, habitualmente se observan estrías

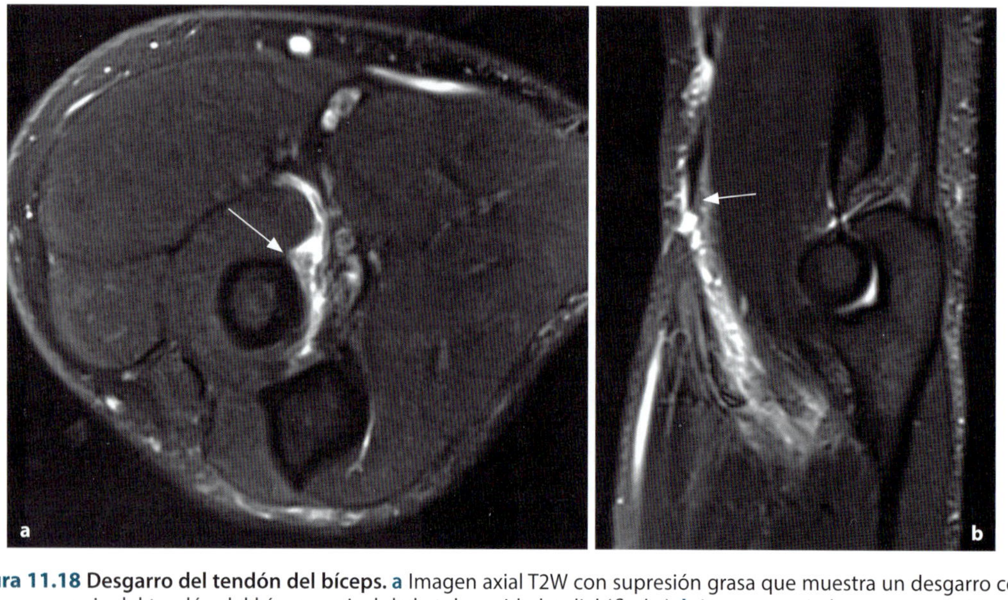

Figura 11.18 Desgarro del tendón del bíceps. a Imagen axial T2W con supresión grasa que muestra un desgarro completo y ausencia del tendón del bíceps a nivel de la tuberosidad radial (*flecha*). **b** Imagen sagital en secuencia STIR que muestra un tendón del bíceps retraído (*flecha*).

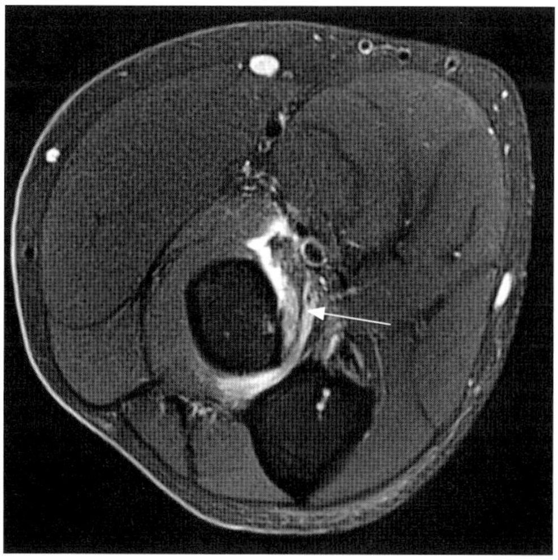

Figura 11.19 Desgarro parcial del tendón del bíceps. Imagen axial T2W con supresión grasa que muestra una rotura casi completa del tendón del bíceps a nivel de su inserción radial, con solo unas pocas fibras intactas (*flecha*).

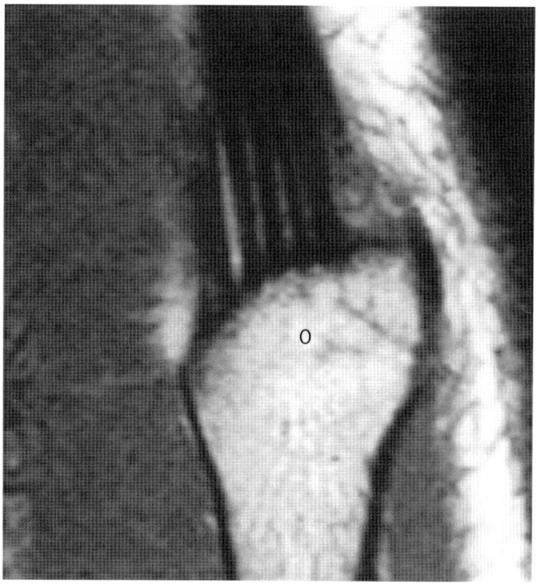

Figura 11.20 Estrías del tendón del tríceps. Imagen coronal T1W que exhibe un aspecto estriado en el tendón del tríceps debido al tejido fibroadiposo que se insinúa entre los haces tendinosos. O: olécranon.

de intensidad alta en imágenes T1W y T2W debido a los haces fibroadiposos presentes entre las fibras tendinosas (Figura 11.20). Se debe tener en cuenta esta característica para evitar efectuar un diagnóstico erróneo de desgarro parcial del tríceps. El ancóneo nace de la cara posterior del epicóndilo lateral y se inserta en un sitio más distal en el olécranon. Este músculo proporciona sostén dinámico al ligamento colateral radial para resistir las fuerzas en varo. La identificación del ancóneo en las imágenes axiales ayuda al radiólogo a orientarse en cuanto a las caras radial y cubital del codo, ya que dicho músculo tiene ubicación radial (cara lateral).

Anatomía anormal

El tendón del tríceps es el tendón del cuerpo que se rompe con menor frecuencia; las patologías de dicho tendón (incluyendo la tendinopatía y los desgarros parciales y completos) son una causa infrecuente de dolor de la cara posterior del codo. Los mecanismos habituales de lesión del tríceps incluyen un golpe directo al tendón o una fuerza resistiva de desaceleración durante la extensión activa, con o sin un golpe concomitante. El tendón también puede sufrir degeneración o erosión junto con una bursitis olecraneal.

La exploración en planos axial y sagital es necesaria para evaluar el grado de tendinopatía, y para determinar la presencia de desgarros parciales o completos y el tamaño de la separación asociada a un desgarro. Esta evaluación ayuda en la planificación preoperatoria. En caso de un desgarro parcial o una tendinopatía, se puede observar intensidad de señal alta anormal en el tendón; en caso de un desgarro completo, se evidencian fibras discontinuas. La mayoría de los desgarros se produce a nivel de la inserción en el olécranon (Figura 11.21). Sin embargo, se han informado casos de desgarros a nivel de la unión musculotendinosa. A menudo, las lesiones del tendón del tríceps se acompañan de una distensión de la bursa olecraneal; por lo tanto, si la RM evidencia una bursa olecraneal distendida (en las imágenes T2W, se visualiza una colección líquida bien delimitada en la región posterior del tendón del tríceps), hay que asegurarse de inspeccionar minuciosamente el tendón del tríceps. Las lesiones de este tendón se deben tratar mediante reparación primaria tan pronto como sea posible. Los resultados son siempre buenos.

No hay mucho que decir acerca de las alteraciones del músculo ancóneo. En ocasiones, se ha observado intensidad de señal aumentada dentro del vientre muscular en pacientes con epicondilitis lateral, quizá como consecuencia del soporte dinámico que ofrece el ancóneo al complejo ligamentario colateral radial.

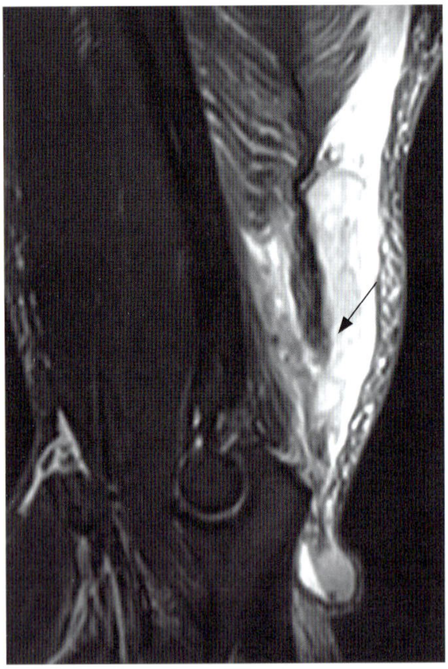

Figura 11.21 Desgarro del tendón del tríceps. Imagen sagital en secuencia STIR que muestra un desgarro completo del tendón del tríceps, el cual se encuentra retraído (*flecha*).

Cuadro 11.7 Patología de los tendones mediales (epicondilosis medial)

- Esfuerzo en valgo a repetición.
- Degeneración tendinosa, desgarro parcial, rotura.
- RM: intensidad de señal aumentada en T1 y T2 o rotura, engrosamiento o adelgazamiento del tendón, con o sin edema de médula ósea en el epicóndilo adyacente.
- Se identifica mejor en los planos axial y coronal.

Compartimento medial (Cuadro 11.7)

Anatomía normal

El compartimento medial contiene el pronador redondo y los flexores de la mano y la muñeca que nacen del epicóndilo medial y forman el tendón flexor común, el cual proporciona soporte dinámico al ligamento colateral cubital subyacente para resistir esfuerzos en valgo. Estas estructuras se evalúan de forma óptima en imágenes axiales y coronales y se aprecian como estructuras entre redondas y ovaladas de intensidad de señal uniformemente baja que se insertan en el epicóndilo medial en las imágenes axiales en T1W y T2W (Figura 11.22).

Anatomía anormal

Las lesiones del codo por esfuerzo en valgo a repetición son lesiones frecuentes por uso excesivo que se observan en deportistas lanzadores de béisbol y otros deportes que implican el movimiento de lanzamiento. La epicondilosis medial también se conoce como "codo de golfista" o "codo de tenista medial". Es provocada por una sobrecarga de los músculos flexores-pronadores. El desgarro de estos músculos de la región medial es más frecuente que el desgarro de los músculos extensores en la región lateral, aunque la epicondilosis es más frecuente en el sector lateral.

Los hallazgos de la epicondilosis medial en la RM incluyen degeneración tendinosa, desgarro parcial, rotura tendinosa y desgarro muscular. Las imágenes coronales y axiales son muy útiles para evaluar el grupo de músculos

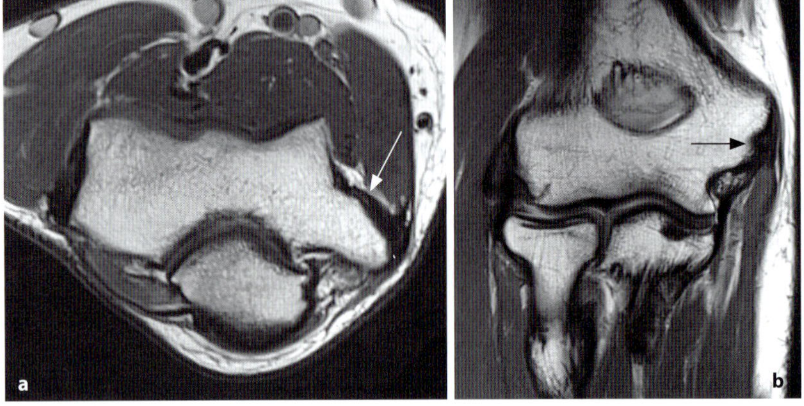

Figura 11.22 Tendón medial normal. **a** Imagen axial T1W que muestra un tendón flexor común normal, el cual se visualiza como una estructura de intensidad de señal baja originada en el epicóndilo medial (*flecha*). **b** Imagen coronal T1W que muestra intensidad de señal baja en el tendón flexo-pronador conjunto a nivel de su inserción en el epicóndilo medial (*flecha*).

flexores-pronadores. Las imágenes T2W muestran señal anormal con posible alteración del grosor del tendón en casos de degeneración tendinosa (señal aumentada) y desgarro parcial (señal líquida) (Figura 11.23). Cuando hay una rotura completa, se observa discontinuidad de las fibras. La RM facilita la planificación quirúrgica, ya que diferencia entre desgarro completo y parcial y permite evaluar el ligamento colateral cubital subyacente, lo cual puede reducir la necesidad de realizar una exploración quirúrgica extensa.

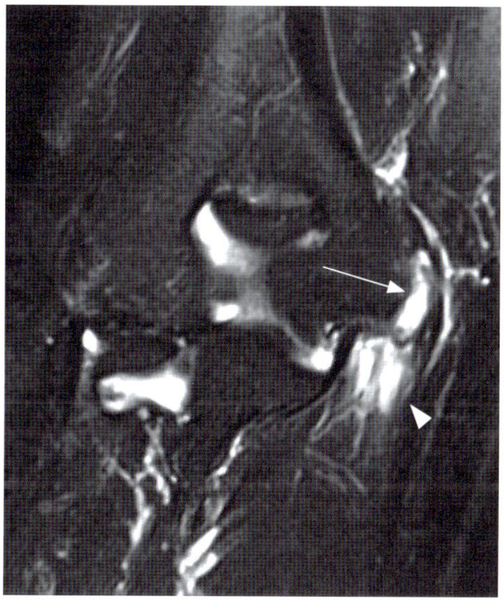

Figura 11.23 Epicondilosis medial. Imagen coronal T2W con supresión grasa que muestra intensidad anormalmente alta en el sitio de inserción del grupo de tendones flexores (*flecha*). Nótese también el desgarro parcial de la masa de músculos flexores (*punta de flecha*).

Puede presentarse una avulsión de la apófisis del epicóndilo medial en un lanzador que no ha alcanzado la madurez esquelética, como consecuencia de una insuficiencia del grupo de músculos flexores. Las imágenes T2W pueden detectar esta lesión antes de que se desarrolle una avulsión completa al evidenciar señal alta anormal en las partes blandas adyacentes y en la apófisis medial. Además, en estos pacientes se debe inspeccionar la integridad del ligamento colateral cubital.

Compartimento lateral

Anatomía normal

Las estructuras del compartimento lateral consisten en los músculos supinador o supinador corto, braquiorradial o supinador largo y los extensores de la mano y la muñeca que nacen en el epicóndilo lateral y forman el tendón extensor común. Al igual que en el compartimento medial, estas estructuras se evalúan de forma óptima mediante imágenes axiales y coronales (Figura 11.24).

Anatomía anormal (Cuadro 11.8)

En la población general, el dolor de codo se ubica con mayor frecuencia en su cara lateral. La epicondilosis lateral (en la actualidad se prefiere esta denominación y no el término "epicondilitis lateral"), o "codo de tenista", es 7 a 20 veces más frecuente que la epicondilosis medial. La

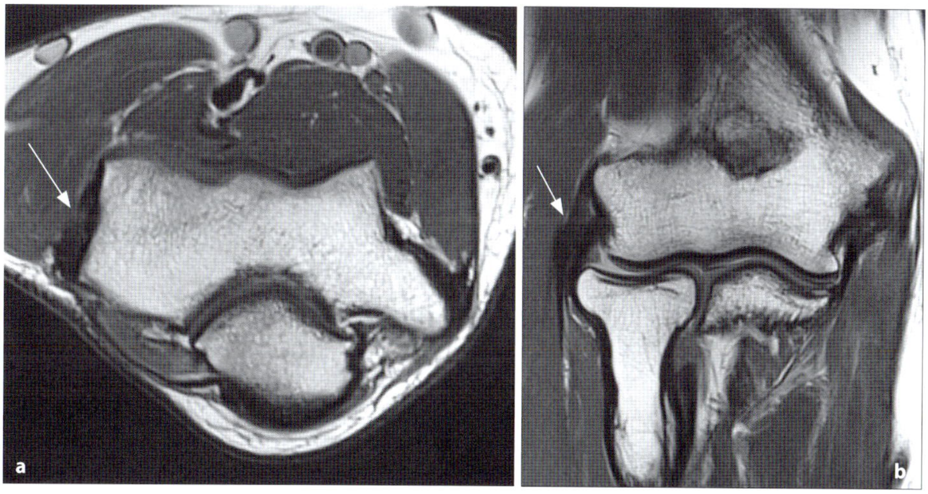

Figura 11.24 Tendón lateral normal. a Imagen axial T1W que muestra el tendón extensor común de intensidad baja en el epicóndilo lateral (*flecha*). **b** Imagen coronal T1W que muestra el tendón conjunto extensor-supinador en su inserción en el epicóndilo lateral (*flecha*).

Cuadro 11.8 Patología de los tendones laterales (epicondilosis lateral)

- Es más frecuente que la patología de los tendones mediales.
- Esfuerzo en varo a repetición.
- Avulsión parcial del extensor radial corto del carpo de su inserción en el epicóndilo lateral.
- RM: señal aumentada en T1 y T2 o rotura, engrosamiento o adelgazamiento del tendón, con o sin edema de médula ósea.
- El ligamento colateral radial también puede estar desgarrado.
- Se identifica mejor en los planos axial y coronal.

epicondilosis lateral es una tendinopatía crónica de los músculos extensores, sobre todo del extensor radial corto del carpo, provocada por uso excesivo (ya sea por aumento de la intensidad o de la duración). Los síntomas de la epicondilosis lateral son provocados por la degeneración y el desgarro del tendón extensor común. Por lo general, el tendón del extensor radial corto del carpo presenta avulsión parcial de su inserción en el epicóndilo lateral (Figura 11.25). En respuesta a una avulsión parcial se forma tejido cicatrizal, el cual es proclive a sufrir un desgarro adicional ante traumatismos repetidos.

La epicondilosis lateral se manifiesta como dolor de la cara lateral del codo de inicio insidioso, que comienza de forma gradual luego de una actividad intensa y progresa hasta provocar dolor con la actividad. A menudo, las radiografías son normales, aunque en algunos pacientes se evidencia un espolón en el epicóndilo lateral o calcificación del tendón extensor común.

En pacientes que no responden al tratamiento conservador, la RM es útil para evaluar la magnitud de la lesión tendinosa y la alteración ligamentaria asociada. Para evaluar los tendones laterales son necesarios los planos axial y coronal. La tendinopatía se caracteriza por engrosamiento del tendón, con señal ligeramente aumentada en el cuerpo del tendón. Los desgarros parciales exhiben señal líquida en el interior de un tendón aumentado de tamaño o atenuado. Los desgarros completos se pueden diagnosticar mediante RM al identificar una brecha llena de líquido que separa al tendón de su sitio de inserción ósea adyacente (Figura 11.26). La RM es útil para identificar desgarros parciales de alto grado y desgarros completos con poca probabilidad de tener buen resultado con tratamientos no quirúrgicos. La RM también es útil para evaluar estructuras adicionales que puedan explicar la falta de respuesta al tratamiento. Puede haber rotura o lesión del ligamento colateral radial junto con desgarros del tendón extensor común; estas estructuras se deben evaluar de forma individual, en particular en presencia de una patología del tendón extensor. La ausencia de una alteración significativa que comprometa el tendón extensor común en la RM puede hacer pensar en un diagnóstico alternativo, como atrapamiento del nervio radial, el cual puede producirse junto con una epicondilosis lateral o simularla.

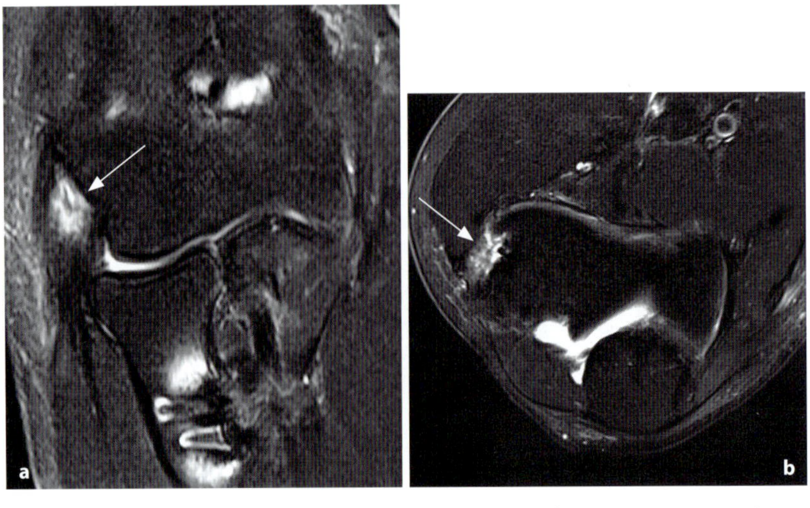

Figura 11.25 Epicondilosis lateral. **a** Imagen coronal T2W FSE con saturación grasa que muestra intensidad alta en un sitio de desgarro parcial del tendón extensor común (*flecha*). **b** Imagen axial T2W FSE con saturación grasa que confirma el desgarro parcial de alto grado a nivel del origen del tendón.

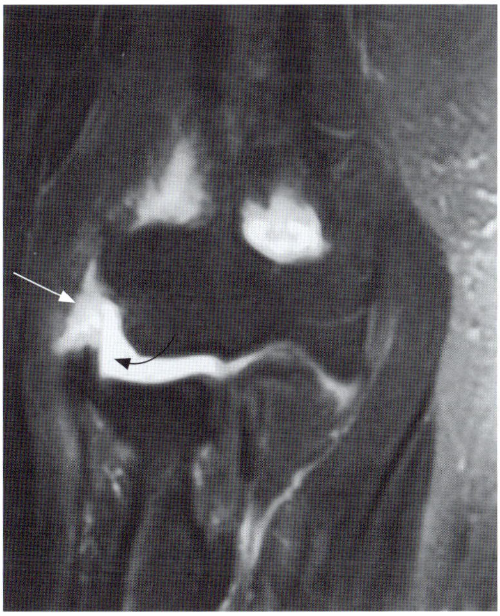

Figura 11.26 Desgarro completo del tendón extensor común. Paciente de sexo femenino con sospecha clínica de epicondilitis lateral crónica. Imagen coronal T2W FSE con supresión grasa que muestra intensidad de señal anormalmente alta en la ubicación del grupo de tendones extensores (*flecha recta*). Nótese también la rotura del ligamento colateral radial (*flecha curva*).

Nervios (Cuadro 11.9)

Los nervios alrededor del codo son el cubital, el mediano y el radial. Discurren a través de numerosos compartimentos y pueden resultar afectados por diversos síndromes de atrapamiento. Los nervios son de pequeño tamaño y están rodeados por grasa.

Las características de las neuropatías en la RM incluyen señal aumentada del nervio en las imágenes T2W, fascículos indiferenciados, aumento de tamaño del nervio y líquido (edema) alrededor del nervio. En las imágenes T2W también se puede observar intensidad alta homogénea que semeja una colección líquida. El engrosamiento nervioso puede ser focal o fusiforme. Los nervios se evalúan de forma óptima en las imágenes axiales. La cantidad de grasa alrededor de un nervio aumenta la capacidad para identificarlo, en particular los nervios radial y mediano. La RM puede complementar una electromiografía y estudios de conducción nerviosa en casos de compresión nerviosa a nivel del codo. Los músculos afectados por denervación subaguda tienen tiempos de relajación prolongados en T1 y T2 como consecuencia de la reducción de tamaño de las fibras musculares y el incremento asociado del agua extracelular (Figura 11.27). En las imágenes T2W, la compresión de un nervio alrededor del codo puede provocar aumento de la señal en los músculos inervados por dicho nervio. Estos cambios pueden resolverse o, en caso de denervación persistente, progresar a atrofia e infiltración grasa identificadas por la presencia de intensidad de señal alta intramuscular en las imágenes T1W.

Cuadro 11.9 RM de las neuropatías

- Señal aumentada en T2.
- Fascículos indiferenciados.
- Engrosamiento focal o difuso.
- Se identifica mejor en las imágenes axiales.
- El edema neurogénico en los músculos exhibe señal aumentada en T2; los hallazgos diferidos muestran atrofia muscular.

Nervio cubital (Cuadro 11.10)

Nervio cubital normal

El nervio cubital es el más superficial, sobre todo en el túnel cubital. Se lo observa de forma

Cuadro 11.10 Neuropatía del nervio cubital

- Neuropatía más frecuente.
- Con mayor frecuencia en el túnel cubital (superficial).
- Engrosamiento del retináculo, ligamento colateral cubital.
- Espolón óseo.
- Músculo ancóneo epitroclear.
- Fricción (ausencia de retináculo).
- Presión (mesa quirúrgica, silla de ruedas).
- Masas.

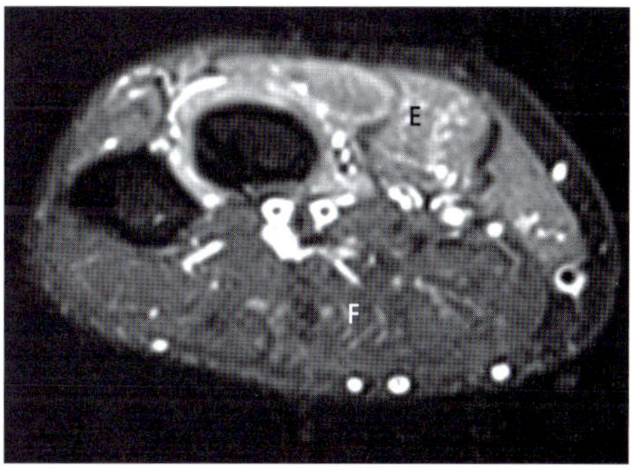

Figura 11.27 Edema neurogénico secundario a neuropatía radial. Imagen axial en secuencia STIR que muestra intensidad alta en los músculos extensores (E) del antebrazo en este paciente con neuropatía radial relacionada con una plexopatía braquial. Nótese la señal de intensidad baja normal de los músculos flexores (F).

óptima en las imágenes axiales. El techo del túnel cubital está formado por la aponeurosis del flexor cubital del carpo en su región distal y por el retináculo del túnel cubital en su porción proximal (Figura 11.28). En condiciones normales, el retináculo del túnel cubital, también denominado "ligamento arcuato", es una delgada estructura fibrosa que se extiende desde el olécranon hasta el epicóndilo medial; esta estructura puede estar presente de forma completa o parcial o puede estar ausente. La cápsula del codo y las porciones posterior y transversa del ligamento colateral cubital forman el suelo del túnel cubital.

Nervio cubital anormal

El nervio cubital es el lesionado con mayor frecuencia en el codo debido a su ubicación superficial. Factores anatómicos y fisiológicos pueden provocar alteración de la función nerviosa y tracción del nervio. La neuropatía más frecuente es el síndrome del túnel cubital.

El nervio cubital se visualiza de forma óptima en las imágenes axiales de RM debido a que está rodeado por grasa, en especial en su trayecto a través del túnel cubital de ubicación superficial (Figura 11.29). Las variaciones anatómicas del retináculo del túnel cubital pueden contribuir a la neuropatía cubital. Estas variaciones en el retináculo y en el aspecto del nervio cubital se aprecian de forma óptima en la RM. El retináculo puede estar engrosado, lo que provoca la compresión dinámica del nervio cubital durante la flexión. El engrosamiento del ligamento colateral cubital y la formación de espolones óseos en el cúbito pueden debilitar el suelo del túnel cubital, lo que resulta en una neuropatía cubital. En el 11% de la población, un músculo accesorio, el ancóneo epitroclear, reemplaza al retináculo, lo que resulta en una compresión estática del nervio cubital. El retináculo del túnel cubital puede estar ausente en el 10% de la población, lo que permite la subluxación anterior del nervio por encima del epicóndilo medial ante la flexión, lo que resulta en una neuritis por fricción.

Con frecuencia, una internación intrahospitalaria prolongada resulta en una compresión externa del nervio cubital; esto tiene lugar luego de una cirugía y es consecuencia de la presión ejercida en la mesa de operaciones y también se presenta en pacientes postrados o en sillas de rueda. La presión ejercida por lesiones ocupantes de espacio

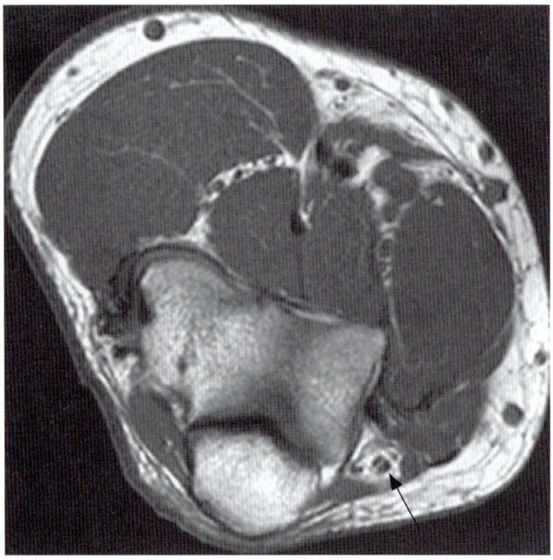

Figura 11.28 Túnel cubital normal. Imagen axial T1W que muestra el nervio cubital normal (*flecha*) rodeado por grasa. El retináculo (una porción del flexor cubital del caro) se observa como una delgada estructura lineal de intensidad baja que constriñe el nervio cubital.

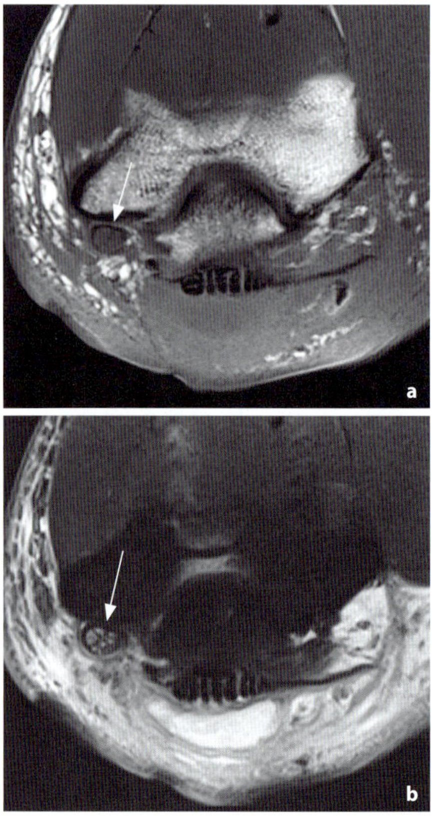

Figura 11.29 Neuropatía cubital. a Imagen axial T1W en este paciente con bursitis olecraneal y síntomas de neuropatía cubital; se observa aumento de tamaño del nervio cubital en el túnel cubital (*flecha*). b Imagen axial T2W FSE con saturación grasa que muestra una señal de intensidad anormalmente alta en el nervio aumentado de tamaño y fascículo de diferentes tamaños (*flecha*).

también puede provocar síndrome del túnel cubital. Dichas lesiones incluyen gangliones, bursas, hematomas, tumores, osteofitos y cuerpos libres.

Los primeros síntomas del síndrome del túnel cubital son parestesias en los dedos anular y meñique y diversos grados de pérdida de la sensibilidad y de la motricidad en los músculos de la mano a lo largo de la distribución del nervio cubital. El síndrome del túnel cubital se debe diferenciar clínicamente de otros sitios de compresión del nervio cubital, como la porción distal del húmero (por ejemplo, el síndrome de la apófisis supracondílea), el canal de Guyon en la muñeca y la palma de la mano (síndrome del martillo hipotenar).

En las primeras etapas de la neuropatía cubital se implementa un tratamiento conservador, con reposo, eliminación del agente causal e inyección de corticoides. La cirugía se realiza si no se observa alivio sintomático luego de algunas semanas de tratamiento conservador. Los procedimientos quirúrgicos incluyen liberación del ligamento arcuato (retináculo del túnel cubital), epicondilectomía medial y trasposición anterior del nervio, con o sin el paquete vascular. La compresión posquirúrgica del nervio cubital se evita liberando la arcada de Struthers (cuando está presente), la aponeurosis común de la cabeza humeral, el origen del flexor cubital del carpo, el origen del flexor superficial de los dedos y el tabique intermuscular común.

Nervio mediano (Cuadro 11.11)

Nervio mediano normal

Al igual que con los otros nervios, el nervio mediano se evalúa de forma óptima en las imágenes axiales, pero se lo observa mejor con el antebrazo en posición prona, la cual permite que haya más cantidad de tejido adiposo alrededor del nervio y así facilita la identificación de esta pequeña estructura. A nivel del codo, el nervio mediano tiene ubicación superficial, inmediatamente posterior a la aponeurosis bicipital y anterior al músculo braquial. Cuando sale de la fosa cubital (la cual es anterior a la articulación del codo y no se la debe confundir con el túnel cubital), el nervio mediano pasa entre las cabezas cubital y humeral del pronador redondo. El nervio interóseo anterior emerge del nervio mediano muy cerca de la bifurcación de la arteria braquial y luego pasa por encima de la membrana interósea hacia la muñeca.

Cuadro 11.11 Neuropatía del nervio mediano

Síndrome del pronador secundario a compresión
- Ambos fascículos del pronador redondo (causa más frecuente).
- Arco fibroso del flexor superficial de los dedos.
- Aponeurosis bicipital.
- Apófisis supracondílea.
- Irritación secundaria a bursitis bicipitorradial, lesión del bíceps.
- RM: señal aumentada en T2 en el compartimento anterior del antebrazo, con indemnidad del flexor cubital del carpo y la mitad cubital del flexor profundo de los dedos.

Síndrome del interóseo anterior (Kiloh-Nevin)
- Rama motora del nervio mediano.
- Imposibilidad de flexionar las articulaciones distales del pulgar y del dedo índice.
- RM: señal aumentada en T2 en el flexor largo del pulgar, el pronador cuadrado y parte del flexor profundo de los dedos.

Nervio mediano anormal

La causa más frecuente de compresión del nervio mediano es el síndrome del pronador, el cual se puede manifestar como dolor en la cara anterior del codo, con o sin hipoestesia y parestesias en la distribución del nervio mediano; este cuadro es consecuencia de la compresión del nervio mediano por cualquiera de las cabezas del músculo pronador redondo con pronación del arco fibroso del músculo flexor superficial de los dedos, la aponeurosis bicipital o la apófisis supracondílea (efecto de masa provocado por un espolón óseo o un ligamento). La causa más frecuente es la compresión dinámica por parte del músculo pronador redondo: el nervio resulta atrapado entre los fascículos humeral (superficial) y cubital (profundo) del músculo.

La aponeurosis bicipital nace del tendón del bíceps y tiene un trayecto oblicuo sobre el grupo de músculos flexores-pronadores hasta insertarse en la fascia antebraquial. Si la aponeurosis es inusualmente gruesa, puede producir compresión del músculo pronador y del nervio mediano. La bursitis bicipital-radial y los desgarros parciales del tendón del bíceps pueden causar irritación del nervio mediano adyacente, una situación que complica los hallazgos clínicos.

El tratamiento inicial es conservador e incluye reposo, inmovilización e interrupción de las actividades desencadenantes (pronación y flexión de los dedos). Si los síntomas son graves, se indica una intervención quirúrgica. Se debe explorar la región de los dos fascículos del pronador redondo, la aponeurosis bicipital y el arco fibroso del flexor superficial de los dedos. En las radiografías convencionales es posible identificar un espolón supracondíleo.

El síndrome del interóseo anterior (síndrome de Kiloh-Nevin) es una infrecuente neuropatía por compresión limitada al nervio interóseo anterior, el cual es una rama puramente motora del nervio mediano. El nervio discurre a lo largo de la membrana interósea y finaliza en el pronador cuadrado. Las causas frecuentes de compresión incluyen masas, bandas fibrosas, músculos accesorios o una bursa bicipital-radial aumentada de tamaño. Se puede observar una intensidad de señal aumentada de forma anormal en el pronador cuadrado, el flexor largo del pulgar y una parte del flexor profundo de los dedos.

Los pacientes tienen pérdida de la motricidad solamente y un pinzamiento característico causado por la incapacidad de flexionar las articulaciones distales de los dedos pulgar e índice (estos pacientes no pueden hacer pinza con estos dos dedos). En un principio se justifica el tratamiento conservador debido a que la afección puede ser reversible. Si no se observa mejora del cuadro al cabo de 6 a 8 semanas, se debe realizar una cirugía.

Nervio radial (Cuadro 11.12)

Nervio radial normal

El nervio radial se ubica entre los músculos braquial y braquiorradial (supinador largo), en posición anterior al epicóndilo lateral. En la región del *capitellum*, se divide en un ramo motor más profundo (nervio interóseo posterior) y un ramo superficial (sensitiva). El nervio interóseo posterior accede al compartimento posterior a través de los fascículos superficial y profundo del músculo supinador (supinador corto). Hasta el 35% de los individuos tienen un arco fibroso llamado "arcada de Frohse". El ramo superficial del nervio radial pasa entre los músculos supinador y braquiorradial.

Cuadro 11.12 Neuropatía del nervio radial

- Por encima del codo: secundario a traumatismos, fracturas, colocación de férulas, torniquetes, inyecciones intramusculares.
- Por debajo del codo: menos frecuente, engrosamiento de la arcada de Frohse.
- Nervio interóseo posterior, puramente motor.
- RM: intensidad aumentada en T2 en músculos del compartimento posterior del antebrazo.

Nervio radial anormal

Las lesiones del nervio radial por encima del codo a menudo se asocian a traumatismos, tales como una fractura desplazada de la diáfisis humeral, uso inadecuado de muletas, aplicación prolongada de un torniquete y una inyección intramuscular lateral o posterior. La presión de una férula también puede provocar una lesión del nervio radial. La neuropatía no traumática del nervio radial es mucho menos frecuente. El engrosamiento de la arcada de Frohse (arco fibroso) a lo largo del borde proximal del músculo supinador puede provocar el síndrome del nervio interóseo posterior o el síndrome del supinador. El arco fibroso limita el espacio del nervio interóseo posterior. El efecto de masa de una fractura o una luxación de la porción proximal del radio, las neoplasias o la sinovitis proliferativa pueden afectar aún más al túnel. Los individuos con trabajos que requieren frecuentes movimientos de pronación-supinación o extensión forzada, como violinistas, directores de orquesta, nadadores, jugadores de básquet que sostienen por mucho tiempo la pelota contra la gravedad con una mano, así como las personas habituadas a limpiar su hogar de forma enérgica o quienes amasan mucha cantidad de pan de forma manual, son susceptibles de padecer esta neuropatía. En presencia de una alteración prolongada del nervio interóseo posterior se puede identificar una señal anormalmente alta en los músculos del compartimento posterior del antebrazo (*v.* Figura 11.27). Debido a que el síndrome del nervio interóseo posterior puede coexistir con una epicondilitis lateral o simularla, la RM es sumamente importante para definir el diagnóstico en pacientes con codo de tenista refractario al tratamiento.

El tratamiento de la compresión del nervio radial es conservador y consiste en reposo, inyecciones de corticoides perineurales y fisioterapia. Se recomienda la descompresión quirúrgica en los primeros cuatro meses de iniciados los síntomas para evitar un daño permanente del nervio.

Trastornos articulares

Artropatías/cuerpos libres intraarticulares

Debido a que la distribución de los hallazgos articulares es importante para la evaluación de las artropatías, es necesario evaluar las radiografías simples al momento de analizar una RM para detectar una artropatía. Algunas artropatías tienen predilección por el codo, como la artritis reumatoidea, las enfermedades por depósito de cristales (gota y enfermedad por depósito de pirofosfato de calcio), la artritis séptica y la osteocondromatosis sinovial. Los hallazgos en la RM pueden evidenciar un mayor compromiso de lo que se aprecia en la radiografía convencional, pero la distribución y el aspecto radiográfico son suficientes para el diagnóstico.

La artritis reumatoidea, que es un proceso pancompartimental, afecta a la muñeca y la mano si el codo está comprometido (Figura 11.30). Es una patología bilateral, pero puede presentar síntomas y aspecto asimétricos. Se observa proliferación sinovial tanto en esta artropatía como en otras. Para evidenciar la proliferación sinovial, el realce con contraste puede resultar útil y también permite analizar la respuesta al tratamiento al evaluar los cambios en el aspecto de la sinovia. Los quistes o las erosiones subcondrales con edema de médula ósea pueden encontrarse en cualquiera de las artritis y, por lo tanto, son un hallazgo inespecífico. La distribución y las radiografías simples son fundamentales para una interpretación adecuada. La presencia y el desarrollo de quistes sinoviales pueden resultar en neuropatías adyacentes alrededor de la articulación del codo. La RM es particularmente útil para evaluar las neuropatías y el efecto de masa que pueden provocar los quistes sinoviales.

Por lo general, la artrosis (osteoartritis) afecta a una porción de la articulación y, cuando está presente, tiene un factor predisponente, como traumatismo, artritis reumatoidea de base, depósitos de pirofosfato de calcio o infección. A menudo, es posible identificar osteofitos. Se puede diagnosticar un derrame articular mediante RM si el líquido en los recesos sinoviales del codo tiene márgenes convexos. La presencia de derrame no es específica de ningún tipo de artropatía.

El estudio con eco de gradiente puede ser útil para identificar cuerpos libres intraarticulares. Las propiedades de susceptibilidad magnética de estas imágenes provocan efecto de rebosamiento (*blooming*) de las porciones corticales de los cuerpos libres intraarticulares cuando están presentes. Estos se aprecian como estructuras de intensidad de señal entre baja e intermedia en el interior del líquido articular de intensidad alta. Las lesiones por impacto y la artrosis del *capitellum* pueden provocar la formación de cuerpos libres. Como se describió con anterioridad, es necesario buscar alteraciones ligamentarias que sugieran inestabilidad rotatoria posterolateral o una luxación de codo previa.

La condromatosis sinovial primaria tiene cuerpos libres intraarticulares de tamaño uniforme, como se describió en el Capítulo 6, "Artritis y cartílago". Con el tiempo, estos cuerpos libres cartilaginosos pueden osificarse (Figura 11.31), con lo cual producen una señal de intensidad equivalente a la de la médula ósea. En el contexto de una osteocondromatosis secundaria, también denominada "osteocondromatosis postraumática", se observan estrechamiento del espacio articular y formación de osteofitos. Las imágenes con eco de gradiente

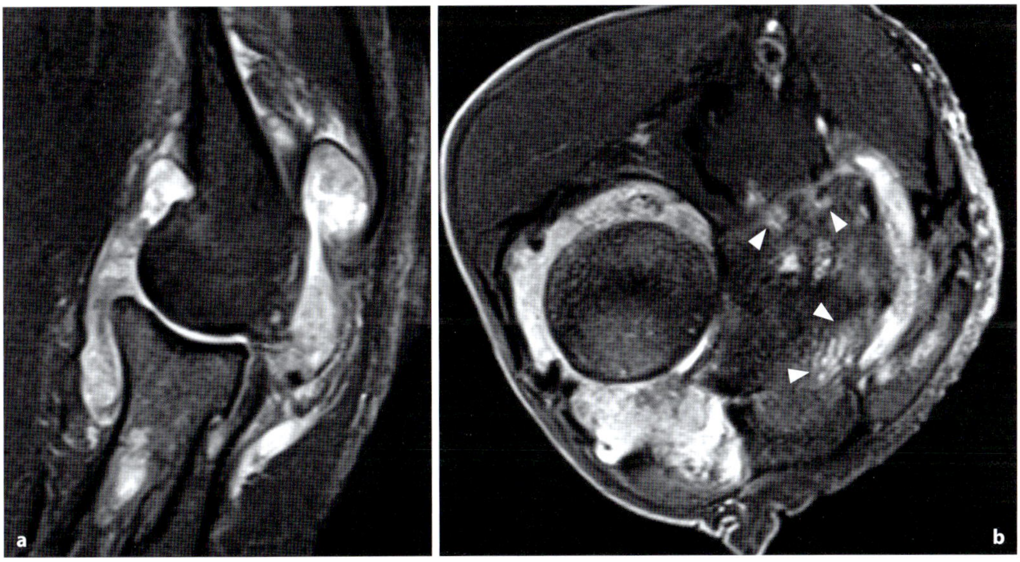

Figura 11.30 Artritis inflamatoria. a Imagen sagital en secuencia STIR que muestra una importante distensión de la articulación con tejido de intensidad entre intermedia y baja en este paciente con artritis reumatoidea seronegativa. **b** Imagen axial T2W con saturación grasa que muestra nuevamente la sinovia hipertrofiada y las erosiones asociadas en el olécranon (*puntas de flecha*).

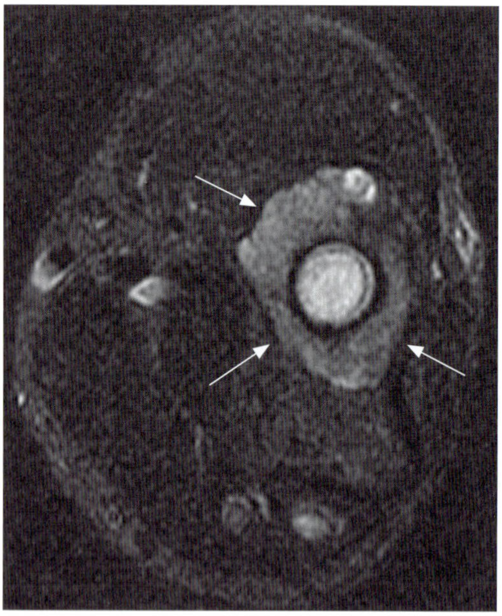

Figura 11.31 Condromatosis sinovial. Imagen axial T2W con supresión grasa que muestra un conjunto de cuerpos libres de intensidad intermedia y de tamaño similar (*flechas*). Esta imagen es compatible con una condromatosis sinovial primaria.

aumentan la visibilidad del hueso cortical y facilitan mucho el diagnóstico de cuerpos libres. Además de detectar cuerpos libres intraarticulares, estas imágenes permiten identificar el efecto de rebosamiento de la hemosiderina, el cual se observa en afecciones articulares, tales como la sinovitis vellonodular pigmentada y la hemofilia (Figura 11.32).

Masas

Las masas que se describen en otras regiones del cuerpo también pueden encontrarse alrededor del codo. Algunas de ellas merecen una mención especial en este apartado, debido a que pueden presentarse con mayor frecuencia en el codo.

Adenopatía epitroclear

La enfermedad por arañazo de gato se caracteriza por linfadenitis local, que se desarrolla entre una y dos semanas después del arañazo. El microorganismo responsable es *Bartonella henselae/B. clarridgeiae*. A menudo, se observan ganglios epitrocleares inflamados, que se pueden identificar con facilidad mediante RM. La anamnesis es importante para ayudar a distinguir esta entidad de afecciones más agresivas que pueden comprometer los ganglios, como linfoma, enfermedad metastásica u otra masa de partes blandas, como un sarcoma (Figura 11.33). Estos ganglios presentan intensidad de señal alta en las imágenes T2W, pero su aspecto es inespecífico. La diseminación hematógena y la extensión desde un sitio contiguo contaminado, como un ganglio linfático, representan los posibles mecanismos de compromiso óseo.

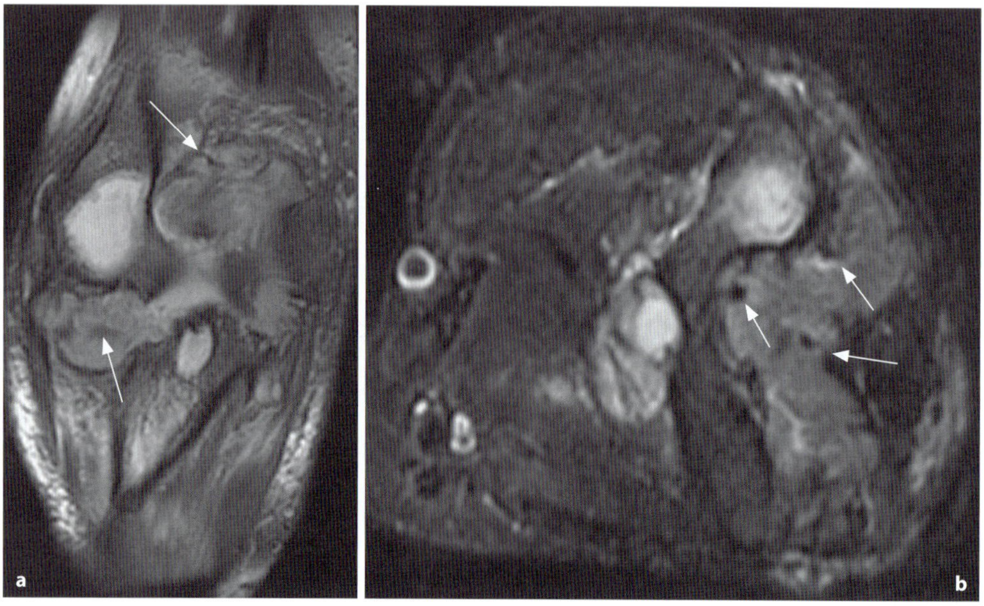

Figura 11.32 Sinovitis vellonodular pigmentada. Paciente masculino con dolor y sensación de plenitud en el codo. **a** Imagen coronal T1W que muestra erosiones que afectan al cúbito y al radio. Nótense los elementos de intensidad baja (*flechas*). **b** Imagen axial T2W con supresión grasa que muestra intensidad de señal intermedia en el interior de la articulación y áreas de señal baja compatible con hemosiderina (*flechas*).

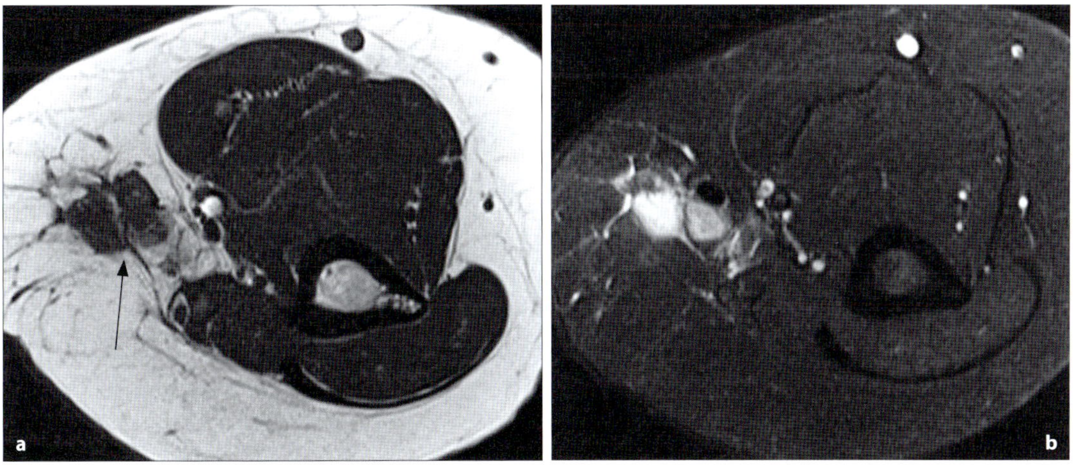

Figura 11.33 Ganglios epitrocleares. a Imagen axial T1W en un paciente con sospecha clínica de enfermedad por arañazo de gato que revela dos ganglios epitrocleares (*flecha*) de intensidad de señal aumentada en una imagen axial T2W con saturación grasa. b Nótense los cambios infiltrantes en las partes blandas adyacentes, compatibles con un proceso inflamatorio.

Bolsas sinoviales

Se pueden identificar dos bursas a nivel de la inserción del tendón del bíceps en la tuberosidad radial: las bolsas bicipitorradial y la interósea. Estas bursas tienen ubicación anterior al tendón del bíceps (Figura 11.34) y se las debe tener en cuenta cuando se identifica una masa bien definida de ubicación anterior al tendón del bíceps que es isointensa respecto del músculo en las imágenes T1W y presenta señal similar al líquido en T2W. La bursitis en cualquiera de estas localizaciones puede limitar la flexión y la extensión. La compresión del nervio interóseo posterior puede ser consecuencia de la distensión de la bursa bicipitorradial. El nervio mediano puede resultar afectado por un aumento de tamaño de la bursa interósea. Estas bursas se comunican entre sí y las dos pueden afectar a ambos nervios. En ocasiones, el aumento de tamaño de cualquiera de estas bolsas se puede manifestar como una masa inespecífica en la fosa antecubital en el examen clínico. La administración de gadolinio intravenoso puede ayudar a reconocer esta bursa aumentada de tamaño y diferenciarla de una neoplasia sólida, ya que la bursa exhibe realce periférico a su alrededor, mientras que las neoplasias sólidas presentan realce en su interior.

Como se mencionó con anterioridad, la bursa olecraneal tiene ubicación superficial al tendón del tríceps. Típicamente, la gota es un proceso extraarticular que a menudo afecta a la bursa olecraneal cuando compromete al codo. Toda presencia de líquido en esta bolsa se considera anormal (Figura 11.35). Las causas más frecuentes de distensión de la bursa olecraneal son la gota, los traumatismos (hemorragia) y las infecciones.

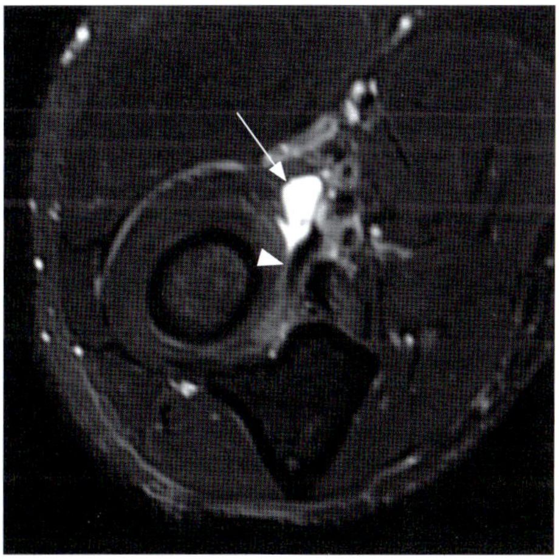

Figura 11.34 Bursitis bicipitorradial. Imagen axial T2W con supresión grasa que muestra una masa llena de líquido en el sitio de la bursa bicipitorradial (*flecha*) adyacente a la porción distal del tendón del bíceps (*punta de flecha*).

La bursitis olecraneal séptica suele ser clínicamente evidente y la RM es de utilidad limitada para evaluar los casos no complicados. La RM es útil para descartar osteomielitis en pacientes refractarios al tratamiento. Muchas de las artritis pueden tener un aspecto similar a una infección en la RM. Además, una artropatía puede tener una infección superpuesta. La aspiración de la articulación sigue siendo el estudio diagnóstico más eficaz para descartar una infección.

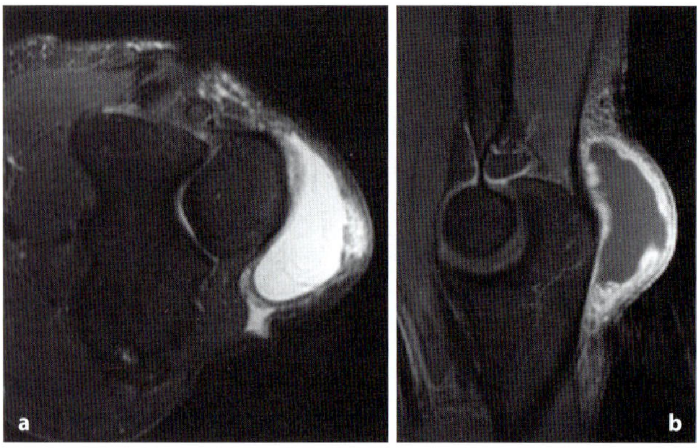

Figura 11.35 Bursitis olecraneal. **a** Imagen axial T2W con supresión grasa que muestra una bursa olecraneal distendida y llena de líquido. **b** Imagen sagital T1W con saturación grasa tras la administración de contraste intravenoso que evidencia una sinovia con realce periférico dentro de la bursa distendida.

Protocolos para el codo

RM de codo: no artrografía						
Secuencia n.º	1	2	3	4	5	6
Tipo de secuencia	T1	Eco de espín rápido con supresión grasa	T1	Eco de espín rápido con supresión grasa	T2* con ángulo de rotación de 20 grados	Eco de espín rápido con supresión grasa
Orientación	Axial	Axial	Coronal	Coronal	Sagital	Sagital
Campo de visión (cm)	12 a 14	12 a 14	12 a 14	12 a 14	12 a 14	12 a 14
Espesor de corte (mm)	4	4	4	4	4	4
Contraste	No	No	No	No	No	No

RM de codo: artrografía						
Secuencia n.º	1	2	3	4	5	6
Tipo de secuencia	T1 con supresión grasa	Eco de espín rápido con supresión grasa	T1 con supresión grasa	Eco de espín rápido con supresión grasa	Eco de gradiente	Eco de espín rápido con supresión grasa
Orientación	Axial	Axial	Coronal	Coronal	Sagital	Sagital
Campo de visión (cm)	12 a 14	12 a 14	12 a 14	12 a 14	12 a 14	12 a 14
Espesor de corte (mm)	4	4	4	4	4	4
Contraste	Intraarticular bajo guía fluoroscópica Misma dilución que en la artrografía de hombro					

Ejemplo de un informe estándar

- Indicaciones clínicas.
- Protocolo.
- Este examen se realizó utilizando el protocolo de rutina con múltiples secuencias y planos de exploración.
- Análisis:
  1. Derrame articular: ausente; sin cuerpos libres intraarticulares.
  2. Bursitis: no se visualiza bursitis olecraneal ni bicipitorradial.
  3. Estructuras óseas: normales, ausencia de osteocondritis disecante, fracturas u otras alteraciones.
  4. Tendones: configuración e intensidad de señal normales en todos los tendones; ausencia de epicondilitis medial o lateral.
  5. Ligamentos colaterales: los ligamentos colaterales medial y lateral están intactos.
  6. Nervios: el nervio cubital exhibe posición, tamaño e intensidad de señal normales; no se observan alteraciones de los otros nervios alrededor del codo.
  7. Otras alteraciones: ninguna.
- Opinión: RM de codo (derecho/izquierdo) normal.

Acceda al eBook para consultar la lista de bibliografía.
Consulte las indicaciones en la retiración de tapa.

12

Mano y muñeca

Cómo explorar la mano y la muñeca

Al final del capítulo se muestran los protocolos para explorar la mano y la muñeca.

- Bobinas y posición del paciente: para realizar una exploración adecuada de la muñeca es absolutamente necesario utilizar algún tipo de bobina superficial. Se pueden usar muchos tipos diferentes de bobinas dependiendo del tamaño de la muñeca del paciente, incluyendo bobinas específicas para muñeca. Por lo general, cuanto más pequeña es la bobina, mejores son las imágenes. El desafío de la exploración de la muñeca consiste en lograr que la muñeca quede cerca del isocentro del imán. Si el tamaño del paciente no es demasiado grande, la muñeca se puede explorar con el individuo en decúbito supino y el brazo al costado del cuerpo. Para personas de mayor tamaño, puede resultar imposible llevar a cabo el estudio en esta posición; en nuestra institución, solemos colocar a estos pacientes en decúbito prono con el brazo sobre la cabeza y el codo flexionado, aunque esta posición se suelve rápidamente agotadora y dolorosa. El técnico debe saber cómo posicionar al paciente y colocar protecciones acolchadas en los puntos de presión para garantizar la comodidad de la persona y evitar movimientos durante el estudio. Colocar protecciones debajo del hombro y del codo resulta de suma utilidad. La mejor manera para comprender las partes incómodas del estudio es realizarlo uno mismo. Regla general: si un paciente se presenta con dolor en una articulación, ¡hay que hacer todo lo posible por no generarle dolor en otra articulación! Es fundamental mantener al paciente muy cómodo durante el estudio.
- Orientación de las imágenes (Cuadro 12.1): nosotros exploramos la muñeca en tres planos anatómicos ortogonales, basándonos en la vista axial exploradora obtenida a nivel de la fila proximal del carpo; esto permite adquirir verdaderas imágenes anatómicas coronales, axiales y sagitales. Las imágenes coronales verdaderas optimizan la visualización de las estructuras pequeñas de los ligamentos intrínsecos y las imágenes axiales son óptimas para evaluar los tendones. Las imágenes sagitales brindan información adicional sobre las estructuras óseas y su alineación, las cuales quizá no se puedan evaluar en otros planos de exploración.
- Secuencias de pulso y regiones de interés: las secuencias de pulso deben incluir una combinación de T1 y algún tipo de imágenes en T2. Las imágenes con eco de gradiente son excelentes para evaluar ligamentos, sobre todo si se utiliza una adquisición volumétrica tridimensional, la cual logra cortes muy delgados (1 a 2 mm). Es necesario optimizar protocolos para las indicaciones clínicas, tales como "de rutina" (dolor), masas/infecciones, pulgar de guardabosques y traumatismos (solo para tamizaje de fracturas). Nosotros obtenemos imágenes específicas solo de la muñeca, a menos que haya motivos clínicos para explorar alguna porción de la mano. El campo de visión para la exploración de la muñeca es de aproximadamente ±10 cm (dependiendo del tamaño del paciente); esto permite incluir la porción

Cuadro 12.1 Estructuras de la muñeca que se evalúan en los diferentes planos

Coronal
- Estructuras óseas.
- Ligamento escafoideo-semilunar.
- Ligamento semilunar-piramidal.
- Fibrocartílago triangular.
- Ligamentos radio-semilunares.
- Ligamentos extrínsecos del carpo.
- Ligamento colateral cubital del pulgar.

Axial
- Tendones.
- Nervio mediano.
- Nervio cubital.
- Túnel carpiano.
- Canal de Guyon (túnel cubital).
- Articulación radiocubital distal.

Sagital
- Alineación del carpo.
- Articulación pisi-piramidal.

distal del radio y del cúbito y los huesos del carpo, como así también las bases de los metacarpianos. El estudio de resonancia magnética (RM) de la mano incluye la muñeca, los metacarpianos y la mayoría de los dedos (o todos ellos), y se utilizan las mismas secuencias de pulso y los mismos planos de exploración que para la muñeca, pero se aumenta el campo de visión hasta ±14 cm para incluir estructuras anatómicas adicionales. También preferimos estudios específicos de los dedos, en cuyo caso se utiliza un campo de visión de 6 a 8 cm. Es importante optimizar el campo de visión de acuerdo con las indicaciones clínicas.

- Como se indicó con anterioridad, el plano coronal es óptimo para visualizar los pequeños ligamentos de la mano, por lo que es fundamental realizar cortes delgados en este plano (1 a 2 mm). En los otros planos de exploración y cuando se estudian patologías no ligamentarias se pueden utilizar cortes de 3 mm de espesor.
- Contraste: la administración de contraste intravenoso es útil para evaluar masas (con el objetivo de diferenciar las lesiones quísticas de las sólidas), como así también en casos de sospecha de infección, ya que permite delimitar mejor un absceso en el cual se observa realce periférico alrededor del contenido líquido y los detritos necróticos que no presentan realce. Si bien no la utilizamos con frecuencia en nuestra práctica, se puede realizar una artrografía por RM con inyección de contraste en la articulación radiocarpiana o, con menor frecuencia, en la articulación radiocubital distal.

Estructuras normales y anormales

Ligamentos

Los ligamentos de la muñeca se dividen en intrínsecos y extrínsecos. Los ligamentos intrínsecos del carpo conectan los huesos carpianos entre sí y limitan su movimiento. Los ligamentos extrínsecos conectan los huesos del antebrazo con los de la muñeca y estabilizan estas estructuras.

Ligamentos intrínsecos (Cuadro 12.2)

Ligamentos escafoideo-semilunar y semilunar-piramidal normales

Estos son los dos ligamentos intrínsecos del carpo de mayor importancia clínica; la rotura de estos ligamentos puede provocar inestabilidad y dolor. Ambos ligamentos se evalúan de forma óptima mediante imágenes coronales con espesor de corte delgado. Estos ligamentos tienen forma de herradura entre los huesos y pueden apreciarse como estructuras triangulares o en forma de banda cuando se realizan cortes transversales en las imágenes coronales (Figura 12.1).

Cuadro 12.2 Ligamentos intrínsecos del carpo

Escafoideo-semilunar y semilunar-piramidal, los más importantes

- Mantienen la alineación entre los huesos del carpo.
- Tienen forma triangular, en herradura o en banda a nivel de las porciones proximales de los huesos y se insertan en el hueso o el cartílago.
- Intensidad baja con áreas de intensidad de señal intermedia en su interior (normal).
- Alteraciones del ligamento escafoideo-semilunar:
  - Distensión o desgarro.
  - RM: precisión del 90%.
  - Rotura, ausencia, irregularidad, adelgazamiento, con intensidad de señal alta en imágenes T2 a través del defecto ligamentario.
  - Aumento del espacio intercarpiano, a veces.
  - Distensión de un ligamento no roto.
- Las alteraciones del ligamento escafoideo-semilunar pueden provocar:
  - Subluxación rotatoria del escafoides.
  - Inestabilidad segmentaria intercalada en la cara dorsal.
  - Colapso escafoideo-semilunar avanzado.
- Los desgarros del ligamento semilunar-piramidal pueden provocar:
  - Inestabilidad segmentaria intercalada en la cara palmar.
- Se asocian a desgarros del complejo del fibrocartílago triangular.

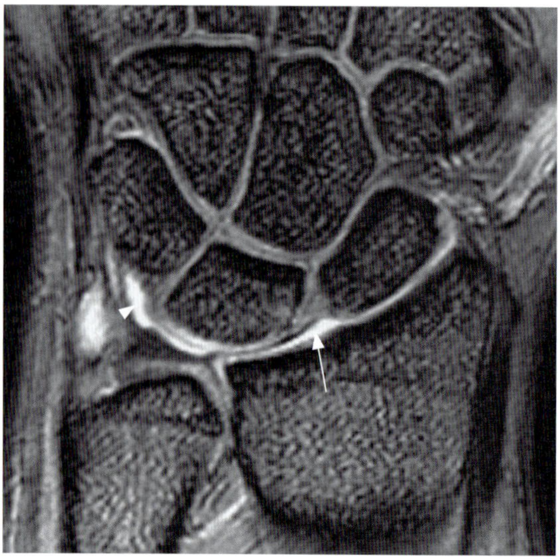

Figura 12.1 Ligamentos intrínsecos del carpo normales. Imagen coronal con eco de gradiente de la muñeca. Los ligamentos escafoideo-semilunar (*flecha*) y semilunar-piramidal (*punta de flecha*) se localizan en las porciones proximales de los huesos carpianos en los cuales se insertan; se observan de forma óptima en las imágenes coronales.

El ligamento escafoideo-semilunar es una estructura continua, pero se la puede dividir en porciones palmar, media y dorsal (Figura 12.2). Diversos estudios han demostrado que las porciones palmar y, sobre todo, dorsal son importantes para la estabilidad de la muñeca. La porción palmar es más laxa, por lo que puede amoldarse a las diversas curvas articulares del escafoides y del semilunar. Es frecuente observar pequeñas perforaciones (o defectos comunicantes) en la porción media, las cuales parecen no estar relacionadas con síntomas cuando constituyen un hallazgo aislado.

La porción palmar del ligamento escafoideo-semilunar tiene una configuración trapezoidal en las imágenes coronales y la porción media es de forma triangular. A menudo, ambas porciones exhiben cierto grado de intensidad de señal heterogénea/intermedia. La porción dorsal, que es la más importante para la estabilidad del carpo, es una banda homogénea de intensidad baja. Por lo general, la porción palmar del ligamento escafoideo-semilunar se inserta en el hueso cortical, mientras que las porciones media y dorsal se insertan en el cartílago hialino o de forma combinada en el cartílago y el hueso cortical. El motivo por el cual las porciones palmar y media tienen señal de intensidad más alta que la porción dorsal se debe a la menor densidad de las fibras de colágeno y a la mayor proporción de tejido conectivo laxo y de tejido vascular en estas regiones.

El ligamento semilunar-piramidal es más pequeño y está más tenso que el escafoideo-semilunar, pero tiene una forma similar, y con frecuencia presenta intensidad de señal baja y heterogénea en las imágenes coronales. El ligamento semilunar-piramidal puede insertarse en el cartílago hialino articular o en el hueso cortical. Su componente palmar, que es más fuerte y más grueso, se entremezcla con el fibrocartílago triangular.

En individuos asintomáticos es posible observar intensidad de señal intermedia diseminada de forma parcial o completa en la sustancia de los ligamentos escafoideo-semilunar y semilunar-piramidal (Figura 12.3). Esto constituye un hallazgo anormal (desgarro ligamentario) solo si la intensidad de señal es tan alta como la del líquido en cualquiera de las secuencias T2 utilizada. De modo similar, el aumento de la señal entre el cartílago articular y el ligamento indica una avulsión ligamentaria solo si es de intensidad tan alta como la del líquido.

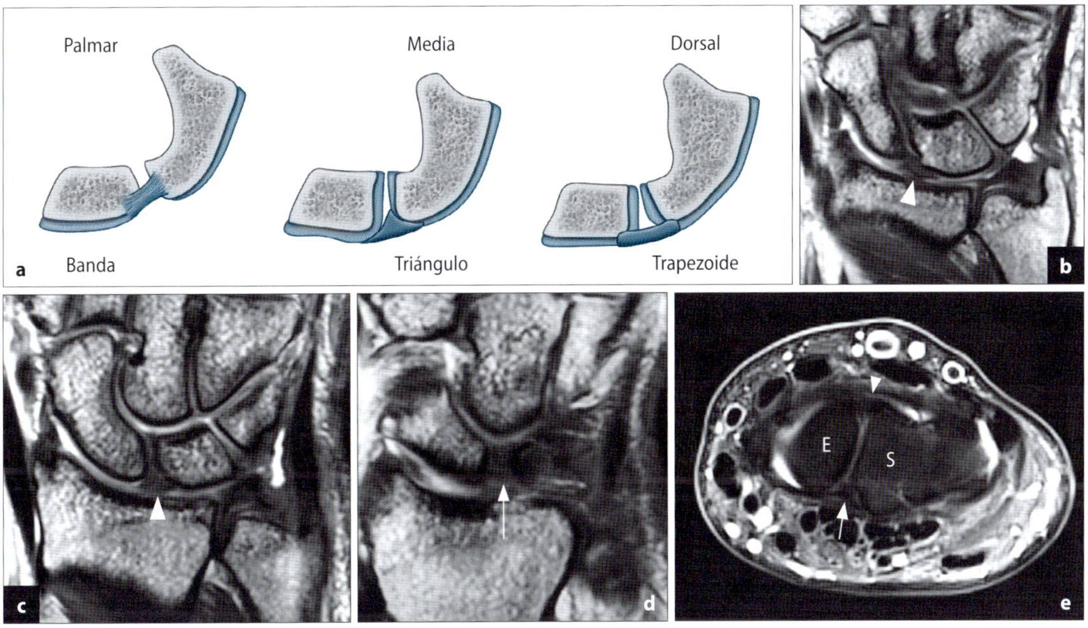

Figura 12.2 Ligamento escafoideo-semilunar normal: tres porciones. **a** Diagrama que muestra los diferentes aspectos de las porciones palmar, media y dorsal del ligamento escafoideo-semilunar, que se corresponden con el aspecto en la RM. **b** Imagen coronal con eco de gradiente de la muñeca. La porción palmar del ligamento (*punta de flecha*) tiene forma trapezoidal e intensidad de señal intermedia. **c** Imagen coronal con eco de gradiente de la muñeca. La porción media del ligamento escafoideo-semilunar (*punta de flecha*) tiene forma triangular. **d** Imagen coronal con eco de gradiente de la muñeca. La porción dorsal (*flecha*) es una banda de intensidad de señal más baja y es la porción más fuerte del ligamento. **e** Imagen axial en T2 con saturación grasa de la muñeca. Se visualizan de forma óptima las fibras palmares (*flecha*) y dorsales (*punta de flecha*). S: semilunar; E: escafoides.

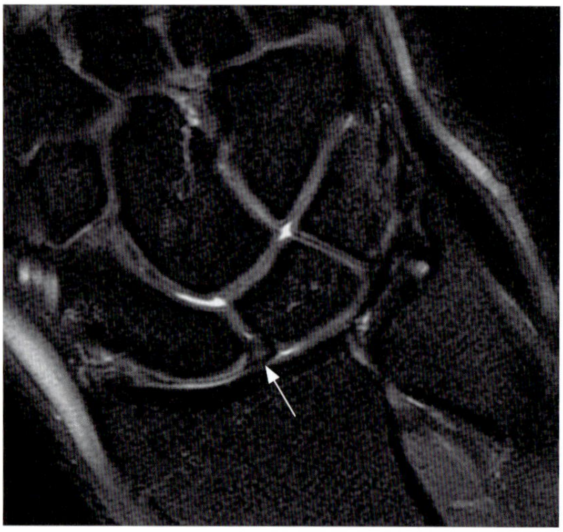

Figura 12.3 Ligamento escafoideo-semilunar: variante normal. Imagen coronal T2W con supresión grasa de la muñeca. La señal intermedia que recorre los ligamentos intercarpianos es un hallazgo normal (*flecha*) porque no es de intensidad tan alta como la del líquido.

Ligamentos escafoideo-semilunar y semilunar-piramidal anormales

La patología del escafoideo-semilunar es la causa más frecuente de inestabilidad del carpo. Desde el punto de vista clínico, los pacientes refieren dolor y debilidad en la cara dorsal/radial de la muñeca. Las alteraciones en la RM que indican una alteración del ligamento escafoideo-semilunar incluyen las siguientes:

- Solución de continuidad en el ligamento, con intensidad igual a la del líquido observada entre el ligamento y el hueso (con o sin separación entre los huesos escafoides y semilunar).
- Ausencia completa del ligamento escafoideo-semilunar.
- Morfología distorsionada, con desgaste, adelgazamiento e irregularidad.
- Ligamento distendido con ensanchamiento del espacio articular escafoideo-semilunar (Figura 12.4).

Se ha informado que la precisión de la RM es del 90% respecto de la artrografía y del 95% en comparación con la cirugía (artroscopia y artrotomía).

La inestabilidad escafoideo-semilunar tiene lugar cuando el ligamento homónimo se rompe o se distiende por completo, lo que permite la disociación de ambos huesos. El escafoides se inclina en sentido palmar (subluxación rotatoria), mientras que el semilunar se inclina en dirección dorsal, lo que genera un patrón de inestabilidad dorsal intercalada segmentaria (DISI), que es el patrón de inestabilidad más frecuente en la muñeca. Las imágenes sagitales de RM permiten detectar la relación entre las estructuras óseas (Figura 12.5). El patrón DISI también puede presentarse ante una fractura inestable del escafoides, incluso si el ligamento escafoideo-semilunar permanece intacto. Los desgarros parciales de este ligamento afectan con mayor frecuencia a sus fibras palmares, las cuales son más débiles.

La rotura del ligamento escafoideo-semilunar y la inestabilidad rotatoria crónica del escafoides también pueden provocar un colapso escafoideo-semilunar avanzado (SLAC). Esta entidad consiste en la rotura del ligamento escafoideo-semilunar, cambios degenerativos entre el escafoides y la porción distal del radio y migración en sentido proximal del hueso grande entre los huesos escafoides y semilunar (Figura 12.6).

La rotura del ligamento semilunar-piramidal no es tan fácil de diagnosticar como la rotura del ligamento escafoideo-semilunar debido a su menor tamaño. Las alteraciones observadas en el ligamento semilunar-piramidal anormal son similares a las que se encuentran en el ligamento escafoideo-semilunar (Figura 12.7). Los desgarros del ligamento semilunar-piramidal son la segunda causa más frecuente de inestabilidad del carpo y provocan la inclinación del semilunar en dirección palmar (inestabilidad palmar intercalada segmentaria [VISI]) como consecuencia de la lesión ligamentaria. Existe una fuerte asociación entre los desgarros periféricos del fibrocartílago triangular y los desgarros del ligamento semilunar-piramidal.

Cabe destacar que la alineación de los huesos del carpo en las imágenes sagitales depende de la posición de la muñeca. El semilunar tiende a la flexión en sentido palmar y a la dorsiflexión en relación con el radio cuando la muñeca adopta una desviación radial y cubital, respectivamente. De esta manera, hay que tener mucho cuidado al diagnosticar una DISI o una VISI, y es fundamental implementar una posición adecuada de la mano y la muñeca en el resonador para evitar este problema. En condiciones normales, la porción distal del radio, el semilunar y el hueso grande tienen una alineación rectilínea, o muy próxima a ella, al igual que en una radiografía de muñeca de perfil. Si el estudio se realiza con la muñeca en extensión, el semilunar se inclina en sentido dorsal, pero mantiene su alineación con el hueso grande. En casos de DISI y VISI, la superficie articular del semilunar de forma aislada se inclina en sentido dorsal o palmar, respectivamente, y el eje del hueso grande se alinea con la porción distal del radio.

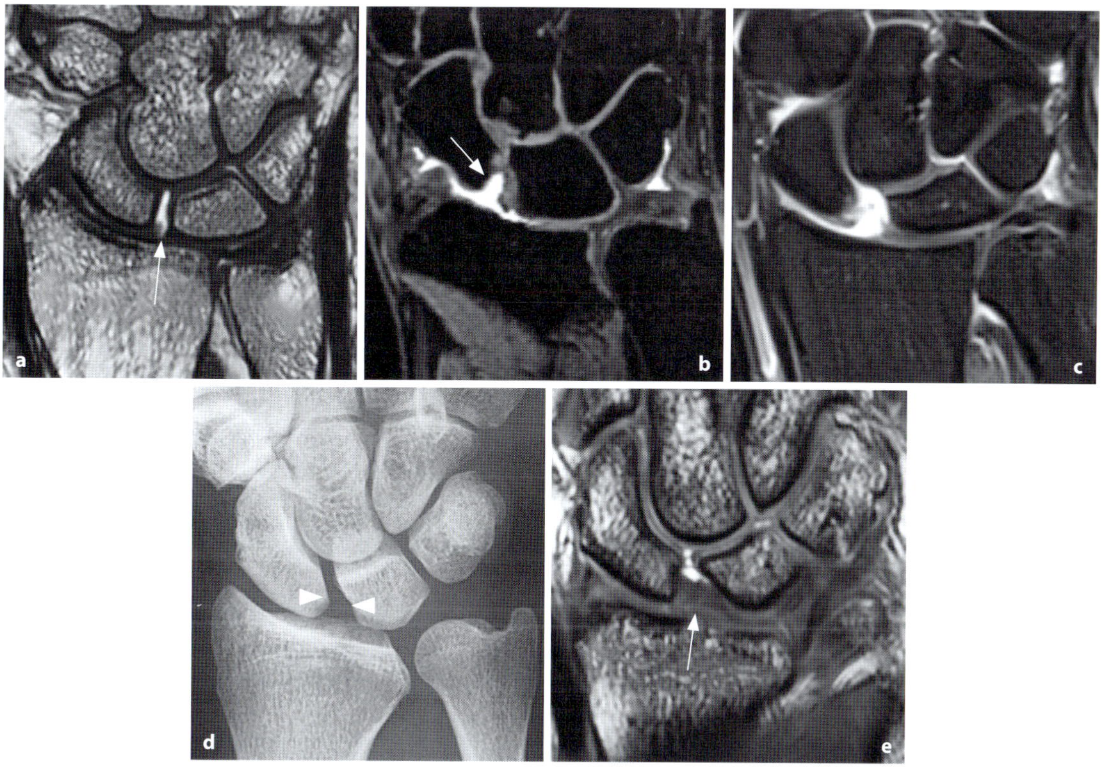

Figura 12.4 Alteración del escafoideo-semilunar. a Imagen coronal con eco de gradiente que muestra una pequeña perforación con señal igual a la del líquido que recorre el ligamento (*flecha*). b Imagen coronal con eco de gradiente (artrografía por RM; paciente diferente del mostrado en a). Se observa rotura parcial de las fibras palmares del ligamento (*flecha*). Los segmentos medio y dorsal están intactos. c Imagen coronal en secuencia STIR de la muñeca. El ligamento presenta rotura completa con ensanchamiento del intervalo escafoideo-semilunar. d Radiografía anteroposterior de la muñeca. El intervalo escafoideo-semilunar también está aumentado en este paciente (*puntas de flecha*), lo que hace pensar en un desgarro ligamentario. e Imagen coronal con eco de gradiente de la muñeca. El ligamento está distendido, pero no roto (*flecha*).

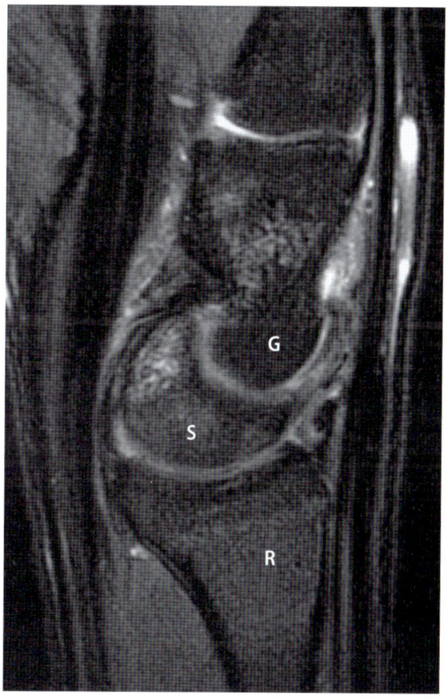

Figura 12.5 Inestabilidad dorsal intercalada segmentaria. Imagen sagital T2W con supresión grasa de la muñeca. El semilunar (S) está inclinado en dirección dorsal respecto del hueso grande (G) y del radio (R) debido a la subluxación rotatoria del escafoides como consecuencia de la rotura del ligamento escafoideo-semilunar.

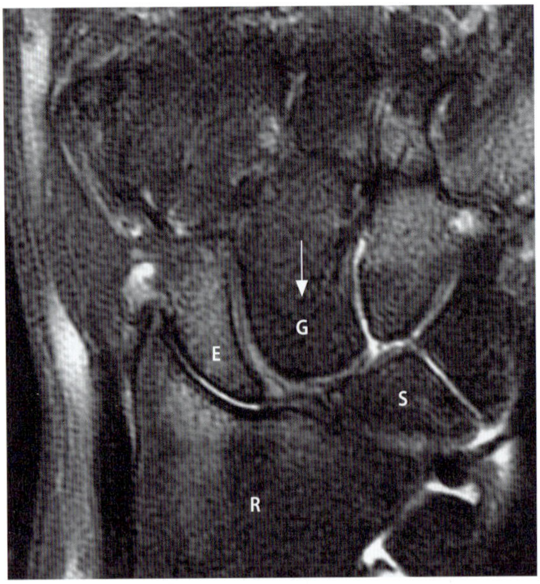

Figura 12.6 Colapso escafoideo-semilunar avanzado. Imagen coronal T2W con saturación grasa de la muñeca. El ligamento escafoideo-semilunar está ausente y el espacio entre el escafoides (E) y el semilunar (S) está aumentado. El hueso grande (G) está migrado en sentido proximal entre los dos huesos (*flecha*). Se observa pérdida de cartílago y una reducción del espacio entre el escafoides y el radio (R) debido a una enfermedad articular degenerativa.

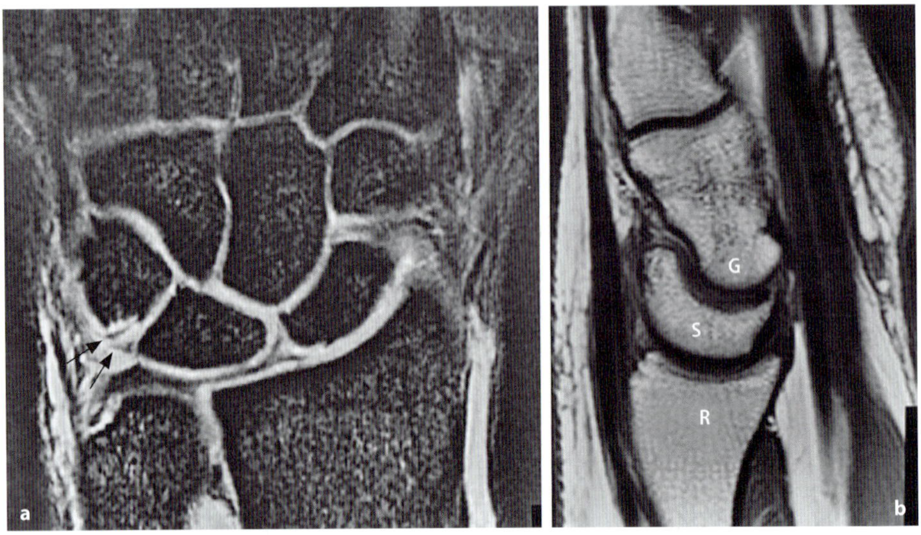

Figura 12.7 Desgarro del ligamento semilunar-piramidal con inestabilidad palmar intercalada segmentaria asociada. **a** Imagen coronal con eco de gradiente de la muñeca. Se observa intensidad alta a nivel del desgarro del ligamento semilunar-piramidal, con fragmentos ligamentarios (*flechas*) a ambos lados del desgarro. **b** Imagen sagital en T1 de la muñeca. El semilunar (S) está inclinado en dirección palmar respecto del hueso grande (G) y del radio (R) como consecuencia del desgarro del ligamento semilunar-piramidal, lo que provoca inestabilidad del carpo (inestabilidad palmar intercalada segmentaria).

Ligamentos extrínsecos

Ligamentos palmares y dorsales

Los ligamentos extrínsecos son engrosamientos de la cápsula articular y son intracapsulares y extrasinoviales. Discurren entre los huesos del carpo y la porción distal del radio y del cúbito a lo largo de las caras palmar y dorsal de la muñeca. Los ligamentos palmares son más fuertes y gruesos que los dorsales y son los principales estabilizadores de los movimientos de la muñeca. Estos ligamentos se aprecian como estructuras fasciculares estriadas con bandas intercaladas de intensidad de señal baja e intermedia. Se los observa mejor en las imágenes coronales de RM con cortes delgados; las imágenes sagitales muestran su sección transversal (Figura 12.8).

Los ligamentos palmares más importantes son el radio-escafoideo-hueso grande y el radio-semilunar-piramidal. El primero se origina en

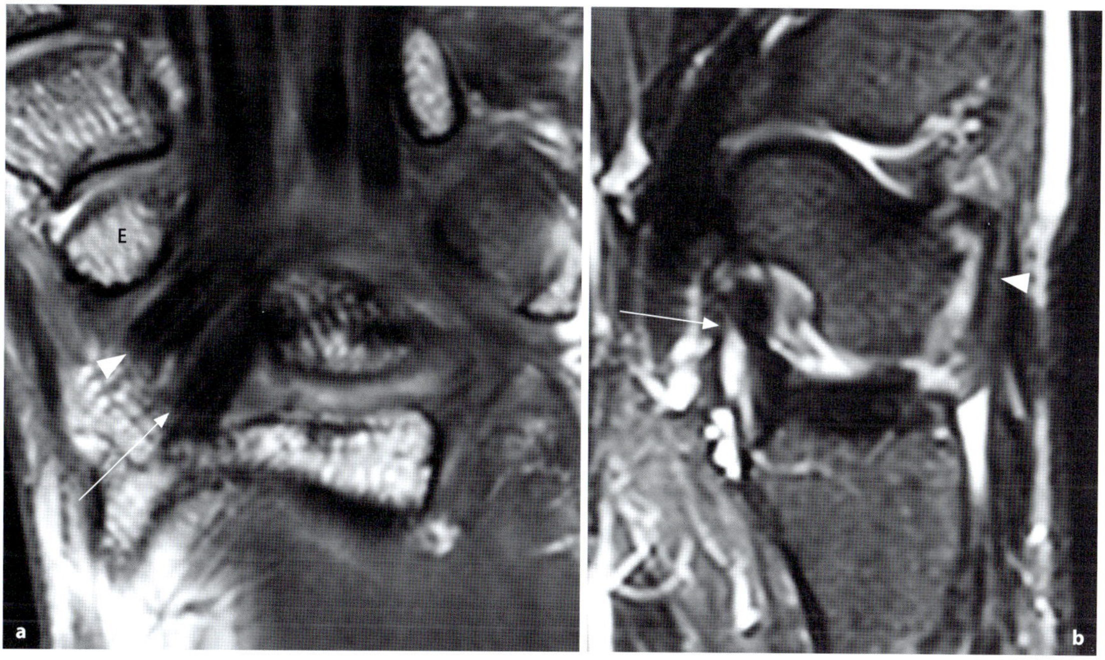

Figura 12.8 Ligamentos extrínsecos. **a** Imagen coronal con eco de gradiente de la muñeca. Se observan porciones de los dos principales ligamentos extrínsecos de la cara palmar del carpo, los cuales tienen recorrido oblicuo y consisten en estructuras estriadas de intensidad baja (*punta de flecha*: radio-escafoideo-hueso grande; *flecha*: radio-semilunar-piramidal; E: escafoides). **b** Imagen sagital en densidad protónica con densidad grasa de la muñeca. Los ligamentos palmares (*flecha*) y dorsales (*punta de flecha*) se visualizan como estructuras de intensidad de señal baja en un corte transversal.

la superficie palmar de la apófisis estiloides del radio y tiene un recorrido oblicuo a través de la cintura del escafoides, sin adherirse a este hueso, y se inserta en el centro del hueso grande (actúa como un cinturón de seguridad, manteniendo la posición del escafoides). El ligamento radio-semilunar-piramidal es el ligamento más grande de la muñeca. También nace en la apófisis estiloides del radio en la cara cubital del ligamento radio-escafoideo-hueso grande y adopta un recorrido oblicuo hasta insertarse en las superficies palmares del semilunar y del piramidal.

Los ligamentos extrínsecos dorsales de la muñeca tienen un trayecto oblicuo entre la porción distal del radio y cada uno de los huesos de la fila proximal del carpo (ligamentos radio-escafoideo, radio-semilunar y radio-piramidal). Existen otros ligamentos extrínsecos del carpo de pequeño tamaño, pero no los analizaremos en este texto.

Si bien los ligamentos extrínsecos resultan dañados hasta en el 50% de las lesiones de los ligamentos intrínsecos, a menudo no se los somete a reparación quirúrgica. Debido a esto, en nuestra práctica cotidiana no invertimos mucho tiempo analizando dichas estructuras.

Complejo del fibrocartílago triangular (Cuadro 12.3)

Cuadro 12.3 Complejo del fibrocartílago triangular

Componentes
- Fibrocartílago triangular.
- Ligamentos radiocubitales (dorsal y palmares).
- Vaina del tendón del extensor cubital del carpo.
- Ligamento colateral cubital.
- Menisco homólogo.

Función
- Amortigua las cargas axiales (el 20% de las cuales pasan por el lado cubital de la muñeca).
- Estabiliza el lado cubital y la articulación radiocubital distal.

Alteraciones
- Fibrocartílago triangular:
  - Desgarros de espesor parcial o completo, desprendimiento, degeneración.
  - Intensidad de señal alta (igual a la del líquido) a través de la superficie en T2 = desgarro.
- Ligamentos radiocubitales:
  - La presencia de intensidad de señal alta a través de estas estructuras indica un desgarro.
  - El desgarro resulta en inestabilidad de la articulación radiocubital distal.
- Vaina del tendón del extensor cubital del carpo:
  - A menudo, este tendón se ve afectado por tenosinovitis.
  - Intensidad de señal alta alrededor del tendón en las imágenes axiales en T2.
  - La rotura de la vaina provoca subluxación medial del extensor cubital del carpo respecto de su hendidura en el cúbito.

El complejo del fibrocartílago triangular es el principal estabilizador de la articulación radiocubital distal y está formado por varias estructuras de partes blandas en el lado cubital de la muñeca: el fibrocartílago triangular, los ligamentos radiocubitales palmares y dorsales, el menisco homólogo y la vaina del tendón del extensor cubital del carpo (Figura 12.9).

Las funciones de las estructuras que conforman el complejo del fibrocartílago triangular consisten en amortiguar las fuerzas en el lado cubital de la muñeca durante los esfuerzos axiales y estabilizar el lado cubital de la muñeca y la articulación radiocubital distal. En presencia de una variante cubital neutra, alrededor del 80% de las fuerzas axiales pasan a través del lado radial de la muñeca, mientras que el cúbito absorbe aproximadamente el 20% de la fuerza a través del complejo del fibrocartílago triangular.

Fibrocartílago triangular

Fibrocartílago triangular normal

El fibrocartílago triangular es un disco bicóncavo de tejido fibrocartilaginoso con forma de moño asimétrico, similar al disco de la articulación temporomandibular (Figura 12.10). El fibrocartílago triangular está ubicado en el espacio cúbito-carpiano; en el lado medial se inserta a la apófisis estiloides del cúbito a través de dos delgadas bandas de tejido fibrocartilaginoso. A nivel de su inserción radial, se observa cartílago hialino interpuesto entre el fibrocartílago triangular y el radio, una situación que no se debe confundir con un desprendimiento o un desgarro del fibrocartílago triangular. El fibrocartílago triangular se inserta en el cartílago a lo largo de la cara cubital del radio, que se continúa con el cartílago articular de la articulación radiocubital distal. El espesor del fibrocartílago triangular es inversamente proporcional al grado de variante cubital. En otras palabras, el fibrocartílago triangular es más delgado en pacientes con variante cubital

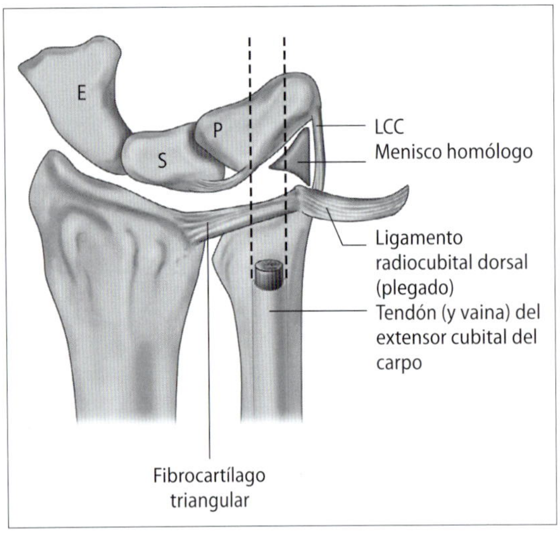

Figura 12.9 Complejo del fibrocartílago triangular. Diagrama de los componentes anatómicos del complejo del fibrocartílago triangular desde una perspectiva dorsal. S: semilunar; E: escafoides; P: hueso piramidal; LCC: ligamento colateral cubital.

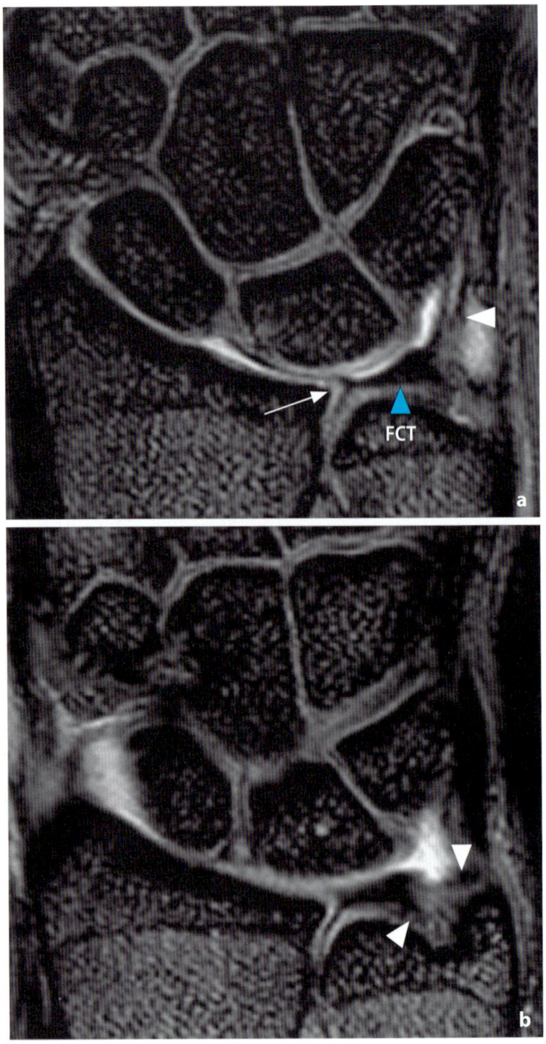

Figura 12.10 Fibrocartílago triangular normal. **a** Imagen coronal con eco de gradiente de la muñeca. El fibrocartílago triangular (*punta de flecha celeste*; FCT) es una estructura bicóncava que se inserta en el cartílago de señal intermedia del radio (*flecha blanca*). En esta imagen también se observa de forma adecuada el ligamento colateral cubital (*punta de flecha blanca*). **b** Imagen coronal con eco de gradiente de la muñeca. La inserción cubital del fibrocartílago triangular está formada por dos delgadas bandas de tejido (*puntas de flecha*).

positiva, una situación que puede predisponer a sufrir desgarros, y es más grueso en pacientes con variante cubital negativa. El fibrocartílago triangular se visualiza de forma óptima en las imágenes coronales de RM. Puede presentar intensidad de señal baja de manera difusa, independientemente de la secuencia de pulso utilizada, o tener intensidad intermedia como consecuencia de una degeneración mixoide asintomática.

Fibrocartílago triangular anormal

De los componentes principales del complejo del fibrocartílago triangular, el fibrocartílago triangular es el que resulta afectado con mayor frecuencia. En presencia de patología de esta estructura, los pacientes suelen referir dolor e hiperestesia en el lado cubital de la muñeca. Se puede provocar un chasquido doloroso con la rotación del antebrazo. En la RM, el fibrocartílago triangular se puede evaluar de modo similar al menisco de la rodilla. La presencia de intensidad de señal aumentada en el interior del fibrocartílago triangular no tiene importancia clínica, mientras que la señal alta que se extiende a través de su superficie proximal o distal indica un desgarro (Figura 12.11). Los desgarros del fibrocartílago triangular pueden ser de espesor parcial o completo, con extensión parcial o total a través de la estructura. Los desgarros parciales se detectan con mayor frecuencia en la superficie articular proximal adyacente a la articulación radiocubital distal. Antes se creía que la presencia de líquido en la articulación radiocubital distal era un signo secundario de un desgarro del fibrocartílago triangular, pero la mayoría de los individuos presentan una pequeña cantidad de líquido en esta articulación.

La ubicación del desgarro tiene implicancias terapéuticas debido a la irrigación del fibrocartílago triangular. El 20% más periférico del fibrocartílago triangular, en su borde cubital, está bien vascularizado y los desgarros pueden tener buena curación con tratamiento no quirúrgico si se implementa una inmovilización adecuada, o al realizar una reparación primaria. El resto del fibrocartílago triangular es esencialmente avascular y las perforaciones o los desgarros en sus porciones central y radial se suelen tratar mediante debridamiento en casos sintomáticos. Muchos individuos asintomáticos tienen intensidad de señal alta en la sustancia del fibrocartílago triangular o pequeñas perforaciones. Es probable que la señal intrasustancia corresponda a una degeneración mixoide y las perforaciones asintomáticas quizá sean de naturaleza degenerativa, debido a que la mayoría de los desgarros traumáticos son sintomáticos. Al igual que con todos los estudios por imágenes, es fundamental correlacionar la RM con los hallazgos clínicos para implementar el tratamiento adecuado de los pacientes.

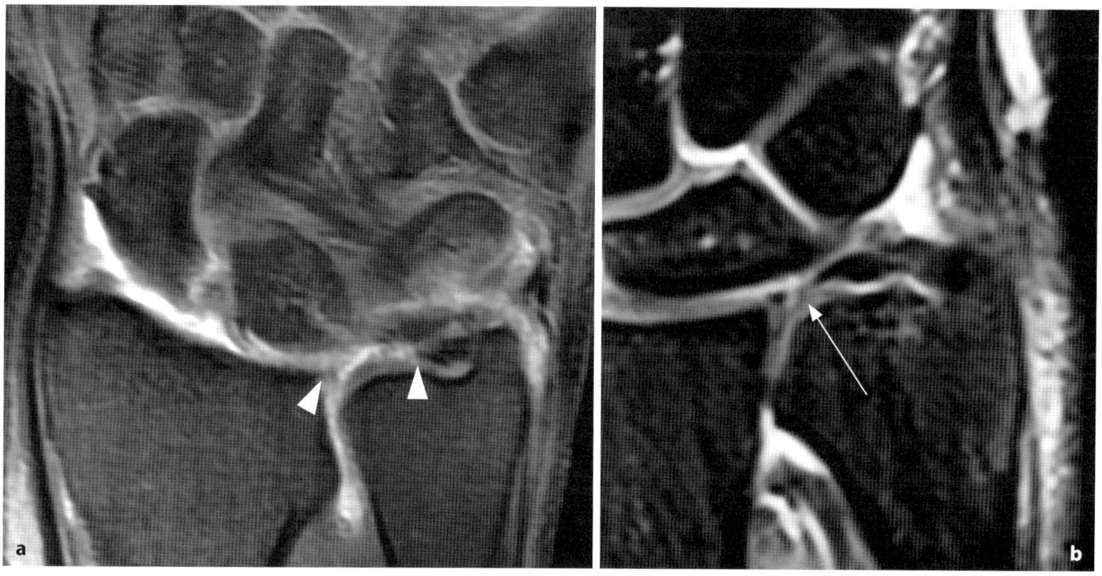

Figura 12.11 Desgarros del fibrocartílago triangular. **a** Imagen coronal en T1 con saturación grasa de la muñeca (artrografía por RM: inyección radiocarpiana). Se evidencia un defecto de gran tamaño en la porción central del fibrocartílago triangular (*puntas de flecha*). Nótese también la extensión anormal del contraste hacia la articulación radiocubital distal. **b** Imagen coronal con eco de gradiente de la muñeca (paciente diferente del mostrado en **a**). Se observa un desgarro más pequeño cerca de la inserción radial del fibrocartílago triangular (*flecha*).

El fibrocartílago triangular puede sufrir un desprendimiento traumático de su inserción cubital y puede interponerse entre el radio y el cúbito, una situación que impide la correcta reducción de la articulación radiocubital distal (Figura 12.12). Los desgarros traumáticos del fibrocartílago triangular a menudo se asocian a desgarros de estructuras adyacentes, tales como la vaina del tendón del extensor cubital del carpo y del ligamento semilunar-piramidal. La RM tiene una precisión muy alta (95%) para diagnosticar desgarros del fibrocartílago triangular, en comparación con la artrografía y la cirugía. Los desgarros en las porciones central y radial se observan de forma óptima. Antes, los desgarros cerca de la inserción cubital se diagnosticaban con menor precisión debido a que la sinovitis o la proliferación sinovial en el receso preestiloideo podían simular u ocultar un desgarro; sin embargo, la precisión de la RM para diagnosticar desgarros en esta región ha mejorado gracias al perfeccionamiento de las técnicas de exploración.

Ligamentos radiocubitales

Ligamentos radiocubitales normales

Los ligamentos radiocubitales palmares y dorsales son bandas estriadas anchas que se extienden entre la apófisis estiloides del cúbito hasta la porción distal del radio a lo largo de los bordes palmar y dorsal de su escotadura sigmoidea. Los ligamentos se entremezclan con las superficies palmar y dorsal del fibrocartílago triangular. Los ligamentos radiocubitales palmares y dorsales se pueden distinguir del fibrocartílago triangular debido a que sus bordes superior e inferior suelen ser planos, en lugar de cóncavos, y se insertan directamente en el hueso y no en el cartílago del radio (Figura 12.13). Estas estructuras tienen intensidad de señal baja en todas las secuencias de pulso y se las visualiza de forma óptima en las imágenes coronales.

Ligamentos radiocubitales anormales

La rotura del ligamento radiocubital palmar o dorsal se asocia a inestabilidad de la articulación radiocubital distal. La RM permite visualizar la rotura ligamentaria; la desalineación de la articulación radiocubital distal se visualiza mejor en las imágenes axiales (Figuras 12.14). La inestabilidad de la articulación radiocubital distal se diagnostica cuando el radio no se articula de forma adecuada con la escotadura sigmoidea de la porción distal del radio y está desplazada en dirección dorsal o palmar.

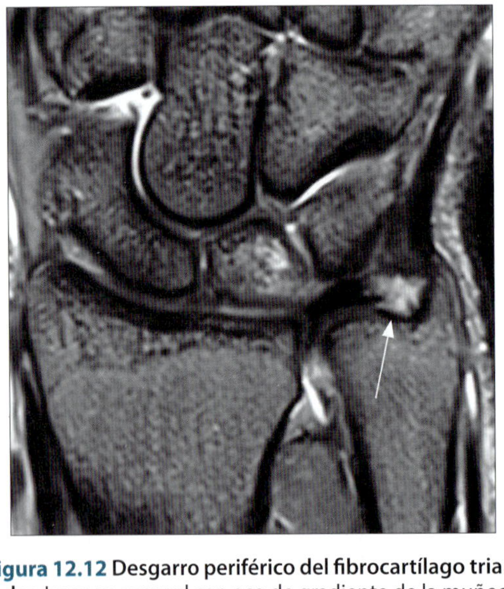

Figura 12.12 Desgarro periférico del fibrocartílago triangular. Imagen coronal con eco de gradiente de la muñeca. Se observa rotura de las fibras periféricas del fibrocartílago triangular en su inserción cubital (*flecha*).

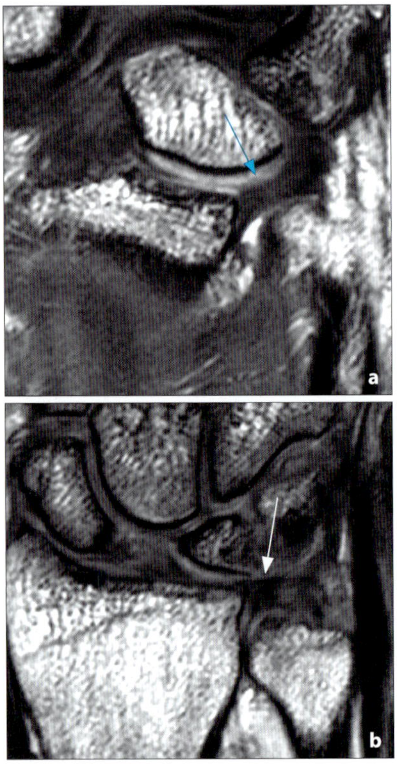

Figura 12.13 Ligamentos radiocubitales normales. **a** Imagen coronal con eco de gradiente de la muñeca. Se observa el ligamento radiocubital palmar como una estructura ancha de intensidad de señal baja (*flecha*) que se inserta directamente en el radio, una característica que ayuda a diferenciarlo del fibrocartílago triangular adyacente. **b** Imagen coronal con eco de gradiente de la muñeca en un nivel más dorsal. El ligamento radiocubital dorsal (*flecha*) tiene un aspecto similar.

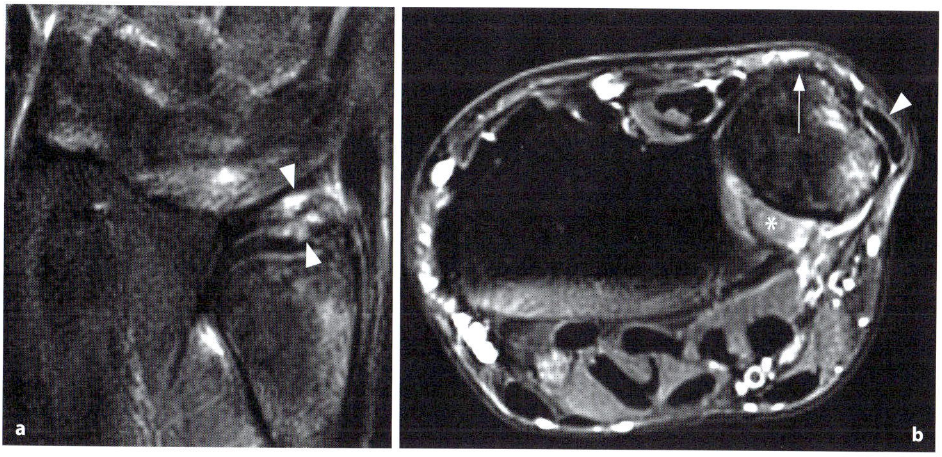

Figura 12.14 Articulación radiocubital distal anormal. **a** Imagen coronal en secuencia STIR de la muñeca. Se observa un desgarro de alto grado del ligamento radiocubital dorsal en su cara cubital (*puntas de flecha*). **b** Imagen sagital T2W con saturación grasa de la muñeca. El cúbito presenta subluxación dorsal respecto del radio (*flecha*), con ensanchamiento de la articulación radiocubital distal (*asterisco*) y leve subluxación medial del tendón del extensor cubital del carpo (*punta de flecha*).

Menisco homólogo

Se puede pensar en el menisco homólogo como un engrosamiento del lado cubital de la cápsula articular que no siempre está presente. Se ubica en un sitio apenas distal al receso preestiloideo y se inserta en el hueso piramidal. Si está presente, se lo observa en las imágenes coronales de RM como una estructura triangular de intensidad de señal baja (Figura 12.15). El receso preestiloideo es un espacio redondo limitado por el menisco homólogo en su región distal, las inserciones del complejo del fibrocartílago triangular en la apófisis estiloides cubital en su región proximal y el disco central del fibrocartílago triangular en sentido radial. En condiciones normales, el receso preestiloideo contiene líquido.

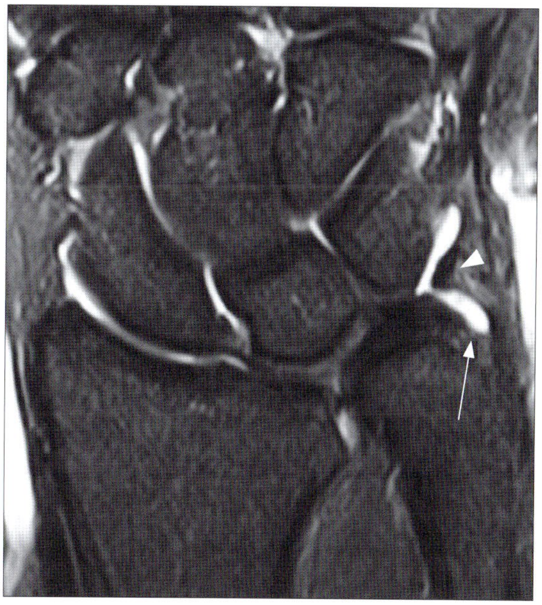

Figura 12.15 Menisco homólogo y receso preestiloideo. Imagen coronal T2W con supresión grasa de la muñeca. El menisco homólogo es una estructura triangular de intensidad de señal baja (*punta de flecha*) ubicada en el lado cubital de la muñeca. Forma el límite distal del receso preestiloideo (*flecha*), el cual está limitado por el fibrocartílago triangular en sentido proximal y radial.

Vaina del tendón del extensor cubital del carpo

Tendón del extensor cubital del carpo normal

El tendón del extensor cubital del carpo y su vaina, que es un componente del complejo del fibrocartílago triangular, se puede observar en las imágenes coronales de RM, pero se visualiza mejor en el plano axial, como ocurre con otros tendones (Figura 12.16). La vaina tendinosa no se evidencia en la RM a menos que haya líquido en su interior. El tendón del extensor cubital del carpo se ubica en el surco del dorso del cúbito cuando la muñeca está en posición neutra o en pronación; la subluxación se puede visualizar si la exploración se realiza con la muñeca en supinación.

Vaina del tendón del extensor cubital del carpo anormal

La rotura traumática de la vaina del tendón del extensor cubital del carpo puede provocar subluxación o luxación de dicho tendón a nivel de la porción distal del cúbito, que se sale de su

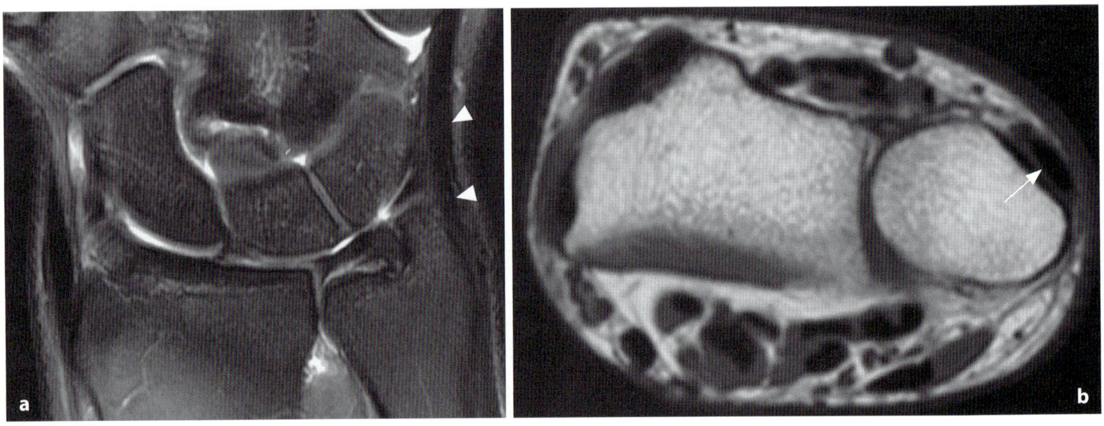

Figura 12.16 **Tendón del extensor cubital del carpo normal.** a Imagen coronal T2W con supresión grasa de la muñeca. El tendón del extensor cubital del carpo se visualiza en los lados cubital y dorsal de la muñeca (*puntas de flecha*). b Imagen axial en T1 de la muñeca. Se visualiza la posición normal del extensor cubital del carpo en el surco del dorso del cúbito (*flecha*).

ubicación normal y se desplaza en dirección medial. Es frecuente que haya tenosinovitis asociada. La subluxación y la tenosinovitis se observan mejor en las imágenes axiales (Figura 12.17).

Ligamento colateral cubital (muñeca)

El ligamento colateral cubital de la muñeca es otro componente del complejo del fibrocartílago triangular que se puede observar en las imágenes coronales de la RM. Se extiende desde la apófisis estiloides del cúbito hasta el hueso piramidal (*v.* Figura 12.10 a) y representa un engrosamiento de la cápsula articular de la muñeca que proporciona poca fuerza mecánica. Existe una estructura similar del lado externo, el ligamento colateral radial, que se extiende desde la apófisis estiloides del radio hasta el hueso escafoides.

Ligamento colateral cubital del dedo pulgar

Ligamento colateral cubital del dedo pulgar normal

El ligamento colateral cubital del dedo pulgar normal es una estructura tensa que se extiende desde la base de la falange proximal del dedo pulgar hasta el borde distal del primer metacarpiano. Estabiliza la cara cubital de la primera articulación metacarpofalángica. En la RM, el ligamento se observa como una banda de intensidad de señal baja que abarca la primera articulación metacarpofalángica, ubicada en profundidad respecto de una banda hipointensa de orientación vertical, que es la aponeurosis de los aductores (Figura 12.18). Es necesario utilizar imágenes de alta resolución con un campo de visión pequeño y orientación coronal respecto del pulgar para lograr una evaluación óptima de esta estructura.

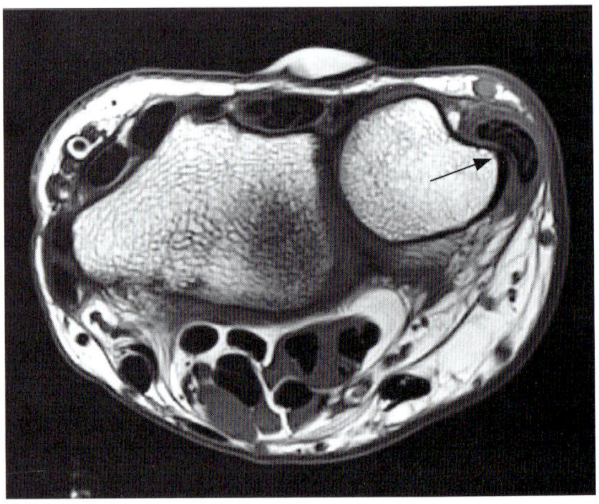

Figura 12.17 **Subluxación del tendón del extensor cubital del carpo.** Imagen axial T1W de la muñeca. El tendón del extensor cubital del carpo (*flecha*) está subluxado en dirección cubital respecto de su posición normal en el surco del dorso del cúbito, lo que indica una rotura de la vaina del tendón del extensor cubital del carpo, la cual forma parte del complejo del fibrocartílago triangular.

Pulgar de guardabosques (o pulgar de esquiador)

Una lesión en abducción de la primera articulación metacarpofalángica puede provocar una fractura por avulsión en el sitio de inserción del ligamento colateral cubital en la base de la falange proximal del pulgar (un tercio de los casos), o puede lesionar solamente el ligamento sin evidencia radiológica de alteración ósea (dos tercios de los casos). En presencia de un ligamento colateral cubital anormal, es posible que la RM solo muestre avulsión de este respecto de la base del pulgar o un desgarro intrasustancia, con hemorragia y edema alrededor de los extremos desgarrados del ligamento (*v.* Figura 12.18). El ligamento

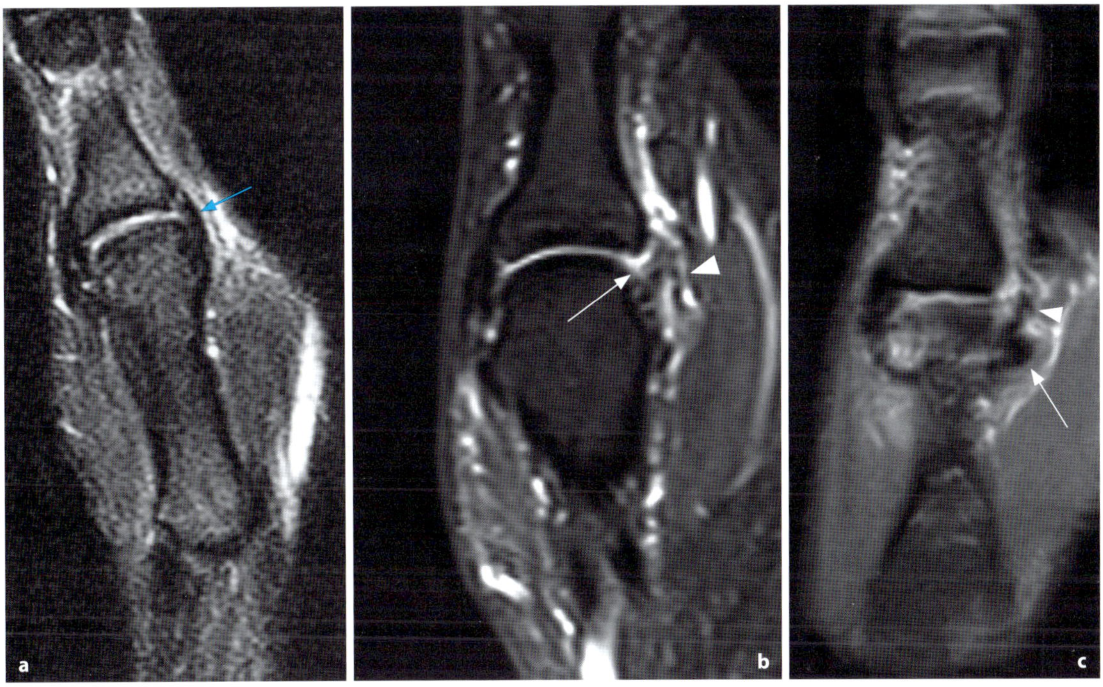

Figura 12.18 Ligamento colateral cubital del pulgar: normal y anormal. a Imagen coronal T2W con supresión grasa del pulgar. El ligamento colateral cubital normal (*flecha*) abarca la primera articulación metacarpofalángica en forma de una banda continua de intensidad baja. b Imagen coronal T2W con supresión grasa del pulgar (paciente diferente del mostrado en a). El ligamento colateral cubital (*flecha*) se ha desprendido de su inserción en la base de la falange proximal del pulgar (pulgar de guardabosques o de esquiador), pero mantiene su ubicación profunda respecto de la aponeurosis de los aductores (*punta de flecha*). c Imagen coronal T2W con supresión grasa del pulgar (paciente diferente de los mostrados en a y b) con una lesión de Stener. El ligamento colateral cubital (*flecha*) está desprendido de la base de la falange proximal, engrosado y retraído en sentido proximal y tiene ubicación superficial respecto de la aponeurosis de los aductores (*punta de flecha*), lo que genera el aspecto de "yoyó con su cuerda". La "cuerda" del yoyó es la aponeurosis.

mantiene su ubicación en profundidad respecto de la aponeurosis de los aductores.

Cuando el ligamento colateral cubital presenta retracción proximal y desplazamiento hasta una posición superficial a la aponeurosis de los aductores, esta situación se denomina "lesión de Stener". Dicha lesión se presenta en alrededor de un tercio de todos los casos de pulgar de guardabosques. La interposición de la aponeurosis de los aductores entre el ligamento desgarrado y el hueso impide la curación, lo que puede resultar en laxitud crónica, pérdida de la prensión y enfermedad articular degenerativa. El tratamiento de una lesión de Stener en las primeras tres semanas posteriores a la lesión conlleva una mejor evolución que un tratamiento más tardío; se justifica realizar una RM para el diagnóstico debido a que el examen físico no es preciso para detectar esta lesión.

En cuanto a su aspecto en la RM, se ha descrito a la lesión de Steiner como un "yoyó con su cuerda". El yoyó corresponde al ligamento colateral cubital retraído y la cuerda corresponde a la aponeurosis de los aductores (*v.* Figura 12.18 c).

Tendones

Anatomía normal

Los tendones de la muñeca se aprecian mejor en el plano axial. La mayoría de los tendones flexores (nueve tendones) pasa a través del túnel carpiano en la cara palmar de la muñeca. No es necesario conocer los nombres de los tendones flexores individuales.

Los tendones extensores se ubican en el dorso de la muñeca y es importante conocerlos. Estos tendones están estabilizados en el dorso de la muñeca por el retináculo de los extensores, el cual contiene tabiques fasciales que forman seis compartimentos dorsales (Figura 12.19).

El primer compartimento dorsal, del lado radial de la muñeca, contiene los tendones del abductor largo del pulgar y del extensor corto del pulgar. El segundo compartimento dorsal contiene los tendones de los extensores radiales largo y corto del carpo y está separado del tendón del extensor largo del pulgar en el tercer compartimento dorsal por el tubérculo de Lister, una

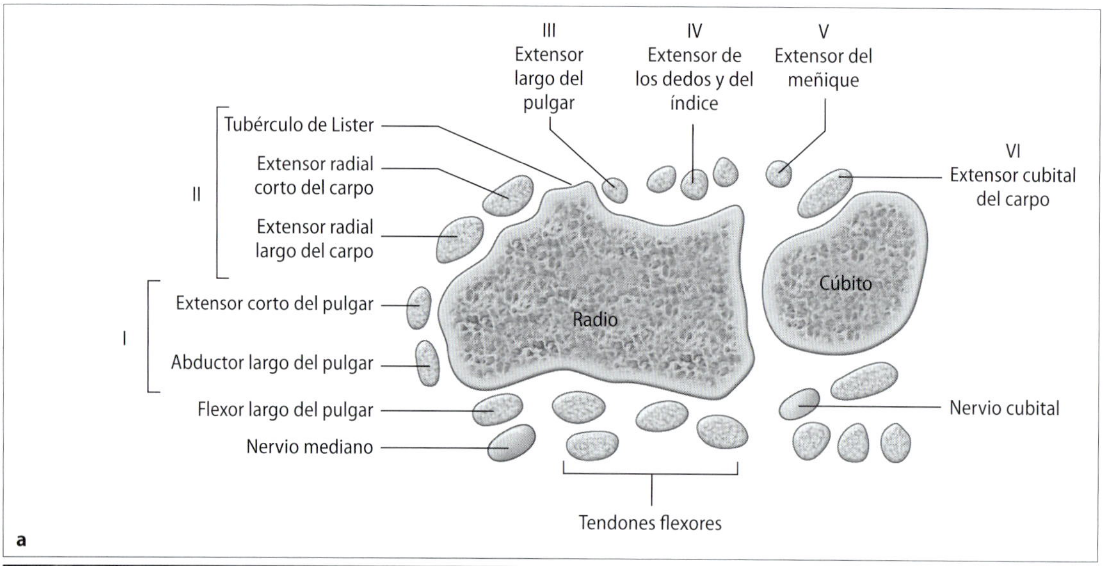

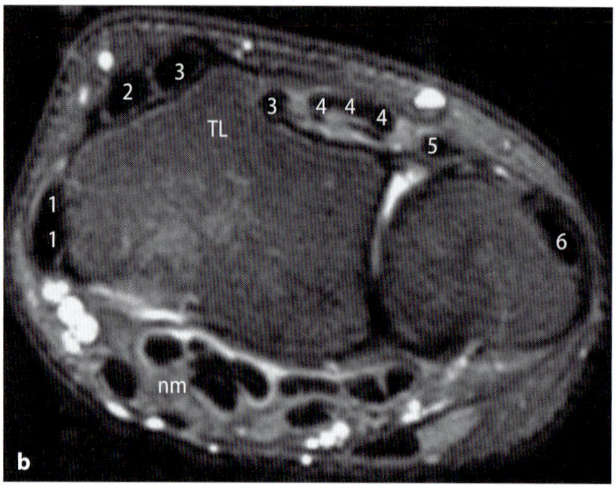

Figura 12.19 Tendones de la muñeca normales. a Diagrama de la muñeca en el plano axial a nivel de la articulación radiocubital distal. Se observan los seis compartimentos dorsales que contienen los tendones, cada uno con su nombre. Los tendones flexores y el nervio mediano se ubican en la región palmar. b Imagen axial T2W con supresión grasa de la muñeca a través de la articulación radiocubital distal. Los tendones dorsales se denominan con números que se correlacionan con los compartimentos dorsales mostrados en el diagrama en a. TL: tubérculo de Lister; nm: nervio mediano.

protuberancia ósea en el dorso del radio. El cuarto compartimento dorsal contiene los tendones del extensor de los dedos y del extensor del dedo índice. El tendón del extensor del dedo meñique se ubica en el quinto compartimento dorsal. El tendón del extensor cubital del carpo se localiza en el sexto compartimento dorsal, en la escotadura del cúbito.

Resulta difícil recordar los nombres de estos tendones, y es mucho más difícil recordar si son largos o cortos. Un truco que nos ayuda a esto es recordar que la cara cubital del tubérculo de Lister corresponde al extensor largo del pulgar (y tiene un "largo" camino por recorrer hasta llegar al pulgar). Si progresamos desde el extensor largo del pulgar en dirección radial, los tendones se alternan en "largo" y "corto": extensor "largo" del pulgar, extensor radial "corto" del carpo, extensor radial "largo" del carpo, extensor "corto" del pulgar y abductor "largo" del pulgar. La única dificultad restante es aprender los nombres de los tendones.

En las imágenes axiales, los tendones de la muñeca son estructuras entre ovaladas y redondas de baja intensidad. En condiciones normales, el tendón del extensor cubital del carpo en particular puede presentar intensidad un poco elevada en su interior por motivos que se desconocen; por lo tanto, este tendón solo se considera alterado cuando presenta líquido a su alrededor (tenosinovitis) o está anormalmente aumentado de tamaño o adelgazado. Pequeñas cantidades de líquido en las vainas tendinosas también son consideradas normales, y se estima que el líquido corresponde a una alteración solo si rodea al tendón por completo. En el tendón del abductor largo del pulgar es posible observar estrías y señal heterogénea que se asemejan a desgarros longitudinales. Este aspecto se debe a la presencia de grasa intercalada entre fascículos tendinosos y no se lo debe interpretar como un proceso patológico (Figura 12.20).

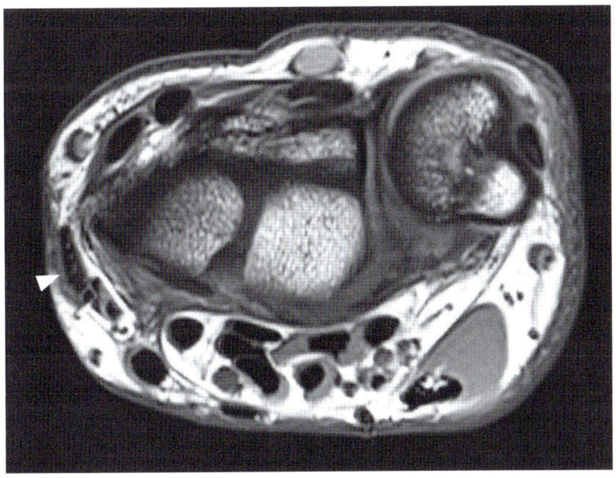

Figura 12.20 Estrías del tendón del abductor largo del pulgar. Imagen axial T1W a nivel de la articulación radiocarpiana que muestra múltiples estrías de intensidad intermedia en el tendón del abductor largo del pulgar (*punta de flecha*). Este aspecto puede simular un desgarro longitudinal del tendón, pero es una variante normal debida a la presencia de grasa interpuesta en el tendón.

Patología tendinosa

Las alteraciones tendinosas son frecuentes en la muñeca y la mano y abarcan desde tenosinovitis hasta cambios degenerativos y desgarros. Los traumatismos crónicos a repetición secundarios a sobreuso y la artritis inflamatoria son causas frecuentes de tendinopatías en la muñeca. La RM permite evaluar con precisión los desgarros completos. La magnitud de la separación entre los extremos desgarrados de un tendón es un factor importante para la planificación del tratamiento. Una separación que mide más de 30 mm por lo general requiere la utilización de un injerto tendinoso en lugar de una reparación primaria.

Síndrome de De Quervain (Cuadro 12.4)

La compresión y tenosinovitis de los tendones del abductor largo del pulgar y del extensor corto del pulgar en el primer compartimento dorsal se conoce como "síndrome de De Quervain". El diagnóstico suele ser clínico, pero a veces los hallazgos no son evidentes y no se pueden diferenciar de los signos de una fractura del escafoides, una tenosinovitis del flexor radial del carpo o una artritis degenerativa de la primera articulación carpo-metacarpiana. El síndrome de De Quervain puede ser idiopático, pero también se asocia con el embarazo o con traumatismos repetitivos en trabajadores manuales.

Los hallazgos del síndrome de De Quervain en la RM pueden ser variables (Figura 12.21). Puede haber obliteración del tejido adiposo subcutáneo que rodea a los tendones, una situación

Cuadro 12.4 Síndrome de De Quervain

- Compresión/irritación de tendones, primer compartimento dorsal:
  - Abductor largo del pulgar.
  - Extensor corto del pulgar.
- Asociado a sobreuso (trabajadores manuales) y embarazo.
- Aspecto en la RM:
  - Los tendones pueden tener intensidad y tamaño normales, estar engrosados o exhibir señal intratendinosa.
  - Es frecuente que haya señal anormal alrededor de los tendones: hipointensidad en T1; señal baja o alta (fibrosis o tenosinovitis) en T2.

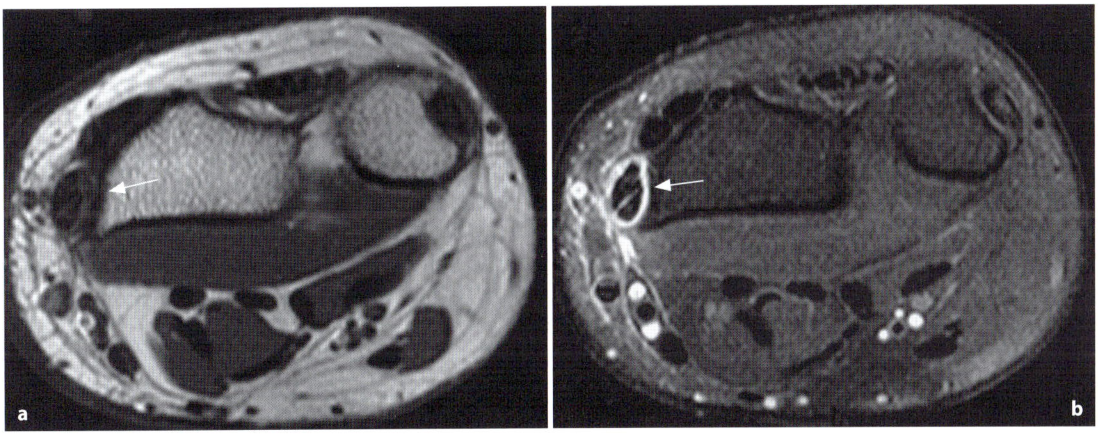

Figura 12.21 Tenosinovitis de De Quervain. a Imagen axial T1W de la muñeca. Una masa dolorosa sobre la apófisis estiloides del radio se correspondía con una tenosinovitis de los tendones del extensor corto del pulgar y del abductor largo del pulgar (*flecha*). **b** Imagen axial en T2 con saturación grasa de la muñeca. Los tendones del primer compartimento dorsal se aprecian aumentados de grosor, con líquido en la vaina tendinosa (*flecha*). En este paciente, la grasa subcutánea alrededor de los tendones mantiene características normales.

que se visualiza como tendones rodeados por tejido de intensidad de señal intermedia en todas las secuencias de pulso, o puede haber tenosinovitis con líquido de intensidad alta alrededor de los tendones en las imágenes T2W. Los tendones pueden tener calibre normal o estar engrosados, o puede haber hiperintensidad intratendinosa secundaria a desgarros parciales o degeneración. La inyección de corticoides en la vaina tendinosa cura esta enfermedad en la mayoría de los pacientes, pero a veces es necesario implementar una descompresión quirúrgica.

Síndrome de intersección

El síndrome de intersección es una afección por sobreuso que provoca una peritendinosis en el sitio donde los tendones del primer compartimento extensor pasan por encima de los tendones del segundo compartimento extensor, aproximadamente entre 4 y 8 cm en situación proximal al tubérculo de Lister. Por lo tanto, cuando se sospecha esta entidad, es necesario extender la exploración en sentido proximal por el antebrazo hasta este nivel. Las actividades que pueden provocar el síndrome de intersección incluyen algunos deportes, como esquí, levantamiento de pesas y remo, y actividades adicionales como utilizar la pala o el rastrillo. Esta entidad puede ser pasada por alto en el examen clínico, por lo que la RM es útil para su diagnóstico. La presencia de señal anormal peritendinosa en los tendones del primer y segundo compartimento extensor y sus vainas tendinosas que comienza a nivel del entrecruzamiento de los tendones y se extiende en sentido proximal es una característica diagnóstica (Figura 12.22). Existe un síndrome de intersección más distal, en el sitio donde el tendón del extensor largo del pulgar cruza el tendón del extensor radial del carpo (largo y corto) en situación distal al tubérculo de Lister. La RM es muy útil para diagnosticar la causa del dolor de muñeca en estos pacientes. Detectar la presencia de tenosinovitis y tendinopatía es fundamental para este diagnóstico.

Extensor cubital del carpo

Es frecuente observar tenosinovitis o desgarros parciales del tendón del extensor cubital del carpo. Este compromiso puede ser secundario a subluxación o luxación a repetición como consecuencia de una rotura de la vaina del tendón del extensor cubital del carpo durante una lesión del complejo del fibrocartílago triangular. En nuestra institución, hacemos el diagnóstico de tenosinovitis o desgarros parciales del tendón del extensor cubital del carpo solo cuando hay líquido

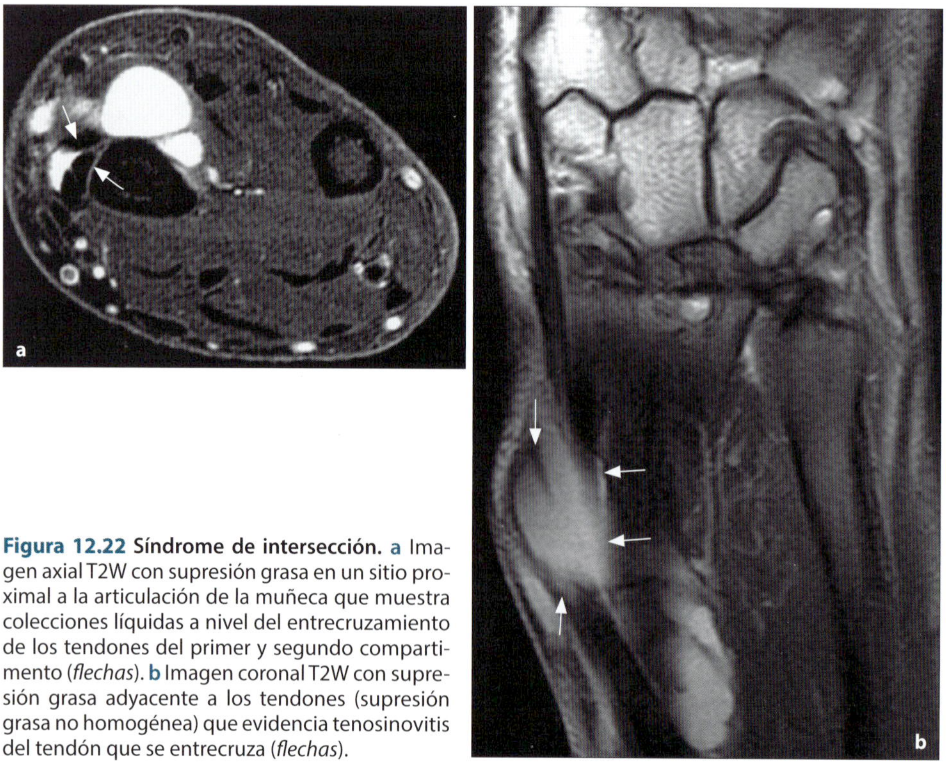

Figura 12.22 Síndrome de intersección. a Imagen axial T2W con supresión grasa en un sitio proximal a la articulación de la muñeca que muestra colecciones líquidas a nivel del entrecruzamiento de los tendones del primer y segundo compartimento (*flechas*). **b** Imagen coronal T2W con supresión grasa adyacente a los tendones (supresión grasa no homogénea) que evidencia tenosinovitis del tendón que se entrecruza (*flechas*).

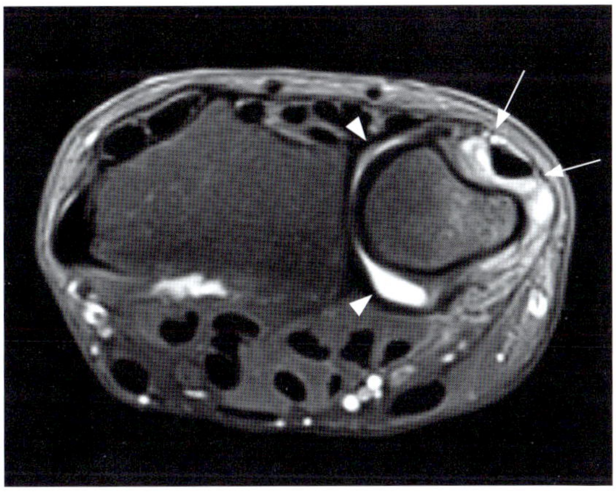

Figura 12.23 Tenosinovitis del tendón del extensor cubital del carpo. Imagen axial T2W con supresión grasa de la muñeca. Se observa una importante distensión de la vaina del tendón del extensor cubital del carpo secundaria a la presencia de líquido de intensidad de señal alta que indica una tenosinovitis (*flechas*). Nótese también el derrame en la articulación radiocubital distal (*puntas de flecha*).

alrededor de todo el tendón o cuando el tendón presenta un grosor anormalmente aumentado o disminuido (Figura 12.23). La intensidad de señal alta en el interior de este tendón en particular no alcanza para considerarla como una alteración, debido a que se la visualiza en muchos individuos asintomáticos. La subluxación o la luxación del tendón del extensor cubital del carpo se diagnostica cuando se observa un desplazamiento parcial o completo del tendón, desde su surco en la cara dorsal del cúbito en sentido medial (dirección cubital). Esta situación se aprecia de forma óptima en las imágenes axiales. Se debe recordar que, si la muñeca se explora en supinación, el tendón del extensor cubital del carpo puede presentar una subluxación normal.

Aspecto en "cuerda de arco"

En condiciones normales, los tendones flexores de los dedos están en estrecha aposición con las estructuras óseas adyacentes debido a que son mantenidos en su posición y están estabilizados por un sistema de poleas ligamentarias. Cuando se rompe una polea, los tendones se separan con libertad de los huesos de los dedos, dando lugar a un aspecto "en cuerda de arco". Esta entidad se puede diagnosticar con facilidad mediante una RM (como así también las características del tendón desplazado) cuando los tendones están separados del hueso en mayor medida que lo normal o en comparación con un dedo normal adyacente (Figura 12.24). Sin embargo, es posible pasar por alto la separación anormal entre el tendón y las falanges a menos que el dedo esté levemente flexionado en la bobina superficial.

Otros tendones

La tenosinovitis y los desgarros parciales y completos también pueden afectar otros tendones de la muñeca. La tenosinovitis de los tendones flexores de los dedos en el túnel carpiano es una causa frecuente de síndrome del túnel carpiano. La RM no permite distinguir entre líquido infectado y no infectado en el compartimento de los flexores; la historia clínica es fundamental para realizar un diagnóstico adecuado cuando se detecta líquido en las vainas de los tendones flexores. Una tenosinovitis de la porción distal de los flexores se extiende con rapidez en sentido proximal, afectando al nervio mediano y a otros tendones flexores en el túnel carpiano.

Túnel carpiano

El túnel carpiano es un espacio osteofibroso limitado en su región dorsal por las caras palmares de los huesos del carpo y en su región palmar por el retináculo de los flexores. El túnel contiene los tendones flexores y el nervio mediano. El retináculo de los flexores es una banda fibrosa densa que se extiende desde el escafoides y el tubérculo del trapecio sobre la cara radial del túnel hasta el hueso pisiforme y el gancho del ganchoso sobre el lado cubital de la muñeca. En condiciones normales, el retináculo presenta cierto arqueamiento palmar. Por lo general, en el túnel carpiano hay muy poco tejido adiposo, pero cuando está presente se lo encuentra sobre su cara dorsal. El nervio medial se ubica sobre las regiones palmar y radial del túnel carpiano, habitualmente presenta intensidad de señal intermedia y se lo puede diferenciar con facilidad de los tendones de menor intensidad que lo rodean. Resulta de utilidad evaluar las estructuras que pasan a través del túnel carpiano en tres ubicaciones estándares mediante imágenes axiales de RM (Figura 12.25):

- Nivel de la articulación radiocubital distal antes de que el nervio mediano ingrese al túnel.
- Nivel del hueso pisiforme (porción proximal del túnel).
- Nivel del gancho del hueso ganchoso (porción distal del túnel), donde es más angosto.

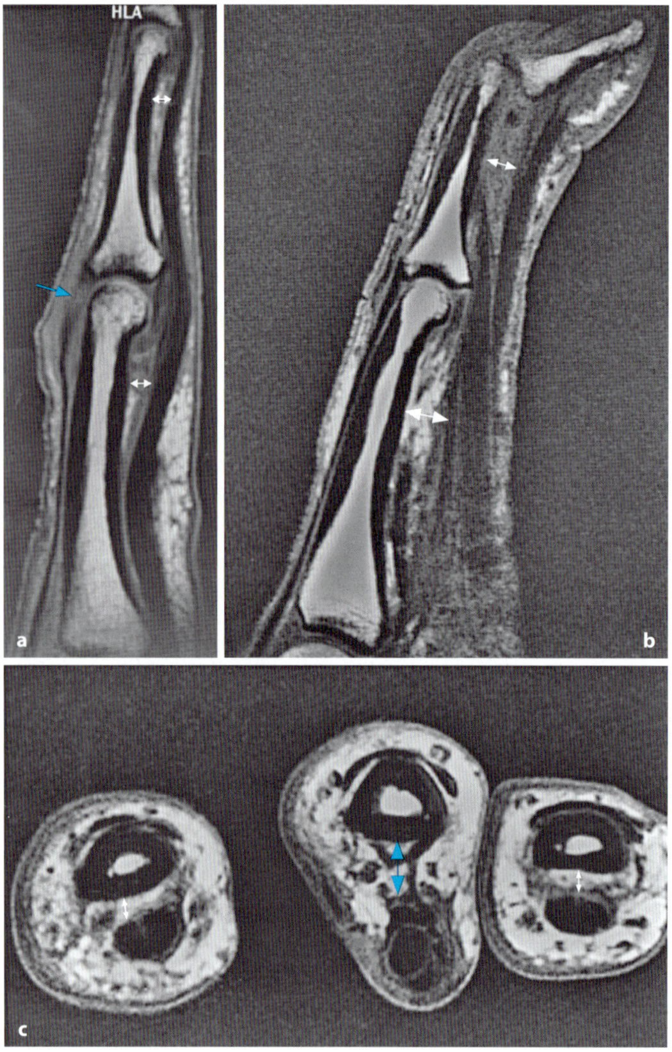

Figura 12.24 Alteraciones de los tendones de los dedos de la mano. a Imagen sagital en T1 de un dedo. Desgarro del tendón extensor (*flecha celeste*), el cual es discontinuo, tiene intensidad de señal intermedia y está engrosado. También se observa la relación entre los tendones flexores normales y las falanges (*flechas de dos puntas*). b Imagen sagital en T1 de un dedo (paciente diferente del mostrado en a). El aspecto en "cuerda de arco" de los tendones flexores se manifiesta como un desplazamiento significativo (compárese con la imagen en a) de los tendones en dirección palmar desde las falanges óseas (*flechas de dos puntas*). Hay tejido cicatrizal alrededor de los tendones, con obliteración parcial de la grasa subcutánea palmar. Además, se observa un dedo en martillo (flexión de la articulación interfalángica distal) provocado por la rotura de la porción distal del tendón extensor. c Imagen axial en T1 de los dedos (mismo paciente que en b). Se observa una gran distancia entre el hueso y el tendón flexor (*flecha de dos puntas grande*) en el dedo medio que presenta aspecto en "cuerda de arco" como consecuencia de una lesión. Se puede observar una distancia normal entre el hueso y los tendones flexores (*flecha de dos puntas pequeña*) en los dedos normales a ambos lados del dedo lesionado.

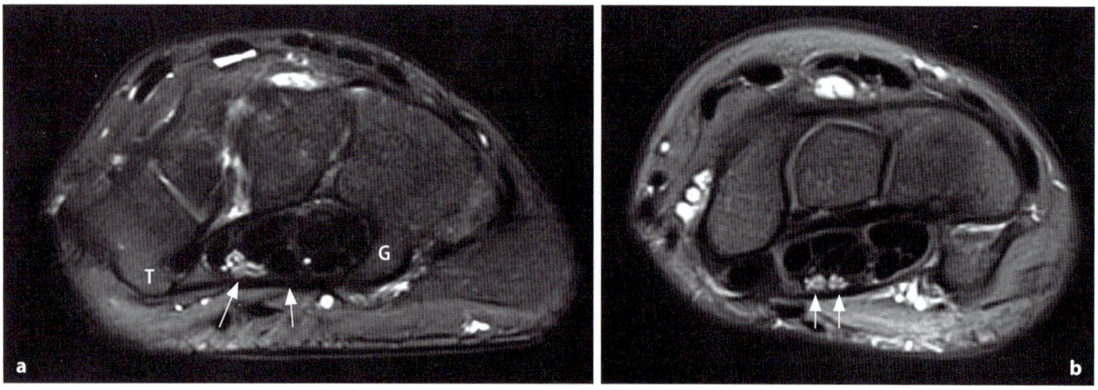

Figura 12.25 Túnel carpiano: anatomía normal. a Imagen axial T2W con saturación grasa de la muñeca a nivel de la porción distal del túnel carpiano a nivel del gancho del hueso ganchoso (G), el tubérculo del trapecio (T) y el retináculo de los flexores (*flecha corta*). El nervio mediano (*flecha larga*) exhibe sus fascículos y tiene intensidad de señal entre intermedia y alta. b Imagen axial T2W con saturación grasa en un nivel más proximal y en otro paciente. Se evidencia un nervio mediano bífido (*flechas*), una situación que constituye una variante normal que se encuentra en el 4% al 5% de los pacientes.

Nervios

Nervio mediano

El nervio mediano se ubica en las caras palmar y radial del túnel carpiano, apenas en profundidad respecto del retináculo, aunque su localización puede variar con la posición de la muñeca. El nervio presenta intensidad de señal más alta y tiene una forma más ovalada que los tendones flexores adyacentes en el túnel carpiano (*v.* Figura 12.25). El calibre del nervio mediano se mantiene constante o disminuye ligeramente en sentido distal a través del túnel. El túnel se vuelve cada vez más estrecho desde proximal hacia distal y el nervio puede presentar un aspecto aplanado a nivel del gancho del hueso ganchoso, donde el túnel es más estrecho y el nervio se encuentra en estrecha aposición con los tendones flexores adyacentes.

Síndrome del túnel carpiano (Cuadro 12.5)

El síndrome del túnel carpiano es la neuropatía compresiva que afecta al miembro superior con mayor frecuencia, y es consecuencia de la compresión del nervio mediano en el túnel carpiano. Por lo general, los síntomas facilitan el diagnóstico clínico, por lo que en la mayoría de los pacientes no es necesario realizar estudios por imágenes. Los pacientes presentan dolor y parestesias en el pulgar, el dedo índice, el dedo medio y la mitad radial del dedo anular, unos síntomas que suelen empeorar por la noche.

El síndrome del túnel carpiano tiene muchas causas. Cualquier proceso que provoque un aumento de volumen de los contenidos del túnel o que estreche el túnel puede provocar compresión del nervio. La causa más frecuente es la tenosinovitis de los tendones flexores como consecuencia de un uso excesivo de las manos.

Cuadro 12.5 Síndrome del túnel carpiano

Características en la RM

- Nervio mediano edematizado (tiene mayor diámetro a nivel del hueso pisiforme que a la altura de la articulación radiocubital distal).
- Nervio mediano aplanado (evaluar a nivel del gancho del hueso ganchoso).
- El nervio presenta señal aumentada en T2.
- Retináculo flexor (índice de arqueamiento > 15%).

Aspecto posoperatorio tras la descompresión del túnel carpiano

- Retináculo de los flexores:
  - Ausente.
  - Extremos libres desplazados en dirección palmar.
- Tendones flexores desplazados en dirección palmar

Por lo general, no se utiliza la RM para diagnosticar el síndrome del túnel carpiano, debido a que los estudios de conducción nerviosa y la historia clínica son suficientes en la mayoría de los pacientes; sin embargo, la RM puede ser útil para evaluar la causa del síndrome del túnel carpiano cuando los estudios de conducción nerviosa son ambiguos o cuando un paciente tiene síntomas recidivantes o persistentes después de una cirugía.

Los hallazgos del síndrome del túnel carpiano en la RM se aprecian mejor en las imágenes axiales. Existen cuatro signos principales que indican la presencia de esta entidad (Figuras 12.26 y 12.27):

- Inflamación focal o segmentaria (seudoneuroma) del nervio mediano, que se determina de forma óptima comparando subjetivamente el calibre del nervio a nivel de la porción distal del radio con el calibre a la altura del hueso pisiforme. En condiciones normales, el nervio debería mantener el mismo calibre o estrecharse en sentido distal. Si el nervio aumenta de diámetro en imágenes cada vez más distales, entonces está inflamado.
- Aplanamiento o angulación del nervio: esta situación se evalúa mejor en la región distal del túnel carpiano a nivel del gancho del hueso ganchoso. Si el nervio está comprimido contra los tendones y los huesos adyacentes, la superficie se aplana o se angula.
- Arqueamiento del retináculo de los flexores provocado por un aumento de volumen de los contenidos del túnel carpiano: esto se denomina "índice de arqueamiento". Este parámetro se calcula trazando una línea entre el trapecio y el gancho del hueso ganchoso en una imagen axial (longitud = TG). La distancia entre esta línea y el retináculo de los flexores (desplazamiento en sentido palmar = DP) se divide por la longitud TG. En sujetos normales, el índice puede llegar hasta un valor del 15%, mientras que varía entre el 14% y el 26% en pacientes con síndrome del túnel carpiano.
- Puede haber aumento de la intensidad de señal del nervio mediano en las imágenes T2 como consecuencia de una obstrucción del retorno venoso del nervio, lo que resulta en edema.

Por supuesto, todo hallazgo en la RM se debe correlacionarse con los síntomas clínicos.

A menudo, la RM es de mayor utilidad para evaluar la causa de la persistencia o la recidiva de los síntomas del síndrome del túnel carpiano en un paciente sometido a una cirugía descompresiva previa.

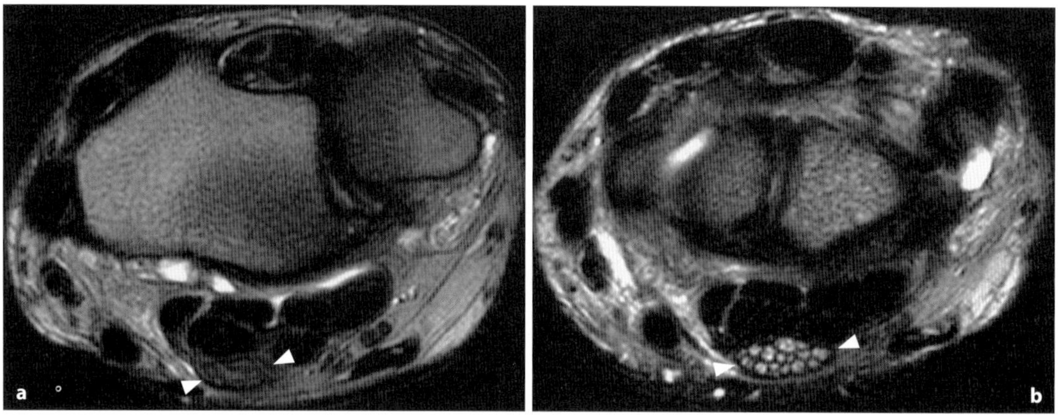

Figura 12.26 Síndrome del túnel carpiano. **a** Imagen axial en T2W de la muñeca a nivel de la articulación radiocubital distal. Se identifica el nervio mediano (*puntas de flecha*) antes de su ingreso al túnel carpiano. **b** Imagen axial en T2W de la muñeca a la altura la fila proximal del carpo. El nervio mediano (*puntas de flecha*) tiene calibre aumentado y es de intensidad de señal alta. El retináculo de los flexores está arqueado en sentido palmar.

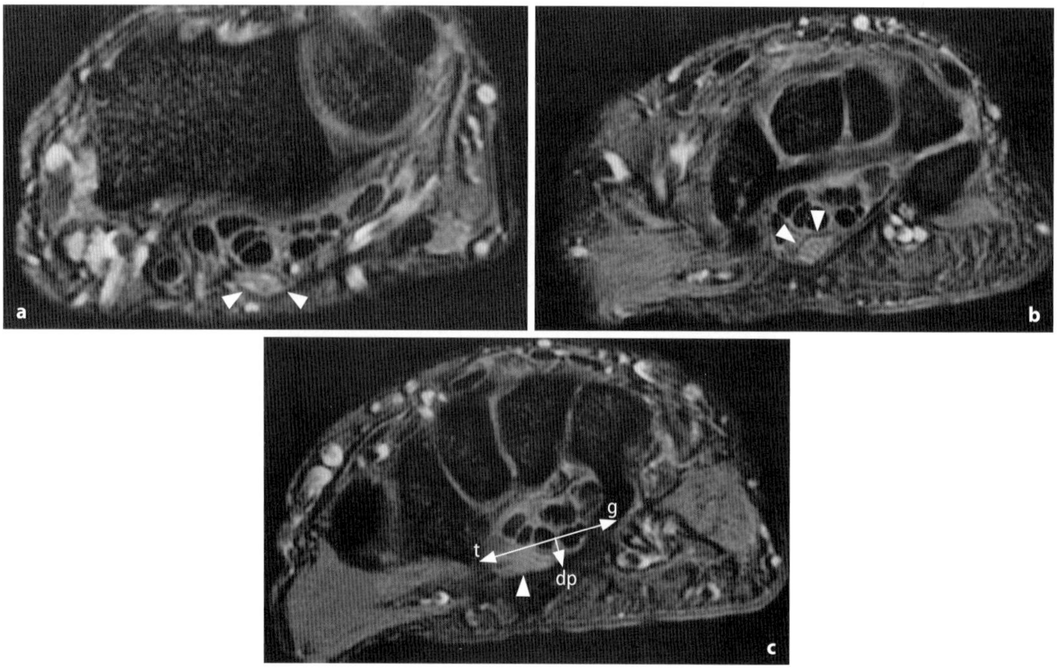

Figura 12.27 Síndrome del túnel carpiano. **a** Imagen axial con eco de gradiente de la muñeca a nivel de la articulación radiocubital distal. El nervio mediano (*puntas de flecha*) tiene un aspecto normal a este nivel. **b** Imagen axial con eco de gradiente de la muñeca a la altura del hueso pisiforme. El nervio mediano (*puntas de flecha*) tiene un calibre aumentado y presenta un aspecto angulado o aplanado como consecuencia de la presión en el sitio donde colinda con los tendones flexores adyacentes. **c** Imagen axial con eco de gradiente de la muñeca a nivel del túnel carpiano. El nervio mediano (*puntas de flecha*) tiene un calibre significativamente mayor que en las imágenes más proximales. Se observa un índice de arqueamiento anormal. Este parámetro se calcula trazando una línea entre el gancho del hueso ganchoso (g) y el tubérculo del trapecio (t); la longitud de dicha línea se divide por la distancia de desplazamiento en sentido palmar (dp), que corresponde a la distancia entre la línea "tg" y el retináculo de los flexores.

Los hallazgos en la RM, luego de una descompresión exitosa del retináculo de los flexores, incluyen sección del retináculo en toda su longitud, con desplazamiento en sentido palmar de los contenidos del túnel carpiano (Figura 12.28).

El fracaso quirúrgico puede tener múltiples causas; la más frecuente es la liberación completa del retináculo de los flexores, en cuyo caso la RM exhibe una porción intacta del retináculo en algún nivel. Otras posibles causas identificables

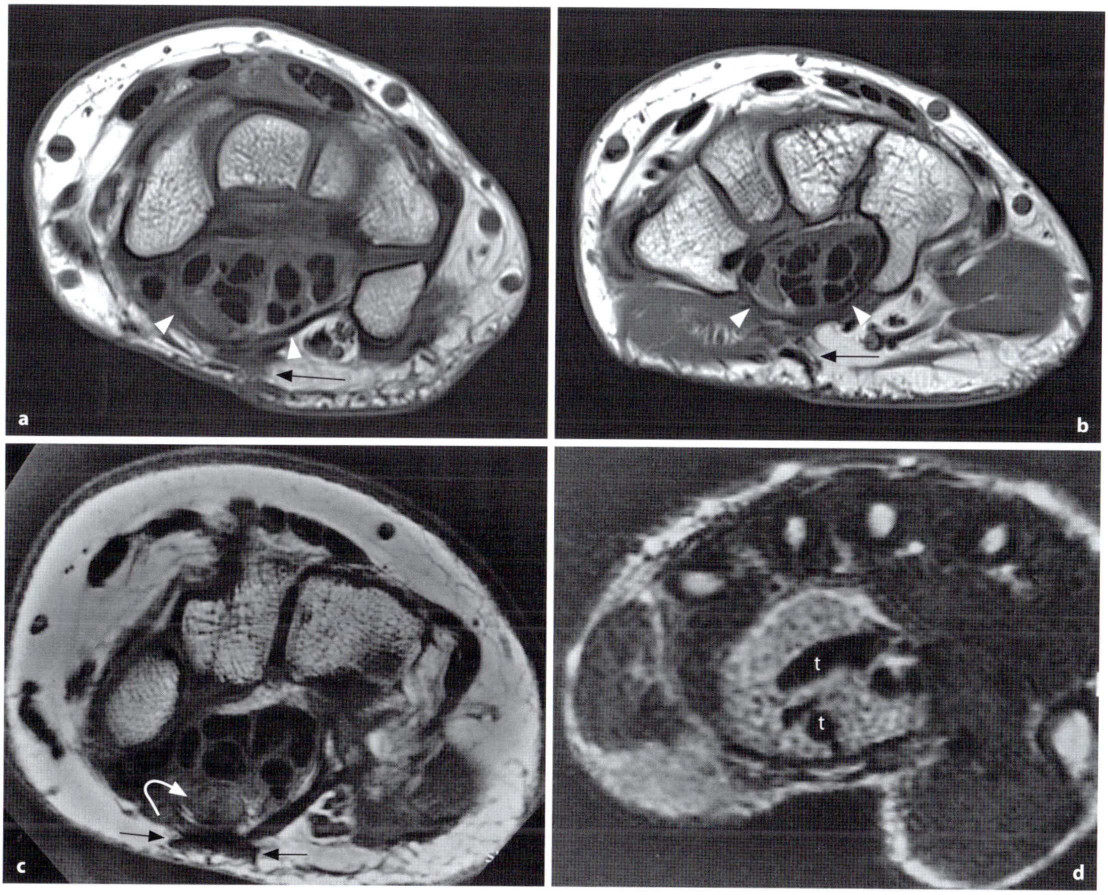

Figura 12.28 Causas de fracaso en la liberación del túnel carpiano. a, b Imágenes axiales T1W de la muñeca. En la grasa subcutánea palmar se visualiza tejido cicatrizal hipointenso relacionado con una descompresión previa del túnel carpiano (*flechas*). El retináculo de los flexores (*puntas de flecha*) está arqueado pero intacto, lo que indica una liberación incompleta. c Imagen axial en T1 de la muñeca (paciente diferente del mostrado en a y b). El nervio mediano (*flecha blanca curva*) es enorme y su superficie palmar está rodeada por tejido cicatrizal (*flechas negras*) secundaria a una cirugía previa. d Imagen axial en densidad protónica de la muñeca (paciente diferente de los mostrados en las imágenes previas). En este paciente, la recidiva del síndrome del túnel carpiano era secundaria al desarrollo de una tenosinovitis masiva de los tendones flexores, con formación de cuerpos libres en las vainas de los tendones flexores (t), los cuales provocan un efecto de masa sobre el nervio.

mediante RM incluyen el desarrollo de una cicatriz fibrótica de intensidad de señal baja alrededor del nervio mediano con tumefacción proximal del nervio (Figura 12.29), una masa persistente o recidivante en el túnel carpiano o el desarrollo de un neuroma del nervio mediano. La RM es útil para identificar una arteria o una vena persistente en el interior del túnel carpiano, lo que permite evitar una lesión vascular durante la cirugía (Figura 12.30).

Hamartoma fibrolipomatoso

El hamartoma fibrolipomatoso de un nervio es una lesión benigna que se origina en un nervio y provoca un importante aumento de su tamaño. El nervio mediano a nivel de la muñeca es el nervio afectado con mayor frecuencia en todo el cuerpo. La lesión puede ser asintomática, pero también puede haber compresión del nervio. Dos tercios de los pacientes con macrodactilia (macrodistrofia lipomatosa) tienen un hamartoma fibrolipomatoso. El nervio resulta infiltrado por tejido fibroso y adiposo.

Esta lesión tiene un aspecto distintivo en la RM (Figura 12.31). Se la observa como un aumento de calibre del nervio mediano formado por estructuras tubulares de intensidad de señal baja, que probablemente correspondan a fascículos nerviosos rodeados por fibrosis epineural y perineural, en un marco de señal de tejido adiposo.

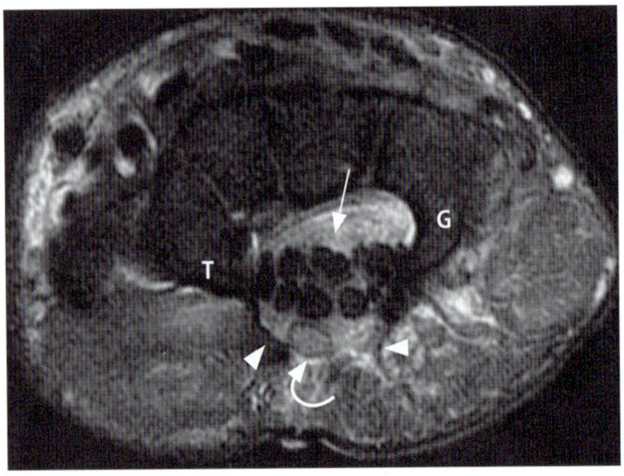

Figura 12.29 Aspecto posoperatorio normal del túnel carpiano. Imagen axial T2W de la muñeca. El retináculo de los flexores está parcialmente ausente y sus extremos libres están desplazados en dirección palmar (*puntas de flecha*), como así también el contenido del túnel (*flecha recta*: tendones flexores; *flecha curva*: nervio mediano). G: gancho del hueso ganchoso; T: trapecio.

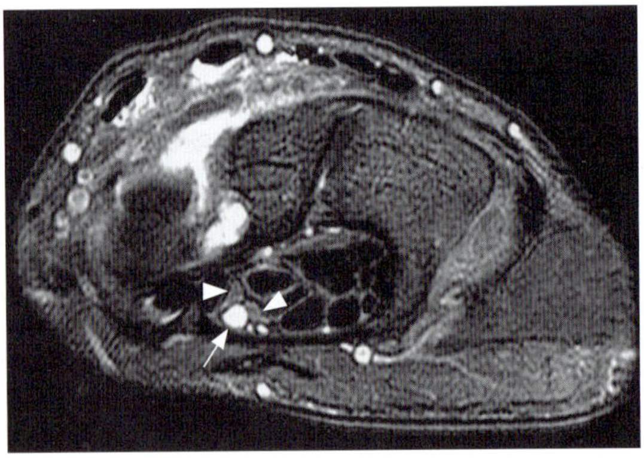

Figura 12.30 Arteria mediana persistente. Imagen axial T2W de la muñeca. El nervio mediano (*puntas de flecha*) está dividido por un vaso sanguíneo (*flecha*) en el interior del túnel carpiano.

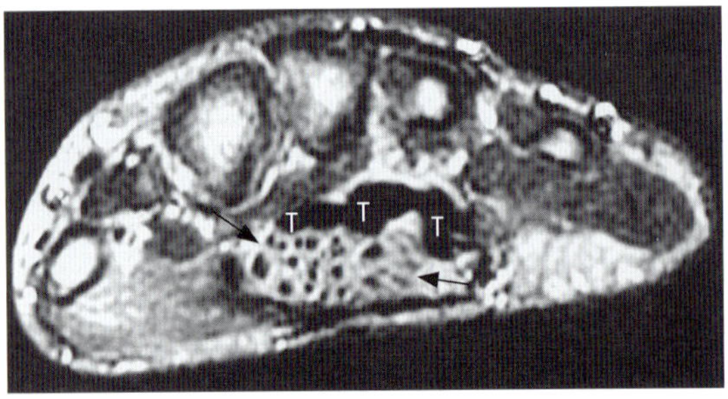

Figura 12.31 Hamartoma fibrolipomatoso. Imagen axial T1W de la muñeca. El área punteada (*flechas*), de ubicación palmar respecto de los tendones flexores (T), representa un nervio mediano gigante. El aspecto punteado de intensidad de señal baja corresponde a fascículos nerviosos aumentados de tamaño, con tejido adiposo que se infiltra alrededor de los fascículos.

Nervio cubital

El nervio, la arteria y la vena cubitales pasan a través del canal de Guyon en el lado cubital de la muñeca (Figura 12.32). El suelo del canal está formado por el retináculo de los flexores y la musculatura hipotenar, mientras que el techo está formado por fascia y su límite cubital, por el hueso pisiforme y el gancho del hueso ganchoso.

Síndrome del túnel cubital

El nervio cubital puede resultar comprimido en su recorrido a través del canal de Guyon. Las causas de esta compresión incluyen ganglliones (Figura 12.33) u otras masas, fractura del gancho del hueso ganchoso o traumatismos repetitivos en esta región como resultado de tareas laborales o determinadas actividades deportivas (ciclismo, tenis, golf). Las imágenes axiales de RM permiten evaluar el recorrido, el calibre y la intensidad de señal del nervio y cualquier masa adyacente.

Estructuras óseas

Relaciones normales

Es necesario destacar algunas características de la anatomía ósea de la muñeca para poder comprender con mayor facilidad las alteraciones de dicha región. En condiciones normales, las superficies articulares distales del radio y el cúbito se observan al mismo nivel en las imágenes coronales de RM. Esto se denomina "variante cubital neutra" (Figura 12.34).

Si el borde distal del cúbito es proximal al del radio en más de 2 mm, esto se denomina "variante cubital negativa". Si el cúbito tiene ubicación distal al radio, se trata de una "variante cubital positiva". Toda desviación respecto de la variante cubital neutra modifica las fuerzas sobre la muñeca y puede provocar un proceso patológico. Específicamente, la variante cubital positiva se asocia al síndrome por impacto cúbito-semilunar y a desgarros del fibrocartílago triangular, mientras que la variante cubital negativa se asocia a osteonecrosis del semilunar (Cuadro 12.6). Debido a que la superficie del cúbito es curva, se debe tener cuidado de no diagnosticar una variante cubital negativa, a menos que el cúbito sea más corto que el radio en todas las imágenes coronales.

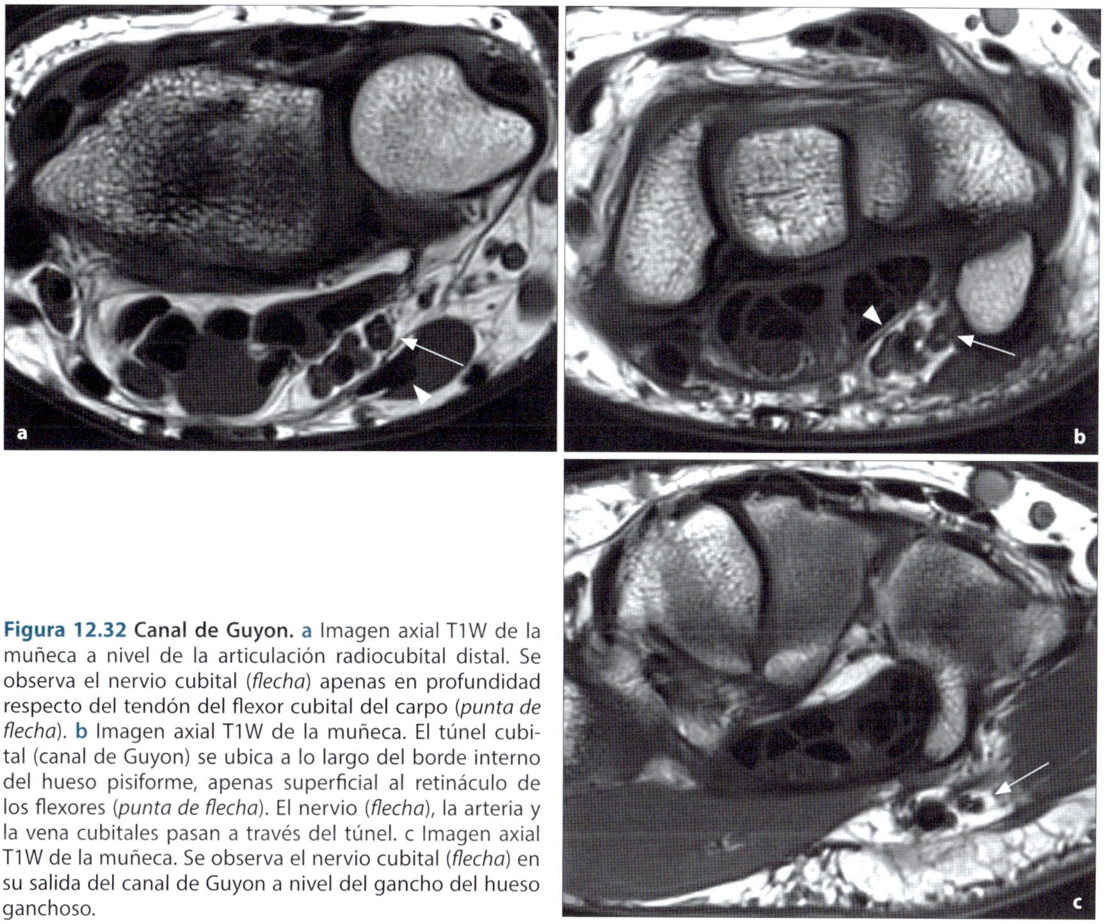

Figura 12.32 Canal de Guyon. a Imagen axial T1W de la muñeca a nivel de la articulación radiocubital distal. Se observa el nervio cubital (*flecha*) apenas en profundidad respecto del tendón del flexor cubital del carpo (*punta de flecha*). b Imagen axial T1W de la muñeca. El túnel cubital (canal de Guyon) se ubica a lo largo del borde interno del hueso pisiforme, apenas superficial al retináculo de los flexores (*punta de flecha*). El nervio (*flecha*), la arteria y la vena cubitales pasan a través del túnel. c Imagen axial T1W de la muñeca. Se observa el nervio cubital (*flecha*) en su salida del canal de Guyon a nivel del gancho del hueso ganchoso.

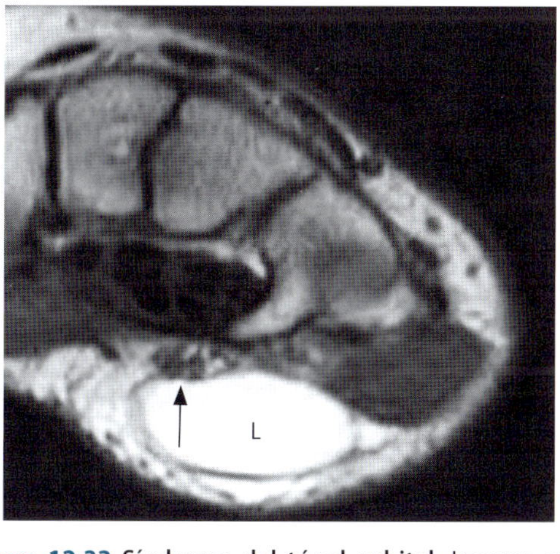

Figura 12.33 Síndrome del túnel cubital. Imagen axial T1W de la muñeca. Se observa un lipoma (L) en el túnel cubital a nivel del gancho del hueso ganchoso, que provoca un efecto de masa sobre el nervio cubital (*flecha*) en este paciente que se presentó con neuropatía del nervio cubital.

Cuadro 12.6 Procesos asociados a una variante cubital anormal

Variante cubital positiva

- Desgarros del fibrocartílago triangular.
- Síndrome por impacto cúbito-semilunar:
  - Degeneración del cartílago del semilunar y del cúbito.
  - Desgarros del fibrocartílago triangular.
  - Edema medular o quiste subcondral en la porción proximal del semilunar.

Variante cubital negativa

- Osteonecrosis del semilunar (enfermedad de Kienböck).

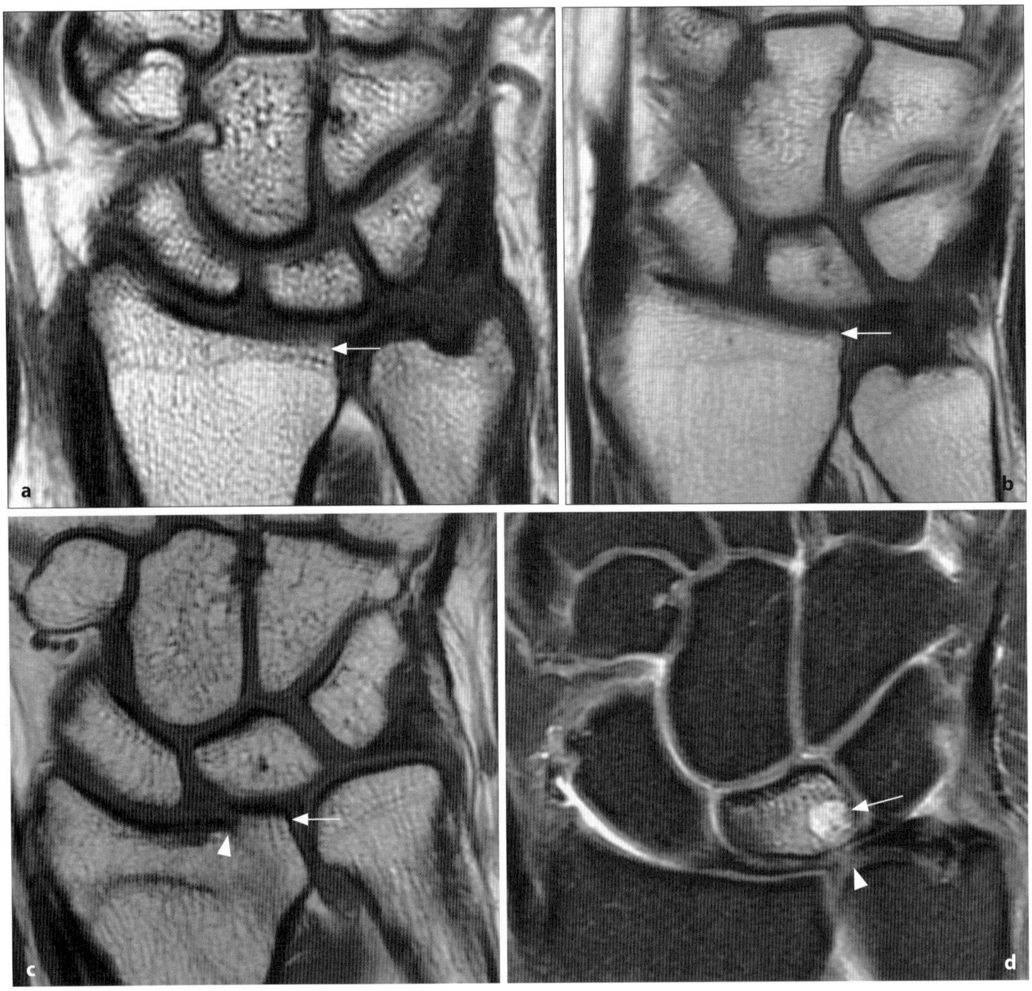

Figura 12.34 Variante cubital. a Imagen coronal T1W de la muñeca. Se observa una variante cubital neutra cuando la porción distal del radio y la cabeza del cúbito están al mismo nivel (*flecha*) o si hay una diferencia menor de 2 mm. b Imagen coronal T1W de la muñeca. La variante cubital negativa se manifiesta cuando la cabeza del cúbito tiene una ubicación más de 2 mm proximal respecto de la porción distal del radio (*flecha*). c Imagen coronal T1W de la muñeca. La variante cubital positiva se produce cuando la cabeza del cúbito tiene ubicación distal al radio (*flecha*). Se observa una antigua fractura impactada de la porción distal del radio. d Imagen coronal T2W con saturación grasa que muestra una variante cubital positiva como resultado de un desgarro del fibrocartílago triangular (*punta de flecha*), así como edema de médula ósea y cambios quísticos (*flecha*) en el hueso semilunar adyacente.

Alteraciones óseas

Os styloideum

En la muñeca hay muchos huesecillos accesorios, pero el *os styloideum* se puede asociar a dolor y es posible confundirlo con un tumor o una fractura. Es un huesecillo frecuente que provoca una protuberancia sobre la cara dorsal de la muñeca cerca de las bases del segundo y tercer metacarpianos. El dolor relacionado con este huesecillo puede provocar cambios degenerativos que se desarrollan entre dicha estructura y los huesos subyacentes (Figura 12.35), una lesión directa o una bursitis o un ganglión suprayacentes. Es posible detectar el *os styloideum* mediante radiografías convencionales, y por lo general la RM no es necesaria para hacer este diagnóstico específico, pero sí permite observar un pequeño hueso que se articula con el hueso grande y con el trapezoide subyacentes en las imágenes axiales o sagitales, y también permite visualizar las complicaciones asociadas, como contusiones, bursitis o cambios degenerativos.

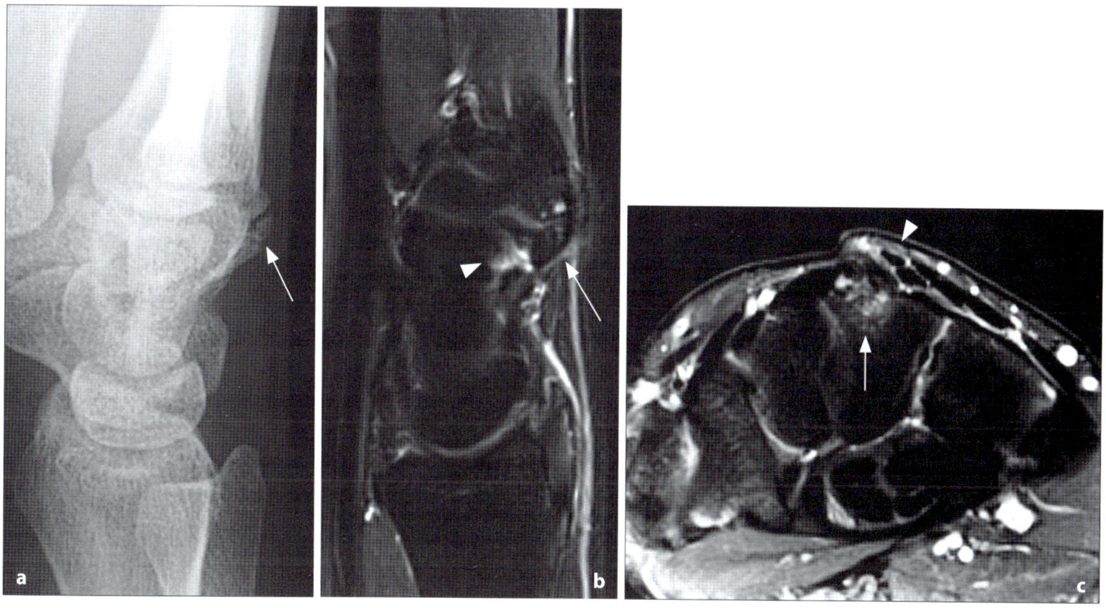

Figura 12.35 ***Os styloideum.*** **a** Radiografía de la muñeca de perfil. Se observa un pequeño huesecillo accesorio en el dorso de la muñeca a nivel de las articulaciones carpo-metacarpianas (*flecha*), compatible con un *os styloideum*. **b** Imagen sagital T2W con saturación grasa de la muñeca. Se observa el *os styloideum* (*flecha*) en el dorso de la muñeca, junto con edema focal en el hueso grande adyacente (*punta de flecha*). **c** Imagen axial T2W con saturación grasa de la muñeca. Nuevamente, se observa el edema en la porción dorsal del hueso grande, al igual que el desplazamiento de los tendones extensores de los dedos y el edema peritendinoso (*punta de flecha*).

Inestabilidad del carpo (Cuadro 12.7)

Este tema también se analiza en las secciones correspondientes a las roturas de los ligamentos escafoideo-semilunar y semilunar-piramidal (*v.* Figuras 12.5 a 12.7). La rotura del ligamento escafoideo-semilunar puede provocar disociación escafoideo-semilunar, que es el tipo de síndrome de inestabilidad del carpo más frecuente. Esta afección resulta en una inclinación del escafoides en sentido palmar (subluxación rotatoria) y una rotación en sentido dorsal del semilunar; esto conforma el patrón DISI. Las imágenes coronales de RM permiten diagnosticar la rotura del ligamento escafoideo-semilunar, mientras que la deformidad tipo DISI se diagnostica en las imágenes sagitales. Eventualmente, esta patología puede resultar en una afección tipo SLAC de la muñeca. Las imágenes coronales de RM también permiten diagnosticar el desgarro del ligamento semilunar-piramidal; en caso de inclinación del semilunar en sentido palmar, las imágenes sagitales permiten detectar la inestabilidad asociada entre el semilunar y el hueso piramidal (VISI).

Cuadro 12.7 Inestabilidad del carpo

Rotura del ligamento escafoideo-semilunar
- Aumento del intervalo escafoideo-semilunar.
- Subluxación rotatoria del escafoides.
- Inclinación del semilunar en sentido dorsal (inestabilidad dorsal intercalada segmentaria).
- Colapso escafoideo-semilunar avanzado:
  - Intervalo escafoideo-semilunar aumentado.
  - Cambios degenerativos entre el escafoides y el radio.
  - Migración en sentido proximal del hueso grande entre el escafoides y el semilunar.

Rotura del ligamento semilunar-piramidal
- Inclinación en sentido palmar del semilunar (inestabilidad palmar intercalada segmentaria).

Impacto cúbito-semilunar

El síndrome por impacto cúbito-semilunar es un cuadro doloroso que se manifiesta debido al contacto crónico entre la porción distal del cúbito y la porción proximal del semilunar. Hay una fuerte asociación entre una variante cubital positiva y el síndrome por impacto cúbito-semilunar debido a que hay una mayor transmisión de fuerzas a través del lado cubital de la muñeca. La variante cubital positiva puede ser una variante congénita o puede ser el resultado de una fractura impactada de la porción distal del radio. El impacto repetitivo crónico de ambos huesos entre sí provoca cambios degenerativos del cartílago articular, y a menudo el fibrocartílago triangular interpuesto resulta desgarrado.

La RM permite evidenciar las alteraciones de la médula ósea en el semilunar o en la porción distal del cúbito cuando las radiografías son normales. Resulta fácil identificar la destrucción del cartílago, el edema de médula ósea subyacente, la formación de quistes subcondrales o la esclerosis de la porción proximal del semilunar o de la cabeza del radio (Figura 12.36). Asimismo, es fácil detectar los desgarros del fibrocartílago triangular asociados.

Impacto estilo-carpiano

En ocasiones, luego de una seudoartrosis de una fractura de la apófisis estiloides cubital, la apófisis deformada o alargada puede afectar al hueso piramidal, lo que resulta en dolor en el lado cubital de la muñeca. Las imágenes ponderadas en T2 (T2W) muestran edema de médula ósea o cambios quísticos en el hueso piramidal y una apófisis estiloides alargada.

Fracturas ocultas

El dolor persistente en la muñeca luego de un traumatismo puede ser consecuencia de lesiones óseas o de partes blandas, y la RM es la mejor técnica de imágenes para identificar estas alteraciones. Si la única consideración clínica es la sospecha de una fractura oculta en las radiografías, se puede realizar una evaluación limitada de tamizaje traumatológico mediante RM, debido a que este estudio es sumamente sensible y específico para diagnosticar lesiones óseas traumáticas que no se observan en las radiografías.

El escafoides es el hueso del carpo que se fractura con mayor frecuencia. La fusión diferida y la osteonecrosis del fragmento proximal son complicaciones que se pueden evitar mediante la detección precoz de la fractura y con un tratamiento adecuado. Alrededor del 16% de las fracturas del escafoides no se visualizan en las radiografías iniciales, y la RM es un excelente método para detectar estas lesiones (Figura 12.37). Asimismo, es posible que otras lesiones de los huesos del carpo no sean evidentes en las radiografías pero que en las imágenes de RM se las aprecie como edema de médula ósea relacionado con una contusión ósea, con o sin una línea de fractura evidente (Figura 12.38). La presencia de edema de médula ósea sin una línea de fractura no indica que se trata de una lesión menos significativa, debido a que en estos casos la línea de fractura puede hacerse evidente en las radiografías de seguimiento.

Lesiones fisarias

Las lesiones de las fisis distales del radio y del cúbito pueden ser consecuencia de un traumatismo agudo o crónico. Las fracturas agudas que afectan a la placa de crecimiento (sobre todo los tipos Salter-Harris IV y V) pueden resultar en la formación de un puente fibroso u óseo a través de la fisis, lo que puede provocar alteraciones del crecimiento y deformidad ósea.

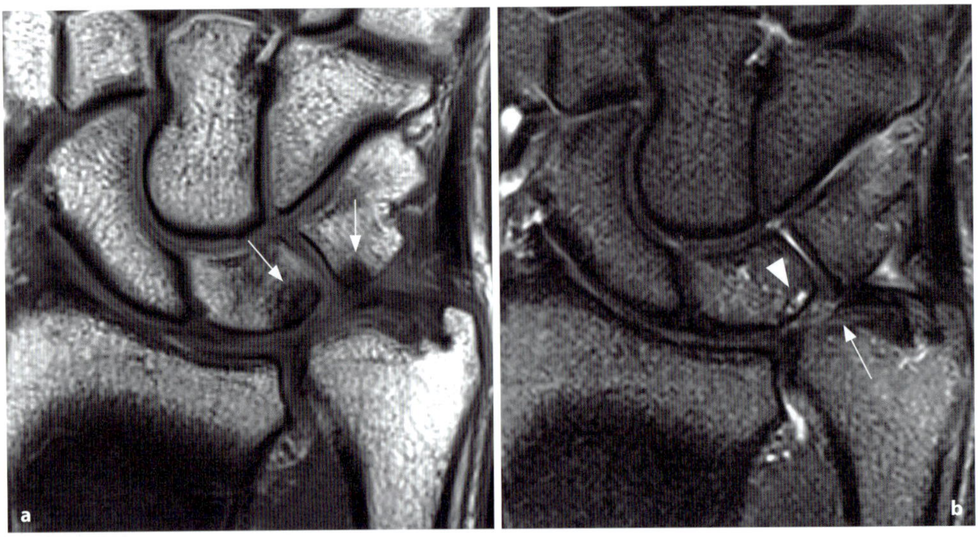

Figura 12.36 Impacto cúbito-carpiano. a Imagen coronal T1W de la muñeca. Se observa variante cubital positiva. Las alteraciones focales de la señal en las porciones proximales del semilunar y del piramidal (*flechas*) son el resultado de un impacto cúbito-semilunar y semilunar-piramidal. **b** Imagen coronal T2W con saturación grasa de la muñeca. Se observan cambios quísticos focales en el sitio de impacto en la porción proximal del semilunar (*punta de flecha*). Nótese también el desagarro asociado del fibrocartílago triangular (*flecha*).

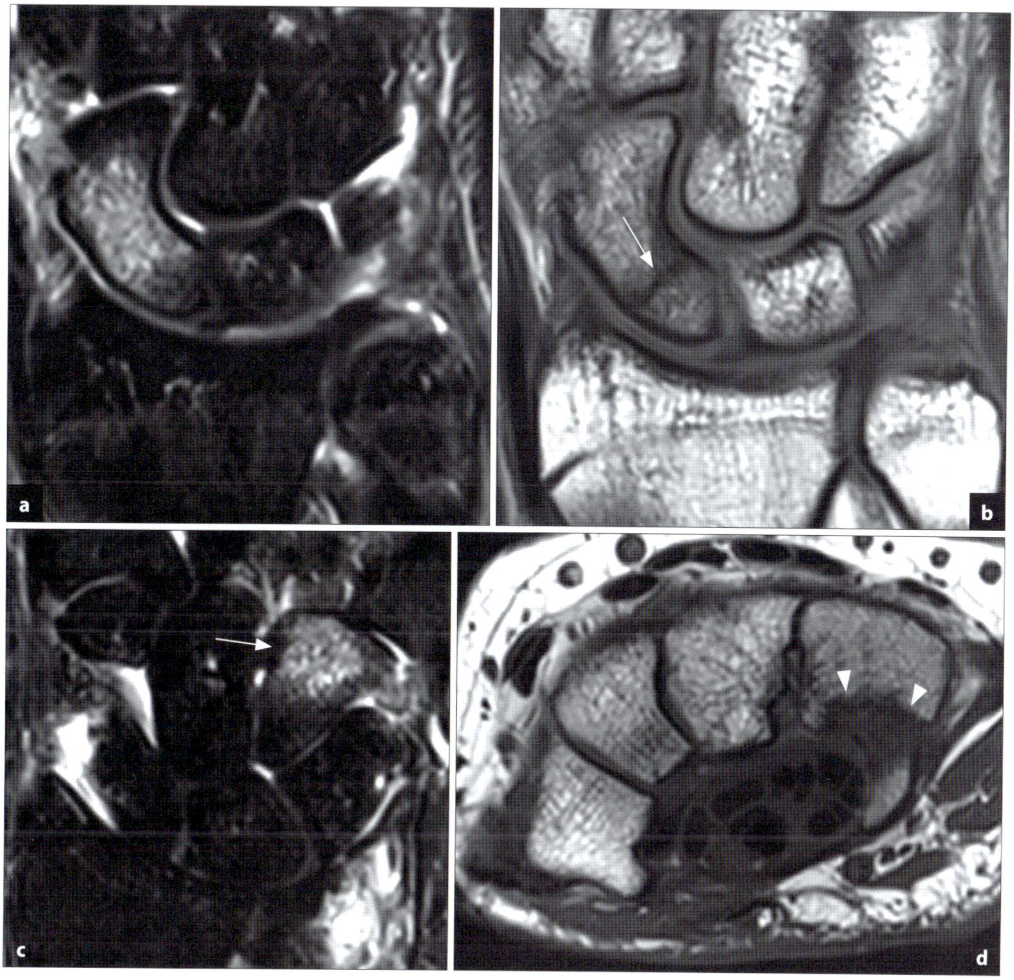

Figura 12.37 Fracturas ocultas del carpo. **a** Imagen coronal en secuencia STIR de la muñeca. Se observa edema medular difuso en el hueso escafoides. **b** Imagen coronal T1W de la muñeca en el mismo paciente que revela una línea de fractura no desplazada en la porción proximal del escafoides (*flecha*). **c** Imagen sagital en secuencia STIR de la muñeca (paciente diferente del mostrado en **a** y **b**). Se visualiza edema medular difuso en la porción distal del hueso ganchoso (*flecha*), que sugiere una contusión. **d** Sin embargo, la imagen axial T1W en el mismo paciente revela una fractura en la base del gancho del hueso ganchoso (*puntas de flecha*).

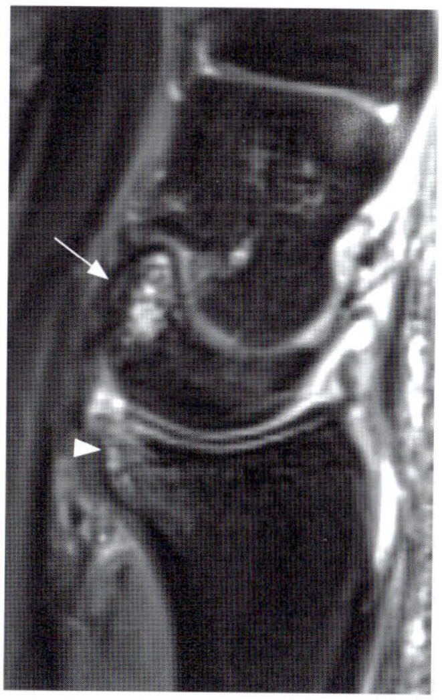

Figura 12.38 Contusiones óseas. Imagen sagital T2W con saturación grasa de la muñeca. Se observa edema medular focal en las caras palmares del semilunar (*flecha*) y de la porción distal del radio (*punta de flecha*) en este jugador de fútbol americano universitario que sufrió una lesión en la muñeca. No se observan líneas de fractura distintivas.

La RM es sumamente útil para evidenciar contusiones, fracturas, lesiones fisarias o formación de puentes fisarios. Estos últimos se observan como áreas focales de intensidad de señal baja que se extienden en sentido longitudinal desde la metáfisis hasta la epífisis, atravesando la fisis cartilaginosa. Las secuencias con eco de gradiente o STIR son excelentes para evidenciar estas alteraciones.

Los esfuerzos crónicos sobre la fisis distal del radio pueden afectar a gimnastas o animadoras competitivas de corta edad, quienes a menudo deben soportar peso en sus miembros superiores como parte de su disciplina. La compresión y las fuerzas de cizallamiento asociadas dañan a la fisis (sobre todo en las lesiones por estrés tipo Salter I) y provocan un ensanchamiento e irregularidad de la fisis que se relacionan con la formación de cartílago no osificado. En muchos casos, esto se puede observar en las radiografías, pero también es posible detectarlo en una etapa temprana mediante RM, en la que se observan las alteraciones fisarias, a menudo con poca cantidad de edema medular adyacente.

Osteonecrosis (Cuadro 12.8)

Los dos sitios más frecuentes de osteonecrosis en la muñeca son los polos proximales del escafoides y del semilunar. El polo proximal del escafoides está en riesgo de padecer osteonecrosis debido a que la mayor parte de su irrigación ingresa por su región distal y se dirige en sentido proximal. Una fractura puede afectar este flujo retrógrado y provocar una necrosis avascular del fragmento proximal, una fusión diferida o una seudoartrosis de la fractura. La evaluación de la viabilidad del fragmento proximal es importante para el tratamiento y la planificación quirúrgica en pacientes en quienes la lesión no se cura correctamente.

Las imágenes ponderadas en T1 (T1W) que exhiben intensidad de señal de médula ósea normal indican que el fragmento es viable. La intensidad de señal baja en las imágenes T1W y T2W indica necrosis (Figura 12.39). Si se observan intensidades de señal baja en T1W y alta en T2W, el significado es menos evidente debido a que este patrón se puede observar tanto en el hueso viable como en el no viable y puede corresponder a edema de médula ósea, fusión de una fractura o cambios isquémicos. Si bien el realce con contraste dinámico puede ser útil en este contexto, el procedimiento es complejo y no se lo utiliza con frecuencia en la práctica. Hemos encontrado que si la intensidad de señal disminuida en el fragmento proximal es tan baja como la del hueso cortical o es más baja que la del músculo, entonces esta característica es un muy buen factor pronóstico de presencia de osteonecrosis durante la cirugía.

La osteonecrosis de Kienböck del semilunar puede ser consecuencia de traumatismos repetitivos, una fractura aguda o una variante cubital negativa. Los hombres suelen resultar afectados con mayor frecuencia que las mujeres; los individuos refieren dolor en la muñeca que empeora con la actividad. La mayoría de los pacientes con esta enfermedad tienen un trabajo manual.

Cuadro 12.8 Osteonecrosis en la muñeca

Escafoides
- El polo proximal está en riesgo luego de una fractura.
- RM:
  - Señal baja en T1 y T2 = osteonecrosis.
  - Señal baja en T1 y alta en T2 = importancia cuestionable (es decir, puede observarse en hueso viable o no viable).
  - Señal alta en T1 e intermedia en T2 (grasa) = normal.

Semilunar (enfermedad de Kienböck)
- Se asocia a traumatismos repetitivos, fracturas, variante cubital negativa.
- RM:
  - Señal baja en T1 y T2 en todo el hueso = osteonecrosis.
  - Si solo una porción del semilunar está comprometida con señal baja en T1 y T2, o si se observa señal baja en T1 y alta en T2, considerar:
    - Osteonecrosis en etapa temprana.
    - Ganglión intraóseo.
    - Edema de médula ósea/quiste subcondral por impacto cúbito-semilunar (evaluar si hay variante cubital positiva).

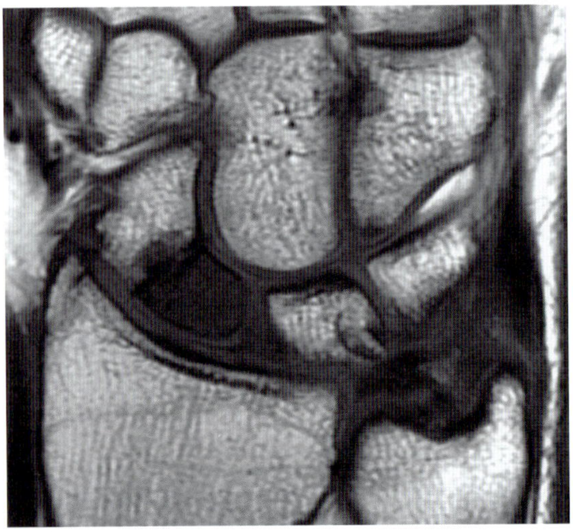

Figura 12.39 Osteonecrosis del escafoides. Imagen coronal T1W de la muñeca. La osteonecrosis se manifiesta como intensidad de señal baja en el polo proximal del escafoides, en ausencia de colapso.

La irrigación del semilunar es escasa y gran parte de esta es suministrada por arterias terminales. Además, está sujeta a intensas fuerzas compresivas debido a su ubicación central en la muñeca. Las fuerzas sobre el semilunar son incluso mayores en pacientes con variante cubital negativa.

La RM puede evidenciar múltiples patrones de alteración según el estadio de la enfermedad al momento de realización del estudio. Si se observa intensidad baja en las imágenes T1W y T2W en todo el semilunar, los hallazgos son diagnósticos de osteonecrosis (Figura 12.40). Si solo hay compromiso de una porción del hueso, o si se observa señal aumentada en las imágenes T2W, el diagnóstico es menos preciso debido a que otras patologías pueden causar un aspecto similar. La intensidad de señal alta en las imágenes T2W indica un estadio precoz del proceso patológico y una mejor evolución.

Otras lesiones del semilunar que pueden simular la enfermedad de Kienböck incluyen un ganglión intraóseo y el edema de médula ósea o la formación de un quiste subcondral que pueden producirse como consecuencia de un impacto cúbito-semilunar. Estas dos entidades son focales y presentan intensidad de señal alta en las imágenes T2W. El diagnóstico de enfermedad de Kienböck es más preciso cuando todo el hueso está afectado o cuando la intensidad de señal baja en las imágenes T1W y T2W se observa en una superficie de tamaño significativo.

Lesiones óseas congénitas

Además del *os styloideum*, existen otras alteraciones congénitas de importancia, incluyendo la coalición del carpo, la más frecuente de las cuales se ubica entre los huesos semilunar y piramidal. La coalición semilunar-piramidal puede ser ósea, fibrosa o cartilaginosa. Las coaliciones fibrocartilaginosas a menudo están asociadas a edema de médula ósea o cambios quísticos a lo largo de sus bordes, lo que simula una enfermedad articular degenerativa (Figura 12.41).

El hueso semilunar tipo II tiene una carilla extra que se articula con la porción proximal de hueso ganchoso. El hueso semilunar tipo I se articula solo con el hueso grande. La articulación entre los huesos ganchoso y semilunar tipo II puede provocar pérdida de cartílago en el ganchoso y en su polo proximal; la RM evidencia edema de médula ósea o quistes subcondrales (*v.* Figura 12.41).

Tumores

Los tumores óseos y de partes blandas son lesiones frecuentes en la mano y la muñeca y tienen diversas causas. En este apartado solo analizaremos las lesiones que son muy frecuentes o que se producen de forma casi exclusiva en la muñeca y la mano.

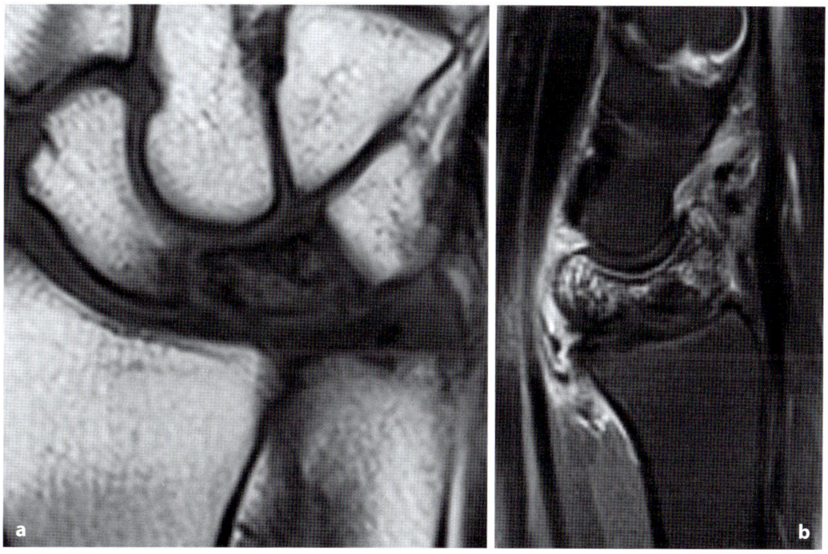

Figura 12.40 Osteonecrosis del semilunar. a Imagen coronal T1W de la muñeca. El semilunar exhibe intensidad de señal baja de forma difusa como consecuencia de una osteonecrosis de Kienböck. **b** Imagen sagital T2W con saturación grasa de la muñeca. Se observa intensidad de señal heterogénea en todo el semilunar, lo que evidencia un colapso precoz.

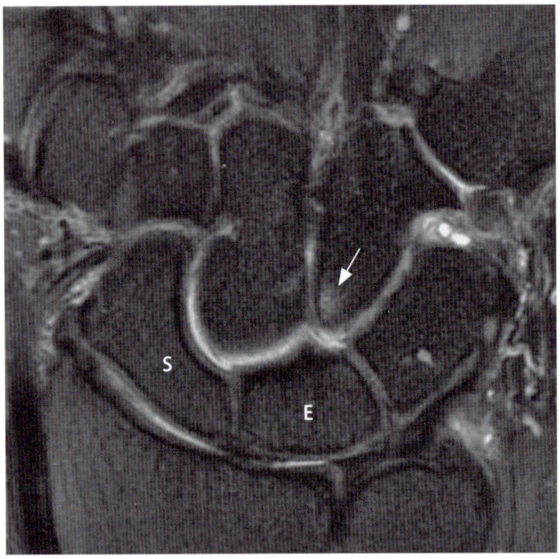

Figura 12.41 Semilunar tipo II. Imagen coronal T1W de la muñeca. Se observa señal anormal en la porción proximal del hueso ganchoso (*flecha*) como consecuencia del semilunar tipo II, el cual tiene una carilla que se articula con el ganchoso. El espacio entre el escafoides y el semilunar también está estrechado, posiblemente debido a una coalición parcial. S: semilunar; E: escafoides.

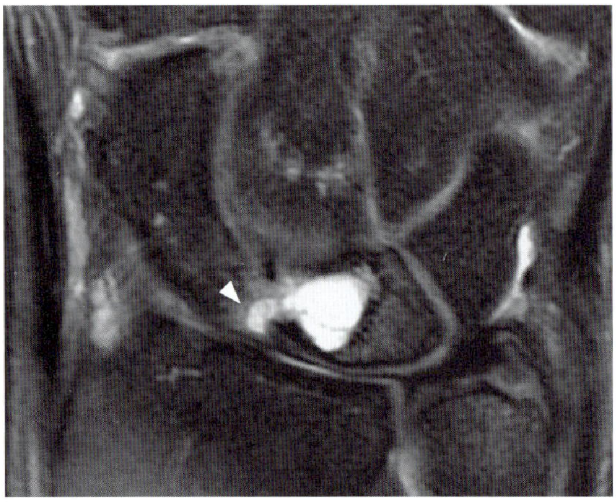

Figura 12.42 Ganglión intraóseo asociado a degeneración del ligamento escafoideo-semilunar. Imagen coronal T2W con saturación grasa de la muñeca. Se observa un ganglión intraóseo en la cara radial del semilunar (*flecha*) en continuidad con un ganglión en el ligamento escafoideo-semilunar (*punta de flecha*).

Lesiones óseas

En la mano y la muñeca, las lesiones óseas benignas son mucho más frecuentes que las malignas. Las causas habituales son encondromas, gangliones intraóseos y quistes de inclusión epidérmica.

Encondromas

Los encondromas son restos cartilaginosos intraóseos que tienen márgenes lobulados y a menudo erosionan la superficie endóstica del hueso cortical. Se ubican en las falanges proximal y media de los dedos de la mano y en los huesos metacarpianos. Por lo general, contienen calcificaciones que se aprecian en las radiografías convencionales, pero puede resultar difícil identificarlas en la RM. Los encondromas presentan intensidad de señal baja en las imágenes T1W e intensidad alta en T2W. La ubicación característica y la configuración lobulada permiten realizar el diagnóstico mediante RM, un estudio con el que se los suele detectar de forma incidental. Estas lesiones tienen un aspecto característico en las radiografías convencionales, por lo que se deben obtener estas imágenes en caso de haber confusión en la RM.

Gangliones intraóseos

Los gangliones intraóseos son habituales en los huesos del carpo, en particular en la cara radial del semilunar. Están formados por una pared fibrosa densa y un líquido mucoso en su interior. Estos quistes por lo general se localizan en la región subcondral del hueso y pueden estar confinados en el hueso o ser el resultado de la extensión de un ganglión de partes blandas hacia el hueso adyacente. Estas lesiones pueden ser dolorosas. Es frecuente que un ganglión de pequeño tamaño originado en el ligamento escafoideo-semilunar erosione la cara radial del hueso semilunar, lo que a menudo resulta en el desarrollo de un ganglión intraóseo (Figura 12.42).

La RM permite observar gangliones intraóseos cuando las radiografías son normales y las gammagrafías óseas son inespecíficas. La RM también muestra si la lesión está limitada al hueso o si es consecuencia de la erosión de un ganglión de partes blandas adyacente. Estas lesiones son focos pequeños, redondos y bien delimitados de intensidad de señal baja en las imágenes T1W y señal alta en T2W.

Lesiones de partes blandas

Las masas de partes blandas más frecuentes en la mano y la muñeca son los gangliones, los tumores de células gigantes de la vaina tendinosa, los tumores de la vaina nerviosa, los condromas de partes blandas, los tumores glómicos y los músculos accesorios.

Gangliones

Los gangliones son las masas que afectan con mayor frecuencia a la muñeca. Son lesiones con paredes fibrosas que contienen líquido mucoide de textura similar a la vaselina. Los ganglios pueden estar adheridos a través de un pedículo a una vaina tendinosa, a una cápsula articular o a un ligamento, o pueden estar dentro de un plano fascial. Estas lesiones pueden o no provocar síntomas. Por lo general, se encuentran en mujeres de entre 30 y 40 años de edad. Su causa es incierta, pero probablemente tenga relación con una irritación crónica en el sitio donde se forma la masa. Los ganglios pueden erosionar las estructuras óseas adyacentes. Es importante examinar con atención la cara dorsal del ligamento escafoideo-semilunar en busca de pequeños ganglios ocultos que no son palpables al examen clínico, pero que son una causa frecuente de dolor en la cara dorsal de la muñeca (Figura 12.43).

En la RM, los ganglios se aprecian como masas de intensidad de señal baja en las imágenes T1W, aunque a veces exhiben intensidad más alta debido a una elevada concentración de proteínas. En las imágenes T2W, las lesiones por lo general son de intensidad de señal difusamente alta. Una característica habitual de los ganglios es la presencia de delgados tabiques en su interior, que se aprecian como líneas de intensidad baja en T2W.

Se puede administrar gadolinio para diferenciar un ganglio de una masa sólida, en cuyo caso se observa realce en la pared fibrosa y en los tabiques delgados. El resto de la lesión no tiene realce (Figura 12.44).

Tumores de células gigantes de la vaina tendinosa

Los tumores de células gigantes de la vaina tendinosa son la segunda masa de partes blandas en la mano y la muñeca más frecuente. Estos tumores son una forma localizada y extraarticular de la sinovitis vellonodular pigmentada, que es un proceso sinovial hiperplásico idiopático. Por lo general, los tumores comprometen las superficies palmares de los dedos.

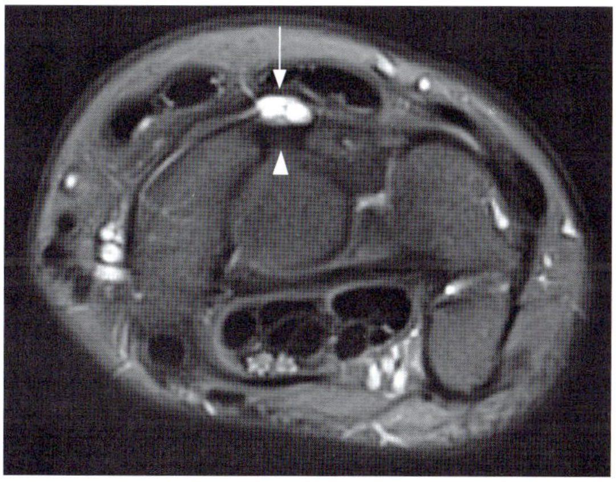

Figura 12.43 Ganglión en la cara dorsal del ligamento escafoideo-semilunar. Imagen axial T2W con saturación grasa de la muñeca. Se observa una pequeña masa de intensidad alta y un tabique en su interior que representa un ganglión (*punta de flecha*) sobre el borde dorsal del ligamento escafoideo-semilunar (*punta de flecha*).

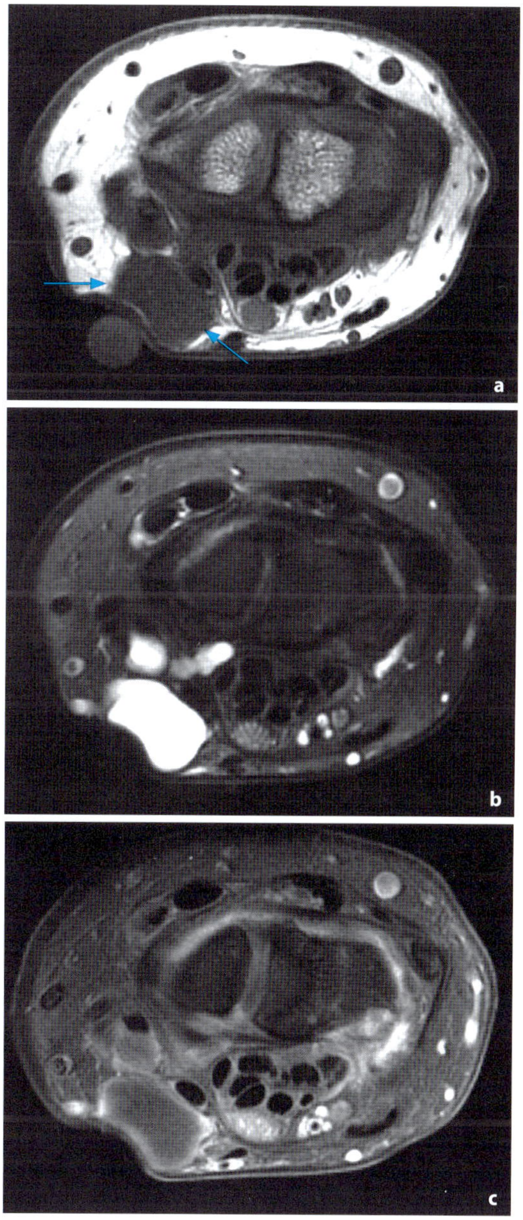

Figura 12.44 Ganglión palmar. a Imagen axial T1W de la muñeca. Se observa una masa que exhibe intensidad de señal entre baja e intermedia a lo largo de la cara palmar de la muñeca en profundidad respecto del marcador cutáneo (*flechas*). **b** Imagen axial T2W con saturación grasa. La masa presenta intensidad de señal difusamente aumentada, lo que sugiere con gran probabilidad que se trata de un ganglión, lo que se confirma en **c**, imagen axial T1W con saturación grasa posgadolinio que muestra un delgado borde de realce alrededor del contenido líquido sin realce.

La masa exhibe intensidad de señal baja en las imágenes T1W y T2W, lo cual limita significativamente el diagnóstico diferencial (Figura 12.45). Los depósitos de amiloide y los tofos gotosos también pueden manifestarse como masas de partes blandas con las mismas características de señal, pero por lo general hay otras características de diagnóstico por imágenes u otros antecedentes que ayudan a diferenciar estas entidades. La gota suele provocar diversas lesiones y compromiso de múltiples articulaciones, y la amiloidosis suele ser un proceso sistémico secundario a una enfermedad subyacente conocida.

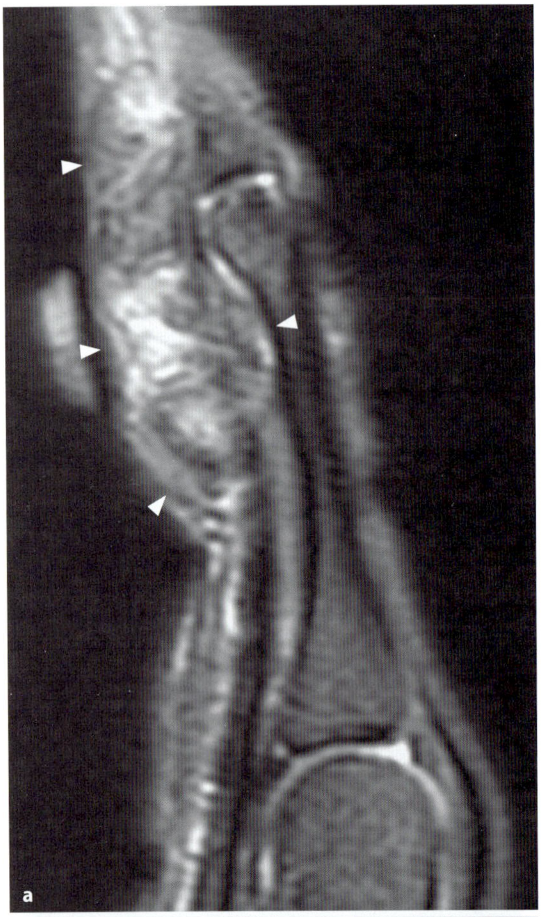

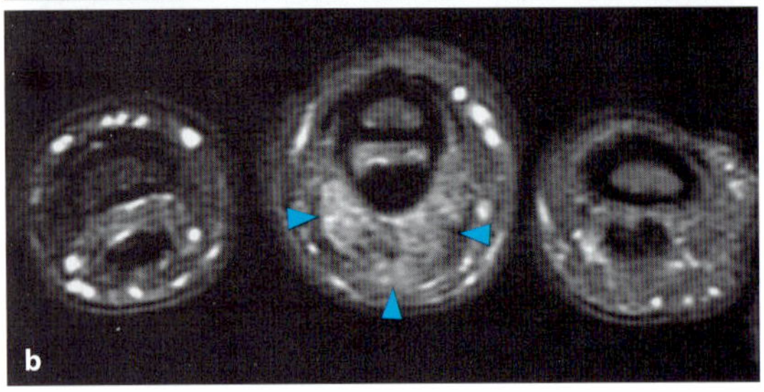

Figura 12.45 Tumor de células gigantes de la vaina tendinosa. a Imagen sagital T2W con saturación grasa de un dedo de la mano. Se observa una masa lobulada de intensidad de señal intermedia en la cara palmar del tendón flexor del dedo índice (*puntas de flecha*). **b** Imagen axial T2W con saturación grasa del dedo que muestra una masa de intensidad de señal intermedia superficial a los tendones flexores (*puntas de flecha*). Estas características de la señal son típicas de un tumor de células gigantes de la vaina tendinosa.

Tumores glómicos

El tumor glómico es un tumor benigno originado a partir de un cuerpo glómico neuromioarterial. Estos cuerpos glómicos se ubican en la capa más profunda de la dermis de todo el cuerpo y están muy concentrados en las puntas de los dedos, sobre todo por debajo de las uñas. Los tumores glómicos de los dedos de las manos suelen encontrarse en la cara dorsal de la falange distal, pero en ocasiones pueden estar presentes en la superficie palmar. El cuerpo glómico sirve para regular la temperatura corporal. Estas lesiones pueden provocar dolor sordo intenso, hiperestesia y sensibilidad al frío. Los tumores glómicos pueden provocar erosión por presión del hueso adyacente.

Estos tumores son pequeñas masas bien definidas de partes blandas que exhiben intensidad de señal baja en las imágenes T1W y son hiperintensas en T2W (Figura 12.46). Estas lesiones muestran fuerte realce tras la administración de contraste intravenoso. Se puede observar una delgada cápsula de intensidad baja alrededor de la lesión en todas las secuencias de pulso y tras la administración de contraste. Las imágenes axiales y sagitales son óptimas para evidenciar los tumores glómicos; asimismo, estas imágenes permiten evidenciar la presencia de erosión ósea no observada en las radiografías convencionales. En estos casos, la RM es útil para establecer el diagnóstico de un tumor glómico, para detectar si hay múltiples lesiones y para dirigir la cirugía hacia el sitio adecuado debido a que, por lo general, las lesiones son sumamente pequeñas y pueden ser difíciles de encontrar.

Músculos anormales

Los músculos anormales son frecuentes en la mano y la muñeca. Se pueden manifestar como masas de partes blandas o provocar compresión del nervio mediano o cubital, dependiendo de su ubicación. Un músculo anormal frecuente es el extensor corto de los dedos de la mano, que se encuentra en el dorso de la muñeca y la mano sobre el lado cubital del tendón del extensor del pulgar. Al examen clínico, este músculo anormal se puede confundir fácilmente con un ganglión.

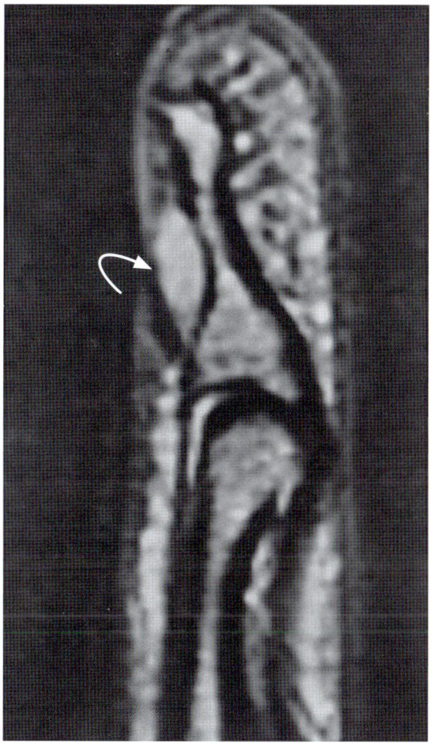

Figura 12.46 Tumor glómico. Imagen sagital T2W rápido de un dedo de la mano. Se observa una pequeña masa de intensidad de señal alta (*flecha curva*) en el dorso de la falange distal que provoca erosión ósea.

En el caso de un músculo anormal, la RM detecta la presencia de una masa isointensa con el tejido muscular en todas las secuencias de pulso, por lo general en una ubicación predecible (Figura 12.47).

Artritis

Las artritis inflamatorias, degenerativas y metabólicas son frecuentes en la mano y la muñeca. Las capacidades tomográficas y la excelente resolución de contraste de la RM permiten observar con sumo detalle las erosiones, los quistes subcondrales, la sinovitis, la tenosinovitis y otras manifestaciones de la artritis, mientras que otras técnicas de imágenes no permiten visualizar alteraciones o solo cambios mínimos. En el Capítulo 6, "Artritis y cartílago", se describen los hallazgos en la artritis y el papel de la RM en estas enfermedades.

Quistes sinoviales

Los quistes sinoviales pueden formarse en la muñeca. Pueden ser una manifestación de la artritis reumatoidea, pero los quistes sinoviales que se originan en la articulación pisiforme-piramidal son muy frecuentes y no tienen relación con una artritis reumatoidea, por lo que los analizamos en esta sección. En condiciones normales, es posible observar pequeñas cantidades de líquido en los recesos sinoviales de la articulación pisiforme-piramidal, pero mayores cantidades provocan dolor. Esto suele ocurrir en pacientes con una enfermedad degenerativa en la articulación pisiforme-piramidal; puede existir un mecanismo de válvula unidireccional que permita el ingreso de líquido sinovial al quiste, pero no su salida. El líquido se absorbe y el remanente que queda en el quiste sinovial es un material mucoide muy denso, similar al que se encuentra en los ganglions. Un quiste sinovial pisiforme-piramidal aumentado de tamaño es anatómicamente similar a un quiste

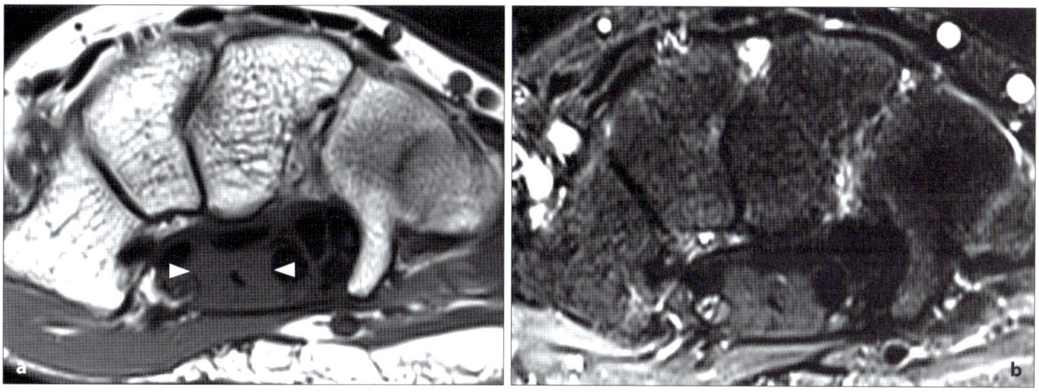

Figura 12.47 Músculo anormal. a Imagen axial T1W de la muñeca. Una masa de intensidad de señal intermedia (*puntas de flecha*) desplaza los tendones flexores en el interior del túnel carpiano. b Imagen axial T2W con saturación grasa de la muñeca. La masa presenta intensidad de señal entre intermedia y baja similar a la del músculo y es compatible con un músculo flexor de los dedos anormal.

poplíteo (de Baker) en la rodilla, y al aumentar de tamaño puede provocar síntomas como consecuencia de las alteraciones que provoca en la articulación adyacente. En nuestra práctica, hemos logrado el alivio sintomático en muchos pacientes con quistes en la articulación pisiforme-piramidal mediante aspiración e inyección de anestesia y corticoides. Si las inyecciones no logran aliviar los síntomas, se puede realizar una resección quirúrgica del pisiforme para lograr la analgesia.

En la RM, el quiste pisiforme-piramidal se visualiza como una masa redonda o alargada sobre la cara palmar de la muñeca, apenas proximal al hueso pisiforme, con intensidad de señal baja en las imágenes T1W y señal alta en T2W (Figura 12.48). Cuando tiene un diámetro de 1 cm o más, en el informe mencionamos que se trata de un quiste sinovial que puede provocar dolor, y no simplemente un receso articular normal.

Infección

La artritis séptica, los abscesos, la celulitis y la osteomielitis pueden presentarse en la mano y la muñeca. Estos procesos son más frecuentes en otros sitios y se los analiza en detalle en otros capítulos. En la RM, los signos de infección en la mano y en la muñeca no son diferentes de los que se observan en otros sitios. Una característica de esta región anatómica que es importante recordar es que la infección se disemina rápidamente a través de los compartimentos y las vainas tendinosas (Figura 12.49). Ante una sospecha de infección, es necesario realizar estudios minuciosos e implementar un tratamiento agresivo debido a las devastadoras consecuencias que se observan en la mano. El líquido en una vaina tendinosa (tenosinovitis) puede ser estéril o estar infectado, y siempre hay que considerar una tenosinovitis purulenta en el diagnóstico diferencial de la tenosinovitis.

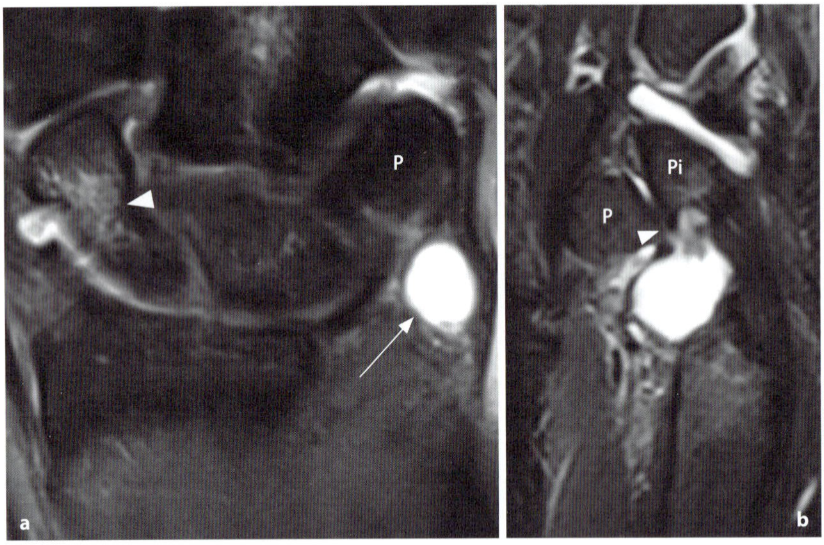

Figura 12.48 Quiste sinovial pisiforme-piramidal. a Imagen coronal en secuencia STIR de la muñeca. La masa redonda de intensidad alta (*flecha*) en un sitio justo proximal al hueso pisiforme (P) es un quiste sinovial de la articulación pisiforme-piramidal. Nótese también el edema de médula ósea en el hueso escafoides secundario a una lesión reciente (*punta de flecha*). **b** Imagen sagital T2W con saturación grasa de la muñeca. Se observa que el quiste sinovial nace de la porción proximal de la articulación (*punta de flecha*). P: pisiforme; Pi: piramidal.

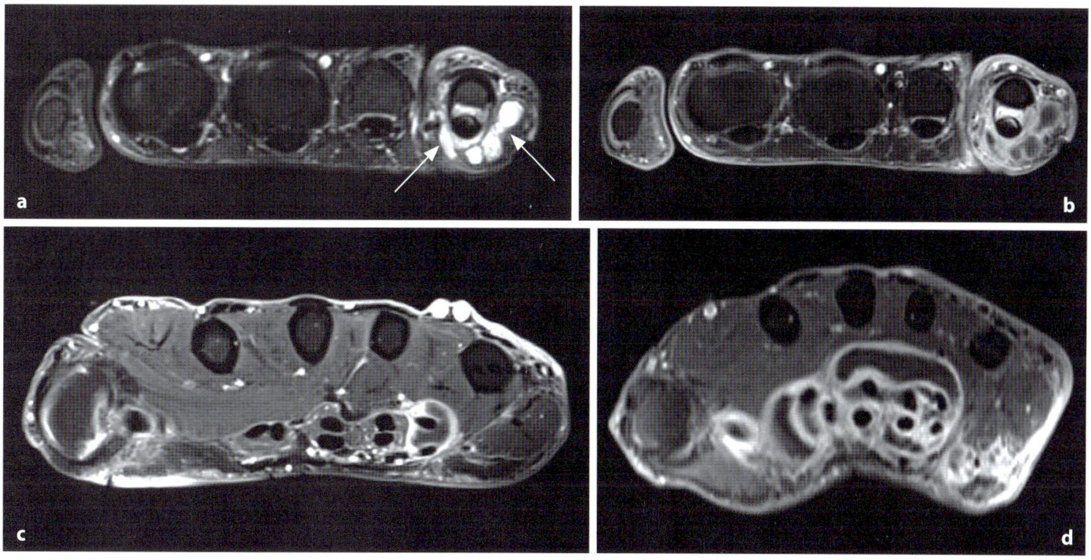

Figura 12.49 Infección. a Imagen axial T2W con saturación grasa de la mano. Se observan estructuras lobulares con intensidad igual a la del líquido a lo largo de la vaina del tendón flexor del quinto dedo (*flechas*). b Imagen axial T1W con saturación grasa posgadolinio. Se observa realce periférico alrededor de focos de líquido sin realce. c Imagen axial T1W con saturación grasa posgadolinio a nivel de la porción media de la palma. Se visualiza que el realce tenosinovial y el líquido sin realce se extienden en sentido proximal a lo largo de la vaina del tendón flexor del quinto dedo. d Imagen axial T1W con saturación grasa posgadolinio en un nivel más proximal que revela diseminación hacia las vainas de otros tendones flexores. Los estudios diagnósticos posteriores revelaron que se trataba de una tenosinovitis séptica causada por el complejo *Mycobacterium avium*.

Protocolos para la mano y la muñeca

Este es uno de los protocolos recomendados; existen muchas variaciones que pueden tener el mismo resultado.

Muñeca: rutina						
Secuencia n.º	**1**	**2**	**3**	**4**	**5**	**6**
Tipo de secuencia	T1	T2*	T2 turbo	T2*	T1	T1
Orientación	Coronal	Coronal	Coronal	Axial	Axial	Sagital
Campo de visión (cm)	8 a 10	8 a 10	8 a 10	8 a 10	8 a 10	8 a 10
Espesor de corte (mm)	3	1 o 2	3	3	3	3
Contraste	No	No	No	No	No	No
Muñeca: masa o infección						
Secuencia n.º	**1**	**2**	**3**	**4**	**5**	**6**
Tipo de secuencia	T1	STIR	T1	STIR	T1 con saturación grasa	T1 con saturación grasa
Orientación	Coronal	Coronal	Axial	Sagital	Coronal	Axial
Campo de visión (cm)	8 a 10	8 a 10	8 a 10	8 a 10	8 a 10	8 a 10
Espesor de corte (mm)	3	3	3	3	3	3
Contraste	No	No	No	No	Sí	Sí

▷

Muñeca: tamizaje para traumatismos						
Secuencia n.º	**1**	**2**	**3**	**4**	**5**	**6**
Tipo de secuencia	T1	T2 con saturación grasa o STIR				
Orientación	Coronal	Coronal				
Campo de visión (cm)	8 a 10	8 a 10				
Espesor de corte (mm)	3	3				
Contraste	No	No				
Pulgar: tamizaje para pulgar de guardabosques						
Secuencia n.º	**1**	**2**	**3**	**4**	**5**	**6**
Tipo de secuencia	T1	T2*				
Orientación	Coronal	Coronal				
Campo de visión (cm)	6 a 8	6 a 8				
Espesor de corte (mm)	3	2				
Contraste	No	No				

Ejemplo de un informe estándar

- Indicaciones clínicas.
- Protocolo.
- Este examen se realizó utilizando el protocolo de rutina con múltiples secuencias y planos de exploración.
- Análisis:
  1. Derrame articular: ausente.
  2. Estructuras óseas: sin evidencia de fracturas u osteonecrosis; ausencia de erosiones u otra evidencia de artritis.
  3. Ligamentos interóseos escafoideo-semilunar y semilunar-piramidal: sin evidencia de desgarro.
  4. Fibrocartílago triangular: sin desgarros.
  5. Tendones flexores y extensores: posición, señal y configuración normales.
  6. Túnel carpiano: normal; la posición, la morfología y la señal del nervio mediano son normales.
  7. Canal de Guyon: normal; el nervio cubital tiene morfología y señal normales.
  8. Otras alteraciones: ninguna.
- Opinión: RM de muñeca (derecha/izquierda) normal.

13
Columna vertebral

Cómo explorar la columna vertebral

Al final del capítulo se muestran los protocolos para explorar la columna vertebral.

- Bobinas y posición del paciente: para todos los estudios de la columna vertebral se deben utilizar bobinas en fase específicas para esta estructura anatómica. Los pacientes deben colocarse en decúbito supino.
- Orientación de las imágenes (Cuadro 13.1): se adquieren imágenes sagitales y axiales en las regiones cervical, dorsal y lumbar. En el plano axial, realizamos cortes progresivos para abarcar un bloque entero de la columna vertebral. Obtener imágenes anguladas solo a nivel de los discos (sin obtener imágenes contiguas) se considera inadecuado, debido a que quedan porciones del conducto raquídeo sin examinar en el plano axial y a menudo se pasan por alto los fragmentos discales secuestrados y los defectos de espondilolisis. A veces, obtener imágenes sagitales solas resulta inadecuado para detectar un fragmento discal que se ha separado del disco de origen. Debido a que los secuestros discales son una causa de fracaso de la cirugía espinal con síntomas persistentes, es importante identificarlos en la resonancia magnética (RM) obteniendo imágenes axiales contiguas, además de imágenes sagitales a través del conducto raquídeo. En una columna lumbar no intervenida quirúrgicamente, se obtienen imágenes axiales contiguas desde la mitad del cuerpo vertebral L1 hasta la mitad del cuerpo vertebral S1. En el posoperatorio de una intervención de columna, se obtienen imágenes axiales progresivas (imágenes comparadas antes y después de la administración de contraste) centradas a nivel de la cirugía previa. A menudo, las imágenes axiales son mejores que las sagitales para detectar lesiones en los agujeros de conjunción. Las imágenes coronales pueden ser útiles para definir de forma óptima la anatomía en pacientes con escoliosis.
- Secuencias de pulso y regiones de interés: las secuencias de pulso se determinan sobre la base de las indicaciones clínicas para el estudio, según las siguientes categorías generales:
  - Enfermedades degenerativas (incluyendo síntomas radiculares).
  - Traumatismos.
  - Compresión medular/metástasis óseas.
  - Infecciones (lesión discal o epidural/intradural).
- La exploración estándar en un plano sagital de cualquier segmento de la columna se realiza utilizando imágenes ponderadas en T1 (T1W) o en T2 (T2W) rápido. Las secuencias con eco de gradiente en plano sagital se recomiendan cuando es necesario detectar una hemorragia en la médula espinal luego de un traumatismo, ya que aprovechan el efecto de rebosamiento (*blooming*) de los productos hemáticos. La secuencia STIR en plano sagital también es útil en pacientes traumatizados para detectar lesiones ligamentarias, así como hemorragia y edema de partes blandas. Las

Cuadro 13.1 Estructuras de la columna vertebral que se evalúan en diferentes planos

Sagital
- Médula espinal.
- Señal y altura discal.
- Contorno discal (±).
- Cuerpos vertebrales.
- Apófisis espinosas.
- Raíces nerviosas.
- Agujeros de conjunción.
- Conducto central.
- Ligamentos (longitudinales anterior y posterior, interespinosos, supraespinosos).
- Espacio epidural.

Axial
- Raíces nerviosas.
- Médula espinal.
- Contorno discal.
- Cuerpos vertebrales.
- Agujeros de conjunción.
- Conducto central.
- Recesos laterales.
- Ligamentos (ligamento amarillo).
- Espacio epidural.
- Apófisis articulares.

imágenes con eco de gradiente en plano axial se utilizan para detectar enfermedad discal en la columna cervical, mientras que las imágenes axiales ponderadas en T2 rápido se utilizan en la columna dorsal y lumbar para la misma indicación (debido a que en las secuencias T2W con eco de espín rápido [FSE] el artefacto de pulsación aumenta cuanto más cefálicos son los cortes). Las imágenes T1W y algunos tipos de T2W se seleccionan en los planos sagital y axial para la mayoría de las indicaciones. En la tabla donde describimos los protocolos de exploración se brindan más detalles. En general, el espesor de corte es de 3 o 4 mm. Las imágenes axiales con eco de gradiente a través de los discos cervicales tienen 2 mm de espesor. Los campos de visión son lo más pequeños posible; las imágenes sagitales requieren un campo de visión más grande que las secuencias axiales. En la columna cervical, dorsal y lumbar, los campos de visión sagitales suelen ser de 14 cm, 16 cm y 16 cm, respectivamente; los campos de visión recomendados para las imágenes axiales son de 11 cm, 12 cm y 14 cm, respectivamente. Cuando se explora la columna vertebral en el plano sagital, es necesario invertir los gradientes de codificación de fase y de frecuencia para que los artefactos por desplazamiento químico a nivel de las interfases disco-vertebrales no oculten los procesos patológicos de los platillos vertebrales o de los discos.

- Contraste: se administra contraste intravenoso para la exploración posoperatoria de la columna, para detectar posibles infecciones o cuando hay sospecha de lesiones medulares. Si se identifica la presencia de tejido anormal en el espacio epidural durante un estudio para detectar metástasis óseas o compresión medular, se administra gadolinio para lograr una mejor definición.

Estructuras normales y anormales

Cambios degenerativos

Las alteraciones más prevalentes de la columna vertebral son los cambios degenerativos de las articulaciones y las estructuras óseas. En la columna vertebral, las principales articulaciones son las articulaciones interfacetarias sinoviales (diartrosis), bilaterales y con libertad de movimiento, que se ubican en la cara posterior de la columna vertebral, junto con las articulaciones cartilaginosas (anfiartrosis), mínimamente móviles, formadas por los discos intervertebrales. La estabilidad primaria de la columna vertebral por debajo de C2 es proporcionada por este complejo articular, formado por el disco intervertebral y el par de articulaciones interfacetarias en cada segmento vertebral. El envejecimiento conlleva cambios anatómicos y bioquímicos en estas articulaciones, pero tales cambios pueden o no causar síntomas.

El principal foco de atención de la exploración de la columna vertebral en los últimos años ha sido el efecto que tienen las estructuras óseas, discales y articulares sobre los nervios adyacentes. Si bien es importante detectar este efecto mecánico en los estudios por imágenes, la mayoría de las dorsalgias no resultan de la compresión o el estiramiento de un nervio emergente o que desciende. El dolor puede originarse en las articulaciones interfacetarias o en los discos, independientemente de si estas estructuras afectan las raíces nerviosas adyacentes. Se ha establecido con certeza que individuos asintomáticos de todas las edades presentan alteraciones discales en los estudios por imágenes. La causa del dolor de cuello o de espalda en un paciente se debe definir con sumo cuidado integrando los hallazgos del examen clínico y de la RM, a menudo con la ayuda de inyecciones de anestesia en diferentes estructuras vertebrales para confirmar el diagnóstico.

Envejecimiento y degeneración discales (Tabla 13.1)

Las características de los discos normales y anormales que analizamos en este apartado

Tabla 13.1 Envejecimiento y degeneración discal

Características biomecánicas/anatómicas	RM
↓ hidratación	Hendidura horizontal intranuclear
↓ proteoglicanos	↓ difusa de la señal en T2
↑ colágeno	↓ altura discal
↑ fibrosis	
Desgarros anulares	↓ focal de la señal en T2 Abombamiento discal difuso
Hernia del núcleo a través de desgarros del anillo	Alteraciones focales del contorno discal
Hendiduras del núcleo ocupadas por nitrógeno (vacío discal)	Vacío de señal horizontal, en T1 y T2 Puede estar ocupado por líquido en decúbito supino o con la columna flexionada (↑ señal en T2)
Disco calcificado	↑ señal en T1 cuando son pequeñas cantidades ↓ señal en T1 y T2 cuando la calcificación es más abundante

aplican a cualquier segmento de la columna vertebral, debido a que tienen el mismo aspecto, ya sea que correspondan a la región cervical, dorsal o lumbar.

Disco normal

Los discos intervertebrales consisten en un núcleo pulposo central de textura gelatinosa formado por agua y proteoglicanos. El núcleo pulposo está rodeado por el anillo fibroso. La porción interna del anillo está compuesta por fibrocartílago, mientras que las fibras externas están formadas por láminas de fibras de colágeno orientadas de forma concéntrica. El anillo se adhiere a los cuerpos vertebrales adyacentes mediante las fibras de Sharpey.

En la RM, los discos normales exhiben intensidad de señal baja en las imágenes T1W, ligeramente menor que la de la médula ósea normal adyacente y muy similar a la del músculo (Figura 13.1). Las imágenes T2W exhiben intensidad de señal alta de forma difusa en el disco, excepto por las fibras externas del anillo, las cuales son de intensidad baja de forma homogénea (*v.* Figura 13.1). La RM no permite distinguir el núcleo pulposo de la capa interna del anillo fibroso.

Por lo general, los discos normales no se extienden más allá de los márgenes de los cuerpos vertebrales adyacentes; sin embargo, en algunos discos con características histológicas normales es posible observar una extensión difusa de 1 a 2 mm más allá de los márgenes normales. Los bordes posteriores de los discos suelen ser ligeramente cóncavos en la columna lumbar alta, rectos a nivel L4-L5 y algo convexos en la unión lumbosacra.

En el núcleo se forma una hendidura fibrosa de orientación horizontal. En la RM, la hendidura intranuclear se observa como una línea horizontal de intensidad baja que divide al disco en mitades superior e inferior en las imágenes sagitales T2W (Figura 13.2).

Núcleo anormal

Con el envejecimiento y la degeneración, los discos intervertebrales pierden hidratación y proteoglicanos y aumentan su contenido de colágeno y se vuelven más fibrosos. En última instancia, se observa intensidad de señal disminuida de forma difusa en las imágenes T2W como consecuencia del mayor contenido de colágeno en el núcleo (*v.* Figura 13.2). El disco disminuye de altura progresivamente a mayores grados de degeneración.

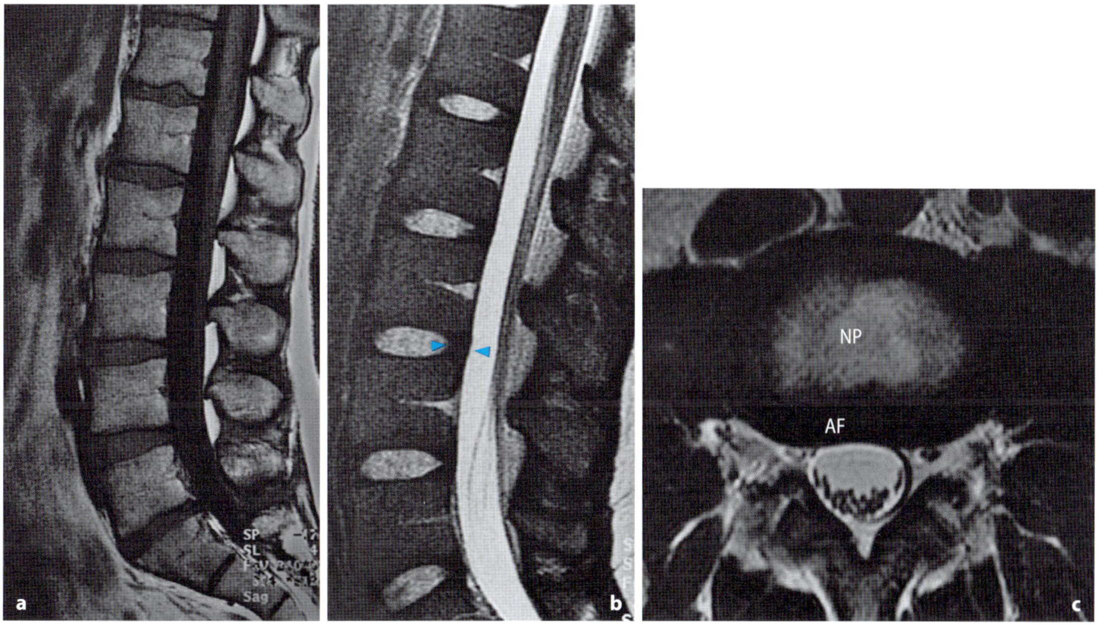

Figura 13.1 Discos normales. a Imagen sagital en T1 de la columna lumbar. En las imágenes T1W, los discos tienen intensidad de señal intermedia, menor que la de la médula ósea. **b** Imagen sagital en T2 rápido de la columna lumbar. El núcleo tiene intensidad difusamente alta, mientras que el anillo fibroso es de intensidad de señal baja (entre *puntas de flecha*, a nivel de L3-L4). **c** Imagen axial en T2 rápido, disco L3-L4. El núcleo pulposo (NP) es de intensidad alta, mientras que el anillo fibroso (AF) en la periferia del disco es de intensidad baja.

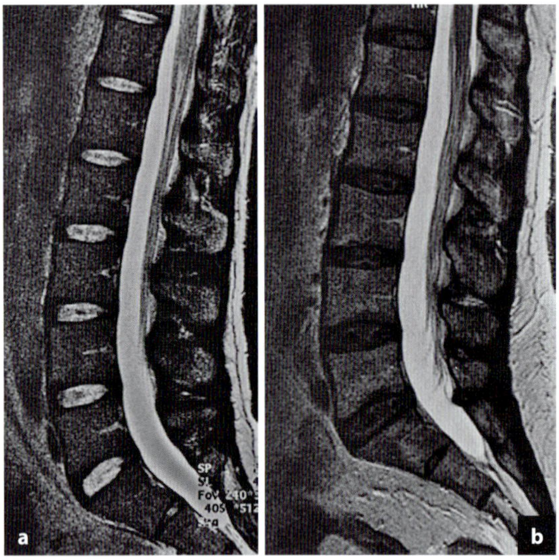

Figura 13.2 Degeneración y envejecimiento discales. a Imagen sagital en T2 rápido de la columna lumbar. Las hendiduras fibrosas intranucleares, de orientación horizontal e intensidad de señal baja en cada segmento vertebral, dividen al disco en mitades superior e inferior; esto es una manifestación temprana del proceso de degeneración. b Imagen sagital en T2 rápido de la columna lumbar (paciente diferente del mostrado en a). La intensidad baja de forma difusa en los discos es un cambio más avanzado de degeneración y envejecimiento.

Anillo anormal (Cuadro 13.2)

El envejecimiento y los cambios biomecánicos en los discos, descritos con anterioridad, se asocian al desarrollo de múltiples desgarros anulares focales. Se han descrito tres tipos de desgarro anular, pero solo uno de ellos tiene importancia práctica: el desgarro tipo radial.

Los "desgarros radiales" (o fisuras) afectan al espesor del anillo de forma parcial o total, desde el núcleo hasta las fibras del anillo externo. Los desgarros radiales tienen un trayecto perpendicular al eje largo del anillo y se producen con mayor frecuencia en la mitad posterior del disco, por lo general a nivel de L4-L5 y L5-S1. Muchos profesionales consideran que el desgarro radial provoca dolor. Puede ser una causa de dolor debido al crecimiento de tejido de granulación vascularizado en el interior del desgarro, lo que provoca una estimulación dolorosa de las terminaciones nerviosas que también ingresan al defecto desde la superficie discal; esto provoca dolor discogénico. También puede provocar dolor debido a la inestabilidad discal que acompaña a estas fisuras y a la irritación química y mecánica de las fibras nociceptivas que, en condiciones normales, se encuentran en el anillo. Las fisuras radiales que

Cuadro 13.2 Desgarros radiales del anillo

- También se denominan zonas de intensidad alta.
- A menudo son dolorosos.
- Fisuras lineales que abarcan el espesor del anillo de forma total o parcial.
- Perpendiculares al eje largo.
- Suelen producirse en la porción posterior del anillo de los discos lumbares bajos.
- El crecimiento interno de un nervio desde la superficie del disco provoca dolor.
- Líneas globulares u horizontales de intensidad aumentada en la sustancia discal, en T1 poscontraste y T2.

provocan dolor discogénico se pueden tratar mediante un tratamiento intradiscal mínimamente invasivo (térmico o químico) o mediante artrodesis vertebral.

Los desgarros anulares exhiben áreas focales de intensidad de señal alta en las imágenes T2W o en imágenes T1W con contraste. Los desgarros radiales (Figura 13.3) se pueden observar en las imágenes sagitales T2W en la parte posterior del anillo en forma globular o como líneas horizontales de intensidad alta. En las imágenes axiales, los desgarros radiales pueden apreciarse como focos de intensidad alta paralelos al borde externo del disco en un corto trayecto. En el pasado, los desgarros o fisuras radiales observados en la RM se denominaban "zonas de alta intensidad", pero en la actualidad se denominan "fisuras anulares".

Alteraciones en la morfología discal (Cuadro 13.3)

La terminología para nombrar las alteraciones discales es confusa y no es constante en la bibliografía. Muchos profesionales se refieren a cualquier alteración discal que se extiende más allá de los bordes del cuerpo o del disco vertebral como "hernia discal" o "hernia del núcleo pulposo". El problema con este abordaje es que la mayoría de las alteraciones no son significativas para el paciente y no se asocian a síntomas; esto explica la elevada incidencia de las denominadas hernias discales detectadas en poblaciones asintomáticas. Una analogía de esta situación sería denominar a los islotes óseos benignos como "focos escleróticos de etiología indeterminada" o a los granulomas pulmonares calcificados como "alteraciones infecciosas". Estas definiciones son verdaderas, pero no son útiles para el médico que deriva ni para el paciente. No ponen a la alteración observada en perspectiva, lo cual puede llevar a errores.

La mayoría de los cirujanos que atienden casos de trastornos vertebrales utilizan una

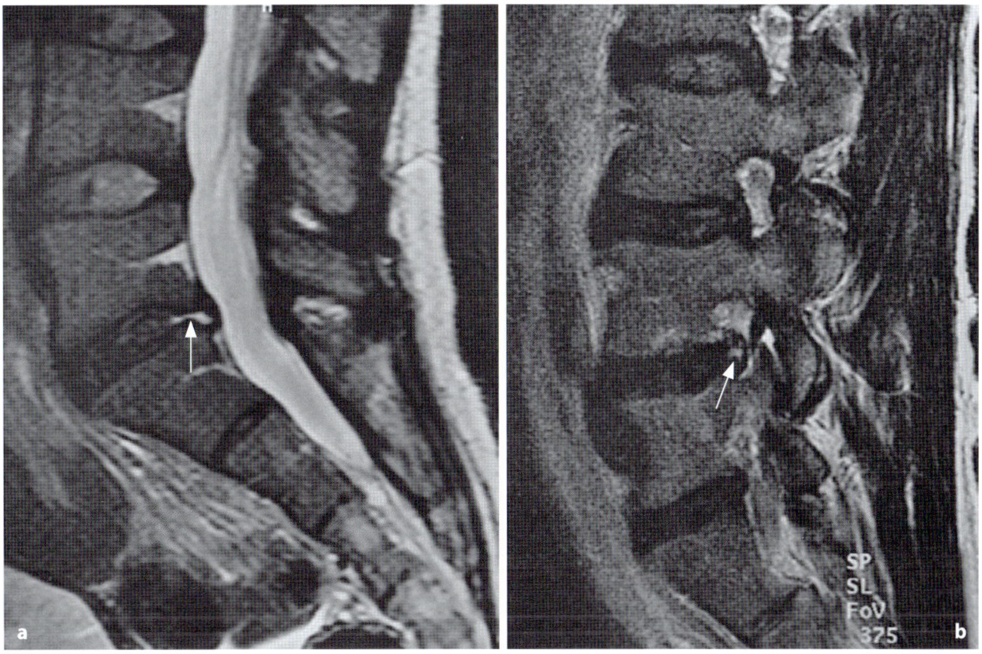

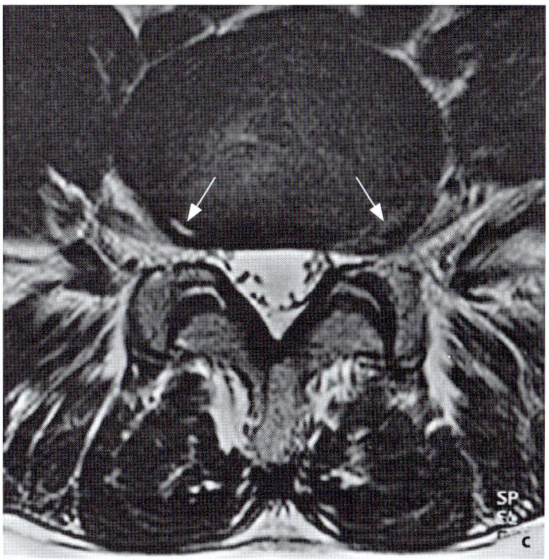

Figura 13.3 Desgarros anulares. **a** Imagen sagital en T2 rápido de la columna lumbar. Se observa una línea focal de intensidad aumentada en la línea media de la región posterior del anillo L5-S1 (*flecha*), que representa un desgarro/fisura radial (zona de alta intensidad). El disco protruye en sentido posterior. **b** Imagen sagital en T2 rápido de la columna lumbar (paciente diferente del mostrado en **a**). Se observa un foco de intensidad alta (*flecha*) que corresponde a un desgarro radial del anillo L4-L5 en la región del agujero de conjunción izquierdo. **c** Imagen axial en T2 rápido de L4-L5 (mismo paciente que en **b**). Se evidencian segmentos lineales cortos de intensidad alta (*flechas*) en la región posterolateral del disco L4-L5 que corresponden a desgarros anulares en las regiones foraminales. El disco protruye en los sitios de desgarro, lo que provoca leve estrechamiento bilateral de los agujeros.

nomenclatura más estandarizada que permite distinguir las lesiones clínicamente relevantes de las lesiones que quizá no lo sean. Nosotros utilizamos la misma terminología que los cirujanos de nuestra institución para describir las alteraciones en la morfología discal: "abombamiento discal difuso", "protrusión de base ancha", "protrusión discal focal", "extrusión discal" y "secuestro discal" (Figura 13.4). Las "alteraciones discales focales" se manifiestan cuando el material del núcleo se extiende de forma parcial o completa a través de desgarros radiales en el anillo. Las alteraciones discales focales por lo general se producen en discos degenerados. Se puede utilizar el término "hernia discal" para incluir todos los demás términos más específicos, pero no se recomienda utilizarlo como diagnóstico en el informe de una RM de columna vertebral.

Cuando se ha determinado que hay una alteración difusa o focal en el contorno discal, se cuantifica la alteración según su extensión como leve, moderada o grave. No hay definiciones consensuadas en cuanto al significado de estas categorías. Las recomendaciones para cuantificar la gravedad discal son las siguientes: "leve" si no hay obliteración de la grasa epidural, "moderada" si hay obliteración de la grasa epidural y el saco tecal está desplazado y "grave" si se observa obliteración de la médula espinal o desplazamiento de las raíces nerviosas.

Cuadro 13.3 Alteraciones del contorno discal: terminología

Hernia discal

- Término general y no específico que indica que un disco se extiende de una manera anormal más allá del borde del cuerpo vertebral.

Abombamiento discal

- Extensión difusa del disco > 2 mm por fuera del borde vertebral.

Protrusión discal

- Pequeña extensión focal del disco más allá del borde vertebral.
- Diámetro anteroposterior < mediolateral.
- No presenta extensión craneal ni caudal.
- Suele ser asintomática.
- Intensidad baja en T1 y T2.

Extrusión discal

- Mayor extensión del material discal que en una protrusión.
- Por lo general es sintomática.
- Diámetro anteroposterior ≥ mediolateral.
- Puede migrar en dirección craneocaudal, pero se mantiene su unión con el disco de origen.
- Señal disminuida en T1, señal disminuida o aumentada en T2.

Secuestro discal

- Pérdida de la continuidad entre el material discal extruido y el disco de origen.
- Suele ser sintomático.
- Migración del fragmento:
  - En sentido craneal o caudal (por igual).
  - En sentido anterior o posterior respecto del ligamento longitudinal posterior.
  - Hacia la región epidural, intratecal o paraespinosa.
- Es una contraindicación para procedimientos discales específicos.
- Causa frecuente de fracaso de la cirugía espinal si no se lo detecta.
- Señal disminuida en T1, señal disminuida o aumentada en T1 con contraste o en T2.

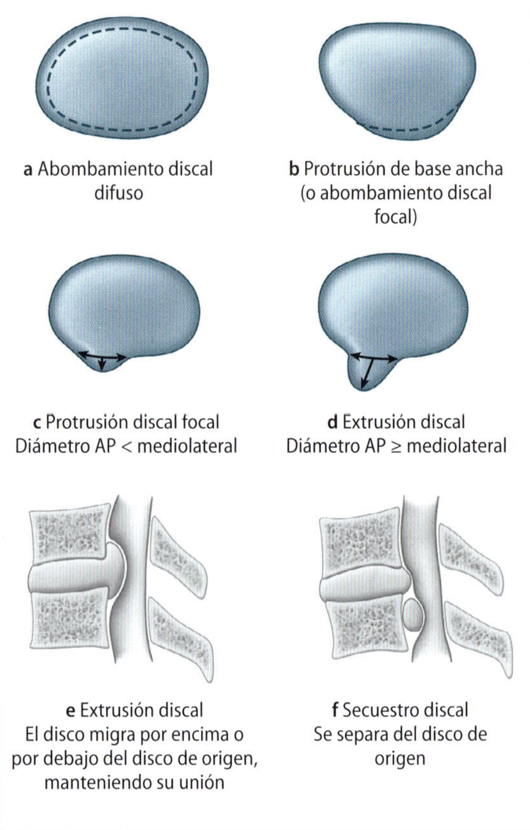

Figura 13.4 Morfología discal. Diagrama que muestra las alteraciones en la morfología discal. Las *líneas punteadas* en **a** y **b** indican los cuerpos vertebrales, mientras que las *líneas sólidas* representan los discos. AP: anteroposterior.

Abombamiento discal. El "abombamiento discal difuso" se extiende de forma simétrica y circunferencial más de 2 mm por fuera de los bordes de los cuerpos vertebrales adyacentes. Este diagnóstico se basa en imágenes axiales y sagitales comparando los márgenes del disco con los de los cuerpos vertebrales adyacentes y determinando el estrechamiento del conducto central y de los agujeros de conjunción provocado por el disco (Figura 13.5). La protrusión discal se evalúa con facilidad en las imágenes axiales. Un largo segmento de tejido discal que se proyecta más allá del borde del cuerpo vertebral, pero sin comprometer toda la circunferencia del disco, se puede denominar "abombamiento focal" o "protrusión de base ancha" (Figura 13.6).

Protrusión discal. Una "protrusión discal" es una extensión focal asimétrica de tejido discal más allá del borde del cuerpo vertebral, por lo general hacia el conducto raquídeo o el agujero de conjunción y que a menudo no provoca síntomas. La base (diámetro mediolateral a lo largo del borde posterior del disco) es más amplia que cualquier otra dimensión (Figura 13.7).

Algunas de las fibras externas del anillo permanecen intactas; algunos médicos clínicos se refieren a esta entidad como "disco contenido". El disco protruido no se extiende en dirección craneal o caudal respecto del disco de origen. La RM evidencia la mayoría de las protrusiones discales; los discos de origen tienen intensidad baja en las imágenes T1W y T2W.

Extrusión discal. Una "extrusión discal" es una versión más pronunciada de una protrusión y a menudo provoca síntomas (Figura 13.8). Consiste en una rotura de las fibras externas del anillo y la alteración discal suele ser de mayor tamaño en su diámetro anteroposterior que en su base (diámetro mediolateral). El disco extruido puede migrar en sentido cefálico o caudal por detrás de un cuerpo vertebral adyacente, pero se mantiene

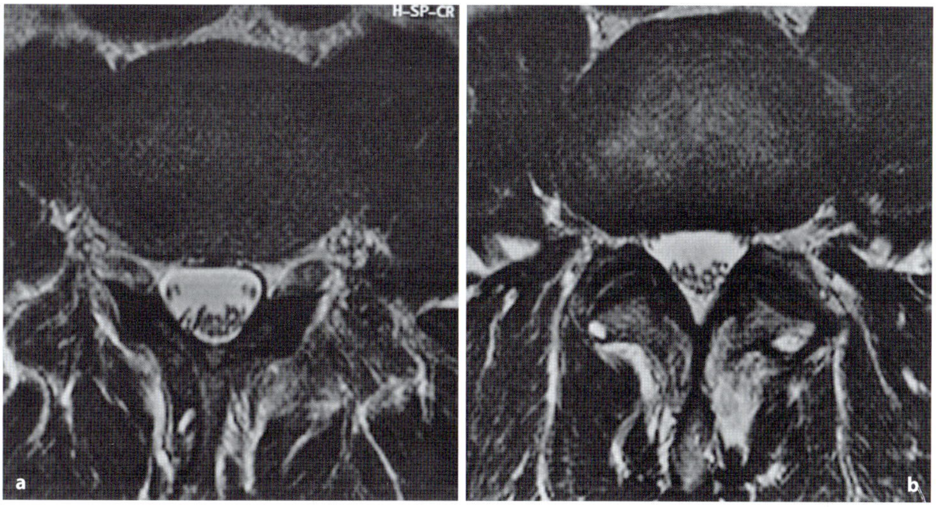

Figura 13.5 Abombamiento discal difuso. **a** Imagen axial en T2 rápido a nivel de un cuerpo vertebral. Se observa el tamaño del cuerpo vertebral, el cual se debe comparar con el tamaño del disco adyacente (en **b**). **b** Imagen axial en T2 rápido a nivel del disco adyacente. La configuración ovalada del disco es levemente más grande que el cuerpo vertebral en **a**, lo que indica que hay un leve abombamiento difuso del disco. Además, el agujero de conjunción y el saco tecal están un poco estrechados en comparación con **a** como consecuencia del abombamiento discal.

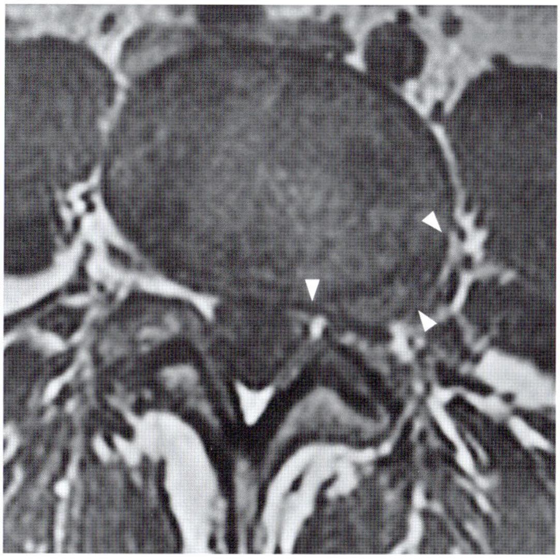

Figura 13.6 Abombamiento discal focal/protrusión de base ancha. Imagen axial en T1 a nivel de L4-L5. Se observa extensión del disco más allá del borde del cuerpo vertebral (entre *puntas de flecha*) en un segmento relativamente largo, una situación que se denomina "protrusión de base ancha" o "abombamiento discal focal".

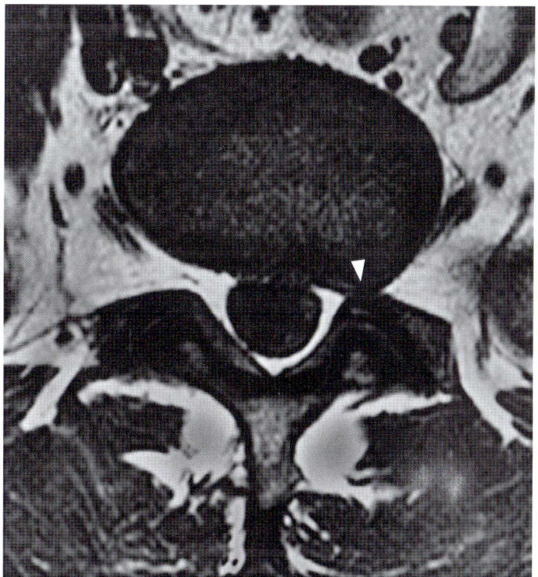

Figura 13.7 Protrusión discal. Imagen axial en T1 de L4-L5. Un corto segmento discal protruye hacia el agujero de conjunción izquierdo (*punta de flecha*) y lo estrecha. La base de la alteración discal es de mayor tamaño que su diámetro anteroposterior, una situación habitual en una protrusión discal focal.

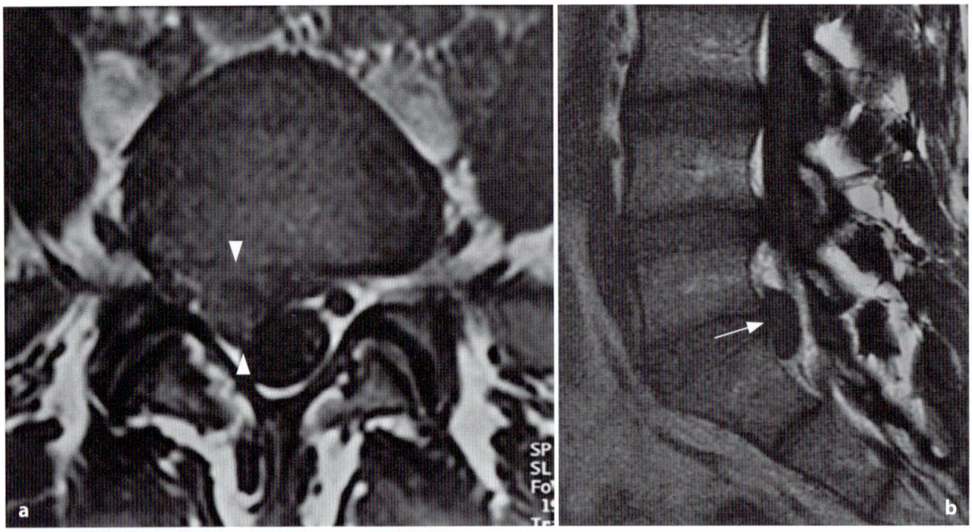

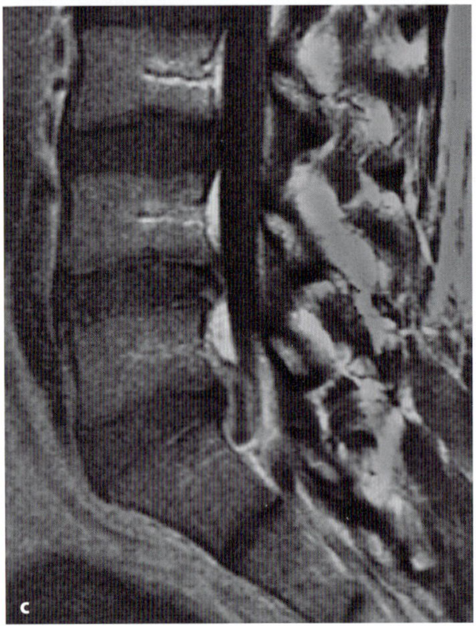

Figura 13.8 Extrusión discal. **a** Imagen axial en T1 de L5-S1. Un gran fragmento discal se extiende hacia el conducto raquídeo en la región paracentral derecha. Su base es más corta que su diámetro anteroposterior (entre *puntas de flecha*), una situación que corresponde a una extrusión discal. No se identifica el nervio S1 descendente debido al desplazamiento provocado por el disco. **b** Imagen sagital en T1 de L5-S1. El disco se extiende en dirección superior e inferior respecto del nivel del disco de origen (*flecha*), lo que constituye un criterio adicional para definir esta entidad como una extrusión discal. **c** Imagen sagital en T1 con contraste de L5-S1. Se observa un borde periférico de intensidad alta alrededor de la extrusión discal como consecuencia del realce del tejido inflamatorio reactivo.

unido al disco de origen. Esta situación se puede describir como "discos no contenidos". Estos discos se pueden asociar a una reacción inflamatoria significativa que, en respuesta al material discal extruido, pueden exhibir intensidad de señal aumentada en las imágenes T1W con contraste o T2W dentro del disco o a su alrededor. De forma típica, el disco extruido mantiene la misma intensidad de señal que el disco de origen en todas las secuencias de pulso.

Se ha demostrado que el 90% de las extrusiones discales lumbares que provocan radiculopatía pero que no se tratan mediante intervención quirúrgica tienen buen resultado. Se ha demostrado mediante estudios por imágenes la reducción espontánea en el tamaño de las extrusiones y las protrusiones discales tratadas de forma conservadora (Figura 13.9). La involución del tamaño discal puede no ser el motivo de la reducción del dolor. Es probable que gran parte del dolor correspondiente a una extrusión discal se deba a la respuesta inflamatoria más que a la compresión de los elementos neurales secundaria al efecto de masa.

Debido a que los términos "extruido" y "extrusión" se pueden confundir, se los reemplaza por "protrusión" y "secuestro", respectivamente. Se recomienda implementar la nomenclatura recomendada por múltiples sociedades especializadas en el tratamiento de la columna vertebral.

Secuestro discal. Cuando el material extruido se separa del disco de origen, se lo denomina

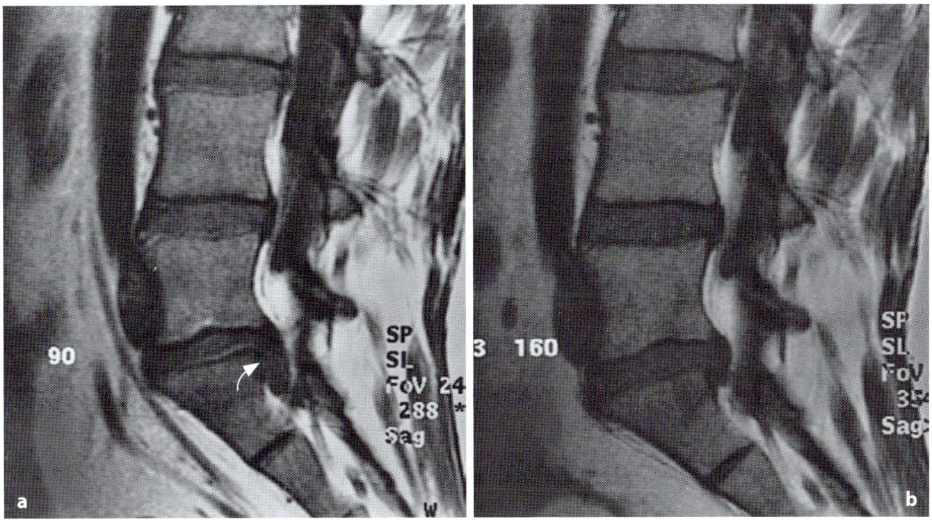

Figura 13.9 Involución espontánea de una extrusión discal. a Imagen sagital en T1 de L5-S1. Una gran extrusión discal se extiende por detrás del cuerpo vertebral S1 (*flecha*). b Imagen sagital en T1 de L5-S1. Esta imagen se obtuvo casi un año después de a. El paciente no recibió tratamiento quirúrgico ni de ningún otro tipo. La extrusión discal está notablemente disminuida de tamaño y tiene el aspecto de una protrusión discal.

"fragmento secuestrado" (Figura 13.10). Estos fragmentos migran en dirección craneal o caudal con igual frecuencia y, por lo general, se mantienen a unos 5 mm del disco de origen. Pueden ubicarse entre el ligamento longitudinal posterior y las estructuras óseas de la columna o extenderse a través del ligamento posterior hacia el espacio epidural. Casi siempre se mantienen en el espacio epidural anterior, pero a veces el fragmento puede migrar hacia el espacio epidural posterior. En raras ocasiones los fragmentos secuestrados ingresan al saco dural o migran hacia las partes blandas paravertebrales. Es sumamente importante reconocer estos fragmentos debido a que es posible pasarlos por alto durante la cirugía. Algunos médicos clínicos consideran que los secuestros pasados por alto son la principal causa de fracaso de la cirugía espinal. Los secuestros constituyen una contraindicación a tratamientos tales como la discectomía percutánea y otros procedimientos discales específicos.

Localización de las alteraciones discales (Cuadro 13.4)

Se deben definir las alteraciones discales focales en cuanto a su tamaño, contorno, ubicación y relación con nervios u otras estructuras importantes. Es necesario comunicar con precisión la ubicación de una alteración discal focal para que se pueda planificar adecuadamente la estrategia quirúrgica, o para determinar si los síntomas se correlacionan con la alteración anatómica observada en la RM. Las alteraciones discales focales que permanecen a nivel del disco de origen se deben describir de la siguiente manera: centrales o paracentrales izquierdas/derechas, foraminales izquierdas/derechas o extraforaminales izquierdas/derechas (también denominadas "laterales" o "laterales extremas") (Figura 13.11).

Más del 90% de las alteraciones focales de discos lumbares afectan al conducto raquídeo (regiones central y paracentral), mientras que alrededor del 4% se presenta en el agujero de conjunción y otro 4% en las regiones extraforaminales. Los individuos con síntomas de compromiso del nervio L5 casi siempre tienen una alteración discal en el conducto raquídeo a nivel de L4-L5 en las regiones central o paracentral. Sin embargo, una alteración discal extraforaminal (lateral) a nivel L5-S1 podría provocar los mismos síntomas que una alteración discal posterior de L4-L5 debido a que podría comprimir el nervio L5 que pasa a través del agujero a nivel del L5-S1.

Alrededor del 90% de las alteraciones discales focales en la columna lumbar se producen a nivel de L4-L5 o L5-S1; en la columna cervical, se producen a nivel de C5-C6 y C6-C7. Muy pocas alteraciones discales focales tienen lugar en la columna dorsal. Resulta útil describir el nervio afectado por una alteración discal; los nervios cervicales emergen por encima del nivel de su disco respectivo. La raíz nerviosa C8 emerge a nivel del C7-D1 y el resto de las raíces nerviosas en las regiones dorsal y lumbar salen por el nivel que está por debajo del segmento discal correspondiente.

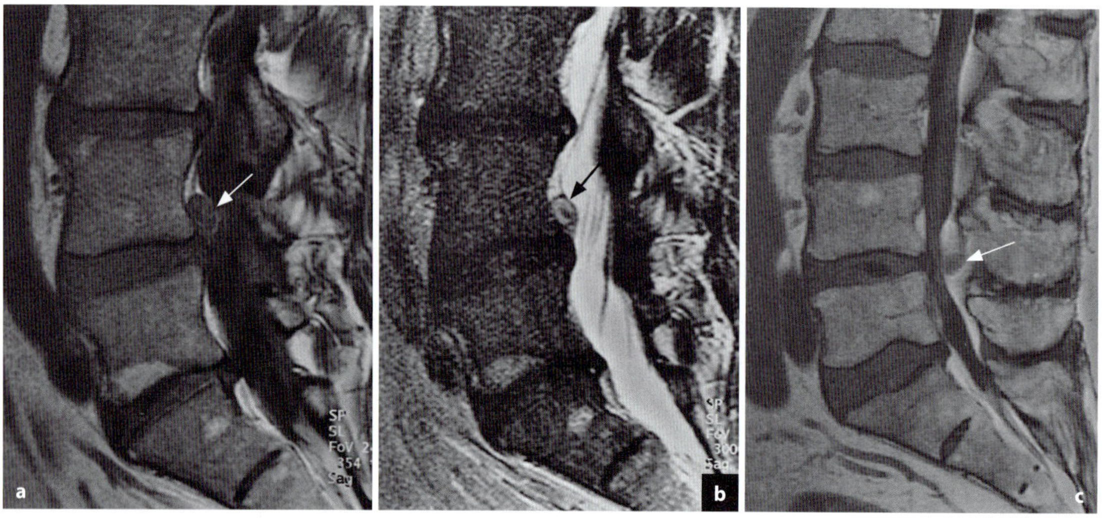

Figura 13.10 **Secuestro discal.** **a** Imagen sagital en T1 de la columna lumbar. Se observa un fragmento discal (*flecha*) posterior al cuerpo vertebral de L4. Se visualiza una línea que lo separa del disco L4-L5. Debido a que este fragmento no está unido a ningún disco, se trata de un secuestro discal. Es posible que se haya originado a partir del disco L3-L4, el cual presenta estrechamiento y degeneración. **b** Imagen sagital en T2 rápido de la columna lumbar. El fragmento secuestrado (*flecha*) exhibe intensidad de señal mucho más alta que la de cualquier disco lumbar debido a la reacción inflamatoria en su interior y a su alrededor. **c** Imagen sagital en T1 de la columna lumbar (paciente diferente del mostrado en **a** y **b**). Se observa un gran fragmento discal (*flecha*) en el espacio epidural posterior a nivel de L4-L5 que está comprimiendo el saco tecal. En la cirugía se constató que se trataba de un fragmento secuestrado. La RM realizada dos semanas antes mostró una extrusión discal a nivel de L4-L5, pero ninguna alteración de ubicación posterior. Se repitió el estudio de RM debido a un inicio súbito de dolor de espalda y de síntomas radiculares. Se detectó de forma incidental la enfermedad de Baastrup con compromiso de las apófisis espinosas.

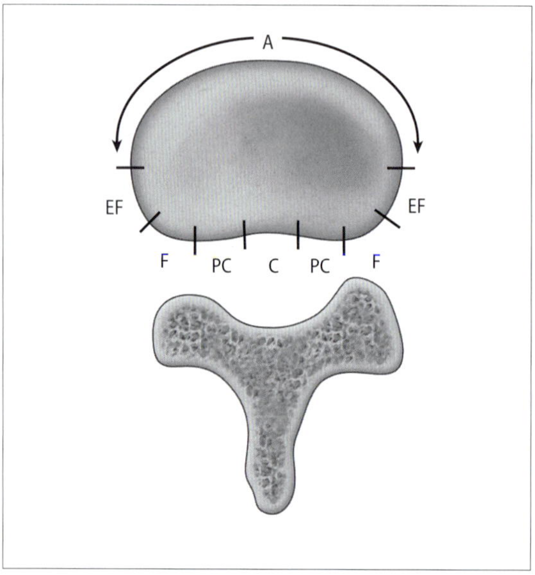

Figura 13.11 **Ubicación de las alteraciones discales.** Diagrama que muestra cómo describir la ubicación de las alteraciones discales. Las alteraciones focales del contorno discal pueden ser centrales (C), paracentrales (PC) izquierda o derecha, foraminales (F) izquierda o derecha, anteriores (A) o extraforaminales (EF) izquierda o derecha, las cuales también se pueden denominar como "alteraciones discales laterales extremas". El 90% de las alteraciones focales del contorno discal afectan a las regiones central y paracentral.

Cuadro 13.4 Discos en riesgo

- Alrededor de un tercio de los individuos asintomáticos tienen alteraciones en el contorno de discos lumbares en la RM.
- Solo el 1% de los pacientes asintomáticos presentan una extrusión discal en la RM.
- Alrededor del 90% de las alteraciones focales del contorno discal se presentan a nivel de L4-L5 y L5-S1, en la región lumbar, y en C5-C6 y C6-C7 en la columna cervical.
- Más del 90% de las alteraciones focales del contorno discal en la columna lumbar afectan a las regiones central y paracentral.

Por ejemplo, una protrusión discal paracentral derecha a nivel de C4-C5 provoca compresión del nervio descendente C6 en el saco tecal; las protrusiones discales paracentrales derechas de posición similar, pero a la altura de D4-D5 o L4-L5, afectan a las raíces nerviosas D5 y L5, respectivamente. Las extrusiones intraforaminales a nivel de C4-C5 afectan al nervio C5, mientras que a la altura de D4-D5 y L4-L5 resultan afectados los nervios D4 y L4, respectivamente.

Importancia de las alteraciones del contorno discal (Cuadro 13.5)

Las alteraciones discales son frecuentes en pacientes asintomáticos. El 20% de los pacientes de menos de 60 años de edad y el 36% de los pacientes de más de 60 años tienen una o más alteraciones discales focales en la columna lumbar, pero no tienen síntomas. Sin embargo, el 1% de los pacientes asintomáticos tiene evidencia de secuestro discal en la RM. Esta alteración tiene mucha más probabilidad de ser significativa y provocar síntomas.

La compresión mecánica de un nervio por parte de una alteración discal focal puede causar disestesias y paresias, pero no dolor. Una teoría que explica el dolor de espalda es que al haber material desplazado de un núcleo pulposo con una reacción, el cuerpo reacciona provoca una reacción inflamatoria de tipo "cuerpo extraño". Se han detectado niveles elevados de la enzima fosfolipasa A_2 en el material discal degenerado; esta es la enzima activa en el veneno de serpiente y en el tejido de granulación de la artritis reumatoidea que estimula los mediadores inflamatorios, tales como las prostaglandinas, los leucotrienos y el factor activador de plaquetas. Se piensa que una reacción inflamatoria importante en respuesta al material desplazado del núcleo pulposo puede irritar los nervios circundantes y producir dolor y síntomas radiculares, incluso si no hay extensión del material discal hacia el conducto raquídeo.

Mielopatía compresiva y hematoma epidural relacionados con alteraciones discales

En el punto de estenosis raquídea secundaria a un abombamiento o extrusión discal es posible observar áreas de intensidad de señal alta en imágenes T2W (Figura 13.12). Esta intensidad alta puede corresponder a mielomalacia provocada por isquemia de la médula espinal. Estas lesiones medulares pueden o no desaparecer luego de la cirugía descompresiva.

A veces puede presentarse un pequeño hematoma epidural espontáneo junto con una protrusión o extrusión discal como consecuencia del desgarro de frágiles vasos epidurales, una situación que puede ser imposible de diferenciar de un disco secuestrado o extruido de ubicación posterior al cuerpo vertebral (Figura 13.13).

Los hematomas epidurales pueden ser bastante grandes y provocar síntomas agudos significativos similares a los de una protrusión discal aguda. Típicamente, se resuelven con rapidez; por lo tanto, la cirugía no resulta necesaria. Los hematomas epidurales tienen un aspecto característico en la RM (Figura 13.14). Por lo general, son de gran tamaño, retrovertebrales, a menudo tiene intensidad alta en secuencias T1 (productos hemáticos) y disminuyen de tamaño en las imágenes seriadas. Se considera el diagnóstico de hematoma epidural cuando se identifica un secuestro de gran tamaño que parece representar una cantidad de material discal desproporcionada en comparación con la disminución de la altura discal. Se debe buscar un incremento en la señal en T1. El tratamiento de ambas entidades es muy diferente; los hematomas epidurales se resuelven sin intervención quirúrgica.

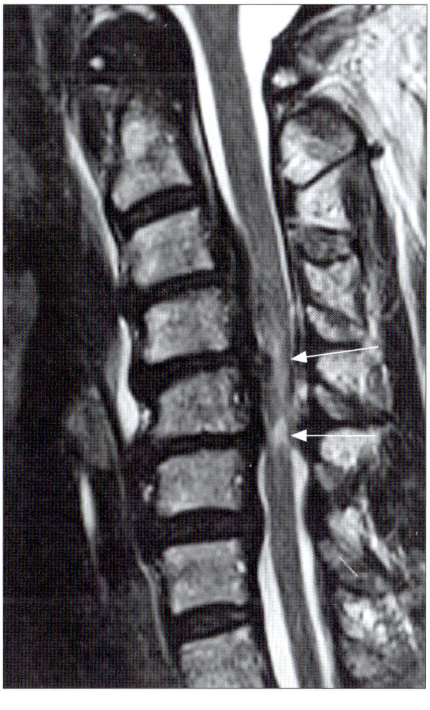

Figura 13.12 Mielopatía asociada a afecciones discales. Imagen sagital en T2 rápido de la columna cervical. La prominente estenosis del conducto raquídeo en múltiples niveles es consecuencia de una combinación de engrosamiento y osificación del ligamento longitudinal posterior (confirmado en una TC adyuvante), junto con múltiples abombamientos y extrusiones discales y osteofíticas. La intensidad de señal alta en la médula espinal en los niveles C4-C5 y C5-C6 (*flechas*) es consecuencia de una isquemia medular que provoca mielomalacia.

Cuadro 13.5 Envejecimiento y degeneración discal: posibles consecuencias

- Compresión nerviosa.
- Irritación química de los nervios.
- Alteraciones óseas.
- Inestabilidad segmentaria.
- Estenosis raquídea.
- Dolor.

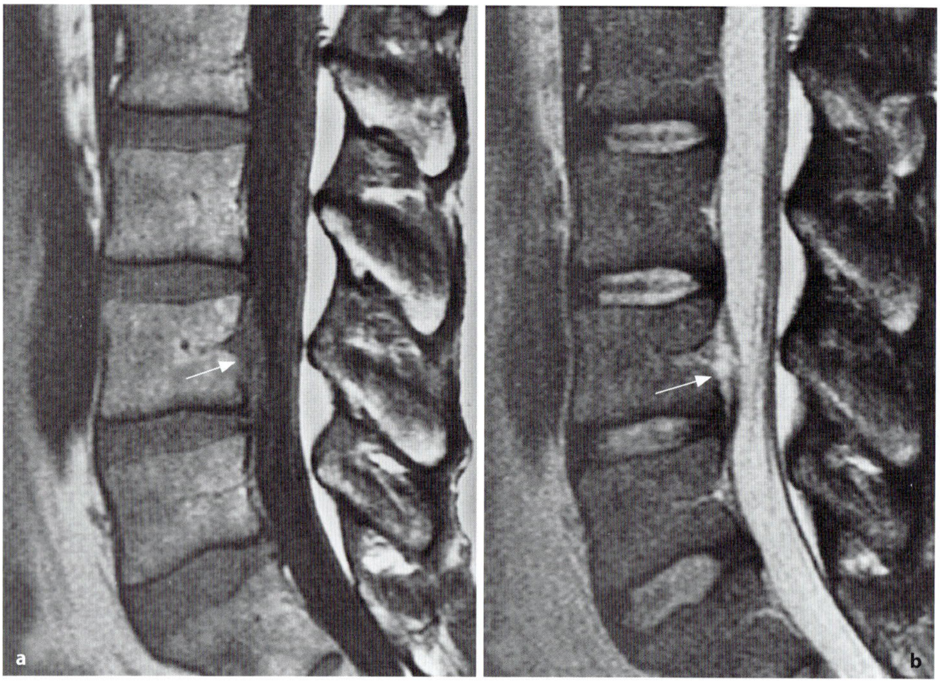

Figura 13.13 Hematoma epidural espontáneo. a Imagen sagital en T1 de la columna lumbar. Se observa una masa de intensidad de señal intermedia con un borde posterior convexo por detrás de L3 (*flecha*) que provoca estrechamiento del saco tecal. b Imagen sagital en T2 rápido de la columna lumbar. La masa aumenta de intensidad de señal (*flecha*). Esto es compatible con un hematoma epidural espontáneo. También podría tratarse de una extrusión discal, pero los síntomas se resolvieron rápidamente y no se observa estrechamiento discal que indique una extrusión de grandes cantidades de material discal.

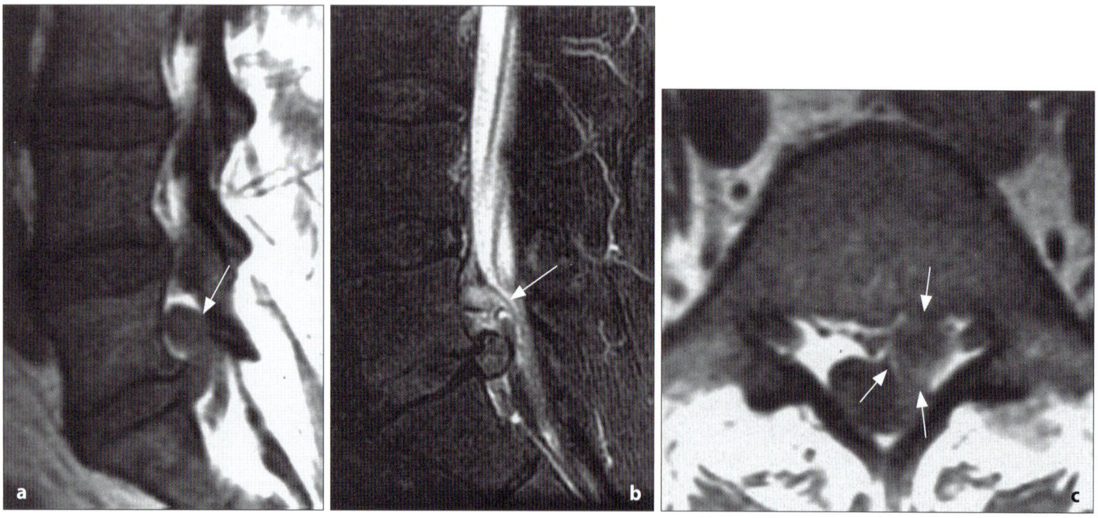

Figura 13.14 Hematoma epidural espontáneo. a Imagen sagital en T1 de la columna lumbar. Se observa una masa de intensidad de señal intermedia por detrás del cuerpo vertebral de L5 (*flecha*). b Imagen sagital en T2 rápido de la columna lumbar. La masa es de intensidad de señal intermedia (*flecha*). Esto es compatible con un hematoma epidural espontáneo. Nótese la protrusión discal apenas caudal al hematoma a nivel de L5-S1, la cual tiene diferentes características de señal. c Imagen axial en T1 de la columna lumbar. Se observa una masa de intensidad baja (*flechas*) con señal aumentada en la periferia, ubicada en la región paracentral izquierda, que corresponde a un hematoma epidural. La señal aumentada probablemente represente productos hemáticos.

Lesiones que parecen alteraciones discales (Cuadro 13.6)

Algunas alteraciones y variantes anormales pueden simular un secuestro discal en la RM; los quistes sinoviales de las articulaciones interfacetarias, las raíces nerviosas conjuntas, los divertículos aracnoideos, los quistes perineurales y los tumores de la vaina tendinosa originados en las raíces nerviosas pueden causar confusión. También es posible encontrar fragmentos de balas y cemento de vertebroplastia (Figura 13.15) dentro del conducto raquídeo, que tienen un aspecto similar a un secuestro discal. Los radiólogos deben conocer estas entidades.

La intensidad de señal de la envoltura de una raíz nerviosa dilatada (quistes de Tarlov o divertículos aracnoideos), que es idéntica a la del líquido cefalorraquídeo (LCR), permite diferenciar un fragmento discal. Un "nervio conjunto" se produce cuando dos raíces nerviosas salen del saco tecal en el mismo sitio; en las imágenes T2W se pueden observar las raíces en el interior del espacio de LCR dilatado y el receso lateral de la raíz nerviosa conjunta está aumentado de tamaño, lo que indica que se trata de un proceso prolongado.

Cuadro 13.6 Alteraciones que parecen extrusiones y secuestros discales

- Quiste sinovial.
- Raíz nerviosa conjunta.
- Divertículo aracnoideo.
- Quiste perineural (de Tarlov).
- Tumores de la vaina nerviosa.
- Hematoma epidural de pequeño tamaño.

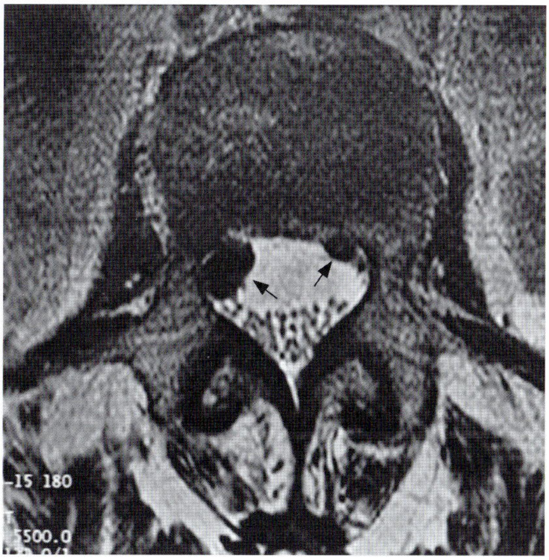

Figura 13.15 Lesiones que parecen alteraciones discales. Imagen axial en T2 rápido de la columna lumbar. Se observan masas redondas de baja intensidad en ambos recesos laterales (*flechas*) en este paciente con radiculopatía que empeoraba. La señal es mucho menos intensa que lo esperado para fragmentos discales secuestrados. Esta afección es causada por extrusión de cemento de vertebroplastia y es una de las muchas entidades que pueden simular hernias discales.

Vacío discal y vertebral

Además de las alteraciones del contorno discal, otra manifestación de la degeneración discal es consecuencia de la deshidratación del disco, con formación de grietas o hendiduras en el material nuclear, que se puede llenar con el nitrógeno que está disuelto en el líquido extracelular adyacente. Este hallazgo esencialmente descarta la posibilidad de una infección superpuesta o de un tumor como causa del compromiso discal. En la RM se visualiza el vacío discal como un vacío de señal lineal de orientación horizontal en todas las secuencias de pulso (Figura 13.16).

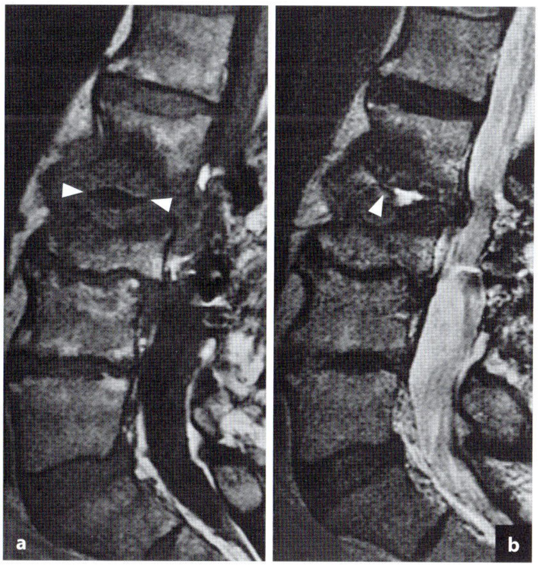

Figura 13.16 Vacío discal. **a** Imagen sagital en T1 de la columna lumbar. Se observa una intensidad de señal muy baja de dirección horizontal en el disco L2-L3 (*puntas de flecha*), compatible con nitrógeno en un vacío discal como consecuencia de cambios degenerativos. Los cuerpos vertebrales adyacentes tienen grandes áreas de médula ósea de intensidad baja adyacente al disco degenerado. **b** Imagen sagital en T2 rápido de la columna lumbar. Esta secuencia se obtuvo después de la T1. En ella se observa líquido de intensidad de señal alta que ocupa la mayor parte de la hendidura discal. Se sigue observando nitrógeno de intensidad baja en la región anterior (*punta de flecha*) de la porción no declive del disco. Las modificaciones de la médula ósea siguen siendo de intensidad baja, lo que indica la presencia de esclerosis discogénica (cambios en la señal medular tipo 3). Si no se lo analiza con cuidado, este aspecto se puede confundir con el de una infección discal.

Las grietas en los platillos vertebrales del cuerpo vertebral permiten que se filtre el nitrógeno del vacío discal adyacente hacia el cuerpo vertebral, formándose una hendidura de vacío intraóseo. Durante mucho tiempo se pensó que esta imagen era el resultado de una osteonecrosis; en muchos casos simplemente se trata de una manifestación de la enfermedad degenerativa discal en la que las fracturas osteoporóticas se combinan y forman este aspecto. El vacío intraóseo tiene un aspecto similar al del vacío discal, con vacío de señal de forma lineal en todas las secuencias de pulso en caso de estar ocupado por gas, o presenta intensidad intermedia en T1W y señal alta en T2W si está ocupado por líquido (*v.* más adelante).

La presencia de un vacío en hendidura dentro de un disco o de un cuerpo vertebral suele producirse ante una extensión de la columna vertebral. El contenido de la hendidura puede variar cuando el paciente está en decúbito supino o con el cuerpo flexionado. Las hendiduras ocupadas por nitrógeno pueden ser reemplazadas por líquido que presenta intensidad alta en las imágenes T2W (Figura 13.17; *v.* Figura 13.16). Esta situación no se debe confundir con infección u otras patologías.

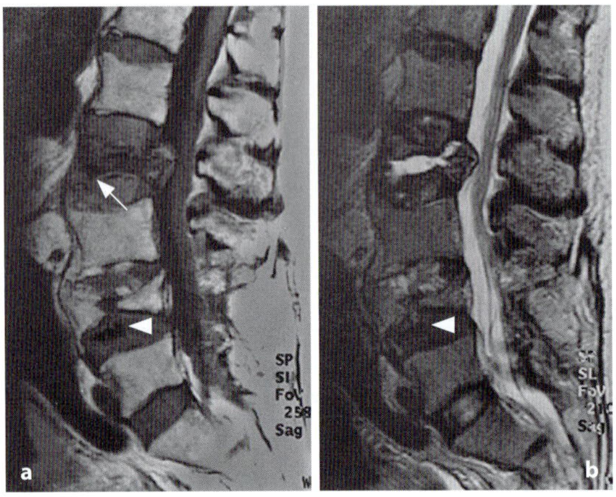

Figura 13.17 Vacío del cuerpo vertebral y disco calcificado. a Imagen sagital en T1 de la columna lumbar. El cuerpo vertebral de L2 está fracturado y exhibe retropulsión hacia el conducto raquídeo. El centro del cuerpo vertebral presenta intensidad intermedia excepto en su región anterior, donde se observa intensidad de señal muy baja (*flecha*) provocada por la presencia de nitrógeno en un vacío vertebral. También se visualiza intensidad baja de forma lineal en el disco L4-L5 (*punta de flecha*) secundaria a un disco calcificado. La señal baja es demasiado gruesa e irregular como para que se trate de un vacío discal. **b** Imagen sagital en T2 rápido de la columna lumbar. La mayor parte del defecto en la vértebra L2 adquiere intensidad de señal alta. Solo permanece una pequeña área de intensidad baja en la región anterior, secundaria a una pequeña cantidad de nitrógeno residual. La señal baja a nivel de L4-L5 (*punta de flecha*) corresponde a calcificación discal.

Discos calcificados

Si bien las fibras más externas del anillo fibroso son irrigadas por vasos específicos, la mayor parte del disco se nutre por difusión a través de los platillos terminales de los cuerpos vertebrales adyacentes, lo cual requiere movimientos y fuerzas aplicadas sobre las estructuras. Diversos procesos patológicos pueden provocar calcificación de los discos, tales como cambios degenerativos y envejecimiento, limitación del movimiento de la columna (espondilitis anquilosante, hiperostosis esquelética difusa idiopática, artrodesis quirúrgica, traumatismos antiguos o infecciones), enfermedad por depósito de cristales de dihidrato de pirofosfato de calcio, ocronosis o hemocromatosis, entre otros.

La RM puede mostrar pequeñas cantidades de calcio en los discos, los cuales no son evidentes en las radiografías simples ni en la tomografía computarizada (TC); estas estructuras pueden tener intensidad alta en las imágenes T1W (Figura 13.18). El aspecto en las imágenes T2W varía. A medida que se deposita cada vez más calcio en los discos, se evidencia intensidad de señal más baja en las imágenes T1W y T2W (*v.* Figura 13.17).

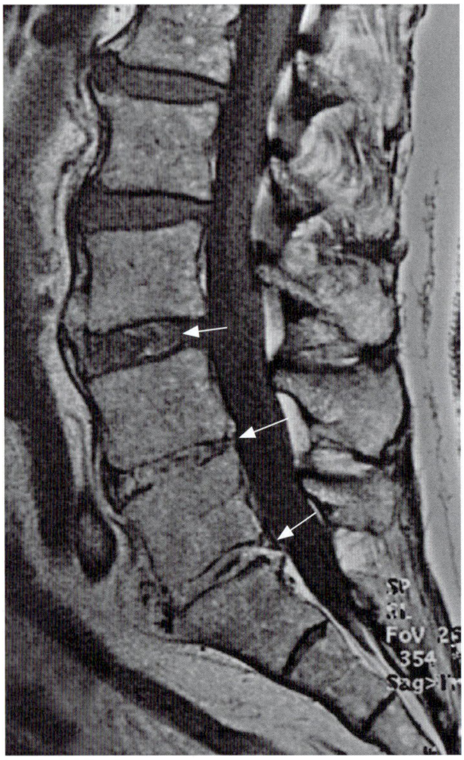

Figura 13.18 Discos calcificados. Imagen sagital en T1 de la columna lumbar. Los tres discos lumbares inferiores tienen grandes áreas de señal heterogénea de alta intensidad (*flechas*). Esto ocurre en presencia de ciertas cantidades de calcio.

Cambios degenerativos óseos (Cuadro 13.7)

Cuerpos vertebrales

Los cuerpos vertebrales responden a los cambios degenerativos en los discos intervertebrales adyacentes de dos formas principales: formación de osteofitos y alteraciones en la médula ósea paralela a los platillos vertebrales. Los osteofitos son excrecencias óseas que se forman en los bordes superior o inferior de los cuerpos vertebrales. Se manifiestan ante la degeneración y el abombamiento discal, aplicando fuerzas de tracción sobre las fibras de Sharpey, las cuales se adhieren a los discos de los cuerpos vertebrales. A menudo, los osteofitos coexisten con protrusiones discales.

En la columna cervical, las alteraciones discales por lo general se acompañan de osteofitos y esta combinación se denomina "complejo disco-osteofitario". Con frecuencia, los osteofitos exhiben bordes de intensidad de señal baja con centros de médula ósea adiposa, pero en la columna cervical pueden presentar esclerosis más difusa (hueso predominantemente cortical en lugar de esponjoso) y puede ser difícil distinguirla del material discal deshidratado. Los discos cervicales exhiben intensidad de señal alta en las imágenes axiales con eco de gradiente, pero puede ser difícil distinguir las fibras externas del anillo y del ligamento longitudinal posterior, que exhiben intensidad baja, del hueso cortical de los osteofitos. A veces es difícil determinar si solo se trata de una protrusión discal hacia el conducto raquídeo o si también hay un osteofito. En las secuencias axiales con eco de gradiente a nivel de la columna cervical, los osteofitos tienen intensidad muy baja. Es posible observar un artefacto de rebosamiento provocado por las porciones escleróticas de los osteofitos, que provoca una sobreestimación imprecisa del tamaño osteofitario y su efecto sobre los agujeros de conjunción o el conducto central. Las imágenes T1W pueden ser útiles para calcular el grado de estenosis con mayor precisión y para determinar cuáles estructuras corresponden a un osteofito y cuáles a un disco.

La médula ósea de los cuerpos vertebrales adyacentes a discos degenerados puede sufrir cambios en respuesta a la enfermedad discal. Las bandas paralelas de intensidad de señal anormal en los platillos vertebrales se han denominado "cambios Modic tipo 1, 2 o 3". Estos cambios medulares pueden ser focales o difusos en el platillo vertebral, pero suelen ser lineales y siempre son paralelos a los platillos vertebrales.

Los cambios tipo 1 son los primeros en aparecer en la médula ósea. Consisten en tejido inflamatorio y granulomatoso en la médula ósea que presenta intensidad baja en imágenes T1W y señal alta en las secuencias T2W (Figura 13.19). Este aspecto puede hacer pensar en una espondilodiscitis, pero la infección discal exhibe intensidad intradiscal alta en T2W, mientras que es inusual observar intensidad alta en un disco degenerado no infectado adyacente a estos cambios óseos, una situación que por lo general facilita la distinción. Los platillos vertebrales corticales intactos, la ausencia de cambios inflamatorios paravertebrales y la preservación de la hendidura intranuclear también permiten descartar con confianza el diagnóstico de infección.

Los cambios tipo 2 están formados por la presencia de intensidad de señal típica del tejido adiposo en todas las secuencias de pulso, provocados por la conversión focal de la médula adiposa (*v.* Figura 13.19). Estos hallazgos son habituales. Los cambios tipo 3 de los platillos vertebrales resultan del desarrollo de tejido fibroso y esclerótico y presentan intensidad baja en todas las secuencias de pulso (*v.* Figura 13.16).

Cuadro 13.7 Cambios óseos relacionados con la degeneración discal

Cuerpos vertebrales
- Osteofitos.
- Cambios en la médula ósea (Modic):
  - Bandas focales o difusas paralelas a los platillos vertebrales:
    - Tipo 1: señal disminuida en T1, señal aumentada en T2 (tejido inflamatorio).
    - Tipo 2: señal aumentada en T1, señal igual a la de la grasa en T2 (conversión focal en tejido adiposo).
    - Tipo 3: señal disminuida en T1 y T2 (esclerosis).

Articulaciones interfacetarias
- Enfermedad articular degenerativa:
  - Pérdida de cartílago, esclerosis subcondral o quistes.
  - Osteofitos con sobrecrecimiento de apófisis articulares.
  - Quistes sinoviales.
  - Pliegue del ligamento amarillo hacia el interior del conducto raquídeo.
  - Cambios de la médula ósea en los pedículos adyacentes.

Región posterior de las apófisis espinosas (enfermedad de Baastrup)
- Asociada a lordosis, enfermedad articular de las articulaciones interfacetarias, degeneración discal.
- Degradación de los ligamentos interespinosos:
  - Se forman bursas entre las apófisis espinosas (señal alta en T2).
  - Reducción del espacio entre las apófisis espinosas.
- Apófisis espinosas en contacto:
  - Esclerosis subcortical, quistes.
  - Aspecto aplanado.
  - Osteofitos, entesofitos.

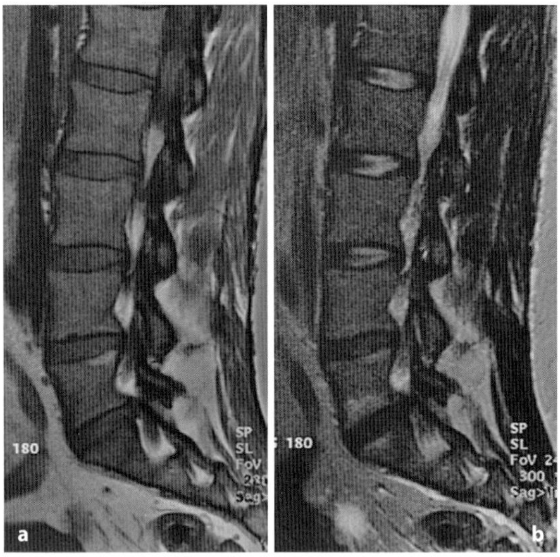

Figura 13.19 Cambios óseos degenerativos (tipos 1 y 2). **a** Imagen sagital en T1 de la columna lumbar. Se observa grasa lineal de intensidad alta paralela al platillo vertebral inferior de L4 y al platillo vertebral superior de L5 como consecuencia de cambios tipo 2 en la señal medular, asociados a enfermedad degenerativa del disco adyacente. **b** Imagen sagital en T2 rápido de la columna lumbar. Se sigue observando grasa de intensidad alta en los platillos vertebrales de L4 y L5 debido a que en las secuencias T2 rápido no hay supresión grasa. También se observa señal alta de forma lineal paralela al platillo vertebral inferior de L5 y al platillo vertebral superior de S1, que no era evidente en la secuencia T1; esto es compatible con cambios en la señal medular tipo 1 provocados por la enfermedad degenerativa discal.

Articulaciones interfacetarias

Las articulaciones interfacetarias están formadas por la carilla articular de la vértebra superior que se articula con la carilla articular superior de la vértebra inferior. Las superficies articulares están revestidas con cartílago hialino. Las estructuras óseas están envueltas por una cápsula articular revestida por sinovia; es decir, son verdaderas articulaciones sinoviales. La cara anterior de las articulaciones interfacetarias y la de las láminas están cubiertas por el ligamento amarillo.

Con frecuencia, estas articulaciones sufren cambios degenerativos, sobre todo en la columna cervical media y baja, en la columna lumbar baja y en la unión lumbosacra. Los cambios degenerativos de las articulaciones interfacetarias se manifiestan como fibrilación cartilaginosa con estrechamiento del espacio articular, esclerosis subcondral, quistes subcondrales y formación de osteofitos que resultan en sobrecrecimiento o hipertrofia de las porciones óseas de las articulaciones. Los cambios en la médula ósea de los pedículos adyacentes a la enfermedad articular degenerativa de las articulaciones interfacetarias pueden ser consecuencia de un aumento de las tensiones, de modo similar a lo observado en los platillos vertebrales (cambios Modic) adyacentes a un disco en degeneración. La degeneración de las articulaciones interfacetarias puede dar lugar a quistes sinoviales, los cuales se pueden proyectar en sentido anterior (a través del ligamento amarillo) y contribuyen al estrechamiento del conducto raquídeo. La pérdida de cartílago como consecuencia de los cambios degenerativos en las articulaciones interfacetarias, junto con la disminución de la altura discal secundaria a la enfermedad discal degenerativa, provocan un plegamiento interno del ligamento amarillo, lo cual también puede causar estrechamiento de los agujeros de conjunción o del conducto central.

Los síntomas provocados por los cambios degenerativos de las articulaciones interfacetarias pueden ser secundarios a compresión de las estructuras nerviosas adyacentes (estenosis raquídea) por sobrecrecimiento del hueso, plegamiento interno del ligamento amarillo, protrusión de quistes sinoviales hacia el conducto raquídeo o las mismas articulaciones pueden ser dolorosas. La degeneración de las articulaciones interfacetarias no solo provoca dolor local, sino a menudo también causa patrones de dolor referido hacia los hombros o las regiones interescapulares, cuando se produce en la columna cervical, o hacia los glúteos, los muslos y las caderas, cuando se presenta en la columna lumbar. Como siempre, la presencia de alteraciones en la RM no permite identificar cuál de las articulaciones es la causante del dolor. La inyección de anestesia en las articulaciones interfacetarias es la única manera de determinar si una articulación específica es responsable de algunos de los síntomas (o todos).

En la RM, el aspecto de la enfermedad degenerativa de las articulaciones interfacetarias (Figura 13.20) es similar al de los cambios degenerativos en cualquier articulación (la esclerosis subcondral es de intensidad de señal baja en todas las secuencias de pulso; los quistes tienen intensidad baja en T1W y alta en T2W). No es raro observar distensión de las articulaciones interfacetarias provocada por líquido, el cual exhibe intensidad alta en las imágenes T2W. Los osteofitos y los cambios óseos hipertróficos generan un aspecto redondo y aumentado de tamaño de las apófisis articulares de las carillas en las imágenes axiales. Estos cambios óseos pueden afectar el aspecto del conducto raquídeo adyacente, los recesos laterales o los agujeros de conjunción.

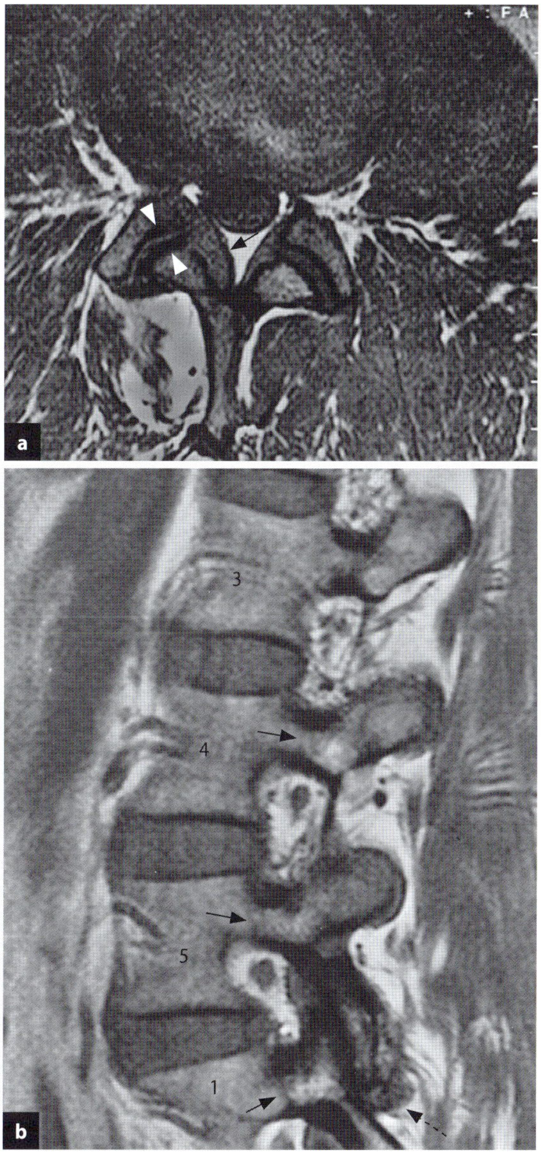

Figura 13.20 Enfermedad degenerativa de una articulación interfacetaria. a Imagen axial en T1 de la columna lumbar. La articulación interfacetaria derecha exhibe cambios hipertróficos leves en los huesos como consecuencia de la formación de osteofitos, esclerosis subcondral (*puntas de flecha*) y engrosamiento del ligamento amarillo (*flecha*); todos estos hallazgos tienen un aspecto diferente del observado en el lado izquierdo normal. b Imagen sagital en T1 de la columna lumbar. Se observa enfermedad degenerativa grave de la carilla articular L5-S1 (*flecha punteada*), con cambios hipertróficos, un receso inferior de gran tamaño y plegamiento interno del ligamento amarillo hacia el agujero de conjunción. Se evidencian cambios en la intensidad de señal de la médula ósea en los pedículos, lo cual se asocia a enfermedad degenerativa de las articulaciones interfacetarias adyacentes. Se visualiza grasa de intensidad alta (cambios tipo 2) en los pedículos de L4, L5 y S1 (*flechas*). El pedículo de L3 tiene señal normal que coincide con la señal del cuerpo vertebral adyacente.

Los quistes sinoviales son masas redondas de diverso tamaño que pueden exhibir intensidad de señal variable (Figura 13.21). Por lo general, son de intensidad de señal baja en las imágenes T1W, pero debido a una hemorragia intraquística o un elevado contenido proteico a veces pueden tener intensidad relativamente alta en esta secuencia. En las imágenes T2W, habitualmente exhiben intensidad de señal alta o mixta, debido a la presencia de calcificaciones (menor o igual al 30%) y fenómeno de vacío. Las imágenes con contraste exhiben realce periférico con un aspecto similar al de un secuestro discal. La mayoría de los fragmentos discales secuestrados no tienen ubicación posterior en el conducto raquídeo ni tienen intensidad de señal difusamente alta en las imágenes T2W, a diferencia de los quistes sinoviales; estos quistes son adyacentes a la articulación interfacetaria, pero no siempre se identifica una comunicación.

Apófisis espinosas

Los cambios degenerativos de las apófisis espinosas y las partes blandas interespinosas (enfermedad de Baastrup) pueden ser consecuencia de una hiperlordosis en la columna cervical o lumbar o de una enfermedad degenerativa discal o de las articulaciones interfacetarias, una situación que hace que se apliquen fuerzas de mayor magnitud sobre estas estructuras posteriores. La estrecha aposición de las apófisis espinosas adyacentes provoca laxitud del ligamento supraespinoso suprayacente y daña los ligamentos interespinosos interpuestos. El ligamento interespinoso se fibrila y se rompe, generando espacios en el ligamento que pueden resultar en la formación de bursas o, eventualmente, verdaderas articulaciones sinoviales entre las apófisis espinosas. La degradación de los ligamentos interespinosos resulta en movimientos excesivos y provoca inestabilidad con contacto directo entre las apófisis espinosas, lo que puede generar eburnación del hueso, un aspecto aplanado, osteofitos, bursas adventicias o entesofitos degenerativos. A veces, estos cambios causan dolor. El principal aspecto a considerar en la RM es la presencia de colecciones líquidas bursales de alta intensidad entre las apófisis espinosas en las imágenes T2W (Figura 13.22).

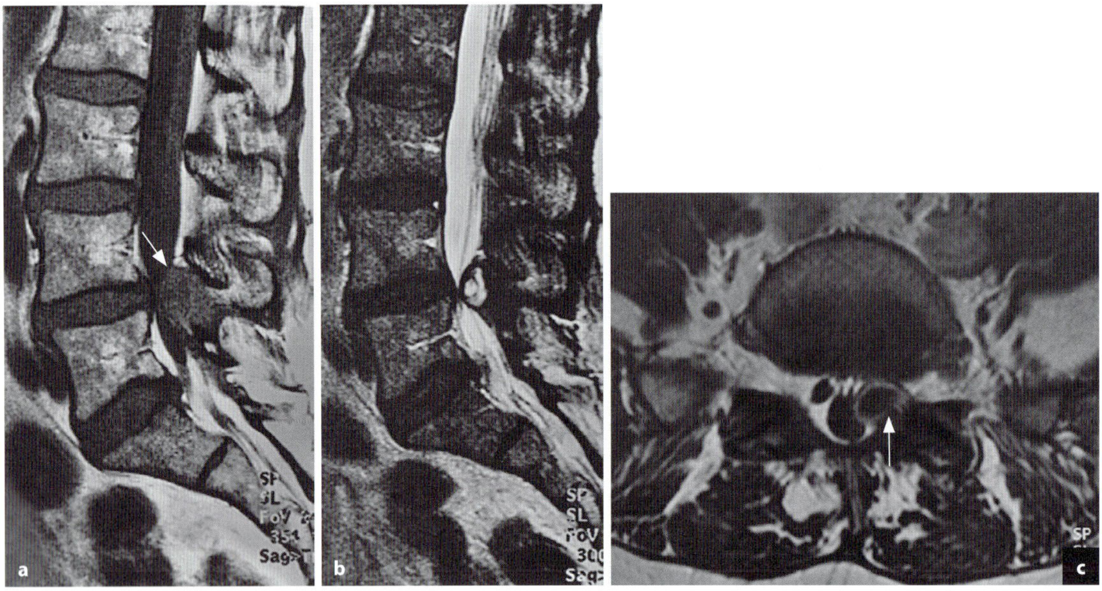

Figura 13.21 Quiste sinovial secundario a enfermedad degenerativa de una articulación interfacetaria. **a** Imagen sagital en T1 de la columna lumbar. Se observa una masa de intensidad intermedia (*flecha*) en el espacio epidural posterior que comprime el saco dural a nivel de L4-L5. **b** Imagen sagital en T2 rápido de la columna lumbar. La masa adquiere intensidad de señal predominantemente alta con un borde de señal baja. **c** Imagen axial en T1 con contraste de la columna lumbar. Se observa un borde de realce periférico en la masa del lado izquierdo (*flecha*), la cual es adyacente a la articulación interfacetaria izquierda degenerada, pero no se observa comunicación. El saco tecal y el nervio están desplazados.

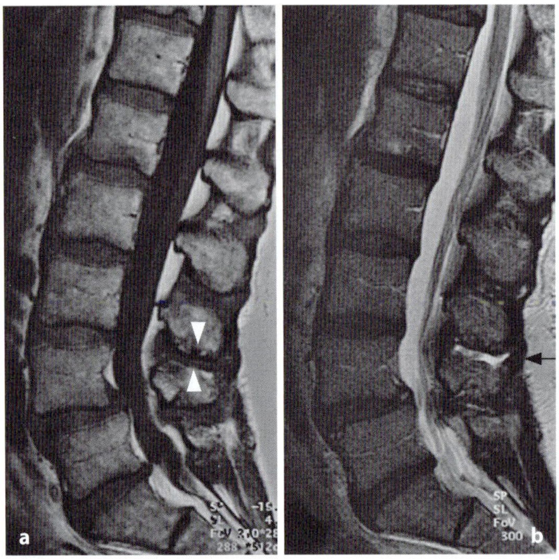

Figura 13.22 Enfermedad de Baastrup (vértebras en contacto). **a** Imagen sagital en T1 de la columna lumbar. Las apófisis espinosas de L3 y L4 están más cerca entre sí que en los otros niveles. Se observa esclerosis en los huesos (*puntas de flecha*) en el sitio donde están en contacto; además, los huesos están angulados y aplanados debido al desgaste crónico entre sí. **b** Imagen sagital en T2 rápido de la columna lumbar. Se observa intensidad de señal alta entre las apófisis espinosas de L3 y L4 como consecuencia de la degradación del ligamento interespinoso y formación de una bursa (*flecha*).

Estenosis espinal (Cuadro 13.8)

La estenosis espinal es el estrechamiento del conducto raquídeo central, los agujeros de conjunción, los recesos laterales o cualquier combinación de estas regiones anatómicas, por parte de estructuras óseas o de partes blandas que comprimen los elementos neurales y pueden provocar síntomas. La clasificación habitual para la estenosis espinal depende la causa, la cual puede ser congénita (por ejemplo, síndrome del pedículo corto, acondroplasia) o adquirida (por lo general, degenerativa). Incluso si hay alteraciones congénitas de la columna vertebral que estrechan el conducto, es raro que los pacientes tengan síntomas de estenosis espinal a menos que tengan cambios degenerativos superpuestos (estenosis adquirida). Entre algunas de las diversas causas de estenosis espinal se cuentan la espondilolisis (defecto ístmico) con espondilolistesis (subluxación anterior o posterior), la osificación del ligamento longitudinal posterior, la lipomatosis epidural o las alteraciones óseas, tales como fracturas o enfermedad de Paget, entre muchas otras.

Los síntomas derivados de una estenosis espinal en múltiples segmentos vertebrales por lo general son inespecíficos e incluyen dolor de

Cuadro 13.8 Estenosis espinal

Sitios afectados

- Conducto central.
- Agujeros de conjunción.
- Recesos laterales.

Causas

- Degenerativas:
  - Alteraciones del contorno discal (abombamientos, hernias).
  - Osteofitos de cuerpos vertebrales.
  - Espondilolistesis degenerativa.
  - Degeneración de articulaciones interfacetarias, osteofitos, quistes sinoviales
  - Plegamiento del ligamento amarillo
- Pedículos cortos de origen congénito:.
  - Por lo general, es necesaria la presencia de degeneración superpuesta para que provoque síntomas.
- Cualquier masa de origen óseo o discal o en el interior del conducto:
  - Tumor óseo, fragmentos de fractura.
  - Espondilolisis, espondilolistesis.
  - Osificación del ligamento longitudinal posterior.
  - Lipomatosis epidural, hamartoma, absceso, tumor, cicatriz.

Complicaciones

- Dolor.
- Mielomalacia medular secundaria a isquemia.
- Edema radicular.

espalda, claudicación intermitente neurogénica, radiculopatía de las extremidades, dolor ante la hiperextensión que se alivia con la flexión y dolor al estar de pie que remite al acostarse. La presencia de signos de estenosis espinal en las imágenes no indica que un paciente tenga síntomas. Es necesario correlacionar los estudios de RM de la columna vertebral (y de otros sitios) con el examen clínico y otros estudios para evitar errores al implementar el tratamiento de los pacientes.

La estenosis espinal puede producirse en uno o más segmentos de la columna vertebral y casi siempre se presenta como resultado de varios procesos degenerativos que tienen lugar de forma conjunta. Cuando los discos sufren degeneración y pierden altura y el cartílago articular de las articulaciones interfacetarias se pierde, puede haber desplazamiento de un segmento vertebral respecto del segmento adyacente; este desplazamiento provoca espondilolistesis degenerativa, la cual provoca estenosis espinal. A medida que la columna vertebral pierde altura como consecuencia de estos cambios degenerativos, el ligamento amarillo se pliega hacia el conducto raquídeo y los agujeros de conjunción, lo que también provoca estenosis espinal. Otros cambios degenerativos que resultan en estenosis espinal incluyen alteraciones difusas o focales del contorno discal, osteofitos de cuerpos vertebrales, osteofitos (hipertrofia) de las articulaciones interfacetarias y quistes sinoviales de las articulaciones interfacetarias.

Estenosis del conducto central

La estenosis del conducto central suele ser provocada por osteofitos en las articulaciones interfacetarias y plegamiento interno del ligamento amarillo en sentido posterior, con protrusión discal que afecta el saco tecal anterior. Los osteofitos de cuerpos vertebrales (sobre todo, en la columna cervical) también pueden contribuir a la estenosis del conducto central, al igual que las cicatrices posoperatorias. No se recomienda efectuar mediciones para determinar se existe estenosis central, ya que la forma del conducto y del saco tecal determina el grado de estenosis. En condiciones normales, el conducto central y el saco tecal son redondos o casi redondos (en forma de óvalo hinchado) en las imágenes axiales (Figura 13.23). Si adoptan una forma triangular o de óvalos aplanados, esto corresponde a una estenosis central (Figuras 13.24 a 13.26). En el informe, el grado de estenosis se describe como leve, moderado o grave, pero no existen definiciones objetivas universalmente aceptadas para estos términos. La estenosis central grave puede provocar edema en las raíces nerviosas afectadas o, en la columna cervical, puede haber alteraciones medulares, que pueden corresponder a mielomalacia secundaria a isquemia en el sitio de estenosis, lo cual se observa como intensidad alta en las imágenes T2W (*v.* Figura 13.24).

Estenosis del receso lateral

La estenosis del receso lateral suele ser causado por cambios degenerativos hipertróficos de las articulaciones interfacetarias o, con menor frecuencia, por un fragmento discal o fibrosis posoperatoria. Los recesos laterales se ubican en las caras mediales de los pedículos. Las raíces nerviosas se ubican en estos recesos tras emerger del saco tecal, pero antes de salir por el agujero de conjunción. Un agujero de conjunción delimita los bordes superior e inferior del receso lateral. No se utilizan mediciones para determinar si hay estenosis del receso. Si se observa alteración de la forma del receso y el nervio descendente resulta desplazado o comprimido, entonces hay estenosis del receso lateral (Figura 13.27). Este espacio se evalúa de forma óptima en el plano axial.

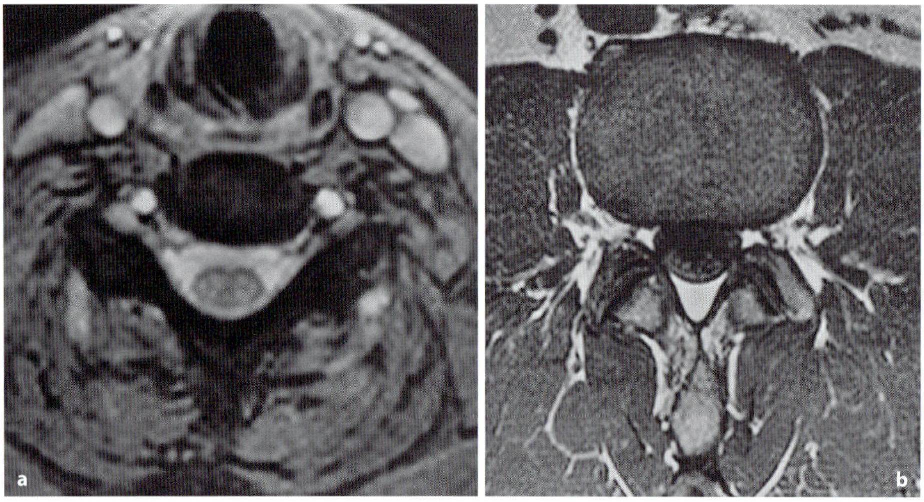

Figura 13.23 Conducto raquídeo central normal. a Imagen axial en T2* de la columna cervical. El conducto central es normal y el saco tecal de señal alta tiene una configuración redondeada (óvalo hinchado). b Imagen axial en T1 de la columna lumbar. El conducto central es normal a este nivel y el saco tecal de señal baja tiene un aspecto redondeado (óvalo hinchado).

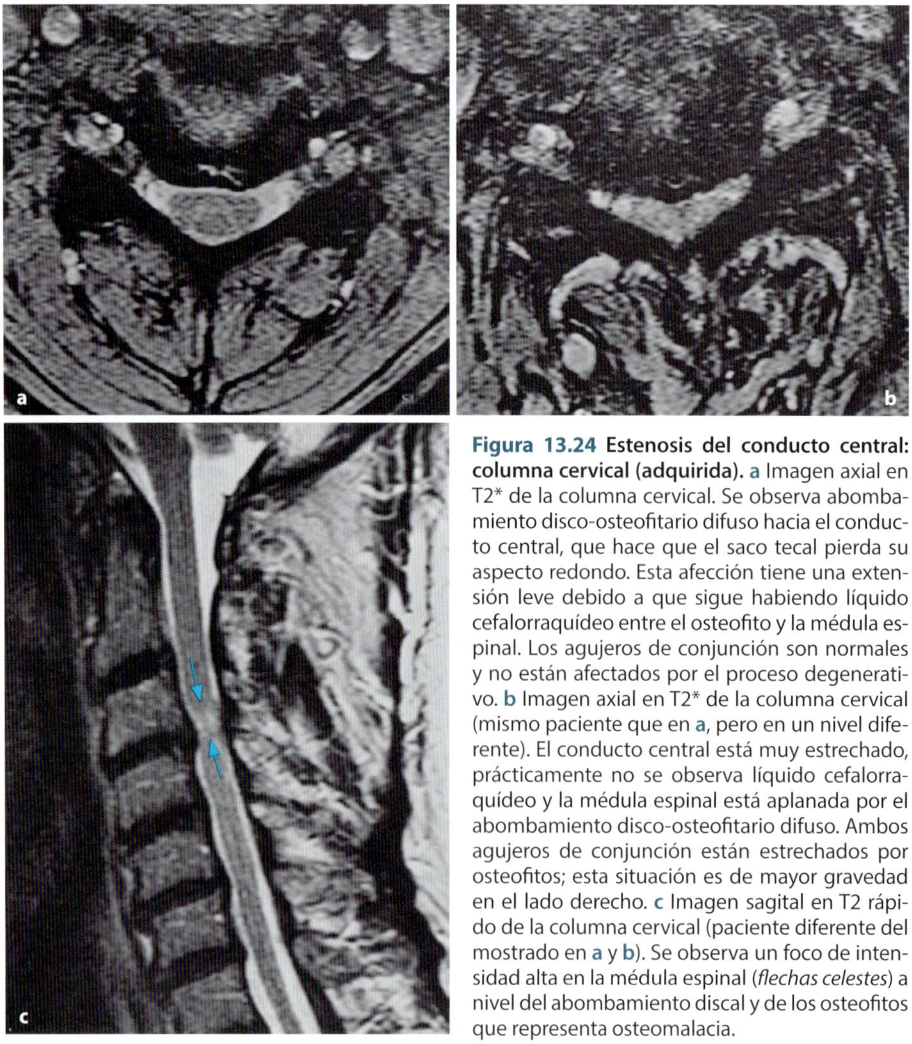

Figura 13.24 Estenosis del conducto central: columna cervical (adquirida). a Imagen axial en T2* de la columna cervical. Se observa abombamiento disco-osteofitario difuso hacia el conducto central, que hace que el saco tecal pierda su aspecto redondo. Esta afección tiene una extensión leve debido a que sigue habiendo líquido cefalorraquídeo entre el osteofito y la médula espinal. Los agujeros de conjunción son normales y no están afectados por el proceso degenerativo. b Imagen axial en T2* de la columna cervical (mismo paciente que en a, pero en un nivel diferente). El conducto central está muy estrechado, prácticamente no se observa líquido cefalorraquídeo y la médula espinal está aplanada por el abombamiento disco-osteofitario difuso. Ambos agujeros de conjunción están estrechados por osteofitos; esta situación es de mayor gravedad en el lado derecho. c Imagen sagital en T2 rápido de la columna cervical (paciente diferente del mostrado en a y b). Se observa un foco de intensidad alta en la médula espinal (*flechas celestes*) a nivel del abombamiento discal y de los osteofitos que representa osteomalacia.

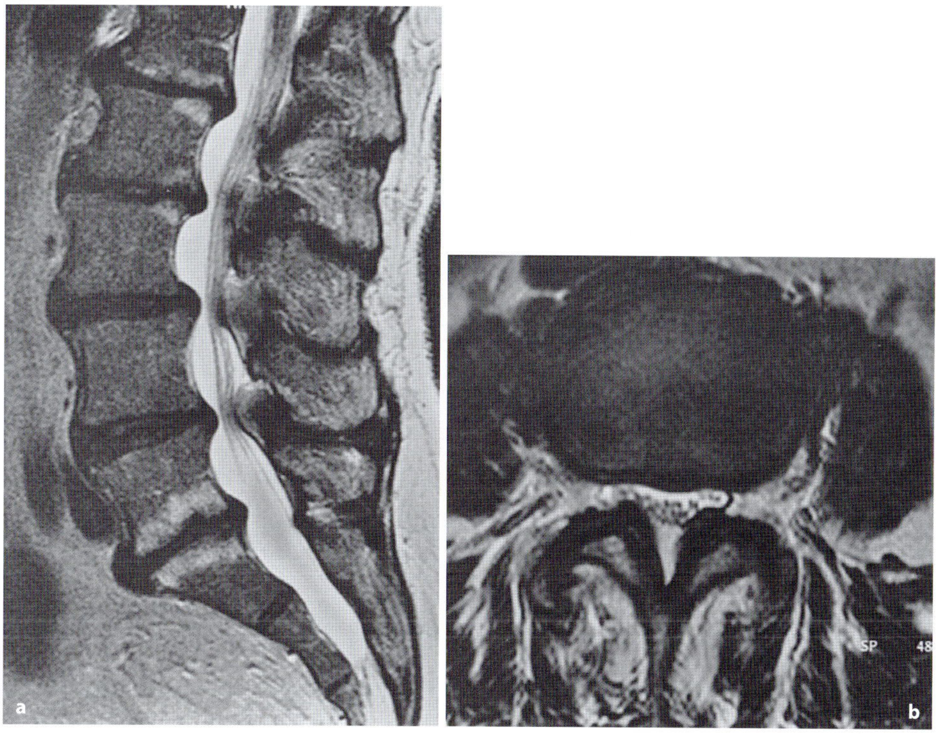

Figura 13.25 Estenosis del conducto central: columna lumbar (adquirida). a Imagen sagital en T2 rápido de la columna lumbar. Los discos y el ligamento amarillo protruyen hacia el conducto raquídeo, provocando estenosis en múltiples segmentos, con estrechamiento del saco tecal en los niveles discales. b Imagen axial en T2 rápido de la columna cervical. El conducto central está notablemente estrechado y tiene forma triangular, en lugar de la forma de óvalo hinchado normal. La estenosis central es consecuencia de un abombamiento discal difuso en conjunto con enfermedad degenerativa de las articulaciones interfacetarias en forma bilateral.

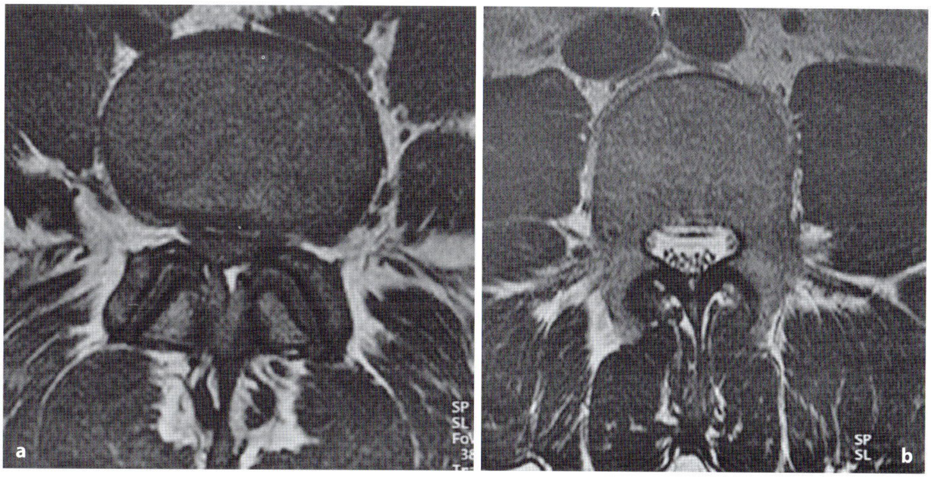

Figura 13.26 Estenosis del conducto central: columna lumbar (congénita y superposición de una causa adquirida). a Imagen axial en T1 de la columna lumbar. Se observan cambios hipertróficos leves de la articulación interfacetaria izquierda como resultado una enfermedad degenerativa y un muy leve abombamiento discal difuso. El conducto central presenta un estrechamiento grave, es de forma triangular y tiene un saco tecal aplanado. b Imagen axial en T2 rápido de la columna lumbar (mismo paciente que en a). Imagen obtenida a través de los pedículos que muestra pedículos congénitamente cortos; el conducto central es de pequeño calibre a este nivel (es un óvalo aplanado en lugar de un óvalo hinchado), incluso en ausencia de cambios degenerativos concomitantes.

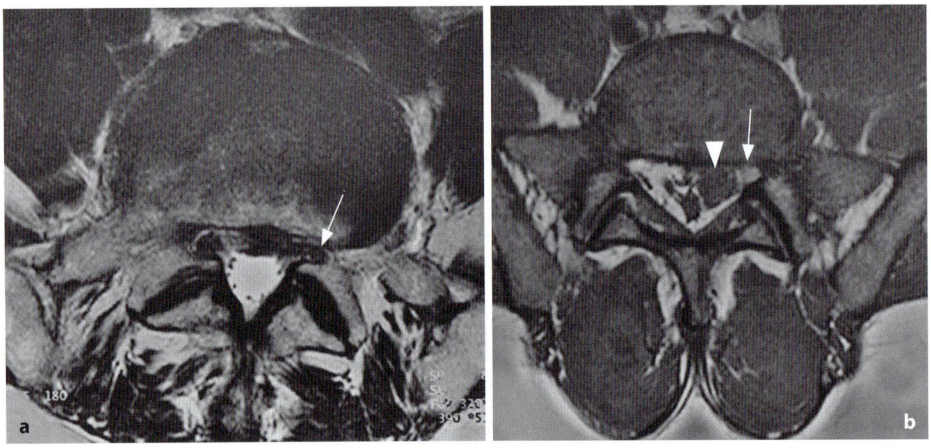

Figura 13.27 Estenosis del receso lateral. **a** Imagen axial en T2 rápido de la columna lumbar. Ambos recesos laterales están estrechados como consecuencia de los osteofitos secundarios a la enfermedad degenerativa de las articulaciones interfacetarias. El compromiso del lado izquierdo es de mayor gravedad que del lado derecho (*flecha*); el nervio que recorre el receso lateral está comprimido entre el osteofito y el cuerpo vertebral. **b** Imagen axial en T1 de la columna lumbar (paciente diferente del mostrado en **a**). Se observa un fragmento discal extruido de gran tamaño (*punta de flecha*) que estrecha el receso lateral izquierdo (*flecha*) y comprime el nervio en su interior.

Estenosis del agujero de conjunción

La estenosis del agujero de conjunción se manifiesta como resultado de la presencia de osteofitos degenerativos en las articulaciones interfacetarias o en las articulaciones uncovertebrales de la columna cervical, del plegamiento interno del ligamento amarillo (que forma la cara posterior de los agujeros), una protrusión foraminal del disco o un fragmento secuestrado, un abombamiento discal difuso o fibrosis posoperatoria. El estrechamiento de los agujeros de conjunción se puede evaluar en las imágenes sagitales y axiales. En las primeras, el agujero de conjunción normal tiene el aspecto de un óvalo lleno de grasa. Si el material discal se extiende hacia el agujero, el óvalo se estrecha en su región inferior, lo que crea una forma en ojo de cerradura (Figura 13.28). Las imágenes axiales pueden ser más precisas para el diagnóstico debido a que muestran una mayor parte de la extensión de cada agujero (Figuras 13.29 y 13.30).

Un error frecuente es pensar que solo la raíz nerviosa se ubica en la cara superior del agujero. Sin embargo, en la porción superior del agujero de conjunción se encuentra el ganglio de la raíz dorsal de gran tamaño y la raíz ventral. A medida que el nervio progresa en sentido inferolateral, se divide aproximadamente en quince fascículos, los cuales conforman el corto nervio espinal. Los fascículos, que no se visualizan con facilidad en la RM, se reagrupan y forman los ramos dorsal y ventral. Las raíces nerviosas dorsal y ventral, el nervio espinal y los ramos dorsal y ventral tienen un trayecto oblicuo a través del agujero de conjunción en una dirección de superior a inferior y de medial a lateral; esto se puede apreciar en las imágenes coronales de RM a través del agujero de conjunción (Figura 13.31). El disco o cualquier otro material que estreche la porción media o inferior del agujero de conjunción puede comprimir o irritar el nervio espinal o los ramos dorsal y ventral, mientras que el ganglio de la raíz dorsal permanece intacto, rodeado por grasa en la porción superior del agujero. Además, toda masa que se proyecta hacia el agujero puede comprimir el nervio que emerge a través del foramen ubicado un segmento más arriba y provocar síntomas. Lo importante para tener en cuenta es que cualquier estructura que provoque estrechamiento de cualquier porción del agujero de conjunción puede afectar las estructuras nerviosas, ya que los nervios pasan a través de los agujeros en todos los niveles. El nervio se identifica con mayor facilidad en la cara superior y medial del agujero debido al gran ganglio de la raíz dorsal.

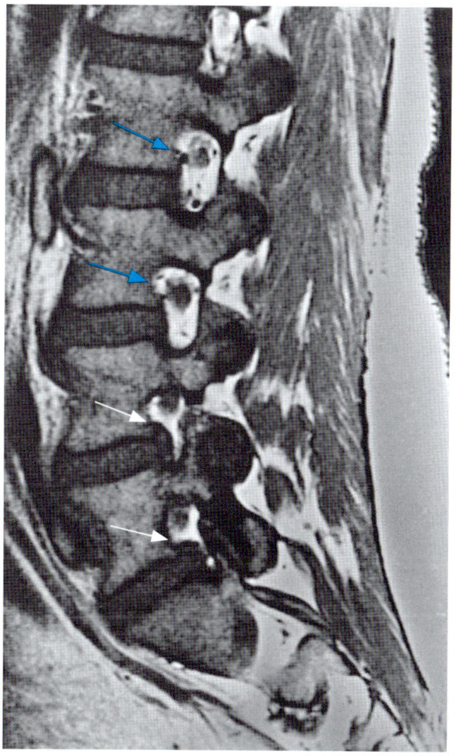

Figura 13.28 Estenosis foraminal. En las imágenes sagitales, los agujeros de conjunción normales tienen un aspecto ovalado en dirección vertical (*flechas celestes*). La estenosis provocada por alteraciones discales produce estrechamiento de la porción inferior del agujero, lo que le brinda un aspecto de ojo de cerradura (*flechas blancas*). Se evidencia el ganglio de la raíz dorsal en la porción superior de los agujeros lumbares.

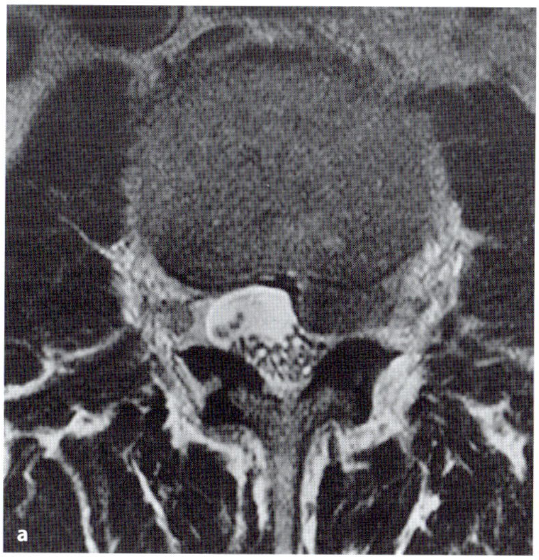

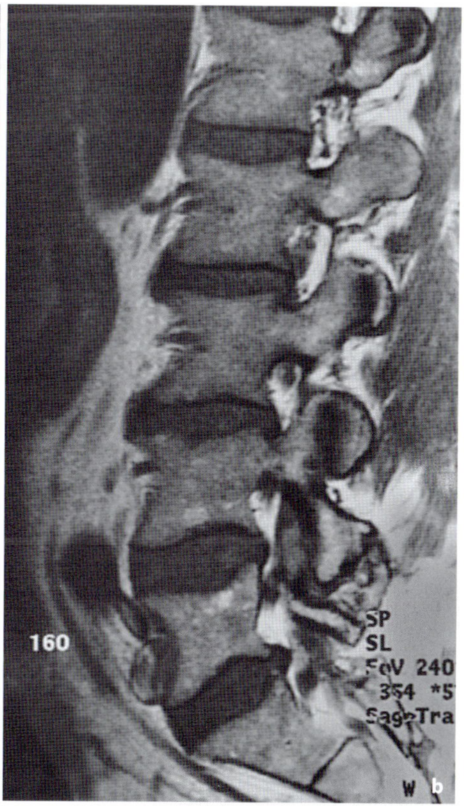

Figura 13.29 Estenosis foraminal: columna lumbar. **a** Imagen axial en T2 rápido de la columna lumbar. Se observa una extrusión discal intraforaminal de gran tamaño a nivel de L3-L4 que esencialmente oblitera el agujero de conjunción izquierdo. **b** Imagen sagital en T1 de la columna lumbar. La extrusión discal observada en las imágenes axiales no se evidenciaba en ninguna de las imágenes sagitales. Es fundamental utilizar imágenes axiales y sagitales para evaluar los agujeros de conjunción y las regiones extraforaminales debido a que a veces se complementan.

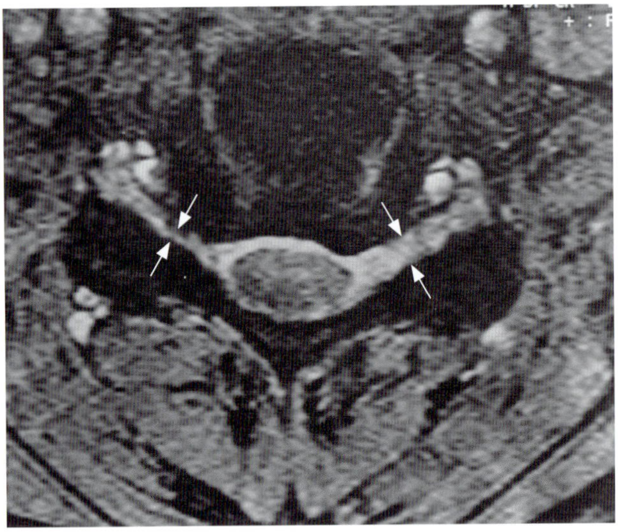

Figura 13.30 Estenosis foraminal: columna cervical. Imagen axial en T2* de la columna cervical. Se observa estrechamiento moderado del agujero de conjunción derecho en comparación con el agujero izquierdo normal (*flechas*). La estenosis del agujero derecho es provocada por osteofitos originados en la articulación uncovertebral.

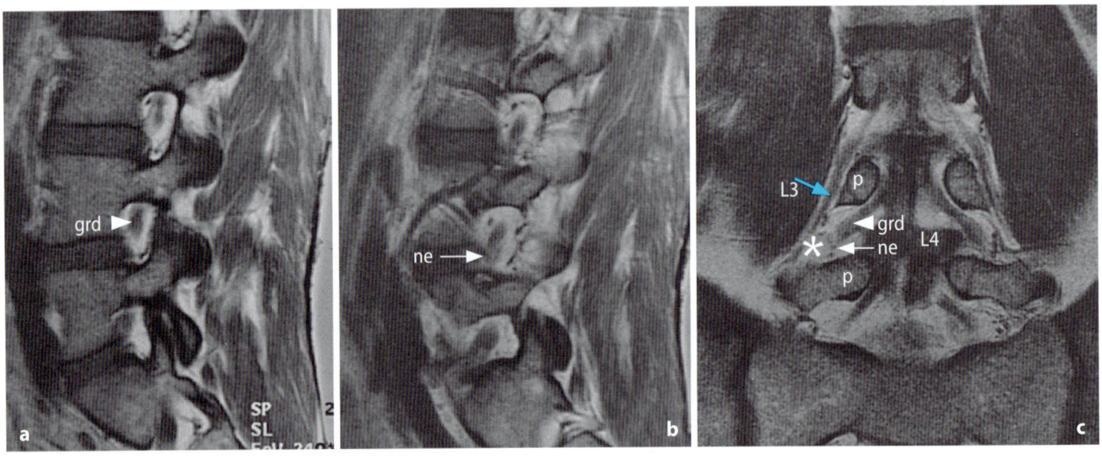

Figura 13.31 Anatomía del agujero de conjunción: emergencia verdadera de un nervio. a Imagen sagital en T1 de la columna lumbar. Se observan los agujeros de conjunción ovalados con los ganglios de las raíces dorsales (grd; *punta de flecha*) en cortes transversales en la porción superior de los agujeros. b Imagen sagital en T1 de la columna lumbar. Este es un corte más lateral que en a. Se visualiza la cara lateral del agujero de conjunción y se evidencian los fascículos estriados del nervio espinal (ne; *flecha*) en la porción inferior del agujero a nivel del disco. Si el ganglio de la raíz dorsal está rodeado de grasa, pero hay un disco que protruye hacia la porción inferior del agujero, el nervio no "sale": emerge el ganglio de la raíz dorsal, pero el nervio espinal o sus ramos dorsal y ventral no lo hacen. Hay un nervio que atraviesa la porción inferior del agujero a nivel del disco. c Imagen coronal en T1 de la columna lumbar. Se observa el agujero de conjunción entre los pedículos (p). El nervio tiene un recorrido oblicuo desde superomedial hacia inferolateral. El ganglio de la raíz dorsal (grd; *punta de flecha*) se ubica en la porción superomedial del agujero, mientras que el nervio espinal (ne; *flecha*) se localiza en la porción inferolateral del agujero. Se visualiza el nervio L3 (*flecha celeste*) en su recorrido desde arriba y resulta evidente por qué una alteración discal lateral extrema en el sitio indicado por el *asterisco* (*) podría afectar al nervio L3 o L4.

Cambios posoperatorios

Resonancia magnética posoperatoria sin complicaciones (Cuadro 13.9)

Muchos cambios se producen en el tejido óseo y en las partes blandas de la columna vertebral luego de una cirugía. Es importante conocer su aspecto en la RM para no confundir estos cambios posoperatorios normales con procesos patológicos que requieren tratamiento. Las alteraciones óseas incluyen la resección de partes de la columna (láminas, carillas articulares) o la introducción de injertos óseos o implantes. A veces puede haber protrusión de la duramadre y de LCR a través de un defecto laminar, lo que puede causar un meningocele posoperatorio (Figura 13.32). Por lo general, es imposible distinguir un meningocele de un seudomeningocele (que es un defecto en la duramadre que se rellena de líquido cefalorraquídeo) mediante RM. La médula ósea en los cuerpos vertebrales adyacentes a un disco operado generalmente permanece sin cambios tras la cirugía (puede ser normal o exhibir alteraciones Modic relacionadas con la patología discal) y no presenta realce tras la administración de contraste (aunque los cambios Modic tipo 1 sí presentan realce).

La cicatrización epidural tras una descompresión ósea o una intervención discal es muy frecuente y su extensión es variable en diferentes individuos. La fibrosis se visualiza mejor tras la inyección de gadolinio intravenoso. El grado de realce con contraste es mayor durante el primer año tras la cirugía, pero puede persistir durante años. La fibrosis o cicatrización del espacio epidural anterior donde se ha llevado a cabo una intervención quirúrgica a menudo es una masa epidural irregular que parece una alteración discal persistente o recidivante (Figura 13.33). El efecto de masa provocado por la cicatrización en el segmento discal intervenido puede tardar meses en resolverse y quizá nunca se resuelva por completo. El realce de las raíces nerviosas intratecales tras la administración de contraste es frecuente durante los primeros seis meses luego de la cirugía, pero no debería persistir por más tiempo (Figura 13.34).

Los cambios posoperatorios en los discos a menudo se observan tras la administración de gadolinio intravenoso y pueden persistir por años (Figura 13.35). En la mayoría de los pacientes se observa realce en la porción posterior del anillo en el sitio operatorio, como consecuencia del legrado, mientras que solo algunos pocos tienen realce en el centro del disco. Estos cambios discales presentan intensidad alta en las imágenes T1W con contraste y T2W. Este aspecto no se debe confundir con una infección discal; en el posoperatorio, los cuerpos vertebrales adyacentes conservan su aspecto normal. Por lo general, no se administra contraste luego de pasados seis meses desde la operación.

Fracaso de la cirugía espinal

Luego de una cirugía de la columna espinal, los pacientes pueden tener síntomas persistentes, recidivantes o nuevos y diferentes. Los motivos de estos problemas son diversos. Las causas más frecuentes son extrusiones discales recidivantes o persistentes, cicatrización posoperatoria, lesión de raíces nerviosas (neuritis) y cirugía inadecuada (fragmentos libres pasados por alto, descompresión inadecuada de una estenosis espinal, nivel tratado equivocado o tratamiento de una estructura que no era la causa del dolor). La espondilodiscitis y el absceso epidural, el hematoma epidural (Figura 13.36), la falta de fusión del injerto óseo, la aracnoiditis y los defectos del saco neural que forma un seudomeningocele pueden ser complicaciones de la cirugía espinal.

Distinguir entre cicatrización posoperatoria (fibrosis epidural) y material discal extruido es una de las tareas más importantes de los radiólogos al evaluar estudios de RM posoperatorios.

Cuadro 13.9 Cambios posoperatorios no complicados

Médula ósea vertebral
- Sin cambios respecto del período preoperatorio; ausencia de realce (a menos que haya cambios Modic 1).

Raíces nerviosas
- Pueden presentar realce durante 6 meses.

Discos
- Realce con contraste del anillo posterior y señal aumentada en T2 durante años.

Epidurales
- La cicatrización y la fibrosis son frecuentes.
- Realce con contraste correspondiente fibrosis durante años.
- A menudo, la fibrosis es nodular y tiene un aspecto similar a una extrusión discal persistente o recidivante:
  - El realce periférico puede simular una extrusión discal durante los primeros 6 meses.
  - El realce difuso es frecuente luego de 6 meses, lo que permite diferenciarlo del disco (que solo presenta realce periférico).

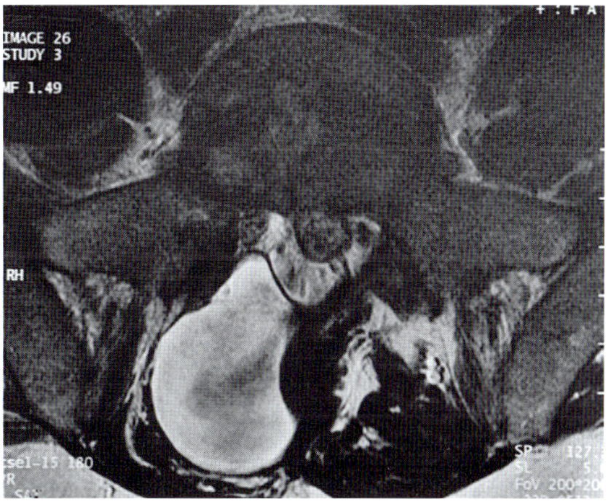

Figura 13.32 Cambios posoperatorios: meningocele. Imagen axial en T2 rápido de L5. Se observan cambios posoperatorios de una laminectomía derecha, a través de la cual una masa de gran tamaño e intensidad de señal alta protruye hacia las partes blandas posteriores.

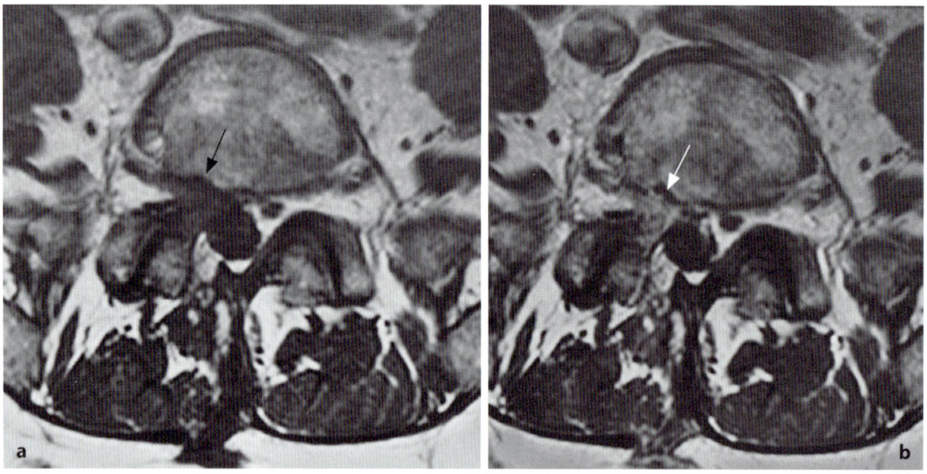

Figura 13.33 Cambios posoperatorios: cicatrización o fibrosis (distinción con una alteración discal). a Imagen axial en T1 de L5. Se observa una masa de intensidad intermedia (*flecha*) en la región paracentral derecha de este paciente con una laminectomía derecha. No se observa el nervio L5 derecho de recorrido descendente. Podría tratarse de un fragmento discal o de tejido cicatrizal. **b** Imagen axial en T1 con contraste (mismo nivel que en **a**). Se observa realce difuso de la masa paracentral derecha, lo que indica que se trata de cicatrización o fibrosis, en lugar de un fragmento discal.

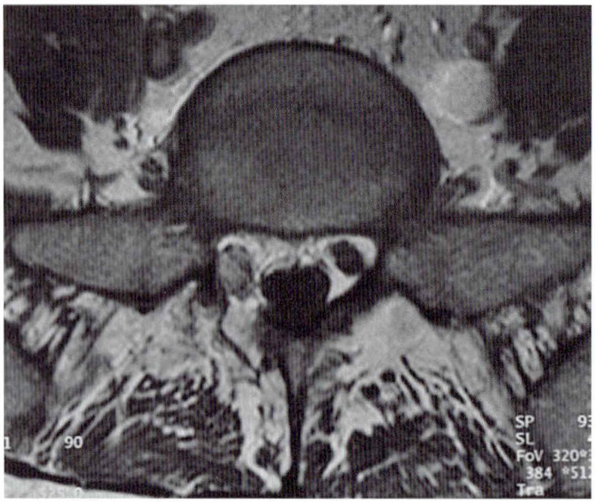

Figura 13.34 Cambios posoperatorios: realce de una raíz nerviosa. Imagen axial en T1 con contraste de L5. La lámina derecha está ausente como resultado de una intervención quirúrgica. El nervio L5 derecho descendente está aumentado de calibre y tiene intensidad alta en comparación con el nervio izquierdo normal. Esto es esperable durante los primeros seis meses tras la cirugía.

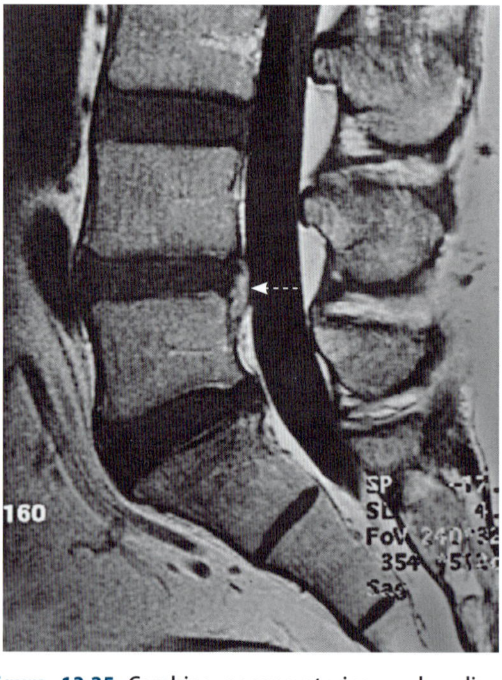

Figura 13.35 Cambios posoperatorios: realce discal. Imagen sagital en T1 con contraste de la columna lumbar. El anillo posterior del disco L4-L5 muestra realce focal (*flecha punteada*) como consecuencia de una cirugía previa con legrado. Este hallazgo puede persistir indefinidamente tras la cirugía.

La RM de columna vertebral posoperatoria se realiza con administración de contraste intravenoso (por lo general, no se utiliza después de pasados seis meses desde la cirugía) a fin de distinguir entre estas dos causas frecuentes de síntomas en pacientes posoperatorios. El tejido cicatrizal presenta realce difuso tras la administración intravenosa de gadolinio (intensidad de señal alta en las imágenes T1W) (*v.* Figura 13.33). El material discal no presenta realce, pero sí se observa realce periférico debido a los cambios posoperatorios secundarios a inflamación y formación de

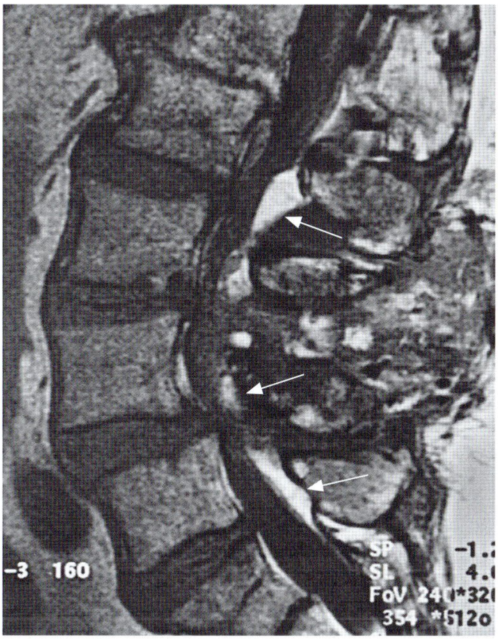

Figura 13.36 Complicaciones posoperatorias: hematoma epidural. Imagen sagital en T1 de la columna lumbar. Se realizó una cirugía de descompresión posterior a nivel de L4. Mientras estaba internado, el paciente desarrolló dolor y paresia. La RM muestra un hematoma heterogéneo de ubicación posterior a nivel de la apófisis espinosa de L4. Además, se observan masas irregulares de intensidad entre alta e intermedia en el espacio epidural posterior (*flechas*), que representan un hematoma subagudo que comprime el saco dural y la cola de caballo.

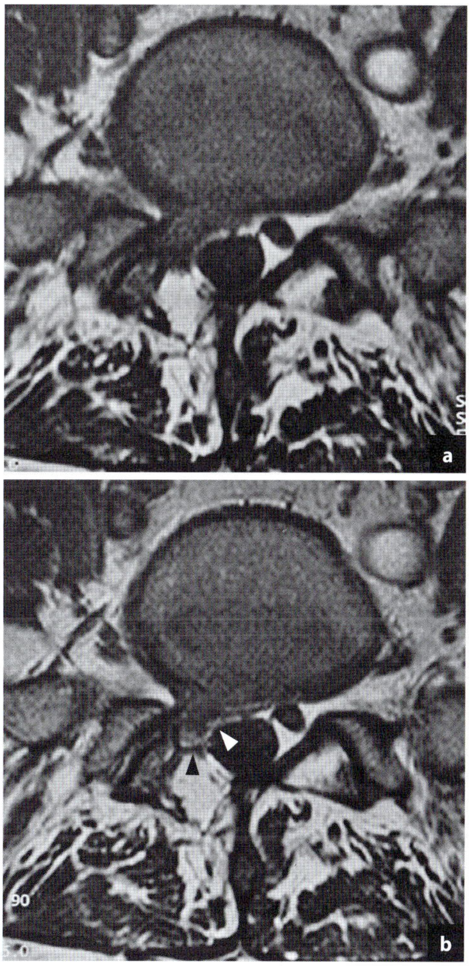

Figura 13.37 Complicaciones posoperatorias: recidiva de una alteración discal (distinción con tejido cicatrizal). **a** Imagen axial en T1 del disco L5-S1. Se ha realizado una laminectomía derecha. El paciente tiene síntomas recidivantes, y la RM muestra señal intermedia en la región paracentral derecha que podría corresponder a tejido cicatrizal o a una extrusión discal recidivante. No se identifica la raíz nerviosa descendente S1. **b** Imagen axial en T1 con contraste a nivel de L5-S1. Se observa un delgado borde de realce periférico (*puntas de flecha*) alrededor de la masa, característica típica de una estructura discal más que de tejido cicatrizal (este último presentaría realce difuso).

cicatrices (Figura 13.37). Otro signo que puede ayudar a distinguir entre fibrosis epidural y una alteración discal es que la primera suele tener bordes irregulares, puede no continuarse con el disco adyacente y, en lugar de producir efecto de masa sobre el saco dural, puede provocar retracción. Por el contrario, las protrusiones discales recidivantes suelen ser continuos con el disco, tienen márgenes bien definidos y provocan efecto de masa sobre el saco dural.

Cambios inflamatorios

Espondilodiscitis (Cuadro 13.10)

Por lo general, la infección de la columna vertebral es causada por *Staphylococcus aureus* diseminado por vía hematógena desde un sitio alejado. En adultos, la médula ósea en la región de un platillo vertebral suele ser el primer sitio afectado (osteomielitis o espondilitis), y la infección se disemina rápidamente hacia el disco adyacente (discitis) y hacia el cuerpo vertebral adyacente más cercano. Cuando el hueso y el disco resultan infectados, esto se denomina "espondilodiscitis". A diferencia de lo que sucede en los adultos, en los niños los discos son más vasculares, por lo que la infección puede manifestarse primero en el disco y luego diseminarse hacia el hueso adyacente.

El aspecto en la RM depende de la extensión de la enfermedad y de la respuesta del cuerpo al momento del estudio. Por lo general, los pacientes no se presentan para el estudio por imágenes hasta que la infección se ha diseminado por el disco y compromete al menos dos cuerpos vertebrales adyacentes.

Cuadro 13.10 Espondilodiscitis

Tríada clásica en la RM
- T1: médula ósea de cuerpos vertebrales de intensidad baja.
- T1 poscontraste: realce de la médula ósea (y posiblemente del disco).
- T2: intensidad alta en el disco (y posiblemente de la médula ósea).

Alteraciones asociadas
- Disminución de la altura discal.
- Destrucción del platillo vertebral.
- Flemón o absceso:
  - Epidural, subligamentario, paraespinoso.

Los resultados en la RM consisten en una tríada de hallazgos:
- Intensidad baja en las imágenes T1W en la médula ósea de los cuerpos vertebrales adyacentes.
- Realce con contraste de la médula ósea, y posiblemente del disco si no se ha formado un absceso, en las imágenes T1W.
- Intensidad de señal alta en el disco en las imágenes T2W (Figura 13.38).

A veces se observa intensidad de señal alta en la médula ósea de los platillos vertebrales adyacentes en las imágenes T2W, pero si hay cambios reactivos o esclerosis, la médula ósea puede presentar intensidad baja en estas imágenes. Las alteraciones asociadas que se pueden detectar en la espondilodiscitis incluyen disminución de la altura discal, destrucción del platillo vertebral cortical de intensidad baja y flemón inflamatorio o absceso subligamentario, epidural o paraespinoso. La visualización mediante RM de la respuesta inflamatoria o hiperémica flemonosa de las partes blandas muestra tumefacción o una masa de partes blandas en las regiones epidural o paraespinosa, de intensidad de señal alta en las imágenes T2W o con realce difuso con contraste en T1W. En caso de formarse un absceso, la masa de partes blandas es de intensidad baja en T1W, de intensidad alta en T2W y muestra un borde de realce periférico en T1W con contraste. La administración de contraste es fundamental para lograr una evaluación completa de una columna vertebral con sospecha de infección.

Las infecciones granulomatosas, tales como la tuberculosis o las infecciones fúngicas, pueden ser clínicamente más asintomáticas que las infecciones piógenas. Al momento del estudio, casi siempre se evidencia destrucción ósea y no solo edema de médula ósea. Es posible que los discos no se vean afectados, o al menos en gran parte, debido a que la infección se disemina por debajo de los ligamentos longitudinales anterior o posterior de la columna vertebral hacia las vértebras adyacentes. A menudo resultan comprometidos los elementos posteriores; los abscesos epidurales y paraespinosos son habituales y de gran tamaño al momento de la presentación.

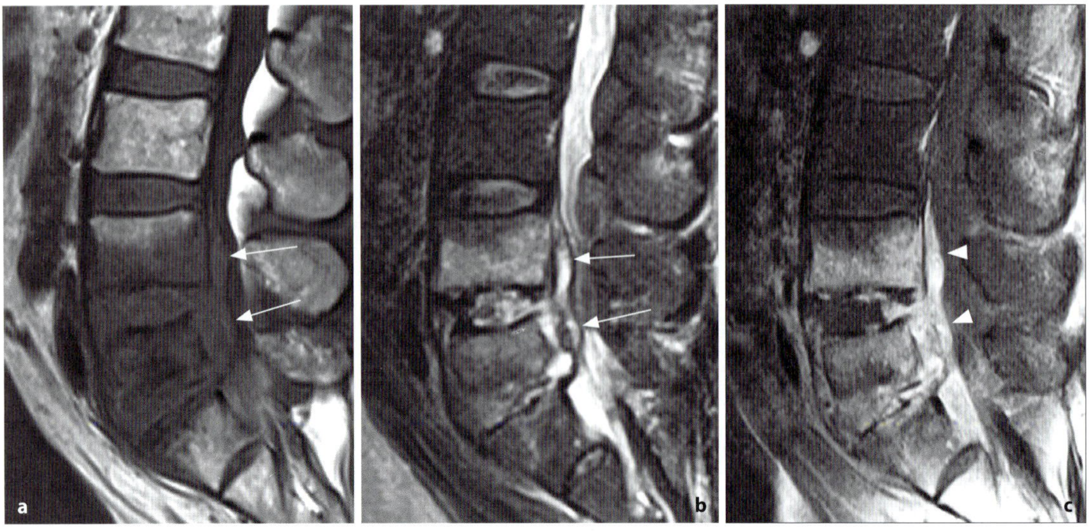

Figura 13.38 Espondilodiscitis. **a** Imagen sagital en T1 de la columna lumbar. Se observa señal baja anormal en las vértebras L4, L5 y S1, con destrucción asociada de los platillos vertebrales. Se visualiza una abundante cantidad de partes blandas en el espacio epidural anterior (*flechas*) que comprime el saco tecal. **b** Imagen sagital en secuencia STIR de la columna lumbar. Se evidencia intensidad de señal difusamente aumentada en la médula ósea en estos niveles, con señal heterogénea en el tejido epidural (*flechas*). **c** Imagen sagital en T1 con contraste y supresión grasa de la columna lumbar. Se visualiza realce difuso en las vértebras afectadas. El realce difuso en el tejido epidural anterior (*puntas de flecha*) es compatible con un flemón inflamatorio, pero no con un absceso.

Absceso epidural

La extensión directa de la infección desde una espondilodiscitis puede causar un absceso epidural, como se describió con anterioridad. Otras causas incluyen siembra del espacio dural por vía hematógena desde una infección en un sitio remoto o el implante directo de bacterias durante un procedimiento intervencionista (Figura 13.39). La espondilodiscitis está presente en el 80% de los pacientes con un absceso epidural al momento de la evaluación con estudios por imágenes. Es posible encontrar dos estadios: flemón (inflamación difusa de partes blandas), que progresa hasta formar un absceso (colección líquida focal).

Aracnoiditis

La aracnoiditis es un proceso inflamatorio que puede presentarse luego de una cirugía, a causa de sustancias inyectadas en el espacio subaracnoideo, como anestesia, material de contraste o corticoides, como consecuencia de una infección o debido a una hemorragia intratecal. Se desarrolla una respuesta inflamatoria y se forman adherencias; en ocasiones también es posible visualizar masas inflamatorias fibrosas. En la RM, los hallazgos se visualizan mejor en las imágenes T2W (Figuras 13.40 a 13.42). Las raíces nerviosas pueden estar amontonadas, en lugar de estar distribuidas uniformemente en el saco tecal. Los nervios pueden adherirse a la duramadre de forma tal que parece haber un saco tecal vacío sin raíces nerviosas. En las imágenes sagitales, los nervios de la cola de caballo pueden presentar un aspecto irregular, angulado u ondulado, en lugar de la leve curvatura normal a medida que descienden. La administración de contraste no resulta útil para hacer el diagnóstico.

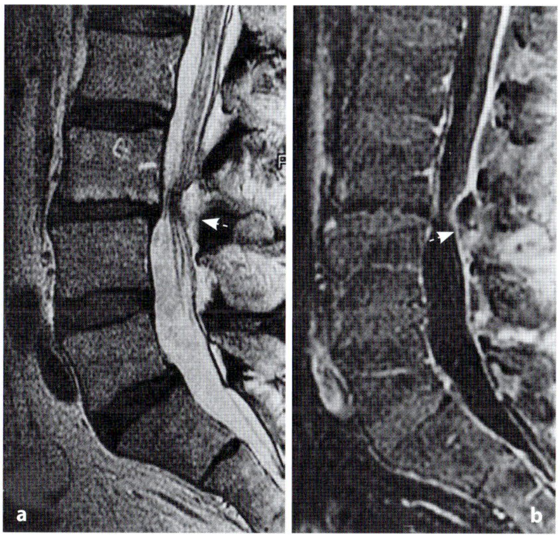

Figura 13.39 Absceso epidural. a Imagen sagital en T2 rápido de la columna lumbar. Este paciente desarrolló fiebre y síntomas neurológicos tras la colocación de un catéter epidural. Se observa una masa de señal alta (*flecha*) que desplaza la duramadre y la cola de caballo en sentido anterior. **b** Imagen sagital en T1 con contraste y supresión grasa de la columna lumbar. Se observa un borde de realce periférico (*flecha*) en la masa, lo que indica que se trata de un quiste (absceso).

Espondilitis anquilosante

Muchas artritis diferentes pueden comprometer la columna vertebral, pero la espondilitis anquilosante la afecta por definición. En ocasiones, recibimos pacientes jóvenes con dolor de espalda para la realización de una RM y tenemos la posibilidad de diagnosticar una espondilitis anquilosante primero a través de este estudio. Aunque no consideramos que la RM sea sistemáticamente necesaria para el diagnóstico de la espondilitis anquilosante en sus primeras etapas, hay ocasiones en las que la secuencia de eventos permite que esto ocurra, por lo que es necesario conocer los cambios que se observan en la columna vertebral.

Los cambios clásicos de la espondilitis anquilosante afectan a las articulaciones sacroilíacas y a la columna vertebral, y por lo general tienen manifestación clínica en pacientes entre la adolescencia y principios de la tercera década de la vida. Los primeros cambios son la sacroileítis con microerosiones del cartílago y del hueso subcondral y edema de médula ósea asociado. En la RM, los cambios en las articulaciones sacroilíacas consisten en intensidad de señal alta en las imágenes T2W paralela a las articulaciones y que afecta al lado ilíaco de la articulación en mayor medida que al lado sacro. Este aspecto puede ser similar al de las fracturas por insuficiencia, pero estas enfermedades suelen afectar a pacientes de diferentes edades y de ambos sexos; además, la osteoporosis es muy infrecuente en pacientes jóvenes. La infección de la articulación sacroilíaca puede tener un aspecto idéntico, pero suele ser un proceso unilateral, mientras que la espondilitis anquilosante afecta a ambas articulaciones sacroilíacas.

Los primeros cambios correspondientes a la espondilitis anquilosante en la columna vertebral son consecuencia del edema de médula ósea en los vértices anteriores de los cuerpos vertebrales a nivel de la unión dorsolumbar. Este edema es provocado por los cambios inflamatorios que se producen por debajo de las inserciones del ligamento longitudinal anterior en la columna vertebral y en los sitios donde las fibras de Sharpey del anillo discal se insertan en el cuerpo vertebral.

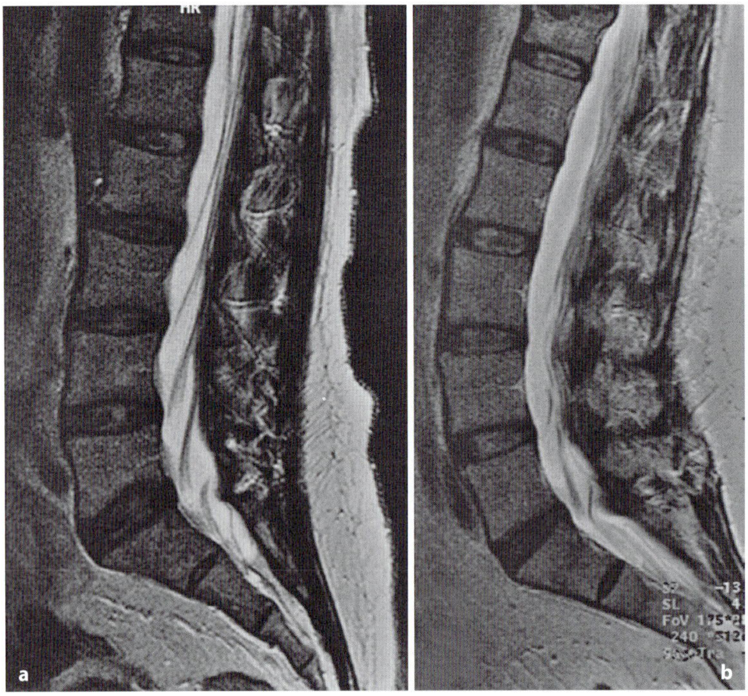

Figura 13.40 Aracnoiditis: nervios normales y anormales, plano sagital. **a** Imagen sagital en T2 rápido de la columna lumbar. Este es un ejemplo del aspecto normal de los nervios de la cola de caballo que descienden dentro del saco dural formando una suave curva (compárese con la aracnoiditis en **b**). **b** Imagen sagital en T2 rápido de la columna lumbar (paciente diferente del mostrado en **a**). Los nervios de la cola de caballo tienen un aspecto ondulado, angulado e irregular, típico de la aracnoiditis en el plano sagital.

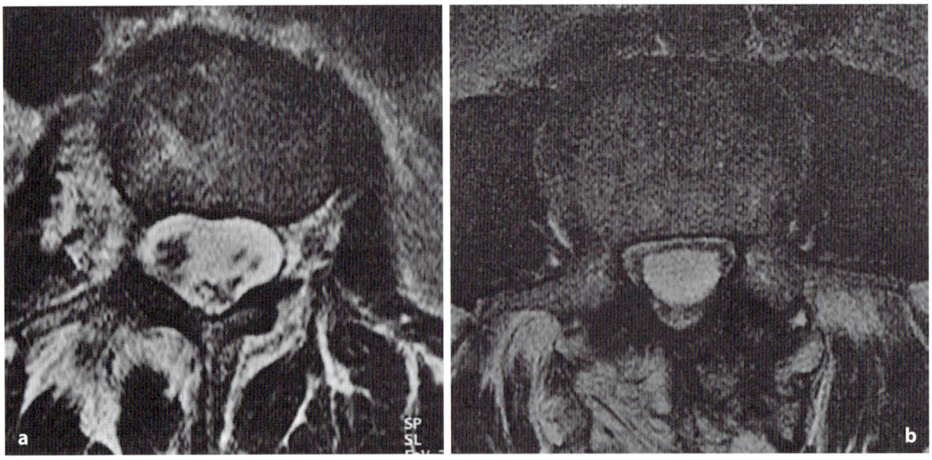

Figura 13.41 Aracnoiditis: plano axial. **a** Imagen axial en T2 rápido de la columna lumbar. Las raíces nerviosas están amontonadas y muestran una distribución irregular en el saco tecal, como consecuencia de una aracnoiditis. **b** Imagen axial en T2 rápido de la columna lumbar (paciente diferente del mostrado en **a**). Los nervios se adhieren a la duramadre, lo que genera el aspecto de saco tecal vacío en la aracnoiditis.

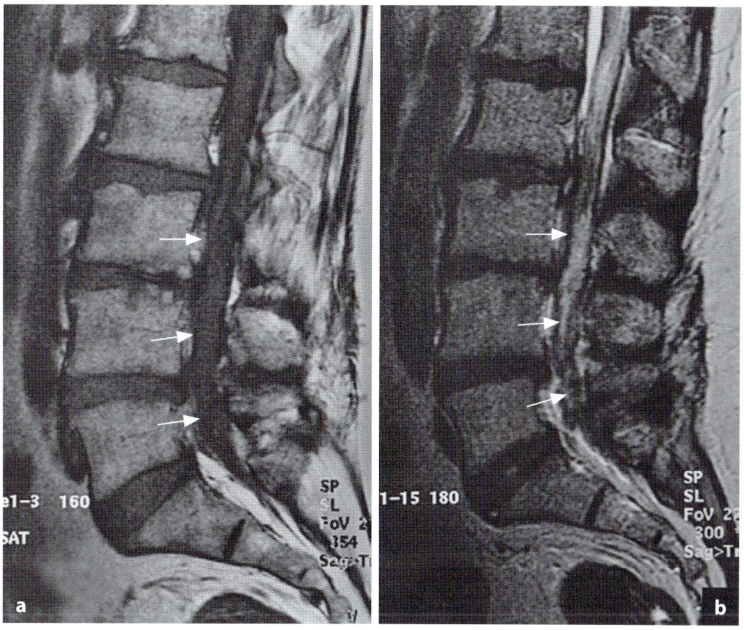

Figura 13.42 **Aracnoiditis: masa fibrosa.** **a** Imagen sagital en T1 de la columna lumbar. El saco tecal tiene señal heterogénea de intensidad intermedia, en lugar de la señal de intensidad baja del líquido cefalorraquídeo normal (*flechas*). **b** Imagen sagital en T2 rápido de la columna lumbar. Se observa una señal heterogénea de intensidad intermedia en el saco dural (*flechas*). Estos cambios corresponden a una masa fibrosa inflamatoria secundaria a una aracnoiditis.

La RM puede evidenciar un foco de intensidad baja en las imágenes T1W (o puede no observarse ninguna alteración) e intensidad alta en T2W (Figura 13.43). Con el tiempo, esto puede hacer que los cuerpos vertebrales adquieran una forma cuadrada como consecuencia de las erosiones y de la formación ósea, como así también esclerosis de los vértices de los cuerpos vertebrales (signo de los "vértices brillantes" en las radiografías convencionales), que se manifiesta cuando el hueso intenta curarse del proceso inflamatorio. El hueso esclerótico presenta intensidad de señal baja en las imágenes T1W y T2W.

Debido al endurecimiento y a la rigidez de la columna vertebral en pacientes con espondilitis anquilosante más avanzada, pueden provocarse fracturas, a menudo a nivel de los discos. Puede ser difícil identificarlas en las radiografías convencionales, pero la RM resulta útil para evidenciar la fractura y el hematoma epidural asociado, un hallazgo particularmente frecuente en pacientes con esta enfermedad (Figura 13.44).

Cambios traumáticos

Espondilolisis y espondilolistesis (Cuadro 13.11)

La espondilolisis es un defecto óseo (fractura) del istmo del cuerpo vertebral. Suele producirse en la columna lumbar baja y puede provocar dolor o inestabilidad, aunque también puede ser asintomática. Estas alteraciones óseas probablemente sean consecuencia de traumatismos crónicos a repetición que provocan fracturas por estrés en un istmo con debilidad congénita. Pueden acumularse grandes cantidades de material óseo, fibroso y cartilaginoso alrededor del defecto, lo que resulta en estenosis espinal y puede formarse una seudoartrosis. El cuerpo vertebral afectado puede deslizarse en sentido anterior sobre el cuerpo vertebral inferior (espondilolistesis) en grado variable y provocar estenosis espinal.

Puede ser difícil detectar los signos de espondilolisis en la RM (Figura 13.45). Insistimos en que es fundamental obtener imágenes axiales contiguas para realizar este diagnóstico. La visualización directa del defecto ístmico es posible, pero no es fácil de identificar en las radiografías o en la TC. En las imágenes sagitales de RM, la fractura en el istmo se puede apreciar como un foco de intensidad de señal baja. A veces, el istmo intacto presenta esclerosis y es de intensidad baja en todas las secuencias de pulso, por lo que simula un defecto de espondilolisis en la RM cuando en realidad no lo hay. Resulta útil identificar un defecto ístmico directamente en las imágenes axiales; una imagen a través de la porción media del cuerpo vertebral (a nivel de la cara inferior de los pedículos) muestra el defecto ístmico donde en condiciones normales se observa un anillo óseo intacto formado por los pedículos y las láminas (Figura 13.46). Este defecto tiene un aspecto similar a las articulaciones, pero estas no se ubican en este sitio. Además, el típico defecto ístmico tiene una orientación horizontal, mientras que las articulaciones interfacetarias son oblicuas.

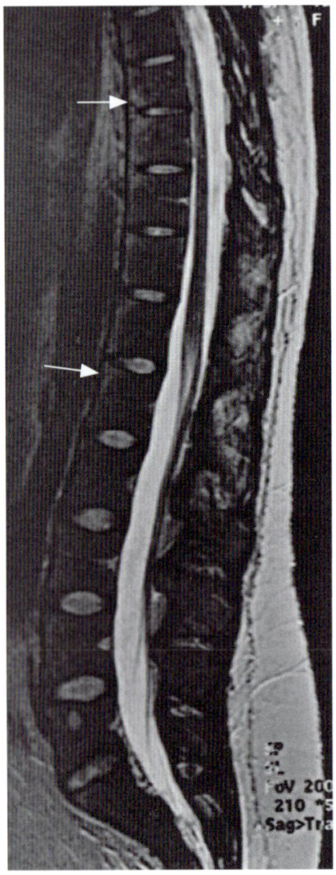

Figura 13.43 Espondilitis anquilosante: cambios tempranos. Imagen sagital en T2 rápido de la columna dorsolumbar. La RM muestra intensidad alta en la porción anterior de varios cuerpos vertebrales dorsales bajos y lumbares altos (entre *flechas*) como consecuencia del edema de médula ósea. Además, las vértebras son cuadradas.

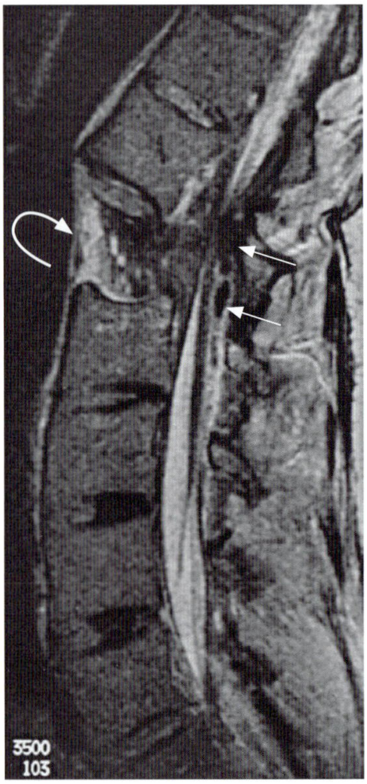

Figura 13.44 Espondilitis anquilosante: fractura. Imagen sagital en T2 rápido de la unión dorsolumbar. Se observa una fractura a nivel del disco (*flecha curva*), con notable desplazamiento de los fragmentos. Se evidencia señal de intensidad baja en la porción posterior del conducto raquídeo como consecuencia de un hematoma epidural (*flechas*). En los cuerpos vertebrales inferiores a la fractura se visualizan cambios correspondientes a espondilitis anquilosante; los cuerpos cuadrados están fusionados en su región anterior y en los discos se evidencia señal alta secundaria a osificación y calcificación.

Cuadro 13.11 Espondilolisis

Evidencia directa

- Defecto en el istmo:
  - Es de difícil diagnóstico mediante RM.
  - Un istmo esclerótico (intensidad baja) intacto simula una lisis.

Evidencia indirecta

- Agujero de conjunción:
  - Configuración en forma de ocho con orientación oblicua.
- Cambios medulares tipo Modic en los pedículos adyacentes.
- Disminución de la altura de la porción posterior del cuerpo vertebral.
- Ensanchamiento del conducto en comparación con el segmento L1 > 25% (incluso en ausencia de espondilolistesis).

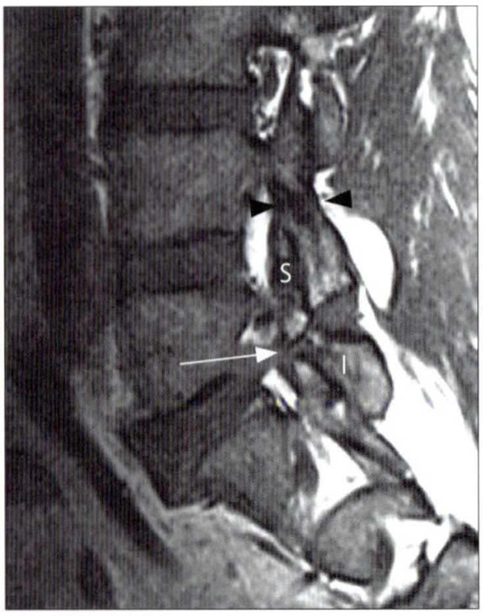

Figura 13.45 Espondilolisis: plano sagital. Imagen sagital en T1 de la columna lumbar. Se observa un defecto de espondilolisis en el istmo de L5 (*flecha*) entre sus carillas superior (S) e inferior (I). Se muestra el istmo intacto de L4 a fines comparativos (*puntas de flecha*).

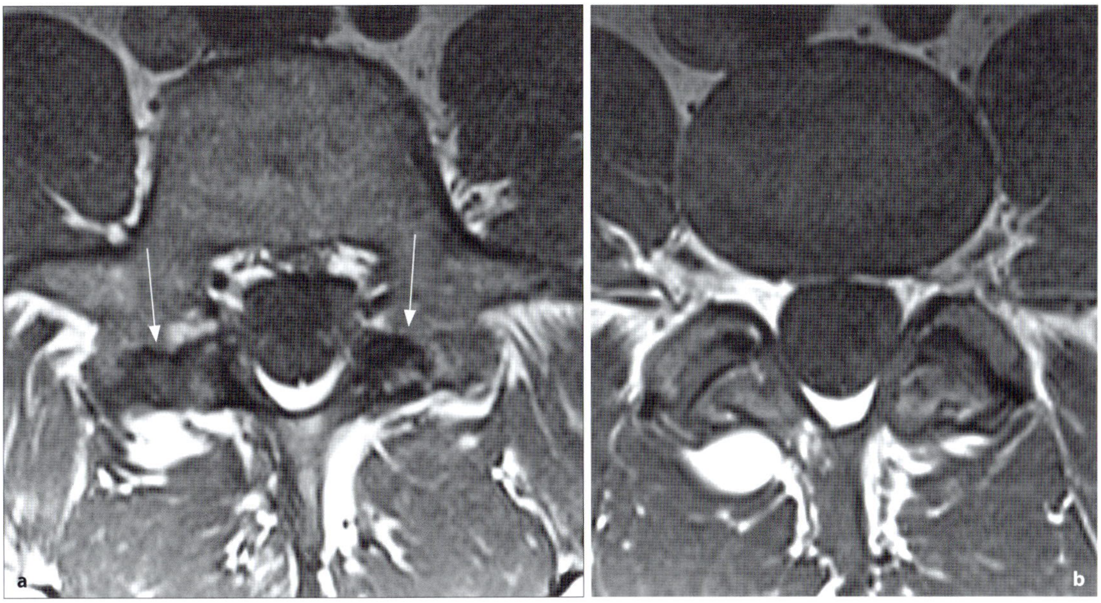

Figura 13.46 Espondilolisis: plano axial. a Imagen axial en T1 de la columna lumbar. Se evidencian defectos irregulares (*flechas*), relativamente horizontales, en forma bilateral en el anillo posterior de L5, como consecuencia de una *espondilolisis* (mismo paciente que el de la Figura 13.45). Un corte a través de la porción media del cuerpo vertebral a nivel de la cara inferior de los pedículos muestra un anillo óseo sólido, sin defectos en las articulaciones interfacetarias, espondilolisis ni otras entidades. El diámetro anteroposterior del conducto está alargado debido al desplazamiento óseo como resultado de la lisis. **b** Imagen axial en T1 a nivel del disco L4-L5. Nótese la orientación más oblicua de las articulaciones interfacetarias de L4-L5 adyacentes a nivel del disco de L4-L5, justo por encima de los defectos ístmicos.

Debido a la dificultad para realizar el diagnóstico de espondilolisis mediante RM, sobre todo cuando no se observa espondilolistesis, se han descrito muchos signos secundarios que pueden ayudar a detectarla (Figura 13.47). El agujero de conjunción en el segmento afectado adopta una orientación más horizontal y puede tener un aspecto en forma de ocho, lobulado y oblicuo. Los pedículos y las carillas articulares adyacentes al defecto ístmico pueden presentar cambios reactivos de la médula ósea (cambios tipo Modic) como resultado de las fuerzas anormales. Como hallazgo secundario, el cuerpo vertebral puede adoptar forma de cuña, con disminución de la altura en su porción posterior a nivel de la espondilolisis. Un aumento del diámetro anteroposterior (AP) del conducto raquídeo mayor del 25% en comparación con el conducto a nivel de L1 sugiere el diagnóstico. El aumento del diámetro AP del conducto en el segmento afectado puede producirse incluso cuando no hay espondilolistesis anterior, debido a que los elementos posteriores pueden presentar un leve desplazamiento en sentido posterior. Si es posible contar con radiografías convencionales o, en especial, una TC de la columna vertebral, es necesario analizarlas debido a que el diagnóstico de espondilolisis es mucho más fácil y confiable que con la RM.

Hernias de disco intraóseas

El material discal no solo se proyecta hacia el conducto raquídeo, sino también puede herniarse directamente hacia los cuerpos vertebrales adyacentes a través de los platillos vertebrales, lo que se conoce como "nódulo de Schmorl o cartilaginoso". Esto puede producirse como consecuencia de osteoporosis, tumores, enfermedades metabólicas o puntos de debilidad congénita en los platillos vertebrales. Si bien suelen ser asintomáticos, los nódulos de Schmorl pueden ser secundarios a traumatismos o no y pueden producir dolor agudo.

En adolescentes muy activos se pueden encontrar múltiples nódulos de Schmorl en la columna dorsal debido a las fuerzas axiales; estas lesiones provocan irregularidad de varios platillos vertebrales debido a la osteocondrosis de la apófisis anular, a la pérdida de altura discal y a la reducción de la altura de la porción anterior de los cuerpos vertebrales afectados como resultado de fracturas, lo que resulta en cifosis (enfermedad de Scheuermann) (Figura 13.48).

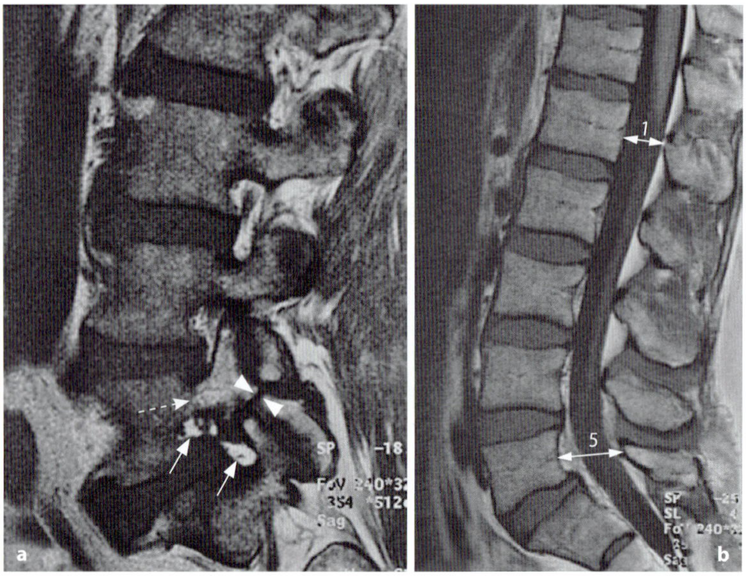

Figura 13.47 Espondilolisis: signos secundarios. **a** Imagen sagital en T1 de la columna lumbar. Se observa un defecto de espondilolisis entre las *puntas de flecha* a nivel de L5. Los hallazgos secundarios incluyen el agujero de conjunción de L5-S1 en forma de ocho, lobulado y oblicuo (*flechas*) y la grasa de intensidad alta como consecuencia de los cambios medulares reactivos tipo 2 en el pedículo y la carilla articular superior de L5 (*flecha punteada*). **b** Imagen sagital en T1 de la columna lumbar. El conducto raquídeo a la altura de L5 (5; *flechas*) está ensanchado más del 25% en comparación con el diámetro anteroposterior del conducto a nivel de L1 (1; *flechas*).

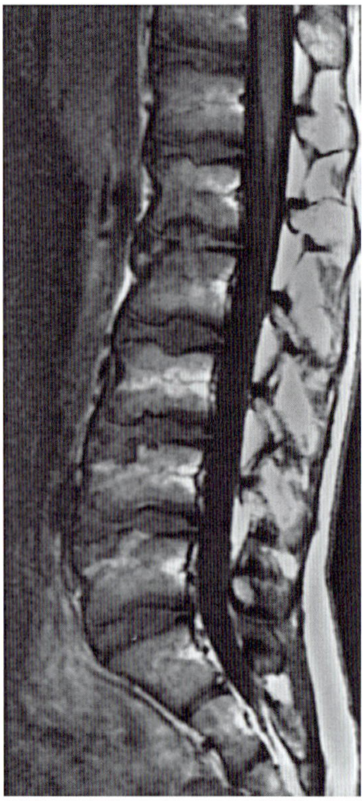

Figura 13.48 Enfermedad de Scheuermann. Imagen sagital en T1 de la columna lumbar. Los platillos terminales son irregulares en múltiples segmentos de la columna dorsal baja y en la columna lumbar como consecuencia de hernias de disco intraóseas. También se observan pérdida de la lordosis lumbar normal y reducción de la altura discal y de cuerpos vertebrales.

La hernia de disco intraósea puede suscitar una respuesta inflamatoria de tipo cuerpo extraño, con vascularización alrededor del material discal y edema de médula ósea circundante, que provoca dolor intenso (Figura 13.49). En la RM, los nódulos de Schmorl vascularizados suelen tener grandes regiones de edema de médula ósea en forma de domo a su alrededor, que son de intensidad baja en las imágenes T1W y de intensidad alta en T2W. En las imágenes T1W, se observa un borde de realce con contraste en la periferia del nódulo de Schmorl, además del edema medular circundante. Estas lesiones pueden tener un aspecto agresivo, similar a un tumor, por lo que es necesario llevar a cabo una evaluación minuciosa para realizar el diagnóstico adecuado.

Traumatismos graves (Cuadro 13.12)

Cuando se evalúan cambios traumáticos en la columna vertebral, la RM se suele realizar para detectar lesiones de partes blandas; sin embargo, algunas fracturas vertebrales también se visualizan de forma óptima en la RM. Luego de realizar radiografías convencionales y TC, la RM se puede indicar en pacientes que han sufrido un traumatismo grave en la columna vertebral ante las siguientes circunstancias: déficits neurológicos incompletos, para evaluar la médula espinal y los ligamentos para realizar la planificación prequirúrgica y el pronóstico; déficits neurológicos sin alteraciones radiográficas (por ejemplo, síndrome centromedular) o si el déficit neurológico no coincide con el nivel donde se observa una alteración traumática en las

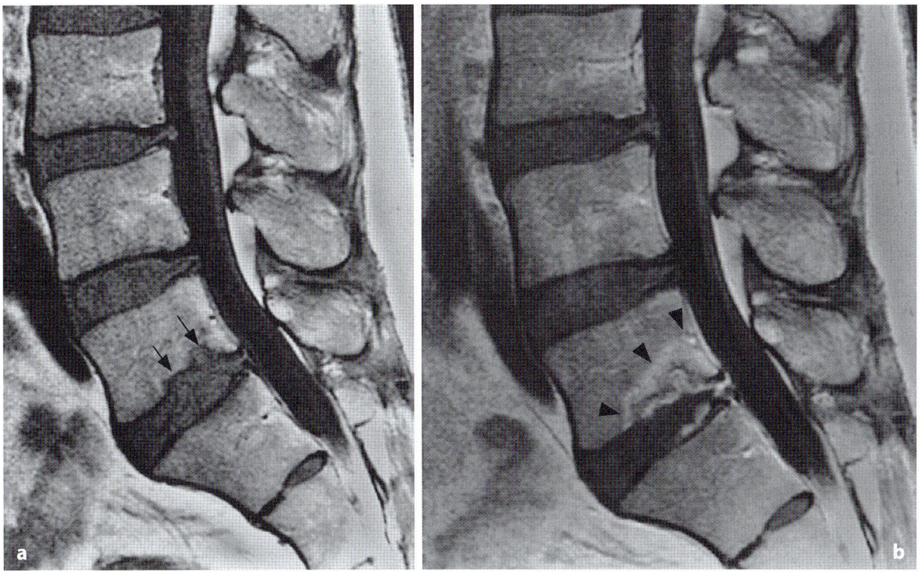

Figura 13.49 Nódulos de Schmorl vascularizados (dolorosos). **a** Imagen sagital en T1 de la columna lumbar. El platillo vertebral inferior de L5 es irregular como consecuencia de una hernia de disco intraósea (*flechas*). **b** Imagen sagital en T1 con contraste de la columna lumbar. Se observa un borde de realce en la médula ósea alrededor del nódulo de Schmorl (*puntas de flecha*) y hay realce periférico alrededor de la hernia de disco intraósea. Este paciente se había sometido a una cirugía discal previa, lo que explica el realce periférico posterior del disco L5-S1.

Cuadro 13.12 Traumatismo espinal grave

Huesos
- Fracturas de elementos posteriores (hueso cortical), es fácil pasarlas por alto en la RM.
- Fracturas de cuerpos vertebrales (hueso esponjoso), es fácil detectarlas.

Ligamentos
- Señal aumentada en T2 secundaria a hemorragia/edema dirige la atención hacia sitios de lesión ligamentaria aguda.
- Desgarros ligamentarios parciales: engrosamiento y aumento de la señal intrasustancia.
- Desgarros completos: discontinuidad del ligamento.

Discos
- Extrusiones traumáticas.

Líquido epidural
- Hematoma.
- Seudomeningocele.

Vasos sanguíneos
- Oclusión de arterias vertebrales.

Médula espinal
- Etapa temprana:
  - Transección.
  - Hemorragia.
  - Hemorragia rodeada por edema.
  - Edema (contusión).
- Etapa tardía:
  - Mielomalacia.
  - Aquistes intramedulares.
  - Siringomielia.
  - Infarto.

Nervios
- Avulsión, contusión.

Partes blandas paraespinosas
- Hematoma, distensiones musculares.

radiografías; pacientes traumatizados obnubilados sin alteraciones radiográficas, para detectar daño ligamentario y de la médula espinal; cuando las radiografías sugieren lesiones ligamentarias; en presencia de luxaciones de las articulaciones interfacetarias cervicales, para detectar una extrusión discal o un hematoma epidural antes de realizar una reducción cerrada; y en algunos casos de fracturas por aplastamiento en la columna dorsolumbar, para detectar roturas ligamentarias asociadas.

Huesos

Las lesiones óseas de la columna vertebral se identifican bien en las radiografías y en la TC. Cuando se desea detectar fracturas espinales no se debe reemplazar la TC por la RM, ya que esta es más propensa a pasar por alto las fracturas que afectan al hueso cortical, sobre todo en los elementos posteriores. Sin embargo, en algunos casos la presencia de edema de médula ósea en el interior de una vértebra observada en la RM permite detectar una fractura cuando se sospecha esta alteración, pero no se la detecta en la TC (sobre todo en el hueso esponjoso) (Figura 13.50). Las fracturas de cuerpos vertebrales se aprecian como regiones amorfas de intensidad de señal alta en las imágenes T2W y pueden presentar intensidad intermedia en T1W.

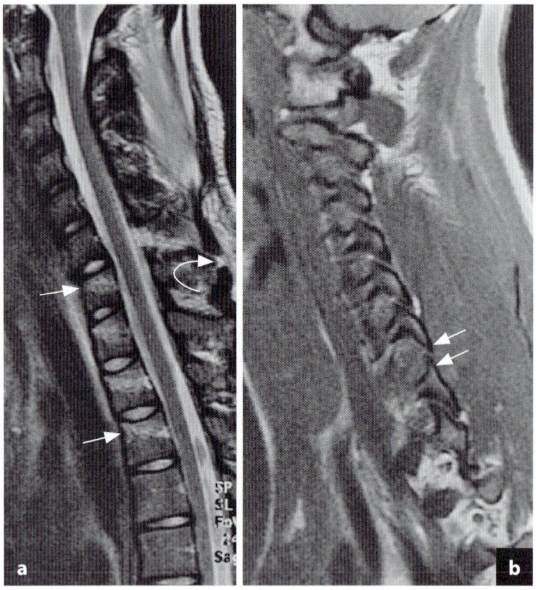

Figura 13.50 Traumatismo importante: huesos. a Imagen sagital en T2 de la columna cervical. Se observa edema de médula ósea provocado por fracturas desde C7 hasta D3 (entre *flechas blancas*); las radiografías y la TC eran normales. El ligamento supraespinoso es discontinuo como consecuencia de un desgarro (*flecha curva*) a nivel de C6-C7. **b** Imagen sagital en T1 de la columna cervical (paciente diferente del mostrado en **a**). Es fácil detectar las carillas articulares "apoyadas" (*flechas*) en la columna cervical baja debido a la naturaleza tomográfica de la RM.

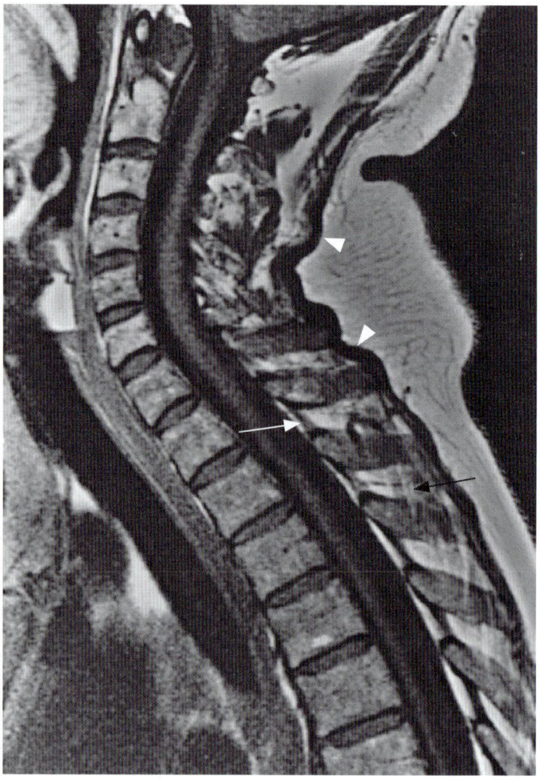

Figura 13.51 Ligamentos de la columnar normales. Imagen sagital en T1 de la columna cervical. Se muestra el ligamento supraespinoso (*puntas de flecha*). El ligamento amarillo es una estructura vertical de intensidad baja que tiene ubicación anterior a las apófisis espinosas (*flecha blanca*). Resulta difícil observar los ligamentos interespinosos, y la presencia de grasa entre las apófisis espinosas es el mejor indicio de que los ligamentos son normales (*flecha negra*). Los ligamentos longitudinales anterior y posterior no se visualizan en esta secuencia debido a que se entremezclan con el hueso cortical adyacente y otras estructuras de intensidad baja.

Ligamentos

Los ligamentos longitudinales anterior y posterior de la columna vertebral, el ligamento amarillo, los ligamentos interespinosos y los ligamentos supraespinoso y nucal se deben evaluar minuciosamente en pacientes traumatizados. Estos ligamentos de soporte de la columna vertebral están hechos de colágeno y por lo general se observan como bandas tensas de intensidad baja en todas las secuencias de pulso en la RM (Figura 13.51). Una excepción corresponde a los ligamentos interespinosos normales, los cuales tienen un trayecto vertical entre apófisis espinosas adyacentes y pueden tener un aspecto estriado o irregular, con áreas de intensidad de señal intermedia entremezcladas con grandes áreas de grasa de intensidad alta en las imágenes T1W. Otra excepción corresponde a los ligamentos supraespinoso y nucal, los cuales no siempre están tensos y a menudo tienen un aspecto ondulado, con intensidad de señal entre intermedia y alta en las imágenes con TE corto debido al fenómeno de ángulo mágico.

Los ligamentos pueden estar parcial o completamente rotos. Es necesario implementar algunos tipos de secuencia T2W, sobre todo con supresión grasa (por ejemplo, STIR), para evidenciar el edema y la hemorragia de intensidad alta dentro de un ligamento lesionado y a su alrededor (Figura 13.52). La discontinuidad del ligamento indica una rotura completa, pero también se pueden observar desgarros parciales con engrosamiento ligamentario e intensidad alta intrasustancia. La obliteración de la grasa entre las apófisis espinosas en las imágenes T1W, con intensidad alta en T2W, indica lesión del ligamento interespinoso. Reconocer áreas de intensidad alta que representan edema y hemorragia es muy útil para dirigir la atención hacia los sitios de lesión ligamentaria, que de otra manera serían muy tenues en la RM. Por esta razón, se recomienda realizar la RM tan pronto como sea posible luego del traumatismo, siempre que sea viable desde un punto de vista clínico, antes de la

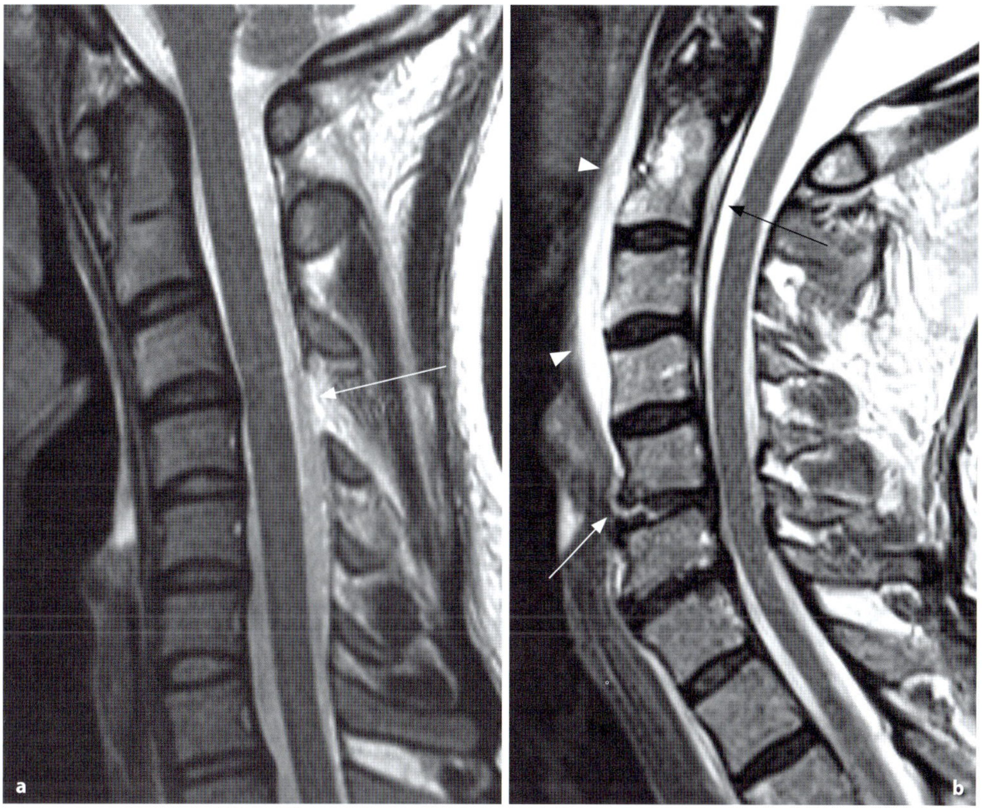

Figura 13.52 Traumatismo importante: ligamentos. **a** Imagen sagital en T2 de la columna cervical. El ligamento amarillo está desgarrado a nivel de C3-C4 (*flecha*). **b** Imagen sagital en T2 de la columna cervical (paciente diferente del mostrado en **a**). Se observa edema/líquido prevertebral prominente (*puntas de flecha*) y rotura del ligamento longitudinal anterior y de las fibras anteriores del anillo de C5-C6 (*flecha blanca*) en relación con una lesión por hiperextensión. Nótese también la colección líquida anterior en la región cervical alta (*flecha negra*).

resolución del edema (preferentemente dentro de los tres días posteriores).

Discos

Las extrusiones discales traumáticas agudas son importantes en situaciones específicas. En pacientes sometidos a reducción de luxaciones de carillas articulares cervicales bajo anestesia se informó una incidencia del 11% de mayor compromiso neurológico como resultado de extrusiones discales no detectadas. Si la RM muestra una extrusión discal traumática, se debe tener cuidado al considerar una reducción abierta de las carillas articulares luxadas, o por lo menos no realizar la reducción bajo anestesia general, para evitar déficits neurológicos progresivos. Las hernias discales agudas también se pueden asociar a alteraciones medulares traumáticas antes de reducir o manipular la columna vertebral (Figura 13.53).

Las extrusiones discales traumáticas pueden exhibir intensidad baja o alta en las imágenes T2W. En ausencia de hemorragia, en las imágenes T2W el material extruido presenta intensidad de señal idéntica a la del disco adyacente. En presencia de hemorragia, puede presentar intensidad más alta que la del disco normal y a menudo hay compromiso de la altura del disco afectado.

Colecciones líquidas epidurales

El traumatismo puede provocar un hematoma epidural (Figura 13.54) o un seudomeningocele. Los seudomeningoceles son consecuencia de un desgarro en la duramadre (a menudo con avulsión de una raíz nerviosa) que provoca salida de LCR hacia el espacio epidural y más lejos.

Alteraciones vasculares

Según las publicaciones, las lesiones de las arterias vertebrales se presentan en el 24% de los pacientes que han sufrido un traumatismo cervical y pueden corresponder a disección u oclusión. La RM muestra asimetría de las arterias vertebrales, con ausencia de la intensidad baja normal debido al vacío de flujo en la arteria vertebral del

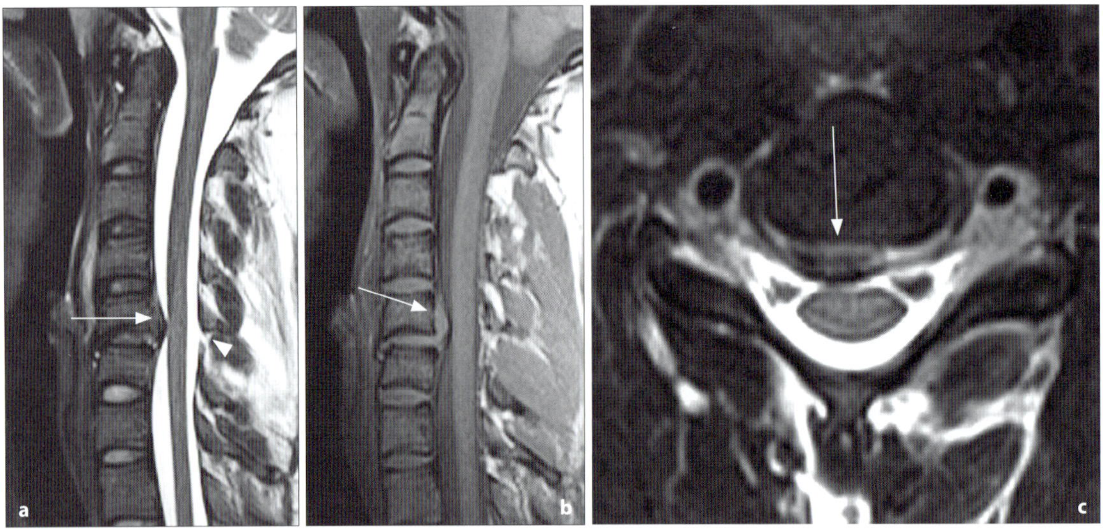

Figura 13.53 Traumatismo importante: discos. **a** Imagen sagital en T2 de la columna cervical. Se observa rotura del ligamento amarillo a nivel de C5-C6 (*punta de flecha*), como así también una extrusión discal traumática (*flecha*), aunque es difícil diferenciar el disco de la vértebra C5. **b** Imagen sagital en T1. La extrusión discal (*flecha*), mejor definida en esta imagen, es isointensa y claramente se origina en el disco C5-C6. **c** Imagen axial en T2 con supresión grasa a la altura de C5. La extrusión discal (*flecha*) está en contacto con la cara anterior de la médula espinal.

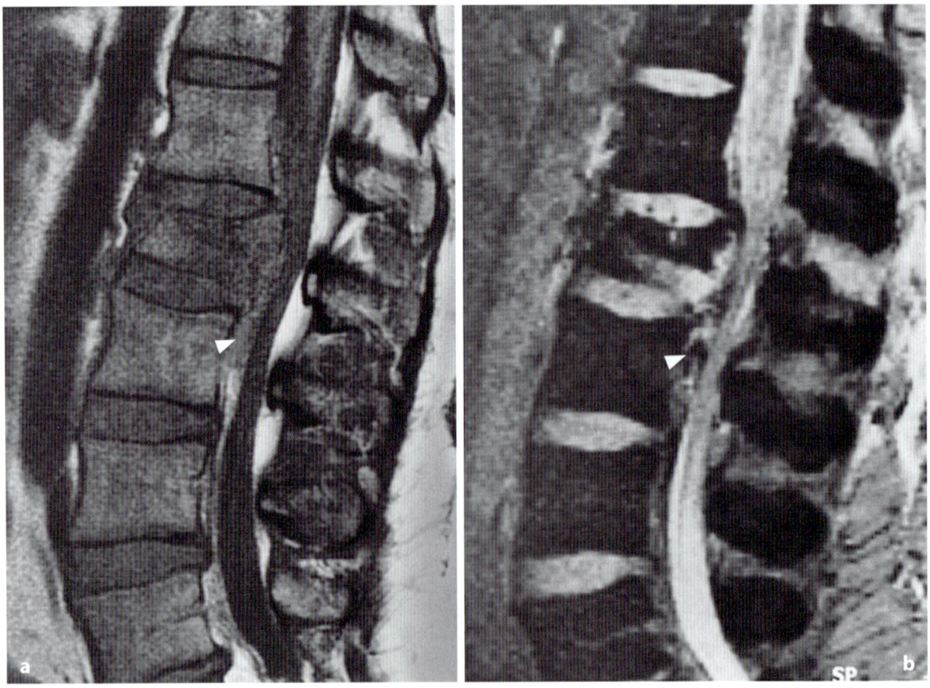

Figura 13.54 Traumatismo importante: hematoma epidural. **a** Imagen sagital en T1 de la columna lumbar. Una fractura por aplastamiento de L2 protruye hacia el conducto raquídeo. La señal de intensidad intermedia en el espacio epidural anterior (*punta de flecha*) corresponde a una hemorragia. **b** Imagen sagital en T2* de la columna lumbar. Se observan intensidad muy baja y efecto de rebosamiento en el hematoma epidural (*punta de flecha*) como consecuencia de la presencia de sangre. El conducto está estrechado como resultado del hematoma epidural y de la retropulsión del fragmento fracturado.

lado anormal (Figura 13.55). También puede haber asimetría en la intensidad de señal en pacientes asintomáticos no traumatizados como consecuencia de una asimetría en el calibre y en el flujo de las arterias. Por lo general, esto se evalúa mejor en las imágenes axiales, pero también es visible en las imágenes sagitales. El tratamiento consiste en la anticoagulación, pero está contraindicada en pacientes con lesión concomitante de la médula espinal.

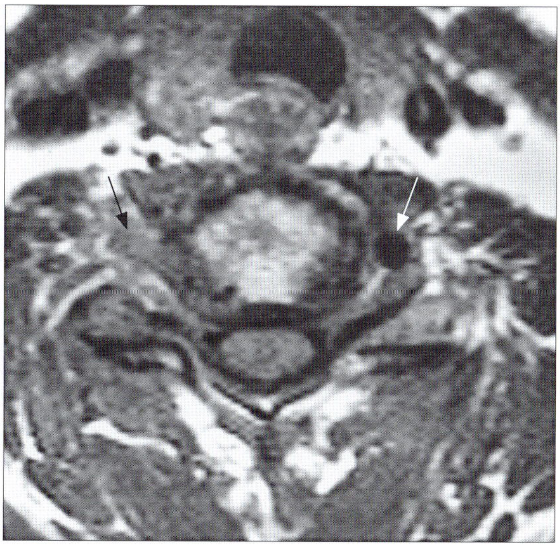

Figura 13.55 Traumatismo importante: vasos sanguíneos. Imagen axial en T1 de la columna cervical. Se observa asimetría bilateral en el aspecto de las arterias vertebrales. El lado izquierdo es normal (*flecha blanca*) y presenta señal baja debido al vacío de señal. El lado derecho presenta señal aumentada anormal en la arteria vertebral (*flecha negra*) debido a la disminución del flujo como consecuencia de una oclusión.

Lesiones de la médula espinal

Los traumatismos provocan tres patrones de alteración en la médula espinal:

- Contusión (edema).
- Hemorragia.
- Una combinación entre hemorragia central y edema periférico circundante (Figura 13.56).

Una consecuencia posible es la transección medular, con hemorragia en la separación entre los segmentos. La médula espinal puede tener tamaño normal o aumentado.

El aspecto de la hemorragia en la médula espinal depende de la antigüedad de la lesión. Las características de la señal mencionadas en la Tabla 13.2 se basan en técnicas con eco de espín convencionales, pero las secuencias con eco de gradiente también pueden ser útiles para evidenciar la presencia de sangre debido al artefacto de rebosamiento (*blooming*) relacionado con los efectos de susceptibilidad magnética de los productos hemáticos. En el Capítulo 3, "Tendones y músculos", se analiza en detalle la regla mnemotécnica que utilizamos para recordar la progresión de los cambios de la hemorragia en la RM (***It Be IdDy BiDdy BaBy Doo Doo***; *v.* Tabla 13.2).

El edema de la médula espinal sin hemorragia ni fracturas es una manifestación frecuente del síndrome centromedular, el cual se manifiesta ante una lesión por hiperextensión, por lo general en individuos de edad avanzada con cambios degenerativos en la columna cervical que provocan estenosis raquídea. Los osteofitos y los abombamientos discales comprimen la médula espinal durante la

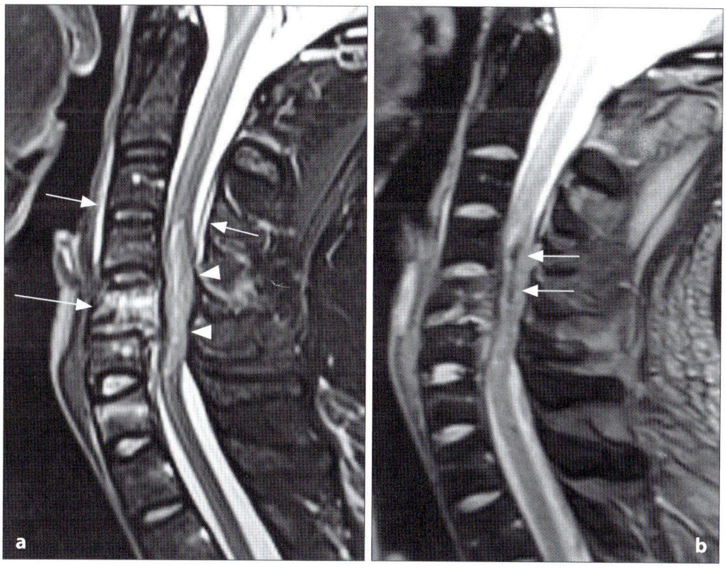

Figura 13.56 Traumatismo importante: lesión de la médula espinal. **a** Imagen sagital en T2 de la columna cervical. Se observa una amplia región de señal aumentada anormal en la médula espinal (*puntas de flecha*) como consecuencia de una fractura en lágrima por flexión a nivel de C5 (*flecha larga*). Nótense también los pequeños hematomas epidurales posteriores y prevertebrales (*flechas cortas*). **b** Imagen sagital en T2* de la columna cervical. Se observa un área lineal de intensidad baja (*flechas*) en esta porción de la médula espinal (*flechas*) que indica una hemorragia.

Tabla 13.2 Hemorragia de la médula espinal*

Antigüedad	Productos hemáticos	Señal en T1	Señal en T2	Regla mnemotécnica
Hiperaguda (0 a 1 día)	Oxihemoglobina/suero	Isointensa con la médula espinal	Brillante	*It Be* (IB)
Aguda (1 a 3 días)	Desoxihemoglobina	Isointensa con la médula espinal	Oscura (*dark*)	*IdDy* (ID)
Subaguda temprana (4 a 7 días)	Metahemoglobina intracelular	Brillante	Oscura (*dark*)	*BiDdy* (BD)
Subaguda tardía (> 7 días)	Metahemoglobina extracelular	Brillante	Brillante	*BaBy* (BB)
Crónica (> 2 semanas)	Hemosiderina	Oscura (*dark*)	Oscura (*dark*)	*Doo Doo* (DD)

*La hemorragia de partes blandas, en sitios diferentes a la médula espinal y el encéfalo, atraviesa la misma secuencia de cambios, pero por lo general más lentamente y de una manera menos predecible debido a la menor presión parcial de oxígeno.

lesión, lo que provoca daño centromedular. Los pacientes presentan debilidad o parálisis de los miembros superiores, con indemnidad de los miembros inferiores. En la RM, el edema es isointenso con la médula espinal en las imágenes T1W y tiene intensidad alta en T2W (Figura 13.57).

La hemorragia de la médula espinal conlleva un pronóstico mucho peor que el del edema debido a que es improbable lograr una recuperación significativa de la función neurológica. Otras secuelas posibles del traumatismo medular incluyen mielomalacia, quistes intramedulares, siringomielia e infarto.

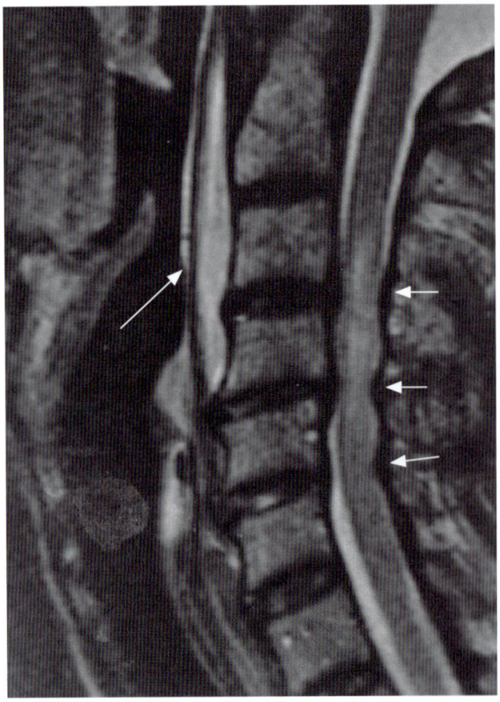

Figura 13.57 Traumatismo importante: síndrome centromedular. Imagen sagital en T2 rápido de la columna cervical. El conducto raquídeo central está estenosado debido a abombamientos discales y del ligamento amarillo (*flechas cortas*) en varios segmentos. La médula espinal presenta intensidad alta a nivel de la estenosis debido a la contusión. No se observan fracturas ni hernias de disco traumáticas. Además, se observa hemorragia/edema de partes blandas prevertebrales (*flecha larga*).

Otras partes blandas

En la RM, los músculos, los nervios y las partes blandas paravertebrales y paraespinales pueden mostrar evidencia de lesión luego de un traumatismo. Los músculos paraespinales pueden estar desgarrados y exhibir intensidad de señal alta en las imágenes T2W secundaria a edema. La hemorragia intramuscular puede tener un aspecto similar o ser de intensidad variable dependiendo de la antigüedad de la lesión (Figura 13.58). Los nervios pueden sufrir avulsión, lo que puede provocar fuga de LCR con formación de un seudomeningocele, o contusión (Figura 13.59). La contusión nerviosa tiene intensidad alta, por lo general con aumento de tamaño, en el segmento lesionado en las imágenes T2W.

Tumores óseos de la columna vertebral (Cuadro 13.13)

Tumores óseos benignos

Los tumores óseos benignos de la columna vertebral más frecuentes incluyen el hemangioma, el osteoma osteoide, el osteoblastoma, el tumor de células gigantes, el osteocondroma y el quiste óseo aneurismático.

Los hemangiomas en los cuerpos vertebrales son tan frecuentes que se analizan por separado. No obstante, algunas reglas simples, como la ubicación de las lesiones espinales, ayudan a limitar el diagnóstico diferencial en la RM. Los osteomas osteoides, los osteoblastomas y los quistes óseos aneurismáticos suelen presentarse

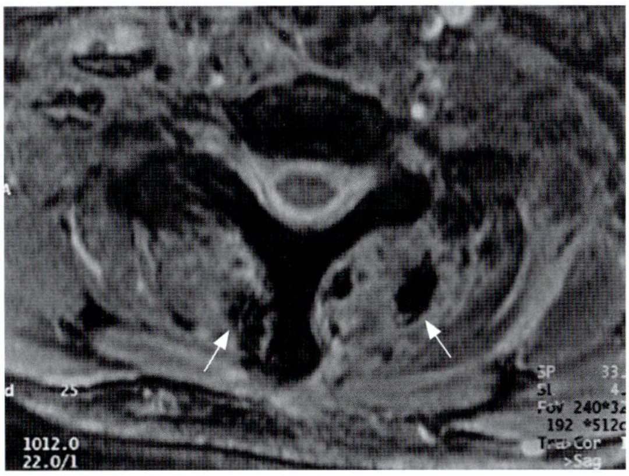

Figura 13.58 Traumatismo importante: desgarro muscular. Imagen axial en T2* de la columna cervical. Este paciente tenía dolor de cuello, pero las radiografías y la TC eran negativas. La RM muestra desgarros en los músculos paraespinosos con áreas de intensidad alta y áreas de intensidad baja con efecto de rebosamiento (*blooming*) secundario a la hemorragia intramuscular.

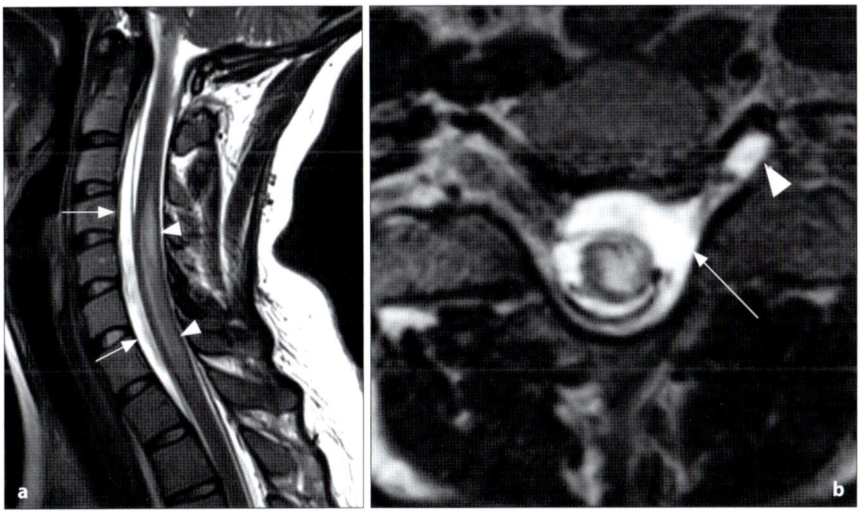

Figura 13.59 Traumatismo importante: avulsión de raíces nerviosas. **a** Imagen sagital en T2 de la columna cervical. Se evidencia una gran colección líquida epidural anterior (*flechas*) con extenso edema en la médula espinal (*puntas de flecha*). **b** Imagen axial en T2 de la columna cervical. Las raíces nerviosas cervicales izquierdas están ausentes a este nivel (*flecha*). La intensidad de señal igual a la del líquido que se extiende hacia el agujero de conjunción es compatible con un seudomeningocele asociado a avulsión de las raíces nerviosas y fuga de líquido cefalorraquídeo.

Cuadro 13.13 Tumores óseos de la columna vertebral: orden de frecuencia decreciente

Benignos
- Hemangiomas (señal aumentada en T1 y T2).
- Osteoma osteoide (elementos posteriores).
- Osteoblastoma (elementos posteriores).
- Tumor de células gigantes (sacro).
- Osteocondroma (protruye desde el hueso).
- Quiste óseo aneurismático (elementos posteriores).

Malignos
- Metástasis (múltiples lesiones).
- Mieloma (múltiples lesiones).
- Linfoma (múltiples lesiones).
- Cordoma (sacro).
- Sarcomas:
  - Sarcoma de Ewing, osteosarcoma, condrosarcoma:
    - La mayoría de los tumores detectados antes de los 30 años de edad son benignos.
    - La mayoría de los tumores detectados después de los 30 años de edad son malignos.

en los elementos posteriores de los cuerpos vertebrales. Además, los quistes óseos aneurismáticos son expansivos y por lo general tienen niveles líquido-líquido en su interior, mientras que los osteomas osteoides son pequeños y suelen tener un aspecto de tiro al blanco causado por el nido central calcificado y las grandes áreas de edema circundante en la médula ósea y las partes blandas adyacentes a la lesión (Figura 13.60). Los tumores de células gigantes son infrecuentes en la columna vertebral y tienen un aspecto inespecífico, pero cuando afectan a la columna por lo general comprometen al sacro.

Hemangiomas intraóseos

Los hemangiomas espinales son muy frecuentes y, por lo general, múltiples. Los cuerpos

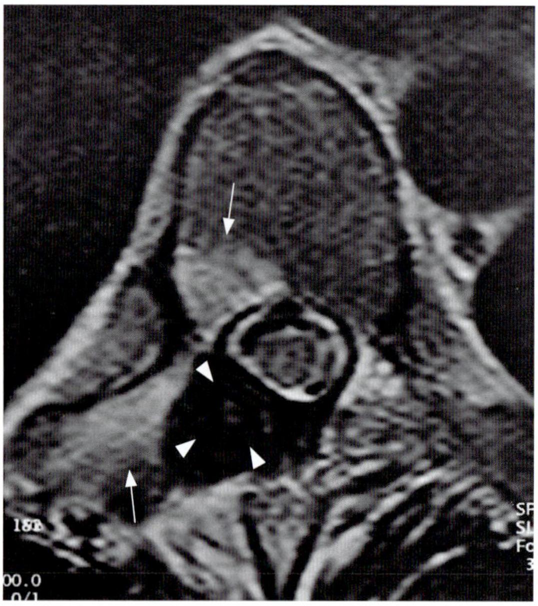

Figura 13.60 Tumores óseos benignos: osteoma osteoide. Imagen axial en T2 rápido de D10. La lesión en forma de tiro al blanco (las *puntas de flecha* indican el círculo interno de la lesión) en la lámina derecha representa un osteoma osteoide, el cual está rodeado por edema de intensidad alta en la porción posterior del cuerpo vertebral, el pedículo, la apófisis transversa y las partes blandas (*flechas*). Se observa leve estrechamiento del conducto central causado por la lesión. La señal baja en el líquido cefalorraquídeo que rodea la médula espinal es solo un artefacto provocado por el movimiento normal del líquido.

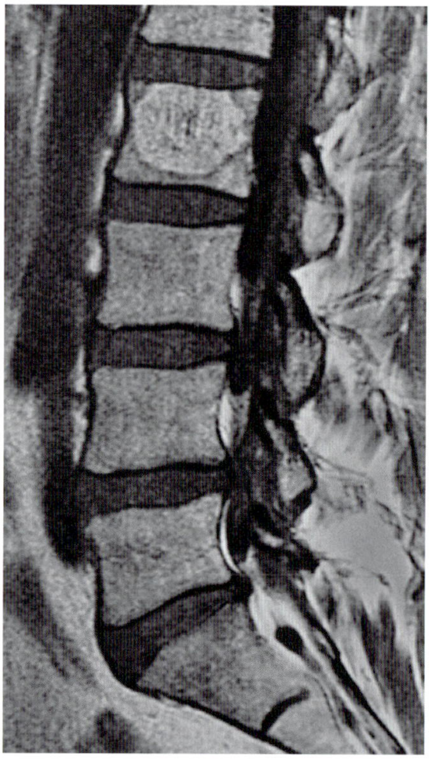

Figura 13.61 Tumores óseos benignos: hemangioma. Imagen sagital en T1 de la columna lumbar. Se observa una lesión adiposa de gran tamaño, redonda y de intensidad alta en el cuerpo vertebral L2, con trabéculas verticales de señal baja en su centro, compatible con un hemangioma.

vertebrales resultan afectados con mayor frecuencia que los elementos posteriores.

La mayoría de los hemangiomas tienen un aspecto característico y son asintomáticos (Figura 13.61). En las imágenes T1W, se aprecian como lesiones redondas con algunas áreas de intensidad alta, debido a al tejido adiposo habitualmente hallado en estas lesiones; en las imágenes T2W, también exhiben intensidad alta (mayor que la de la grasa) debido al lento flujo de sangre en su interior. Dentro de estas lesiones es posible observar trabéculas verticales gruesas, de intensidad baja y organizadas. La intensidad alta de los hemangiomas en las secuencias T2W con saturación grasa las distingue de las áreas focales de conversión de la médula ósea, que están formadas casi en su totalidad por grasa y son de intensidad menor que los hemangiomas. En las secuencias T2W rápidas sin saturación grasa, el tejido adiposo presenta intensidad alta, lo cual dificulta diferenciar los hemangiomas de áreas focales de conversión de la médula ósea.

Un pequeño porcentaje de hemangiomas tienen un aspecto completamente diferente que las lesiones adiposas recién descritas y se los denomina "hemangiomas atípicos o agresivos". Presentan intensidad de señal entre intermedia y baja en las imágenes T1W, presentan realce con contraste y tienen intensidad alta en T2W. Los hemangiomas agresivos están formados en su mayor parte por vasos sanguíneos en lugar de grasa. Estas lesiones pueden volverse sintomáticas a causa de la fractura y el colapso del cuerpo vertebral asociados. En ocasiones, puede haber extensión de un hemangioma hacia el espacio epidural, cuyo efecto de masa provoca síntomas neurológicos y dolor. Estas lesiones tienen un aspecto similar a las metástasis u otras lesiones óseas agresivas.

Tumores óseos malignos

Las lesiones óseas malignas de la columna vertebral suelen manifestarse después de los 30 años de edad; las más frecuentes son las metástasis, el mieloma múltiple, el linfoma, el cordoma y los sarcomas (sarcoma de Ewing, osteosarcoma y condrosarcoma, en orden decreciente de frecuencia). El sarcoma de Ewing y el osteosarcoma se presentan a una edad menor que otras lesiones malignas, por lo general durante la segunda década de la vida.

Metástasis y mieloma múltiple

Las metástasis y el mieloma múltiple son frecuentes y se analizan en detalle en el Capítulo 2, "Médula ósea". La columna vertebral es el sitio afectado por metástasis óseas y mieloma múltiple con mayor frecuencia debido a su elevado contenido de médula roja, particularmente en la columna dorsolumbar. En la columna vertebral, la RM es muy útil no solo para evidenciar la presencia y la ubicación de las lesiones, sino también para detectar toda diseminación epidural y todo compromiso de la médula espinal o de los nervios. Con frecuencia, se administra gadolinio para identificar la extensión epidural de un tumor.

El aspecto de la enfermedad metastásica es variable. Puede presentarse como una lesión solitaria, afectar múltiples vértebras o provocar infiltración difusa de la médula ósea. Por lo general, las metástasis líticas son de intensidad baja en las imágenes T1W y se vuelven hiperintensas en T2W, sobre todo si no reciben tratamiento. La mayoría de las metástasis escleróticas exhiben intensidad de señal baja en secuencias T1W y T2W. En la RM, el mieloma puede exhibir cualquiera de los siguientes patrones, en orden creciente de gravedad de la enfermedad: aspecto normal de la médula ósea (carga tumoral baja); lesiones focales, las cuales pueden ser indistinguibles de las metástasis a menos que tengan aspecto de "minicerebro" (debido al engrosamiento concomitante de las trabéculas), de apariencia variada; y compromiso difuso de la médula ósea.

Hay una situación que hay que tener en cuenta en la columna dorsal que puede simular una metástasis o un mieloma. Las imágenes sagitales T1W a nivel de la articulación costovertebral pueden tener el aspecto de una lesión focal de señal baja en la porción posterosuperior del cuerpo vertebral, con extensión hacia el pedículo (Figura 13.62). Este aspecto se puede observar en múltiples niveles, lo que simula diversas lesiones. La ubicación a lo largo de la porción posterosuperior del cuerpo vertebral es característica y se puede confirmar su verdadera naturaleza correlacionando con las imágenes axiales.

Una fractura aguda por compresión en la columna vertebral de un paciente con osteoporosis puede tener características similares a las de una fractura patológica relacionada con una enfermedad metastásica. En individuos de edad avanzada, diferenciar estas dos entidades es un problema frecuente en los estudios de RM de la columna vertebral. Esto se analiza en detalle en el Capítulo 2, "Médula ósea", pero aquí haremos una descripción

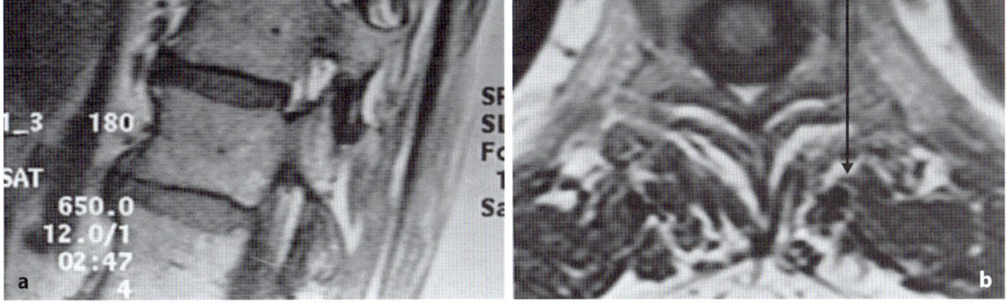

Figura 13.62 Tumores óseos malignos: una dificultad. **a** Imagen sagital en T1 de la columna dorsal. Una lesión focal, redonda y de intensidad baja en la región posterosuperior del cuerpo vertebral y del pedículo (*flecha punteada*) se asemeja a una lesión metastásica. **b** Imagen axial en T1 de la columna dorsal. El corte sagital obtenido a través de la articulación costovertebral (*flecha de dos puntas*) muestra la "lesión" focal en el plano sagital (**a**), pero se trata simplemente de un efecto de la promediación de volumen.

breve. Los criterios diagnósticos útiles que hablan en favor de una lesión neoplásica más que de una fractura por compresión osteoporótica incluyen los siguientes:

- Todo el cuerpo vertebral tiene intensidad de señal anormal, sin áreas de médula adiposa. La preservación de grasa en el interior medular es muy sugestiva de un colapso osteoporótico.
- La pared posterior del cuerpo vertebral tiene un aspecto convexo en lugar de cóncavo.
- No se observan líneas de fractura.
- Se observan múltiples lesiones en otros huesos, sobre todo lesiones focales redondas.
- Se visualiza una masa de partes blandas asociada.
- Los pedículos y los elementos posteriores tienen intensidad de señal anormal.

Si las características de la RM son ambiguas, por lo general es necesario realizar una RM de seguimiento (en 6-8 semanas) o una biopsia para lograr una distinción definitiva entre estas dos entidades.

Cordomas

Los cordomas y otros tumores óseos primarios que pueden originarse en la columna vertebral son infrecuentes. Los cordomas se originan a partir de vestigios de la notocorda y la mayoría de los cordomas espinales se ubican en el sacro o en el cóccix (el diagnóstico diferencial incluye metástasis, plasmocitoma o tumor de células gigantes). En raras ocasiones, los cordomas se originan en los cuerpos vertebrales de otras regiones de la columna. Por lo general, este tumor afecta a más de un segmento vertebral adyacente. Su aspecto en la RM es inespecífico y consta de una masa heterogénea de intensidad baja en las imágenes T1W e hiperintensa en T2W y puede afectar a más de un nivel adyacente (Figura 13.63).

Tumores óseos primarios

Los sarcomas óseos que se originan en la columna vertebral tienen características idénticas a las de los sarcomas originados en cualquier otro hueso.

Contenido del conducto raquídeo

La mayoría de las alteraciones que comprometen la columna vertebral se describieron en secciones previas. Las estructuras óseas y las articulaciones son los sitios de origen de la mayor parte de las alteraciones espinales. Estos procesos patológicos pueden provocar alteraciones en el conducto raquídeo.

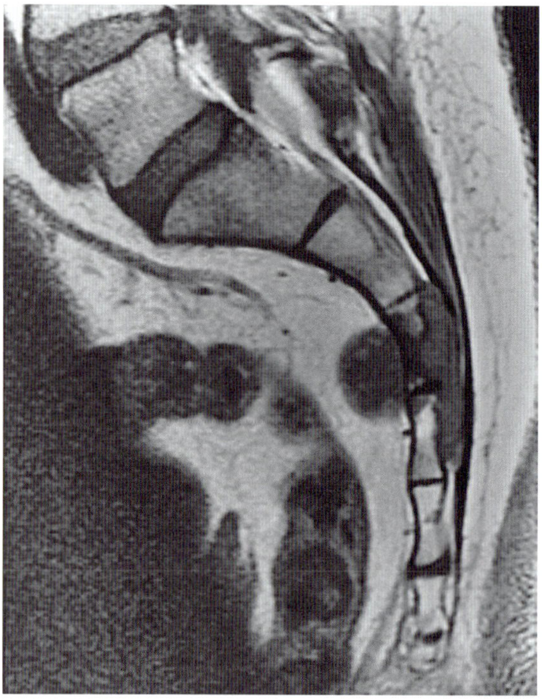

Figura 13.63 Tumores óseos malignos: cordoma. Imagen sagital en T1 del sacro. Se observa destrucción de los cuerpos vertebrales S3 y S4, con extensión del tumor hacia el conducto raquídeo y el espacio presacro. La ubicación en el sacro y el compromiso de los segmentos adyacentes son características típicas del cordoma.

Aquí no utilizamos la división clásica de las estructuras espinales en intramedulares, intradurales extramedulares y extradurales. La RM permite localizar con precisión las lesiones o los procesos patológicos en el interior del conducto raquídeo. Por lo tanto, es más preciso y útil utilizar los términos "médula espinal", "espacio intradural" y "espacio epidural" para definir la ubicación de las lesiones.

Espacio epidural (Cuadro 13.14)

El espacio epidural se extiende desde el agujero occipital hasta el hiato sacro en la dirección craneocaudal; tiene ubicación externa al saco tecal y profunda respecto de las estructuras óseas y ligamentos de la columna vertebral dentro del conducto raquídeo. Está compuesto principalmente por grasa y vasos sanguíneos. En la RM el espacio epidural normal exhibe características de señal iguales a las de la grasa en todas las secuencias de pulso.

Las lesiones que se producen en el espacio epidural incluyen lipomatosis epidural, hematoma epidural, absceso epidural y ciertos tipos de

Cuadro 13.14 Alteraciones epidurales

Absceso
- Suele asociarse a espondilodiscitis.

Hematoma
- Traumatismo, cirugía, anticoagulación o espontáneo:
  - Los espontáneos probablemente sean consecuencia de una rotura discal.

Lipomatosis
- El aumento de tejido adiposo en la columna dorsolumbar puede provocar síntomas de estenosis.

Quistes
- Quistes sinoviales:
  - Degeneración de la articulación interfacetaria.
- Quistes aracnoideos (incluyendo a los meningoceles sacros):
  - Un defecto en la duramadre permite la hernia de aracnoides y LCR.
  - Pueden comprimir nervios o desplazar la médula espinal.
  - Pueden erosionar el hueso.
  - A menudo tienen flujo estático e intensidad aumentada en T2 en comparación con el LCR.
- Divertículos aracnoideos:
  - Dilatación del revestimiento de las raíces nerviosas.
  - Son frecuentes y múltiples, pueden erosionar el hueso.
  - Se presentan por encima del nivel sacro.
  - Pueden ser asintomáticos o simular una extrusión discal.
  - La señal tiene las características del LCR, la ausencia de realce los diferencia de los tumores de la vaina nerviosa.
- Perineurales (quistes de Tarlov):
  - El quiste compromete las fibras de la raíz nerviosa posterior.
  - Por lo general, afectan a las raíces nerviosas sacras.
  - Pueden ser asintomáticos o causar síntomas de compresión nerviosa.
  - Pueden erosionar el hueso, los quistes pueden estar en el conducto central o en los agujeros de conjunción o ambos.
  - La señal tiene las características del LCR o es hiperintensa respecto del LCR en T2 (flujo estático).
- Seudomeningoceles:
  - Traumáticos, a menudo se asocian a avulsión de raíces nerviosas.
  - Un orificio en la duramadre en la duramadre y en la aracnoides que permite la formación de una colección de LCR en el espacio epidural y más lejos.
- Meningoceles dorsales laterales:
  - Se asocian a neurofibromatosis, suele haber otras manifestaciones (ectasia dural).

Varias
- Toda alteración ósea o discal que se extiende hacia el espacio epidural.
- Osificación del ligamento longitudinal posterior.

LCR: líquido cefalorraquídeo.

quistes. Muchas lesiones originadas en los huesos, los discos y los ligamentos adyacentes pueden invadir el espacio epidural. A menudo hay un borde de grasa epidural, que ayuda a localizar las lesiones en este compartimento anatómico, que rodea las masas epidurales.

Absceso epidural

El absceso epidural se analizó anteriormente en la sección correspondiente a infecciones. Es una colección líquida localizada con un borde de realce que suele estar asociada a una espondilodiscitis adyacente (*v.* Figuras 13.38 y 13.39).

Hematoma epidural

Las colecciones focales de sangre en el espacio epidural se manifiestan luego de traumatismos (*v.* Figura 13.54), como complicación de una cirugía (*v.* Figura 13.36), por un tratamiento anticoagulante o de forma espontánea (*v.* Figuras 13.13 y 13.14). El aspecto de un hematoma en la RM depende de su antigüedad; esto se describió anteriormente en la sección sobre traumatismos. Los hematomas epidurales espontáneos también se analizaron anteriormente junto con la enfermedad discal.

Lipomatosis epidural

El depósito de cantidades excesivas de grasa en el espacio epidural suele afectar a los pacientes que reciben corticoides y que tienen hipercortisolismo endógeno, pero también puede presentarse en individuos obesos o puede ser idiopático. Esta entidad puede ser un hallazgo incidental en la RM y no provoca síntomas (Figura 13.64). Sin embargo, puede haber síntomas de estenosis espinal. La RM muestra grandes cantidades de grasa epidural que tiene intensidad de señal igual a la del tejido adiposo en todas las secuencias de pulso y un saco tecal de tamaño disminuido debido a

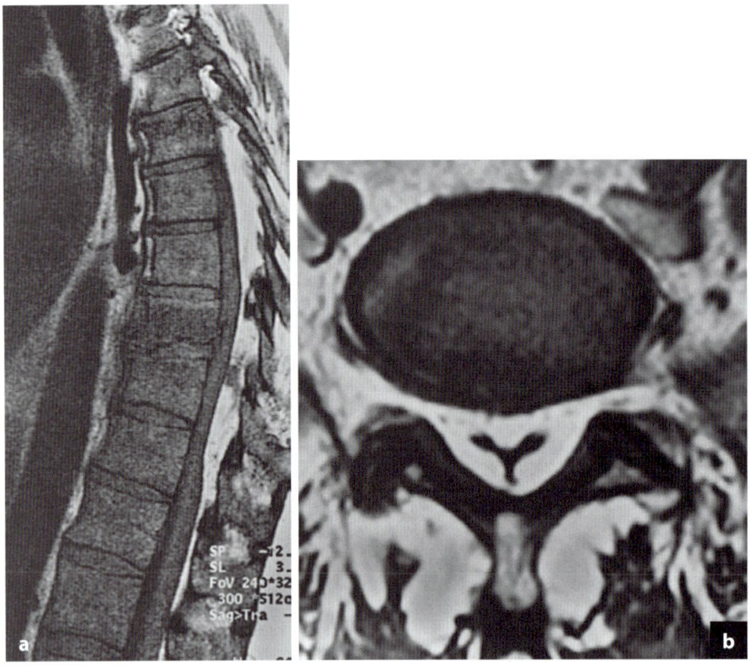

Figura 13.64 Espacio epidural: lipomatosis epidural. a Imagen sagital en T1 de la columna dorsal. Se observa una gran cantidad de grasa de intensidad alta en la región posterior del espacio epidural de la columna dorsal, que provoca compresión del saco dural en su cara anterior. El saco se ensancha en su porción distal, donde el tejido adiposo se vuelve más delgado. b Imagen axial en T1 de la columna lumbar (paciente diferente del mostrado en a). Se observa grasa de intensidad alta que ocupa el conducto central, y el saco dural comprimido consiste en una estructura triangular de pequeño tamaño.

la compresión por parte de la grasa. La lipomatosis epidural no se observa en la columna cervical.

Quistes epidurales

Muchas estructuras quísticas diferentes se pueden encontrar en el espacio epidural. Los quistes sinoviales provocados por la enfermedad degenerativa de las articulaciones interfacetarias pueden comprimir el espacio epidural (*v.* Figura 13.21). Pueden ubicarse en profundidad respecto del ligamento amarillo o atravesarlo e ingresar directamente en el espacio epidural y comprimir los nervios. Su aspecto en la RM se analizó anteriormente en la sección sobre cambios degenerativos.

Los quistes aracnoideos se manifiestan cuando la aracnoides protruye hacia el espacio epidural a través de un defecto congénito o traumático en la duramadre y se llena de LCR. El efecto de masa puede provocar síntomas neurológicos al comprimir las estructuras de partes blandas adyacentes en el conducto raquídeo (médula espinal y nervios). Puede haber erosiones por presión de las estructuras óseas adyacentes (región posterior de los cuerpos vertebrales o cara interna de los pedículos). La RM muestra una masa epidural que tiene intensidad de características iguales a las del LCR, intensidad baja en las imágenes T1W y alta en T2W (Figura 13.65).

Los meningoceles sacros son quistes aracnoideos que se localizan en un sitio específico. Protruyen a través de un defecto congénito de la duramadre y pueden erosionar el sacro (meningoceles intraóseos o intrasacros); estas lesiones pueden causar síntomas o no. El tamaño del quiste no parece tener relación con la presencia de síntomas, pero los quistes que se comunican con el espacio subaracnoideo suelen ser asintomáticos, mientras que los quistes que no se comunican causan síntomas. La compresión de los nervios por parte del quiste puede provocar síntomas. Estos quistes tienen intensidad de señal similar a la del LCR, pero a menudo tienen intensidad ligeramente más alta en las imágenes T2W debido a la ausencia de flujo de LCR (Figura 13.66).

Los divertículos aracnoideos son quistes frecuentes formados por la dilatación de las vainas de las raíces nerviosas (Figura 13.67). Por lo general, son múltiples dilataciones bulbosas de la duramadre y la aracnoides llenas de LCR y pueden simular las características clínicas de las extrusiones discales o de la compresión provocada por otras masas. Estos divertículos pueden erosionar el hueso. Típicamente, los divertículos aracnoideos afectan a las vainas de las raíces nerviosas por encima del nivel sacro. No se observa realce con contraste, lo que los diferencia de los tumores, y la intensidad de señal es igual a la del líquido en el espacio subaracnoideo en todas las secuencias de pulso, lo que permite diferenciarlos de la mayoría de las hernias discales.

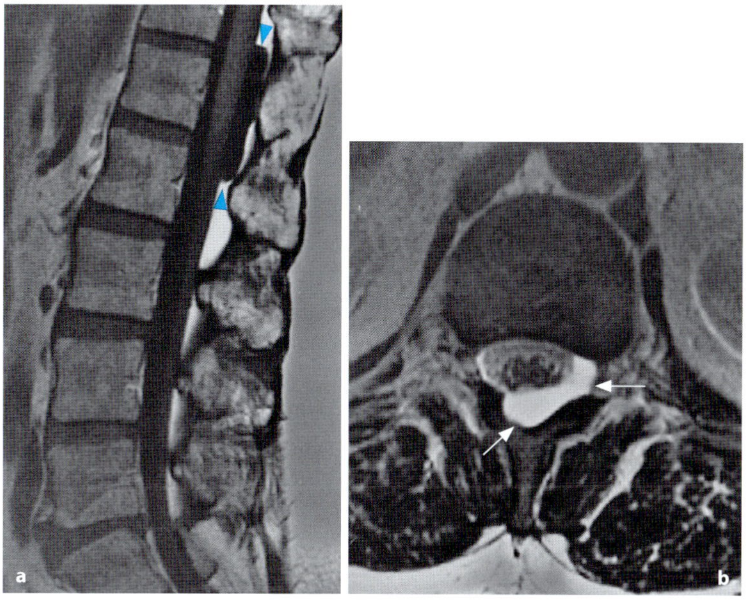

Figura 13.65 Espacio epidural: quiste aracnoideo. a Imagen sagital en T1 de la columna lumbar. Una masa de intensidad baja (*puntas de flecha*) reemplaza la grasa epidural posterior a nivel de L1. **b** Imagen axial en T2 con eco de espín de L1. La masa quística de señal alta en el espacio epidural posterior (*flechas*) comprime el saco dural.

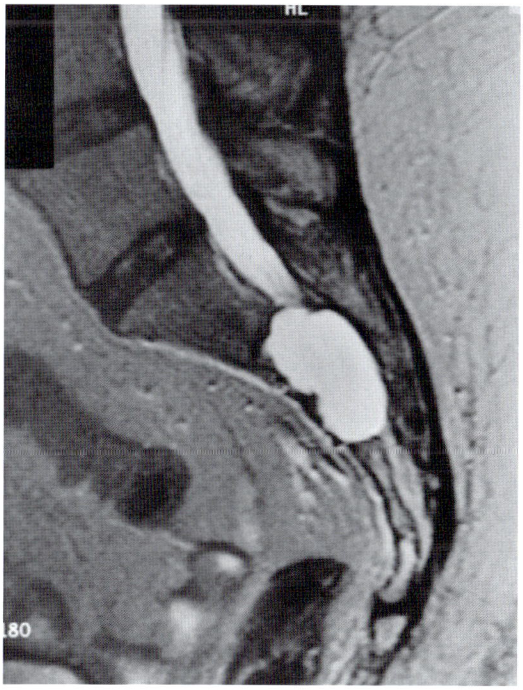

Figura 13.66 Espacio epidural: meningocele sacro. Imagen sagital en T2 rápido de la columna lumbar. Se observa una masa quística de gran tamaño e intensidad alta en el conducto sacro que está erosionando el hueso del sacro. El meningocele sacro tiene intensidad más alta que la del LCR debido al flujo relativamente más lento en su interior.

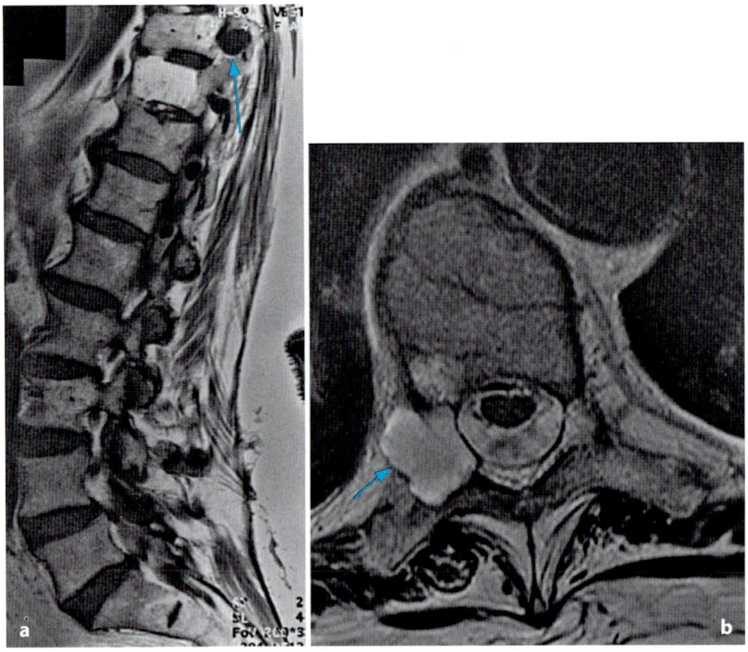

Figura 13.67 Espacio epidural: divertículo aracnoideo. **a** Imagen sagital en T1 de la columna dorsolumbar. Se observa una masa redonda de intensidad baja en el agujero de conjunción derecho a nivel de D8-D9 (*flecha*). Se evidencian masas más pequeñas, pero de intensidad baja similar en varios agujeros de conjunción por debajo de D9. Hay hemangiomas en D10 y L3 (focos de grasa en los cuerpos vertebrales). **b** Imagen axial en T2 rápido a la altura de los agujeros de conjunción D8-D9. El divertículo aracnoideo de intensidad alta en el agujero derecho (*flecha*) se visualiza separado del saco dural. Hay una erosión de la cara anterior de la apófisis transversa y de la porción posterior del cuerpo vertebral.

Los quistes perineurales, o quistes de Tarlov, se encuentran en la región sacra y tienen fibras nerviosas en la pared del quiste o en el interior de él (Figura 13.68). Pueden provocar compresión nerviosa o erosión ósea, pero suelen ser asintomáticos. No tienen conexión directa con el saco tecal, pero se continúan con la duramadre y la aracnoides de las raíces nerviosas posteriores en la región sacra. La intensidad de señal es igual a la del LCR o, debido a su contenido proteico o a la ausencia de flujo, a menudo exhiben intensidad más alta que la del LCR en las imágenes T2W.

Otras lesiones quísticas que pueden encontrarse en el espacio epidural son los meningoceles dorsales laterales (que típicamente se presentan en la neurofibromatosis y la presencia de otras alteraciones raquídeas, tales como ectasia dural, puede ayudar a hacer el diagnóstico) y los seudomeningoceles traumáticos (que suelen extenderse fuera del espacio epidural a través de los agujeros de conjunción). Es posible observar un aspecto cóncavo u ondulado del borde posterior de los cuerpos vertebrales como consecuencia de los diferentes quistes epidurales descritos con anterioridad, y también puede ser secundario a la ectasia dural observada en la neurofibromatosis, el síndrome de Marfan, el síndrome de Ehlers-Danlos, la acromegalia y la acondroplasia, como así también como resultado de la erosión producida por cualquier masa de partes blandas.

Varias

Muchas alteraciones diferentes de los ligamentos, los huesos y las articulaciones adyacentes pueden afectar indirectamente el espacio epidural. La mayoría de estas entidades se han analizado en otras partes del libro (por ejemplo, hernias discales, osteofitos, tumores óseos). Estas lesiones se observan de forma directa en la RM, por lo que resulta claro su sitio de origen. La osificación del ligamento longitudinal posterior suele afectar a la columna cervical y provocaro engrosamiento del ligamento, el cual comprime el espacio epidural y puede causar síntomas relacionados con estenosis espinal (Figura 13.69). Esta entidad es frecuente en pacientes con hiperostosis esquelética difusa idiopática, pero puede ser difícil de detectar mediante RM, debido a que tanto la calcificación como el ligamento normal son de intensidad baja en todas las secuencias de pulso y se los debe inspeccionar con cuidado en esta alteración.

Espacio intradural (Cuadro 13.15)

El espacio intradural es el espacio subaracnoideo ocupado por LCR que se ubica entre la duramadre y la médula espinal; en este espacio se encuentran las raíces nerviosas. Las lesiones intradurales benignas incluyen tumores de la vaina nerviosa, meningiomas, paragangliomas y quistes diversos. Los tumores de la vaina nerviosa y los meningiomas espinales conforman el 90%

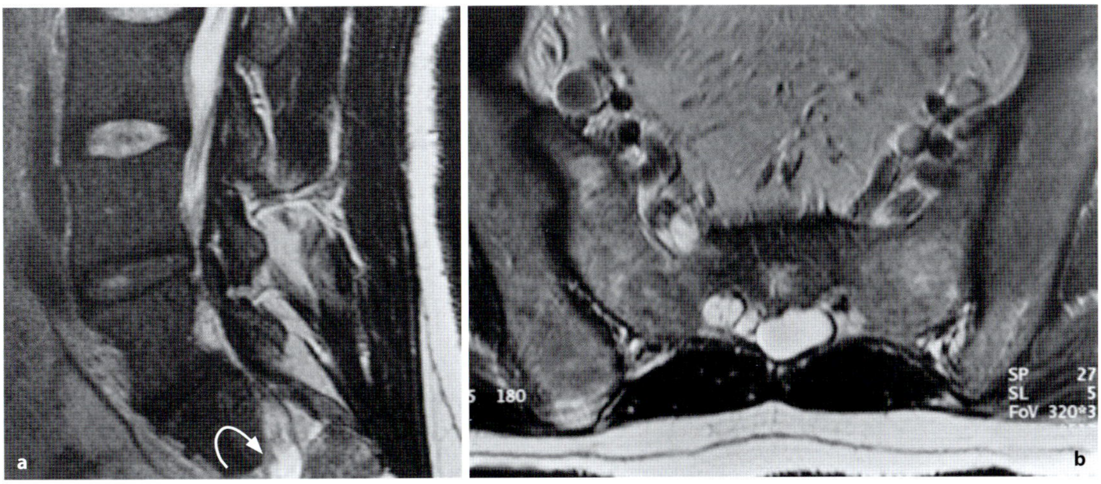

Figura 13.68 Espacio epidural: quiste perineural (de Tarlov). a Imagen sagital en T2 rápido de la columna lumbar. Un quiste de intensidad alta rodea el nervio S2 derecho en el agujero de conjunción (*flecha curva*). b Imagen axial en T2 rápido de S2. El quiste perineural en el agujero sacro derecho y en el conducto central presenta intensidad alta.

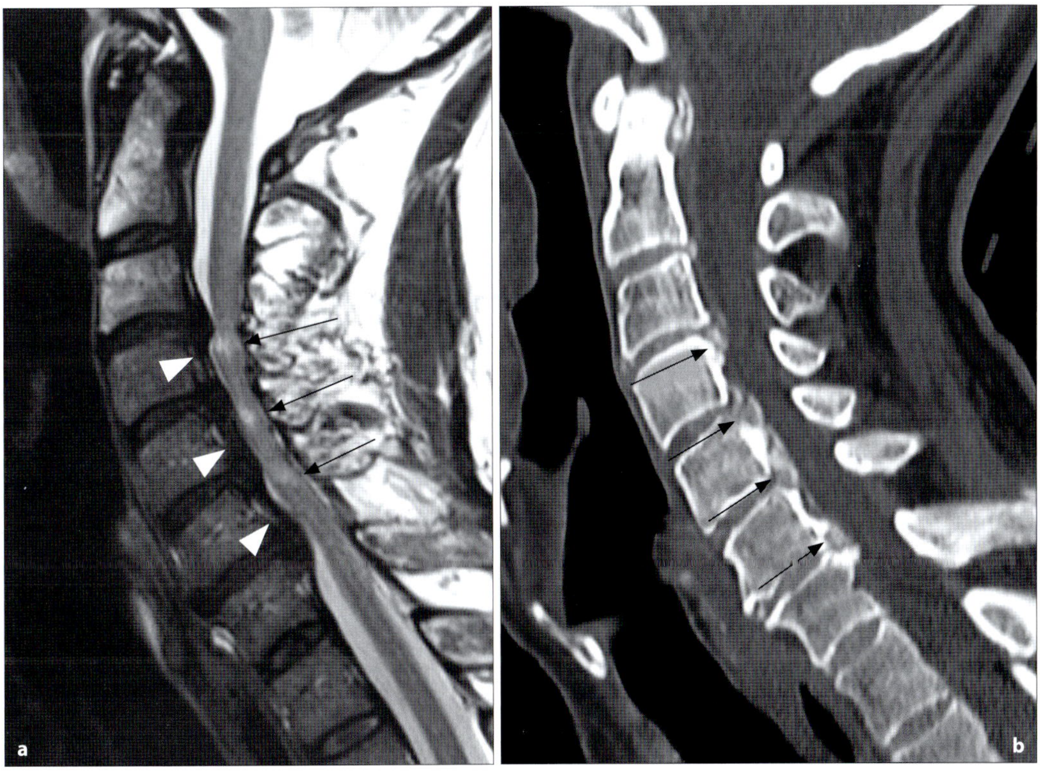

Figura 13.69 Osificación del ligamento longitudinal posterior. a Imagen sagital en T2 de la columna cervical. Se observa engrosamiento difuso del ligamento longitudinal posterior desde C3-C4 hasta C6-C7, que se combina con abombamientos discales para provocar una estenosis significativa del conducto. Los focos de intensidad alta en la médula espinal (*flechas*) son compatibles con áreas de mielomalacia. b Reconstrucción de TC sagital de la columna cervical. El engrosamiento del ligamento se debe a una osificación extensa (*flechas*). Esto es difícil de detectar en la RM debido a que tanto la osificación como el ligamento son de intensidad baja.

Cuadro 13.15 Alteraciones intradurales

- Tumores de la vaina nerviosa:*
  - Neurofibroma o schwannoma.
  - La mayoría son intradurales; las lesiones en forma de mancuerna son intradurales y extradurales.
- Meningiomas:*
  - Habituales en mujeres.
  - Dorsales > cervicales.
- Ependimomas†.
- Paragangliomas†
- Quistes:
  - Epidermoides (suelen ser lumbares).
  - Dermoides (suelen ser lumbares, la señal es similar a la de la grasa).
  - Aracnoideos (suelen ser dorsales posteriores).
- Metástasis:
  - Múltiples nódulos o patrón laminar que afecta a las leptomeninges en la región del cono o la cola de caballo.
  - El realce con contraste es fundamental para hacer el diagnóstico.
- Lipomas.

*Los tumores de la vaina nerviosa y los meningiomas constituyen el 90% de las lesiones intradurales.
†Región del cono/*filum terminale*/cola de caballo (incluir tumores de la vaina nerviosa y metástasis en el diagnóstico diferencial para esta región).

de todos los tumores intradurales, tanto benignos como malignos. Las metástasis son las patologías malignas que comprometen este espacio con mayor frecuencia. Un artefacto frecuente en la RM del espacio intradural es consecuencia del flujo turbulento del LCR, lo cual no se debe confundir con una masa verdadera. El artefacto de flujo típicamente se aprecia como regiones oblongas alargadas de intensidad baja dentro del LCR en todas las secuencias de pulso, sobre todo en las imágenes T2W FSE (Figura 13.70).

Tumores de la vaina nerviosa

Los tumores de la vaina nerviosa se analizaron en el Capítulo 4, "Nervios periféricos". Estas lesiones están representadas por neurofibromas y schwannomas (neurilemomas). La mayoría de los tumores de la vaina nerviosa (75%) se originan en la duramadre, pero algunos son externos a ella y se ubican en el espacio epidural (lesiones "en mancuerna" o "en reloj de arena") o son paraespinosas (Figura 13.71). Pueden ser solitarios o múltiples.

Meningioma

La mayoría de los meningiomas espinales son benignos y se ubican en la columna dorsal o, con menor frecuencia, en la columna cervical, y por lo general afectan a mujeres. Tienen una amplia base de fijación a la duramadre y en la RM presentan intensidad de señal similar a la de la médula espinal en todas las secuencias de pulso, como así también realce homogéneo difuso tras la administración de contraste (Figura 13.72). Algunos meningiomas pueden exhibir áreas de calcificación densa, las cuales presentan intensidad baja en todas las secuencias de pulso.

Otros tumores

Los paragangliomas son lesiones infrecuentes que pueden encontrarse en muchos sitios del cuerpo. Los feocromocitomas de las glándulas suprarrenales son el tipo más frecuente. En la columna vertebral, los paragangliomas se localizan en el *filum terminale* y en la cola de caballo. La RM evidencia una masa isointensa con

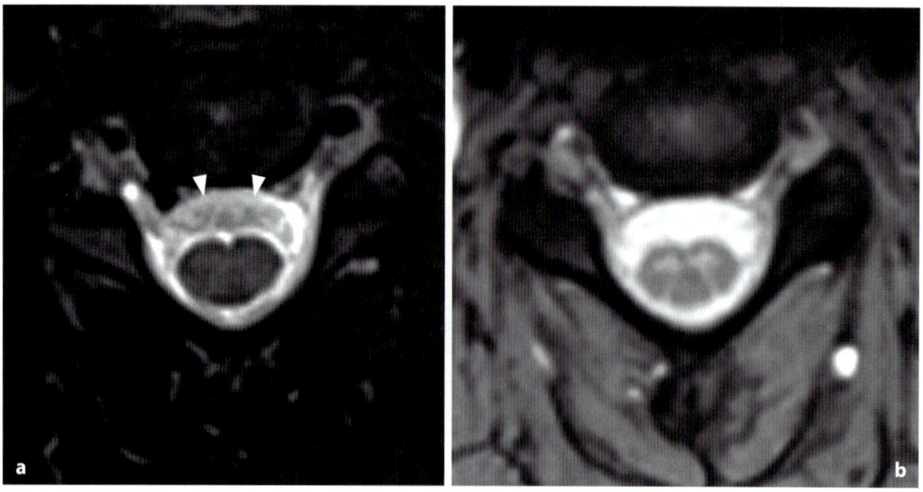

Figura 13.70 Espacio intradural: problema. a Imagen axial en T2 con supresión grasa de la columna cervical. Se observa una intensidad de señal baja en forma de masa dentro del líquido cefalorraquídeo anterior a la médula espinal (*puntas de flecha*). Este aspecto es característico del artefacto de flujo provocado por el flujo turbulento en el líquido cefalorraquídeo. **b** Imagen axial en T2* al mismo nivel de la columna cervical que confirma que se trataba de un artefacto.

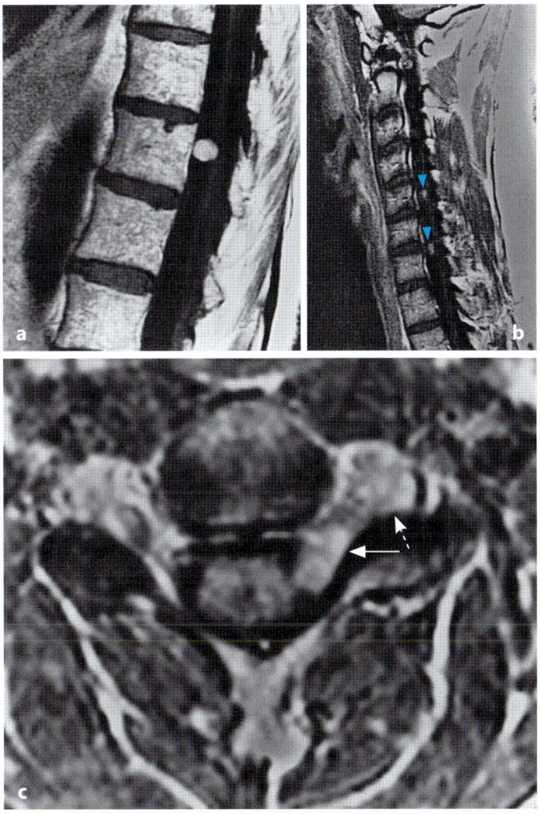

Figura 13.71 Espacio intradural: tumores de la vaina nerviosa. **a** Imagen sagital en T1 con contraste de la columna lumbar. Se observa una masa redonda con realce dentro del saco dural en situación posterior a un cuerpo vertebral de la columna lumbar alta. En la cirugía se constató que se trataba de un schwannoma. **b** Imagen sagital en T1 con contraste de la columna cervical (paciente diferente del mostrado en a). Se visualizan dos lesiones con realce en la región anterior del saco dural (*puntas de flecha*) rodeadas por líquido cefalorraquídeo. Estas lesiones resultaron ser neurofibromas. **c** Imagen axial en T1 con contraste de la columna cervical (mismo paciente que en b). Se observa un neurofibroma en el espacio intradural (*flecha*) y se extiende hacia el espacio epidural en el agujero de conjunción (*flecha punteada*). Se trata de un neurofibroma en forma de mancuerna, que es intradural y extradural.

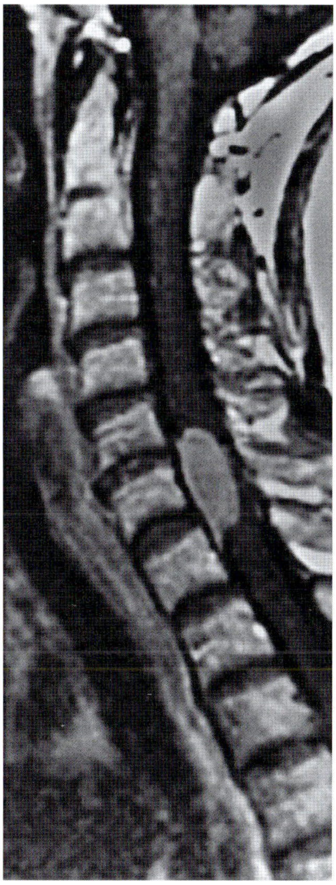

Figura 13.72 Espacio intradural: meningioma. Imagen sagital en T1 con contraste de la columna cervical. Se observa una masa con realce en la porción anterior del espacio intradural, con una amplia base de adherencia a la cara anterior de la duramadre. Este es el aspecto característico de un meningioma.

la médula espinal en las imágenes T1W que se vuelve levemente hiperintensa respecto de la médula en T2W (Figura 13.73). Los paragangliomas son hipervascularizados y muestran realce intenso con el contraste; también pueden tener un aspecto heterogéneo causado por una hemorragia. Los ependimomas a menudo se originan en el *filum terminale* o en el cono medular y se los debe considerar junto con los paragangliomas y los tumores de la vaina nerviosa o las metástasis (entidades mucho más frecuentes) en el diagnóstico diferencial de las masas ubicadas en esta región anatómica.

Lipomas

Las masas adiposas que tienen características de señal típicas de la grasa en todas las secuencias de pulso se encuentran en múltiples sitios de la columna vertebral, incluyendo el espacio intradural (Figura 13.74). Los lipomas intradurales se encuentran con mayor frecuencia en la superficie posterior de la médula espinal. Se trata de una anomalía congénita asociada a disrafia espinal oculta. Mucho más frecuentes que los lipomas intradurales son los lipomas asociados a mielomeningoceles (lipomielomeningoceles) y médulas ancladas. Otra lesión lipomatosa es el fibrolipoma del *filum terminale* (o "*filum* adiposo"), el cual representa un hallazgo frecuente en la RM pero que no tiene importancia clínica. Consiste en un *filum terminale* de tamaño y forma normal, pero que está infiltrado por grasa y tiene intensidad de señal igual a la del tejido adiposo en todas las secuencias de pulso (Figura 13.75).

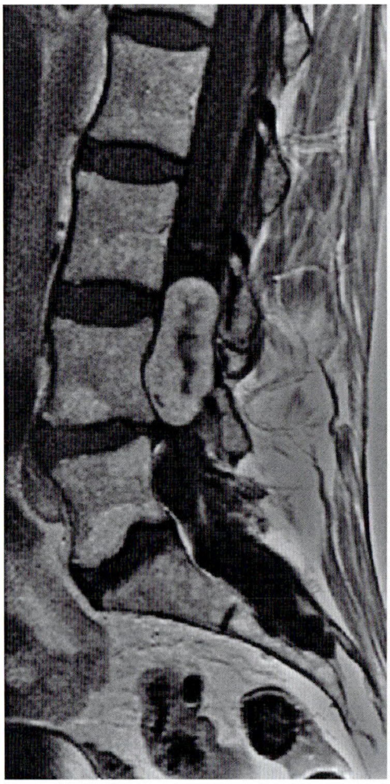

Figura 13.73 Espacio intradural: paraganglioma. Imagen sagital en T1 con contraste de la columna lumbar. Se observa una masa de gran tamaño que afecta a la cola de caballo, ocupa el saco dural y erosiona la porción posterior del cuerpo vertebral de L4, lo que indica que se trata de una lesión antigua. El centro de la masa es de intensidad baja debido a necrosis o hemorragia. En la cirugía se constató que se trataba de un paraganglioma; el diagnóstico diferencial debe incluir ependimomas, metástasis y tumores de la vaina nerviosa.

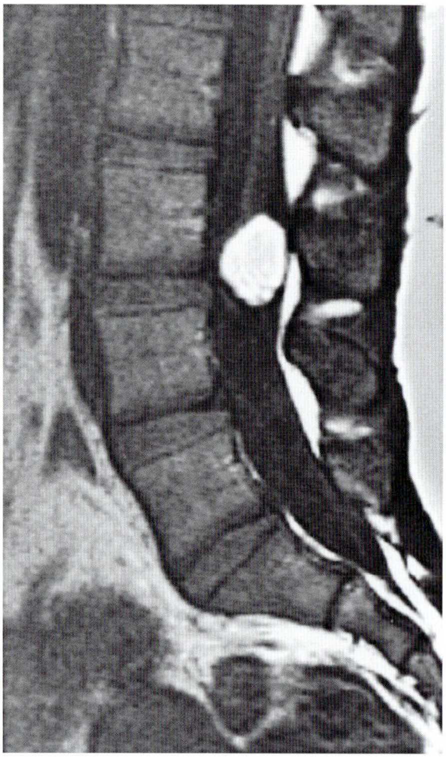

Figura 13.74 Espacio intradural: lipoma. Imagen sagital en T1 de la columna lumbar. Se observa una masa de intensidad alta en el saco dural que corresponde a un lipoma. El paciente se presentó con atrofia de un miembro inferior como resultado de la compresión nerviosa.

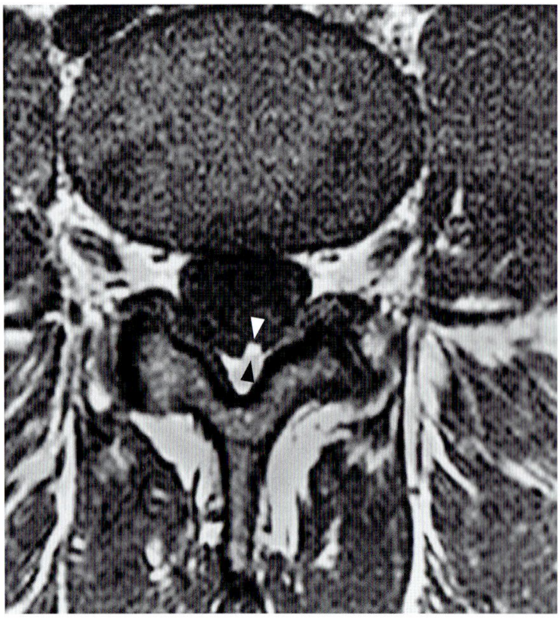

Figura 13.75 Espacio intradural: *filum terminale* adiposo. Imagen axial en T1 de la columna lumbar. La infiltración grasa de un *filum terminale* de tamaño normal no tiene importancia y se conoce como "lipoma del *filum terminale*" o simplemente "*filum terminale* adiposo" (*puntas de flecha*).

Lesiones quísticas intradurales

Las lesiones quísticas intradurales incluyen los quistes epidermoides, los dermoides y los aracnoideos. Los quistes epidermoides son congénitos, en cuyo caso se ubican en la cola de caballo o en el cono medular, o adquiridos, secundarios a punciones lumbares, en cuyo caso se ubican en la columna lumbar baja. Las características en la RM varían y son inespecíficas, pero por lo general se observa una masa de intensidad baja en T1W y de intensidad alta en T2W (mayor que la del líquido cefalorraquídeo).

Los quistes dermoides son tumores congénitos que se originan a partir de inclusiones epiteliales en el surco neural durante la embriogénesis. Tienen ubicación intradural o dentro de la médula espinal con igual frecuencia. Suelen encontrarse en la columna lumbar, y en la RM las características de señal son similares a las de la grasa.

Los quistes aracnoideos son lesiones infrecuentes que suelen originarse en la cara posterior de la columna dorsal. Su causa es incierta; las adherencias en el espacio subaracnoideo provocadas por traumatismos o sangrados previos pueden causar estos quistes. Se comunican con el espacio subaracnoideo y en la RM tienen características de señal iguales a las del LCR, por lo que puede ser difícil o imposible detectarlos, excepto por el efecto de masa que pueden ejercer sobre la médula espinal.

Metástasis

Las metástasis en el espacio subaracnoideo suelen afectar a la columna lumbosacra. Son múltiples y se depositan en la aracnoides y en la piamadre. El cono medular y la cola de caballo pueden exhibir compromiso difuso, con un patrón infiltrante en forma de láminas o con múltiples nódulos. Las leptomeninges (la aracnoides que recubre el saco dural y la piamadre que envuelve la médula espinal y las raíces nerviosas) pueden resultar afectadas por metástasis de tumores primarios originados en el sistema nervioso central o de cualquier otro carcinoma primario, linfoma o leucemia. Es posible que la RM solo detecte estas lesiones tras la administración de contraste. Pueden observarse raíces nerviosas engrosadas o múltiples nódulos intradurales de pequeño tamaño que presentan intensidad alta debido al realce con contraste en las imágenes T1W. También se puede observar realce con contraste de las leptomeninges en causas inflamatorias de meningitis.

Lesiones de la médula espinal (Cuadro 13.16 y Tabla 13.3)

Las lesiones originadas en la médula espinal son variadas y numerosas, pero su aspecto en la RM es tan limitado como en las alteraciones tendinosas. La única modificación que se puede observar en las alteraciones medulares es una diferencia en la intensidad de señal en comparación la médula espinal normal (habitualmente, intensidad alta en T1W con contraste o en T2W) y el calibre medular puede aumentar, disminuir o permanecer igual. Las lesiones que se encuentran con mayor frecuencia en la médula espinal suelen corresponder a enfermedades desmielinizantes, quistes, infarto o tumores. Esta no es una lista exhaustiva de todas las alteraciones que pueden afectar a la médula espinal, pero abarca la mayoría de las afecciones y las entidades más frecuentes.

Alteraciones por desmielinización

Las alteraciones por desmielinización incluyen la mielomalacia, la esclerosis múltiple, la mielitis

Cuadro 13.16 Alteraciones en el interior de la médula espinal

Desmielinización
- Mielomalacia.
- Esclerosis múltiple.
- Mielitis transversa.
- Mielopatía compresiva (discos, osteofitos).
- Mielopatía por radiación.

Quistes
- Hematomielia:
  - La señal varía con la antigüedad de la lesión.
- Quistes intramedulares en el área de mielomalacia postraumática:
  - Forma redonda, pueden progresar a una típica siringomielia.
- Siringomielia:
  - Asociada a lesiones traumáticas y congénitas (malformación de Chiari).
  - Forma alargada, con intensidad de señal disminuida en T1 y densidad protónica y señal aumentada en T2.

Infarto
- Causas:
  - Enfermedad aterosclerótica.
  - Malformaciones arteriovenosas.
  - Disección aórtica.

Tumores
- Ependimoma:
  - Con mayor frecuencia, en el cono medular o en el *filum terminale*.
- Astrocitoma:
  - A menudo asociado a quistes.
- Hemangioblastoma.
- Metástasis.

Tabla 13.3 Lesiones de la médula espinal: características en la RM

	Contorno medular	Señal en T2	Señal en T1 con contraste
Desmielinización	↑, normal, ↓	↑ (o a veces normal, cuando hay atrofia medular)	↑ (difuso o irregular) o sin realce
Quistes	↑ habitualmente	↑	Sin realce
Infarto	↑, normal, ↓	↑	↑ (difuso o irregular) o sin realce
Tumores	↑ habitualmente	↑	↑ (difuso o irregular) o sin realce

transversa (por lo general, secundaria a infecciones o luego de la colocación de vacunas), la mielopatía compresiva (debida a una extrusión discal o a una estenosis espinal) y la mielopatía por radiación. Suele ser difícil identificar estas lesiones en las imágenes T1W sin contraste; tienen señal alta en T2W y pueden exhibir intensidad aumentada de forma difusa o irregular o no presentar realce en las imágenes T1W poscontraste. Es posible que los márgenes de estas lesiones no estén tan bien delimitados como en la siringomielia. El calibre de la médula espinal suele ser normal, pero puede estar aumentada de tamaño o ser atrófica. Por lo general, las placas de la esclerosis múltiple se ubican en las regiones posterior y lateral de la médula espinal, y la mielomalacia postraumática se manifiesta en el sitio donde hubo un traumatismo espinal previo; otras lesiones desmielinizantes no tienen predilección por un sitio específico. La mielomalacia se analiza más adelante en la sección correspondiente a quistes medulares, ya que la mielomalacia postraumática puede resultar en la formación de quistes o de siringomielia. Puede resultar difícil o imposible diferenciar estas entidades mediante RM.

Quistes

La hematomielia y la hidrosiringomielia originan quistes en la médula espinal no relacionados con una neoplasia subyacente. La hematomielia se describió con anterioridad en la sección sobre traumatismos; el aspecto de la hemorragia varía según su antigüedad. Luego de un traumatismo, puede haber mielomalacia en el sitio del traumatismo. Eventualmente, en el área de mielomalacia se pueden formar pequeños quistes que se fusionan en un único quiste intramedular redondo postraumático, lo que se conoce como "mielopatía mielomalácica postraumática progresiva" (Figura 13.76). Las cavidades que se forman en las áreas de mielomalacia progresan hasta una típica siringomielia alargada.

La siringomielia puede ser una secuela del traumatismo, que se desarrolla entre varios meses y muchos años después del evento traumático, y se observa en el sitio comprometido por el traumatismo. La siringomielia postraumática probablemente sea secundaria a una hemorragia, lo que lleva a la formación de adherencias aracnoideas, la fijación de la médula espinal en la duramadre (por lo general, en la región posterior, que es donde la sangre se acumula en el paciente en decúbito supino) y el posterior flujo turbulento de LCR, lo que inicia el proceso de cavitación medular. La

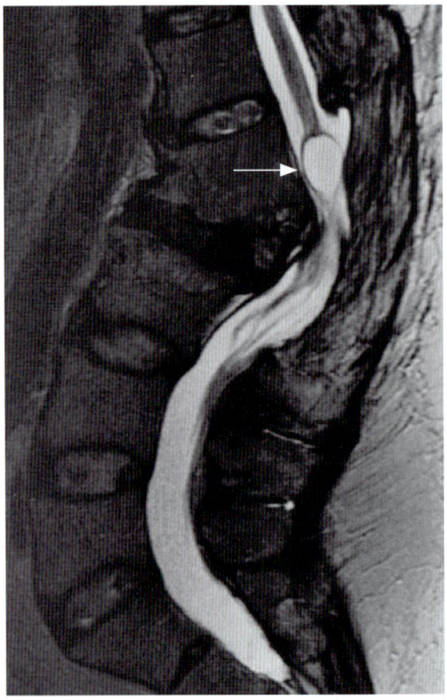

Figura 13.76 Médula espinal: mielopatía mielomalácica postraumática progresiva. Imagen sagital en T2 rápido de la columna dorsolumbar. Se observa una antigua fractura fusionada en la columna lumbar alta con una cifosis secundaria en ángulo agudo. Se visualiza una lesión quística redonda de intensidad alta en la médula espinal (*flecha*) de ubicación posterior al sitio de fractura. Esto es compatible con un área de mielomalacia previa en la médula espinal en la cual se desarrollaron quistes, los cuales se unieron en un único quiste redondo, lo que se conoce como mielopatía mielomalácica postraumática progresiva. Esta entidad es propensa a progresar en sentido proximal y formar una típica siringomielia alargada.

siringomielia también se asocia a varias anomalías congénitas, en particular, la malformación de Chiari.

La siringomielia tiene márgenes bien delimitados y suele ser isointensa con el LCR en todas las secuencias de pulso (Figura 13.77). Las lesiones quísticas no exhiben realce con contraste. El calibre de la médula espinal se observa aumentado debido a que el quiste intramedular provoca expansión focal del contorno medular, pero de hecho el tejido de la médula espinal está reducido debido a la atrofia que sufre. La mielomalacia y un quiste postraumático o la siringomielia pueden tener un aspecto similar en la RM (Figura 13.78). Por lo general, la siringomielia tiene la misma intensidad de señal que el LCR, mientras que la mielomalacia tiene un aspecto ligeramente diferente incluso en las imágenes T1W y T2W convencionales. La atrofia medular sin alteración de la señal es otra manifestación de la mielomalacia que no se confunde con una siringomielia.

Infarto

La enfermedad aterosclerótica, las malformaciones arteriovenosas, la disección aórtica y las extrusiones discales u otras masas pueden provocar infarto medular. En la RM, exhibe intensidad de señal alta en las imágenes T2W, con o sin realce difuso o irregular tras la administración de contraste. La intensidad alta adquiere una forma de H en el centro de la médula espinal, debido a que resulta afectada la sustancia gris de forma preferencial como consecuencia de la irrigación medular (Figura 13.79). En un principio, la médula espinal está aumentada de calibre, pero luego puede ser atrófica. En la RM, las malformaciones arteriovenosas se pueden apreciar como áreas puntiformes o serpiginosas de intensidad baja como consecuencia del vacío de flujo en los vasos o sobre la superficie medular. No se debe confundir este aspecto con el de las áreas de pérdida de señal en el LCR secundarias al artefacto por flujo turbulento (una situación mucho más frecuente).

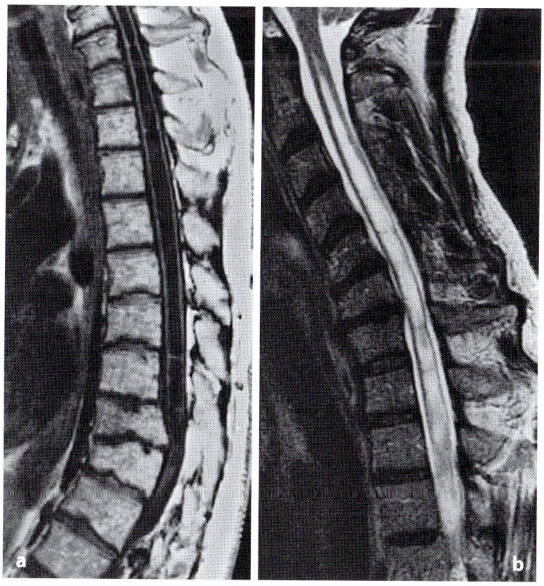

Figura 13.77 Médula espinal: siringomielia. a Imagen sagital en T1 de la columna dorsal. Se evidencia una antigua fractura en la columna dorsal baja con retropulsión hacia el conducto raquídeo. La médula espinal de la región dorsal exhibe intensidad de señal muy baja proximal al sitio de la lesión previa, una situación compatible con una siringomielia. **b** Imagen sagital en T2 rápido de la columna cervicodorsal (mismo paciente que en **a**). La alteración de la médula espinal tiene la misma intensidad de señal que el líquido cefalorraquídeo, es alargada y progresa en sentido proximal desde el sitio de traumatismo, una característica típica de una siringomielia. La médula espinal está notablemente atrófica, pero el contorno general está aumentado de tamaño debido a la siringomielia.

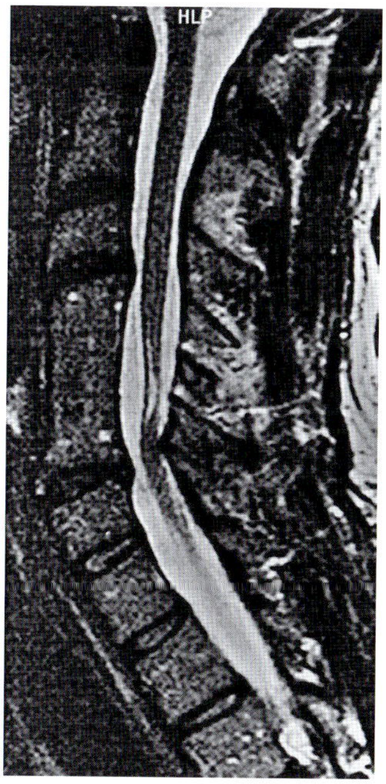

Figura 13.78 Médula espinal: mielomalacia. Imagen sagital en T2 rápido de la columna cervical. El paciente sufrió un traumatismo vertebral previo con fusión de los cuerpos vertebrales medios. La médula espinal posterior al sitio de traumatismo y fusión está atrofiada y exhibe intensidad de señal alta de forma lineal en su interior. La atrofia permite hacer el diagnóstico de mielomalacia, pero la intensidad alta en el interior de la médula espinal podría corresponder a una siringomielia o a malacia.

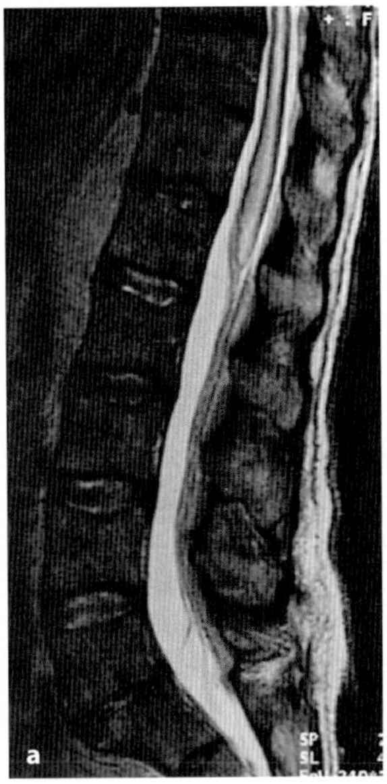

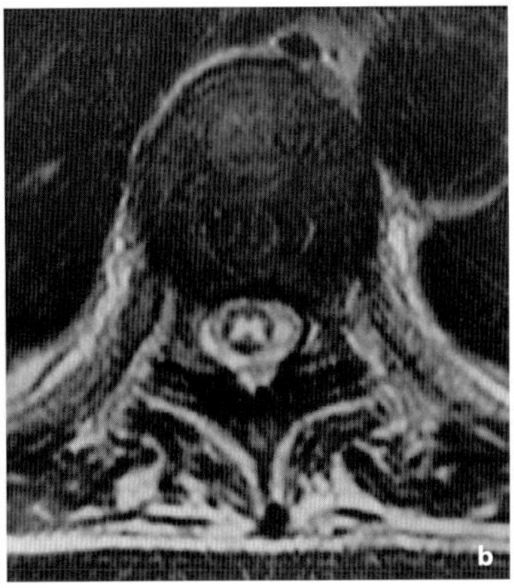

Figura 13.79 Médula espinal: infarto. **a** Imagen sagital en T2 rápido de la columna lumbar. Se observa intensidad aumentada en la porción distal de la médula espinal en este paciente diabético con enfermedad aterosclerótica grave. **b** Imagen axial en T2 rápido de la columna dorsal (mismo paciente que en **a**). La señal de intensidad alta en el centro de la médula espinal tiene una forma de H, característica del infarto medular.

Tumores

Los ependimomas y los astrocitomas constituyen alrededor del 95% de todos los gliomas de la médula espinal. Los hemangioblastomas y las metástasis (sobre todo las derivadas de tumores primarios de pulmón o de mama) son otros tumores que se encuentran en la médula espinal. Los ependimomas son más frecuentes que los astrocitomas y suelen afectar al cono medular o al *filum terminale*. A menudo, los ependimomas se vuelven necróticos o hemorrágicos. Los astrocitomas suelen tener quistes asociados y son lesiones alargadas. Sin embargo, los quistes también se pueden observar en casos de ependimomas (Figura 13.80) y es frecuente encontrarlos con los hemangioblastomas. Las metástasis por lo general tienen edema circundante que es desproporcionado en comparación con el tamaño de la lesión. Las neoplasias suelen causar aumento del calibre de la médula espinal. Típicamente, las lesiones neoplásicas son de intensidad baja en las imágenes T1W y presentan señal alta de forma difusa o irregular en T1W con contraste o en T2W, con áreas heterogéneas donde ha habido una hemorragia.

Médula anclada (Cuadro 13.17)

Muchas anomalías congénitas afectan a la columna vertebral, pero en este capítulo analizaremos solo algunas de ellas. Muchas malformaciones óseas se evalúan de forma óptima mediante TC o radiografías convencionales. Aquí no describiremos las lesiones congénitas tales como los mieloceles, los meningoceles, los mielomeningoceles y los lipomielomeningoceles (entre otras). Un tipo de malformación espinal congénita que puede no manifestarse hasta la adultez es la médula anclada.

En condiciones normales, el cono medular finaliza a nivel del disco L1-L2 o más arriba; si se lo encuentra por debajo de este nivel, se considera que se trata de una médula anclada anormal. Una médula espinal anormalmente baja (anclada) es una característica frecuente de muchas malformaciones espinales congénitas y suele asociarse a un *filum terminale* de calibre engrosado. Los síntomas pueden manifestarse en la niñez o en la adultez y consisten en dolor, disestesias, espasticidad o pérdida del control esfinteriano intestinal y vesical. Las alteraciones asociadas a una médula anclada, en orden descendente de frecuencia, incluyen lipoma (a menudo, la médula anclada finaliza en un lipoma de ubicación posterior) (Figura 13.81), *filum terminale* tenso, diastematomielia (Figura 13.82) y mielomeningocele.

En la RM, la médula anclada muestra el cono de ubicación caudal respecto del nivel L1-L2 y ausencia de una transición bien delimitada entre el cono y el *filum terminale* (el cono tiene aspecto alargado). Es fundamental evaluar las imágenes axiales cuando se sospecha una médula anclada; además, es posible encontrar hallazgos asociados de escoliosis, disrafia espinal, lipoma, diastematomielia o mielomeningocele. Las raíces nerviosas de la cola de caballo tienen una ubicación posterior en el saco tecal y pueden simular un cono de ubicación baja cuando se evalúan las imágenes sagitales.

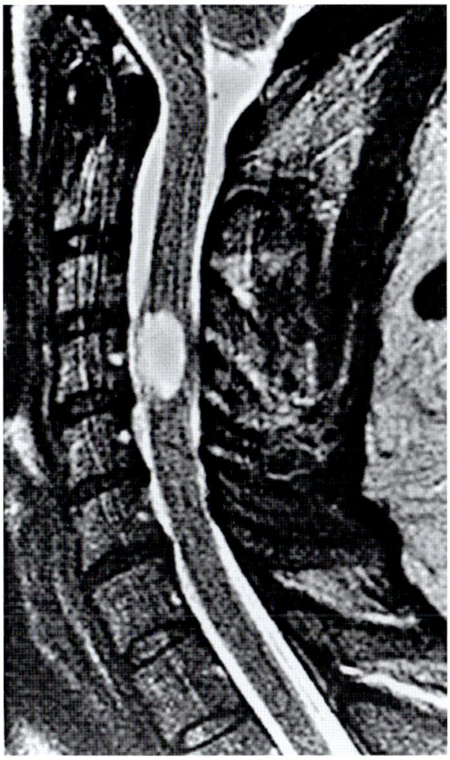

Figura 13.80 **Médula espinal: ependimoma.** Imagen sagital en T2 rápido de la columna cervical. Se observa una masa quística en la médula espinal cervical con un aumento focal en el calibre medular. Estos hallazgos son indicativos de glioma, pero no son específicos para determinar el tipo de glioma. Este resultó ser un ependimoma, aunque estas lesiones por lo general son más frecuentes en el cono medular y no tienen un componente quístico.

Cuadro 13.17 Médula anclada

Cuadro clínico

- Se encuentra en niños o adultos.
- Dolor, disestesias, espasticidad, pérdida del control esfinteriano intestinal y vesical.

Posibles asociaciones

- Escoliosis.
- Disrafia espinal.
- *Filum terminale* engrosado.
- Lipoma.
- Diastematomielia.
- Mielomeningocele

Hallazgos en la RM

- Cono distal al disco L1-L2.
- Ausencia de transición bien delimitada entre el cono y el *filum terminale* (el cono tiene aspecto alargado).
- *Problema*: la estratificación de la cola de caballo puede simular una médula espinal de ubicación baja; hay que basarse en las imágenes axiales para el diagnóstico.
- Es posible observar hallazgos asociados mencionados con anterioridad (por ejemplo, lipoma).

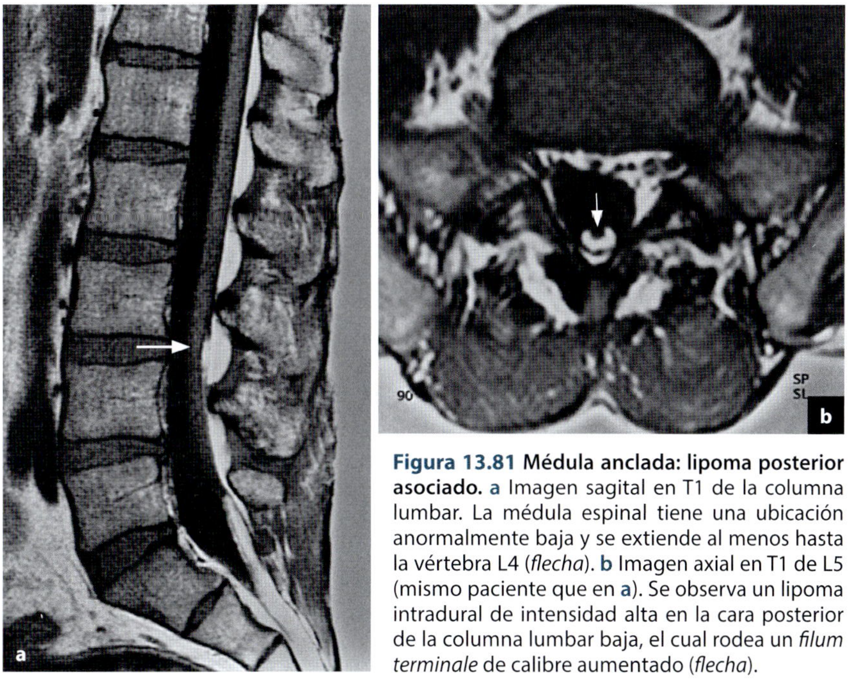

Figura 13.81 **Médula anclada: lipoma posterior asociado.** a Imagen sagital en T1 de la columna lumbar. La médula espinal tiene una ubicación anormalmente baja y se extiende al menos hasta la vértebra L4 (*flecha*). b Imagen axial en T1 de L5 (mismo paciente que en a). Se observa un lipoma intradural de intensidad alta en la cara posterior de la columna lumbar baja, el cual rodea un *filum terminale* de calibre aumentado (*flecha*).

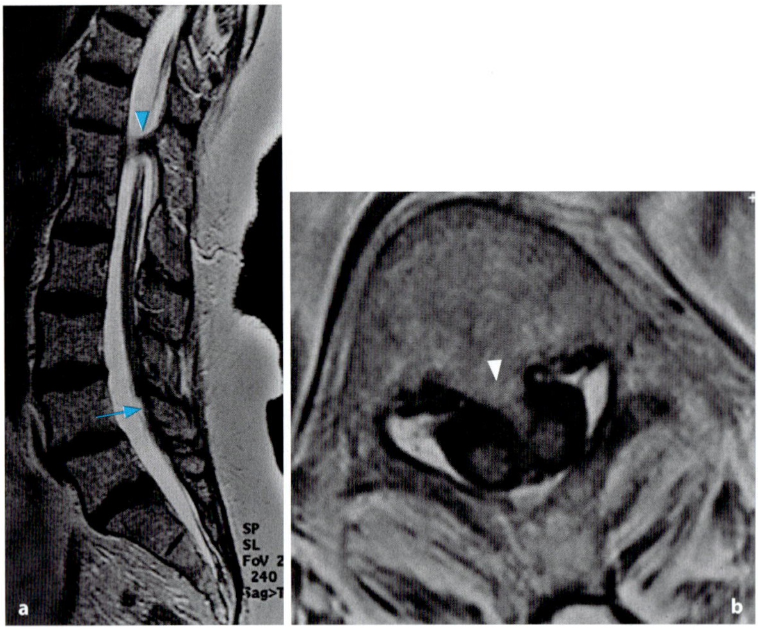

Figura 13.82 Médula anclada: diastematomielia asociada. **a** Imagen sagital en T2 rápido de la columna lumbar. La médula finaliza aproximadamente a nivel de L4 (*flecha*). Se observa una fusión congénita de las vértebras D12-L1, con un espolón óseo que atraviesa el conducto raquídeo a dicho nivel (*punta de flecha*). **b** Imagen axial en T1 de D12. El espolón óseo (*punta de flecha*) separa el conducto raquídeo y la médula espinal en dos mitades.

Protocolos para la columna vertebral

Este es uno de los protocolos recomendados; existen muchas variaciones que pueden tener el mismo resultado.

Columna cervical: enfermedad degenerativa						
Secuencia n.º	**1**	**2**	**3**	**4**	**5**	**6**
Tipo de secuencia	T1	T2 rápido	T1	T2*		
Orientación	Sagital	Sagital	Axial	Axial		
Campo de visión (cm)	14	14	11	11		
Espesor de corte (mm)	4	4	4	2		
Contraste	No	No	No	No		

Columna dorsal: enfermedad degenerativa						
Secuencia n.º	**1**	**2**	**3**	**4**	**5**	**6**
Tipo de secuencia	T1	T2 rápido	T1	T2*		
Orientación	Sagital	Sagital	Axial	Axial		
Campo de visión (cm)	16	16	12	12		
Espesor de corte (mm)	3	3	9	4		
Contraste	No	No	No	No		

Columna lumbar: enfermedad degenerativa						
Secuencia n.º	**1**	**2**	**3**	**4**	**5**	**6**
Tipo de secuencia	T1	T2 rápido	T1	T2 rápido		
Orientación	Sagital	Sagital	Axial	Axial		
Campo de visión (cm)	16	16	14	14		
Espesor de corte (mm)	4	4	4	4		
Contraste	No	No	No	No Secuenciales entre mitad de L3 y mitad de S1		

Columna vertebral: posoperatorio						
Secuencia n.º	**1**	**2**	**3**	**4**	**5**	**6**
Tipo de secuencia	T1	T2 rápido	T1	T1	T1	
Orientación	Sagital	Axial	Axial	Axial	Sagital	
Campo de visión (cm)	Depende del sitio (igual que en los protocolos para la enfermedad degenerativa)					
Espesor de corte (mm)						
Contraste	No	No Secuenciales	No Secuenciales	Sí Secuenciales	Sí	
Nota: también se puede realizar de rutina una secuencia sagital en T2 rápido si se cuenta con tiempo en el resonador.						

Columna vertebral: traumatismos						
Secuencia n.º	**1**	**2**	**3**	**4**	**5**	**6**
Tipo de secuencia	T1	T2* rápido	T2*	T2*	T1	STIR rápido
Orientación	Sagital	Sagital	Sagital	Axial	Axial	Sagital
Campo de visión (cm)	Depende del sitio (igual que en los protocolos para la enfermedad degenerativa)					
Espesor de corte (mm)	4	4	4	4	4	4
Contraste	No	No	No	No	No	No

Metástasis vertebrales/compresión medular						
Secuencia n.º	**1**	**2**	**3**	**4**	**5**	**6**
Tipo de secuencia	T1	STIR	T1	T2 rápido	↑	
Orientación	Sagital	Sagital	Axial	Axial		
Campo de visión (cm)	Depende del sitio (igual que en los protocolos para la enfermedad degenerativa)					
Espesor de corte (mm)	4	4	8	8		
Contraste	No	No	No	No Secuenciales	Secuenciales	
↑ Si se observa una masa en el espacio epidural o en la médula espinal, se debe administrar contraste intravenoso y repetir las secuencias sagitales y axiales en T1 a nivel de las regiones anormales.						

Columna vertebral: infecciones/lesiones intradurales						
Secuencia n.º	**1**	**2**	**3**	**4**	**5**	**6**
Tipo de secuencia	T1	T2 rápido	T1	T2 rápido	T1	T1
Orientación	Sagital	Sagital	Axial	Axial	Sagital	Axial
Campo de visión (cm)	Depende del sitio (igual que en los protocolos para la enfermedad degenerativa)					
Espesor de corte (mm)	4	4	4	4	4	4
Contraste	No	No	No Secuenciales	No Secuenciales	Sí	Sí Secuenciales

Ejemplo de un informe estándar

- RM de la columna cervical.
- Indicaciones clínicas.
- Protocolo.
- Este examen se realizó utilizando el protocolo de rutina con múltiples secuencias y planos de exploración.
- Análisis:
  1. Unión craneocervical: no se identifican alteraciones.
  2. Médula espinal cervical: el tamaño, la intensidad de señal y la configuración de la médula espinal son normales.
  3. Estructuras óseas: la médula ósea es normal; la alineación es anatómica.
  4. Espacios discales: los niveles C2-C3, C3-C4, C4-C5, C5-C6, C6-C7 y C7-D1 tienen aspecto normal, sin evidencia de cambios degenerativos, hernias discales u otras alteraciones; no hay evidencia de estenosis raquídea ni foraminal.
- Opinión: RM de la columna cervical normal.

Ejemplo de un informe estándar

- RM de la columna dorsal.
- Indicaciones clínicas.
- Protocolo.
- Este examen se realizó utilizando el protocolo de rutina con múltiples secuencias y planos de exploración.
- Análisis:
  1. Médula espinal dorsal: intensidad de señal y configuración normales.
  2. Estructuras óseas: la médula ósea es normal; la alineación es anatómica.
  3. Espacios discales: aspecto normal, sin evidencia de cambios degenerativos ni hernias discales; no hay evidencia de estenosis raquídea ni foraminal.
- Opinión: RM de la columna dorsal normal.

Ejemplo de un informe estándar

- RM de la columna lumbar.
- Indicaciones clínicas.
- Protocolo.
- Este examen se realizó utilizando el protocolo de rutina con múltiples secuencias y planos de exploración.
- Análisis:
  1. La médula espinal finaliza a nivel ________________________
  2. Médula espinal lumbar/cono medular: tamaño, intensidad de señal y configuración normales.
  3. Estructuras óseas: la médula ósea es normal; la alineación es anatómica; no se observa espondilolisis.
  4. Espacios discales, agujeros de conjunción, conducto raquídeo y articulaciones interfacetarias: los niveles L1-L2, L2-L3, L3-L4, L4-L5 y L5-S1 son normales, sin evidencia de cambios degenerativos, hernias discales, estenosis raquídea o foraminal ni artrosis de las articulaciones interfacetarias.
- Opinión: RM de la columna lumbar normal.

Vista exploradora		Imagen final
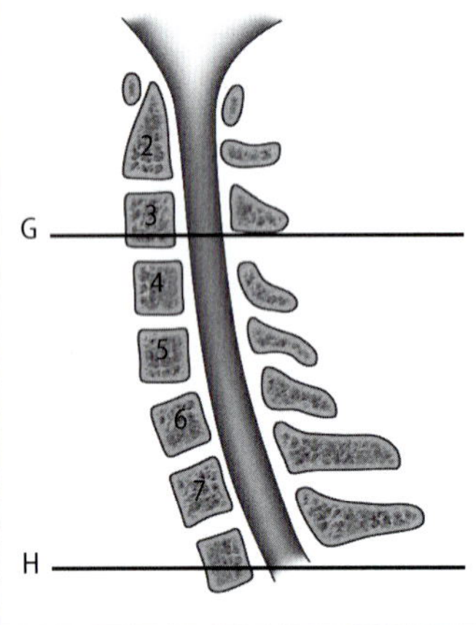	Vista exploradora sagital Se obtienen imágenes axiales en un bloque sin angulación desde la línea G hasta la línea H La imagen final debe abarcar el cuadro, sin incluir el cuello en su totalidad	Axiales secuenciales (sin angulación) 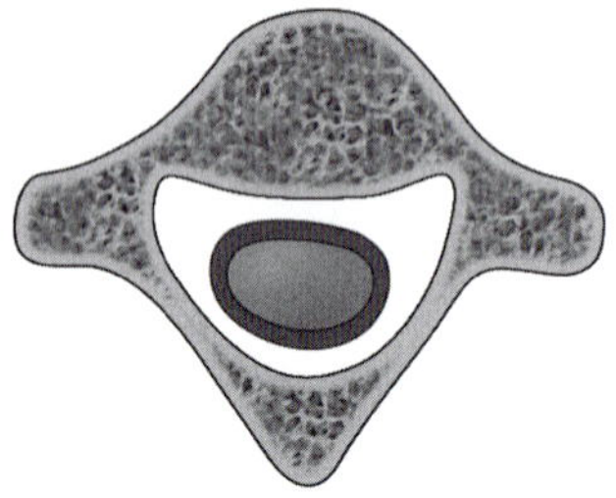

Vista exploradora		Imagen final
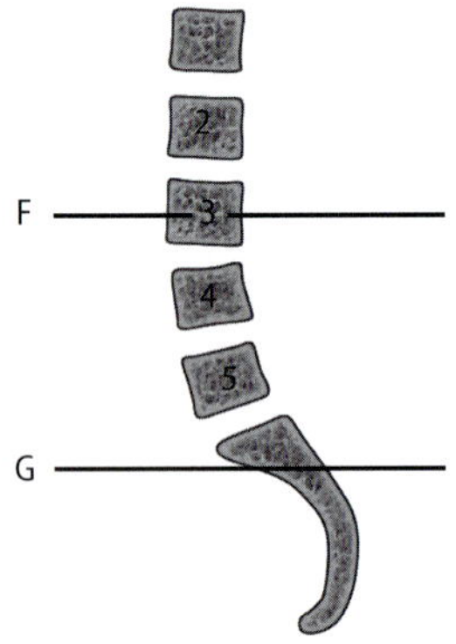	Vista exploradora sagital Se obtienen imágenes axiales en un bloque sin angulación desde mitad de L3 (línea F) hasta mitad de S1 (línea G)	Axiales secuenciales (sin angulación) 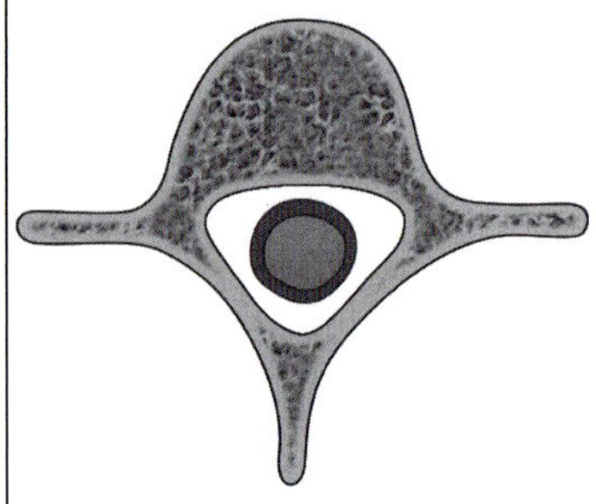

Vista exploradora		Imagen final
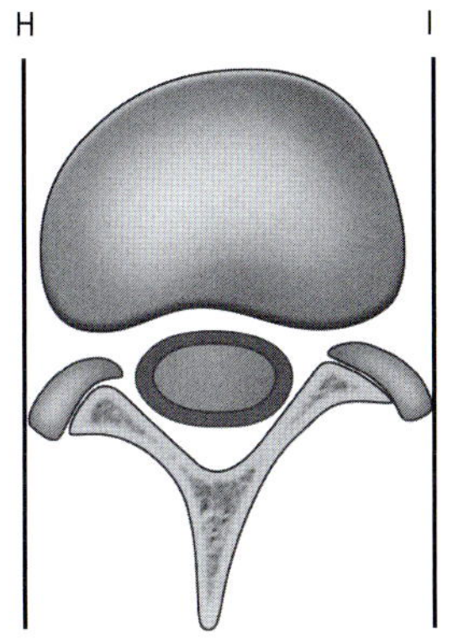	Vista exploradora axial o coronal Se abarca la totalidad de la columna ósea entre la línea H y la línea I Se incluye desde D12 hasta la mitad del sacro o un nivel inferior	Sagitales 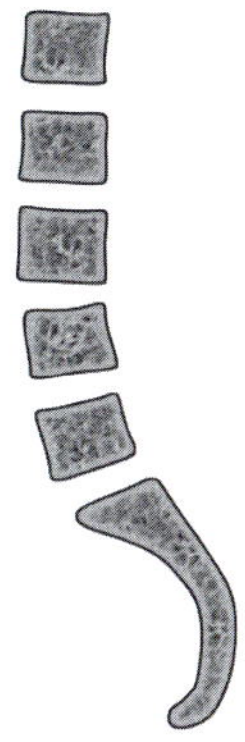

14

Cadera y pelvis

Cómo explorar la cadera y la pelvis

Al final del capítulo se muestran los protocolos para explorar la cadera y la pelvis.

- Bobinas y posición del paciente: por lo general, cuando se estudian las caderas para detectar entidades tales como necrosis avascular o fracturas, en muchos pacientes es posible utilizar una bobina multirreceptora para el torso. En pacientes de mayor tamaño, es necesaria una bobina corporal. Para la mayoría de las indicaciones clínicas, tanto las caderas como toda la pelvis se exploran de forma simultánea. El paciente se coloca en el resonador en decúbito supino. Para evaluar estructuras más pequeñas en la articulación de la cadera, como el *labrum* o el cartílago, se recomienda una bobina superficial, como una bobina envolvente flexible, y luego se estudia la cadera sintomática utilizando cortes más delgados y una menor separación entre cortes. La introducción de material de contraste intraarticular, como una solución de gadolinio diluido, es útil para la evaluación adicional del *labrum* y del cartílago articular. La presencia de contraste ayuda a identificar el *labrum* y el cartílago, ya que distiende la articulación y facilita la identificación y la localización de las estructuras y sus posibles patologías; además, permite diferenciar el líquido (de intensidad alta) del *labrum* y del cartílago (de intensidades baja e intermedia, respectivamente). El contraste puede rellenar un defecto del cartílago, lo que facilita su identificación al demostrar la deformidad en el contorno cartilaginoso; además, permite detectar patologías del *labrum* debido a que pone de manifiesto el contorno anormal o alteraciones en la señal en casos de desgarros labrales.
- La utilización de un imán de 3 T puede evitar la necesidad de utilizar contraste debido a la mayor relación señal-ruido y a la mayor resolución espacial. Estas dos mejoras combinadas permiten una mejor visualización del *labrum*, del cartílago articular y de otras estructuras intraarticulares.
- Orientación de las imágenes (Cuadro 14.1): habitualmente se emplean cuatro planos de exploración para evaluar las estructuras articulares (*labrum* y cartílago). Estos incluyen los planos axial, coronal y sagital convencionales. Una cuarta secuencia en un plano axial oblicuo permite evaluar desgarros del *labrum*, en especial en su cuadrante anterosuperior, y hallazgos que pueden predisponer al pinzamiento femoroacetabular, sobre todo la

Cuadro 14.1 Estructuras para evaluar en los diferentes planos

Coronal
- Estructuras óseas:
  - Acetábulo.
  - Cabeza y cuello femoral.
  - Trocánter mayor y menor.
  - Sacro.
  - Ilion.
  - Articulaciones sacroilíacas.
- Músculos:
  - Glúteos.
  - Aductores.
  - Abductores.
  - Isquiotibiales.
  - Cuádriceps.
- *Labrum*.
- Pulvinar.

Axial
- Estructuras óseas:
  - Acetábulo.
  - Cabeza y cuello femoral.
  - Trocánter mayor y menor.
  - Sacro.
  - Ilion.
  - Articulaciones sacroilíacas.
- Músculos:
  - Glúteos mayor, medio y menor.
  - Sartorio, recto femoral.
  - Grácil, pectíneo, aductores largo, corto y mayor.
  - Tensor de la fascia lata.
  - Piriforme.
  - Obturadores interno y externo.
  - Gemelos superior e inferior.
  - Cuadrado femoral.
- *Labrum*.
- Pulvinar.

Sagital
- No se utiliza de forma convencional ni es necesario.

identificación de una protuberancia ósea a lo largo de la cara anterior o lateral del cuello femoral (deformidad tipo *cam* o "en leva").

- Secuencias de pulso y regiones de interés: resulta necesario un campo de visión grande (24 a 30 cm) cuando se evalúan ambas caderas y la pelvis de forma simultánea, como cuando se busca detectar una necrosis avascular o en casos de traumatismos. En especial en el contexto de un traumatismo, se deben evaluar las estructuras óseas de la pelvis en su totalidad. De rutina, en nuestra institución exploramos desde la cresta ilíaca hasta el trocánter menor. Para estudiar la pelvis en un tiempo no excesivo, es razonable utilizar un espesor de corte de 6 o 7 mm, con una separación entre cortes de alrededor de 3 mm. Cuando se busca detectar una patología articular, para lo cual es necesario observar detalles del *labrum*, se recomienda un campo de visión más pequeño (14 a 24 cm), con un menor espesor de corte. Según nuestros datos, un espesor de corte de 3 mm con una separación del 10% (es decir, 0,3 mm) resulta satisfactorio. El estudio de resonancia magnética (RM) específica para la cadera debe extenderse desde la región supraacetabular hasta el margen distal del trocánter menor. Es necesario realizar una secuencia ponderada en T1 (T1W) para observar los detalles anatómicos. También se recomienda algún tipo de imágenes ponderadas en T2 (T2W) en los mismos planos, por lo general combinadas con saturación grasa, para evidenciar mejor la presencia de edema o líquido, que pueden pasarse por alto en las imágenes T1W. Además, las imágenes T2W con eco de espín rápido y supresión grasa o en secuencia STIR (rápida) aumentan la visibilidad del líquido y del edema en comparación con otros tipos de secuencias T2 (sin supresión grasa o con eco de gradiente).
- Contraste: por lo general, no es necesario administrar contraste intravenoso, excepto para diferenciar una lesión quística sin realce de una masa sólida con realce o en casos de posible infección o artropatía inflamatoria. En nuestra institución, también lo utilizamos en pacientes pediátricos debido a que quizá las imágenes T1W con supresión grasa poscontraste sean las únicas que evidencien la isquemia temprana de la epífisis femoral. A menudo, la administración de contraste intraarticular, que es una aplicación "no autorizada" del gadolinio, resulta útil cuando se evalúan patologías del *labrum*. La técnica de dilución es la misma que para explorar el hombro o cualquier otra articulación. Se prepara una dilución de gadolinio en solución fisiológica de 1/200 y se la inyecta en la articulación luego de confirmar con una pequeña cantidad de contraste radiopaco. El contraste entre el material hiperintenso (gadolinio) y la señal de intensidad baja del *labrum* facilita la identificación de desgarros. Además, recomendamos utilizar imágenes T1W con supresión grasa tras la inyección de contraste intraarticular para aumentar la visibilidad del gadolinio. La utilidad de las imágenes T2W con supresión grasa radica en que permite identificar colecciones de líquido nativo o masas que no se llenan con solución de contraste y que, por lo tanto, serían hipointensas en las imágenes T1W.

Estructuras normales y anormales

Estructuras óseas

La estabilización de la cadera depende de una combinación de estructuras óseas y de partes blandas. La cadera es importante para transmitir el peso y la energía entre el esqueleto apendicular y el axial, lo que es fundamental para realizar los movimientos de los miembros inferiores, como caminar, correr, saltar y patear. A pesar de su importancia en los movimientos cotidianos, tenemos un conocimiento menor de la cadera que de otras articulaciones, aunque estamos adquiriendo más información acerca de su función y sus procesos patológicos, sobre todo en lo que se refiere a su anatomía. Reconocer la anatomía normal es fundamental para identificar patologías intraarticulares asociadas.

Estructuras óseas normales

La cadera es una articulación de tipo enartrosis (esférica), que permite un considerable rango de movimiento, con flexión y extensión, rotación interna y externa, y abducción y aducción. El acetábulo cubre el 40% de la cabeza femoral y está formado por el ilion, el isquion y el pubis. Al nacer, estos tres huesos están separados por el cartílago trirradiado: una placa fisaria en forma de Y. La cúpula del acetábulo está inclinada en sentido anterior, lo que explica su gran potencial para la flexión de la cadera en comparación con la extensión. Su superficie articular es incompleta en su porción inferior a nivel de la escotadura acetabular.

Debido a la profunda congruencia de la articulación, la cadera es intrínsecamente estable y la profundidad del acetábulo resulta aumentada por el denso *labrum* de fibrocartílago a su alrededor. El *labrum* está adherido al acetábulo en toda su circunferencia y cubre la escotadura acetabular en la región inferior en forma del ligamento transverso del acetábulo, de forma similar a un puente colgante.

El fémur es el hueso más largo y más fuerte de todo el cuerpo. Su porción proximal está formada por la cabeza, el cuello y los trocánteres mayor y menor. La cabeza femoral es esférica, pero está ligeramente aplanada en sus caras anterior y posterior. A excepción de la fóvea, está cubierta por cartílago articular que finaliza cerca del nivel de la placa epifisaria en la unión entre la cabeza y el cuello del fémur. La fóvea se visualiza como una hendidura en el contorno redondo normal de la cabeza femoral sobre su cara medial y es el sitio de inserción del ligamento redondo.

Los trocánteres son apófisis; el trocánter mayor es el sitio de inserción de los tendones de los músculos glúteos medio y menor, obturadores interno y externo y piriforme, mientras que el trocánter menor recibe al tendón del psoas ilíaco (Figura 14.1).

Puede persistir médula roja en la cadera, sobre todo en la metáfisis del fémur y en la porción subcondral de la cabeza femoral, la cual exhibe intensidad de señal más alta que la del músculo en las imágenes T1W. Predomina la médula amarilla (adiposa), la cual se ubica en la epífisis, las apófisis y el cuello femoral. Dentro de la porción inferior del cuello femoral, a nivel la superficie endóstica posteromedial cerca del trocánter menor, se encuentra un pilar vertical de hueso compacto que se extiende hacia la cavidad medular y se proyecta en sentido lateral hacia el trocánter mayor. En las imágenes de RM, esto se observa como una línea de intensidad baja que se conoce como "cálcar femoral". Este pilar óseo proporciona

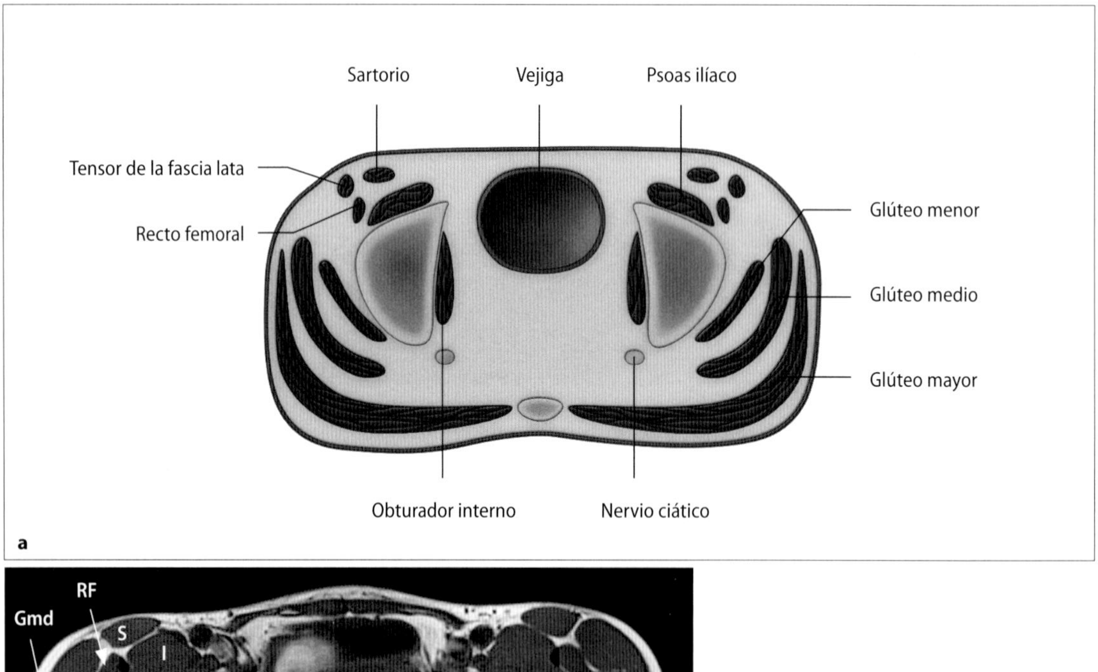

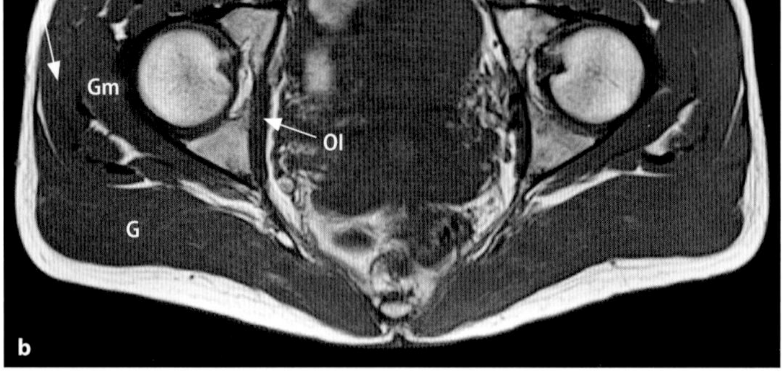

Figura 14.1 Anatomía normal de la pelvis. **a** Dibujo que muestra la anatomía normal. Imágenes T1W en planos axial (**b**) ▶

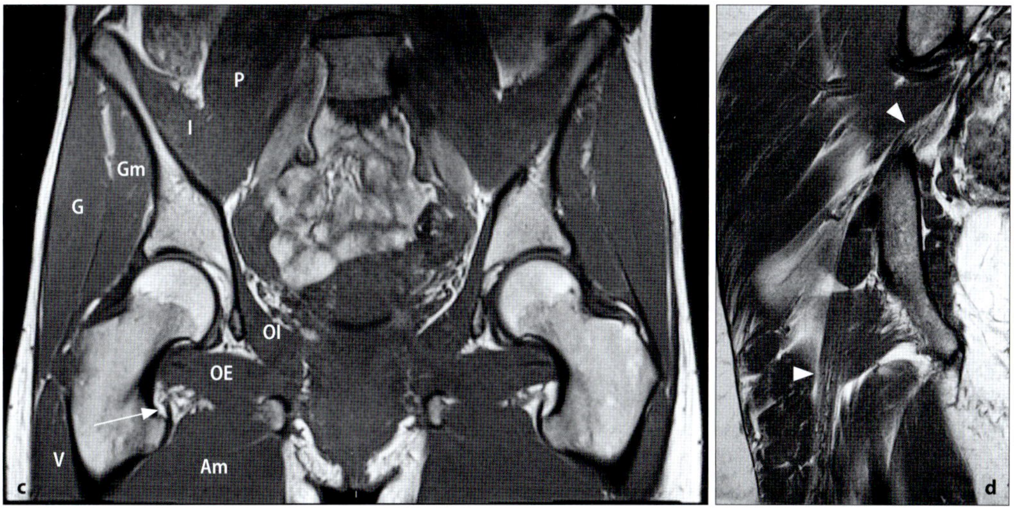

▶ **Figura 14.1 Anatomía normal de la pelvis.** Dibujo que muestra la anatomía normal. Imágenes T1W en planos axial coronal (c y d) que muestran la anatomía normal de la pelvis. G: glúteo mayor; Gm: glúteo menor; Gmd: glúteo medio; I: ilíaco; OE: obturador externo; OI: obturador interno; P: psoas; RF: recto femoral; S: sartorio; V: vasto lateral; *flecha*: tendón distal del psoas; *puntas de flecha*: nervio ciático.

sostén mecánico y ayuda a distribuir las cargas dentro de la porción proximal del fémur. Es importante reconocer esta estructura normal para evitar un diagnóstico erróneo de una fractura por estrés. Conocer la ubicación del cálcar, sumado a la ausencia de edema de médula ósea, puede ayudar a evitar este problema. También se puede identificar una señal de baja intensidad en la cicatriz fisaria a nivel de la unión entre la cabeza y el cuello del fémur.

Alteraciones vasculares del hueso

Osteonecrosis (necrosis avascular) (Cuadro 14.2)

Una de las principales indicaciones para la RM de cadera es la detección de osteonecrosis de la cabeza femoral. El supuesto mecanismo de la insuficiencia mecánica de la cabeza femoral en casos de necrosis avascular es la acumulación de fracturas por estrés en las trabéculas necróticas sin un proceso de reparación. La RM permite detectar las etapas tempranas de la necrosis isquémica, una situación que es importante desde el punto de vista clínico porque permite implementar el tratamiento antes de que la cabeza femoral colapse, se fragmente, sufra cambios degenerativos y sea necesario un reemplazo de cadera. El diagnóstico precoz puede llevar a emplear técnicas conservadoras, como la descompresión del núcleo, la osteotomía rotacional o la utilización de un injerto peroneo vascularizado libre.

Cuadro 14.2 Necrosis avascular

Causas
- Traumatismo.
- Corticoides.
- Hemoglobinopatías.
- Alcoholismo.
- Pancreatitis.
- Enfermedad de Gaucher.
- Radioterapia.
- Idiopática.

RM
- Edema difuso (señal baja en T1 y alta en T2) de forma precoz.
- Línea focal serpiginosa de intensidad baja con centro graso (aspecto más frecuente).
- Signo de la doble línea.
- Lesión subcondral focal de intensidad baja en T1, con señal variable en T2.

Ubicación
- Posición de hora 10 a hora 2 en las imágenes coronales.
- La cara anterior de la cabeza femoral resulta afectada antes.

Se han citado múltiples causas de necrosis avascular, incluyendo traumatismos, corticoides (anabólicos y catabólicos), hemoglobinopatías, alcoholismo, pancreatitis, enfermedad de Gaucher y radiación. La necrosis avascular se considera idiopática cuando no se puede identificar ninguna causa.

Las radiografías tienen una sensibilidad relativamente nula para detectar necrosis avascular, sobre todo en las etapas iniciales de la enfermedad. La RM es mucho más sensible y también es más sensible que la tomografía computarizada (TC) y que la gammagrafía con radionucleidos. Además, la RM puede proporcionar información útil respecto del cartílago articular, la conversión medular, el líquido articular y las fracturas por insuficiencia asociadas, que también son frecuentes en pacientes que reciben corticoides catabólicos.

La necrosis avascular es bilateral en el 40% de los casos, por lo que se deben explorar ambas caderas de forma simultánea cuando se desea detectar esta patología. El sistema de clasificación radiográfica no se puede utilizar para la RM. La clasificación propuesta en la que se utiliza una combinación entre radiografías simples, RM y características clínicas incluye los sistemas de clasificación de Ficat y Arlet y de Steinberg.

El sistema de Ficat y Arlet incluye cuatro estadios (0 = normal):

1. Radiografías normales, dolor en la ingle y edema en la RM.
2. Mezcla de osteopenia ± esclerosis ± quistes subcondrales sin radiolucencia subcondral, síntomas clínicos de dolor y rigidez y RM que evidencia edema de distribución geográfica.
3. Las radiografías simples y la RM evidencian el signo de la media luna y colapso cortical; al examen clínico los pacientes refieren dolor y rigidez ± radiación hacia la rodilla y cojera.
4. Radiografías simples y RM con evidencia de cambios degenerativos secundarios y síntomas clínicos de dolor y cojera.

La RM es de mayor utilidad cuando las radiografías simples son negativas. La clasificación de Steinberg difiere de otros sistemas de clasificación debido a que cuantifica el grado de compromiso de la cabeza femoral; existen siete grados de compromiso. El estadio IV cuantifica el grado de aplanamiento de la cabeza femoral (A, menor de 2 mm, leve; B, 2 a 4 mm, moderado; C, mayor de 4 mm, grave).

El aspecto de la necrosis avascular en la RM es variable. Es posible observar un patrón difuso de edema de médula ósea en una etapa muy temprana de la afección; el edema puede extenderse desde el hueso subcondral de la cabeza femoral a través de la región intertrocantérica (de aspecto similar al edema medular transitorio), que luego se vuelve más localizado en la cabeza femoral. Es característico de la necrosis avascular la presencia de un borde serpiginoso de intensidad baja alrededor de un área de médula adiposa o más heterogénea en la cabeza femoral entre las posiciones de hora 10 y 2 en las imágenes coronales (habitualmente en el cuadrante anteroposterior de la cabeza femoral) (Figuras 14.2 y 14.3). Este es el típico patrón geográfico de la necrosis avascular, y se observa con gran frecuencia. El colapso óseo y la esclerosis, que se detectan en las radiografías convencionales, pueden resultar en un área focal de intensidad baja en las imágenes T1W que exhibe señal variable en T2W (en otras palabras, no se trata de un centro adiposo). La señal baja en T1 y en T2 corresponde a necrosis; por otro lado, es posible observar señal baja en T1 y señal aumentada en T2 en casos de necrosis en evolución con presencia de tejido de granulación.

Otros hallazgos importantes que se deben incluir en el informe son el volumen de la cabeza femoral que se ve afectado por la necrosis avascular y la magnitud del colapso articular, como así también toda evidencia de enfermedad degenerativa asociada, como la disminución del espacio articular y osteofitos. La presencia de derrame articular y su tamaño a menudo se corresponden con la gravedad de los síntomas clínicos, y también se debe mencionar en el informe.

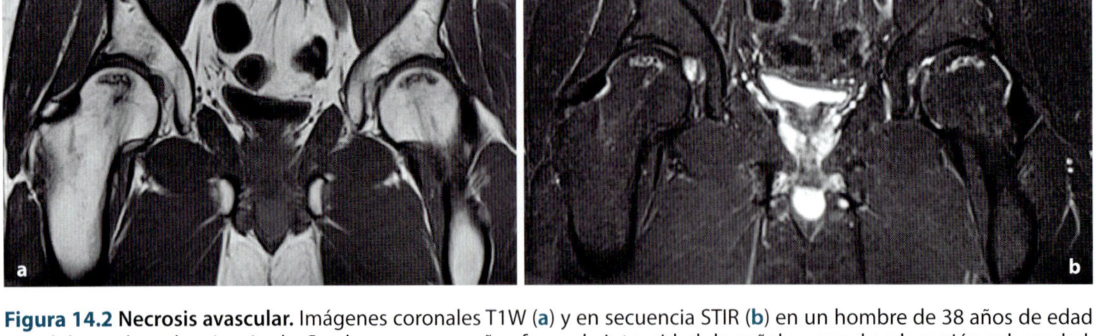

Figura 14.2 Necrosis avascular. Imágenes coronales T1W (**a**) y en secuencia STIR (**b**) en un hombre de 38 años de edad con dolor en la cadera izquierda. Se observan pequeños focos de intensidad de señal anormal en la región subcondral, con márgenes serpiginosos de baja intensidad en ambas cabezas femorales.

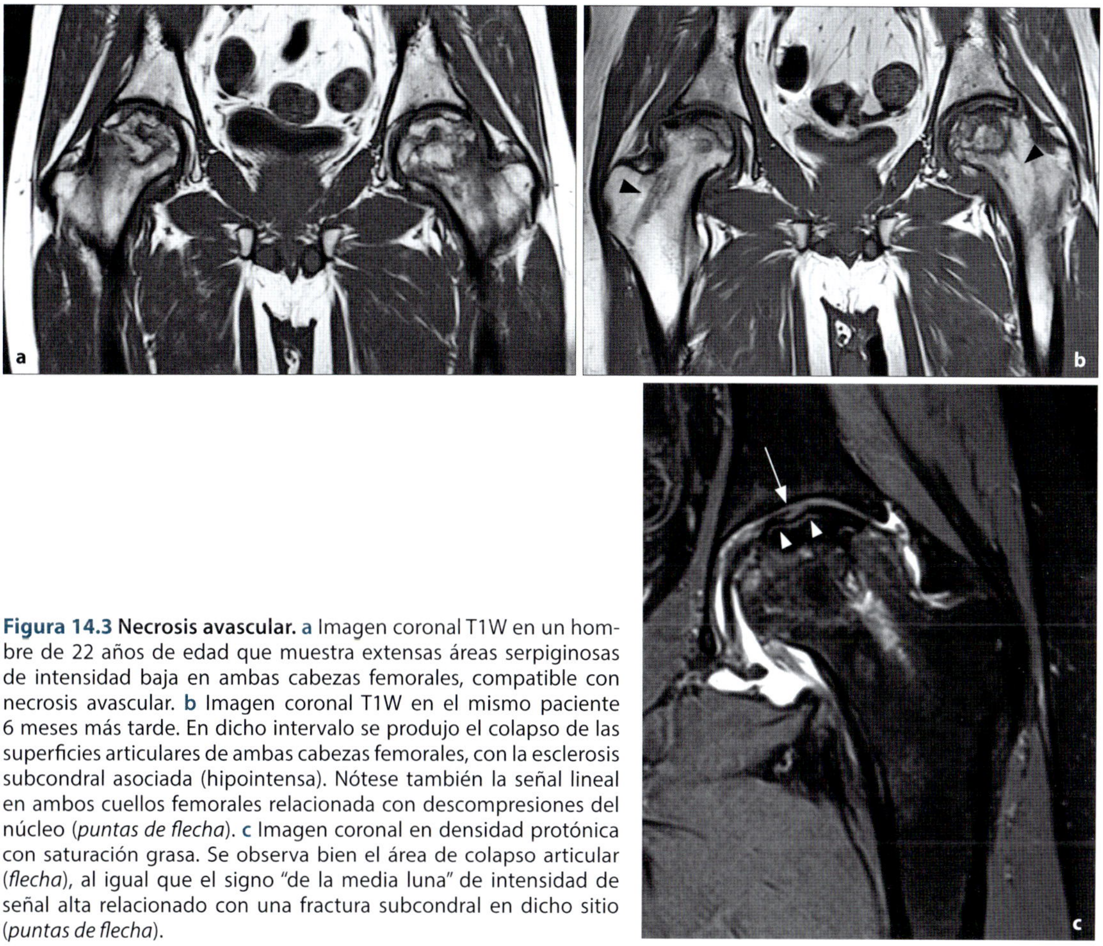

Figura 14.3 Necrosis avascular. a Imagen coronal T1W en un hombre de 22 años de edad que muestra extensas áreas serpiginosas de intensidad baja en ambas cabezas femorales, compatible con necrosis avascular. b Imagen coronal T1W en el mismo paciente 6 meses más tarde. En dicho intervalo se produjo el colapso de las superficies articulares de ambas cabezas femorales, con la esclerosis subcondral asociada (hipointensa). Nótese también la señal lineal en ambos cuellos femorales relacionada con descompresiones del núcleo (*puntas de flecha*). c Imagen coronal en densidad protónica con saturación grasa. Se observa bien el área de colapso articular (*flecha*), al igual que el signo "de la media luna" de intensidad de señal alta relacionado con una fractura subcondral en dicho sitio (*puntas de flecha*).

Es posible efectuar una interpretación errónea de la osteonecrosis si no se conocen algunas posibles dificultades diagnósticas (Cuadro 14.3). En ocasiones, se puede identificar médula hematopoyética normal en la región subcondral de la cabeza femoral; sin embargo, de forma habitual la médula no presenta el clásico borde irregular de intensidad baja observado en la necrosis avascular. Una fosita por hernia sinovial (*herniation pit*), que representa un pequeño defecto en el hueso que permite que el líquido articular ocupe este espacio, se puede interpretar erróneamente como un área de necrosis avascular (Figura 14.4). La fóvea central, que es un hallazgo anatómico normal, se puede diagnosticar sin querer como un sitio de necrosis avascular con colapso subcondral (Figura 14.5). Conocer la presencia de la fóvea y su ubicación evita este error. Los quistes subcondrales secundarios a enfermedad degenerativa de la cadera pueden tener un aspecto similar al de la necrosis avascular, pero los márgenes de intensidad baja del quiste son regulares y lisos en lugar de ser serpiginosos, como ocurre en la necrosis avascular. Además, suele haber alteraciones a ambos lados de la articulación, con presencia de quistes degenerativos, pérdida de cartílago y osteofitos. En ocasiones, las metástasis pueden tener un aspecto similar al de la necrosis avascular cuando esta presenta intensidad de señal difusamente baja en las imágenes T1W. Sin embargo, su aspecto en las imágenes T2W puede ayudar a identificar una lesión en forma de masa.

Cuadro 14.3 Dificultades para el diagnóstico de necrosis avascular focal

- Médula ósea hematopoyética.
- Fosita por hernia sinovial.
- Fóvea central.

La enfermedad de Legg-Calvé-Perthes se refiere a la necrosis avascular idiopática que afecta a la epífisis femoral en crecimiento, la cual provoca una deformidad progresiva y desplazamiento

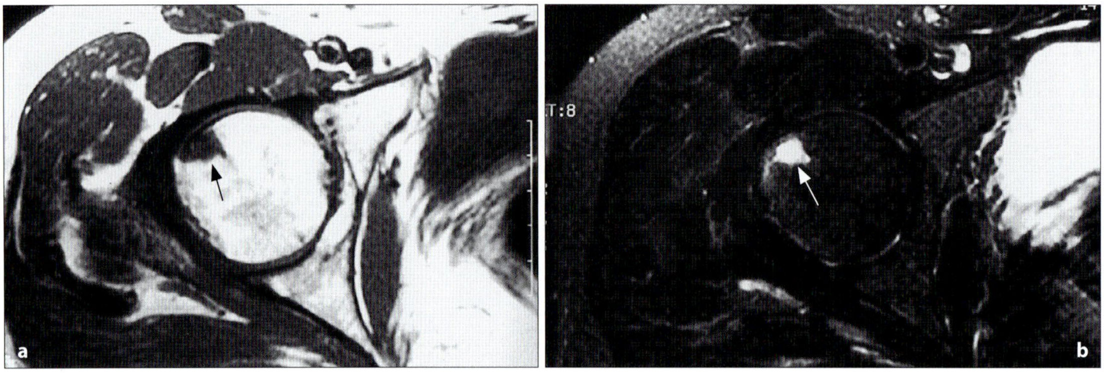

Figura 14.4 Dificultades para el diagnóstico de la necrosis avascular: fosita por hernia sinovial. a Imagen axial T1W que muestra un área en forma de cuña e intensidad de señal baja en posición de hora 10 (*flecha*). **b** Imagen axial T2W con supresión grasa que muestra intensidad de señal alta (*flecha*) (similar a la del líquido intravesical). Esta es la ubicación característica de una fosita por hernia sinovial.

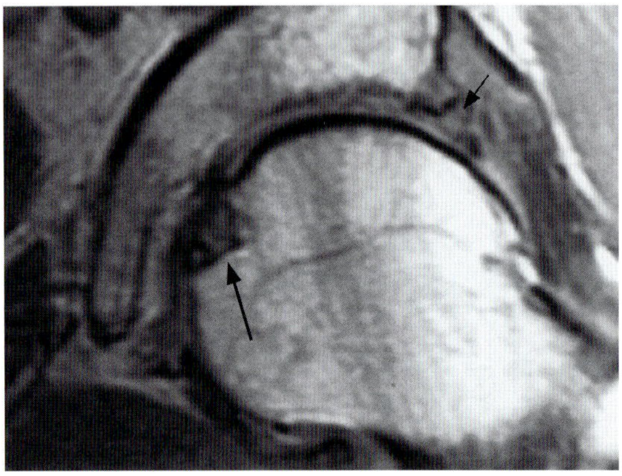

Figura 14.5 Dificultades para el diagnóstico de la necrosis avascular: fóvea central. Imagen coronal T1W que muestra un área de intensidad de señal baja de ubicación medial (*flecha larga*). Esta región representa una prominente fóvea central (que es una estructura normal). De forma incidental, también se detecta un desgarro superior del *labrum* (*flecha corta*).

hacia afuera de la cabeza femoral; esta entidad se manifiesta en niños de entre 4 y 10 años de edad (Cuadro 14.4). Según las publicaciones, la RM es útil para evaluar la enfermedad de Legg-Calvé-Perthes (Figura 14.6). La presencia de señal baja difusa en la cabeza femoral en las imágenes T1W y T2W es el hallazgo más frecuente. También puede haber colapso de la epífisis femoral. Jaramillo y cols. demostraron que la formación de puentes fisarios y la deformidad de la cabeza femoral, que presenta señal baja anormal en la RM, son predictores estadísticamente significativos de detención del crecimiento. Las alteraciones que solo están presentes en la epífisis no tienen relación con la detención del crecimiento. En el estudio de dichos autores, la visualización de puentes fisarios en la RM resultó ser el mejor predictor de detención del crecimiento. La RM permite realizar un diagnóstico más precoz, diagnosticar la presencia de enfermedad contralateral concomitante y controlar el tratamiento.

Cuadro 14.4 Enfermedad de Legg-Calvé-Perthes

- Necrosis avascular idiopática de la cabeza femoral.
- Edad: entre 4 y 10 años.
- Puede resultar en detención del crecimiento.
- Hallazgos en la RM: señal baja difusa en las imágenes T1W y T2W ± colapso de la cabeza femoral.
- Predictores de detención del crecimiento en la RM:
  - Puentes fisarios.
  - Cambios de señal en la fisis/metáfisis.

Osteoporosis transitoria idiopática de la cadera (edema doloroso transitorio de la médula ósea) (Cuadro 14.5)

La osteoporosis transitoria idiopática de la cadera también se ha denominado "edema doloroso transitorio de la médula ósea". La primera descripción bien documentada corresponde a tres mujeres durante el último trimestre de embarazo. Se trata de una entidad infrecuente y por lo general autolimitada de causa desconocida que suele afectar a hombres de mediana edad (entre 40 y 55 años), aunque es posible observarla en mujeres y en otros grupos etarios. La proporción hombres/mujeres es de 3 : 1. Aunque se desconoce la causa subyacente, es casi seguro que se trate de un proceso vascular. Como ya se mencionó, cuando esta patología se observa en mujeres, por lo general se produce durante el último trimestre del embarazo. Se han publicado casos aislados de

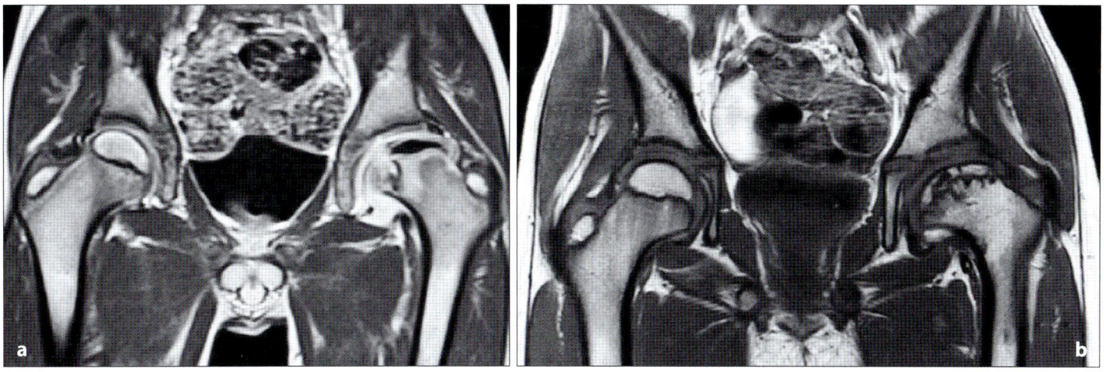

Figura 14.6 Enfermedad de Legg-Calvé-Perthes. **a** Imagen coronal T1W luego de la administración de gadolinio intravenoso en un niño de 7 años de edad que muestra aplanamiento, intensidad de señal baja de forma difusa y ausencia de realce en la epífisis de la cabeza femoral izquierda. Nótese también la displasia acetabular bilateral. **b** Imagen coronal T1W en un paciente diferente (niño de 8 años de edad) que revela una deformidad en coxa magna de la cabeza femoral izquierda y fragmentación de la epífisis de la cabeza femoral.

Cuadro 14.5 Osteoporosis transitoria idiopática de la cadera

- Hombres de mediana edad.
- Mujeres embarazadas.
- Proporción hombres/mujeres = 3 : 1.
- Ausencia de antecedentes traumáticos.
- Resolución espontánea (entre 6 y 8 meses).
- RM: señal baja en T1 y alta en T2 entre la cabeza femoral y la región intertrocantérica.
- Diagnóstico diferencial: cadera séptica, necrosis avascular (estadio inicial), osteoma osteoide (grupo de menor edad).

osteoporosis transitoria idiopática de la cadera en etapas iniciales del embarazo, con resolución del dolor de cadera luego de un aborto espontáneo o terapéutico. Esta patología es infrecuente en niños y no se conocen factores predisponentes, excepto el embarazo. Por lo general, solo resulta afectada una cadera cada vez, aunque también es posible el compromiso bilateral; además, puede haber recidiva en la misma cadera. Cuando migra hacia otras articulaciones, esta entidad se conoce como "osteoporosis migratoria regional".

Desde el punto de vista clínico, los pacientes se presentan con dolor incapacitante sin antecedentes traumáticos. Las radiografías convencionales pueden mostrar osteopenia aislada en la cadera afectada, pero a menudo la articulación tiene un aspecto normal. Por lo general, la osteoporosis transitoria idiopática de la cadera tiene resolución espontánea en 6 a 8 meses, durante los cuales se brinda alivio sintomático y el paciente evita cargar pesos. Si esto último no se cumple, pueden producirse fracturas de cadera por insuficiencia debido a la gravedad de la osteoporosis localizada. En esta patología, la RM muestra señal difusamente disminuida en las imágenes T1W y señal aumentada en T2W que se extiende desde la cabeza femoral hasta la región intertrocantérica (Figura 14.7). Estos hallazgos se han atribuido al edema de médula ósea y se han informado dentro de las primeras 48 horas tras el inicio de los síntomas. La intensidad de señal en el acetábulo es normal.

Debido a que la necrosis avascular en etapas iniciales y la osteoporosis transitoria idiopática de la cadera pueden tener un aspecto similar en los estudios por imágenes y sus tratamientos son diferentes, es importante diferenciarlas. Existe cierta controversia respecto de la posibilidad de que la osteoporosis transitoria idiopática de la cadera represente una etapa muy temprana y reversible de la necrosis avascular. VandeBerg y cols. desarrollaron criterios para aumentar la sensibilidad y la especificidad de los cambios irreversibles de la osteoporosis transitoria idiopática de la cadera que conducirían al diagnóstico de necrosis avascular. La presencia de un área subcondral de señal baja de más de 4 mm de espesor y más de 12,5 mm de longitud en las imágenes T1W poscontraste o T2W sugiere una lesión irreversible (necrosis avascular).

Los osteomas osteoides intraarticulares de la cadera pueden generar edema de médula ósea con una distribución similar a la osteoporosis transitoria idiopática; para descartar este diagnóstico, se debe buscar de forma minuciosa una lesión redonda, de pequeño tamaño y con base en el hueso cortical. Sin embargo, estas dos patologías suelen afectar a diferentes grupos etarios. Cuando se identifica médula ósea en presencia de un derrame articular, en el diagnóstico diferencial

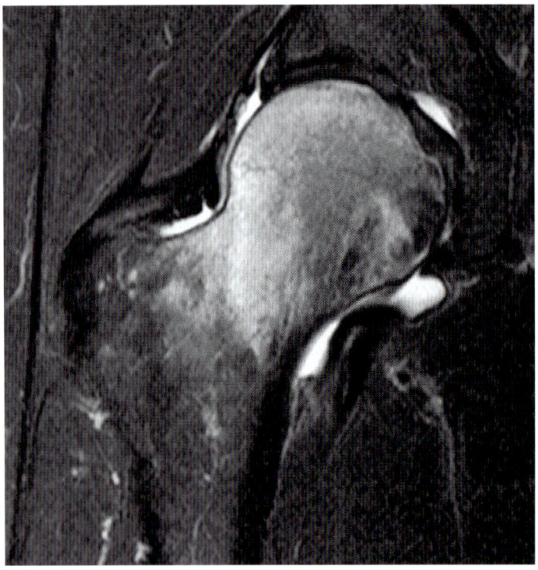

Figura 14.7 Osteoporosis transitoria idiopática de la cadera. Imagen coronal T2W con supresión grasa que muestra intensidad de señal alta en la cabeza y cuello femoral, que representa edema de médula ósea secundario a hiperemia. Nótese el gran derrame articular.

Cuadro 14.6 Fracturas

- Fracturas por estrés: esfuerzo anormal aplicado sobre huesos normales.
- Fracturas por insuficiencia: esfuerzo normal aplicado sobre huesos anormales:
  - Cuello femoral.
  - Sacro.
  - Supraacetabular.
  - Pubis, ramas superior e inferior.
- Aspecto en la RM:
  - Línea de señal baja en T1 con edema de intensidad baja.
  - Señal aumentada (edema) en T2 con línea de señal baja (línea de fractura).
- Fractura de Salter de la cadera: desplazamiento de la cabeza femoral en sentido medial, inferior o posterior:
  - Fisis ensanchada, con edema.

también se debe considerar una infección de la porción proximal del fémur con una articulación séptica. La historia clínica es importante para hacer esta distinción.

Fracturas (Cuadro 14.6)

Fracturas por fatiga

Estas fracturas por lo general se producen alrededor de las caderas y en la pelvis. Las fracturas por fatiga son consecuencia de esfuerzos aumentados o anormales aplicados sobre huesos normales. La RM es excepcional para evaluar esta alteración y puede dar resultados positivos en pacientes con radiografías convencionales negativas. La gammagrafía ósea es sensible pero no específica para detectar fracturas por estrés o reacciones por estrés. La RM es sensible y específica porque puede evidenciar la línea de fractura de señal baja rodeada por edema de médula ósea o, como en el caso de una reacción por estrés, la presencia de edema medular sin línea de fractura visible (Figuras 14.8 a 14.10). Debido a que la RM cuenta con excelente contraste y resolución espacial intrínseca, es posible diagnosticar esta alteración en etapas tempranas, lo que permite implementar un tratamiento oportuno.

En el cuello femoral, las fracturas por estrés se presentan con mayor frecuencia a lo largo de la cara medial (superficie compresiva), pero pueden afectar su cara lateral superior (superficie tensora). Debido al posible desplazamiento que puede ser provocado por las fuerzas tensoras aplicadas en esta región, las fracturas laterales por estrés del cuello femoral se consideran "de alto riesgo". El diagnóstico precoz de una fractura por estrés del cuello femoral puede prevenir la progresión de la fractura y la necesidad de una intervención quirúrgica.

Otros sitios donde se presentan fracturas por estrés en la pelvis incluyen el sacro, la región supraacetabular y las ramas del pubis (superior e inferior). Las fracturas por estrés del sacro se observan con mayor frecuencia en atletas, sobre todo en maratonistas. A menudo, los pacientes se presentan con dolor lumbar, por lo que se indica realizar una RM de columna lumbar. Cuando se estudia esta región mediante RM, es necesario inspeccionar el sacro para detectar esta alteración (imágenes T1W y con supresión grasa), en particular en atletas (Figura 14.11). Es posible pasar por alto el diagnóstico debido a que el edema de médula ósea puede no ser visible en las imágenes T2W sin supresión grasa.

Fracturas por insuficiencia

Las fracturas por insuficiencia son consecuencia de esfuerzos normales aplicados sobre huesos anormales debilitados por osteoporosis, radioterapia u otros factores. En el contexto clínico de un paciente osteoporótico con dolor de cadera (incluso sin antecedentes traumáticos importantes y a pesar de que el paciente pueda soportar pesos), puede haber una fractura oculta a las radiografías. La RM es el método más rápido, con mejor relación costo-efectividad y más sensible y específico para llegar al diagnóstico en este contexto. Para detectar la presencia de esta entidad,

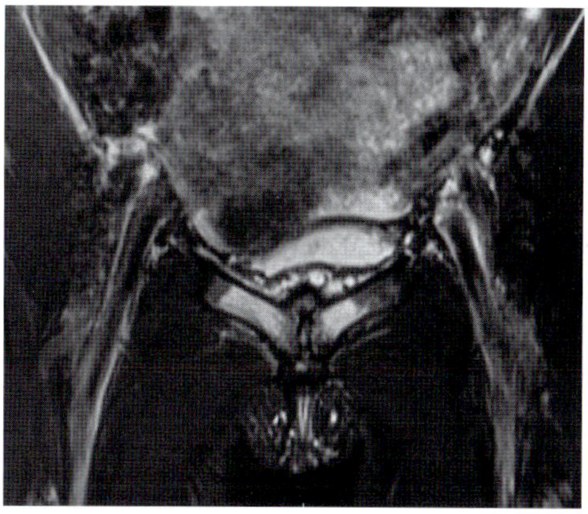

Figura 14.8 Reacción por estrés: sínfisis púbica. Imagen coronal T2W con supresión grasa que muestra señal alta en el pubis de forma bilateral, compatible con reacciones por estrés en esta mujer de 29 años de edad que se estaba entrenando para una maratón olímpica.

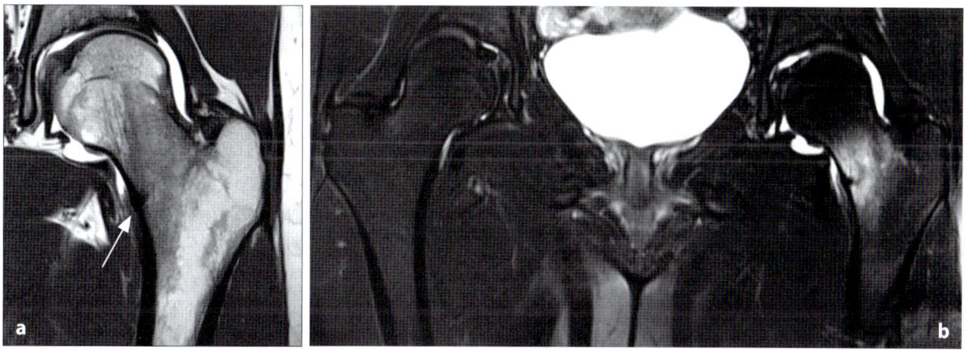

Figura 14.9 Fractura por estrés (fatiga). **a** Imagen coronal T1W (artrografía por RM) en una mujer de 21 años de edad con sospecha clínica de desgarro labral, que comenzó a sentir dolor mientras entrenaba para una carrera. Se visualizan un engrosamiento perióstico de baja intensidad y una línea de fractura temprana en la cara medial del cuello femoral (*flecha*). **b** Imagen coronal en secuencia STIR en el mismo paciente. El prominente edema de médula ósea de intensidad alta facilita la visualización de la línea de fractura, incluso en esta imagen con un campo de visión más amplio.

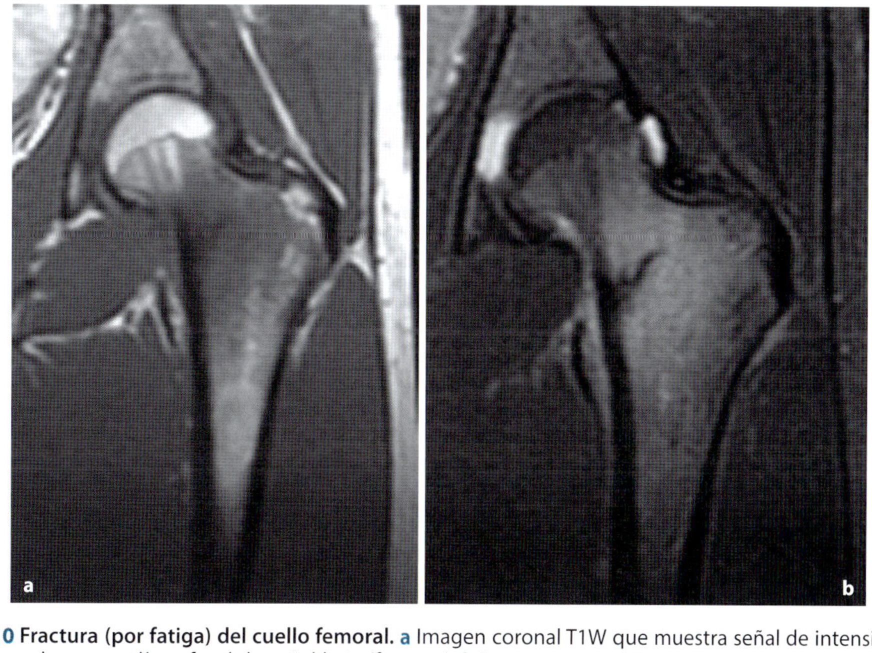

Figura 14.10 Fractura (por fatiga) del cuello femoral. **a** Imagen coronal T1W que muestra señal de intensidad baja en el cuello femoral, con una línea focal de señal baja (fractura). **b** Imagen coronal T2W con supresión grasa que muestra edema de médula ósea con una línea de fractura de señal baja.

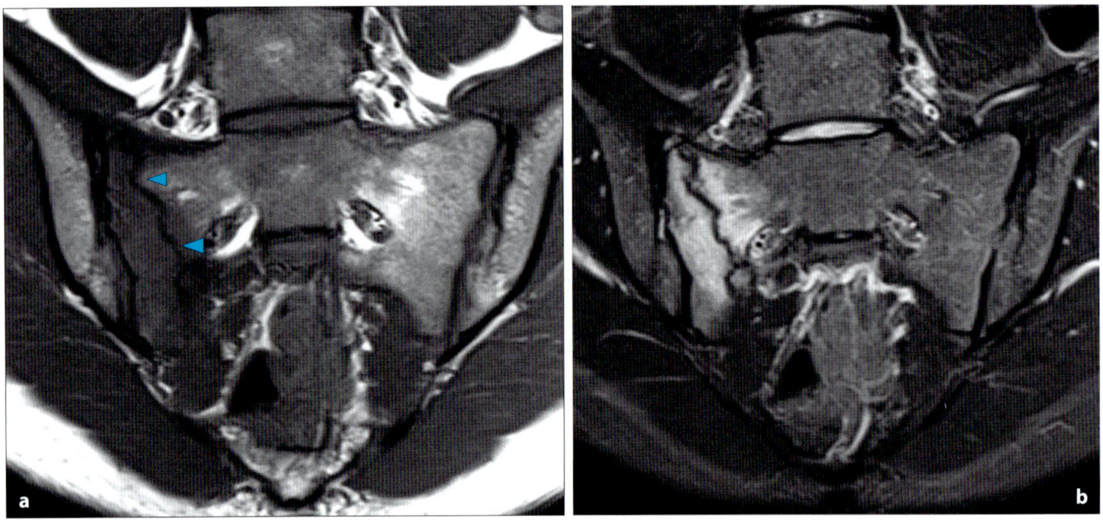

Figura 14.11 Fractura del sacro por estrés. **a** Imagen coronal oblicua T1W en un corredor de 19 años de edad que muestra edema de médula ósea de intensidad de señal baja alrededor de una fractura curvilínea en el ala derecha del sacro (*puntas de flecha*). **b** Imagen coronal oblicua en secuencia STIR. La línea de fractura es más visible debido al edema de intensidad alta.

se puede realizar un estudio de RM limitado, conformado por imágenes coronales y axiales de toda la pelvis utilizando secuencias T2W con supresión grasa y T1W. Cualquier secuencia sensible para detectar médula ósea es suficiente, pero debido a que las líneas de fractura pueden ser más visibles en las imágenes T1W, en algunos casos, y en secuencias sensibles a líquidos con supresión grasa, en otros casos, se recomienda emplear ambas técnicas para realizar el tamizaje.

La RM exhibe una intensidad de señal baja de forma lineal con edema de médula ósea circundante en las imágenes T1W (Figura 14.12). La fractura se mantiene de intensidad baja en T2W, pero el edema medular circundante es de intensidad alta. Se recomienda explorar toda la pelvis utilizando un campo de visión más amplio debido a que el dolor de cadera puede ser un dolor referido desde alteraciones externas a la cadera, como fracturas del sacro por insuficiencia y fracturas de las ramas púbicas. A menudo, coexisten múltiples fracturas. Las fracturas por insuficiencia alrededor de la pelvis se ubican con mayor frecuencia en los siguientes sitios: regiones subcapital, intertrocantérica y supraacetabular, hueso sacro, pubis y ramas superior e inferior del pubis. Cuando en las radiografías parece observarse una fractura no desplazada en el trocánter mayor, se debe recomendar una RM debido a que se ha demostrado que estas fracturas a menudo se asocian con extensión de la línea de fractura hacia la región intertrocantérica, lo cual no es posible observar en las radiografías.

Las fracturas del sacro por insuficiencia tienen un aspecto patognomónico en la RM. Las imágenes T1W exhiben una línea de intensidad baja (que corresponde a la fractura), habitualmente paralela a la articulación sacroilíaca y con edema de médula ósea circundante. Por lo general, el edema medular está limitado al ala sacra junto con la línea de fractura y no atraviesa la línea media, a menos que la fractura sea bilateral. Si no se visualiza el componente lineal de la fractura, el edema de médula ósea del sacro puede simular una enfermedad metastásica. La presencia de una masa que invade los agujeros sacros y la expansión del sacro son características que permiten distinguir un tumor sacro del edema medular asociado a una fractura por insuficiencia.

La RM permite diagnosticar con seguridad las fracturas supraacetabulares por insuficiencia al detectar una fractura curvilínea (en forma de ceja) de intensidad de señal baja paralela al techo del acetábulo, acompañada por edema de médula ósea circundante (señal baja en las imágenes T1W que se vuelve hiperintensa en T2W) (Figura 14.13). Estas fracturas se encuentran en la misma población de pacientes susceptibles de padecer fractura del sacro por insuficiencia (es decir, pacientes con osteoporosis y, sobre todo, quienes han recibido radioterapia en la pelvis, la cual debilita los huesos de forma significativa). La presencia de una fractura curvilínea de señal baja

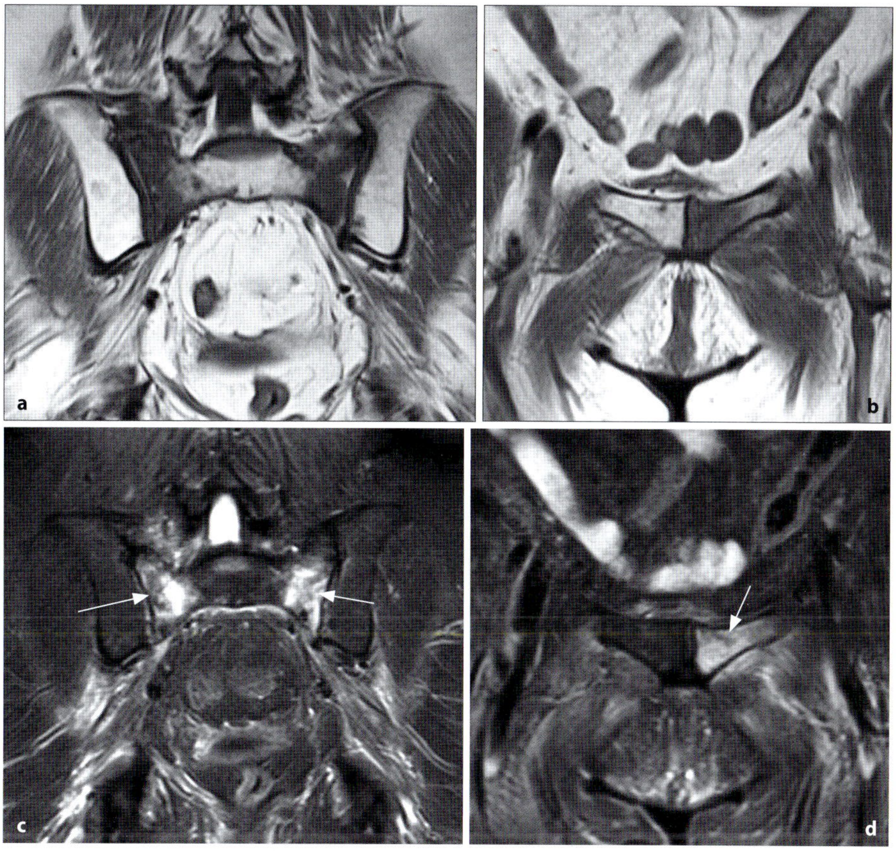

Figura 14.12 Fracturas por insuficiencia en la pelvis después de la radioterapia. **a, b** Imágenes coronales T1W en una mujer de 57 años de edad con antecedentes de radioterapia como tratamiento de una neoplasia maligna pélvica que revelan intensidad de señal baja anormal en ambas alas del sacro y en la rama izquierda del pubis. **c, d** Imágenes coronales en secuencia STIR que muestran líneas de fractura de intensidad baja en dichos sitios (*flechas*).

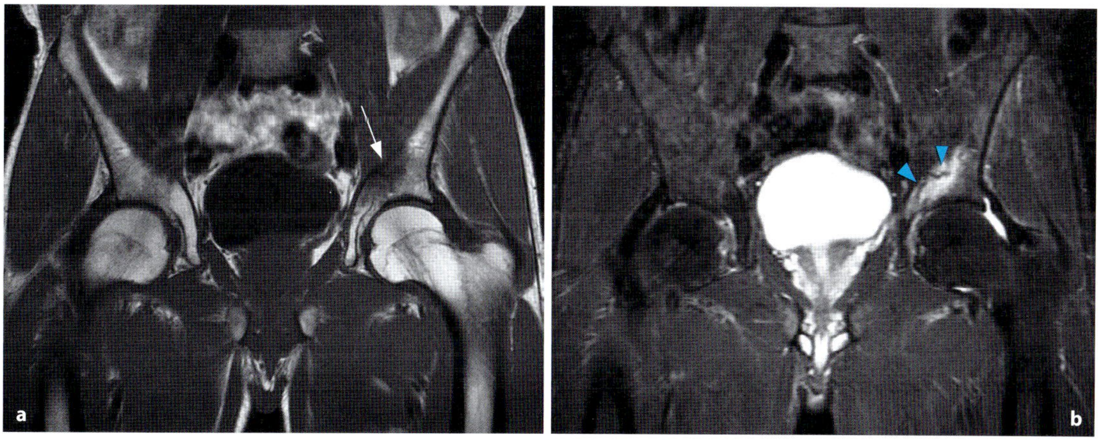

Figura 14.13 Fractura supraacetabular por insuficiencia. **a** Imagen coronal T1W en un corredor de 48 años de edad que se presentó con dolor en la cadera izquierda. Se evidencia edema de intensidad de señal baja en la región supraacetabular izquierda (*flecha*). **b** Imagen coronal en secuencia STIR que muestra una fractura curvilínea rodeada por edema; imagen diagnóstica de una fractura supraacetabular por insuficiencia (*puntas de flecha*). Si bien el paciente no tenía factores de riesgo conocidos, la absorciometría con rayos X de doble energía (DEXA) demostró que tenía una densidad ósea baja.

en el área de edema de médula ósea permite diferenciar de forma más precisa entre una fractura por insuficiencia y el edema medular secundario a un tumor; este último también puede presentar una masa de partes blandas y destrucción del acetábulo.

Fracturas de Salter (Cuadro 14.7)

En individuos con inmadurez esquelética puede manifestarse un deslizamiento epifisario traumático (Salter-Harris tipo 1) como resultado de un traumatismo al nacer o de un traumatismo accidental o no accidental. Si el centro de osificación de la cabeza femoral no está mineralizado, la radiografía convencional puede sugerir una displasia congénita de cadera (debido al desplazamiento lateral de la diáfisis femoral). Una secuencia T2W, en particular con eco de espín rápido y supresión grasa o en secuencia STIR (rápida), muestra edema y hemorragia a través de la fisis y diagnostica una lesión por cizallamiento que se observa en las fracturas tipo 1. En comparación con la radiografía convencional, la RM también permite identificar con mayor facilidad el ensanchamiento fisario.

El desplazamiento de la epífisis de la cabeza femoral se produce de forma predominante en adolescentes, habitualmente en niños de entre 10 y 17 años de edad y en niñas de entre 8 y 15 años. En general, los niños son afectados con mayor frecuencia que las niñas y esta entidad es más frecuente en afroamericanos que en caucásicos. La incidencia es especialmente elevada en niños con sobrepeso. Las causas propuestas incluyen crecimiento acelerado del adolescente, influencias hormonales, aumento de peso y de la actividad física; todos estos factores pueden resultar en esfuerzos repetitivos, que conllevan una fractura de Salter tipo 1 de la placa de crecimiento de la porción proximal del fémur.

Si la radiografía convencional es ambigua, se puede utilizar la RM para evaluar la relación entre la cabeza y el cuello del fémur. La RM exhibe una placa de crecimiento ensanchada con intensidad de señal alta anormal en las imágenes T2W a nivel de la placa de crecimiento y una epífisis femoral ubicada en situación posteromedial respecto de la metáfisis. En las imágenes coronales T1W, la placa de crecimiento tiene un aspecto más amplio que lo normal, lo que se visualiza como un mayor espesor de la fisis de señal baja (Figura 14.14). Estos hallazgos pueden ayudar al cirujano a planificar la operación. Una importante ventaja adicional de la RM es su capacidad para identificar las etapas iniciales de la osteonecrosis, la cual puede estar presente en el 15% de los niños que padecen esta entidad como consecuencia de la disminución de la irrigación sanguínea de la epífisis.

Cuadro 14.7 Desplazamiento de la epífisis de la cabeza femoral

- Edad: 10 a 17 años (hombres), 8 a 15 años (mujeres).
- Hombres > mujeres.
- Mayor incidencia en niños con sobrepeso.
- RM: ensanchamiento de la placa de crecimiento, con señal alta en T2:
  - Desplazamiento epifisario.

Fositas por hernia

Una "fosita por hernia" corresponde a una apertura que se observa con frecuencia en la corteza del cuello femoral. Se la observa sobre la superficie anterior del cuello femoral. Se produce un crecimiento de elementos fibrosos y cartilaginosos a través de una perforación cortical, lo que en las radiografías convencionales se visualiza como pequeñas áreas redondas y radiolúcidas, unilaterales o bilaterales, en la cara anterolateral del cuello femoral (en el cuadrante superior externo en el plano coronal). Por lo general, estas lesiones no cambian de forma y son asintomáticas, aunque pueden aumentar de tamaño en individuos de todas las edades, quizá como consecuencia de los cambios mecánicos, tales como los efectos de presión y abrasivo de la cápsula articular de la cadera y los músculos anteriores. Las fositas por hernia

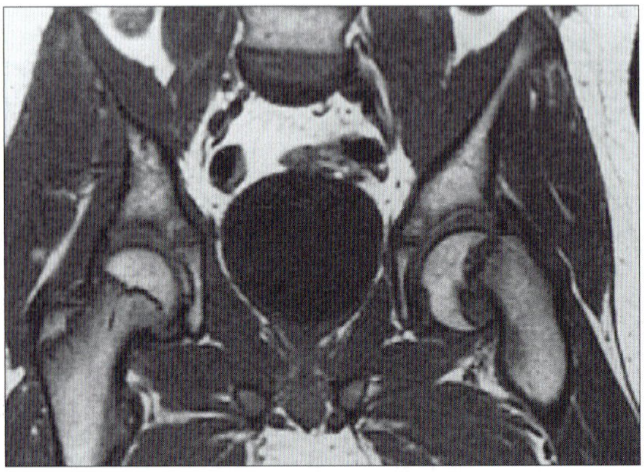

Figura 14.14 Desplazamiento de la epífisis de la cabeza femoral. Imagen coronal T1W que muestra un notable desplazamiento en sentido inferior de la cabeza femoral respecto de la placa de crecimiento en la cadera izquierda. Nótese la relación normal entre la cabeza y el cuello del fémur del lado derecho.

también pueden ser una manifestación del pinzamiento femoroacetabular secundario a esfuerzos repetitivos crónicos. En general, la RM muestra un foco bien delimitado de señal baja en las imágenes T1W y alta en T2W, compatible con líquido (Figura 14.15) o intensidad intermedia compatible con tejido fibroso en la ubicación típica.

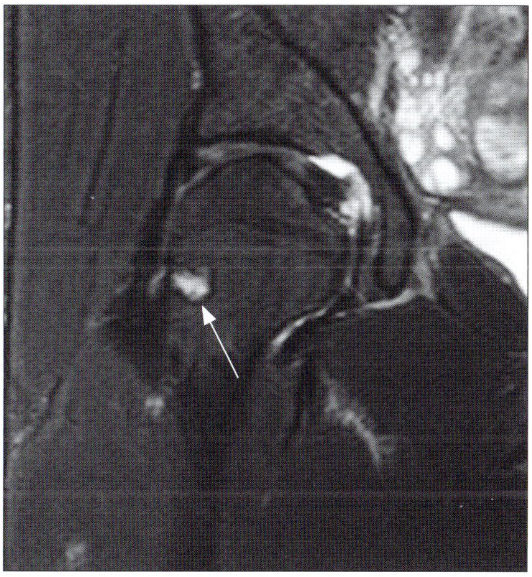

Figura 14.15 Fosita por hernia sinovial. Imagen coronal T2W con eco de espín rápido (FSE) y supresión grasa que muestra intensidad de señal alta en una lesión bien definida que se encuentra en una ubicación característica para fosita por hernia sinovial (*flecha*).

Tumores óseos

Lesiones óseas benignas (Cuadro 14.8)

La cadera no es un sitio específico para ningún tumor óseo en particular. En esta sección mencionaremos las lesiones encontradas con mayor frecuencia, junto con su aspecto característico. Un encondroma es una lesión benigna que puede ser un hallazgo incidental. Como sucede en otros huesos largos, es una entidad bien definida, de contorno lobular y de intensidad de señal entre baja e intermedia en las imágenes T1W (dependiendo del grado de calcificación presente) y de señal alta en T2W, con focos curvilíneos y puntiformes de intensidad de señal baja que representan componentes calcificados (Figura 14.16). No se observa edema de médula ósea asociado.

Otra lesión que se puede observar en la epífisis, los trocánteres (apófisis) o los huesos planos de la pelvis es el tumor de células gigantes. El aspecto en

Cuadro 14.8 Tumores óseos de la cadera y la pelvis frecuentes

Benignos
- Encondroma.
- Condroblastoma.
- Tumor de células gigantes.
- Geoda.

Malignos
- Enfermedad metastásica.
- Mieloma (plasmocitoma).
- Condrosarcoma.

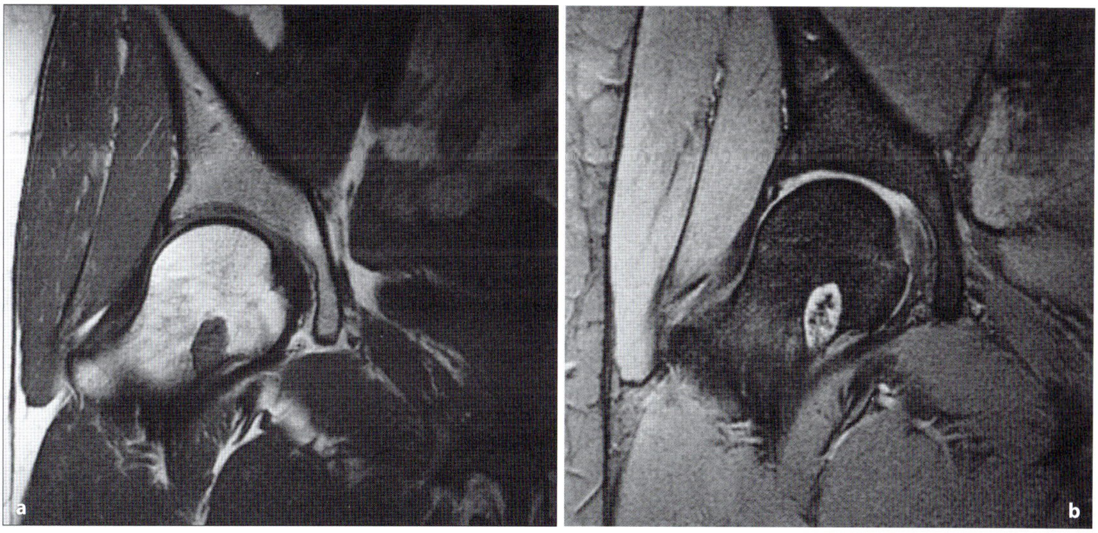

Figura 14.16 Encondroma. a Imagen coronal T1W que muestra un contorno lobular de intensidad de señal baja en el cuello femoral. b Imagen coronal T2W que muestra matriz condral de intensidad alta con algunas áreas puntiformes de señal baja, compatible con la calcificación observada en las radiografías convencionales.

las radiografías convencionales suele ser característico; la RM es útil si las imágenes convencionales no son diagnósticas. El tumor de células gigantes tiene intensidad de señal baja en las imágenes T1W y señal intermedia en T2W; por lo general, este tumor no adquiere una intensidad muy alta en T2W. La RM también sirve para definir la extensión local de la lesión y puede exhibir áreas de destrucción cortical y todo componente extraóseo de partes blandas. Un hallazgo patognomónico es la presencia de hemosiderina, que se observa como focos hipointensos dentro de la lesión en T1W y T2W.

En niños y adultos jóvenes, es posible encontrar un condroblastoma alrededor de la cadera. Al igual que con el tumor de células gigantes, el condroblastoma tiene predilección por las epífisis o las apófisis. La RM exhibe una lesión redonda de señal baja en las imágenes T1W; las imágenes T2W también muestran intensidad de señal entre baja e intermedia, por lo general con un área de edema medular de gran tamaño a su alrededor, que puede llegar hasta la metáfisis. La matriz condral calcificada se puede apreciar como áreas puntiformes de señal baja en el interior de la lesión, pero se la visualiza mejor en la TC o en las radiografías convencionales que en la RM. A veces, en esta lesión también es posible observar elevación perióstica. Además, no es infrecuente que esta lesión benigna tenga un pequeño componente de partes blandas. El edema de médula ósea asociado a esta lesión primaria del hueso puede ser intenso y llegar hasta la metáfisis (Figura 14.17).

En ocasiones, un quiste subcondral (intensidad baja en las imágenes T1W y alta en T2W [similar al líquido]) en la cabeza femoral o en el acetábulo puede adquirir un tamaño muy grande y simula una lesión agresiva o una necrosis avascular. Los quistes subcondrales pueden aumentar de tamaño con el tiempo y se los observa en entidades tales como artrosis, artritis reumatoidea y asociados a necrosis avascular. Buscar la presencia de alteraciones asociadas, tales como pérdida de cartílago con reducción del espacio articular, formación de osteofitos (artrosis), formación de tejido de granulación (artritis reumatoidea) o señal baja de forma curvilínea en la región subcondral (necrosis avascular) puede ayudar a confirmar el diagnóstico de quiste subcondral.

Lesiones óseas malignas

Ningún tumor primario maligno del hueso se localiza de forma específica en la cadera o la pelvis. El condrosarcoma es más frecuente en esta ubicación que otros tumores óseos malignos. Como se mencionó en el Capítulo 7, "Tumores", a veces puede ser difícil diferenciar un encondroma de un condrosarcoma. Una masa de partes blandas, el edema de médula ósea y una reacción perióstica son signos útiles que sugieren un condrosarcoma. Las lesiones metastásicas y el mieloma (plasmocitoma)

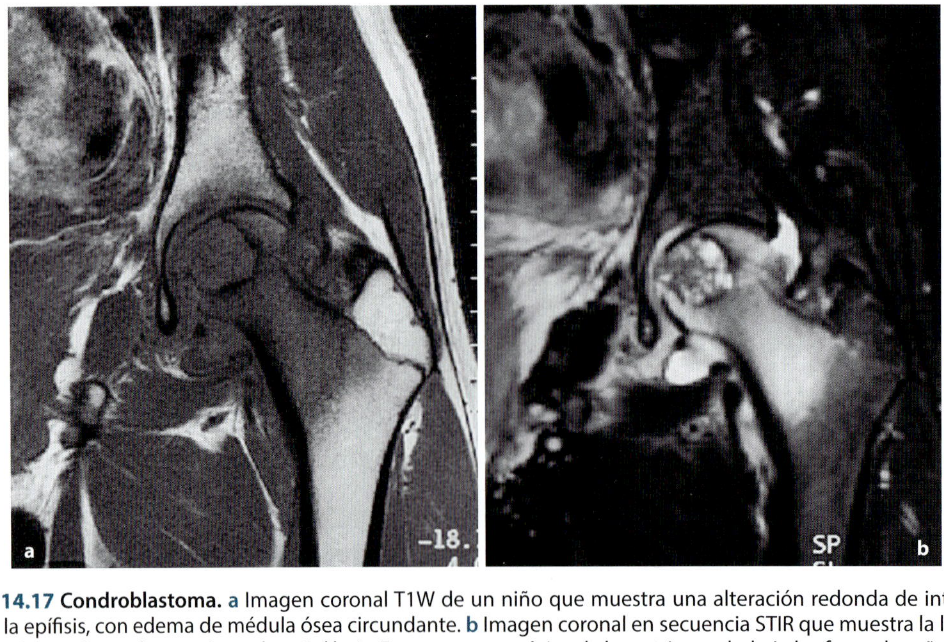

Figura 14.17 Condroblastoma. **a** Imagen coronal T1W de un niño que muestra una alteración redonda de intensidad baja en la epífisis, con edema de médula ósea circundante. **b** Imagen coronal en secuencia STIR que muestra la lesión en la epífisis femoral con algunas áreas de señal baja. Este aspecto es típico de la matriz condral; sin los focos de señal baja en T2, esto podría corresponder fácilmente a osteomielitis con una articulación séptica. Se observa edema de médula ósea alrededor de la lesión y en todo el cuello femoral.

son las entidades malignas que afectan a la cadera y la pelvis con mayor frecuencia y se analizan en detalle en el Capítulo 2, "Médula ósea".

Partes blandas

Alteraciones musculares y tendinosas

Cápsula y ligamentos normales

La cápsula articular se adhiere al borde acetabular y se extiende en sentido distal hasta cubrir el cuello femoral: en la cara anterior se inserta sobre la línea intertrocantérica y en la cara posterior, a mitad del cuello femoral. Los trocánteres mayor y menor son estructuras extracapsulares. La cápsula está revestida por la membrana sinovial, la cual no se visualiza en la RM cuando es normal. La cápsula está reforzada externamente por tres ligamentos: iliofemoral (que es el más fuerte), pubofemoral e isquiofemoral. El ligamento iliofemoral se inserta en la línea intertrocantérica y explica por qué la totalidad del cuello femoral es intracapsular. En alrededor del 15% de los individuos, se observa una separación entre los ligamentos iliofemoral y pubofemoral; esta separación permite la conexión entre la articulación de la cadera y la bursa del psoas ilíaco adyacente. La cápsula se identifica con mayor facilidad cuando la articulación está distendida (ya sea con líquido articular o con material de contraste intraarticular) y se aprecia como una estructura delgada de intensidad baja. En ocasiones, puede haber engrosamiento capsular en el contexto de derrames articulares recurrentes, lo que puede generar adherencias y engrosamiento fibrótico de la cápsula.

Músculos normales (Cuadro 14.9)

Es posible identificar cuatro grupos musculares que intervienen en el movimiento de la cadera. Los músculos anteriores (incluyendo el sartorio y el recto femoral) se encargan de la flexión, la abducción y la rotación externa del muslo. El psoas ilíaco (formado por los músculos ilíaco y los psoas mayor y menor) también tiene ubicación anterior y es el flexor de la cadera más fuerte. El grupo medial (que incluye los músculos recto interno [*gracillis*], pectíneo, aductor largo, aductor corto y aductor mayor) se encarga de la aducción, pero también interviene en la rotación interna y en la flexión de la cadera. Los músculos laterales (tensor de la fascia lata y glúteos mayor, medio y menor) extienden y abducen la cadera; los músculos piramidal, obturadores interno y externo, gemelos superior e inferior y cuadrado femoral se encargan de la rotación externa. Los músculos posteriores (isquiotibiales) incluyen el bíceps femoral, el semimembranoso y el semitendinoso, los cuales integran la extensión de la cadera con la flexión de la rodilla.

Cuadro 14.9 Estructuras de partes blandas normales de la cadera y la pelvis

Músculos
- Anteriores (flexión y abducción):
  - Sartorio.
  - Recto femoral.
- Mediales (aducción, rotación interna, flexión):
  - Grácil.
  - Pectíneo.
  - Aductores largo, corto y mayor.
- Laterales (extensión, abducción):
  - Tensor de la fascia lata.
  - Glúteos mayor, medio y menor.
- Rotadores externos:
  - Piriforme.
  - Obturadores interno y externo.
  - Gemelos superior e inferior.
  - Cuadrado femoral.
- Posteriores: extensión de la cadera y flexión de rodilla (isquiotibiales):
  - Bíceps femoral.
  - Semimembranoso.
  - Semitendinoso.
- Psoas ilíaco: flexión de la cadera y rotación externa del muslo.

Desgarros musculares (Cuadro 14.10)

Las lesiones de los músculos del muslo y sus inserciones pélvicas son frecuentes tanto en atletas entrenados como no entrenados. El patrón de lesión se analiza en gran detalle en el Capítulo 3, "Tendones y músculos". Es posible que en estos pacientes se solicite una RM para evaluar un cuadro de dolor tras una caída, en casos en los que las radiografías no evidencian fracturas. La RM puede evidenciar alteraciones musculares que pueden explicar los síntomas, al mismo tiempo que descarta una posible fractura subyacente. Los músculos isquiotibiales son los que se lesionan con mayor frecuencia, pero también existen las lesiones del cuádriceps y de los músculos aductores (Figura 14.18).

Cuadro 14.10 Alteraciones musculares

- Desgarros musculares:
  - Desgarro o avulsión de los isquiotibiales.
  - Rotura de los tendones de los glúteos medio y menor (síndrome de dolor del trocánter mayor).
- Hallazgos en la RM:
  - Isointensos con el músculo en las imágenes T1W.
  - Intensidad alta en el tendón en las imágenes T2W.
  - Rotura de fibras tendinosas (puede haber edema en el hueso y el músculo adyacentes).

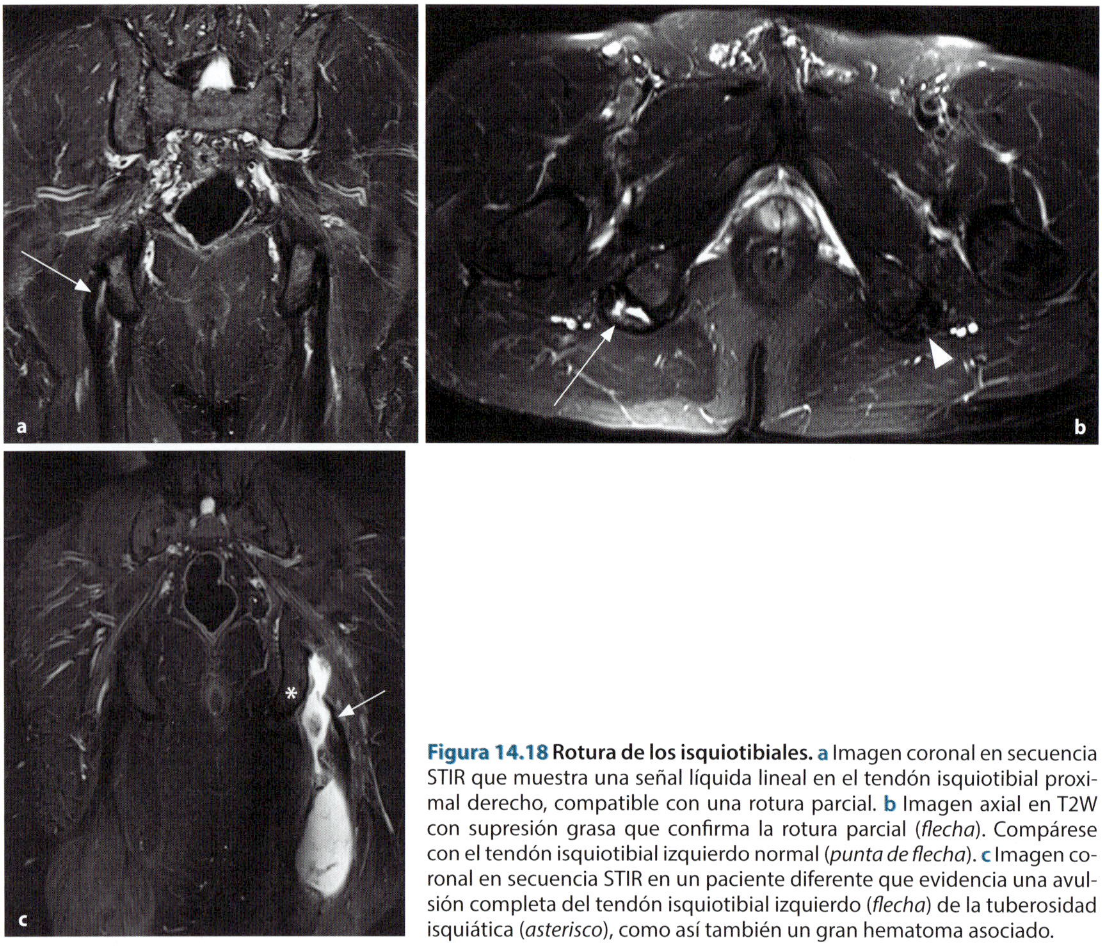

Figura 14.18 Rotura de los isquiotibiales. **a** Imagen coronal en secuencia STIR que muestra una señal líquida lineal en el tendón isquiotibial proximal derecho, compatible con una rotura parcial. **b** Imagen axial en T2W con supresión grasa que confirma la rotura parcial (*flecha*). Compárese con el tendón isquiotibial izquierdo normal (*punta de flecha*). **c** Imagen coronal en secuencia STIR en un paciente diferente que evidencia una avulsión completa del tendón isquiotibial izquierdo (*flecha*) de la tuberosidad isquiática (*asterisco*), como así también un gran hematoma asociado.

Rotura de los tendones de los glúteos medio y menor

Esta situación también se ha denominado "síndrome de dolor del trocánter mayor" y "desgarro del manguito de los rotadores de la cadera". Los pacientes refieren dolor sordo crónico alrededor de la cadera o la región de la ingle que empeora al cargar pesos y con la abducción de la cadera contra resistencia. A menudo, los síntomas simulan una patología intraarticular de cadera. El dolor se asocia a tendinopatía o rotura de los tendones de los glúteos medio o inferior y a desgarro de estos músculos. Esta entidad afecta a mujeres de mediana edad o ancianas con una frecuencia cuatro veces mayor que a los hombres, y se piensa que se trata de un proceso degenerativo progresivo.

El tendón del glúteo medio se inserta en la porción posterosuperior del trocánter mayor, mientras que el del glúteo medio se inserta en la porción anterosuperior del trocánter. La RM puede evidenciar engrosamiento y señal intermedia en los tendones (tendinosis), como así también su rotura parcial o completa (Figuras 14.19 y 14.20). La señal alta anormal puede extenderse hasta abarcar los glúteos medio o menor y se identifica mejor en las imágenes T2W. Las imágenes coronales y axiales son las más útiles para hacer el diagnóstico.

Pubalgia del atleta

El dolor inguinal en un atleta de competición es una entidad frecuente y compleja. A menudo afecta a atletas que practican deportes en los que se realizan movimientos de torsión y rotación, como el fútbol americano, el hockey sobre hielo, el fútbol y el *lacrosse*. De los cuatro músculos aductores, el aductor largo es el principalmente afectado en atletas con dolor inguinal. Suele asociarse a microdesgarros a nivel de la inserción del aductor largo en el pubis (Figura 14.21). La identificación del signo de la hendidura secundaria (intensidad de señal alta entre el origen del aductor y la sínfisis) o la presencia de edema de médula ósea en la sínfisis debe hacer pensar que el dolor en la entrepierna se relaciona con esta

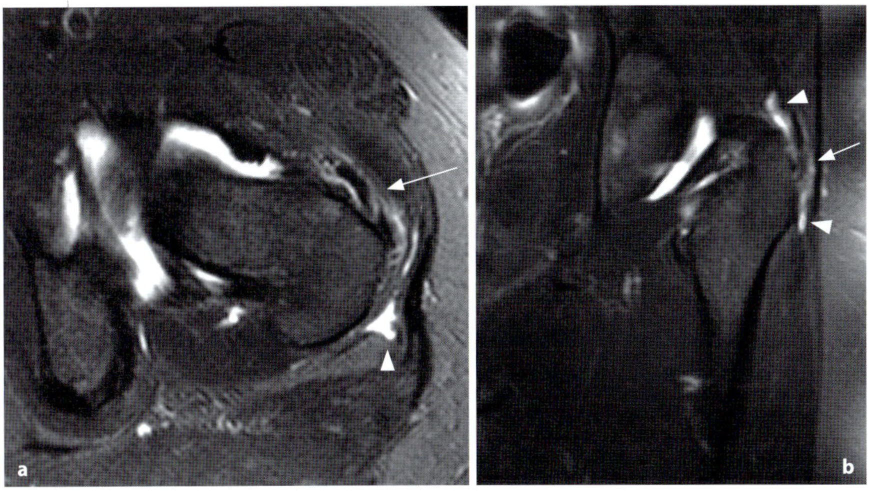

Figura 14.19 Rotura de los tendones de los glúteos medio y menor con bursitis trocantérea. a Imagen axial en secuencia STIR (artrografía por RM). El tendón del glúteo menor está parcialmente roto (*flecha*) y se observa una pequeña cantidad de líquido en la bursa trocantérea (*punta de flecha*). **b** Imagen coronal en secuencia STIR en el mismo paciente que muestra una rotura parcial del tendón del glúteo medio (*flecha*), junto con pequeñas cantidades de líquido en la bursa (*puntas de flecha*).

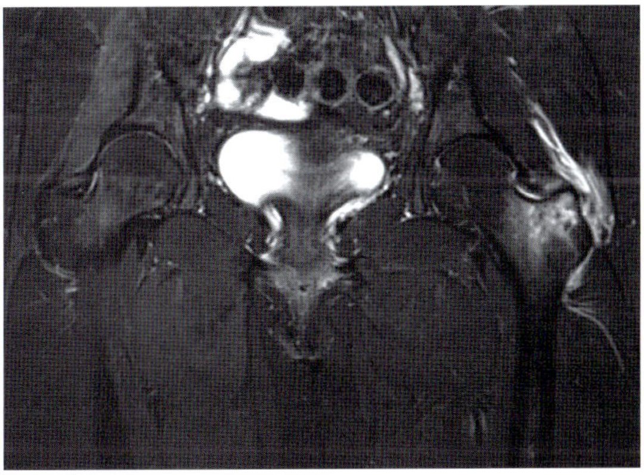

Figura 14.20 Rotura del tendón del glúteo medio. Imagen coronal en secuencia STIR en una mujer de 34 años de edad con dolor en la cadera izquierda que muestra un desgarro de alto grado del músculo glúteo medio y su tendón, como así también edema de médula ósea prominente en el trocánter mayor.

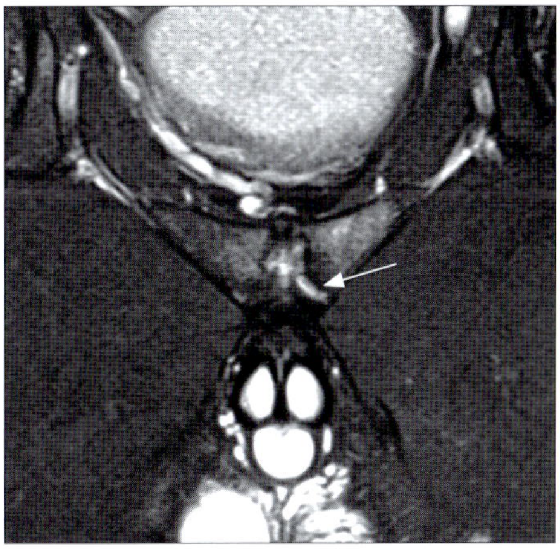

Figura 14.21 Pubalgia del atleta. Imagen axial oblicua en T2W con supresión grasa que muestra señal igual a la del líquido en la sínfisis púbica y a lo largo de la inserción de los tendones de los aductores del lado izquierdo (*flecha*) en este jugador de béisbol universitario. Nótese también el edema de médula ósea alrededor del pubis, más voluminoso del lado izquierdo que del derecho, lo que indica la presencia de lesiones óseas por estrés asociadas.

entidad. Estos hallazgos se identifican con mayor facilidad utilizando un campo de visión más pequeño y una bobina superficial.

Lesiones de los isquiotibiales

El dolor de glúteos es un síntoma frecuente en todos los grupos etarios. Una causa infravalorada es una lesión de los tendones de los isquiotibiales, los cuales incluyen el bíceps femoral, el semitendinoso y el semimembranoso. Estos tendones pueden presentar un espectro de patologías, desde tendinosis, pasando por roturas parciales o completas, hasta avulsión franca que provoca dolor glúteo (Figura 14.22).

A menudo se considera que los síntomas del paciente corresponden a dolor ciático y es probable que se solicite un estudio de la columna lumbar, en cuyo caso se pasa por alto la patología de los isquiotibiales. En todo estudio de RM de la pelvis y las caderas se debe evaluar el origen de los isquiotibiales en la tuberosidad isquiática.

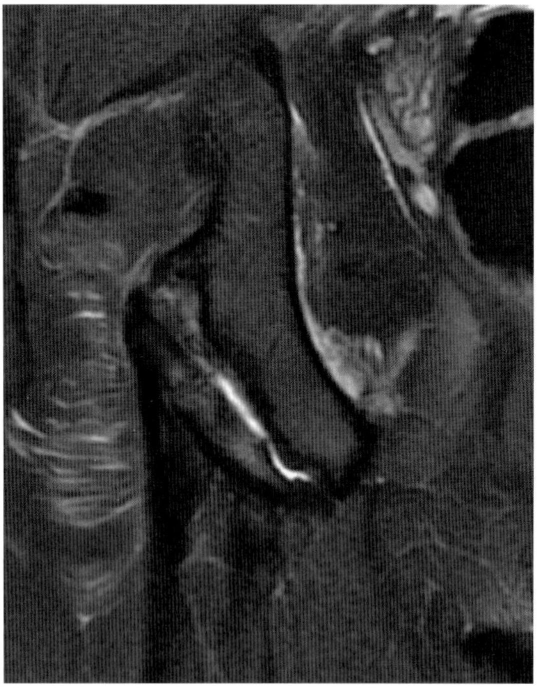

Figura 14.22 Avulsión del tendón isquiotibial. Imagen coronal en T2W con supresión grasa que muestra señal anormal en el origen del tendón isquiotibial y en el hueso.

Síndrome del piriforme

El nervio ciático sale de la escotadura ciática mayor y tiene una íntima asociación con el músculo piriforme. El nervio suele ubicarse inmediatamente por debajo de este músculo, aunque puede haber variaciones en la relación entre estas estructuras. El nervio ciático está formado por dos componentes: los nervios tibial y peroneo común. Este último puede atravesar el músculo piriforme, mientras que el nervio tibial discurre por debajo de este; también es posible que ambos nervios atraviesen el músculo; por último, el nervio peroneo puede extenderse sobre la superficie superior del músculo piriforme. Debido a esta variación en la ubicación del nervio ciático, la compresión, la hipertrofia o la lesión del músculo piriforme pueden provocar irritación del nervio, lo que simula los síntomas radiculares causados por la enfermedad discal.

La RM puede evidenciar asimetría en el tamaño del músculo piriforme comparado con el homólogo contralateral. En pacientes con síndrome del piriforme por lo general no hay alteraciones en la señal ni en el tamaño del músculo piriforme, a menos que existiera un traumatismo directo. En estos casos, es posible identificar intensidad alta en las imágenes T2W secundaria a edema o hematoma.

Otros músculos y tendones

También puede haber lesiones en los otros grupos musculares alrededor de la cadera. Los hallazgos en la RM son idénticos a los observados en músculos y tendones de cualquier otra parte del cuerpo. Las imágenes T2W con supresión grasa o en secuencia STIR aumentan la visibilidad del líquido anormal/edema, y son las recomendadas para evaluar estas estructuras. Los tendones pueden estar adelgazados o engrosados, tener intensidad intermedia anormal en T2 (tendinopatía) o señal igual a la del líquido (rotura parcial) en su interior, o tener una solución de continuidad o estar desprendidos de sus inserciones óseas (rotura completa). En casos de dolor de cadera donde se busca detectar una fractura oculta, un desgarro muscular o un hematoma pueden explicar el dolor cuando no se ha encontrado la fractura.

Nervios

Nervios normales

El nervio adyacente a la cadera de mayor calibre es el ciático, el cual tiene una ubicación inmediatamente posterior a la columna posterior del acetábulo y lateral a la tuberosidad isquiática. Por lo general, se origina en las raíces nerviosas ventrales de L4-S3, sale a nivel de la porción piriforme del agujero isquiático mayor y discurre entre la tuberosidad isquiática y el trocánter mayor. Está rodeado por grasa y se ubica entre el músculo cuadrado femoral en situación anterior y el glúteo mayor en situación posterior. En las imágenes axiales de RM, el nervio ciático se identifica con facilidad como una estructura granulada de intensidad intermedia rodeada por grasa justo lateral al origen de los isquiotibiales (tuberosidad isquiática) (*v.* Figura 14.1).

Nervio ciático anormal

El nervio ciático puede estar comprimido por una masa cercana o puede sufrir un traumatismo directo, lo cual puede provocar una tumefacción del nervio. La ubicación del nervio alrededor de la cadera lo vuelve proclive a las lesiones traumáticas. El nervio lesionado puede presentar aumento de calibre focal o difuso y puede exhibir señal aumentada en las imágenes T2W. El Capítulo 4, "Nervios periféricos", contiene un análisis exhaustivo de las patologías nerviosas. Otra entidad que puede afectar al nervio ciático es el hamartoma fibrolipomatoso (Figura 14.23).

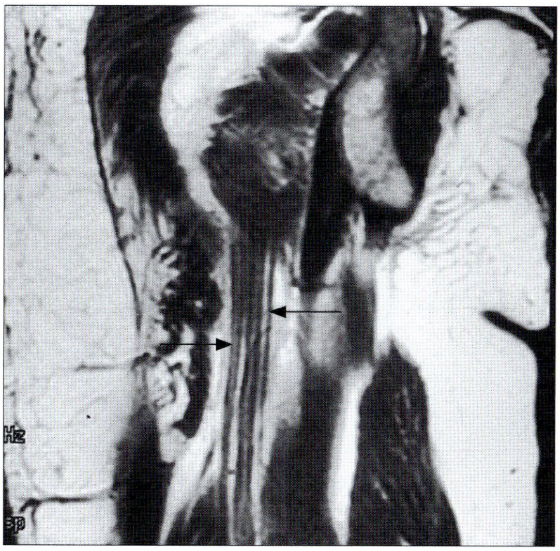

Figura 14.23 Hamartoma fibrolipomatoso del nervio ciático. Imagen coronal en T1W que muestra múltiples fascículos del nervio ciático rodeados por grasa (*flechas*) en este paciente con síntomas ciáticos.

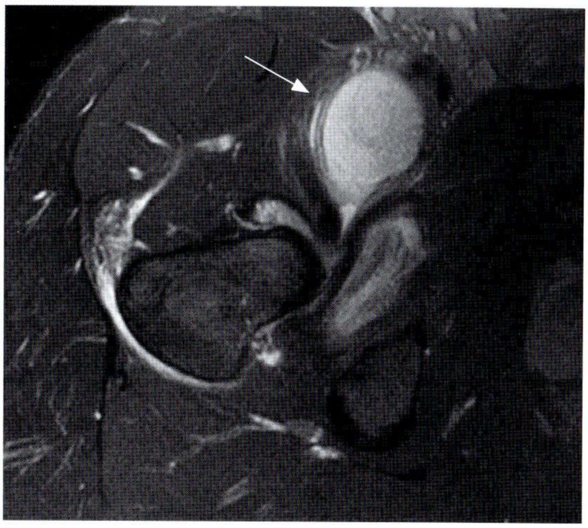

Figura 14.24 Bursitis del psoas ilíaco. Imagen axial en T2W en un hombre de 30 años de edad con artritis reumatoidea y dolor en la cadera derecha. Se visualiza una masa de intensidad alta adyacente al tendón del psoas ilíaco (*flecha*), compatible con una bursitis del psoas ilíaco. Se evidencia el cuello que conecta con el espacio articular.

Bursas sinoviales (Cuadro 14.11)

Bursa del psoas ilíaco

La bursa del psoas ilíaco es la bursa sinovial más grande del cuerpo. Puede distenderse y provocar dolor inguinal. En el 15% de la población, la bursa se comunica con la articulación de la cadera y puede distenderse en presencia de un derrame articular voluminoso. A menudo se distiende en pacientes con artritis reumatoidea o artrosis (Figura 14.24). La distensión de esta bursa sinovial puede explicar el dolor inguinal o de cadera de un paciente.

Cuadro 14.11 Bursas sinoviales

Psoas ilíaco

- Es la bursa sinovial más grande del cuerpo.
- En el 15% de los individuos se comunica con la articulación de la cadera.
- Resulta distendida en enfermedades inflamatorias, infecciones, enfermedades degenerativas.
- Puede haber dolor inguinal y una masa palpable.
- Tiene ubicación anterior a la articulación de la cadera.

Bursitis del trocánter mayor

- Flexión de cadera de forma repetitiva.
- Dolor en la región lateral de la cadera.
- Tiene ubicación lateral al trocánter mayor.

Hallazgos en la RM

- Isointensa con el músculo en T1.
- Intensidad alta en T2, isointensa con el líquido articular.

La bursa del psoas ilíaco tiene una ubicación inmediatamente anterior a la articulación de la cadera y es adyacente a los vasos femorales, al nervio femoral y al músculo psoas ilíaco. No se la observa en la RM a menos que esté distendida con líquido en su interior. Si se administra contraste intravenoso, la bursa se detecta con facilidad debido a su realce periférico sin realce del líquido central, lo que la distingue de una verdadera masa inguinal anterior (Figura 14.25). La bursitis se puede tratar mediante aspiración y una inyección intrabursal de corticoides, pero si la bursitis es consecuencia del líquido articular comunicante secundario a una patología de la cadera, es probable que haya recidiva si no se trata la afección intraarticular.

Bursitis del trocánter mayor

La bursitis trocantérea es otra causa de dolor de cadera que a menudo resulta de la flexión repetitiva de la cadera. Los pacientes suelen localizar el dolor en la cara lateral de la cadera. En cuanto al cuadro clínico, puede ser imposible diferenciarla de las patologías de los músculos glúteos medio o menor o sus tendones, que también se presentan en una población similar de individuos de mediana edad o ancianos. Por lo general, los pacientes reciben tratamiento con fármacos antiinflamatorios, pero si el dolor no responde, una inyección de corticoides intrabursal puede ser útil.

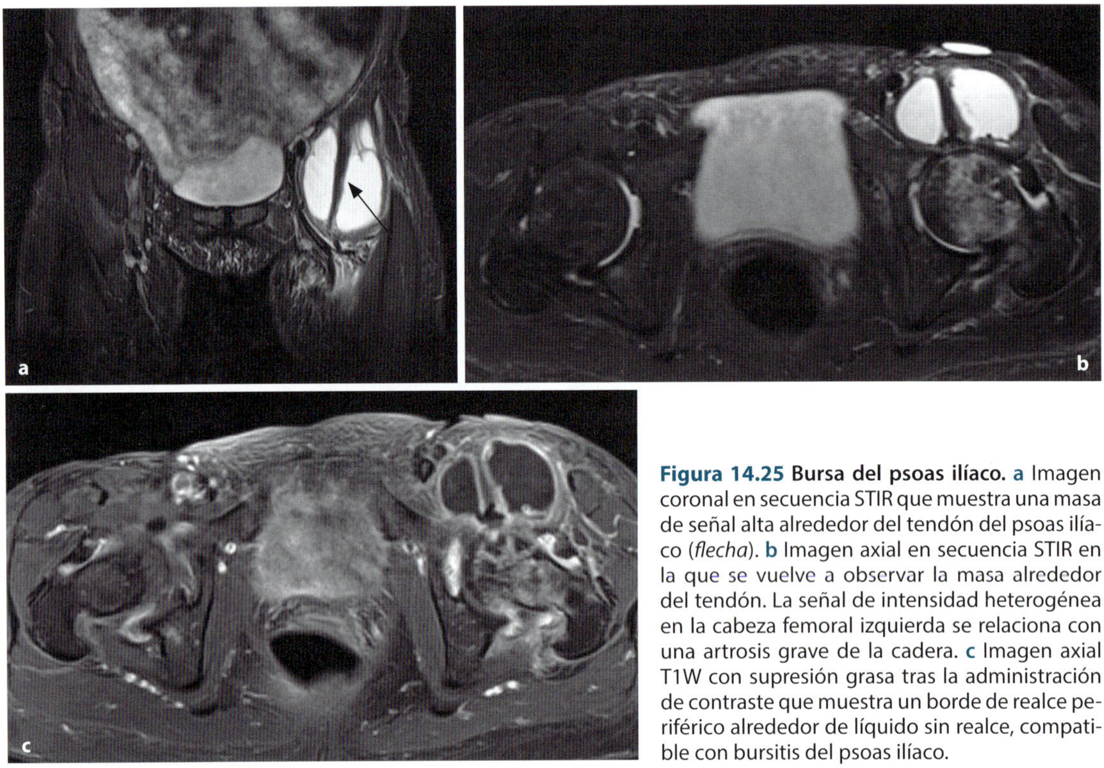

Figura 14.25 **Bursa del psoas ilíaco.** **a** Imagen coronal en secuencia STIR que muestra una masa de señal alta alrededor del tendón del psoas ilíaco (*flecha*). **b** Imagen axial en secuencia STIR en la que se vuelve a observar la masa alrededor del tendón. La señal de intensidad heterogénea en la cabeza femoral izquierda se relaciona con una artrosis grave de la cadera. **c** Imagen axial T1W con supresión grasa tras la administración de contraste que muestra un borde de realce periférico alrededor de líquido sin realce, compatible con bursitis del psoas ilíaco.

En las secuencias sensibles a líquidos, el principal hallazgo de la bursitis trocantérea es la intensidad de señal aumentada (similar a la del líquido) de disposición paralela al trocánter mayor, a menudo intercalada alrededor de los tendones del trocánter mayor (Figura 14.26). A menudo, en pacientes sin síntomas de bursitis hay una pequeña cantidad de líquido intrabursal de forma bilateral. Si la cantidad de líquido es asimétrica o bastante prominente cuando es unilateral, se puede sugerir un diagnóstico de bursitis.

Tumores de partes blandas (Cuadro 14.12)

Tumores de partes blandas benignos

No hay tumores de partes blandas que afecten de forma específica a la región de la cadera. Una lesión que se observa con cierta frecuencia es el lipoma, el cual puede tener una ubicación subcutánea o intramuscular. El lipoma se identifica con facilidad en la RM debido a que su intensidad de señal es igual a la del tejido adiposo en todas las secuencias de exploración: señal de intensidad alta en las imágenes T1W, que resulta suprimida en las imágenes con supresión grasa. El tumor desmoide de partes blandas (que es un tumor fibroso benigno localmente agresivo) puede presentar características inespecíficas en la RM, señal baja en las imágenes T1W y señal aumentada en T2W, pero debido al predominio del componente fibroso, puede exhibir intensidad intermedia en T2W, lo cual representa un signo útil cuando está presente.

Tumores de partes blandas malignos (*v.* Cuadro 14.12)

El tumor de partes blandas maligno más frecuente es el fibrohistiocitoma maligno. Este tumor no es específico de la cadera o de la región de la pelvis, pero se lo debe considerar en el diagnóstico diferencial de toda masa de partes blandas que exhiba características inespecíficas en la RM.

Otros sarcomas de partes blandas, tales como el liposarcoma y el sarcoma de células sinoviales, por lo general también exhiben características inespecíficas en las imágenes (señal baja en T1W y alta en T2W). Sin embargo, a veces un sarcoma sinovial puede simular una masa llena de líquido debido a que presenta señal similar a la de líquidos en las imágenes T2W (es decir, señal muy intensa). El gadolinio es útil para diferenciar esta lesión de un quiste. Además, la secuencia T1 puede ser de utilidad debido a que en las imágenes T1W el sarcoma sinovial a menudo es levemente hiperintenso respecto del músculo, mientras que el líquido en el interior de un quiste es isointenso

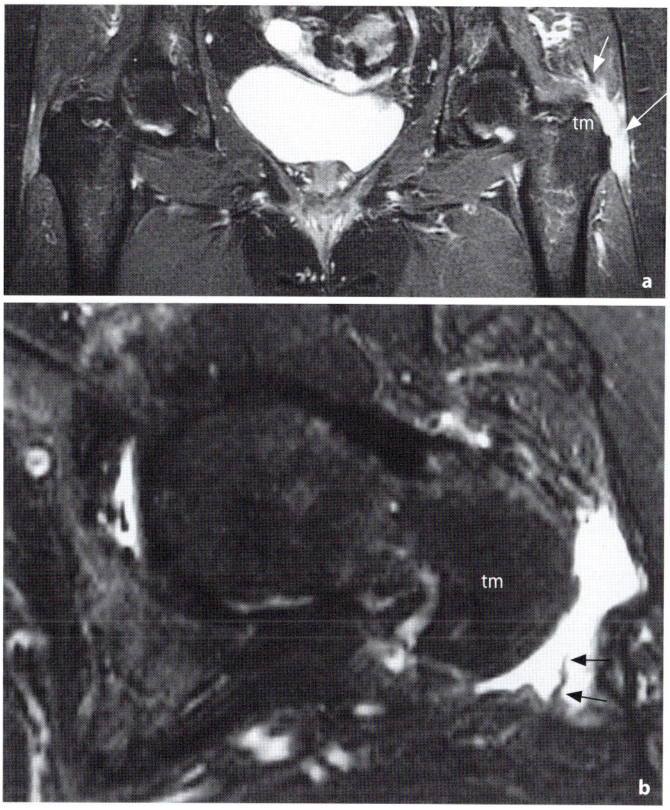

Figura 14.26 Bursitis del trocánter mayor y rotura del tendón del glúteo medio. **a** Imagen coronal en secuencia STIR que muestra intensidad de señal alta alrededor del trocánter mayor (tm; *flecha larga*). También se observan rotura y retracción del tendón del glúteo medio (*flecha corta*). **b** Imagen axial que muestra una colección líquida bien definida, compatible con bursitis del trocánter mayor. El tendón del glúteo medio está roto (*flechas*). La bursitis del trocánter mayor a menudo se asocia a rotura del tendón del glúteo medio.

o de intensidad menor que la del músculo. Los liposarcomas contienen cantidades variables de grasa, aunque algunas lesiones de alto grado no tienen grasa en absoluto, por lo que pueden no presentar intensidad alta en T1W como sería de esperar en una masa con contenido adiposo.

Cuadro 14.12 Tumores de partes blandas de la cadera y la pelvis

Benignos
- Lipoma (señal igual a la de la grasa en la RM).
- Tumores desmoides: localmente agresivos (señal baja en T1W, por lo general señal baja en T2W).
- No hay tumores específicos de la cadera o la pelvis.

Malignos
- Histiocitoma fibroso maligno:
  - Características en la RM:
    - Señal baja en T1W.
    - Señal baja a intermedia en T2W.
- Liposarcoma (puede tener grasa):
  - Características en la RM:
    - Puede tener señal un poco alta en T1W (grasa).
    - Por lo general, señal baja en T1W y alta en T2W.
- Sarcoma de células sinoviales:
  - Características en la RM:
    - A veces puede tener intensidad muy alta en T2W (similar al líquido).
    - Por lo general, señal baja en T1W y alta en T2W.

Articulaciones

Ligamento redondo normal

El ligamento redondo y el pulvinar (tejido fibroadiposo extrasinovial) están contenidos dentro de la fosa acetabular (la porción no articular medial del acetábulo). El ligamento redondo está formado por dos haces (uno que se origina en el lado isquiático y otro en el lado púbico del acetábulo) y discurre desde la fosa acetabular hasta la fóvea central de la cabeza femoral. En estudios recientes se ha establecido que el ligamento redondo es un importante estabilizador de la cadera cuando se adopta la posición de cuclillas (flexión y rotación externa de la cadera), en particular en pacientes con inestabilidad ósea. Los síntomas de las alteraciones del ligamento redondo (rotura o esguince) son inespecíficos y pueden simular una amplia gama de trastornos de la cadera, incluyendo pinzamiento e inestabilidad. La RM puede evidenciar engrosamiento del ligamento con aumento de la intensidad de señal, pero estos hallazgos pueden ser muy sutiles y se pasan por alto con facilidad. El diagnóstico definitivo se realiza mediante artroscopia. En niños, el ligamento redondo transporta la arteria que irriga la cabeza femoral. En adultos, a irrigación asociada a este ligamento suele involucionar.

Labrum (Cuadro 14.13)

El *labrum* acetabular es un borde de tejido fibrocartilaginoso alrededor del margen del acetábulo que aumenta la profundidad de la fosa acetabular y proporciona cobertura adicional para la cabeza femoral. El *labrum* es inervado por nervios que cumplen un papel en la propiocepción y en la sensibilidad algésica. El *labrum* normal es una estructura triangular en las imágenes axiales, sagitales y coronales que está adherida al borde del acetábulo. El *labrum* normal es de intensidad baja en todas las secuencias de exploración (Figura 14.27).

Cuadro 14.13 *Labrum*

Normal
- Se lo aprecia mejor con bobinas superficiales y con contraste intraarticular.
- Forma triangular; señal baja en todas las secuencias.

Anormal
- Los pacientes refieren un chasquido, dolor ± disminución del rango de movimiento.
- Aspecto en la RM:
  - Intensidad de señal alta en el *labrum* o a través de este (señal alta difusa o lineal).
  - Contorno deformado.
  - Desprendimiento del acetábulo.
  - Pinzamiento femoroacetabular.

Desgarros del *labrum*

Los síntomas del desgarro del *labrum* incluyen dolor persistente, sensación de chasquido o disminución del rango de movimiento. Estos desgarros pueden resultar de una lesión aguda, de estrés crónico (pinzamiento femoroacetabular) o displasia congénita de cadera. Es necesario adaptar el protocolo para evaluar el *labrum* de forma efectiva. Si el cuadro clínico hace pensar en una alteración del *labrum*, se recomienda utilizar un campo de visión más pequeño, un espesor de corte delgado y una menor separación entre cortes empleando una bobina superficial, en lugar de explorar toda la pelvis. La administración de contraste intraarticular o la presencia de derrame articular que delimita el *labrum* proporcionan una mayor confianza en el diagnóstico de patología labral.

Debido a la orientación oblicua del *labrum*, se ha propuesto que las imágenes radiales pueden ser útiles para evaluar en mayor detalle estas patologías. Estudios posteriores demostraron que las imágenes radiales no permiten observar desgarros del *labrum* no visualizados en los planos de exploración convencionales.

Una adición de utilidad al protocolo para la evaluación del *labrum* y un posible pinzamiento femoroacetabular concomitante es la exploración en un plano axial oblicuo orientado en un plano paralelo al cuello femoral. Esta orientación es

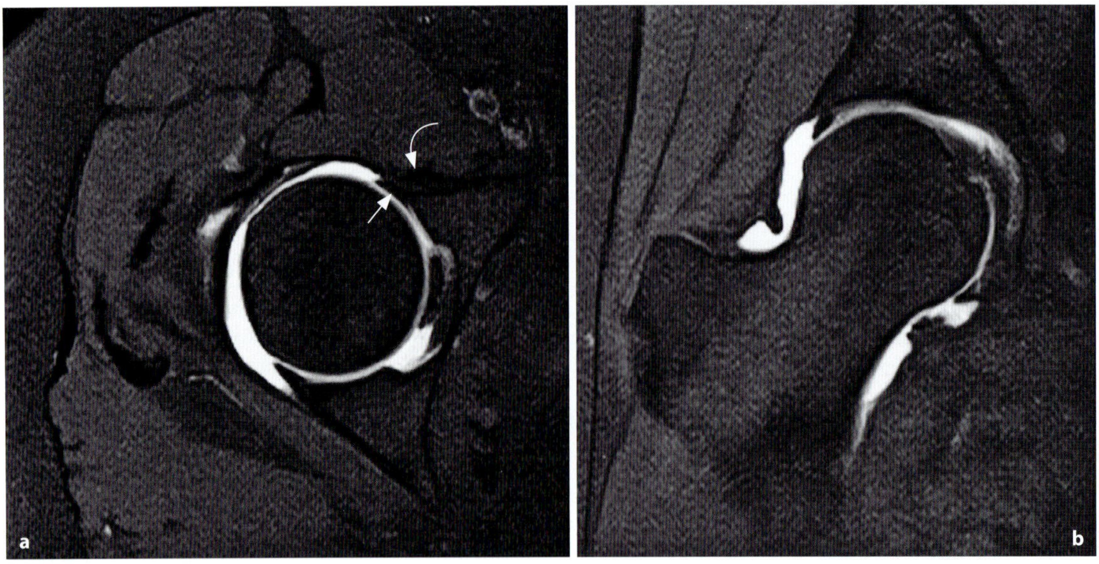

Figura 14.27 ***Labrum* normal. a** Imagen axial T1W con supresión grasa y administración de contraste intraarticular que muestra una estructura triangular de intensidad baja que representa el aspecto normal del *labrum* (*flecha corta*). La estructura de intensidad baja adyacente al *labrum* es el tendón del psoas ilíaco (*flecha curva*). Es necesario conocer la relación normal entre el *labrum* y el tendón del psoas ilíaco para no diagnosticar erróneamente un desgarro del *labrum*. **b** Imagen coronal T1W que muestra una estructura de intensidad baja que representa el *labrum* normal.

especialmente útil para identificar desgarros labrales anterosuperiores (que es la ubicación más frecuente) y para reconocer una deformidad tipo *cam* o "en leva", como se puede apreciar en el pinzamiento femoroacetabular.

En la RM, el *labrum* anormal se observa como señal de intensidad alta de forma lineal o difusa en su interior, deformidad del contorno del *labrum* (pérdida de la estructura triangular normal) (Figura 14.28) o desprendimiento del acetábulo (Figuras 14.29 y 14.30; *v.* Figura 14.23). La presencia de una estructura redonda, amorfa y de intensidad alta en la sustancia del *labrum* es el resultado de un proceso degenerativo, una situación que no se considera significativa desde el punto de vista clínico. Para caracterizar la extensión de la patología labral, se ha propuesto utilizar el formato de esfera de reloj para localizar los desgarros labrales, junto con una descripción de la intensidad de señal del *labrum*. Utilizar cuadrantes para describir los desgarros labrales resulta útil. Por convención, con el formato de esfera de reloj y la cara anterior del *labrum* orientada hacia la izquierda, la posición de hora 3 corresponde a la porción media anterior del *labrum* y la posición de hora 9, a la porción media posterior. (De más está decir que la posición de hora 12 corresponde a la porción superior del *labrum* y la posición de hora 6, a la porción inferior). Al igual que en el hombro, un desgarro labral puede dar origen a un quiste paralabral (Figura 14.31); por lo tanto, la identificación de un quiste paralabral es un fuerte indicio de un desgarro labral asociado.

Una dificultad en la exploración es la extensión del cartílago acetabular por debajo de la cara medial del *labrum*, el cual no se debe confundir con un desgarro labral ni con un desprendimiento. Otro problema puede estar representado por el tendón del psoas ilíaco en el sitio donde discurre en situación anterior al *labrum*. Es importante comprender esta relación debido a que la intensidad alta entre estas dos estructuras de señal baja puede simular un desgarro labral (*v.* Figura 14.29). En los Estados Unidos, la mayoría de los desgarros labrales tienen ubicación anterosuperior, mientras que en países asiáticos el defecto es más frecuente en la región posterior. Una posible explicación para esta desigualdad es la posición en cuclillas que adoptan muchos asiáticos para relajarse. Puede indicarse una

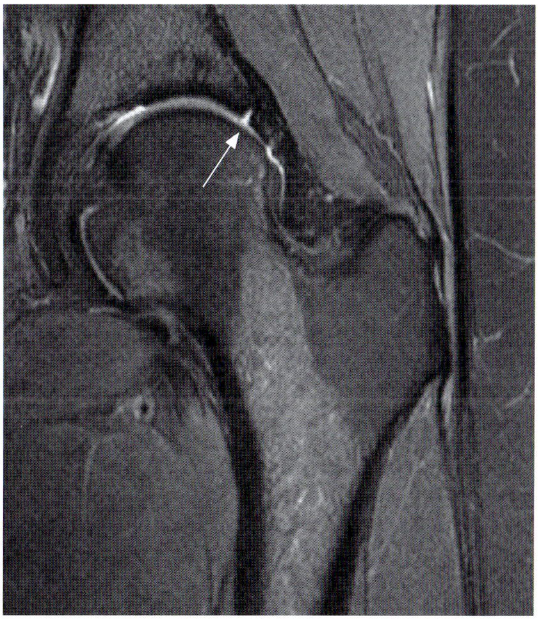

Figura 14.28 Desgarro labral lineal. Imagen coronal T1W con supresión grasa y administración de contraste intraarticular. Se identifica una línea de intensidad alta a través de la superficie del *labrum* (*flecha*). La porción restante del *labrum* perdió su configuración triangular.

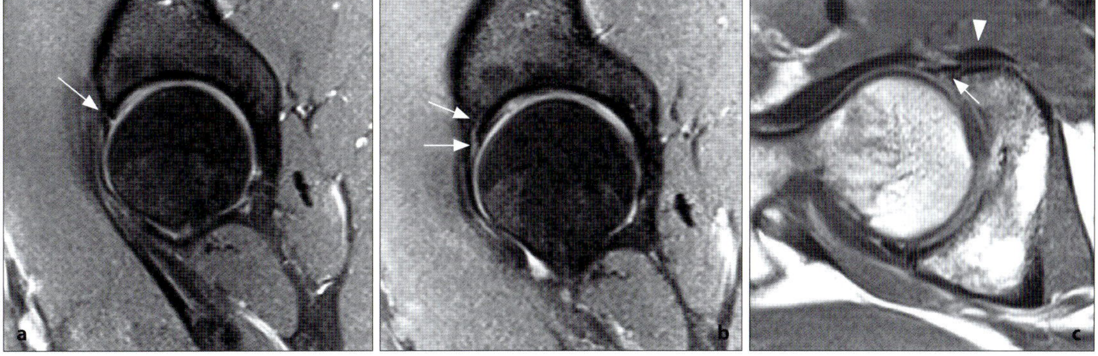

Figura 14.29 Desgarro labral anterosuperior. a, b Imágenes sagitales en densidad protónica con supresión grasa que evidencian un desgarro de la porción anterosuperior del *labrum* (*flechas*). **c** Imagen axial oblicua en densidad protónica que confirma el desgarro (*flecha*). Nótese también el tendón del psoas ilíaco adyacente (*punta de flecha*).

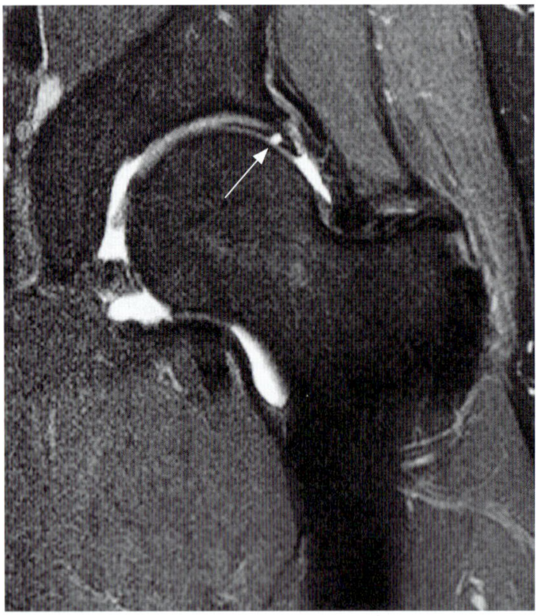

Figura 14.30 Desgarro labral superior. Imagen coronal en T2W con supresión grasa y administración de contraste intraarticular que muestra líquido en la interfase entre el *labrum* y el cartílago (*flecha*).

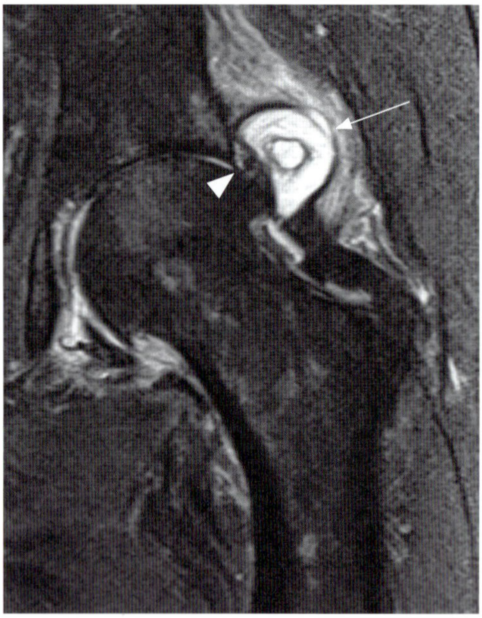

Figura 14.31 Desgarro labral con quiste paralabral. Imagen coronal T2W FSE con supresión grasa que muestra una colección líquida (*flecha*) adyacente a un *labrum* desgarrado y con cambios degenerativos (*punta de flecha*), compatible con un quiste paralabral. Nótense la importante pérdida de cartílago y los osteofitos en este paciente con artrosis avanzada.

intervención quirúrgica para la reparación de alteraciones labrales. Sin embargo, los desgarros labrales aislados en la artroscopia no son tan frecuentes como los desgarros labrales asociados a patologías intraarticulares, tales como alteraciones condrales y óseas.

Cartílago articular normal

El acetábulo no está totalmente cubierto por cartílago articular. Alrededor de la cara no articular medial del acetábulo (fosa acetabular) se encuentra la porción articular del acetábulo, que está cubierta por cartílago articular. El cartílago es delgado, de no más de 3 mm de espesor.

Cartílago articular anormal

El cartílago se evalúa de forma óptima utilizando una bobina superficial para optimizar el cociente señal-ruido y un campo de visión pequeño. El cartílago articular presenta intensidad de señal intermedia en todas las secuencias (se visualiza bien en las imágenes en densidad protónica utilizando un TE largo con supresión grasa). Cabe recordar que con las imágenes en densidad protónica, el líquido y el cartílago pueden tener intensidad de señal similar si el TE es demasiado corto (un valor óptimo es entre 30 y 50). En el 30% de los pacientes con patología labral se identifican alteraciones condrales, las cuales a menudo también se detectan en pacientes con pinzamiento femoroacetabular. Los defectos se aprecian como señal igual a la del líquido que se introduce en la intensidad intermedia del cartílago (Figura 14.32). Es frecuente que haya delaminación del cartílago, sobre todo a lo largo del acetábulo en pacientes con pinzamiento femoroacetabular tipo *cam* o "en leva" (*v.* sección siguiente). La presencia de líquido de intensidad alta entre el cartílago y el hueso subyacentes es un signo muy específico, aunque relativamente infrecuente. Si bien en cierta medida resulta contradictorio, se ha demostrado que una zona hipointensa en el interior del cartílago en imágenes en T1 o en densidad protónica con saturación grasa es un signo más útil para identificar este tipo de patología (Figura 14.33).

Pinzamiento femoroacetabular (Cuadro 14.14)

El pinzamiento femoroacetabular es una causa importante de artrosis precoz de la cadera. A menudo se lo observa en pacientes jóvenes (de entre 20 y 40 años de edad) y activos. Por lo general, los pacientes refieren dolor inguinal, ya sea ante movimientos rotatorios de la cadera o inmediatamente después de la actividad. Es causado por

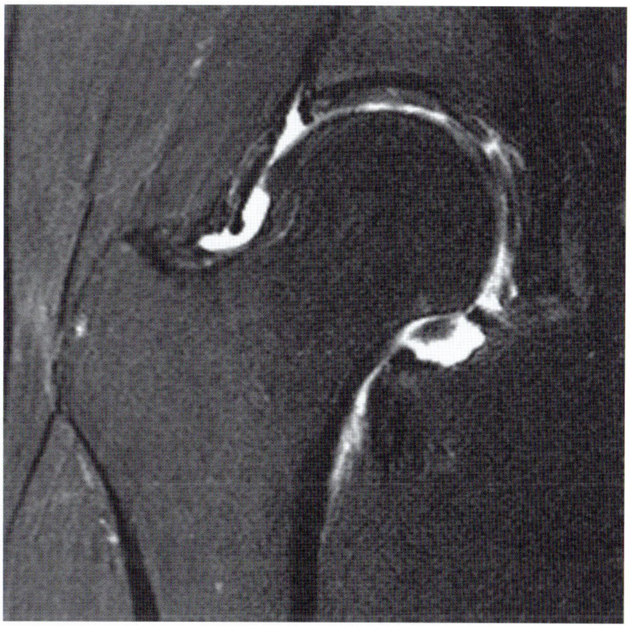

Figura 14.32 Defectos condrales. Imagen coronal T2W con supresión grasa y administración de contraste intraarticular que muestra irregularidad y pérdida de cartílago de alto grado en la cabeza femoral.

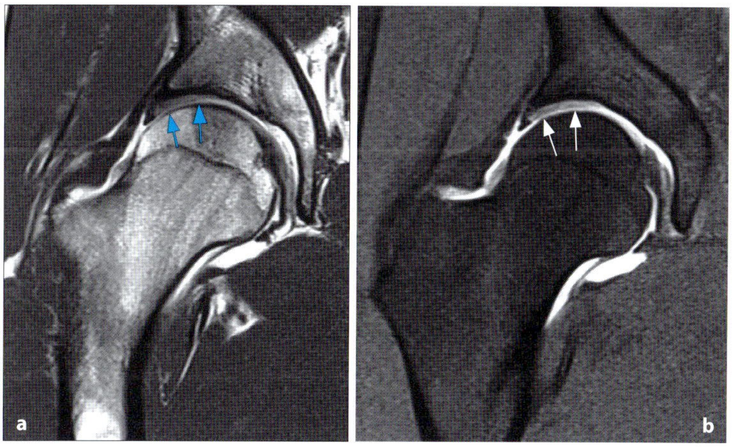

Figura 14.33 Delaminación del cartílago. **a** Imagen coronal T1W (artrografía por RM). Se observa una señal baja curvilínea en el cartílago articular a lo largo de la región superolateral del acetábulo (*flechas*). **b** Imagen coronal en densidad protónica con saturación grasa que evidencia un hallazgo similar (*flechas*). Durante la artroscopia se encontró una prominente delaminación condral en este sitio.

Cuadro 14.14 Pinzamiento femoroacetabular

Tipo *cam* o "en leva"

- Individuos jóvenes y activos.
- Desplazamiento/convexidad anormal a nivel de la unión entre la cabeza y el cuello femoral (deformidad en "mango de pistola").
- Limitación de la rotación interna y de la flexión de la cadera.
- Desgaste o desgarros labrales o ambos.
- Patología del cartílago anterosuperior adyacente.
- Fosita por hernia asociada.
- *Os acetabuli.*

Tipo *pincer* o "en pinza"

- Es más frecuente en mujeres.
- Cobertura excesiva del acetábulo.
- Fosita por hernia sinovial.
- Desgaste o desgarros labrales.
- Irregularidad o defectos cartilaginosos en el acetábulo posterior.

el contacto patológico, durante el movimiento de la cadera, entre las prominencias óseas del acetábulo, el cuello femoral o ambas, lo cual limita el rango de movimiento de la cadera. Este contacto patológico es más pronunciado durante la flexión y la rotación interna. La excursión de la cabeza femoral mientras se desliza por el acetábulo es limitada.

Se han descrito dos subgrupos de pinzamiento femoroacetabular, los tipos *cam* o "en leva" y *pincer* o "en pinza", aunque la mayoría de los pacientes tienen características de ambos. El tipo *cam* es más frecuente en deportistas jóvenes de sexo masculino y consiste en el contacto de una cabeza femoral de forma anormal (no esférica) contra el borde acetabular, en particular durante la flexión de la cadera. Este contacto puede resultar en una lesión condral y labral como consecuencia de las fuerzas de cizallamiento producidas durante la reducida excursión de la cabeza femoral libre (Figura 14.34).

El *labrum* presenta señal anormal, está deformado o desprendido y la superficie condral del acetábulo inmediatamente adyacente al *labrum* puede tener señal anormal debido a la presencia de defectos de espesor parcial o completo o como consecuencia de la delaminación. Los hallazgos observados junto a esta entidad incluyen fositas de hernia sinovial, convexidad de la unión entre la cabeza y el cuello femoral (deformidad en "mango de pistola" de la cabeza femoral) y un *os acetabuli*.

El tipo *pincer* o "en pinza" es más frecuente en mujeres de mediana edad. Consiste en el contacto entre el borde acetabular y la unión entre la cabeza y el cuello femoral debido a una cobertura excesiva de la cabeza femoral por parte del acetábulo, lo que lleva al pinzamiento. La cobertura excesiva en la región anterior (retroversión acetabular), la protrusión acetabular y la coxa profunda son situaciones descritas como causas de pinzamiento. La RM exhibe alteraciones de la porción anterosuperior del *labrum*; las alteraciones condrales a menudo afectan la cara posterior del acetábulo. Es importante resaltar que es frecuente observar las alteraciones óseas asociadas al pinzamiento femoroacetabular tipo *cam* o *pincer* en individuos asintomáticos, de forma tal que los hallazgos en las imágenes por sí solos no permiten diagnosticar el síndrome clínico.

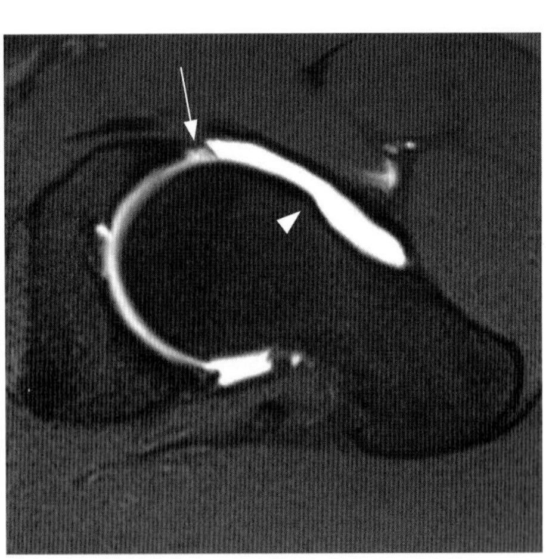

Figura 14.34 Pinzamiento femoroacetabular (tipo *cam* o "en leva"). Imagen axial oblicua T1W con supresión grasa y administración de contraste intraarticular que muestra una protuberancia ósea a nivel de la unión entre la cabeza y el cuello femoral (*punta de flecha*), como así también un desgarro de la porción anterosuperior del *labrum* (*flecha*).

Artritis inflamatorias

La artritis que afecta a la articulación de la cadera puede ser provocada por múltiples etiologías. Las radiografías convencionales son una parte fundamental de los estudios diagnósticos para un paciente con sospecha de artritis y a menudo son suficientes para el diagnóstico. La artritis reumatoidea puede afectar a la cadera, por lo general de forma simétrica y bilateral, con reducción del espacio articular en el plano axial. Habitualmente, es imposible diferenciar una artropatía inflamatoria de una articulación séptica cuando solo hay compromiso de una articulación. En esta situación es fundamental la historia clínica.

Las articulaciones sacroilíacas están formadas por dos partes: la articulación verdadera y una fuerte unión ligamentaria entre los dos huesos (Figura 14.35). La articulación verdadera, que es de tipo sinovial, abarca entre la mitad y los dos tercios anteroinferiores de la articulación. Las superficies articulares están revestidas por cartílago y separadas por un espacio articular. La superficie sacra está cubierta exclusivamente por cartílago hialino, mientras que la superficie ilíaca está revestida por una mezcla más delgada de cartílago hialino y fibrocartílago. Es probable que esta discrepancia explique por qué los procesos inflamatorios comienzan primero en el borde ilíaco.

El nombre "sacroileítis" es un término inespecífico que sugiere un proceso inflamatorio que compromete las articulaciones sacroilíacas (Figura 14.36). Una variedad de procesos patológicos puede afectar a estas articulaciones; el más frecuente es la artrosis. Otros incluyen las espondiloartropatías con antígeno leucocitario (HLA) B27 (espondilitis anquilosante, enfermedad inflamatoria intestinal, psoriasis y síndrome de Reiter), como así también la gota, la artritis reumatoidea y las infecciones. Los hallazgos en la RM son similares para cada una de estas entidades. Se puede observar edema de médula ósea inmediatamente adyacente a la articulación, en el hueso ilíaco y en el ala del sacro, y puede estar presente antes de que aparezcan las erosiones. Estas últimas pueden apreciarse como focos de intensidad alta a lo largo del espacio articular en las imágenes T1W poscontraste o T2W. La distribución del compromiso articular puede ayudar en el diagnóstico diferencial, debido a que la espondilitis anquilosante y la enfermedad inflamatoria intestinal casi siempre son bilaterales y simétricas. La psoriasis y el síndrome de Reiter a menudo son bilaterales y asimétricas, aunque el compromiso puede ser simétrico en alrededor

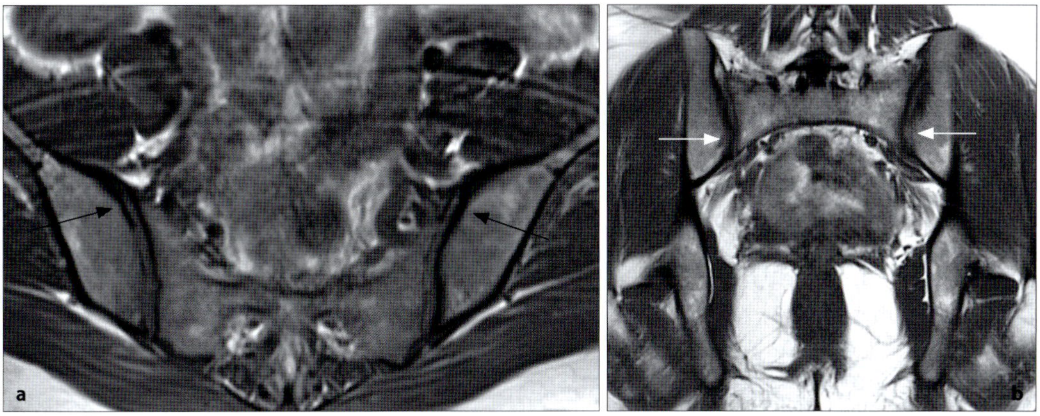

Figura 14.35 Articulaciones sacroilíacas normales. Imágenes axial (a) y coronal (b) T1W de las articulaciones sacroilíacas. Porción sinovial verdadera (*flechas*).

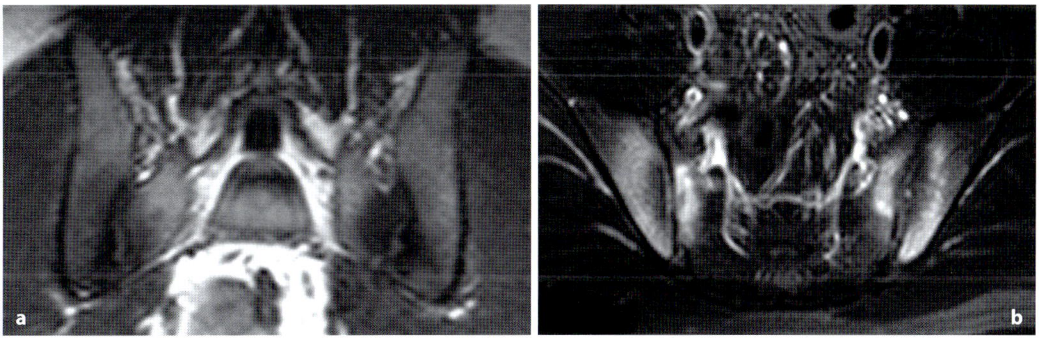

Figura 14.36 Sacroileítis. a Imagen coronal T1W que muestra señal baja en los huesos sacro e ilíaco de forma bilateral. b Imagen axial T2W rápido con supresión grasa que muestra señal anormal en los huesos. Los hallazgos son compatibles con sacroileítis.

del 40% de los casos. Se debe sospechar una infección articular siempre que haya compromiso unilateral.

La infección de la articulación sacroilíaca puede mostrar líquido de intensidad alta en las imágenes T2W dentro del espacio articular, pero que no presenta realce tras la administración de contraste. El edema de médula ósea detectado en el espacio articular exhibe avidez por el contraste. En la RM, el aspecto de una articulación séptica puede ser imposible de diferenciar de una artritis inflamatoria no infecciosa (espondiloartropatía seronegativa o artritis reumatoidea), pero si el proceso es bilateral, es muy poco probable que se trate de una infección.

Enfermedad degenerativa articular

La artrosis también afecta a la cadera y es mucho más frecuente que cualquiera de las artropatías inflamatorias. Por lo general, las radiografías convencionales evidencian reducción del espacio articular (en sentido superolateral y anterior), formación de osteofitos y quistes subcondrales, entidades que también son evidentes en la RM. A menudo, los primeros hallazgos son un derrame articular inespecífico o un edema de médula ósea subcondral (Figura 14.37). Puede ser de utilidad contar con radiografías convencionales de la cadera como estudio complementario cuando se evalúan imágenes de RM ante la sospecha de una artritis.

Displasia congénita (Cuadro 14.15)

La displasia congénita de cadera, anteriormente llamada "luxación congénita de cadera", se manifiesta en el 1% de los recién nacidos. Este trastorno es más frecuente en neonatos de sexo femenino y en aquellos con antecedentes familiares positivos. La cadera izquierda es la afectada con mayor frecuencia. La intervención precoz puede lograr el desarrollo normal de la cadera en el 95% de los pacientes con esta afección. Este

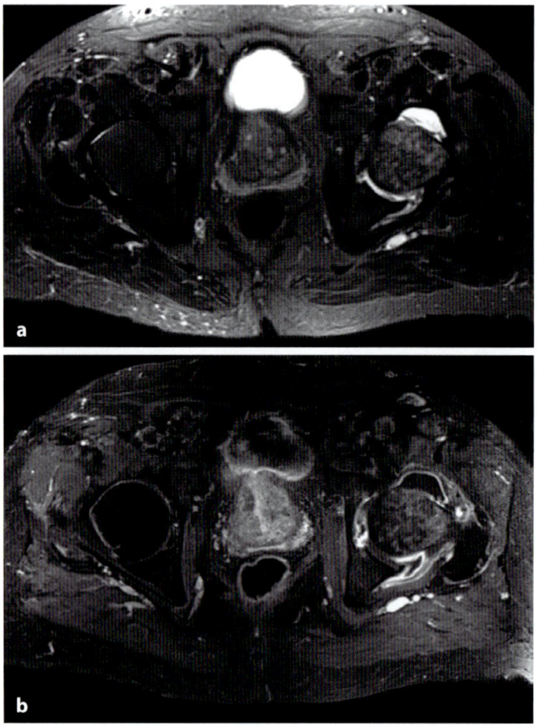

Figura 14.37 Derrame en la articulación de la cadera. a Imagen axial T2W con supresión grasa que muestra líquido de intensidad de señal alta que distiende la cadera izquierda en este paciente de 84 años de edad con artrosis importante y posible infección articular. b Imagen axial T1W con supresión grasa que evidencia realce sinovial periférico alrededor del líquido sin realce. La aspiración de la cadera no reveló infección.

trastorno se ha clasificado según la configuración del acetábulo y del *labrum*. El tipo 1 se caracteriza por inestabilidad postural, el tipo 2 por subluxación de la cabeza femoral y eversión del *labrum* y el tipo 3 por luxación franca de la cabeza femoral en sentido posterosuperior.

La displasia congénita de cadera se diagnostica en el examen físico al nacer; sin embargo, el diagnóstico se puede pasar por alto, lo que demora el tratamiento. Estos niños se presentan para ser evaluados y tratados a una edad de entre varios meses y algunos años. La ecografía se debe seguir considerando el principal método de estudio en recién nacidos. En casos de displasia congénita de cadera se debe considerar la RM cuando se ha intentado sin éxito la reducción articular. Debido a la capacidad de la RM para diferenciar tipos de tejidos, es posible identificar las estructuras que pueden estar impidiendo la reducción de la cabeza femoral. Estas incluyen un *labrum* anormal, el pulvinar, el ligamento acetabular transverso (conecta las porciones anterior y posterior del *labrum* a través de la escotadura acetabular),

Cuadro 14.15 Displasia congénita de cadera

- Se manifiesta en el 1% de los recién nacidos.
- Las niñas resultan afectadas con una frecuencia levemente mayor que los niños.
- Cadera izquierda > cadera derecha.
- El 95% de los casos logra un desarrollo normal tras la intervención.
- Si no se la detecta, deviene en una degeneración precoz de la cadera (alrededor de los 30 años de edad).
- La RM es útil en casos que no responden a los intentos de reducir la alteración:
  - Posibles causas: *labrum* redundante, pulvinar excesivo, ligamento acetabular transverso, hipertrofia capsular, constricción del tendón del psoas ilíaco, deformidades del acetábulo o de la cabeza femoral.
  - La cabeza femoral tiene ubicación superior respecto del acetábulo, la cara lateral del techo acetabular está rotada hacia arriba, acetábulo poco profundo o muy pronunciado.
- Frecuentes hallazgos asociados en adultos:
  - Desgarros labrales.
  - Enfermedad degenerativa articular.

la hipertrofia capsular, la constricción del tendón del psoas ilíaco y las deformidades del acetábulo o de la cabeza femoral. Otra ventaja de la RM es que permite explorar un niño con un yeso colocado. En la mayoría de los pacientes más jóvenes resulta necesario sedarlos para realizar la RM.

Debido a que existe un espectro de displasia congénita de cadera, es posible no reconocer un desarrollo anormal del acetábulo hasta la adultez. Los adultos jóvenes, por lo general de alrededor de 30 años de edad, pueden desarrollar dolor intenso de cadera como consecuencia de una displasia congénita de cadera que nunca se diagnosticó durante la niñez. Esta patología resulta en una enfermedad articular degenerativa precoz y en desgarros labrales; ambas situaciones son causa de dolor. La enfermedad articular degenerativa en la cadera, sea o no causada por una displasia congénita de cadera, suele comenzar en la cara más anterior de la articulación de la cadera. La RM muestra edema en el hueso subcondral del acetábulo o en la cabeza femoral de forma temprana en el proceso; en algunos sitios, este edema progresa hasta formar quistes subcondrales. La RM y las radiografías permiten buscar de forma minuciosa la típica configuración anormal de las estructuras óseas de la cadera cuando se observan cambios degenerativos a una corta edad; en la RM, los cambios degenerativos asociados por lo general son más fáciles de identificar que la displasia congénita de cadera. En la RM, se puede identificar un acetábulo de forma irregular y poco profundo (Figura 14.38). La cara lateral del techo del acetábulo, en lugar de estar girada hacia abajo,

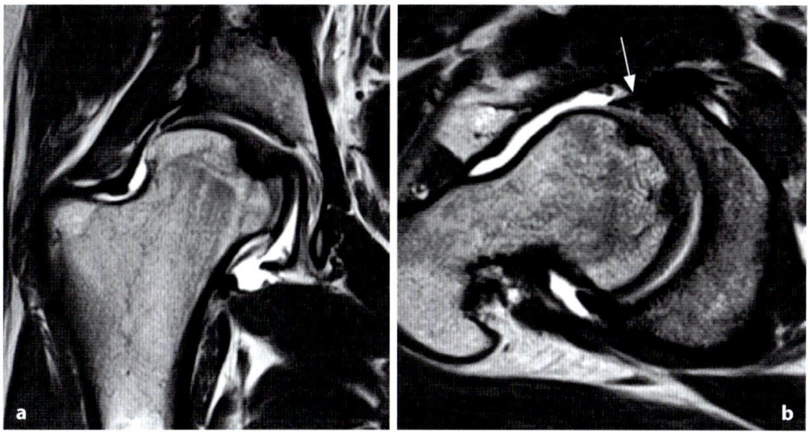

Figura 14.38 Displasia congénita de cadera. a Imagen coronal T1W (artrografía por RM) que muestra un acetábulo displásico y poco profundo y una deformidad en coxa magna de la cabeza femoral en este varón de 16 años de edad. b Imagen axial oblicua en densidad protónica que revela un desgarro labral anterosuperior asociado (*flecha*).

como es normal, se dirige en sentido superior (como una ceja arqueada). A menudo, el *labrum* está engrosado y exhibe una intensidad de señal anormal en su interior.

Tumores intraarticulares (procesos sinoviales) (Cuadro 14.16)

Sinovitis vellonodular pigmentada

La sinovitis vellonodular pigmentada es una alteración idiopática infrecuente caracterizada por proliferación sinovial con depósito de hemosiderina en el tejido sinovial comprometido. Las masas sinoviales pueden provocar erosiones por presión del hueso. La sinovitis vellonodular pigmentada se encuentra con mayor frecuencia entre la segunda y la quinta décadas de la vida y suele ser monoarticular. La cadera es una de las articulaciones afectadas más frecuentemente por este proceso patológico. El compromiso sinovial puede ser localizado, aunque en el 75% de los casos puede haber una forma difusa de compromiso sinovial. Debido a que la resección incompleta de la sinovitis vellonodular pigmentada garantiza su recidiva, es necesario evaluar de forma exhaustiva toda la articulación mediante RM. Es necesaria una sinovectomía completa para el tratamiento exitoso.

Las imágenes T1W y T2W son necesarias para evaluar el depósito de hemosiderina, el cual se observa como grandes áreas globulares de intensidad de señal baja en todas las secuencias de exploración. Las imágenes con eco de gradiente muestran rebosamiento (*blooming*) de los depósitos de hemosiderina, lo que aumenta su visibilidad. La presencia de hemosiderina en la RM es un hallazgo virtualmente patognomónico de sinovitis vellonodular pigmentada.

Condromatosis sinovial primaria

La condromatosis sinovial primaria resulta de la proliferación metaplásica de la membrana sinovial, que resulta en múltiples cuerpos libres cartilaginosos u óseos (Figura 14.39). La osteocondromatosis secundaria también se define como "degenerativa" debido a la formación de cuerpos libres; esto es el resultado del desprendimiento de fragmentos de cartílago dentro de la articulación como consecuencia de la enfermedad degenerativa. La condromatosis sinovial primaria no se asocia a cambios degenerativos hasta una etapa muy tardía del proceso patológico. Es difícil distinguir entre sinovitis vellonodular pigmentada y condromatosis sinovial (no osificada) mediante radiografías convencionales. La RM posibilita hacer esta diferenciación. Como se mencionó con anterioridad, los depósitos de hemosiderina característicos de la sinovitis vellonodular pigmentada son de intensidad baja en

Cuadro 14.16 Tumores intraarticulares

- Sinovitis vellonodular pigmentada: señales baja en T1 y baja en T2 debido a la hemosiderina.
- Condromatosis sinovial: señales baja en T1 y alta en T2, igual a la señal del cartílago.
- Osteocondromatosis sinovial: señales baja en T1 y alta o baja en T2, dependiendo de la presencia de médula adiposa o cuerpos escleróticos.
- Artropatía amiloidea: señales baja en T1 y baja a intermedia en T2.

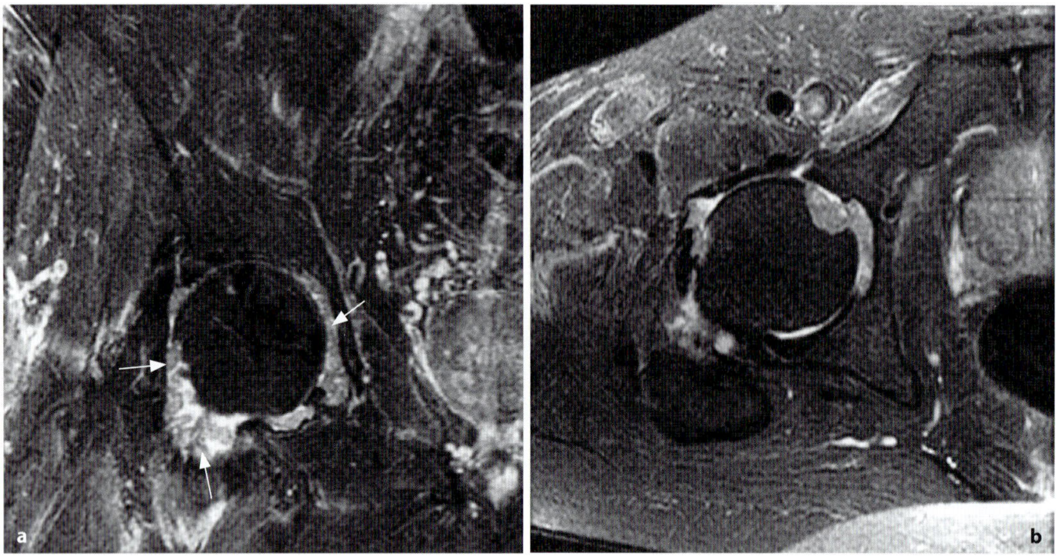

Figura 14.39 Condromatosis sinovial. **a** Imagen coronal T2W con supresión grasa que muestra múltiples cuerpos libres de tamaño (*flechas*) e intensidad de señal similares en la articulación de la cadera. **b** Imagen axial T2W con supresión grasa que muestra una señal de intensidad intermedia con forma de masa compatible con un conglomerado de cuerpos libres; esta entidad se puede observar en la condromatosis sinovial primaria.

todas las secuencias de exploración, mientras que la condromatosis sinovial tiene características de señal iguales a las del cartílago o del hueso. Los cuerpos cartilaginosos tienen señal igual a la del cartílago. Los cuerpos libres osificados permiten hacer el diagnóstico de osteocondromatosis sinovial mediante radiografías convencionales. En la RM, los cuerpos libres osificados pueden exhibir bordes corticales de intensidad baja con un centro adiposo que tiene el mismo aspecto de la grasa en todas las secuencias de pulso. Algunos cuerpos osificados son difusamente densos y escleróticos (intensidad baja en todas las secuencias de pulso). A menudo, se evidencia una mezcla de cuerpos cartilaginosos y osificados.

Artropatía amiloidea

La artropatía amiloidea es infrecuente en la cadera. Por lo general, los pacientes tienen insuficiencia renal y se presentan con dolor de cadera similar al de la artritis reumatoidea desde el punto de vista clínico. Las radiografías convencionales pueden exhibir erosiones en el acetábulo y la cabeza o el cuello femoral. Esta afección a menudo se manifiesta como masas en el espacio articular; este tejido y las erosiones asociadas son de intensidad baja en las imágenes T1W y de intensidad entre baja e intermedia en T2W. Las características de diagnóstico por imágenes de esta entidad se pueden confundir con las de la sinovitis vellonodular pigmentada; la búsqueda atenta de hemosiderina (sinovitis vellonodular pigmentada) permite diferenciarlas (Figura 14.40).

Exploración de la artroplastia de cadera (Cuadro 14.17)

La RM se utiliza cada vez con mayor frecuencia para evaluar las complicaciones relacionadas con las prótesis de cadera. Para evaluar de forma óptima las partes blandas adyacentes, se deben implementar ajustes específicos al protocolo para visualizar mejor los tejidos periprotésicos. Tales cambios incluyen utilizar un campo magnético de menor intensidad (1,5 T en lugar de 3 T) y aumentar el ancho de banda de la matriz (512) y el número de excitaciones. Otros factores incluyen la utilización de secuencias con eco de espín rápido, STIR en lugar de saturación selectiva de la grasa y cortes más delgados (Figura 14.41).

Cuadro 14.17 Supresión del metal

- Campo magnético de menor intensidad (1,5 T en lugar de 3 T).
- Aumentar el ancho de banda.
- Aumentar la matriz: 512 pixeles.
- Mantener un buen cociente señal-ruido aumentando el número de excitaciones.
- Eco de espín rápido.
- Secuencia STIR para la supresión grasa (falta de homogeneidad del campo).
- Menor separación entre ecos.
- Cortes más delgados.

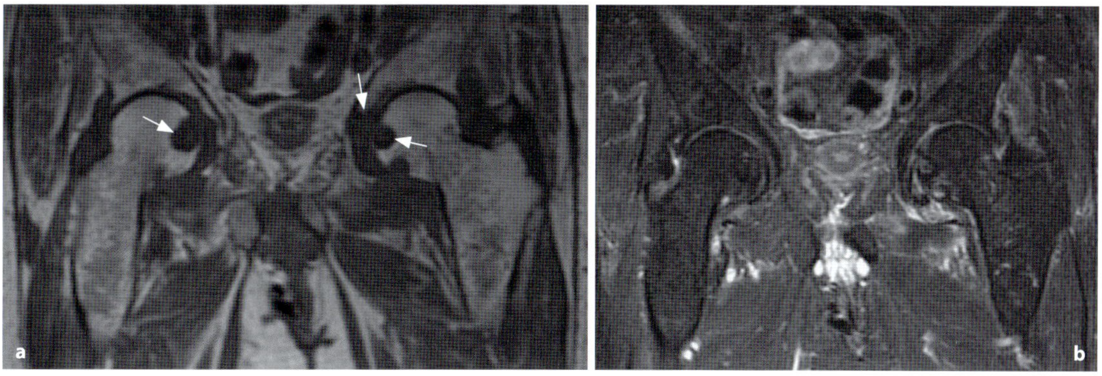

Figura 14.40 Artropatía amiloidea. a Imagen coronal T1W que muestra múltiples erosiones de intensidad baja en las cabezas femorales y en el acetábulo izquierdo (*flechas*). b Imagen coronal T2W con supresión grasa que muestra que las erosiones no adquieren intensidad de señal alta. Este hallazgo es compatible con artropatía amiloidea.

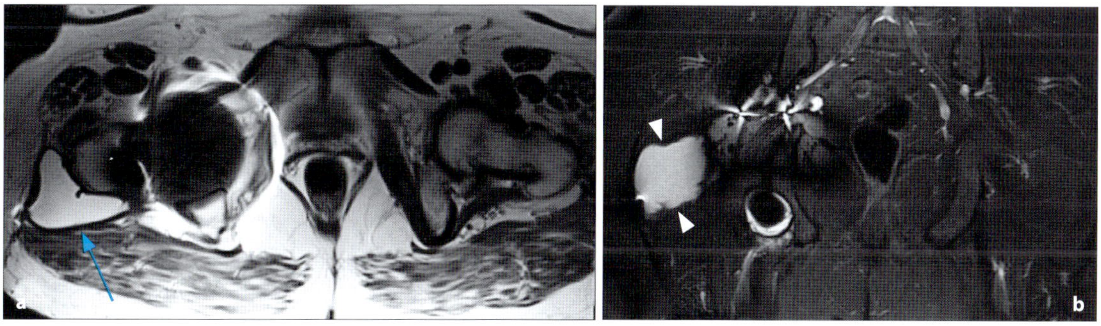

Figura 14.41 Artroplastia de cadera. a Imagen axial T2W FSE que muestra una colección líquida periarticular bien delimitada posterior al trocánter mayor derecho en esta mujer de 73 años de edad con un reemplazo total de cadera derecha (*flecha*). b Imagen coronal en secuencia STIR que vuelve a mostrar la colección líquida (*puntas de flecha*). Nótense la cantidad relativamente pequeña de artefactos metálicos en ambas imágenes y la supresión grasa homogénea obtenida en las partes blandas periarticulares utilizando la técnica STIR.

Protocolos para la cadera y la pelvis

Este es uno de los protocolos recomendados; existen muchas variaciones que pueden tener el mismo resultado.

RM específica de cadera (no artrografía)				
Secuencia n.º	**1**	**2**	**3**	**4**
Tipo de secuencia	T1	T2 con eco de espín rápido y saturación grasa	T1	T2 con eco de espín rápido y saturación grasa
Orientación	Axial	Axial	Coronal	Coronal
Campo de visión (cm)	14	14	14	14
Espesor de corte (mm)	4	4	4	4
Contraste	No	No	No	No

RM específica de cadera (artrografía)				
Secuencia n.º	1	2	3	4
Tipo de secuencia	T1 con saturación grasa	T2 con eco de espín rápido y saturación grasa	T1 con saturación grasa	T2 con eco de espín rápido y saturación grasa
Orientación	Coronal	Coronal	Axial	Axial
Campo de visión (cm)	14	14	14	14
Espesor de corte (mm)	4	4	4	4
Contraste	(Guía fluoroscópica intraarticular)*			
Secuencia 5. Axial oblicua T1W (con los mismos parámetros que otras secuencias) Secuencia 6. Sagital T2W con saturación grasa (con los mismos parámetros que otras secuencias)				
*Misma solución utilizada para el hombro (*v.* Capítulo 10, "Hombro"). Se inyectan ≈12 a 15 mL.				

RM de pelvis (fracturas/necrosis avascular)				
Secuencia n.º	1	2	3	4
Tipo de secuencia	T1	T2 con eco de espín rápido y saturación grasa	T1	T2 con eco de espín rápido y saturación grasa
Orientación	Coronal	Coronal	Axial	Axial
Campo de visión (cm)	32	32	32	32
Espesor de corte (mm)	7	7	7	7
Contraste	No	No	No	No

Ejemplo de un informe estándar

- RM de la cadera.
- Información clínica.
- Protocolo.
- Luego de la inyección de material de contraste intraarticular, el examen se realizó utilizando el protocolo de rutina.
- Análisis:
  1. *Labrum* acetabular: normal; no se observan desgarros, desprendimientos ni cambios degenerativos.
  2. Articulación de la cadera: ausencia de sinovitis, artrosis, cuerpos libres u otras alteraciones.
  3. Estructuras óseas: normales; ausencia de necrosis avascular, fracturas u otras alteraciones.
  4. Bursas sinoviales: ausencia de bursitis del psoas ilíaco.
  5. Partes blandas: músculos, tendones y todas las demás partes blandas extraarticulares alrededor de la cadera tienen aspecto normal.
  6. Otras alteraciones: ninguna.
- Opinión: artrografía por RM de la cadera (derecha/izquierda) normal.

Ejemplo de un informe estándar

- RM de pelvis y caderas.
- Información clínica.
- Protocolo.
- Este examen se realizó utilizando el protocolo de rutina con múltiples secuencias y planos de exploración.
- Análisis:
  1. Estructuras óseas: normales; ausencia de necrosis avascular, fracturas u otras lesiones.
  2. Cadera y articulaciones sacroilíacas: normales, sin evidencia de derrame articular ni otras alteraciones; ausencia de alteraciones macroscópicas del *labrum* acetabular, pero sería necesario realizar una artrografía por RM para una evaluación completa del *labrum*, en caso de estar clínicamente indicado.
  3. Bursas sinoviales: ausencia de bursitis trocantérica o del psoas ilíaco.
  4. Partes blandas: músculos y tendones de la pelvis y de ambas caderas no presentan atrofia, edema, masas, desgarros ni otras alteraciones.
  5. Otras alteraciones: ninguna.
- Opinión: RM de pelvis y caderas normal.

Acceda al eBook para consultar la lista de bibliografía.
Consulte las indicaciones en la retiración de tapa.

15
Rodilla

Cómo explorar la rodilla

Al final del capítulo se muestran los protocolos para explorar la rodilla.

La exploración de la rodilla mediante resonancia magnética (RM) es el estudio articular solicitado con mayor frecuencia en el ámbito de la radiología musculoesquelética. El motivo de que esto ocurra es sencillo: tiene buen rendimiento, por lo tanto, los médicos solicitan este estudio. La RM permite una evaluación minuciosa de la rodilla, que brinda a los cirujanos una información que no podrían obtener en el examen clínico o de forma no invasiva. Este método también sirve como guía para un cirujano que realiza una artroscopia o una cirugía abierta y ha demostrado ser muy preciso, con una sensibilidad del 90% al 95% para los meniscos y cercana al 100% para los ligamentos cruzados. En este capítulo explicamos cómo es posible obtener tal precisión.

- Bobinas y posición del paciente: existen muchas maneras de explorar la rodilla de manera adecuada; diferentes instituciones tienen distintos protocolos de exploración basados exclusivamente en preferencias personales. Nuestro deseo es no solo comentar qué técnicas son útiles, sino también recalcar cuáles no deberían utilizarse. Como sucede con cualquier estudio articular, se debe utilizar una bobina superficial específica, como así también un campo de visión pequeño a fin de maximizar la resolución. Por lo general, nosotros utilizamos un campo de entre 14 y 16 cm, dependiendo del tamaño del paciente. El espesor de corte puede ser de 3 a 4 mm, siendo esta última medida el valor estándar en la mayoría de las instituciones. Se utiliza una pequeña separación entre cortes (0,3 o 0,4 mm) para reducir la interferencia, a menos que se utilice la exploración volumétrica. Utilizar un espesor de corte menor de 4 mm no parece mejorar la precisión y lleva a una mayor interpretación de la imagen, o sobrecarga de información. Lo usual es utilizar una matriz de 256 × 256 o de 512 × 512. La rodilla debe colocarse en rotación externa en un ángulo de 5 grados de forma tal que el ligamento cruzado anterior quede paralelo al plano de exploración sagital. Típicamente, esta es la posición de la rodilla en relajación, y en la mayoría de los pacientes no es necesario ningún esfuerzo para provocar la rotación externa de esta articulación.
- Secuencias de pulso: cuando se evalúan los meniscos, es necesario utilizar un TE corto para observar la señal intrameniscal y, por lo tanto, los desgarros meniscales de forma efectiva. Esto se puede lograr utilizando imágenes ponderadas en T1 (T1W), densidad protónica o secuencias con eco de gradiente (Figura 15.1). Una imagen con TE largo (mayor de 30) provoca pérdida de la señal intrameniscal, lo que puede hacer que se pasen por alto algunos desgarros meniscales. Se puede aplicar supresión grasa junto con las imágenes con TE corto para lograr una imagen más estética al evaluar los meniscos (Figura 15.2). Esta técnica aumenta el rango de contraste en los meniscos e incrementa la visibilidad de los desgarros en comparación con las imágenes sin supresión grasa. También se realizan imágenes sagitales ponderadas en T2 con eco de espín rápido (T2W FSE) de 4 mm de espesor, las cuales son excelentes para examinar los ligamentos cruzados, el cartílago y detalles óseos; una secuencia STIR también sería suficiente. Las imágenes sagitales con eco de gradiente (técnica volumétrica o cortes individuales) funcionan bien para el cartílago y los meniscos, pero esta técnica no es útil para explorar los huesos debido a que no permite visualizar de forma óptima las patologías de la médula ósea utilizando campos magnéticos de alta intensidad. También resulta necesaria una secuencia con sensibilidad para la médula ósea a fin de identificar focos de alteración de la señal medular. A menudo, esto se logra utilizando imágenes T2W FSE con supresión grasa o una secuencia STIR. Se utiliza el plano coronal para examinar los ligamentos colaterales y un

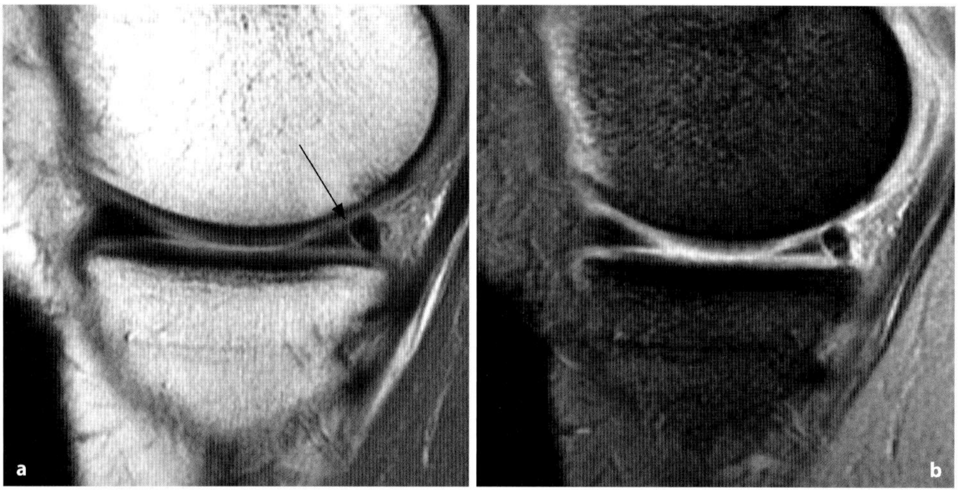

Figura 15.1 Desgarro meniscal: secuencias con TE corto. a Imagen sagital en densidad protónica (TR/TE 2410/27) que muestra un desgarro oblicuo del cuerno posterior del menisco medial (*flecha*), el cual también se visualiza bien en b, que consiste en una imagen sagital con eco de gradiente (TR/TE 510/14).

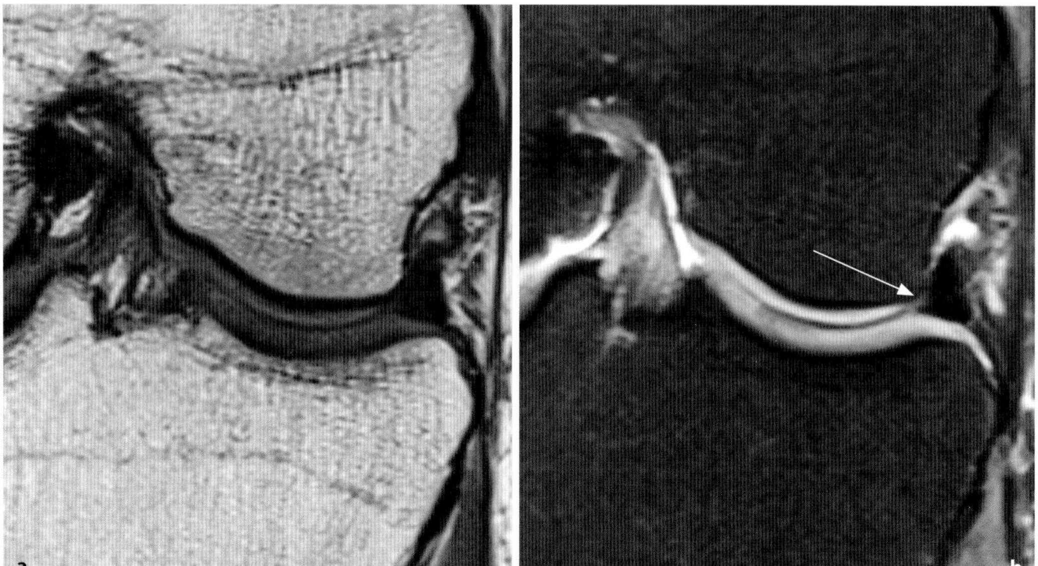

Figura 15.2 Utilización de supresión grasa para explorar los meniscos. a Imagen coronal ponderada en densidad protónica del menisco lateral sin supresión grasa que muestra la mayor parte de la señal proveniente de la médula ósea en el fémur y la tibia. b La misma secuencia, pero con supresión grasa, muestra el menisco y una mínima irregularidad a lo largo de su borde libre (*flecha*) de forma óptima debido a la supresión de la señal medular.

plano adicional para examinar los ligamentos cruzados. El plano coronal se debe implementar con una secuencia sensible a líquidos. Si se utilizan secuencias FSE, se recomienda la supresión grasa. En una secuencia T2W FSE sin supresión grasa puede ser difícil diferenciar la grasa del líquido.

- Las imágenes T1W son útiles para evaluar el aspecto de la médula ósea. En esta secuencia, la médula roja (hematopoyética) normal exhibe una intensidad más alta que la del músculo esquelético. Si la señal medular es más baja que la del músculo, esto hace pensar en un proceso patológico, como un tumor o una infección.
- Se debe utilizar una secuencia sensible a líquidos en el plano axial. Este es el mejor plano para evaluar el cartílago rotuliano. El cartílago troclear también se visualiza en este plano,

pero a menudo resulta mejor su evaluación en las imágenes sagitales. Se deben evaluar por segunda (o tercera) vez los ligamentos cruzados en imágenes axiales y, de modo similar, se pueden volver a inspeccionar los ligamentos colaterales. El cartílago articular se puede evaluar en los tres planos mediante imágenes T2W FSE. La selección de un TE de entre 40 y 60 (tiempo de eco efectivo) es ideal para evaluar el cartílago articular.

- Contraste: no hay necesidad de administrar gadolinio intravenoso en la exploración de rutina de la rodilla, pero se lo puede utilizar para evaluar patologías sinoviales o infecciones, o para diferenciar entre masas quísticas y sólidas de aspecto quístico. La artrografía por RM se ha propuesto como una técnica útil en el posoperatorio para diferenciar entre un menisco reparado y un menisco desgarrado, ya que la presencia de líquido sugiere un desgarro, mientras que la intensidad de señal aumentada en un menisco reparado no permite que el contraste se extienda por su interior.

Estructuras normales y anormales

Meniscos

Normales

Los meniscos de la rodilla son estructuras fibrocartilaginosas en forma de "C", gruesas en la periferia y delgadas en el centro. Un corte sagital a través del segmento corporal permite apreciar al menisco como un rectángulo alargado, dependiendo de cuán periférico sea el corte (Figura 15.3). Para los meniscos medial y lateral, se deben lograr dos o tres imágenes contiguas del cuerpo meniscal si se obtienen imágenes de 4 mm. Se deberían ver tres o cuatro imágenes sagitales a través de los cuernos meniscales anterior y posterior (Figura 15.4), de forma triangular; el cuerno posterior del menisco medial es más grande que el cuerno anterior. Los cuernos anterior y posterior del menisco lateral tienen igual tamaño. El cuerno posterior de cualquiera de los m+eniscos nunca debe ser más pequeño que el cuerno anterior; dicha situación sugiere un desgarro o una meniscectomía parcial previa.

El menisco normal presenta vacío de señal en todas las secuencias de exploración, a excepción de los niños y adultos jóvenes, en quienes los cuernos posteriores presentan intensidad de señal entre intermedia y alta cerca de la inserción del menisco en la cápsula. Es probable que esta señal represente la vascularización normal y no se la debe interpretar como degeneración meniscal. La vascularización del menisco es mayor cerca de la periferia y es casi inexistente cerca del borde libre. Esto permite reparar los desgarros periféricos, mientras que los desgarros más centrales a menudo son irreparables.

Anormales

Se han desarrollado varios sistemas de clasificación para los meniscos anormales. Por lo general, no se los utiliza de forma universal debido a que la única alteración de la señal realmente importante es la que produce la disrupción de la superficie articular del menisco, una situación que representa un desgarro. Toda señal que no altere la superficie articular, con una excepción (que se analiza en detalle a continuación),

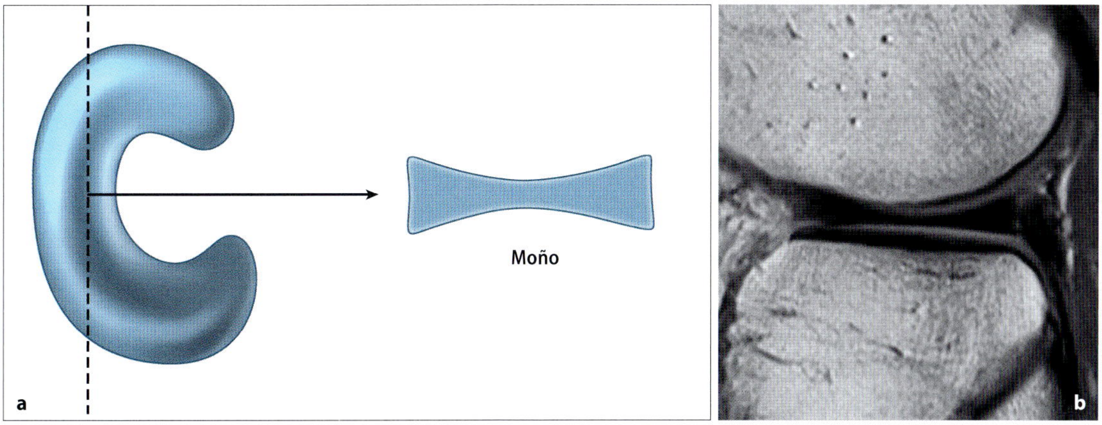

Figura 15.3 Segmento del cuerpo meniscal normal. a Dibujo esquemático que muestra cómo un corte sagital a través del cuerpo meniscal genera una imagen del menisco que se parece a un moño. **b** Imagen sagital en densidad protónica a través del cuerpo del menisco lateral que muestra el aspecto en forma de moño normal.

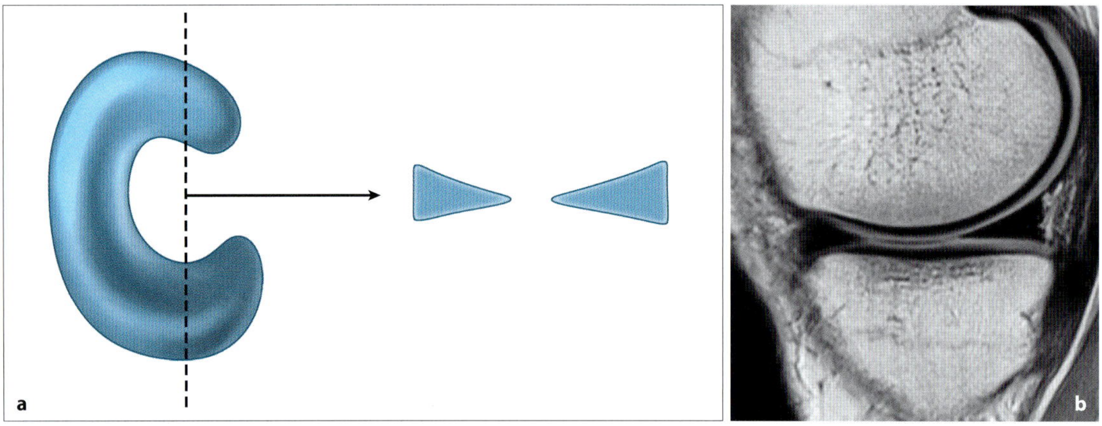

Figura 15.4 Cuernos meniscales anterior y posterior normales. **a** Dibujo esquemático que muestra el aspecto de un corte sagital a través de los cuernos anterior y posterior del menisco. **b** Imagen sagital ponderada en densidad protónica que muestra el aspecto normal del menisco medial, con su cuerno posterior más grande y su cuerno anterior más pequeño.

es intrasustancia o una degeneración mixoide (Figura 15.5). Se piensa que la degeneración mixoide es consecuencia del envejecimiento o del desgaste, pero su causa es desconocida. No provoca síntomas, no siempre resulta en desgarros meniscales y no se implementa tratamiento clínico ni quirúrgico. Cuando la degeneración mixoide es prominente, se la puede mencionar en el informe para que otros profesionales que revisen el estudio sepan que dicha alteración de la señal ha sido observada y se ha considerado que no se trata de un desgarro, para que no piensen que es una alteración pasada por alto. Además, si es muy notable, es posible que represente un quiste meniscal. Esta entidad se analiza en mayor detalle más adelante.

Desgarros

Si una señal de intensidad alta claramente hace discontinua una superficie articular del menisco, se trata de un desgarro; sin embargo, si una señal de intensidad alta se acerca a la superficie articular, pero no entra en contacto con ella, no se trata de un desgarro sino de una degeneración intrasustancia, aunque esta distinción no siempre es inequívoca. En algunos casos, no es posible diferenciarlas, en cuyo caso no hay que dar información concluyente. Es posible llegar a un diagnóstico definitivo en alrededor del 90% de los casos. En el 10% restante, puede ser difícil determinar con certeza si hay un desgarro meniscal o no. En tales casos, se deben describir los hallazgos y el examen clínico resulta fundamental para el diagnóstico. Si el paciente mejora con un tratamiento conservador, es probable que no se trate de un desgarro meniscal. Si esto no ocurre, el cirujano puede decidir realizar una artroscopia, en cuyo caso la descripción del sitio de señal alterada es útil para identificar el posible desgarro meniscal.

Se ha mostrado que la sensibilidad para detectar desgarros meniscales disminuye de forma considerable si hay una rotura asociada del ligamento cruzado anterior. Un motivo por lo que esto sucede es que los desgarros meniscales que se producen cuando hay una rotura del ligamento cruzado anterior se ubican en dos lugares: el cuerno posterior del menisco lateral y en la periferia de cualquiera de los meniscos. Las lesiones en rampa meniscal son desgarros de orientación longitudinal en la interfase menisco-capsular posterior que a menudo aparecen en presencia de lesiones del ligamento cruzado anterior, y son bastante sutiles y se las pasa por alto con facilidad. Además, la exploración del cuerno posterior del menisco lateral puede presentar varias dificultades que pueden confundirse con desgarros meniscales, las cuales se analizan más adelante en este capítulo. Basta decir que cuando hay una rotura del ligamento cruzado anterior, se debe llevar a cabo una inspección minuciosa en busca de un desgarro periférico o de un desgarro en el cuerno posterior del menisco lateral.

Desgarros oblicuos u horizontales

Existen muchos tipos de desgarros meniscales (Cuadro 15.1). El más frecuente es el desgarro oblicuo u horizontal (estos términos son sinónimos; algunos cirujanos prefieren uno u otro término y otros profesionales los utilizan

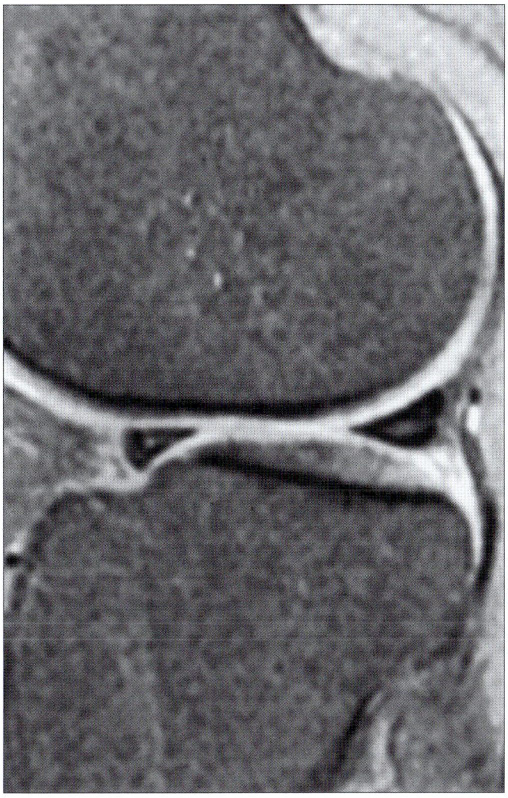

Figura 15.5 Degeneración mixoide o intrasustancia. Imagen sagital en densidad protónica con supresión grasa a través del menisco lateral que muestra intensidad de señal algo aumentada en los cuernos anterior y posterior que no altera la superficie articular del menisco. Se trata de degeneración mixoide.

Cuadro 15.1 Tipos de desgarros meniscales

- Oblicuos u horizontales.
- Verticales:
  - Colgajo.
  - En asa de balde.
- Periféricos
- Volteado en sentido medial (*flipped flap*).
- Radiales (desgarro en pico de loro).
- Separación menisco-capsular.

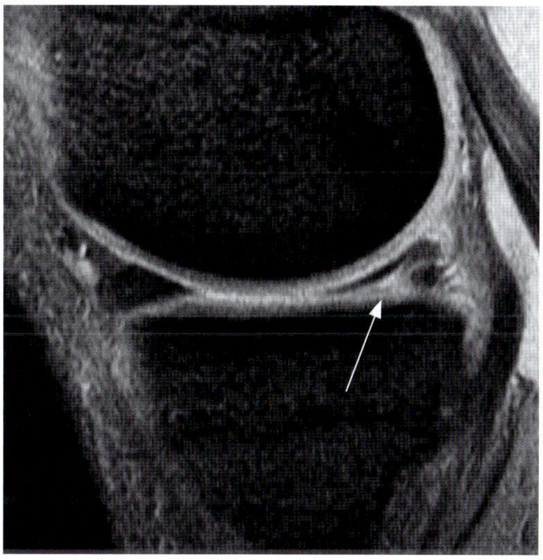

Figura 15.6 Desgarro meniscal. Imagen sagital con eco de gradiente a través del menisco medial que revela un desgarro oblicuo que se extiende hasta la superficie inferior del cuerno posterior (*flecha*).

indistintamente) que afecta a la superficie inferior del cuerno posterior del menisco medial (Figura 15.6). Estas lesiones por lo general son degenerativas y no secundarias a traumatismos.

Desgarros en asa de balde

Los desgarros longitudinales verticales (Figura 15.7) pueden provocar un desgarro en asa de balde, que se produce en alrededor del 10% de los desgarros meniscales. En este tipo de lesión, la porción interna del menisco resulta desplazada hacia la escotadura intercondílea. Es posible diagnosticar el desgarro en asa de balde resultante detectando una disminución en el número de segmentos corporales presentes en las imágenes sagitales (Figura 15.8). Cuando en las imágenes sagitales solo se observa un segmento corporal, se debe realizar una búsqueda minuciosa para detectar un fragmento desplazado, que suele observarse de forma óptima en las imágenes coronales (*v.* Figura 15.8 e). El fragmento meniscal desplazado por lo general se ubica por debajo del ligamento cruzado posterior, lo que da como resultado el "signo del doble ligamento cruzado posterior" (Figura 15.9).

Desgarros radiales o del borde libre

Los desgarros radiales tienen orientación perpendicular al eje largo del menisco. Los desgarros radiales del borde libre de pequeño tamaño (Figura 15.10) son frecuentes y a menudo asintomáticos. Los desgarros radiales más grandes lesionan las fibras de colágeno longitudinales del menisco, lo que provoca una pérdida de la "fuerza circunferencial" del menisco, que es fundamental para disipar las cargas y proteger al cartílago articular.

Se han descrito tres aspectos básicos de los desgarros radiales: fantasma, hendido y triángulo truncado. El menisco fantasma se observa cuando hay un desgarro radial que ha atravesado el menisco por completo (Figura 15.11). El corte de RM

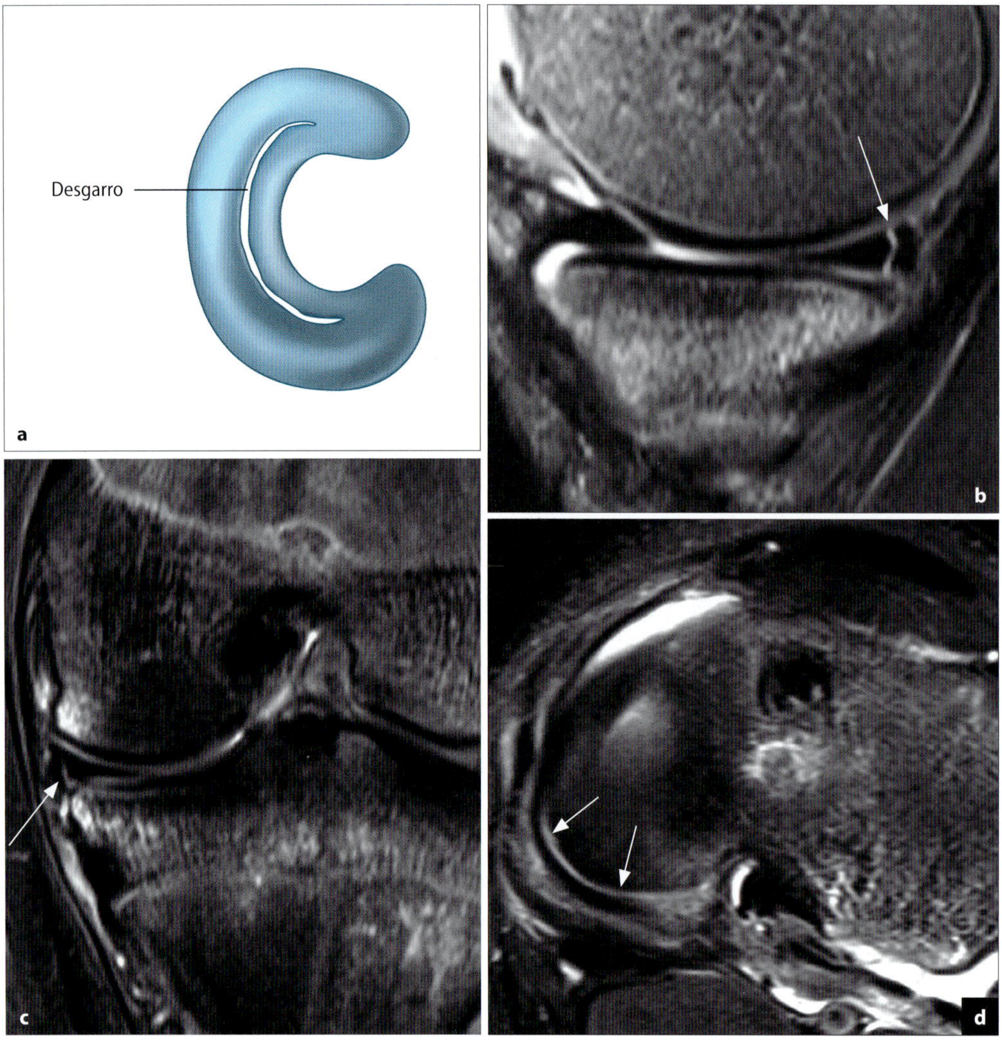

Figura 15.7 Desgarro meniscal longitudinal vertical. **a** Dibujo esquemático que muestra un menisco con un desgarro longitudinal vertical. Si el borde interno está desplazado, se lo denomina "desgarro en asa de balde". **b** Imagen sagital en secuencia STIR que muestra un desgarro vertical en el cuerno posterior del menisco medial (*flecha*). **c** Imagen coronal T2W con supresión grasa en el mismo paciente que muestra el desgarro que se extiende hacia el cuerpo meniscal (*flecha*). **d** Imagen axial T2W con supresión grasa que muestra mejor la extensión longitudinal del desgarro (*flechas*).

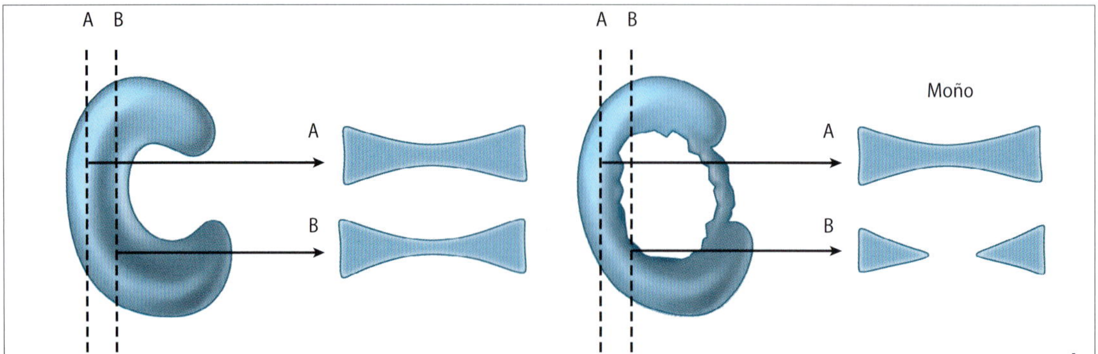

Figura 15.8 Utilización del aspecto en forma de moño para detectar un desgarro en asa de balde. **a** Dibujo esquemático que muestra cómo, en condiciones normales, dos imágenes sagitales a través del cuerpo meniscal dan como resultado dos imágenes del menisco en forma de moño. **b** Dibujo esquemático que muestra cómo, en presencia de un desgarro en asa de balde con desplazamiento del borde libre del menisco, solo una imagen sagital tiene aspecto en forma de moño. ▷

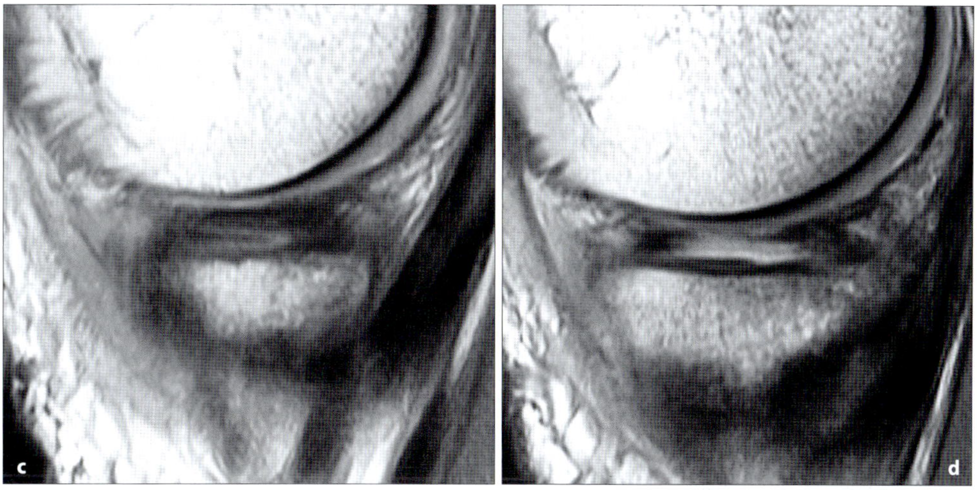

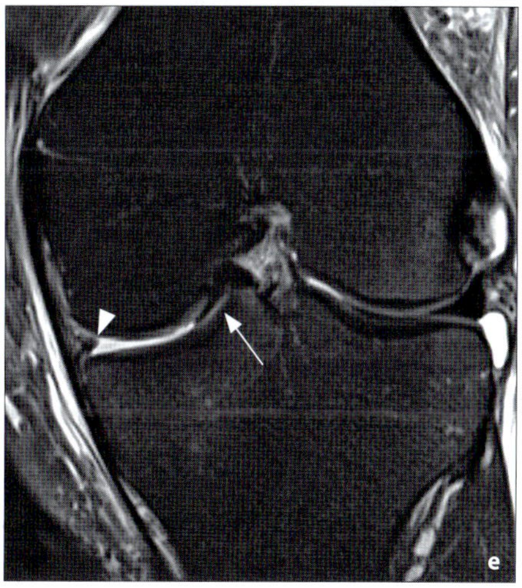

▷ **Figura 15.8 Utilización del aspecto en forma de moño para detectar un desgarro en asa de balde.** **c** La primera imagen sagital ponderada en densidad protónica a través del menisco medial en un paciente con un desgarro en asa de balde muestra un aspecto en forma de moño con intensidad de señal intrasustancia un poco anormal. **d** La imagen sagital ponderada en densidad protónica adyacente en el mismo paciente muestra cuernos anterior y posterior irregulares y no una forma de moño. Este aspecto es característico de un desgarro meniscal en asa de balde. **e** Imagen coronal T2W con supresión grasa que confirma un desgarro en asa de balde al evidenciar el tejido meniscal desplazado dentro de la escotadura (*flecha*) y un pequeño remanente del cuerpo meniscal (*punta de flecha*).

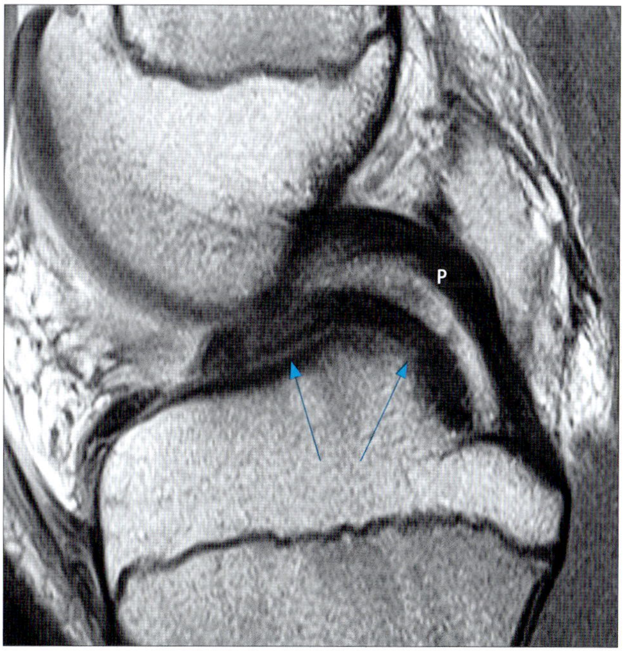

Figura 15.9 Signo del doble ligamento cruzado posterior. Imagen sagital ponderada en densidad protónica a través de la escotadura intercondílea en un paciente con un desgarro en asa de balde que muestra el fragmento desplazado (*flechas*) inferior al ligamento cruzado posterior (P), que da origen al signo del doble ligamento cruzado posterior.

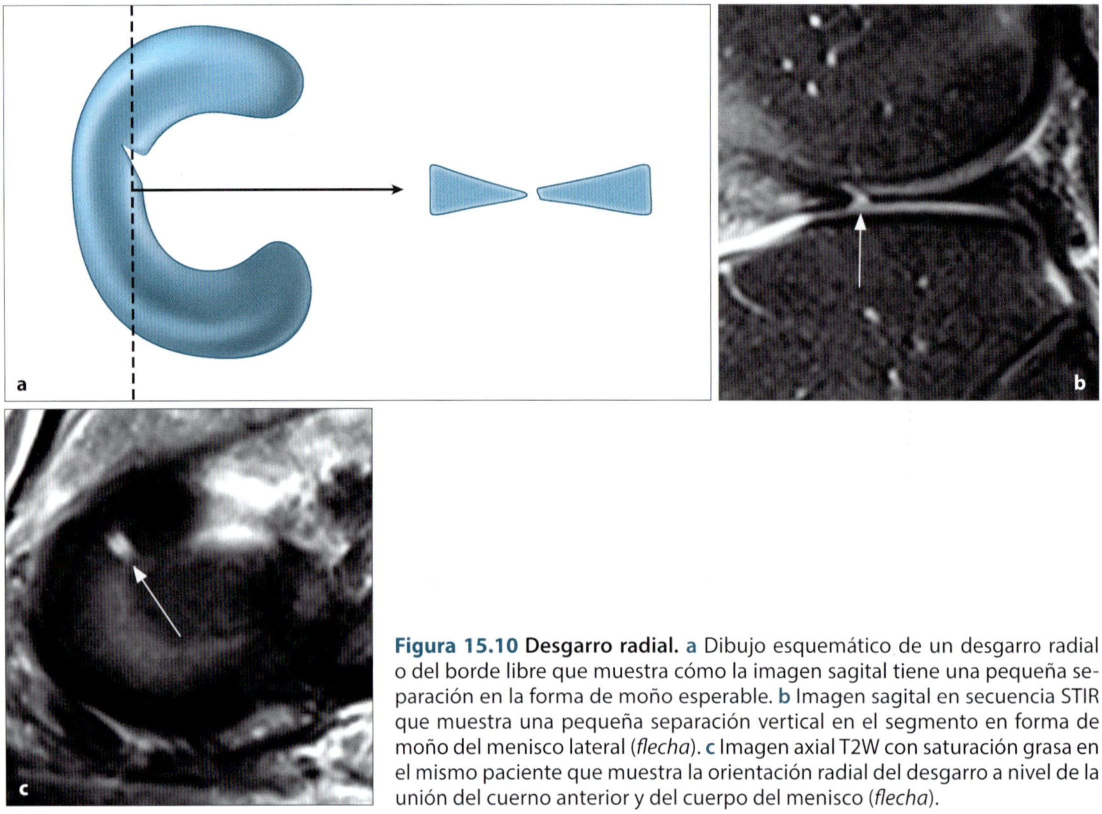

Figura 15.10 Desgarro radial. a Dibujo esquemático de un desgarro radial o del borde libre que muestra cómo la imagen sagital tiene una pequeña separación en la forma de moño esperable. **b** Imagen sagital en secuencia STIR que muestra una pequeña separación vertical en el segmento en forma de moño del menisco lateral (*flecha*). **c** Imagen axial T2W con saturación grasa en el mismo paciente que muestra la orientación radial del desgarro a nivel de la unión del cuerno anterior y del cuerpo del menisco (*flecha*).

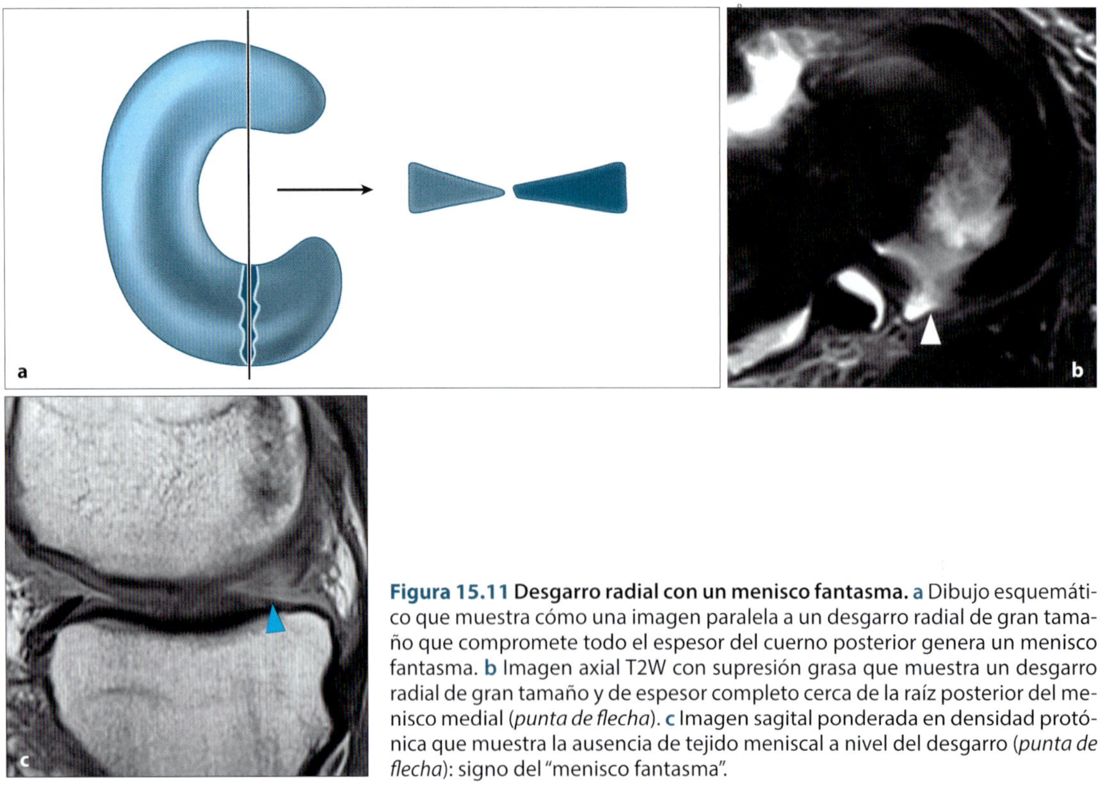

Figura 15.11 Desgarro radial con un menisco fantasma. a Dibujo esquemático que muestra cómo una imagen paralela a un desgarro radial de gran tamaño que compromete todo el espesor del cuerno posterior genera un menisco fantasma. **b** Imagen axial T2W con supresión grasa que muestra un desgarro radial de gran tamaño y de espesor completo cerca de la raíz posterior del menisco medial (*punta de flecha*). **c** Imagen sagital ponderada en densidad protónica que muestra la ausencia de tejido meniscal a nivel del desgarro (*punta de flecha*): signo del "menisco fantasma".

es paralelo al desgarro, y el promedio de volumen parcial del tejido meniscal adyacente genera una señal de intensidad intermedia (gris). Se trata de un desgarro meniscal grave que provoca una importante pérdida de la "fuerza circunferencial", o resistencia elástica. Suele haber extrusión meniscal respecto de la tibia (Figura 15.12) y sobreviene una artrosis como consecuencia de la falta de amortiguación o del efecto protector del menisco ante las cargas axiales. La extrusión meniscal se detecta particularmente cuando hay un desgarro radial a nivel de la inserción principal del menisco. Si se identifica una extrusión meniscal, se recomienda realizar una inspección minuciosa de la inserción del cuerno posterior del menisco en el cóndilo a la altura de la escotadura. Una separación a nivel de la inserción es diagnóstica de un desgarro.

La presencia de una hendidura es el signo más confiable de un desgarro radial y se lo observa cuando el corte de RM es perpendicular al desgarro (*v.* Figura 15.10). Cuando el corte de RM es paralelo al mismo desgarro que presenta una hendidura, se observa un triángulo truncado (Figura 15.13). Por lo general, los desgarros radiales tienen dos de los signos descritos, dependiendo de la orientación del desgarro respecto del plano de exploración. En el quirófano, el borde libre de un menisco que presenta un desgarro radial se trata mediante debridamiento y nivelación de la superficie.

Menisco medial volteado

Un desgarro meniscal que es posible observar en la RM, pero que se puede pasar por alto en la artroscopia, es un desgarro con colgajo del menisco medial; se observa un colgajo de menisco volteado hacia el surco medial por debajo del menisco (signo "del doble cuerno anterior"). Es posible pasarlo por alto durante la cirugía si el cirujano no explora el surco medial para extraer el fragmento volteado. Este tipo de desgarro es frecuente y se lo debe considerar cuando los segmentos corporales tienen un aspecto más delgado que lo normal. La invaginación del segmento corporal genera este aspecto (Figura 15.14). En las imágenes coronales es posible observar el fragmento medial volteado ubicado paralelo a la línea medial de la articulación, justo por debajo del menisco medial y en profundidad respecto del ligamento colateral medial.

Descripción de los desgarros meniscales

Cuando se identifica un desgarro meniscal y se lo clasifica (*v.* Cuadro 15.1), se deben incluir descripciones adicionales, como la ubicación (cuerno anterior, cuerno posterior, cuerpo), la extensión del desgarro (la superficie meniscal afectada y la longitud) y los hallazgos asociados, tales como quistes meniscales, menisco discoide o fragmentos desplazados o colgajos.

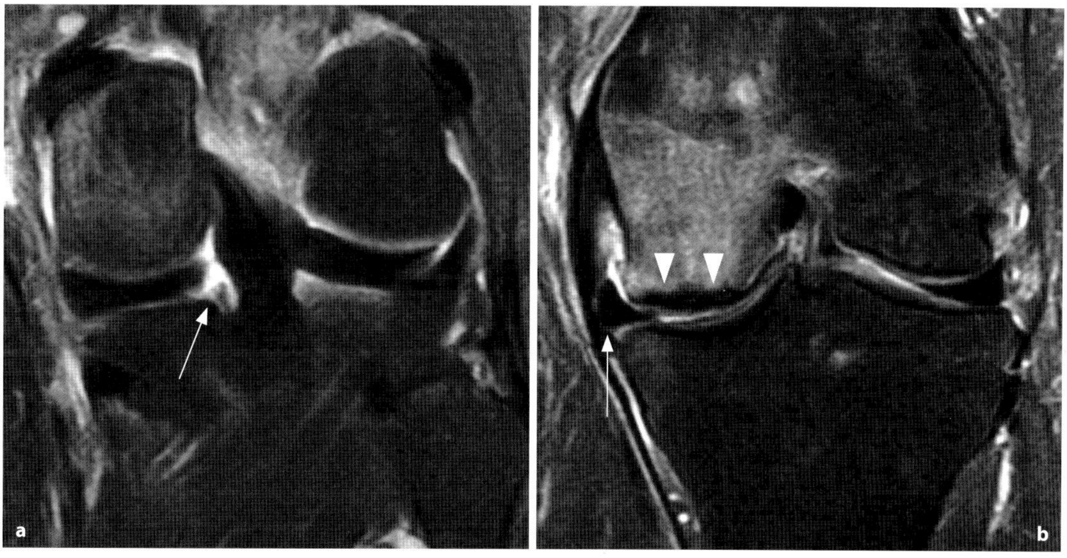

Figura 15.12 Extrusión meniscal provocada por un desgarro radial. a Imagen coronal T2W con supresión grasa a través del cuerno posterior del menisco medial que muestra un desgarro radial de gran tamaño a nivel de su raíz posterior (*flecha*). **b** Imagen coronal de la misma secuencia a la altura de la porción media de la articulación que exhibe la extrusión meniscal asociada paralela a la línea articular medial (*flecha*). Nótense también la pérdida de cartílago en el compartimento medial, una fractura subcondral (*puntas de flecha*) y el extenso edema de médula ósea en el cóndilo femoral como resultado de las alteraciones meniscales.

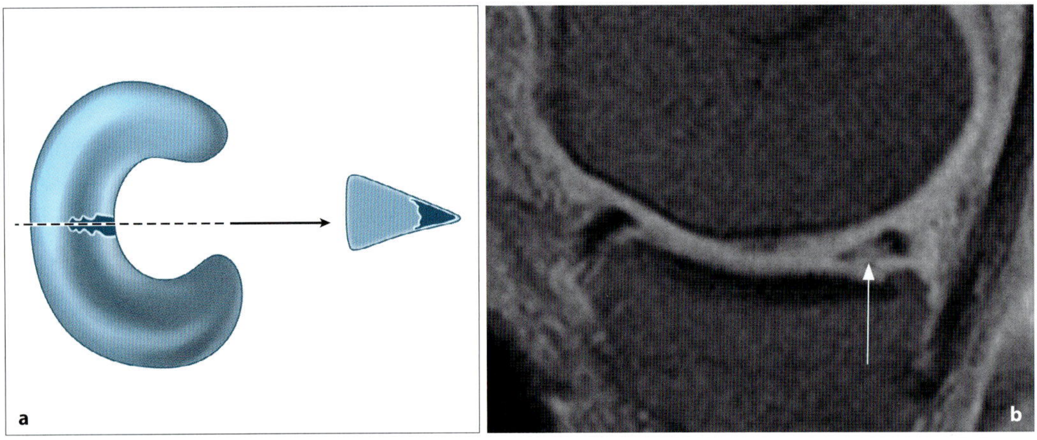

Figura 15.13 Desgarro radial con signo del triángulo truncado. **a** Dibujo esquemático que muestra cómo una imagen paralela a un desgarro radial da como resultado una forma de triángulo truncado. **b** Imagen sagital a través de un desgarro radial del cuerno posterior que muestra un triángulo truncado (*flecha*).

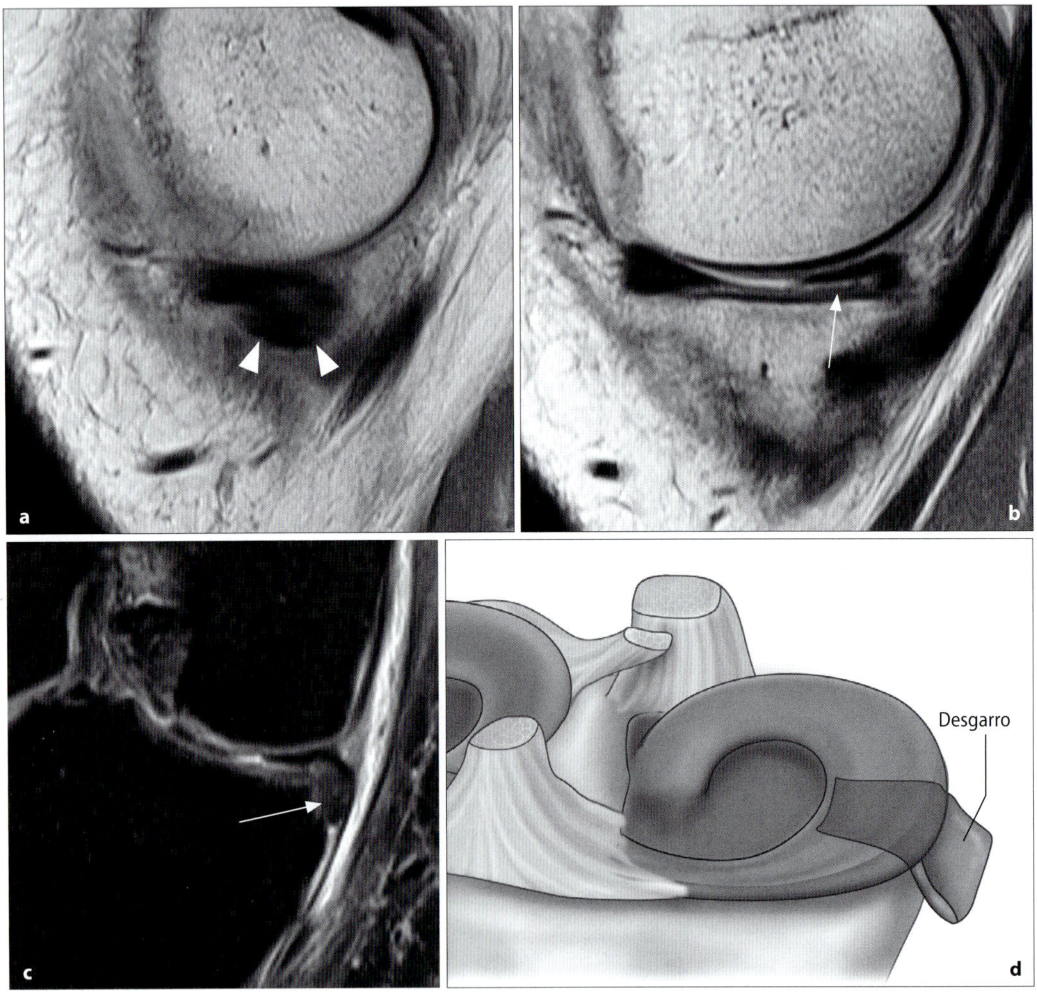

Figura 15.14 Menisco medial volteado. **a** La primera imagen sagital a través del cuerpo del menisco medial en un paciente con un desgarro con colgajo desplazado en sentido medial muestra un fragmento meniscal desplazado en sentido inferior (*puntas de flecha*). **b** Una imagen sagital adyacente revela un defecto en la superficie inferior del menisco (*flecha*). Este defecto es el sitio de origen del colgajo meniscal desplazado observado en **a**. **c** Imagen coronal que muestra el colgajo meniscal desplazado en sentido medial ubicado en situación inferior al cuerpo meniscal (*flecha*). **d** Representación gráfica de un desgarro con colgajo desplazado en sentido medial.

Quistes

Un quiste en contacto con la superficie articular de un menisco puede o no estar relacionado con un desgarro subyacente. A menudo, los quistes están asociados a un desgarro horizontal; se piensa que, al soportar pesos, hay extrusión de líquido a través del desgarro en un mecanismo de válvula unidireccional, el cual se acumula en la unión menisco-capsular, donde forma un quiste parameniscal (Figura 15.15). En este caso, es importante informar al cirujano acerca de la presencia del desgarro subyacente debido a que el quiste puede recidivar si no se trata el desgarro (Figura 15.16).

En el caso de un quiste sin un desgarro subyacente, es importante informar al cirujano, debido a que es posible pasar por alto el quiste en la artroscopia y es necesario llevar a cabo una descompresión por vía extraarticular y no por medio de una artroscopia. La mayoría de los quistes intrameniscales no exhiben señal igual a la del líquido en las imágenes T2W, pero por lo general esto sí ocurre en el componente parameniscal. Cuando el quiste está confinado al menisco, la señal semeja una degeneración intrasustancia, pero también se lo puede sospechar cuando exhibe cierto efecto de masa con tumefacción meniscal (Figura 15.17). En algunos casos, un quiste intrameniscal puede colapsar, lo que da origen a una estría meniscal horizontal que puede simular un desgarro horizontal.

Menisco discoideo

Si en las imágenes sagitales se aprecian más de dos segmentos corporales, se debe considerar la presencia de un menisco discoideo (Figura 15.18). Con toda probabilidad se trata de una malformación meniscal congénita en la cual, en su forma más extrema, el menisco tiene forma de disco en lugar de forma de "C". La mayoría de los meniscos discoideos no tienen una forma de disco completo, sino que tienen un cuerpo más ancho que lo normal. El menisco lateral es el afectado con mayor frecuencia, con una incidencia publicada de alrededor del 3%, mientras que es infrecuente el compromiso del menisco medial. A menudo, el menisco discoideo está aumentado de tamaño y afecta a los cuernos anterior o posterior del menisco de forma asimétrica. En tales casos, el cuerno anterior o posterior es mucho más grande que su homólogo. Si bien suelen ser un hallazgo incidental, los meniscos discoideos son más propensos a sufrir degeneración quística con posteriores desgarros que un menisco normal. Incluso en ausencia de cambios quísticos o de desgarros, el menisco discoideo puede causar síntomas y requiere intervención quirúrgica.

El menisco lateral discoideo tipo Wrisberg es una variante que puede causar síntomas sin estar desgarrado. Se trata de un menisco discoideo que no se inserta en la cápsula mediante los pilares o fascículos normales y no se adhiere a la tibia a través de los ligamentos coronario o menisco-tibial a nivel del cuerno meniscal posterior (Figura 15.19).

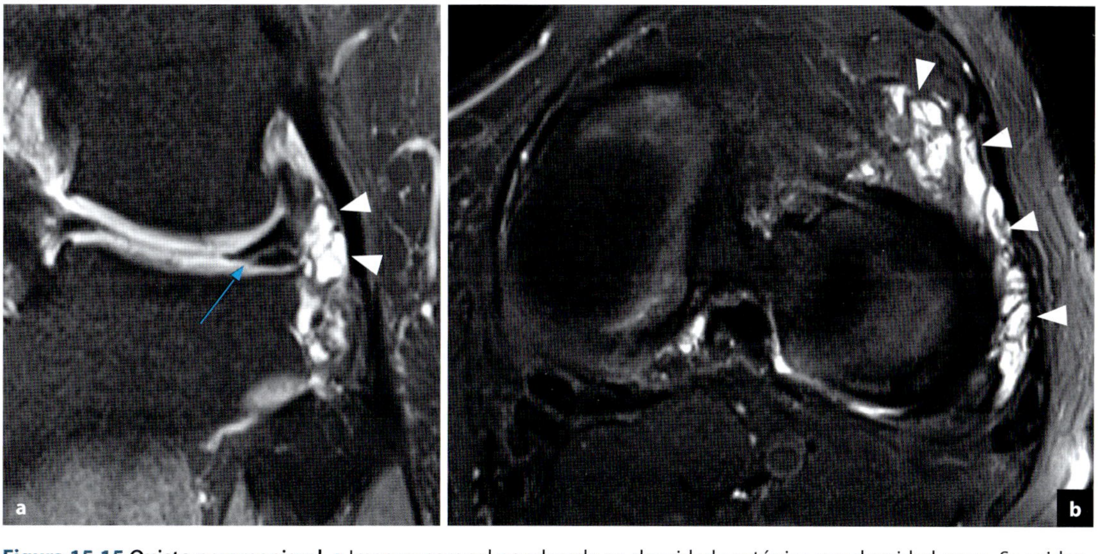

Figura 15.15 Quiste parameniscal. a Imagen coronal ponderada en densidad protónica con densidad grasa. Se evidencia un pequeño quiste parameniscal (*puntas de flecha*) relacionado con un desgarro horizontal/oblicuo subyacente en el menisco lateral (*flecha*). **b** Imagen axial T2W con supresión grasa. Se visualiza la verdadera extensión del quiste (*puntas de flecha*).

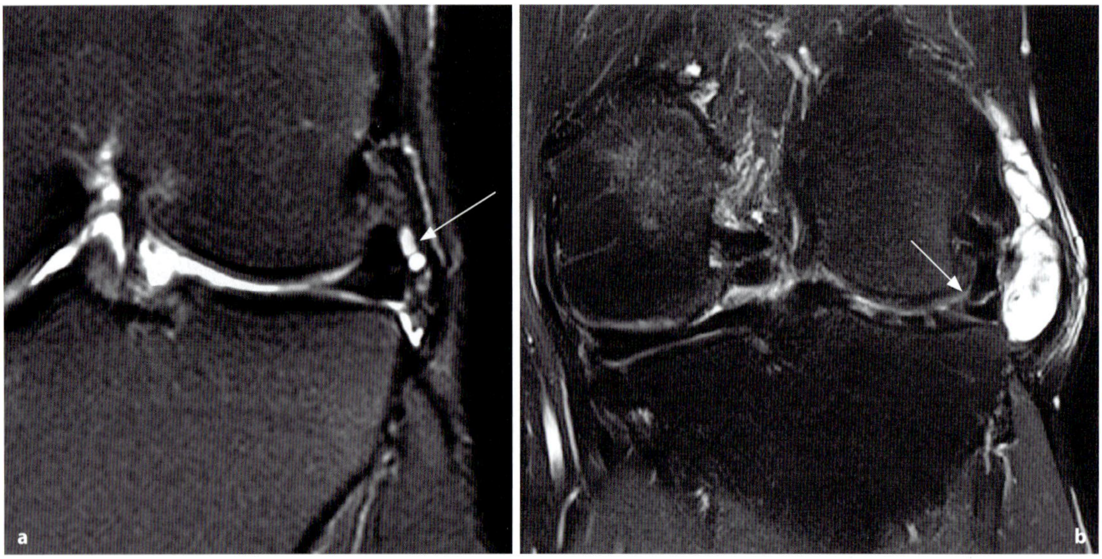

Figura 15.16 Quiste parameniscal que aumenta de tamaño. a Imagen coronal T2W con supresión grasa. Se observa un pequeño quiste parameniscal a lo largo del menisco lateral. b Imagen coronal T2W con supresión grasa obtenida 5 años más tarde que revela un notable aumento de tamaño del quiste, como así también un desgarro horizontal del menisco.

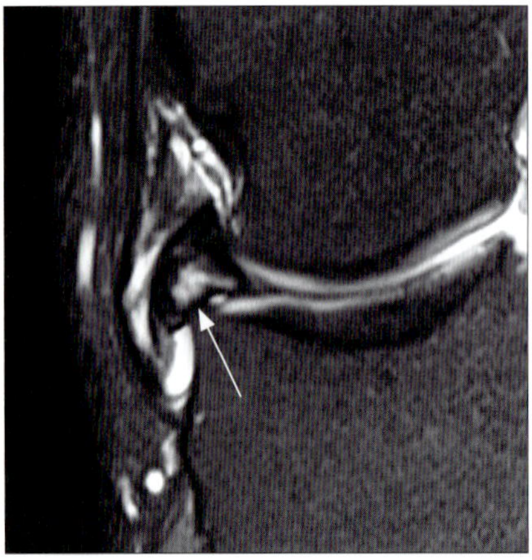

Figura 15.17 Quiste meniscal. Imagen coronal T2W con supresión grasa. Se detecta un quiste del menisco lateral (*flecha*), lo que brinda al menisco un aspecto ligeramente inflamado.

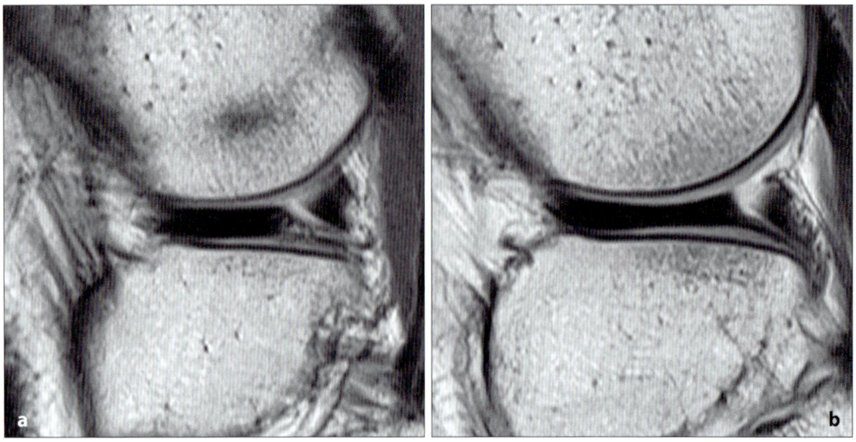

Figura 15.18 Menisco lateral discoideo. a, b Imágenes sagitales sucesivas a través del menisco lateral que muestra el aspecto en forma de moño, lo que indica que el segmento corporal está presente en más de dos imágenes. Este aspecto sugiere la presencia de un menisco discoideo. ▷

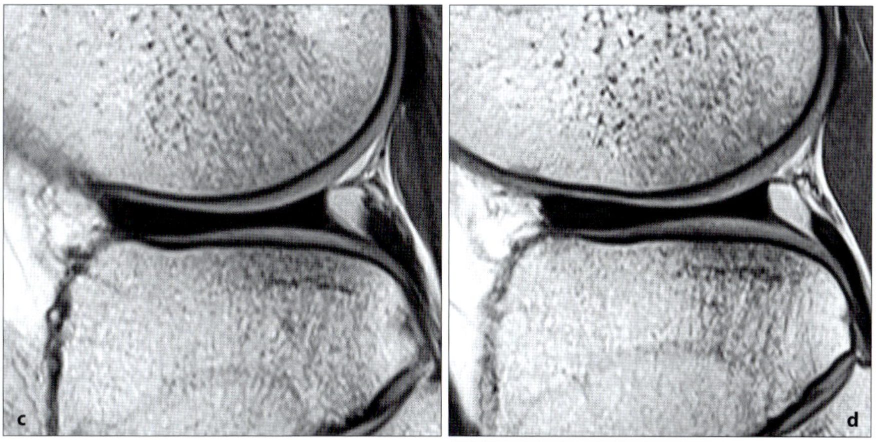

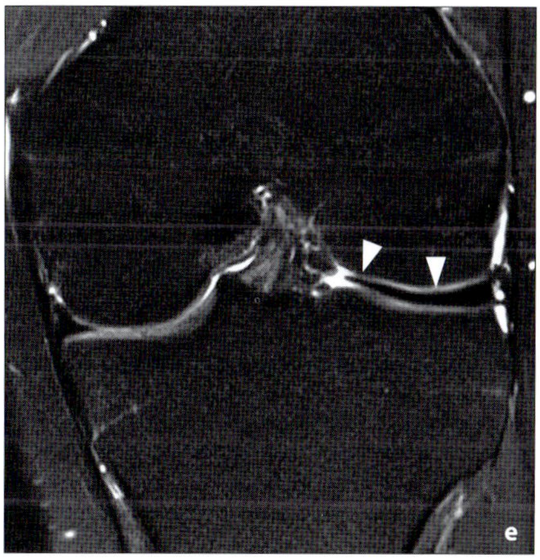

▶ **Figura 15.18 Menisco lateral discoideo.** **c, d** Imágenes sagitales sucesivas a través del menisco lateral que muestra el aspecto en forma de moño, lo que indica que el segmento corporal está presente en más de dos imágenes. Este aspecto sugiere la presencia de un menisco discoideo. **e** Imagen coronal que revela que el menisco se extiende casi hasta el interior de la escotadura intercondílea (*puntas de flecha*), signo indicativo de un menisco lateral discoideo.

Esto permite la subluxación del cuerno posterior o que se pliegue hacia el interior de la articulación ante la flexión de la rodilla, de modo similar a una alfombra cuando se desliza o se pliega sobre un suelo resbaladizo si no está adherida. En la variante de Wrisberg del menisco lateral discoideo, la única adherencia del cuerno posterior es el ligamento de Wrisberg (de ahí su nombre). Es importante realizar una inspección minuciosa de todo menisco lateral discoideo en busca de los pilares o fascículos normales que rodean al tendón del poplíteo y fijan al menisco con la cápsula. Si se los detecta, el cirujano puede volver a fijar el menisco a la cápsula y a la tibia, en lugar de realizar una meniscectomía. Por lo general, se los observa en niños; una meniscectomía a temprana edad lleva a una artrosis prematura.

Resulta sumamente útil reconocer el aspecto rectangular normal de los segmentos corporales en los meniscos medial y lateral, como se observa en las imágenes sagitales en cada estudio. Muchas de las alteraciones mencionadas con anterioridad se pueden reconocer con facilidad cuando se detecta la ausencia de los dos segmentos corporales normales. Dichas alteraciones incluyen el desgarro en asa de balde, el desgarro radial, el desgarro con colgajo volteado en sentido medial y el quiste meniscal (Cuadro 15.2). Los meniscos discoideos exhiben más de dos segmentos corporales. El patrón de búsqueda en las imágenes sagitales que empleamos de rutina incluye una minuciosa inspección de los segmentos corporales para asegurarnos de que hay una cantidad adecuada y de que no están deformados de ninguna manera. La proporción entre segmentos corporales y cuernos anterior y posterior es una buena manera para determinar si hay una alteración en el cuerpo meniscal. Demasiados cuernos anteriores o posteriores indican que hay un cuerpo meniscal pequeño (desgarro en asa de balde, menisco volteado, desgarro radial), mientras que un aumento en la cantidad de segmentos corporales indica un menisco discoideo. Una proporción razonable entre segmentos corporales y cuernos anterior y posterior sería 1 : 2 o 1 : 3. Esta proporción permite considerar un menisco pequeño en un paciente de pequeño tamaño o un menisco grande en una persona de gran tamaño (Cuadro 15.3).

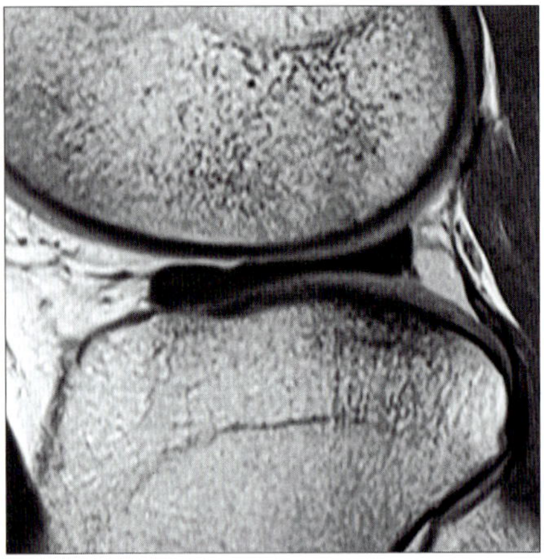

Figura 15.19 Menisco lateral discoideo: variante de Wrisberg. Imagen sagital en un hombre de 31 años de edad con un menisco lateral discoideo que revela ausencia de inserciones significativas del menisco en la cápsula posterior y cierta subluxación del menisco en sentido anterior en dicha región. Estos hallazgos indican una variante de Wrisberg.

Cuadro 15.2 Alteraciones en las que hay ausencia del signo del moño

- Desgarro en asa de balde.
- Desgarro radial.
- Desgarro con colgajo volteado en sentido medial.
- Quiste meniscal.

Cuadro 15.3 Dificultades para evaluar el signo del moño

- Niños o adultos de pequeño tamaño.
- Posoperatorio.
- Artrosis grave.
- Pacientes de edad avanzada (> 65 años de edad).

En pacientes con artrosis grave o de edad avanzada (mayores de 65 años de edad) puede haber una menor cantidad de segmentos corporales debido al desgaste del borde libre meniscal, lo que resulta en un segmento corporal muy delgado que se puede confundir con un desgarro en asa de balde.

Dificultades

Cabe mencionar algunas dificultades que involucran a los meniscos.

Ligamento transverso

Un problema de fácil detección es la inserción del ligamento transverso en los cuernos anteriores de los meniscos. El ligamento transverso discurre por la cara anterior de la rodilla en el interior de la almohadilla grasa de Hoffa desde el cuerno anterior del menisco medial hasta el cuerno anterior del menisco lateral. Se desconoce su función y no siempre está presente. A nivel de su inserción en el cuerno anterior de cualquiera de los meniscos, por lo general tiene el aspecto de un desgarro meniscal (Figura 15.20). Esto es especialmente frecuente en la región lateral. Se lo puede diferenciar con certeza de un desgarro siguiendo su recorrido a través de la almohadilla grasa de Hoffa en imágenes sagitales secuenciales.

Cuerno anterior del menisco lateral de aspecto moteado

En ocasiones, el cuerno anterior del menisco lateral tiene un aspecto moteado o estriado, que puede simular un cuerno anterior macerado o desgarrado (Figura 15.21). Este aspecto es causado por la inserción de fibras del ligamento cruzado anterior en el menisco. Se ha informado en el 60% de los pacientes normales.

Inserción del ligamento menisco-femoral

El cuerno posterior del menisco lateral presenta varias situaciones que simulan desgarros. En el 75% de las rodillas se observa un ligamento menisco-femoral, el cual se origina en la porción posterior del cóndilo femoral medial y tiene un recorrido oblicuo a través de la rodilla dentro de la escotadura intercondílea, tiene ubicación anterior (ligamento de Humphrey) o posterior (ligamento de Wrisberg) al ligamento cruzado posterior (Figura 15.22) y se inserta en el cuerno posterior del menisco lateral. En el 2% al 3% de las rodillas, se observan ambos ligamentos (de Humphrey y de Wrisberg). No se ha establecido con certeza la función del ligamento menisco-femoral y no se han descrito lesiones de esta estructura.

La inserción del ligamento menisco-femoral (de Humphrey y de Wrisberg) puede dar la apariencia de un desgarro meniscal (Figura 15.23). En presencia de una alteración en la intensidad de señal que simula un desgarro periférico, cuando se considera que se trata de un seudodesgarro secundario a la inserción de uno de los ligamentos menisco-femorales, es necesario seguir el ligamento a través de la escotadura intercondílea hasta el ligamento cruzado posterior en imágenes sagitales secuenciales.

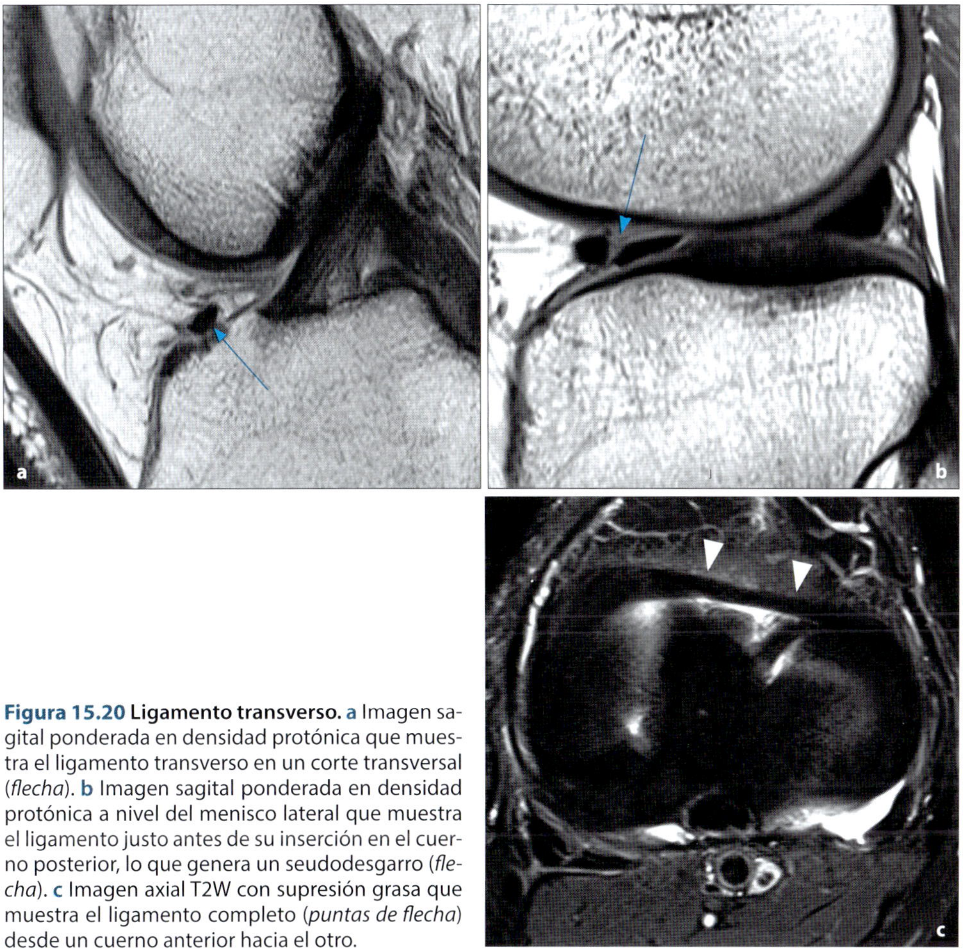

Figura 15.20 Ligamento transverso. **a** Imagen sagital ponderada en densidad protónica que muestra el ligamento transverso en un corte transversal (*flecha*). **b** Imagen sagital ponderada en densidad protónica a nivel del menisco lateral que muestra el ligamento justo antes de su inserción en el cuerno posterior, lo que genera un seudodesgarro (*flecha*). **c** Imagen axial T2W con supresión grasa que muestra el ligamento completo (*puntas de flecha*) desde un cuerno anterior hacia el otro.

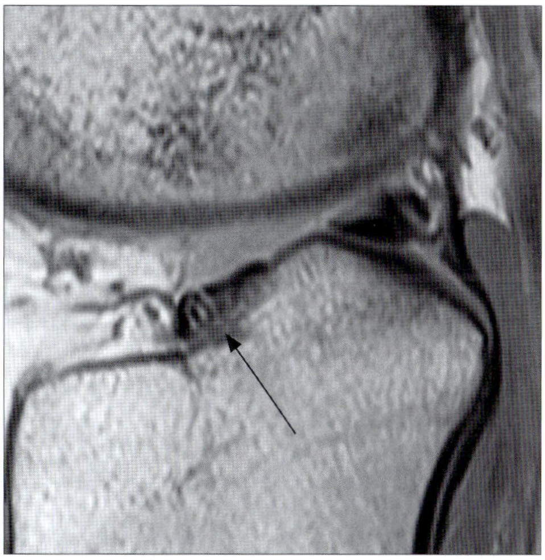

Figura 15.21 Cuerno anterior del menisco lateral de aspecto moteado. Imagen sagital ponderada en densidad protónica a través del menisco lateral cerca de su inserción anterior que muestra el cuerno anterior con un aspecto moteado (*flecha*). Se trata de una variante normal en esta región, formada en parte por fibras del ligamento cruzado anterior que se insertan en el menisco.

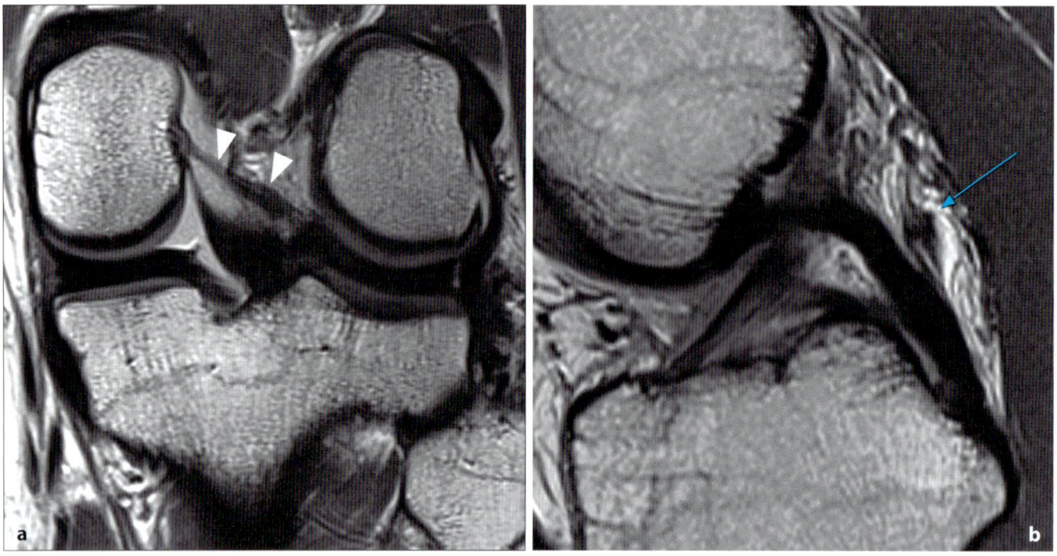

Figura 15.22 Ligamentos menisco-femorales. a Imagen coronal ponderada en densidad protónica que muestra el ligamento menisco-femoral de Wrisberg (*puntas de flecha*) que se extiende de forma oblicua a través de la escotadura intercondílea. **b** Imagen sagital ponderada en densidad protónica que exhibe el ligamento (*flecha*) con su recorrido posterior al ligamento cruzado posterior.

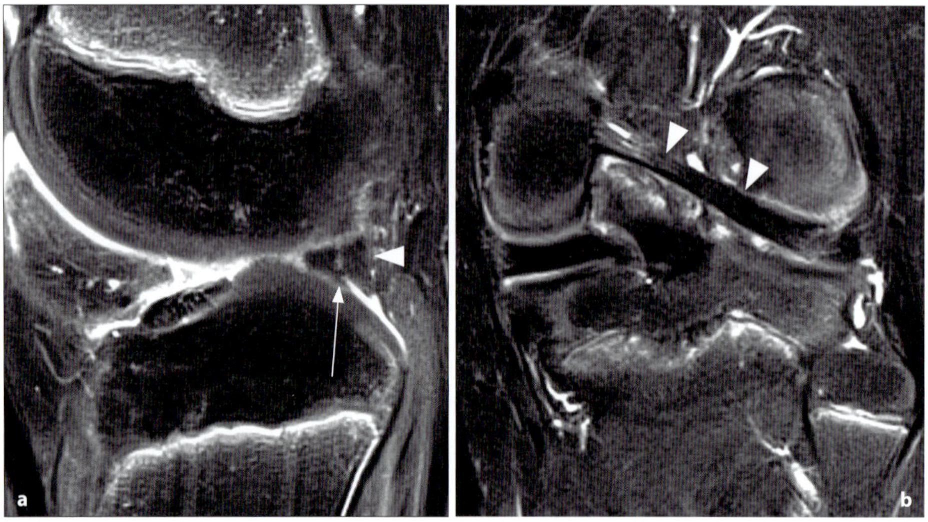

Figura 15.23 Seudodesgarro debido a un ligamento menisco-femoral. a Imagen sagital T1W con supresión grasa tras la administración intravenosa de gadolinio a través del menisco lateral que muestra un seudodesgarro (*flecha*) del cuerno posterior provocado por la inserción de uno de los ligamentos menisco-femorales de Wrisberg (*punta de flecha*). **b** Imagen coronal T2W con supresión grasa en el mismo paciente que muestra el ligamento de Wrisberg de gran tamaño (*puntas de flecha*).

Pulsatilidad de la arteria poplítea

La arteria poplítea se ubica en situación justo posterior al cuerno posterior del menisco latera, y el artefacto por pulsatilidad puede extenderse a través del menisco, lo que dificulta examinarlo o, en algunos casos, da la apariencia de un desgarro meniscal (Figura 15.24). Este aspecto se corrige fácilmente modificando la fase y la dirección de la frecuencia antes del estudio para que la pulsatilidad del vaso se extienda en dirección superior-inferior en lugar de anterior-posterior.

Fenómeno de ángulo mágico

A veces, el cuerno posterior del menisco lateral tiene un aspecto borroso y mal definido, con señal intermedia difusa en las imágenes con TE

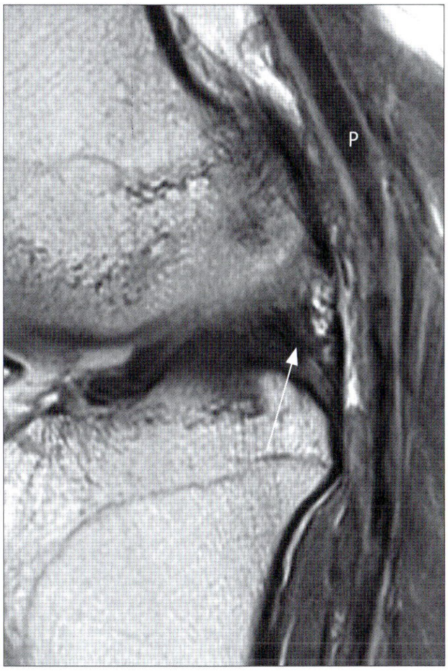

Figura 15.24 Artefacto por pulsatilidad de la arteria poplítea. Imagen sagital ponderada en densidad protónica a través del menisco lateral que muestra artefactos lineales oblicuos por pulsatilidad provocados por la arteria poplítea (P). Estos artefactos crean un seudodesgarro en el cuerno posterior (*flecha*).

corto (Figura 15.25). Esto se debe al fenómeno de ángulo mágico. El cuerno posterior del menisco lateral tiene una pendiente ascendente a medida que se aproxima a su inserción posterior, por lo que en esta región es posible observar un aumento de la intensidad de señal intrameniscal. Esto puede simular un desgarro complejo en las imágenes sagitales, pero desaparece en las secuencias T2W, por lo que en general no es un problema.

Seudodesgarro del tendón del poplíteo

El tendón del poplíteo se origina en el cóndilo femoral lateral y se extiende en sentido inferior y de forma oblicua entre el cuerno posterior del menisco lateral y la cápsula articular. El músculo tiene ubicación posterior a la porción proximal de la tibia. Cuando el tendón pasa entre el menisco y la cápsula puede dar la apariencia de un desgarro meniscal (Figura 15.26), pero no se lo debe confundir con dicha entidad. Por el contrario, en casos de desgarro del ligamento cruzado anterior es frecuente observar un desgarro longitudinal vertical del cuerno posterior del menisco lateral, que no se debe confundir con el tendón del poplíteo (Figura 15.27).

Debido a que se sabe que la sensibilidad para diagnosticar desgarros meniscales disminuye cuando hay un desgarro del ligamento cruzado anterior, y muchos de los desgarros que se pasan por alto se ubican en el cuerno posterior del menisco lateral, se debe prestar mucha atención a esta región cuando hay un desgarro del ligamento cruzado anterior. Es fundamental conocer estas dificultades que involucran al cuerno posterior del menisco lateral para poder tener una elevada precisión (Cuadro 15.4) para diagnosticar desgarros meniscales.

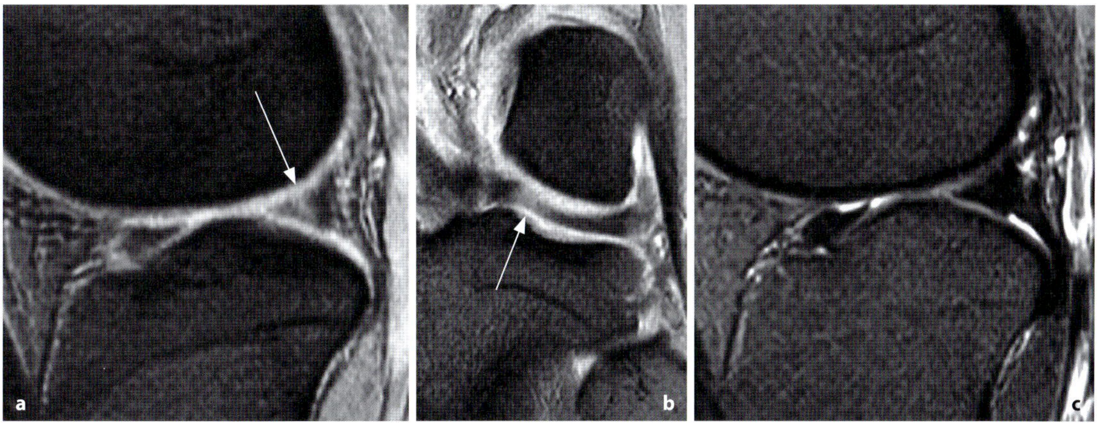

Figura 15.25 Fenómeno del ángulo mágico. **a** Imagen sagital con eco de gradiente que muestra el cuerno posterior del menisco lateral (*flecha*) poco definido y de señal intermedia. **b** Imagen coronal con eco de gradiente que muestra la pendiente ascendente normal del cuerno posterior del menisco lateral que genera el artefacto de ángulo mágico observado con frecuencia en esta porción del menisco (*flecha*). **c** Imagen sagital en secuencia STIR. Nótese el aspecto normal del menisco en esta secuencia.

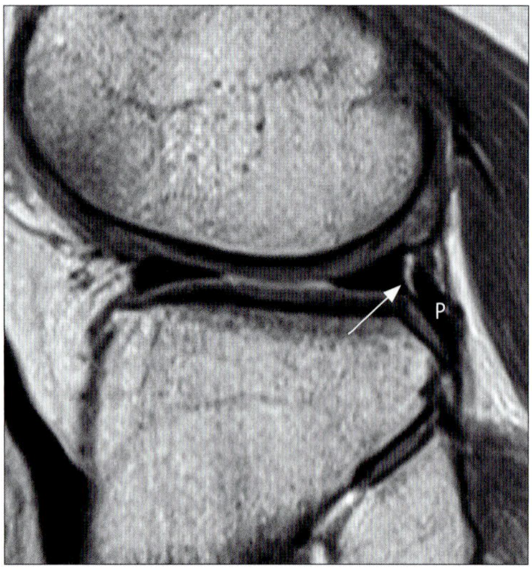

Figura 15.26 Seudodesgarro del tendón del poplíteo. Imagen sagital a través del menisco lateral que muestra el tendón del poplíteo (P) que pasa cerca del cuerno posterior del menisco, lo que da origen a un aspecto de seudodesgarro (*flecha*).

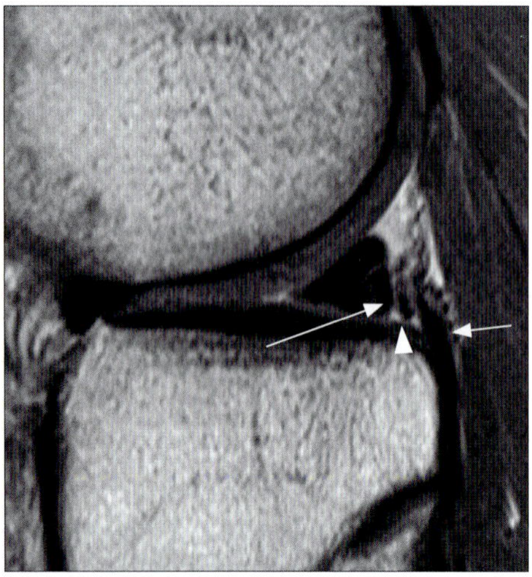

Figura 15.27 Distinción entre un desgarro del menisco lateral y un seudodesgarro del tendón del poplíteo. Imagen sagital ponderada en densidad protónica a través del menisco lateral que muestra un desgarro periférico vertical del cuerno posterior (*flecha larga*) con una pequeña cantidad de tejido meniscal periférico al desgarro (*punta de flecha*), que podría confundirse con un seudodesgarro relacionado con el tendón del poplíteo (*flecha corta*) ilustrado en la Figura 15.26.

Cuadro 15.4 Dificultades que comprometen al cuerno posterior del menisco lateral

- Inserción del ligamento menisco-femoral.
- Artefacto por pulsatilidad de la arteria poplítea.
- Fenómeno de ángulo mágico.
- Tendón del poplíteo.

Ligamentos

Ligamento cruzado anterior

El ligamento cruzado anterior tiene fibras rectas y tensas que discurren paralelas al techo de la escotadura intercondílea (Figura 15.28). Típicamente, tiene un aspecto estriado con intensidad de señal un poco alta en su interior, sobre todo a nivel de su inserción en la tibia. Se recomienda utilizar imágenes sagitales T2W para evaluar este ligamento, pero de forma habitual se lo debe evaluar en los tres planos. La precisión de la RM para detectar lesiones del ligamento cruzado anterior es muy alta, cercana al 95% o 100% en casi todas las series publicadas.

El desgarro del ligamento cruzado anterior suele ser evidente, ya que no se identifican fibras de aspecto normal (Figura 15.29). Cuando se desgarra, literalmente explota la porción media de la sustancia. Para reconstruir el ligamento cruzado anterior se utiliza un injerto tendinoso (por lo general, del tendón rotuliano o de los isquiotibiales). En ocasiones, se observa un desgarro del ligamento cruzado anterior en el cual sus fibras parecen estar intactas, pero el ángulo es menos elevado que lo normal (no paralelo a la escotadura intercondílea) (Figura 15.30). Se debe inspeccionar de forma minuciosa el origen del ligamento en imágenes axiales y coronales; en dicho sitio se debe observar una estructura ovalada de intensidad de señal baja firmemente adherida a la pared lateral de la escotadura, con un ligamento cruzado anterior intacto.

El desgarro parcial del ligamento cruzado anterior es un diagnóstico difícil desde el punto de vista clínico debido a que la rodilla mantiene su estabilidad en la mayoría de los casos. Por lo tanto, la RM cumple un papel importante para llegar al diagnóstico correcto. Es posible determinar una distensión o un desgarro parcial del ligamento cruzado anterior cuando se identifican algunas fibras intactas, pero hay intensidad más alta que lo habitual en el resto del ligamento.

Una entidad que puede simular un desgarro del ligamento cruzado anterior es un ganglión en dicho ligamento. Estos quistes, que se ubican dentro del ligamento, son de etiología desconocida, pero distienden el ligamento con líquido mucinoso (Figura 15.31). Se observan fibras normales del ligamento cruzado anterior, pero tienen un aspecto adelgazado debido al efecto de masa del quiste. En estos pacientes está conservada la estabilidad en el examen clínico y suelen ser asintomáticos. A lo sumo, refieren una sensación de

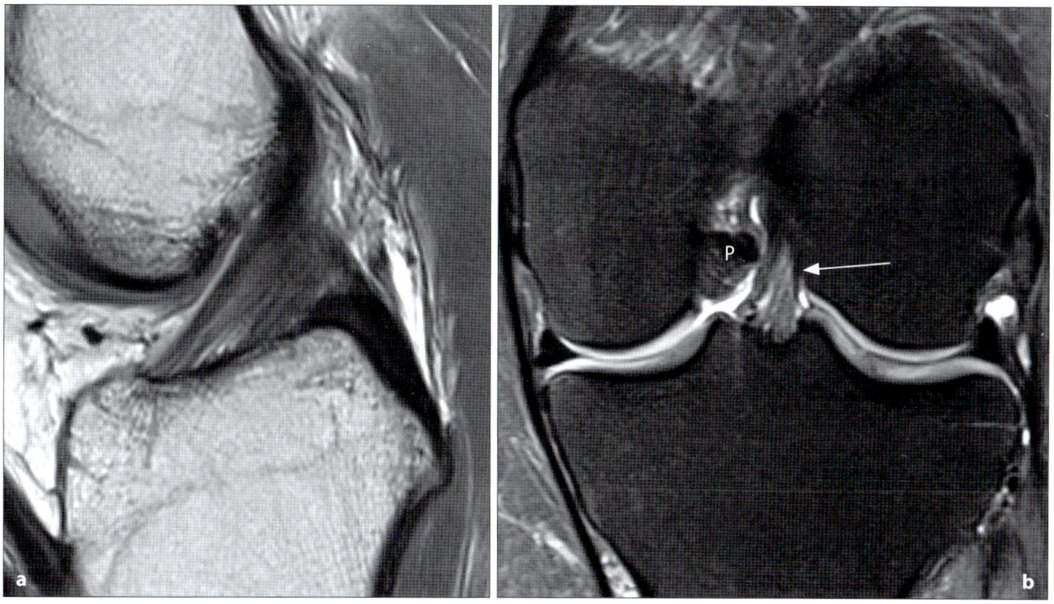

Figura 15.28 Ligamento cruzado anterior normal. **a** Imagen sagital ponderada en densidad protónica a través de la escotadura intercondílea que muestra un ligamento cruzado anterior normal paralelo al techo de la escotadura. **b** Imagen coronal ponderada en densidad protónica con supresión grasa. Se observa el ligamento ocupando la región lateral de la escotadura (*flecha*). Nótese el ligamento cruzado posterior normal (P) en la región medial de la escotadura.

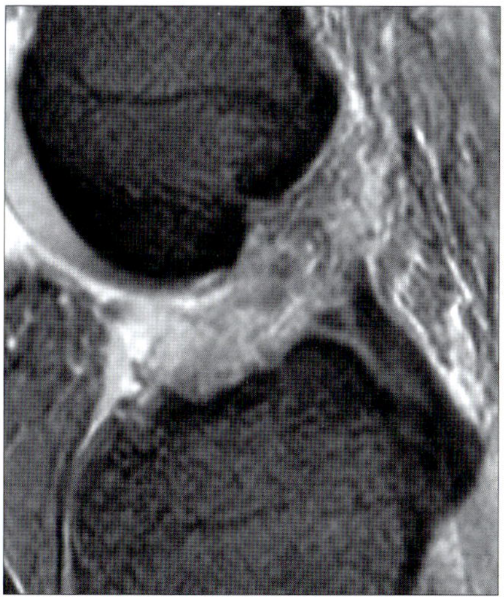

Figura 15.29 Desgarro del ligamento cruzado anterior. Imagen sagital con eco de gradiente a través de la escotadura intercondílea que muestra el ligamento cruzado anterior completamente roto, sin fibras normales.

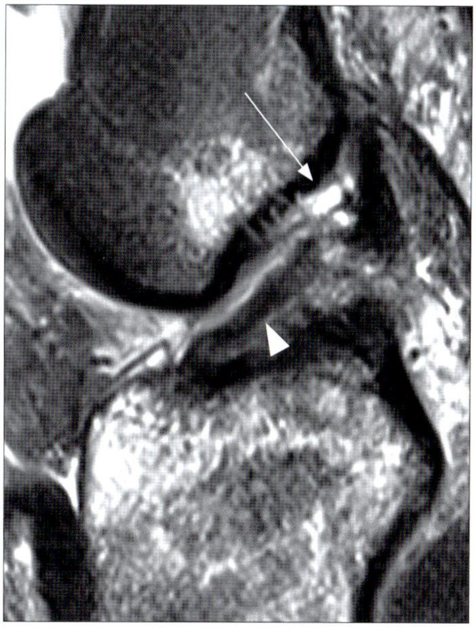

Figura 15.30 Desgarro del ligamento cruzado anterior. Imagen sagital en secuencia STIR a través de la escotadura intercondílea que muestra el ligamento cruzado anterior con un aspecto un tanto ondulado y con una orientación levemente más horizontal que lo normal. Además, no se puede identificar su origen en el fémur (*flecha*). Se trata de un desgarro del ligamento cruzado anterior.

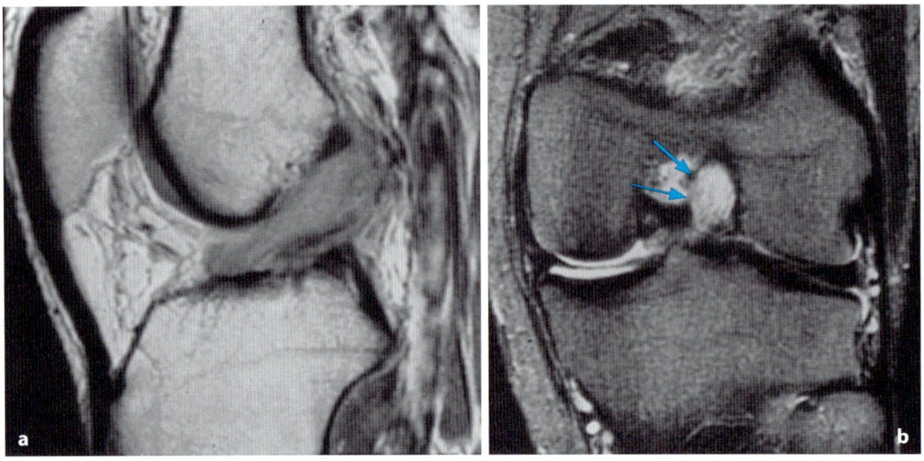

Figura 15.31 Quiste del ligamento cruzado anterior. **a** Imagen sagital en densidad protónica a través de la escotadura intercondílea que muestra el ligamento cruzado anterior como una estructura quística en forma de palillo de tambor, sin fibras claramente identificables. **b** Imagen coronal T2W con eco de espín rápido que muestra el ligamento cruzado anterior con un aspecto quístico (*flechas*). Esto es característico de un quiste del ligamento cruzado anterior.

plenitud en la rodilla y no pueden flexionar la rodilla por completo debido al efecto de masa. El ligamento cruzado anterior tiene una forma de palillo de tambor en las imágenes sagitales, mientras en las imágenes coronales y axiales exhibe señal igual a la del líquido en su interior. El motivo más importante para reconocer estas características es no confundirlas con un desgarro del ligamento cruzado anterior ni con tumores.

Luego de una cirugía de reconstrucción del ligamento cruzado anterior, a menudo se nos solicita volver a explorar al paciente porque tiene dolor o inestabilidad. El injerto del ligamento cruzado anterior se debe observar como una estructura estirada, por lo general con intensidad de señal un poco alta en las imágenes sagitales T2W (Figura 15.32), en particular si el nuevo estudio se realiza dentro de los dieciocho meses posteriores a la reconstrucción. Si el injerto está roto o ausente, se trata de un fracaso terapéutico (Figura 15.33). El túnel tibial debe ser paralelo y estar alineado con el techo de la escotadura intercondílea, porque cuando tiene una pendiente demasiado marcada o cuando está en una ubicación demasiado anterior, el injerto puede resultar comprimido por el fémur en su paso a través de la escotadura. Si el túnel está demasiado aplanado, puede ser demasiado laxo y no proporcionar la estabilidad necesaria.

Una de las causas más frecuentes de dolor tras una artroscopia de rodilla es la presencia de artrofibrosis (cicatriz) en la almohadilla grasa de Hoffa y a lo largo del borde anterior del injerto. En casos sintomáticos, el paciente por lo general se presenta con pérdida progresiva de la capacidad para extender la rodilla. Se observa una masa de tejido cicatrizal redonda, a menudo lobular, a lo largo del borde anterior del injerto o en la almohadilla grasa de Hoffa. Esto se denomina "lesión en cíclope" y suele ser necesario resecarla (Figura 15.34). Una banda de tejido cicatrizal que se extiende hacia el polo inferior de la rótula también puede restringir el movimiento rotuliano y causar dolor (Figura 15.35).

Ligamento cruzado posterior

En condiciones normales, el ligamento cruzado posterior se aprecia como una estructura de intensidad baja en la región medial de la escotadura intercondílea, que se curva levemente entre la porción posterior del fémur y la tibia en las imágenes sagitales (Figura 15.36). Su rotura es infrecuente y la reconstrucción quirúrgica, aún menos frecuente. Cuando se desgarra, puede no sufrir una rotura real de las fibras, como ocurre en otros ligamentos, sino que se distiende y se vuelve incompetente desde el punto de vista estructural, de forma muy similar a cuando se estira el elástico del pantalón. En la RM, este tipo de lesión se aprecia como un ligamento aumentado de tamaño con intensidad de señal intrasustancia intermedia (gris) en las imágenes con TE corto (Figura 15.37), aunque un desgarro también puede exhibir la típica señal alta en las imágenes T2W (Figura 15.38). Es difícil distinguir entre desgarros crónicos y agudos si no se cuenta con la historia clínica o una evidencia adicional de una lesión reciente.

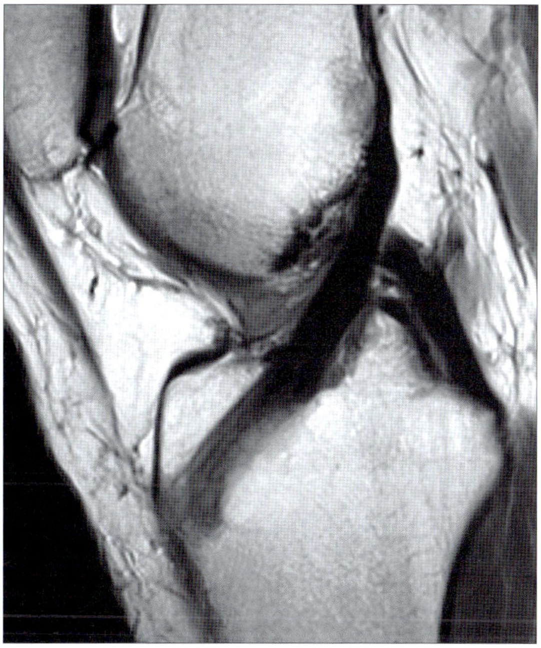

Figura 15.32 Injerto del ligamento cruzado anterior intacto. Imagen sagital ponderada en densidad protónica a través de la escotadura intercondílea en un paciente con antecedente de reconstrucción del ligamento cruzado anterior que muestra el injerto intacto.

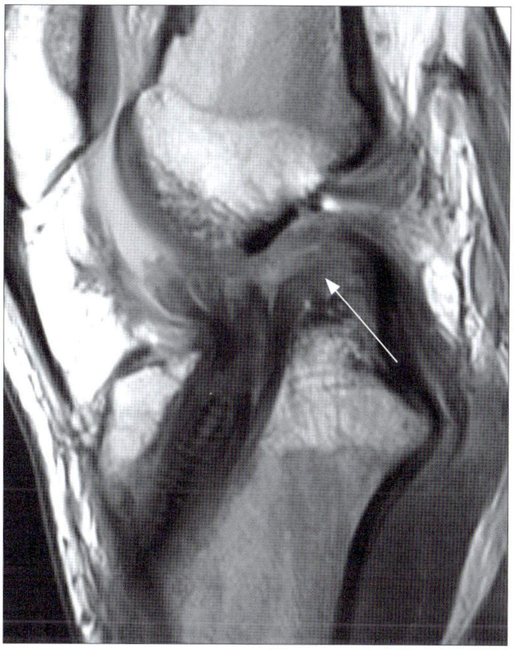

Figura 15.33 Rotura de un injerto del ligamento cruzado anterior. Imagen sagital ponderada en densidad protónica en un paciente con antecedente de reconstrucción del ligamento cruzado anterior que muestra una rotura completa del injerto (*flecha*).

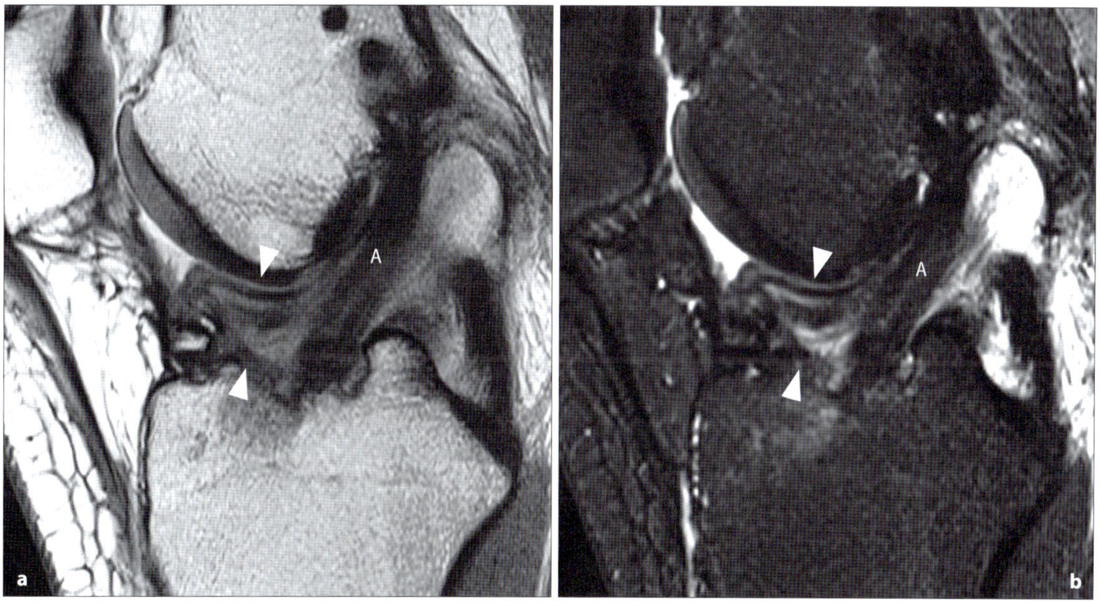

Figura 15.34 Lesión en cíclope. a Imagen sagital ponderada en densidad protónica en un paciente con antecedente de reconstrucción del ligamento cruzado anterior (A) que muestra tejido cicatrizal en la escotadura intercondílea de ubicación anterior al injerto (*puntas de flecha*). **b** En una imagen sagital en secuencia STIR, la cicatriz sigue siendo de señal predominantemente baja. Se trata de artrofibrosis secundaria a la cirugía y se la ha denominado "lesión en cíclope".

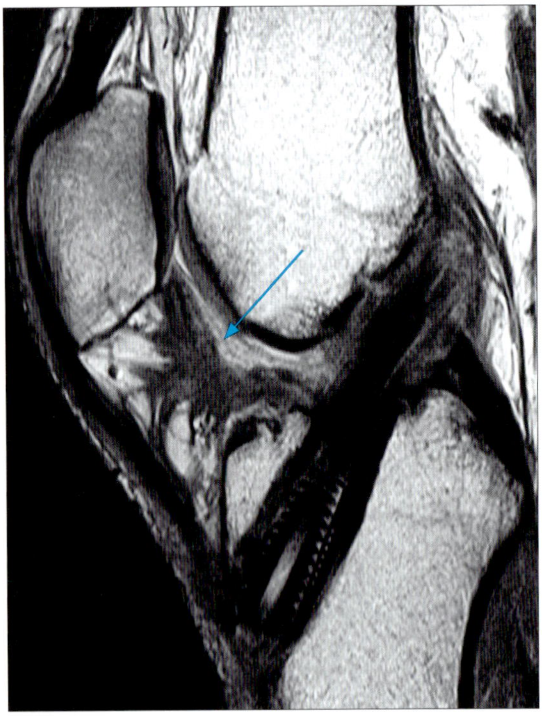

Figura 15.35 Artrofibrosis. Imagen sagital ponderada en densidad protónica en un paciente con antecedente de reconstrucción del ligamento cruzado anterior que muestra tejido cicatrizal en la almohadilla grasa de Hoffa (*flecha*), que se extiende hacia el polo inferior de la rótula. Esta forma de artrofibrosis puede provocar dolor rotuliano y alteraciones en el recorrido de la rótula.

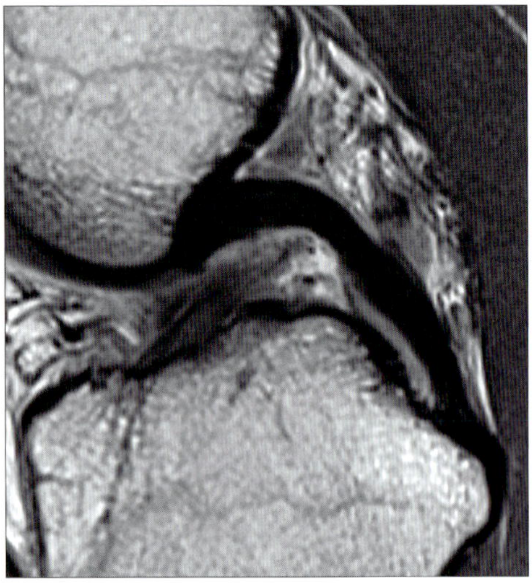

Figura 15.36 Ligamento cruzado posterior normal. Imagen sagital ponderada en densidad protónica a través de la escotadura intercondílea que muestra un ligamento cruzado posterior normal con intensidad de señal uniforme.

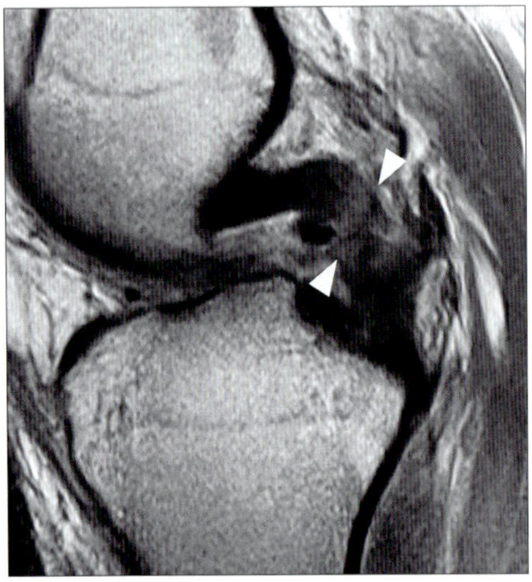

Figura 15.37 Desgarro del ligamento cruzado posterior. Imagen sagital en densidad protónica a través de la escotadura intercondílea que muestra un ligamento cruzado posterior engrosado con intensidad de señal intermedia de forma difusa en su porción media, en el sitio de desgarro (*puntas de flecha*).

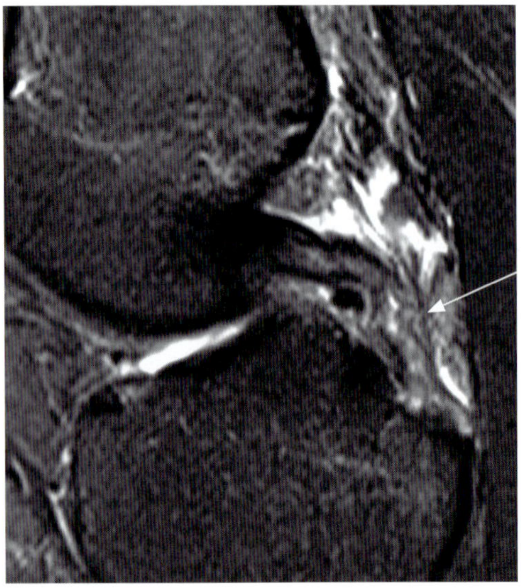

Figura 15.38 Desgarro del ligamento cruzado posterior. Imagen sagital en secuencia STIR a través de la escotadura intercondílea que muestra un desgarro del ligamento cruzado posterior, el cual exhibe intensidad de señal aumentada y un desgarro de alto grado en sus fibras medias a distales (*flecha*).

Si el ligamento cruzado posterior está desprendido de su inserción tibial, el diagnóstico es fácil, pero esta situación es mucho menos frecuente que un desgarro. Los cirujanos ortopédicos están realizando más reconstrucciones del ligamento cruzado posterior que en el pasado, pero en la mayoría de los casos los desgarros de este ligamento no se reparan. En muchas ocasiones, no importa lo que indiquemos en el informe respecto del ligamento cruzado posterior (incluso es posible que el cirujano ni siquiera lo inspeccione en la artroscopia), pero igualmente debemos ser capaces de describir con un elevado nivel de precisión si el ligamento está desgarrado o no.

Ligamento colateral medial

El ligamento colateral medial se origina en la cara medial de la porción distal del fémur y se inserta en la cara medial de la porción proximal de la tibia, varios centímetros por debajo de la línea articular. Sus fibras profundas están entrelazadas de forma íntima con la cápsula articular a nivel de la articulación y el menisco medial se inserta directamente en él. No es una estructura intrasinovial; en la artroscopia no es posible visualizarlo ni repararlo. El consenso general es que la RM es muy precisa para evaluar el ligamento colateral medial.

Los tres grados de lesión descritos en la clínica corresponden a los tres aspectos del ligamento colateral medial en las imágenes coronales sensibles a líquidos. El grado I, que es un esguince, muestra señal alta en las partes blandas a lo largo del ligamento colateral medial (Figura 15.39). El grado II, esguince grave o desgarro parcial, exhibe señal alta en las partes blandas adyacentes y también en el interior del ligamento colateral medial, junto con rotura parcial de sus fibras (Figura 15.40). El grado III, rotura completa, muestra una solución de continuidad en el ligamento colateral medial (Figura 15.41). Es muy poco frecuente que se repare este ligamento, incluso si presenta rotura completa, a menos que haya rotura de muchos otros ligamentos. En los esguinces grados I y II por lo general se implementa un tratamiento conservador, con ortesis y

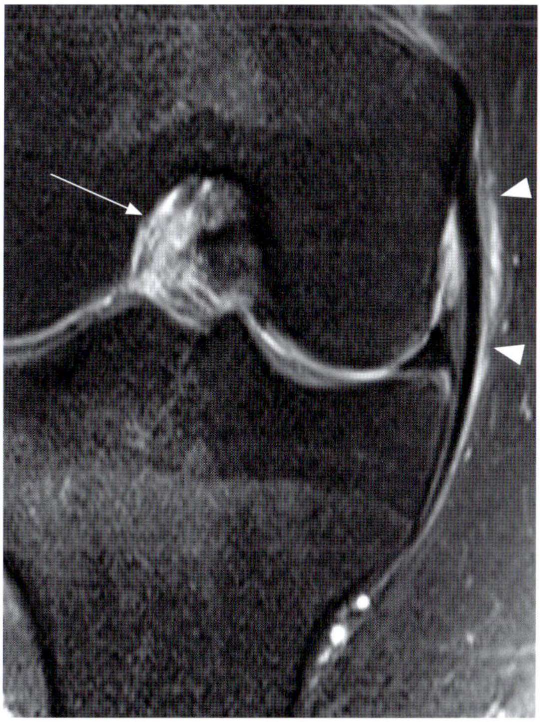

Figura 15.39 Esguince del ligamento colateral medial grado I. Imagen coronal ponderada en densidad protónica con supresión grasa en un paciente con una lesión del ligamento colateral medial. Se observa edema a lo largo de este ligamento (*puntas de flecha*), que por lo demás está intacto. Se trata de un esguince grado I. Nótese también el desgarro del ligamento cruzado anterior (*flecha*).

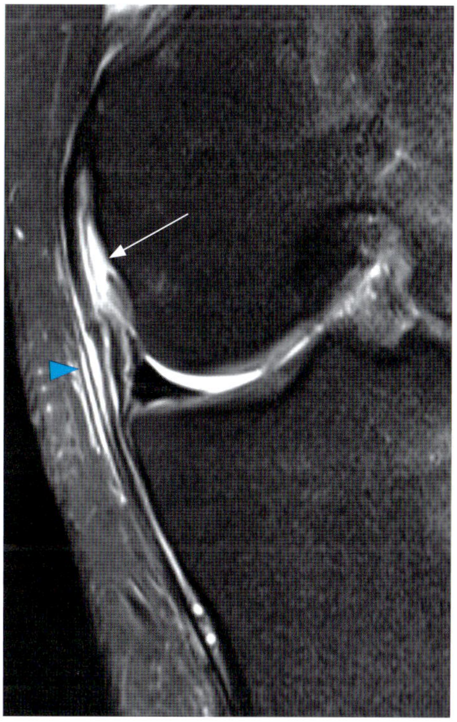

Figura 15.40 Esguince del ligamento colateral medial grado I (desgarro parcial). Imagen coronal T2W con supresión grasa que muestra señal aumentada en un ligamento colateral medial adelgazado, pero por lo demás intacto (*punta de flecha*): se trata de un desgarro parcial (esguince grado II). Nótese también la rotura del componente menisco-femoral de sus fibras profundas (*flecha*).

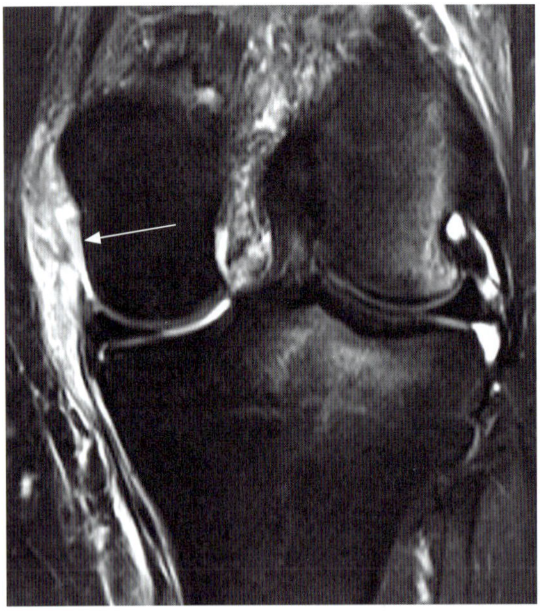

Figura 15.41 Rotura del ligamento colateral medial. Imagen coronal T2W con supresión grasa que revela un desgarro completo del ligamento colateral medial (*flecha*).

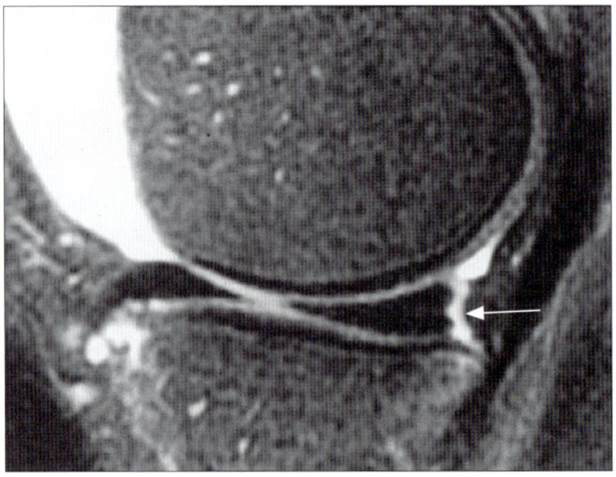

Figura 15.42 Separación menisco-capsular. Imagen sagital T2W con supresión grasa a través del menisco medial que muestra líquido entre la inserción del cuerno posterior y la cápsula (*flecha*). Esto indica una separación menisco-capsular.

sin interrumpir las prácticas deportivas siempre que el dolor lo permita. Otras causas de señal de intensidad alta en la región medial del ligamento colateral medial pueden no ser consecuencia de lesiones no relacionadas con un esguince del ligamento, como, por ejemplo, un desgarro meniscal subyacente o artrosis de la porción medial del compartimento articular.

La separación menisco-capsular se diagnostica con facilidad en las imágenes coronales sensibles a líquidos al detectar líquido entre el ligamento colateral medial y el menisco medial (Figura 15.42). Es posible pasar por alto esta separación en las secuencias no sensibles a líquidos. Debido a que estos pacientes presentan un cuadro clínico idéntico al del esguince del ligamento colateral medial, a menudo se les permite continuar sus actividades con una ortesis. Este tratamiento es inaceptable para una separación menisco-capsular. La interfase vascular entre el ligamento colateral medial y el menisco se puede volver avascular si se continúa con la actividad, lo que hace que el menisco no se cure hasta la cápsula. En pacientes con este tipo de lesión es necesario inmovilizar la articulación o implementar una reparación quirúrgica. Si la separación menisco-capsular solo afecta al área del ligamento colateral medial, se la puede considerar un desgarro parcial con compromiso de las fibras profundas de dicho ligamento. Si la separación está sobre una corta porción de la inserción meniscal, es improbable que sea significativa. Una separación menisco-capsular que se extiende en sentido posterior, afectando al ligamento oblicuo posterior (un engrosamiento de la cápsula a nivel de la línea articular posterior al ligamento colateral medial), parece ser más significativa en cuanto a la estabilidad en comparación con una separación que solo se limita a la región medial o anterior.

Complejo ligamentario colateral lateral

El complejo ligamentario colateral lateral está formado por muchas estructuras, pero solo tres de ellas se evalúan fácilmente mediante RM; de posterior hacia anterior, estas estructuras son el tendón del bíceps femoral, el ligamento colateral lateral (Figura 15.43 a) y la banda iliotibial. El tendón del bíceps y el ligamento colateral lateral se insertan en la porción proximal del peroné a través de una inserción conjunta, mientras que la banda iliotibial se inserta en el tubérculo de Gerdy en la cara anterolateral de la tibia. Los desgarros del ligamento colateral lateral (Figura 15.43 b) son mucho menos frecuentes que los del ligamento colateral medial. Sin embargo, tales lesiones a menudo se asocian a lesiones de otros ligamentos, como así también otras estructuras del "ángulo posterolateral de la rodilla".

Otras estructuras importantes del ángulo posterolateral que se pueden visualizar en casi todos los estudios de RM incluyen el ligamento arcuato y el ligamento poplíteo-peroneo. El ligamento arcuato tiene forma de "Y" y discurre desde la apófisis estiloides del peroné hasta el cóndilo femoral

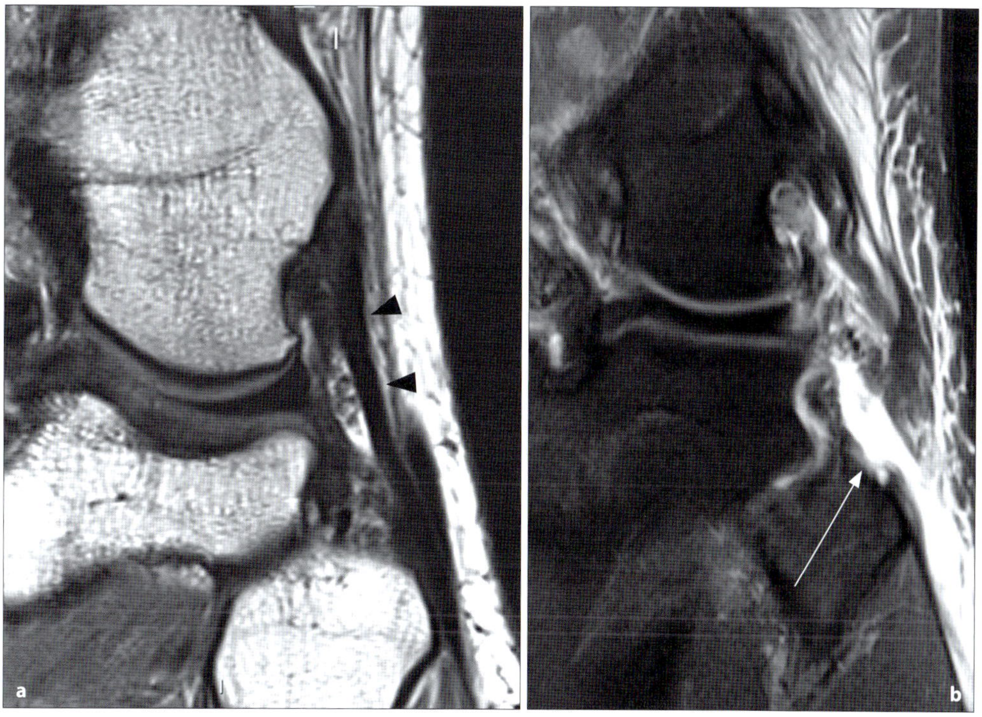

Figura 15.43 Ligamento colateral lateral normal y roto. **a** Imagen coronal ponderada en densidad protónica que muestra el ligamento colateral lateral normal (*puntas de flecha*). **b** Imagen coronal T2W con supresión grasa que muestra un ligamento colateral lateral (L) roto y ligeramente retraído de su inserción en el peroné (*flecha*).

lateral; una de sus ramas se inserta en la cara lateral de la cápsula articular. La rotura de la cara lateral de la cápsula a nivel de la línea articular es un indicio confiable de un desgarro del ligamento arcuato (Figura 15.44).

Se considera que el ligamento poplíteo-peroneo es uno de los más fuertes estabilizadores laterales de la rodilla. Es posible identificarlo en la mayoría de los estudios de RM al encontrar los vasos geniculados laterales en las imágenes coronales; el ligamento está justo por debajo de ellos (Figura 15.45 a). En las imágenes sagitales, se lo puede observar apenas superficial al tendón del poplíteo, insertándose en el peroné (Figura 15.45 b).

La lesión de un componente del ligamento colateral lateral, junto con desgarros del tendón del poplíteo, del ligamento arcuato, del ligamento poplíteo-peroneo y del ligamento cruzado anterior o posterior, se denomina "lesión del ángulo posterolateral". Si no se la corrige quirúrgicamente, dicha lesión provoca dolor e inestabilidad durante la hiperextensión de la rodilla. Se trata de una de las pocas lesiones de la rodilla que muchos cirujanos consideran como una casi urgencia. Se dice que si las lesiones del ángulo posterolateral no reciben tratamiento quirúrgico en un plazo de 10 a 14 días, tienen una elevada incidencia de mala evolución. Luego de reconocer el conjunto de alteraciones estructurales que conforman una lesión del ángulo posterolateral, se debe notificar de inmediato al médico que derivó al paciente para que implemente una intervención quirúrgica adecuada y en el momento oportuno.

La rotura del tendón del poplíteo puede ser una lesión aislada, pero por lo general se manifiesta junto con lesiones de otras estructuras, como en el caso de las lesiones del ángulo posterolateral o en las luxaciones completas de rodilla. La rotura del tendón del poplíteo suele presentarse a nivel de la unión musculotendinosa y produce una gran cantidad de líquido en la vaina del tendón del poplíteo, un tendón laxo y un aumento de la intensidad de señal en el músculo poplíteo o a su alrededor (Figura 15.46).

A menudo, en corredores se observa dolor en la región anterolateral de la rodilla como consecuencia de la fricción entre la banda iliotibial y el cóndilo femoral lateral. Esta entidad se denomina "síndrome de fricción de la banda iliotibial" o "síndrome de la banda iliotibial". La RM facilita el diagnóstico; en ella se observa líquido a ambos lados de la banda iliotibial (Figura 15.47).

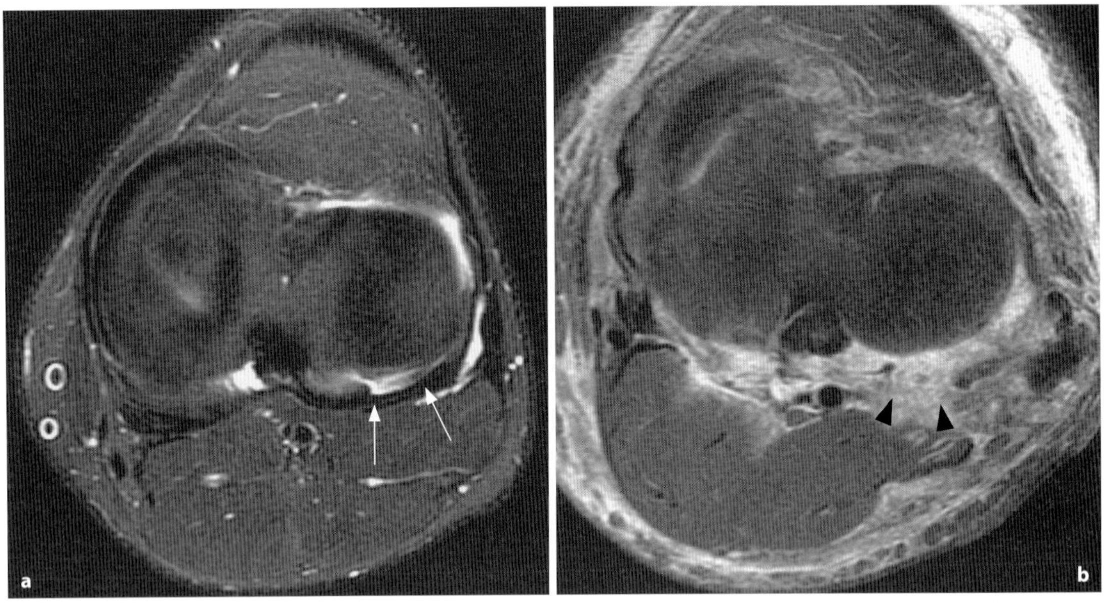

Figura 15.44 Ligamento arcuato normal y roto. **a** Imagen axial a nivel de la línea articular que muestra la porción posterior de la cápsula normal (*flechas*), lo cual indica que el ligamento arcuato está intacto. **b** Imagen axial a la altura de la línea articular en otro paciente que muestra una gran separación en la porción posterior de la cápsula (*puntas de flecha*), lo que indica que el ligamento arcuato está roto.

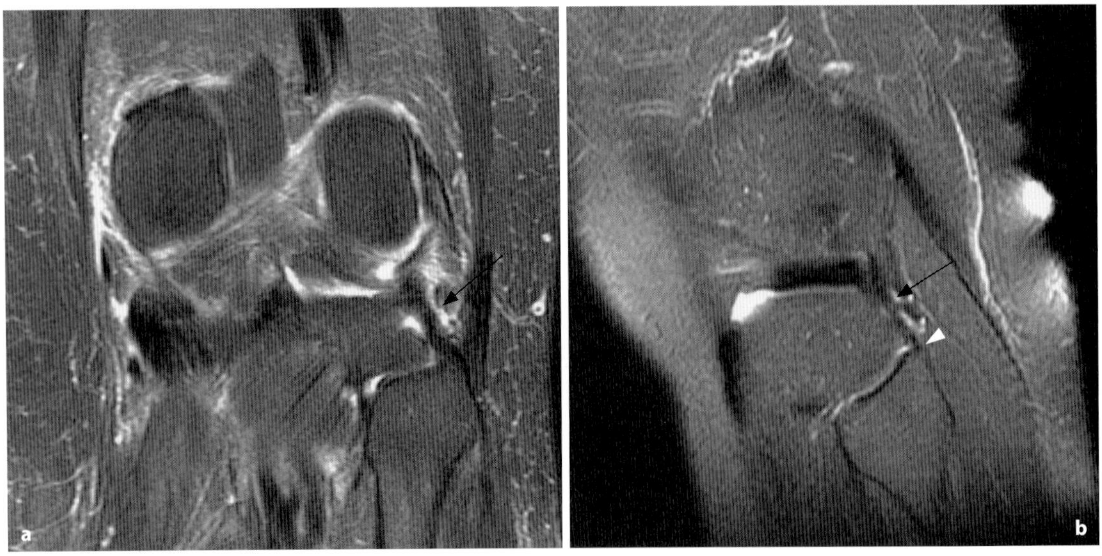

Figura 15.45 Ligamento poplíteo-peroneo normal. **a** Imagen coronal T2W con supresión grasa que muestra un notable ligamento poplíteo-peroneo intacto (*flecha*) que se extiende desde el tendón del poplíteo hasta la apófisis estiloides del peroné. La arteria geniculada lateral se encuentra justo debajo de la *punta de flecha*. **b** Imagen sagital T2W con supresión grasa que exhibe el ligamento poplíteo-peroneo (*flecha*), el cual se inserta en la apófisis estiloides del peroné (*punta de flecha*).

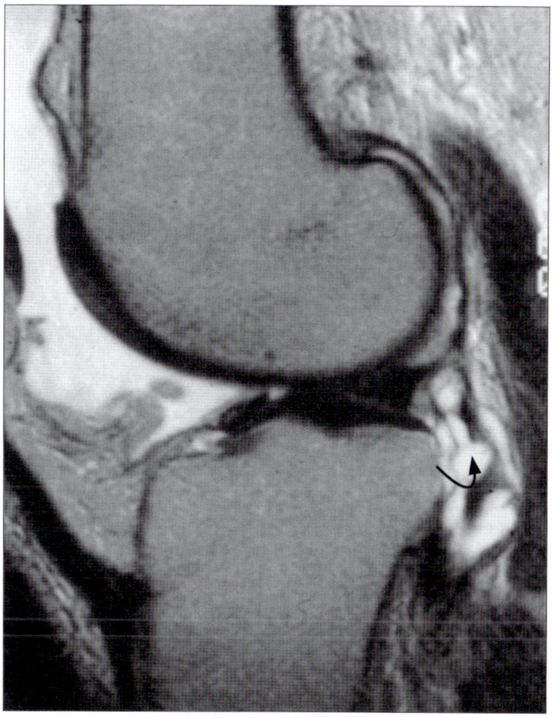

Figura 15.46 Tendón del poplíteo roto. Imagen sagital T2W con eco de espín rápido que muestra una notable cantidad de líquido alrededor de tendón del poplíteo. El tendón tiene forma ondulada y está laxo, en lugar de estar tenso (*flecha*). Estos hallazgos son típicos de un tendón roto.

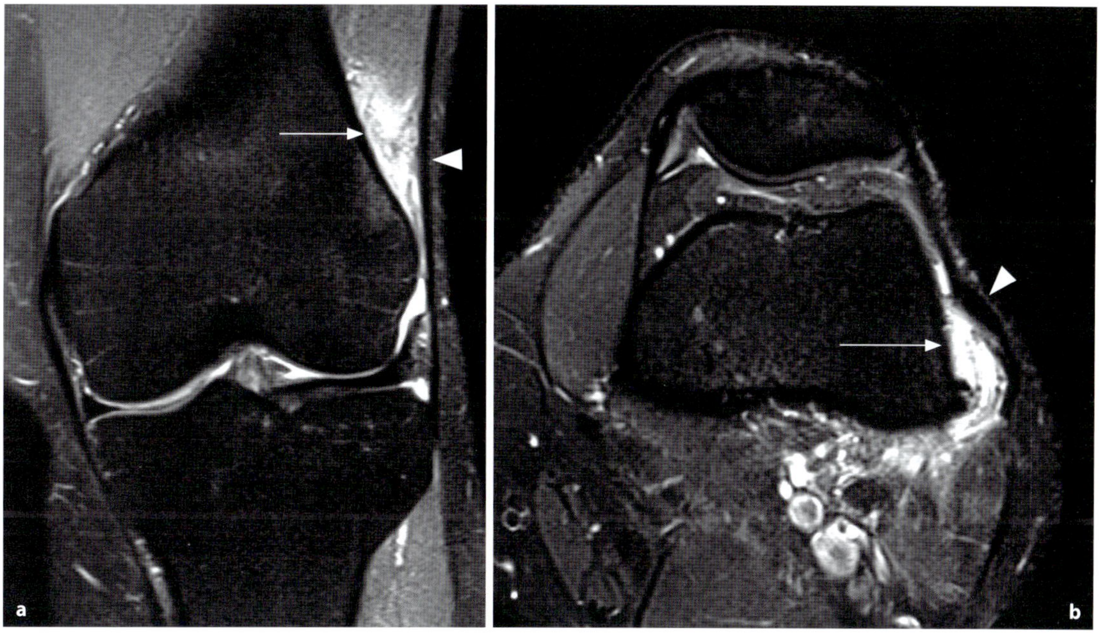

Figura 15.47 Síndrome de la banda iliotibial. a Imagen coronal ponderada en densidad protónica con supresión grasa que muestra edema (*flecha*) entre la banda iliotibial (*punta de flecha*) y el cóndilo femoral lateral. b Imagen axial T2W con supresión grasa que muestra el edema (*flecha*) característico del síndrome de la banda iliotibial (*punta de flecha*: banda iliotibial).

En las primeras etapas, puede haber líquido o edema en profundidad respecto de la banda iliotibial, pero puede ser muy difícil, si no imposible, distinguirlo del líquido intraarticular que se extiende en sentido posterolateral. Si no hay líquido intraarticular, el edema entre la banda iliotibial y el fémur es un indicador fidedigno de este síndrome (Figura 15.48). Se lo observa con mayor facilidad en las imágenes axiales. La banda iliotibial puede estar levemente engrosada o exhibir intensidad alta en sus fibras, y por lo general se observa señal alta a su alrededor. Desde el punto de vista clínico, el síndrome de la banda iliotibial se puede confundir con un desgarro del menisco lateral; por lo tanto, los estudios por imágenes pueden cumplir un papel fundamental para evitar una cirugía innecesaria.

Rótula

La luxación de rótula a menudo se diagnostica mediante RM, para sorpresa del médico que deriva. Debido a que la rótula luxada por lo general se reduce de manera espontánea, solo la mitad de los pacientes tienen conciencia de lo sucedido. Suelen ser derivados para realizar estudios por imágenes para "descartar alteraciones internas". Los factores predisponentes para la luxación de rótula incluyen un surco troclear poco profundo y rótula alta. La luxación de rótula suele ser un diagnóstico sencillo en la RM debido a las contusiones óseas frecuentemente asociadas. De forma característica, una contusión afecta a la cara anterior del cóndilo femoral lateral (Figura 15.49 a). La contusión es causada por el impacto de la rótula cuando se luxa o se reduce. Puede haber o no una contusión en ambas superficies articulares sobre el lado medial de la rótula. El retináculo medial siempre resulta lesionado, aunque puede ser difícil apreciar un desgarro franco. Es importante identificar toda lesión cartilaginosa del cóndilo femoral lateral. Si falta un fragmento de cartílago, por lo general significa que es necesario un procedimiento de artroscopia (Figura 15.49 b), mientras que si el cartílago es normal, el paciente suele recibir un tratamiento no quirúrgico; por lo tanto, una de las principales funciones del radiólogo es examinar minuciosamente el cartílago articular.

Pliegues (plicas) sinoviales

Durante el desarrollo fetal, la rodilla está dividida en tres compartimentos por repliegues anatómicos. Si estos pliegues no involucionan por completo, se aprecian como pliegues sinoviales dentro de la articulación, conocidos como "plicas". Los tres pliegues frecuentes en la rodilla incluyen las plicas superior, inferior y media. Más de la mitad de todas las rodillas normales exhiben una o más pliegues en la RM.

Con frecuencia, en las imágenes axiales y sagitales los pliegues mediales de la rótula se aprecian como una delgada banda fibrosa que se extiende desde la porción medial de la cápsula articular

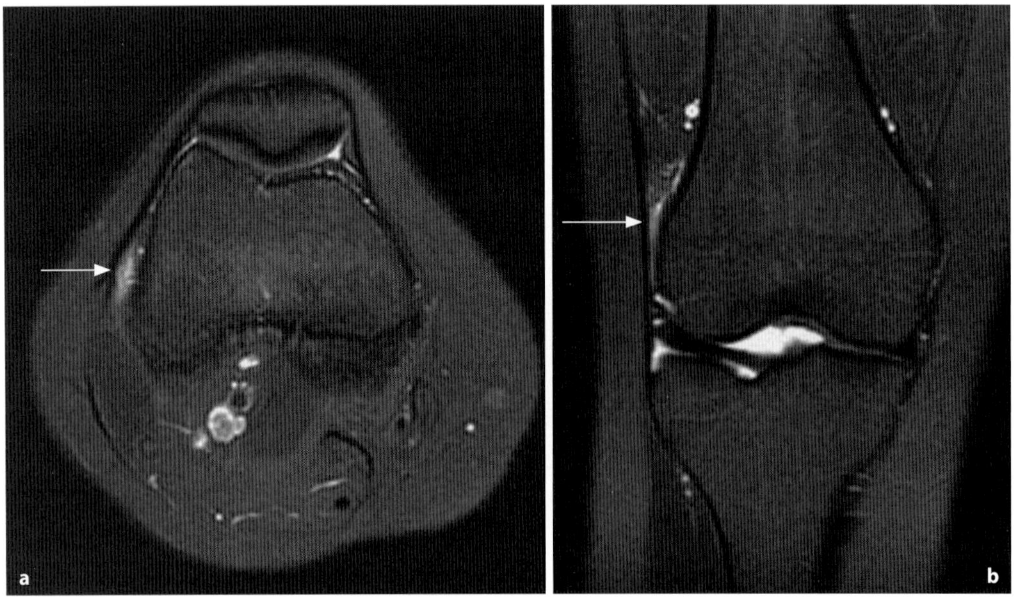

Figura 15.48 Síndrome de la banda iliotibial. **a** Imagen axial en un paciente con dolor en la cara lateral de la rodilla que muestra un edema más tenue entre la banda iliotibial y el cóndilo femoral lateral que en la figura anterior (*flecha*). **b** Imagen coronal en la cual vuelve a observarse el edema (*flecha*).

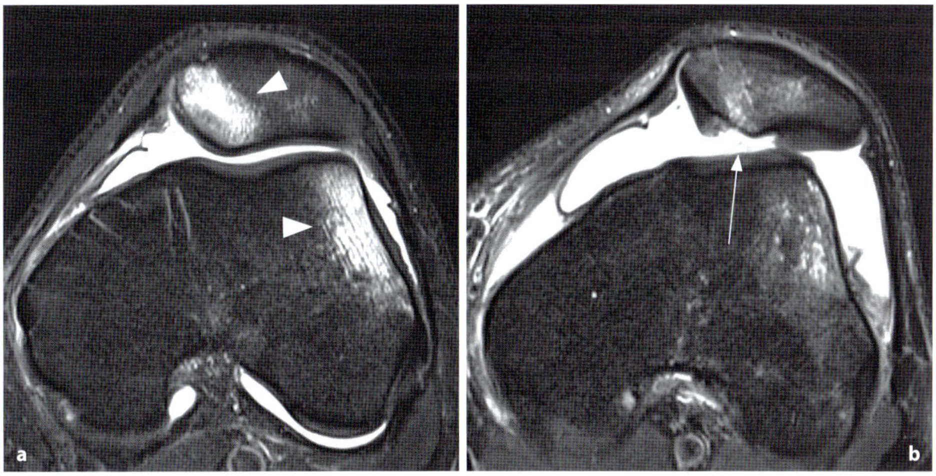

Figura 15.49 Luxación de rótula. **a** Imagen axial T2W con supresión grasa que muestra contusiones en el cóndilo femoral lateral y en la cara medial de la rótula (*puntas de flecha*), compatible con luxación de rótula. **b** Imagen axial T2W con supresión grasa a través de la rótula en un paciente diferente que muestra contusiones similares, como así también un gran defecto en el cartílago rotuliano (*flecha*), una situación que a menudo es una indicación para cirugía.

hacia la cara medial de la rótula (Figura 15.50). El pliegue medial de la rótula puede aumentar de calibre, volverse rígido y quedar atrapado entre la rótula y el fémur, lo cual provoca dolor, chasquidos y bloqueo articular, similar a la presentación clínica de un desgarro meniscal. No se emplean mediciones para diagnosticar el aumento de calibre del pliegue medial de la rótula. La experiencia permite detectar cuando el pliegue es demasiado grueso (*v.* Figura 15.50). No obstante, numerosos estudios han demostrado que no hay correlación entre el aspecto del pliegue y los síntomas clínicos. La artroscopia permite extirpar con facilidad un pliegue inflamado, pero el síndrome del pliegue es un diagnóstico infrecuente. Es necesario buscar estos signos en pacientes que se presentan a causa de una patología de la línea articular medial, pero sin patología meniscal.

El pliegue suprarrotuliano se visualiza mejor en las imágenes sagitales que recorren el receso suprarrotuliano (Figura 15.51). Puede ser imperforado y dividir el receso suprarrotuliano en un compartimento separado, en cuyo caso, en raras ocasiones, una sinovitis vellonodular pigmentada, una condromatosis sinovial o incluso un derrame loculado en este espacio pueden manifestarse como una masa suprarrotuliana que se confunde con un tumor.

El pliegue infrarrotuliano se origina en el polo inferior de la rótula y se extiende a través de la almohadilla grasa de Hoffa hasta el ligamento transverso y un punto anterior al ligamento cruzado anterior al insertarse en el techo de la escotadura intercondílea (*v.* Figura 15.51). En algunos atletas, el pliegue infrarrotuliano puede aumentar de calibre y presentar signos de irritación debidos a esfuerzos crónicos, lo que provoca dolor en la cara anterior de la rodilla. Por lo general, en la RM se observa señal aumentada anormal en T2 a lo largo del recorrido dentro de la almohadilla grasa de Hoffa (Figura 15.52). La resección artroscópica es fácil y alivia el dolor.

Tendón rotuliano

El dolor que sienten los deportistas en la región infrarrotuliana, la denominada "rodilla del saltador", a menudo se aprecia en la RM como un engrosamiento de la porción proximal del tendón rotuliano, con intensidad elevada tanto en su interior como a su alrededor en las imágenes T2W (Figura 15.53). La "rodilla del saltador" puede ser una afección incapacitante para los deportistas y puede requerir tratamiento quirúrgico para eliminar el foco de degeneración mixoidea en el tendón.

Pinzamiento de la almohadilla grasa

Una causa frecuente de dolor femoro-rotuliano es el pinzamiento de la almohadilla grasa. En la RM se lo observa como señal elevada en T2 ubicada en la almohadilla grasa de Hoffa justo inferior a la rótula (Figura 15.54) o en la almohadilla grasa suprapatelar (Figura 15.55). Se debe al pinzamiento de las almohadillas grasas contra el cóndilo femoral provocado por el tendón rotuliano o por el tendón del cuádriceps durante la flexión y se ha informado su presencia en el 12% de los casos.

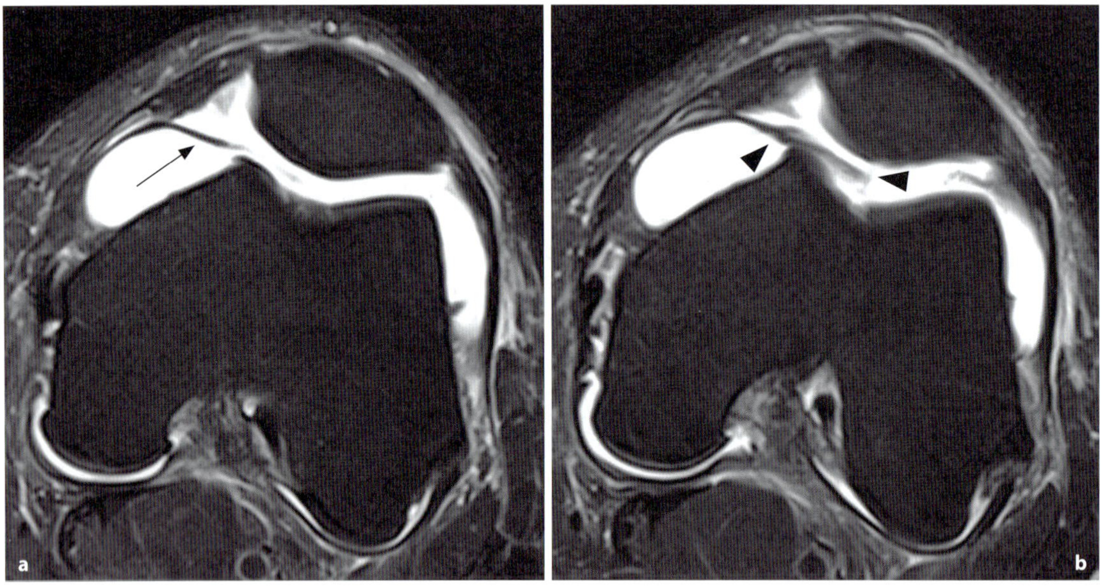

Figura 15.50 Pliegue rotuliano medial. a Imagen axial T2W con supresión grasa que muestra una delgada banda fibrosa que se extiende desde la porción medial de la cápsula (*flecha*): un pliegue (plica) medial de la rótula. **b** Un corte adyacente inmediatamente inferior a **a** en el mismo paciente revela engrosamiento del pliegue (*puntas de flecha*) que se extiende sobre el cóndilo femoral medial.

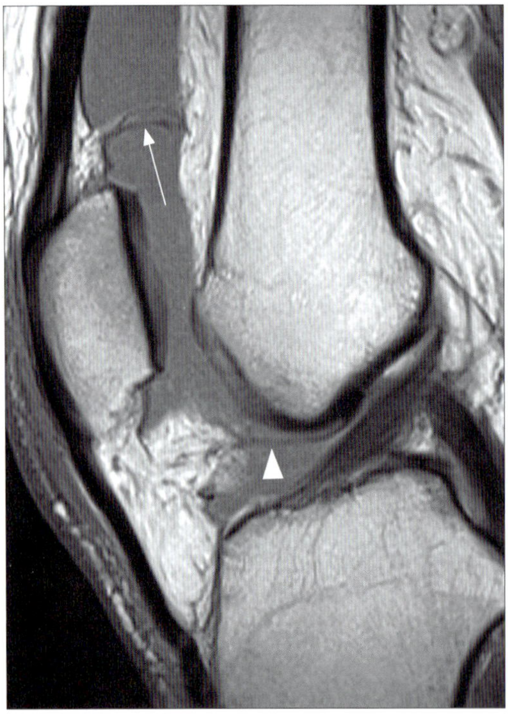

Figura 15.51 Pliegues suprarrotuliano e infrarrotuliano. Imagen sagital ponderada en densidad protónica a través de la rodilla que muestra un pliegue suprarrotuliano (*flecha*), como así también un delgado pliegue infrarrotuliano (*punta de flecha*) que se extiende hacia el interior de la almohadilla grasa de Hoffa hasta un punto justo anterior al ligamento cruzado anterior.

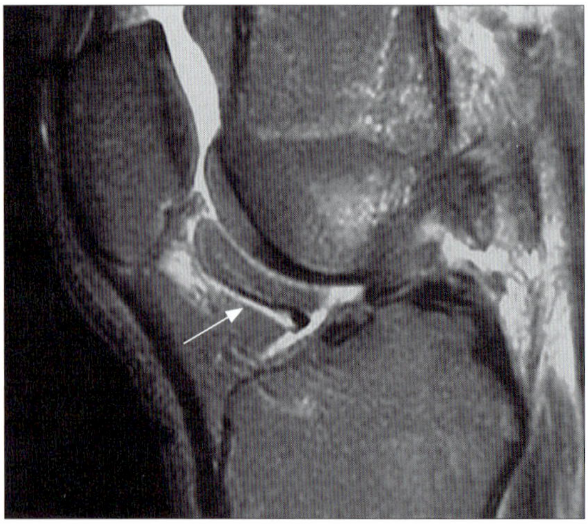

Figura 15.52 Pliegues infrarrotuliano irradiado. Imagen sagital que muestra señal de intensidad aumentada a lo largo del pliegue infrarrotuliano dentro de la almohadilla grasa de Hoffa (*flecha*). Se trataba de un atleta con dolor en la cara anterior de la rodilla; el pliegue se extirpó mediante artroscopia, con resolución de los síntomas.

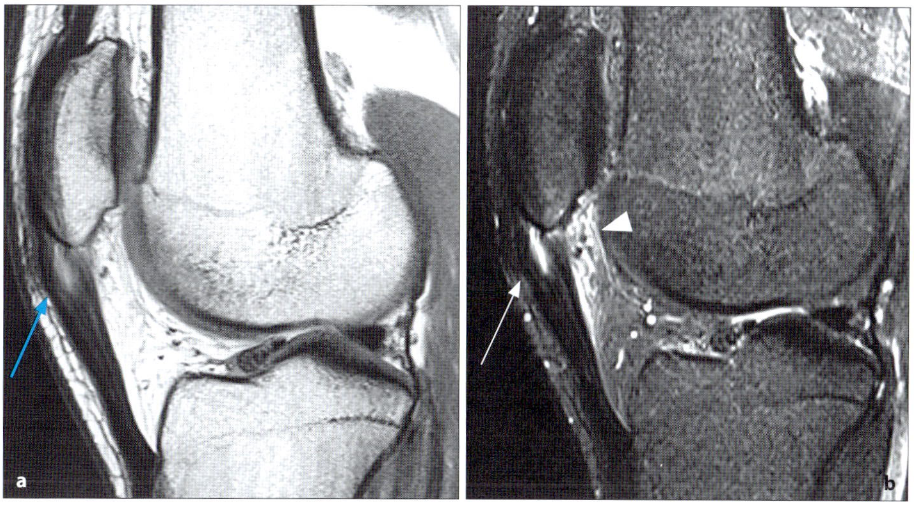

Figura 15.53 Rodilla del saltador. a Imagen sagital ponderada en densidad protónica a través del tendón rotuliano que muestra engrosamiento de la porción proximal del tendón, junto con intensidad de señal alta intrasustancia (*flecha*). Estos signos son diagnósticos de la rodilla del saltador. b Imagen sagital en secuencia STIR que muestra las alteraciones tendinosas (*flecha*), como así también edema adyacente en el interior de la almohadilla grasa de Hoffa (*punta de flecha*).

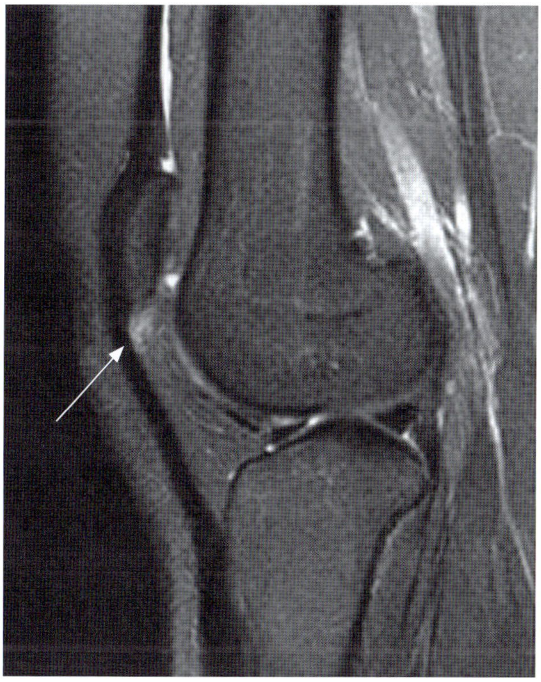

Figura 15.54 Pinzamiento de la almohadilla grasa de Hoffa. En este paciente con dolor de la cara anterior de la rodilla se observa edema en la cara superolateral de la almohadilla grasa de Hoffa en un sitio justo inferior a la rótula. Esto se debe a pinzamiento de la almohadilla grasa.

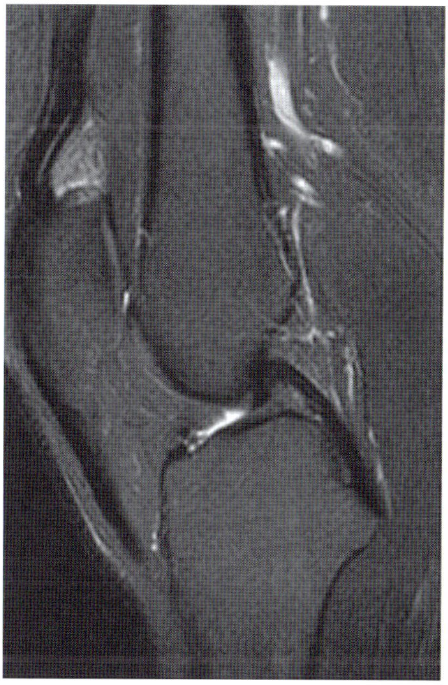

Figura 15.55 Pinzamiento de la almohadilla grasa suprarrotuliana. En este paciente con dolor de la cara anterior de la rodilla secundario a pinzamiento de la almohadilla grasa se observa edema en la almohadilla grasa suprarrotuliana.

Bolsas sinoviales

Alrededor de la rodilla existen múltiples bolsas sinoviales que pueden inflamarse y causar síntomas, las cuales, en algunos casos, pueden simular patologías intraarticulares y derivar en tratamientos inadecuados, incluyendo intervenciones quirúrgicas. Es importante reconocerlas e informar correctamente su presencia para que el cirujano ortopédico pueda instituir el tratamiento adecuado.

Bursa poplítea (quiste de Baker)

La bolsa sinovial más frecuente de la rodilla es la bursa poplítea, o quiste de Baker, que en realidad es un receso articular que se extiende desde la rodilla en sentido posterior entre los tendones de la cabeza medial del gastrocnemio y del semimembranoso (Figura 15.56). En individuos normales, puede contener una pequeña cantidad de líquido en proporción con el líquido articular. Si está distendida, se lo debe mencionar en el informe debido a que puede ser una causa de los síntomas. Estas bursas pueden aumentar bastante de tamaño, asociarse a hemorragia y causar un síndrome compartimental. En algunos pacientes pueden extenderse grandes distancias en sentido distal hasta la pierna, y si no se rompen pueden provocar inflamación en los tejidos circundantes, una situación que puede simular el cuadro clínico de una trombosis venosa profunda.

Bursa prerrotuliana

La bursitis prerrotuliana es una causa frecuente de dolor de rodilla. Es causada por traumatismos repetidos al arrodillarse; en la bibliografía médica antigua, esta entidad recibía el nombre de "rodilla de mucama". Debido a que el diagnóstico clínico es fácil, no solemos observar bursitis prerrotuliana como hallazgo aislado, sino que a menudo la visualizamos junto con otras alteraciones. En la RM, se la aprecia como una colección líquida superficial a la rótula (Figura 15.57).

Bursa de la pata de ganso

La bursa de la pata de ganso se ubica en la cara anteromedial de la tibia, justo por debajo de la línea articular. El nombre de "pata de ganso" se debe a la configuración de la inserción de los tendones que forman esta estructura (tendones de los músculos recto interno, sartorio y semitendinoso) en la tibia. La bursa de la pata de ganso se ubica por debajo de los tendones y es superficial al ligamento colateral medial. Cuando está inflamada, se extiende en sentido proximal hacia la articulación (Figura 15.58).

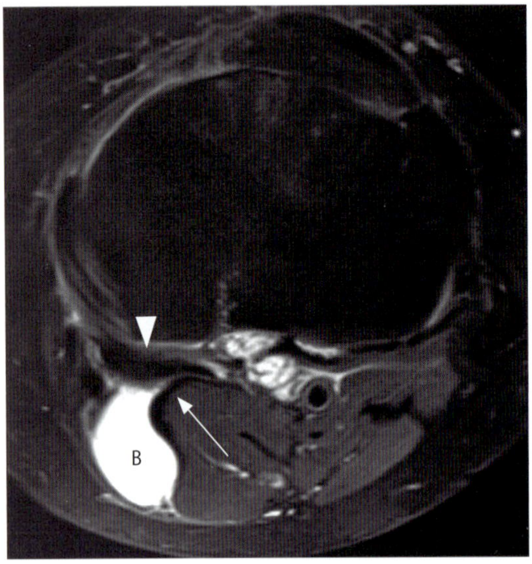

Figura 15.56 Quiste poplíteo (de Baker). Imagen axial T2W con supresión grasa que muestra un quiste poplíteo (de Baker) (B) clásico; su cuello emerge de un punto entre los tendones del semimembranoso (*punta de flecha*) y del gastrocnemio medial (*flecha*).

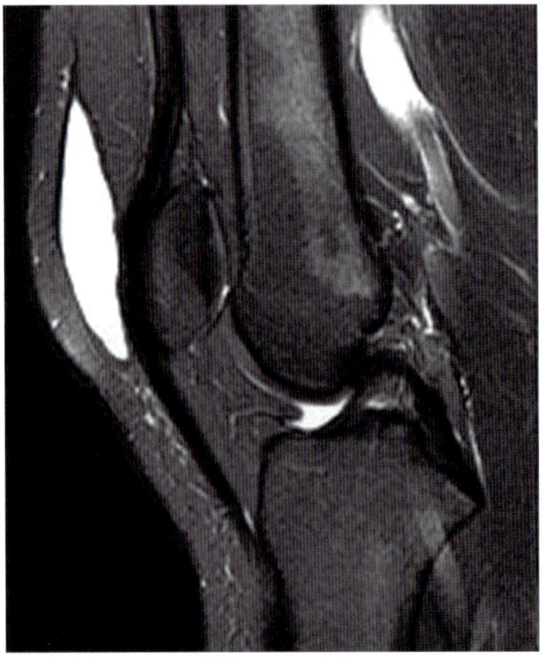

Figura 15.57 Bursitis prerrotuliana. Imagen sagital T2W con eco de espín rápido a través de la rodilla que muestra una colección líquida bien delimitada anterior a la rótula. Se trata de una bursitis prerrotuliana.

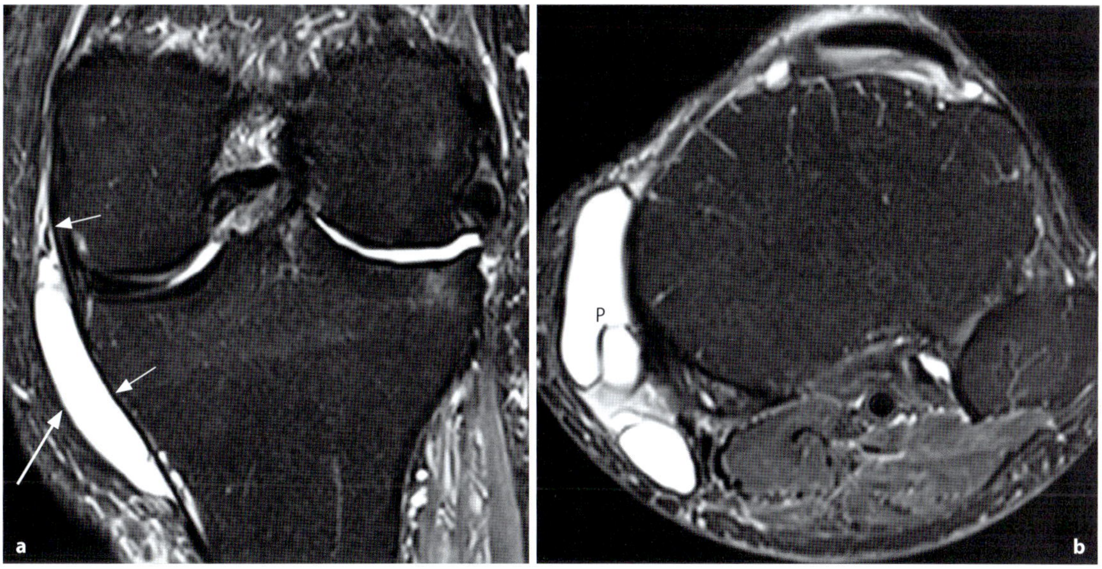

Figura 15.58 Bursitis de la pata de ganso. **a** Imagen coronal T2W con supresión grasa que muestra una colección líquida medial (*flecha larga*) de ubicación superficial al ligamento colateral medial (*flechas cortas*). **b** Imagen axial en secuencia STIR que muestra tabiques delgados en el interior de la colección líquida (P) que se ubica en la región habitual de los tendones de la pata de ganso. Se trata de una bursitis de la pata de ganso.

Bursa del ligamento colateral semimembranoso-tibial

Otra bolsa sinovial que puede simular una lesión interna en la rodilla es la bursa del ligamento colateral semimembranoso-tibial, la cual se inflama a menudo y tiene un aspecto característico que es fácil de reconocer en la RM. Se ubica a lo largo de la línea articular posteromedial y envuelve al tendón del semimembranoso como una herradura (Figura 15.59). En las imágenes coronales y sagitales, parece emerger del menisco y se extiende en sentido inferior, simulando un quiste parameniscal.

Bursa del ligamento colateral medial

La bursa del ligamento colateral medial se observa en contadas ocasiones. Se ubica apenas en profundidad respecto del ligamento colateral medial y se extiende en sentido vertical por encima y por debajo de la línea articular (Figura 15.60). Es posible confundirla con una separación meniscocapsular, pero a diferencia de una separación traumática, el líquido está contenido dentro del ligamento y tiene un aspecto quístico, en lugar de presentar una distribución difusa.

Las cuatro bursas descritas en este apartado se ubican en la región medial y se encuentran en sitios notablemente diferentes (Figura 15.61). En ocasiones, una bolsa sinovial está tan distendida que se superpone con un área que suele corresponder a otra bolsa sinovial, una situación en la cual puede ser difícil determinar de qué bursa se trata. Por lo general, las imágenes axiales permiten diferenciar con facilidad cada bursa. No es tan importante determinar el nombre de la bursa como reconocer que hay una bolsa sinovial e informar este hallazgo al médico que deriva.

Huesos

En estudios de RM, es frecuente detectar contusiones óseas, las cuales se aprecian como estructuras subarticulares amorfas de intensidad de señal alta en las imágenes T2W (Figura 15.62). Son importantes debido a que pueden ser la única causa de un cuadro de dolor, pueden preceder una región focal de necrosis ósea (osteocondritis disecante) y cuando tienen un patrón específico pueden indicar alteraciones internas adicionales. Las contusiones óseas son básicamente microfracturas. En todos los casos se curan con el reposo, como cualquier fractura. Sin embargo, si no se toman las medidas de protección adecuadas, existe al menos la posibilidad de que progresen hasta colapsar o fragmentarse, en particular cuando la contusión tiene un aspecto más geográfico, a diferencia del aspecto reticular de la mayoría de las contusiones.

Un patrón contusivo que es bastante específico de un desgarro del ligamento cruzado anterior se encuentra cuando hay compromiso de la cara posterolateral del platillo tibial (Figura 15.63).

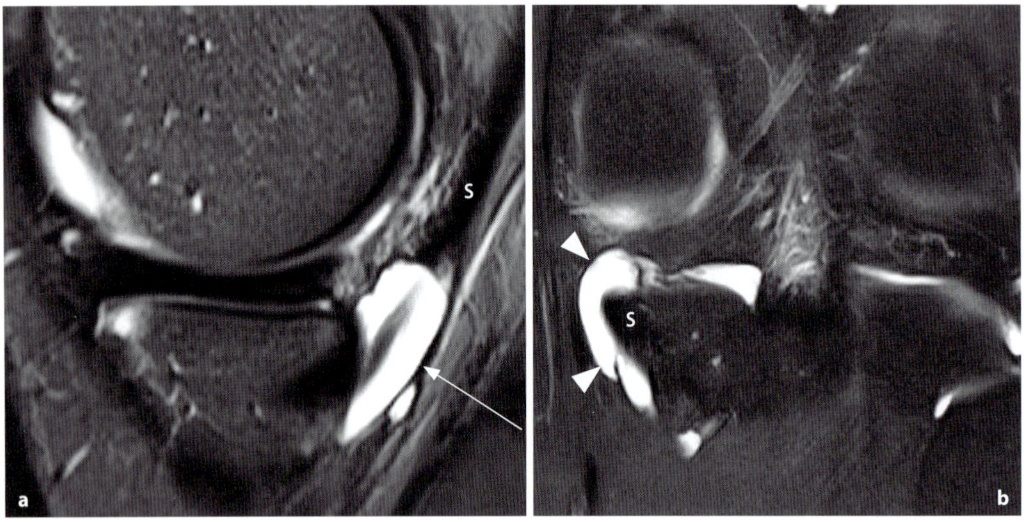

Figura 15.59 Bursitis semimembranosa. a Imagen sagital en secuencia STIR que muestra una colección líquida (*flecha*) adyacente a la porción distal del tendón del semimembranoso (S). b Imagen coronal T2W con supresión grasa que muestra la colección líquida (*puntas de flecha*) alrededor del tendón del semimembranoso (S) desde el nivel de la articulación en sentido distal; se trata de la ubicación y el aspecto característicos de la bursa del semimembranoso.

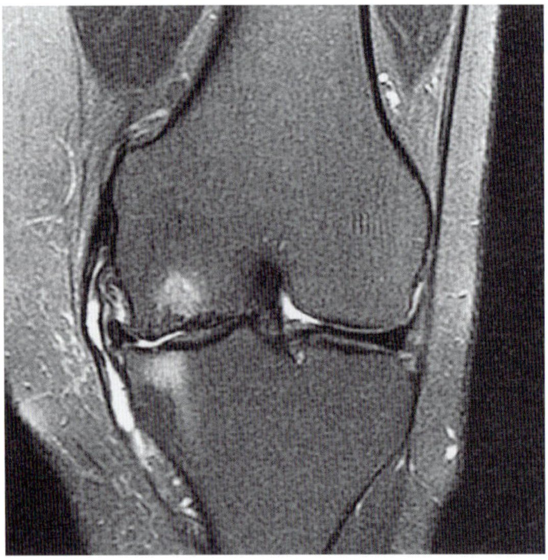

Figura 15.60 Bursitis del ligamento colateral medial. Imagen T2W con eco de espín rápido que muestra una colección líquida apenas profunda al ligamento colateral medial; se trata de una bursitis del ligamento colateral medial.

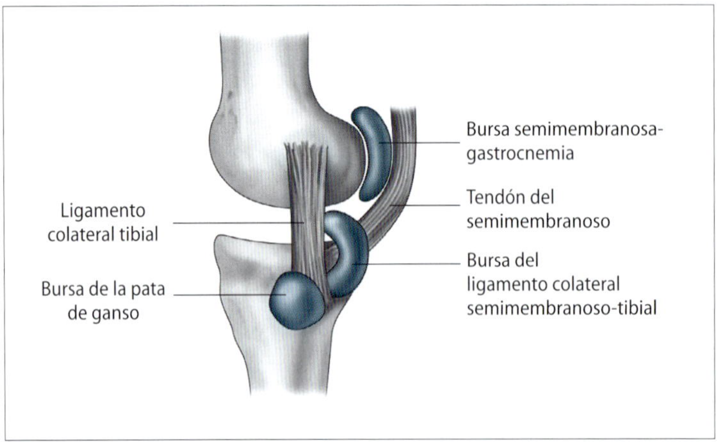

Figura 15.61 Bolsas sinoviales de la rodilla. Dibujo esquemático que muestra la ubicación de las bolsas sinoviales frecuentes del lado medial de la rodilla. La bursa semimembranosa-gastrocnemia también se conoce como quiste de Baker.

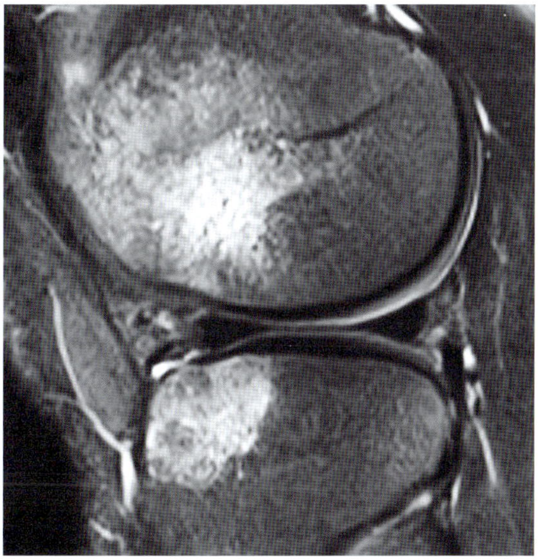

Figura 15.62 Contusiones óseas. Imagen sagital en secuencia STIR a través de la porción lateral de la rodilla que muestra notables contusiones reticulares en las caras anteriores del cóndilo femoral lateral y del platillo tibial, un patrón comúnmente observado en las lesiones por hiperextensión.

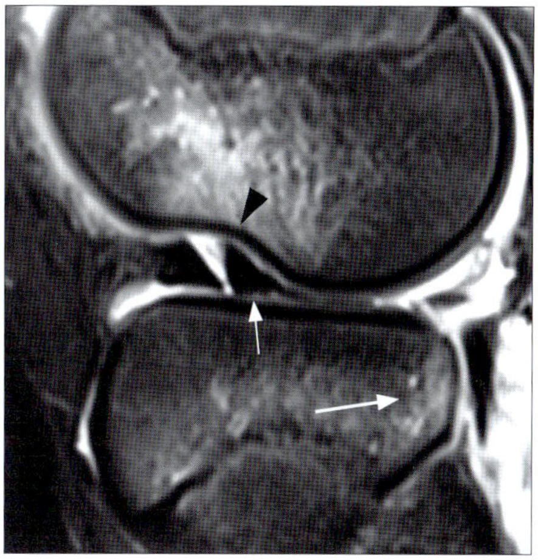

Figura 15.63 Contusiones óseas: desgarro del ligamento cruzado anterior. Imagen sagital en secuencia STIR que muestra contusiones reticulares de intensidad de señal alta a nivel del surco terminal del cóndilo femoral (*punta de flecha*) y en la cara posterolateral del platillo tibial (*flecha larga*). Este patrón contusivo se observa con frecuencia en casos de desgarro del ligamento cruzado anterior. Nótese también el fragmento del cuerno posterior del menisco lateral (*flecha corta*) que se ha desprendido y se ha desplazado hasta ubicarse adyacente al cuerno anterior (signo del "doble cuerno anterior"). Este tipo de desgarro afecta con mayor frecuencia al menisco lateral.

Cuando el ligamento cruzado anterior se rompe, la tibia sufre una rotación interna sobre el fémur, lo que permite al cóndilo femoral lateral impactar contra la cara posterolateral del platillo tibial. Esto se ha denominado "fenómeno de desplazamiento del pivote". A menudo se observa una contusión "en beso" en la porción central y anterior del cóndilo femoral lateral, por encima del cuerno anterior del menisco lateral. A veces se visualiza este patrón contusivo en ausencia de un desgarro del ligamento cruzado anterior en niños que han sufrido una distensión ligamentaria, pero cuya mayor flexibilidad evita el desgarro.

El patrón de contusión por contragolpe es provocado por el impacto del cóndilo femoral medial sobre la porción posterior del platillo tibial medial como consecuencia de la inestabilidad secundaria a un desgarro del ligamento cruzado anterior. Este hallazgo se observa a menudo junto con un desgarro meniscal periférico o una lesión/separación menisco-capsular.

Los patrones de contusión ósea en las luxaciones del ligamento cruzado anterior y de la rótula se analizan en mayor detalle en el Capítulo 8, "Traumatismo óseo".

Partes blandas

El dolor agudo y relacionado con la actividad ubicado en la pantorrilla se ha denominado "pierna del tenista" debido a su frecuente asociación con este deporte. El paciente se presenta con dolor agudo en la pantorrilla y en ocasiones exhibe tumefacción con coloración violácea de la piel provocada por hemorragias. Históricamente, esta entidad se ha atribuido a un desgarro del tendón plantar, pero se ha demostrado que con mayor frecuencia es el resultado de un desgarro parcial de la cabeza medial del músculo gastrocnemio. Desde el punto de vista clínico, puede simular una trombosis venosa profunda. La RM a través de la pantorrilla muestra señal anormal en el gastrocnemio medial y una colección líquida focal entre dicho músculo y el sóleo (Figura 15.64). En el caso de una verdadera rotura del tendón plantar, a veces es posible observar un tendón retraído además de la colección líquida tubular.

A lo largo de la cara anterior de la rodilla puede formarse una colección líquida a nivel de la interfase grasa-fascia como consecuencia de una lesión por cizallamiento (Figura 15.65), que provoca una lesión avulsiva conocida como

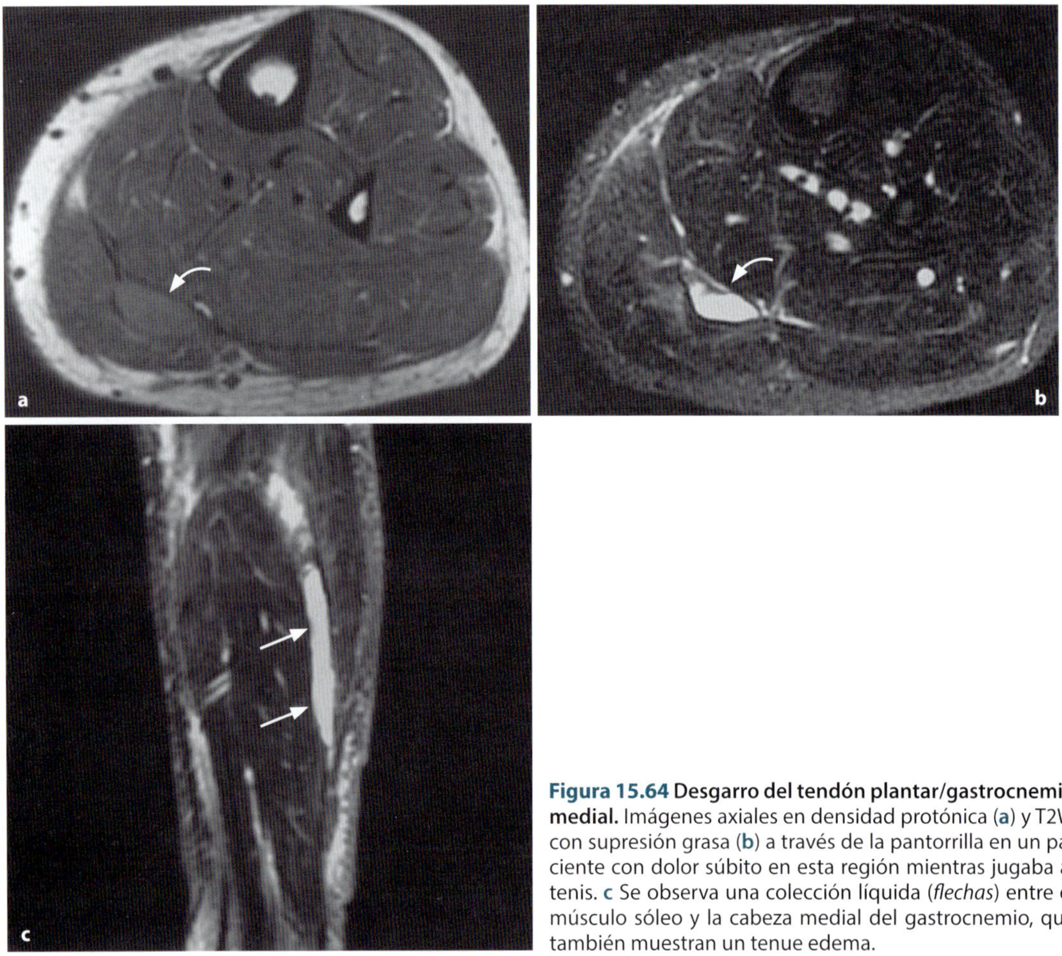

Figura 15.64 Desgarro del tendón plantar/gastrocnemio medial. Imágenes axiales en densidad protónica (**a**) y T2W con supresión grasa (**b**) a través de la pantorrilla en un paciente con dolor súbito en esta región mientras jugaba al tenis. **c** Se observa una colección líquida (*flechas*) entre el músculo sóleo y la cabeza medial del gastrocnemio, que también muestran un tenue edema.

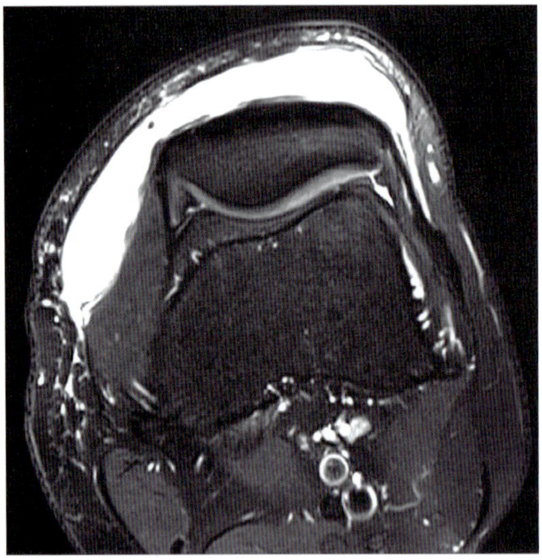

Figura 15.65 Lesión de Morel-Lavallée. Se ha acumulado líquido en la interfase grasa subcutánea-fascia en este paciente que sufrió una lesión por cizallamiento en la rodilla mientras se deslizaba hacia una base durante un partido de softbol. Nótese que la extensión en sentido medial es más pronunciada que lo esperable para una bursitis prerrotuliana.

"lesión de Morel-Lavallée". El tejido adiposo se desprende de la fascia y se acumula líquido en el tejido lesionado. Este tipo de lesión se observa con mayor frecuencia en la región glútea y a menudo es de muy difícil tratamiento debido a una elevada tasa de recidiva. Si bien esta lesión puede simular una bursa prerrotuliana distendida, el líquido a menudo se extiende en mayor medida (en sentido medial, lateral o proximal) que la bolsa sinovial.

Cartílago

En el Capítulo 6, "Artritis y cartílago", realizamos un análisis exhaustivo sobre el cartílago articular. Por favor, remitirse a dicho capítulo para obtener información detallada respecto del estudio por imágenes y la interpretación del cartílago.

Protocolos para la rodilla

Este es uno de los protocolos recomendados; existen muchas variaciones que pueden tener el mismo resultado.

RM específica de rodilla				
Secuencia n.º	**1**	**2**	**3**	**4**
Tipo de secuencia	Densidad protónica con eco de espín rápido y saturación grasa	Eco de espín rápido y saturación grasa	Eco de espín rápido y saturación grasa	T1 con eco de espín rápido y saturación grasa
Orientación	Sagital	Sagital	Coronal	Axial
Campo de visión (cm)	14 a 16	14 a 16	14 a 16	14 a 16
Espesor de corte (mm)	4	4	4	4
Contraste	No	No	No	No

Ejemplo de un informe estándar

- RM de la cadera.
- Información clínica.
- Protocolo.
- El examen se realizó utilizando el protocolo de rutina para rodilla.
- Análisis:
  1. Derrame articular: ausente; sin evidencia de quistes poplíteos.
  2. Meniscos: medial y lateral: sin evidencia de desgarro.
  3. Ligamentos cruzados anterior y posterior: intactos.
  4. Ligamentos colaterales medial y lateral: intactos.
  5. Tendones del cuádriceps y rotuliano: normales.
  6. Cartílago articular: normal; sin defectos, artrosis u otras alteraciones.
  7. Estructuras óseas: normales; sin contusiones, fracturas u otras lesiones.
  8. Otras alteraciones: ninguna.
- Opinión: RM de la rodilla (derecha/izquierda) normal.

Acceda al eBook para consultar la lista de bibliografía.
Consulte las indicaciones en la retiración de tapa.

16
Pie y tobillo

Cómo explorar el pie y el tobillo

Al final del capítulo se muestran los protocolos para explorar el pie y el tobillo.

El pie y el tobillo son dos de los sitios anatómicos más difíciles de explorar, simplemente debido al ángulo formado entre ellos. Incluso la terminología utilizada para la orientación de los planos en el pie y en el tobillo es confusa y para nada universal.

- Bobinas y posición del paciente: la exploración ideal del tobillo y el pie se realiza con el pie en ángulo recto con la pierna y el paciente en decúbito supino. Para esta posición puede ser necesario utilizar un soporte sobre la planta del pie para mantener la alineación; a menudo, esto se logra utilizando una bobina superficial específica. Si no es posible contar con una bobina de este tipo, en general se puede utilizar una bobina para extremidades estándar (la misma que se utiliza para la exploración de la rodilla), aunque no siempre resulta posible lograr o mantener la posición específica del pie. Un aspecto más importante es que se debe inmovilizar al paciente y debe estar cómodo para evitar movimientos que afectarían la calidad de las imágenes; además, el radiólogo debe tener buen conocimiento de la anatomía para una fácil interpretación, independientemente de las ligeras variaciones en el ángulo entre el pie y el tobillo. Los protocolos que se muestran al final del capítulo indican cómo inclinar de forma adecuada las imágenes de RM respecto de los planos anatómicos del pie y el tobillo a fin de obtener imágenes reproducibles y de fácil comprensión. El miembro inferior se ubica en rotación externa cuando el paciente está relajado en decúbito supino y los planos de exploración se deben orientar según la anatomía del pie, en lugar de orientarse respecto del imán. Es fundamental obtener imágenes sagitales estrictas del pie y del tobillo para observar con precisión el tendón de Aquiles. Un corte oblicuo a través del tendón da la falsa impresión de un engrosamiento anormal de este. La exploración del antepié o de los dedos del pie se puede lograr con el paciente en decúbito prono para que los dedos queden en una posición neutra, inmovilizados con mayor facilidad y mejor centrados en la bobina. En algunas instituciones, la exploración de rutina del pie y del tobillo se realiza en decúbito prono para disminuir el efecto de ángulo mágico. Solo se explora el miembro en el que se sospecha la presencia de una patología; el lado normal nunca se explora simultáneamente a fines comparativos debido a que esto no es necesario y disminuye el nivel de detalle y la resolución de las imágenes debido a que se requiere un campo de visión más grande. Nosotros intentamos utilizar un campo de visión pequeño para aumentar la resolución, por lo que dividimos el pie y el tobillo en dos compartimentos anatómicos separados y nunca los exploramos al mismo tiempo. La RM del tobillo debe incluir las articulaciones tarsometatarsianas en su extremo distal, y el estudio del antepié debe extenderse hasta un punto apenas proximal a dichas articulaciones.
- Orientación de las imágenes (Cuadro 16.1): los planos de exploración del tobillo son estándares y son los mismos que para cualquier parte del cuerpo. El pie es más complicado. En este capítulo, las imágenes paralelas al eje largo del pie y que tienen un aspecto similar al de una radiografía anteroposterior del pie se denominan "coronales del eje largo". Las imágenes perpendiculares al eje largo del pie, en las cuales los metatarsianos se visualizan como cinco círculos de hueso cortados de forma transversal, se denominan "axiales del eje corto". Las imágenes sagitales no requieren mayor descripción y son convencionales.
- Secuencias de pulso y regiones de interés: se utilizan diferentes secuencias de pulso, según las indicaciones clínicas. Por lo general, en nuestra institución utilizamos una combinación de secuencias T1 y algún tipo de T2 en los tres planos ortogonales para observar adecuadamente las diferentes estructuras anatómicas

Cuadro 16.1 Estructuras del pie y del tobillo a evaluar en diferentes planos

Sagital
- Tendón de Aquiles.
- Seno del tarso.
- Fascia plantar.
- Estructuras óseas (longitud de los metatarsianos).
- Articulación del tobillo.

Axial del tobillo y axial del eje largo (coronal) del pie
- Tendones del tobillo.
- Seno del tarso.
- Ligamentos tibio-peroneos.
- Ligamentos talofibulares anterior y posterior.
- Ligamento calcáneo-escafoideo.
- Estructuras óseas (longitud de los metatarsianos).

Coronal del tobillo y axial del eje corto del pie
- Ligamentos deltoideos profundo y superficial.
- Ligamento calcáneo-peroneo.
- Túnel tarsiano.
- Seno del tarso.
- Articulación del tobillo.
- Estructuras óseas (metatarsianos en corte transversal).
- Fascia plantar en corte transversal.

y entidades patológicas. Las secuencias de pulso se eligen seleccionando una de las siguientes categorías clínicas:
  - "Rutina" (dolor, traumatismos).
  - Infecciones o masas.
  - Neuroma de Morton.
- Se selecciona entre tres regiones anatómicas para obtener imágenes ideales:
  - Tobillo/porción posterior del pie/porción media del pie.
  - Antepié/dedos del pie.
  - Pie entero.
- Contraste: el gadolinio se utiliza en casos de sospecha de infección o de artritis inflamatoria, o para diferenciar entre una masa sólida y una quística.

Estructuras normales y anormales

Tendones

Las alteraciones tendinosas que afectan al pie y, en particular, al tobillo son frecuentes debido a la estrecha relación entre los muchos tendones en esta región y las estructuras óseas adyacentes que pueden causar irritación, como así también los frecuentes esfuerzos y traumatismos que los afectan. Por lo general, los tendones se evalúan de forma óptima en imágenes axiales del eje corto del pie o en imágenes axiales del tobillo, en las cuales los tendones se visualizan en un corte transversal. Otros planos de exploración pueden ayudar a corroborar los hallazgos en los tendones, pero no son óptimos para visualizar los tendones debido a que tienen una alineación oblicua respecto de estos planos, con la excepción del tendón de Aquiles.

En el Capítulo 3, "Tendones y músculos", se analizaron los fundamentos generales del aspecto de los tendones normales y anormales en la RM. A modo de revisión breve, mencionamos las alteraciones que pueden afectar a los tendones: tenosinovitis, degeneración tendinosa, desgarros parciales o completos, subluxación o luxación de determinados tendones, xantomas secundarios a hiperlipidemia, tendinitis calcificante, tofos de ácido úrico en pacientes con gota y, en raras ocasiones, tumores. Los tendones pueden desgarrarse como consecuencia de microtraumatismos repetitivos, traumatismos agudos graves y debilitamiento secundario a degeneración mixoide, artritis reumatoidea, insuficiencia renal crónica, diabetes, gota, corticoides y otros fármacos. Las alteraciones en la RM consisten en líquido que rodea por completo al tendón (tenosinovitis), calibre anormal del tendón, intensidad alta intratendinosa (desgarros parciales), posición anormal (luxación) o ausencia completa de un segmento del tendón (desgarro completo). Los tendones del tobillo se dividen convenientemente en cuatro grupos, según su ubicación en el tobillo: anterior, posterior, medial y lateral (Figura 16.1).

Tendones posteriores del tobillo

Tendón plantar y tendón de Aquiles (Cuadro 16.2)

El tendón de Aquiles se ubica en la línea media de la porción posterior del tobillo y es el tendón más grande del cuerpo, formado por la confluencia de los tendones de los músculos gemelos (gastrocnemios) y sóleo (Figura 16.2). En condiciones normales, el tendón de Aquiles muestra intensidad baja de forma difusa; sin embargo,

Cuadro 16.2 Tendón de Aquiles

- No tiene vaina tendinosa, pero cuenta con un peritendón posterior.
- Xantomas.
- Desgarros en la porción media y en los extremos proximal y medial.
- En situación medial, el tendón plantar puede simular un desgarro.
- "Protuberancias" o deformidad de Haglund:
  - Bursitis retrocalcánea.
  - Bursitis del tendón de Aquiles.
  - Engrosamiento de la porción distal del tendón de Aquiles.

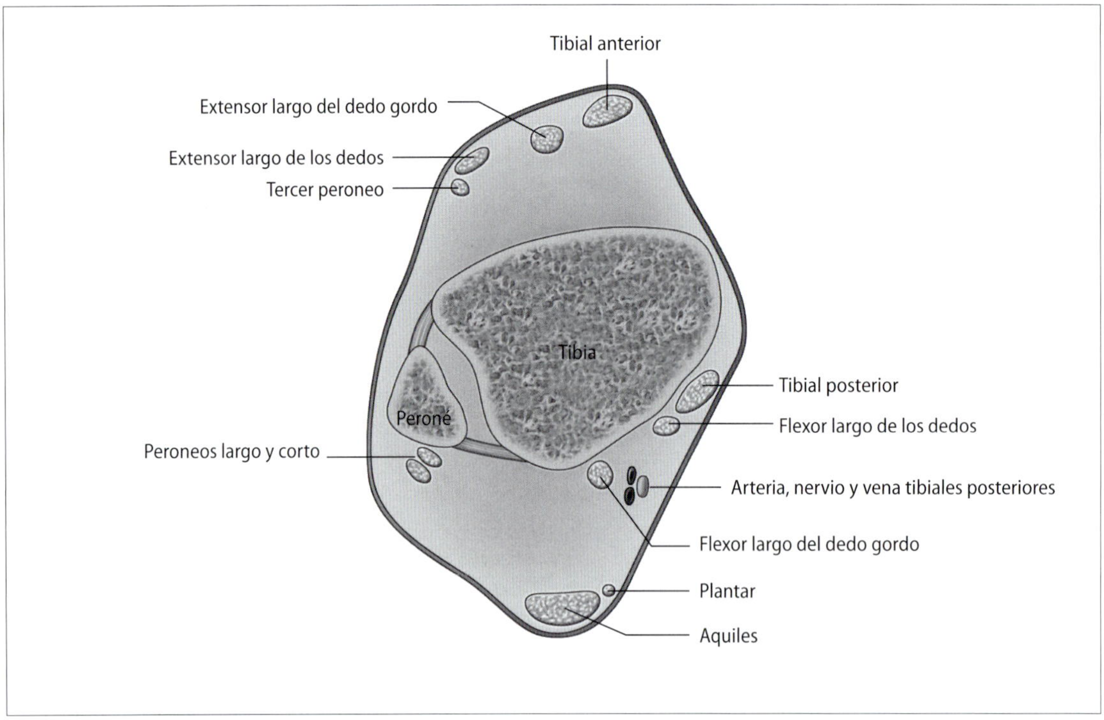

Figura 16.1 Tendones normales del tobillo. Diagrama de los tendones alrededor del tobillo, los cuales se dividen en extensores (anteriores), flexores (mediales), de Aquiles y plantar (posteriores) y peroneos (laterales).

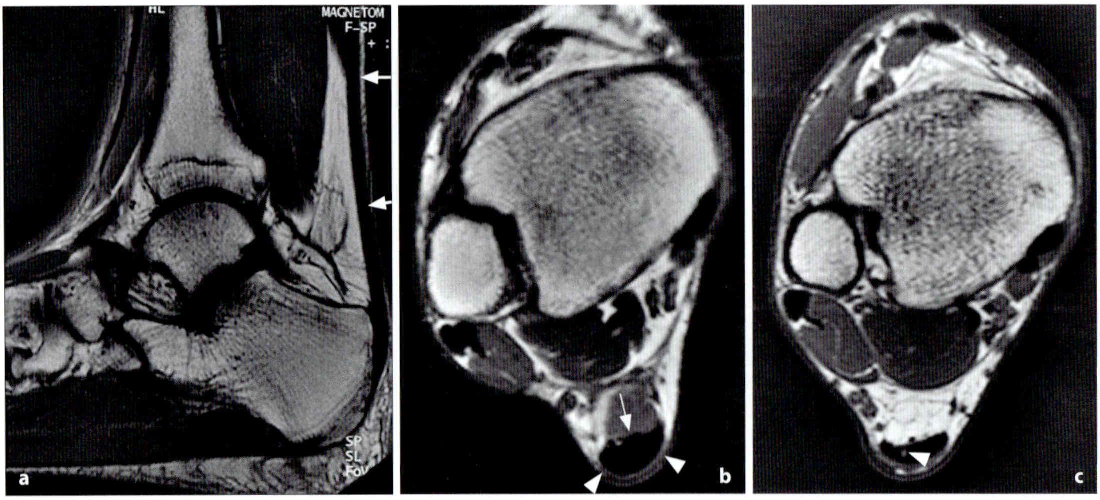

Figura 16.2 Tendón de Aquiles normal. **a** Imagen sagital T1W del tobillo. El tendón de Aquiles (*flechas*) tiene intensidad baja, está estirado y sus márgenes anterior y posterior son rectos y paralelos. **b** Imagen axial T1W del tobillo. El tendón de Aquiles tiene un borde anterior plano o cóncavo, pero en muchos individuos es normal encontrar una convexidad focal (*flecha*). Se observa el peritendón posterior al tendón (*puntas de flechas*) como una estructura de señal intermedia. **c** Imagen axial T1W del tobillo. El tendón de Aquiles es delgado, tiene un borde anterior cóncavo y un foco de señal alta (*punta de flecha*) intrasustancia.

en muchos tendones de Aquiles se observa una línea de orientación vertical de intensidad alta que quizá represente una interfase normal entre los dos componentes del tendón (gemelos y sóleo) o quizá corresponda a pequeños vasos en su interior. El tendón de Aquiles no tiene vaina debido a que no entra en contacto íntimo con otras estructuras en su recorrido; no es posible que exhiba los cambios típicos de la tenosinovitis, solo puede manifestar paratendinitis o peritendinitis.

En lugar de la vaina tendinosa, hay un peritendón en las caras dorsal, medial y lateral del tendón de Aquiles que permite el deslizamiento homogéneo del tendón. Es posible observarlo en las imágenes axiales como una delgada línea de intensidad de señal intermedia paralela a la cara posterior del tendón. En situación anterior respecto del tendón de Aquiles se encuentra una almohadilla grasa triangular llamada "triángulo de Kager".

En las imágenes axiales, el tendón de Aquiles suele tener un borde anterior plano o cóncavo (*v*. Figura 16.2); si se vuelve difusamente convexo, se trata de un engrosamiento anormal del tendón. En condiciones normales, el borde anterior del tendón de Aquiles puede tener una convexidad focal que comienza en la región lateral de la porción proximal del tendón y se desplaza hacia la cara medial de la porción distal del tendón. Esta convexidad focal anterior es causada por las fibras del sóleo que se fusionan con las de los gemelos en una configuración helicoidal a medida que se extienden hasta insertarse en el calcáneo. El borde posterior del tendón de Aquiles tiene un contorno convexo. El tendón normal mide alrededor de 7 mm de diámetro anteroposterior, y los bordes anterior y posterior son paralelos en las imágenes sagitales estrictas a través del tendón.

El 90% de los individuos tiene un tendón plantar pequeño de ubicación anteromedial al tendón de Aquiles y que se inserta en el tendón de Aquiles, la región posterior del calcáneo o el retináculo flexor (Figura 16.3). El plano de intensidad de señal alta entre los tendones plantar y de Aquiles se puede confundir con un desgarro parcial de este último, o es posible que se considere erróneamente que un desgarro completo del tendón de Aquiles tenga algunas fibras mediales intactas, que en realidad corresponden a las fibras del tendón plantar intacto. La evaluación de imágenes axiales secuenciales permite distinguir entre un tendón plantar normal y un tendón de Aquiles anormal.

La degeneración y los desgarros parciales o completos del tendón de Aquiles suelen presentarse entre 3 y 4 cm por encima de su inserción en el calcáneo (Figura 16.4), pero pueden producirse en cualquier parte del tendón. Los desgarros también pueden afectar a la unión musculotendinosa (Figura 16.5), por lo que el campo de visión debe ser lo suficientemente grande como para incluir esta región en las imágenes sagitales a fin de detectar hemorragia y edema en el cuadro agudo o atrofia muscular en casos crónicos.

Los atletas de mediana edad no preparados ("atletas de fin de semana") son los que padecen alteraciones del tendón de Aquiles con mayor frecuencia. Los desgarros completos suelen ser de fácil diagnóstico sobre la base del cuadro clínico, pero algunos médicos consideran que en estos pacientes los estudios por imágenes siguen siendo útiles para evaluar la distancia entre los fragmentos tendinosos y la condición del tendón. Las imágenes se pueden realizar con el paciente enyesado, lo que mantiene al tobillo

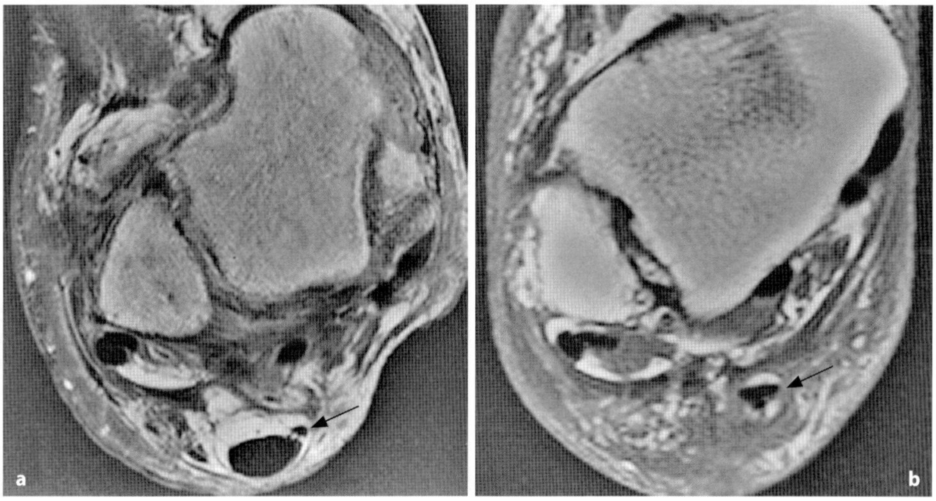

Figura 16.3 Tendón plantar. **a** Imagen axial T1W del tobillo. El pequeño tendón plantar (*flecha*) tiene ubicación medial al tendón de Aquiles y puede simular un desgarro parcial. **b** Imagen axial T1W del tobillo (paciente diferente del mostrado en b). El tendón de Aquiles presenta un desgarro completo y en este corte no se observan fibras tendinosas. No se debe confundir el tendón plantar (*flecha*) con un tendón de Aquiles parcialmente intacto.

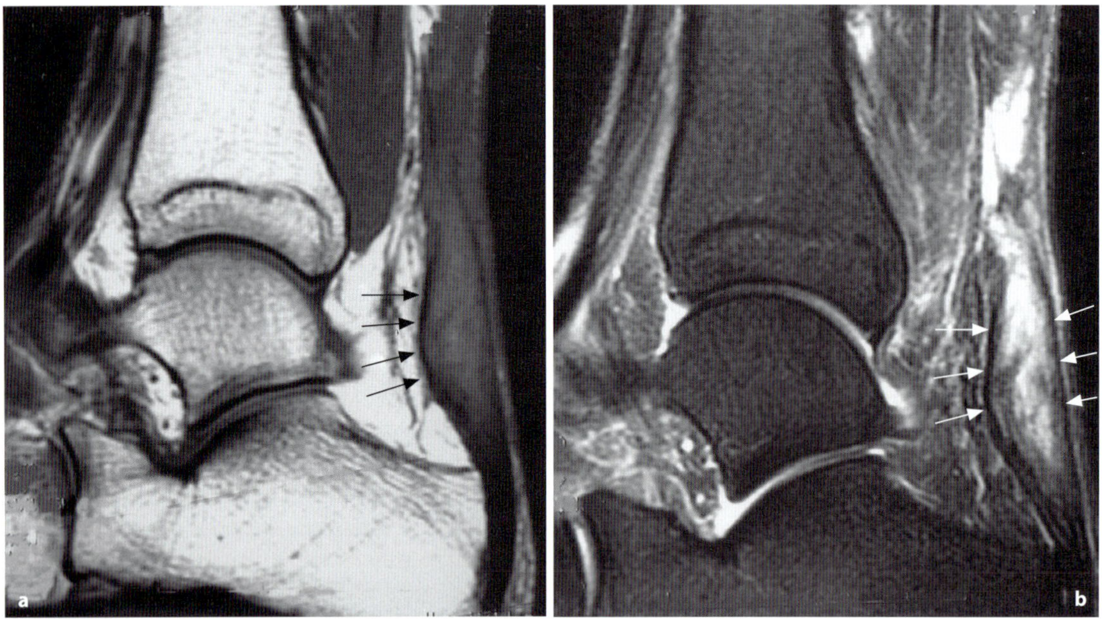

Figura 16.4 Tendón de Aquiles: desgarros parciales. **a** Imagen sagital T1W del tobillo. El tendón presenta un engrosamiento fusiforme (*flechas*) con un margen anterior convexo en su porción media, aproximadamente 4 cm por encima de la inserción en el calcáneo. La intensidad de señal aumentada en el tendón de Aquiles podría corresponder a tendinosis (degeneración mixoide) o desgarros parciales. **b** Imagen sagital T2W FSE del tobillo. El tendón está engrosado en sentido anteroposterior (*flechas*) y presenta señal aumentada, lo que indica un desgarro parcial. La tendinosis no adquiere una intensidad alta igual a la del líquido en secuencias T2W.

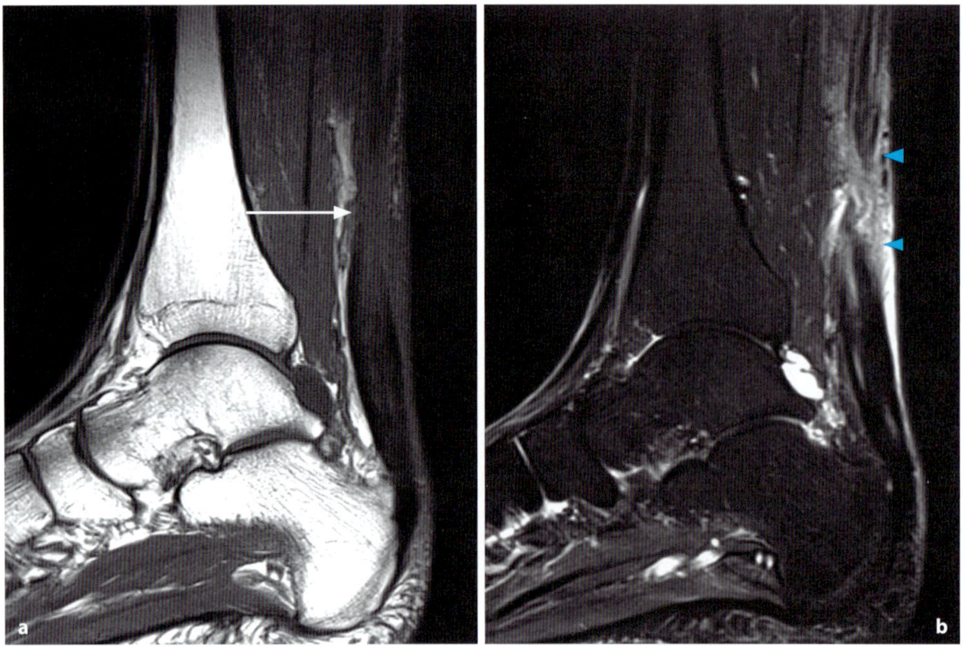

Figura 16.5 Tendón de Aquiles: desgarro completo. **a** Imagen sagital T1W del tobillo. Se observa un desgarro de espesor completo en el tendón de Aquiles a nivel de la unión miotendinosa (*flecha*). Todo el tendón está engrosado y tiene señal anormal en su interior debido a la presencia de desgarros parciales. **b** Imagen sagital en secuencia STIR del tobillo. El desgarro y los bordes retraídos del tendón (*puntas de flecha*) se observan mejor debido al edema y la hemorragia relacionados.

en flexión plantar y aumenta la aposición de los fragmentos tendinosos. Cuando hay una gran separación entre los fragmentos, muchos ortopedistas implementan una intervención quirúrgica para reparar el tendón, mientras que cuando hay una estrecha aposición entre los fragmentos tendinosos se puede tratar simplemente mediante el uso de una férula. Como sucede en todos los temas de la ortopedia, existe cierto debate respecto del método ideal para tratar estas lesiones.

Los xantomas son consecuencia de la hiperlipidemia familiar tipos II y III (hipercolesterolemia e hipertrigliceridemia) y tienen predilección por el tendón de Aquiles (y los tendones extensores de las manos). La infiltración de histiocitos espumosos llenos de lípidos (intensidad de señal intermedia) entre las fibras tendinosas (intensidad de señal baja) provoca un patrón moteado, como así también un aumento de tamaño focal o difuso del tendón (Figura 16.6). Los hallazgos a menudo son bilaterales y en la RM no es posible distinguirlos de los desgarros parciales. Se debe recordar esta entidad en el diagnóstico diferencial de un tendón de Aquiles anormal debido a que la primera manifestación de esta enfermedad fatal puede ser un xantoma en el tendón de Aquiles. El diagnóstico se debe constatar mediante análisis de laboratorio.

Dos bolsas sinoviales se relacionan con la inserción distal del tendón de Aquiles: la bursa retrocalcánea y la bursa del tendón de Aquiles. La bolsa retrocalcánea es una estructura en forma de lágrima que normalmente se ubica entre el tendón y la cara posterior de la región superior del calcáneo; cuando no está inflamada tiene muy poco líquido en su interior (o nada de líquido). La bursa del tendón de Aquiles (retroaquiliana) es una bolsa adquirida o adventicia, ubicada en un sitio justo posterior a la porción distal del tendón de Aquiles en el tejido adiposo subcutáneo. La distensión de estas bursas con líquido o por un proceso inflamatorio indica una bursitis. Si estas bolsas se inflaman, pueden provocar dolor de talón. La inflamación es consecuencia del sobreuso crónico, sobre todo al utilizar calzado que no ajusta bien, y de artropatías inflamatorias. La tríada formada por bursitis retroaquiliana, bursitis retrocalcánea y engrosamiento/desgarro parcial del tendón de Aquiles se conoce como "síndrome de Haglund" y puede generar una sensación de plenitud posterior ("protuberancia"); se considera que utilizar calzado de taco alto o que no ajusta bien es un factor predisponente (Figura 16.7).

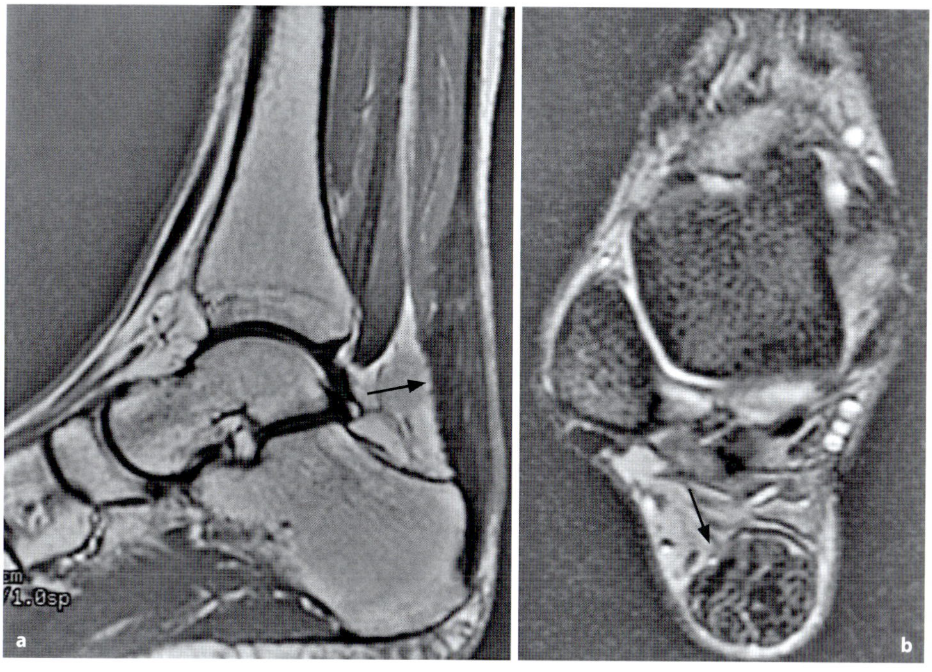

Figura 16.6 Tendón de Aquiles: xantoma. **a** Imagen sagital T1W del tobillo. El tendón de Aquiles (*flecha*) está difusamente engrosado, con áreas lineales de intensidad alta intrasustancia. **b** Imagen axial T2*W del tobillo. El tendón de Aquiles (*flecha*) tiene un aspecto moteado; las regiones focales de intensidad baja representan fibras de colágenos y la señal más alta es un xantoma secundario a hiperlipidemia. Su aspecto en la RM no se puede distinguir del de la tendinosis y los desgarros parciales, entidades mucho más frecuentes.

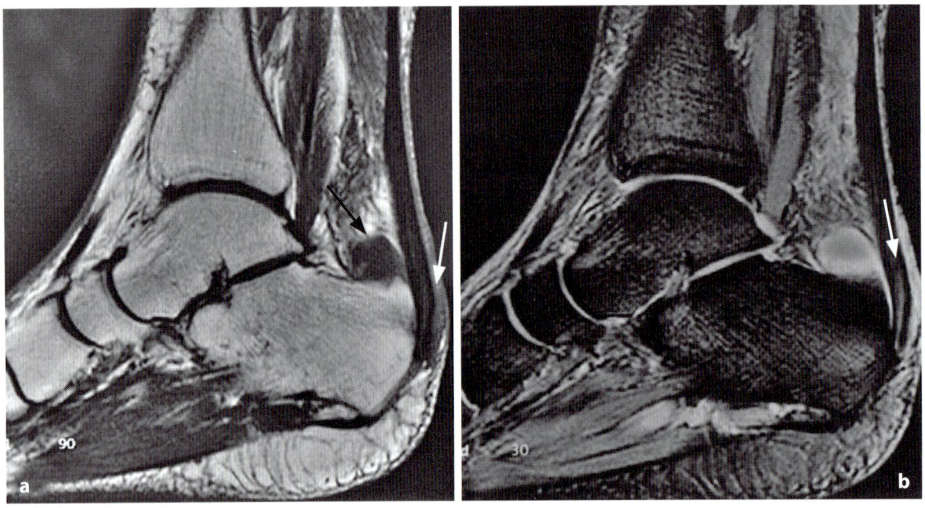

Figura 16.7 Deformidad de Haglund. **a** Imagen sagital T1W del tobillo. El tendón de Aquiles presenta un leve engrosamiento e intensidad de señal alta en su interior como consecuencia de desgarros parciales. Anterior al tendón se observa una masa redonda (*flecha negra*) que representa la bursa retrocalcánea aumentada de tamaño e inflamada. Posterior al tendón se observa la bursa del tendón de Aquiles inflamada (*flecha blanca*). **b** Imagen sagital T2*W del tobillo. Se observa la tríada que forma la deformidad de Haglund como intensidad alta en las bursas retrocalcánea y del tendón de Aquiles y en el tendón de Aquiles con desgarro parcial (*flecha*).

Tendones mediales del tobillo

Los tendones flexores se ubican en el lado medial del tobillo (*v.* Figura 16.1). Desde medial hacia lateral, encontramos las siguientes estructuras: tendón tibial posterior, tendón del flexor largo de los dedos, arteria, nervio y venas tibiales posteriores y tendón del flexor largo del dedo gordo. Los tendones están rodeados por vainas tendinosas separadas y se mantienen en su lugar gracias al retináculo flexor que los recubre en su paso a través del túnel tarsiano, que se describe más adelante.

Tendón tibial posterior (Cuadro 16.3)

El tendón tibial posterior es el más grande de los tres tendones flexores mediales. Es de forma ovalada y tiene un calibre aproximadamente dos veces mayor que los tendones del flexor de los dedos y del flexor largo del dedo gordo, estructuras adyacentes y de forma redonda. El tendón tibial posterior pasa por debajo del maléolo medial, que actúa como una polea, y la mayor parte del cuerpo del tendón se inserta en la cara medial del hueso escafoides o navicular, mientras que otros componentes se extienden hasta los tres huesos cuneiformes y las bases de los metatarsianos primero a cuarto. Debido a la orientación de la inserción tendinosa y a los múltiples haces tendinosos que se insertan en los huesos, la porción distal del tendón a menudo tiene un aspecto engrosado y presenta intensidad de señal entre intermedia y alta en su inserción en el escafoides; este aspecto normal no se debe confundir con un desgarro parcial.

La mayoría de los desgarros del tendón tibial posterior se producen a nivel del maléolo medial y no en sitios más distales. Por lo general, nosotros hacemos caso omiso a la presencia de señal alta en el sitio de inserción de este tendón en el hueso escafoides debido a que típicamente constituye una variante normal. La intensidad alta o el engrosamiento del tendón en cualquier otra parte de su recorrido se considera patológico (Figura 16.8). A menudo se observa un desgarro longitudinal dividido, en cuyo caso en las imágenes axiales parece apreciarse dos tendones tibiales posteriores (Figura 16.9). Una señal brillante en T2 que demuestra la presencia de líquido en el tendón tibial posterior, al igual que en cualquier tendón, indica un desgarro parcial (Figura 16.10), como también lo indican el adelgazamiento o la atenuación del tendón (Figura 16.11).

Cuadro 16.3 Tendón tibial posterior

- Tendón medial afectado con mayor frecuencia.
- Puede desgarrarse o luxarse.
- Los desgarros llevan al desarrollo de pie plano.
- Los desgarros se asocian al síndrome del seno del tarso.
- Los desgarros son más frecuentes en presencia de un escafoides accesorio.

El tendón tibial posterior es el que resulta afectado con mayor frecuencia en el lado medial del tobillo. Este tendón es responsable de gran parte del soporte del arco del pie, por lo que los desgarros de este tendón pueden provocar la pérdida del arco longitudinal, lo que deriva en una deformidad con pie plano. Las mujeres a partir de la mediana edad y los pacientes con artritis reumatoidea a menudo padecen esta alteración.

Se observa una incidencia mucho mayor de desgarros del tendón tibial posterior en individuos con huesos escafoideos accesorios o en individuos en quienes el tubérculo medial del hueso escafoides es de gran tamaño (tuberosidad prominente), lo que da lugar a esfuerzos anormales y degeneración prematura del tendón. Se han descrito tres tipos de huesos escafoideos accesorios. El tipo I es un pequeño hueso sesamoideo en el interior del tendón tibial posterior cerca de su inserción en el escafoides. Esta variante no presenta un aumento en la incidencia de patologías tendinosas.

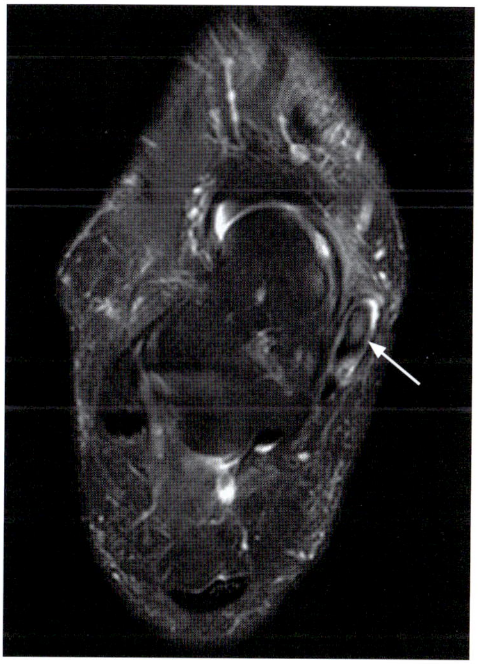

Figura 16.8 Tendón tibial posterior: tendinosis. Imagen axial T2W FSE del tobillo. El tendón tibial posterior está notablemente aumentado de calibre (*flecha*) y tiene señal alta anormal en su interior. Tiene un calibre más de dos veces mayor que los tendones adyacentes del flexor de los dedos y del flexor largo del dedo gordo. La señal aumentada no es tan alta como la del líquido; por lo tanto, se trata de una tendinosis y no de un desgarro parcial.

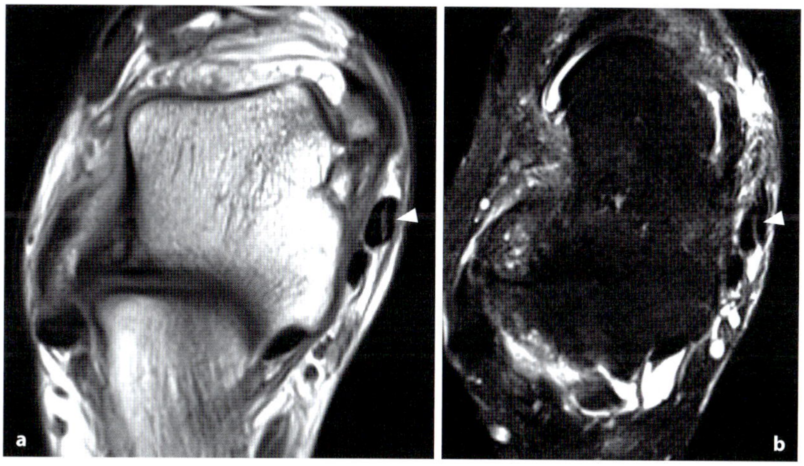

Figura 16.9 Tendón tibial posterior: desgarro dividido. **a** Imagen axial oblicua en densidad protónica del tobillo. **b** Imagen axial T2W con supresión grasa del tobillo. El tendón tibial posterior exhibe una intensidad de señal lineal intrasustancia (*puntas de flecha*) que indica un desgarro dividido. Un desgarro dividido longitudinal tiene la misma importancia clínica que un desgarro completo.

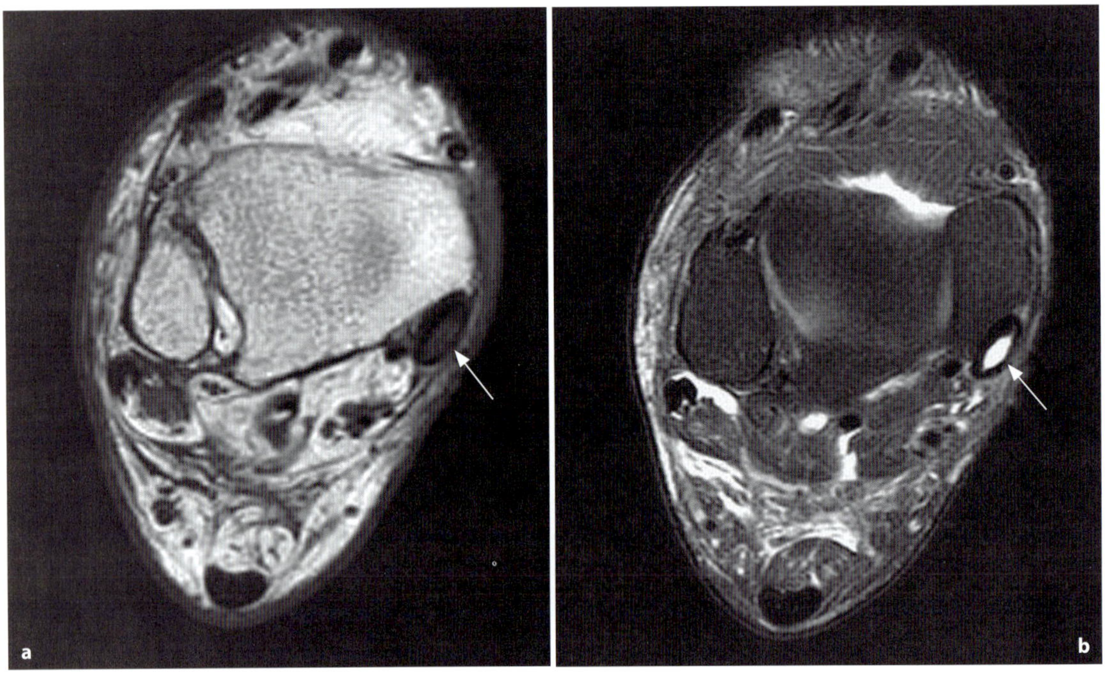

Figura 16.10 Tendón tibial posterior: desgarro parcial. **a** Imagen axial T1W del tobillo. El tendón tibial posterior está notablemente aumentado de calibre (*flecha*) y tiene señal aumentada en su interior. **b** Imagen axial T2W FSE del tobillo. La intensidad de señal intermedia que se observa en el tendón tibial posterior en la imagen T1W (**a**) adquiere intensidad igual a la del líquido en la imagen T2W (*flecha*), lo que indica que se trata de un desgarro parcial.

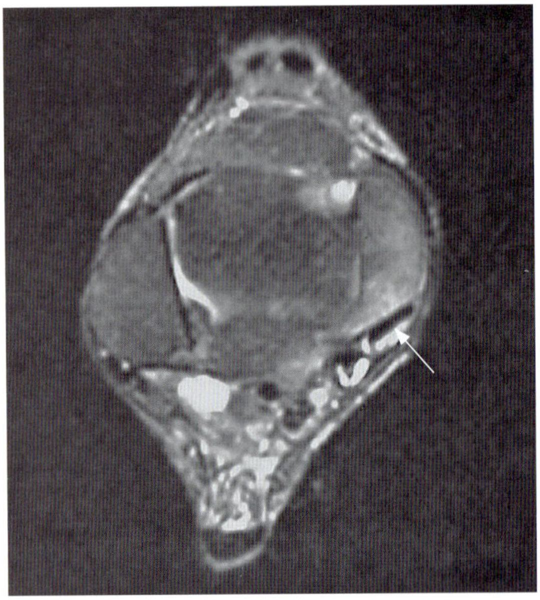

Figura 16.11 Tendón tibial posterior: desgarro parcial. Imagen axial T2W FSE del tobillo. El tendón tibial posterior está adelgazado (*flecha*), lo que indica un desgarro parcial. Nótese el edema adyacente en el maléolo medial, que se observa a menudo en presencia de alteraciones del tendón adyacente.

El tipo II es un centro de osificación secundaria de gran tamaño que está presente en alrededor del 10% de la población y normalmente tiene una inserción fibrosa o cartilaginosa al escafoides. Ante un traumatismo (que puede ser un traumatismo evidente o microtraumatismos repetitivos), puede separarse y provocar dolor. Es posible observar edema óseo y señal alta en T2 entre el huesecillo escafoideo y el hueso escafoides adyacente, como así también dentro de ambos (Figura 16.12). A menudo se realiza el procedimiento quirúrgico de Kidner, por el cual el huesecillo escafoideo accesorio se reseca y el tendón tibial posterior se vuelve a insertar en el hueso escafoides.

Se han descrito signos secundarios de desgarro del tendón tibial posterior, que incluyen pérdida del arco longitudinal del pie y un pequeño espolón o reacción perióstica a lo largo de la cara posterior del maléolo medial. Los desgarros de este tendón también se asocian al síndrome del seno del tarso y a enfermedad degenerativa de la articulación subastragalina posterior, que pueden ser causa de dolor.

Un elevado porcentaje de pacientes con desgarro del tendón tibial posterior tienen un ligamento calcáneo-escafoideo anormal, el cual se encuentra apenas profundo al tendón tibial

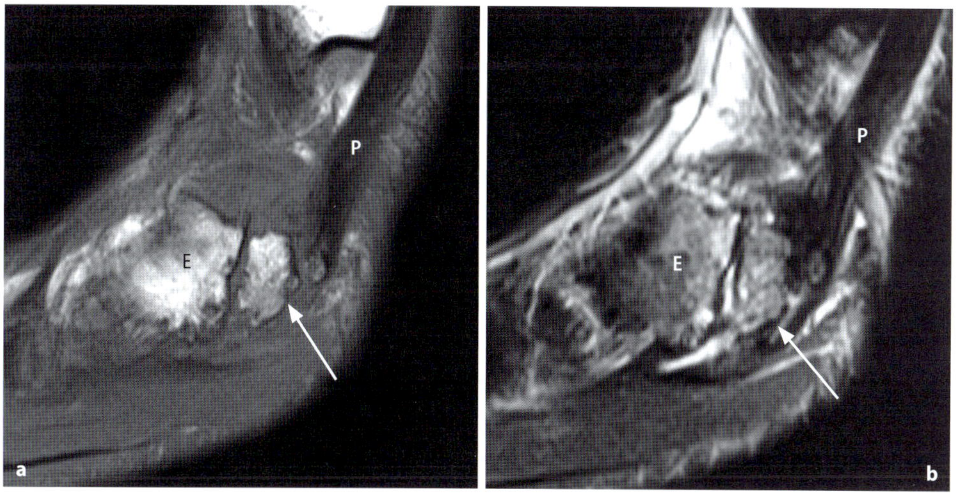

Figura 16.12 **Huesecillo escafoides (*os escafoideo* u *os naviculare*). a** Imagen sagital T1W del tobillo. Se observa un hueso escafoides accesorio, denominado *os naviculare*. **b** Imagen axial T2W FSE del tobillo. El *os naviculare* (*flecha*) y el hueso escafoides adyacente tienen intensidad aumentada, típicamente presente en casos de *os naviculare* doloroso. E: hueso escafoides; P: tendón tibial posterior.

posterior y contribuye a sostener el arco longitudinal del pie. El ligamento calcáneo-escafoideo se analiza en la sección de los ligamentos mediales. En raras ocasiones, el tendón tibial posterior puede subluxarse o luxarse en dirección medial o anterior respecto del maléolo medial.

Tendón del flexor largo de los dedos

No es frecuente encontrar alteraciones del tendón del flexor largo de los dedos. Tiene un recorrido justo lateral al tendón tibial posterior y se divide para insertarse en las caras plantares de las falanges distales de los dedos segundo a quinto.

Tendón del flexor largo del dedo gordo (Cuadro 16.4)

El tendón del flexor largo del dedo gordo es el más lateral de los tres tendones flexores mediales (*v.* Figura 16.1). Discurre en un surco sobre el lado medial de la apófisis posterior del astrágalo y luego por debajo del sustentáculo del astrágalo, que actúa como una polea. Pasa por la cara plantar del pie, entre los sesamoideos del dedo gordo a nivel de la cabeza del primer metatarsiano, hasta insertarse en la base de la falange distal del dedo gordo. La vaina del tendón del flexor largo del dedo gordo se comunica con la articulación del tobillo en el 20% de los individuos; es normal que haya líquido alrededor del tendón y puede ser que no tenga importancia si también hay derrame articular en el tobillo (Figura 16.13). En condiciones normales, este tendón suele tener más cantidad de líquido en su vaina que los otros dos tendones mediales.

La acumulación focal y asimétrica de líquido en el interior de la vaina tendinosa indica una tenosinovitis estenosante, que se manifiesta como resultado de áreas focales de sinovitis o fibrosis dentro de la vaina tendinosas que interrumpen el flujo normal del líquido sinovial (Figura 16.14). La tenosinovitis estenosante del tendón del flexor largo del dedo gordo a menudo se asocia al síndrome del *os trigonum*, que se presenta ante una flexión plantar extrema y provoca pinzamiento del tendón del flexor largo del dedo gordo y del *os trigonum* entre el maléolo posterior de la tibia y el calcáneo. Los desgarros del tendón del flexor largo del dedo gordo a nivel del tobillo son infrecuentes; la tenosinovitis es mucho más frecuente. La flexión plantar repetida del tobillo y el pie, como sucede en el *ballet* o en el básquetbol, provoca cambios inflamatorios en la vaina tendinosa.

El extremo distal del tendón del flexor largo del dedo gordo puede presentar un desgarro parcial o desarrollar tenosinovitis en el sitio donde pasa a través del espacio limitado entre los huesos

Cuadro 16.4 Tendón del flexor largo del dedo gordo

- Es infrecuente que sufra desgarros.
- Su vaina se comunica con el tobillo (20%):
  - Es frecuente la presencia asintomática de líquido en la vaina tendinosa.
- Tenosinovitis proximal:
  - Flexión plantar repetida (*ballet*, básquetbol).
  - Síndrome del *os trigonum*.
- Tenosinovitis distal/desgarros parciales:
  - Corredores, *ballet*.

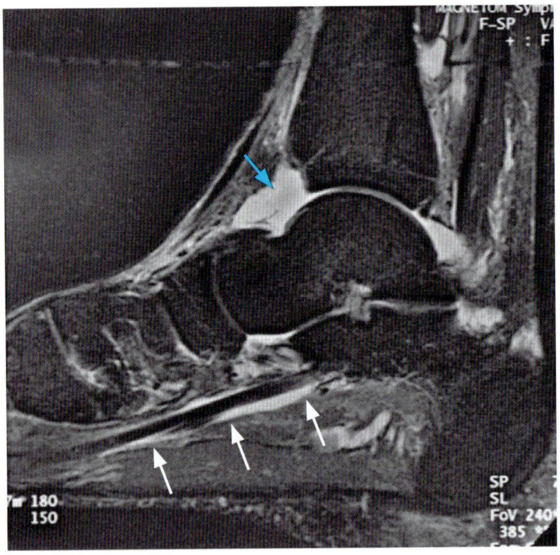

Figura 16.13 Tendón del flexor largo del dedo gordo: comunicación entre el tobillo y la vaina tendinosa. Imagen sagital en secuencia STIR del tobillo. Se observa un gran derrame en la articulación del tobillo (*flecha celeste*). Además, hay líquido alrededor del tendón del flexor largo del dedo gordo (*flechas blancas*), que discurre por debajo del sustentáculo del astrágalo. La presencia de líquido en esta vaina tendinosa no tiene importancia, y no se puede hablar de tenosinovitis cuando hay un derrame en la articulación del tobillo, debido a que en alrededor del 20% de los individuos ambas estructuras están comunicadas.

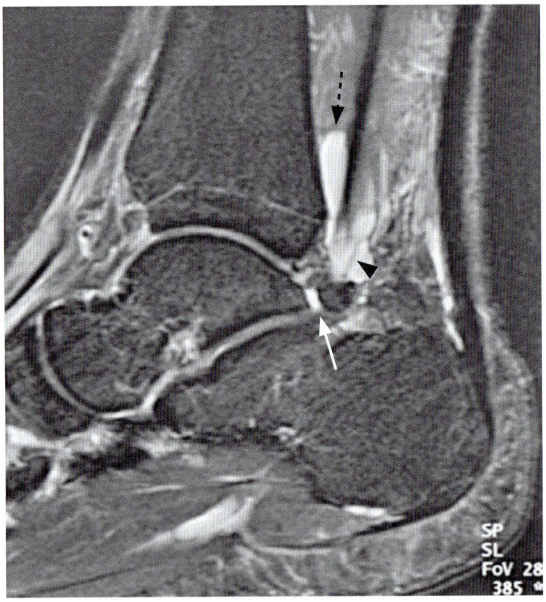

Figura 16.14 Tendón del flexor largo del dedo gordo: tenosinovitis estenosante y síndrome del *os trigonum*. Imagen sagital en secuencia STIR del tobillo. La vaina del tendón del flexor largo del dedo gordo está distendida con líquido en su región proximal (*flecha punteada*). Hay un tabique en el líquido (*punta de flecha*) que indica que se trata de una tenosinovitis estenosante. También se observa señal muy alta entre el *os trigonum* y el astrágalo (*flecha blanca*) debido a la alteración de la sincondrosis normal entre ambas estructuras (síndrome de pinzamiento posterior), que a menudo se asocia a tenosinovitis estenosante del tendón del flexor del dedo gordo.

sesamoideos del dedo gordo (Figura 16.15). Estas lesiones de la región distal del tendón son frecuentes en corredores y en bailarinas de *ballet* (que se paran en las puntas de los pies).

Tendones laterales del tobillo

Tendones peroneos (Cuadros 16.5 y 16.6)

Los tendones peroneos corto y largo se ubican sobre la cara posterolateral del tobillo y son los principales responsables de la eversión del pie (*v.* Figura 16.1). Estos tendones discurren en situación posterior e inferior al maléolo lateral, el cual actúa como polea. Los tendones comparten una vaina tendinosa común en su región proximal, pero en su región distal tienen vainas separadas. El tendón del peroneo corto suele tener ubicación anterior al tendón del peroneo largo

Cuadro 16.5 Tendones peroneos

- El peroneo corto tiene ubicación anterior o medial al peroneo largo.
- Peroneo corto: una forma aplanada u ovalada es normal; la forma curva (*boomerang*) es anormal.
- Pueden presentar desgarros o luxación lateral.
- Las fracturas del calcáneo causan compresión, desplazamiento y tenosinovitis.

Cuadro 16.6 División del peroneo corto

- Desgarro vertical del tendón a nivel de la punta del maléolo lateral:
  - Ancianos: a menudo es asintomático.
  - Jóvenes: dolor lateral, tumefacción.
- Causado por mayor desgaste del tendón:
  - Atrapamiento entre el peroneo largo y el peroné ante la dorsiflexión.
  - Subluxación crónica del tendón debido a una rotura del retináculo.
  - Cara posterior del maléolo lateral plana o convexa (predispone a la subluxación).
  - Vientre del músculo corto de ubicación baja o músculo cuarto peroneo accesorio (provoca compresión del peroneo corto).
- Dificultades:
  - La bifurcación del tendón del peroneo corto o el cuarto peroneo pueden simular esta entidad.
  - Característica distintiva: en el tendón dividido se observa un vientre muscular con dos tendones emergentes.

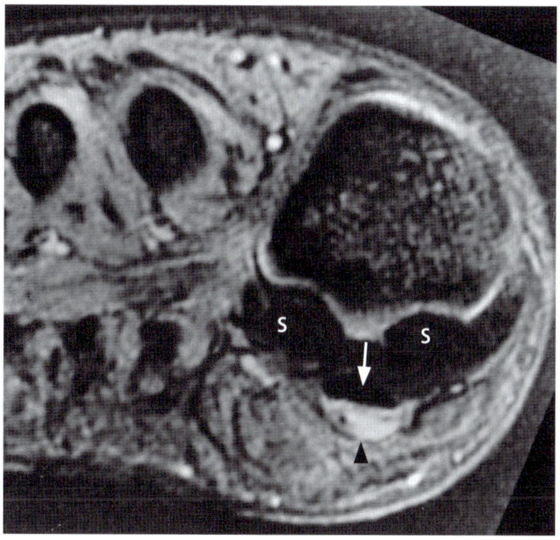

Figura 16.15 Tendón del flexor largo del dedo gordo: tenosinovitis distal. Imagen axial T2*W del antepié. La porción distal del tendón del flexor largo del dedo gordo (*flecha*) se ubica entre los sesamoideos (S) del dedo gordo por debajo de la cabeza del primer metatarsiano. En este corredor de fondo que se presentó con dolor se observa intensidad de señal alta (*punta de flecha*) secundaria a tenosinovitis.

(aunque a veces puede ser medial) y discurre por un surco retromaleolar poco profundo por detrás del maléolo lateral (Figura 16.16). Los tendones peroneos son mantenidos en su lugar respecto del maléolo lateral por el retináculo peroneo superior. Los tendones a menudo están separados por el pequeño tubérculo peroneo sobre la cara lateral del calcáneo: el peroneo corto pasa por delante del tubérculo (*v.* Figura 16.16) o ambos tendones pueden pasar por delante de este. Eventualmente, el peroneo corto se inserta en la base del quinto metatarsiano. El peroneo largo tiene una inserción amplia sobre la superficie plantar de la base del primer metatarsiano y del cuneiforme medial, luego de atravesar la planta del pie.

En la RM, a nivel del maléolo lateral puede ser difícil diferenciar los tendones peroneos corto y largo como estructuras separadas. El peroneo corto por lo general es mucho más plano y ancho que el largo, el cual tiene un aspecto más redondeado (*v.* Figura 16.16). El peroneo corto de forma aplanada es aceptable, pero si adopta una forma de "C" se lo considera anormal. Otra manera

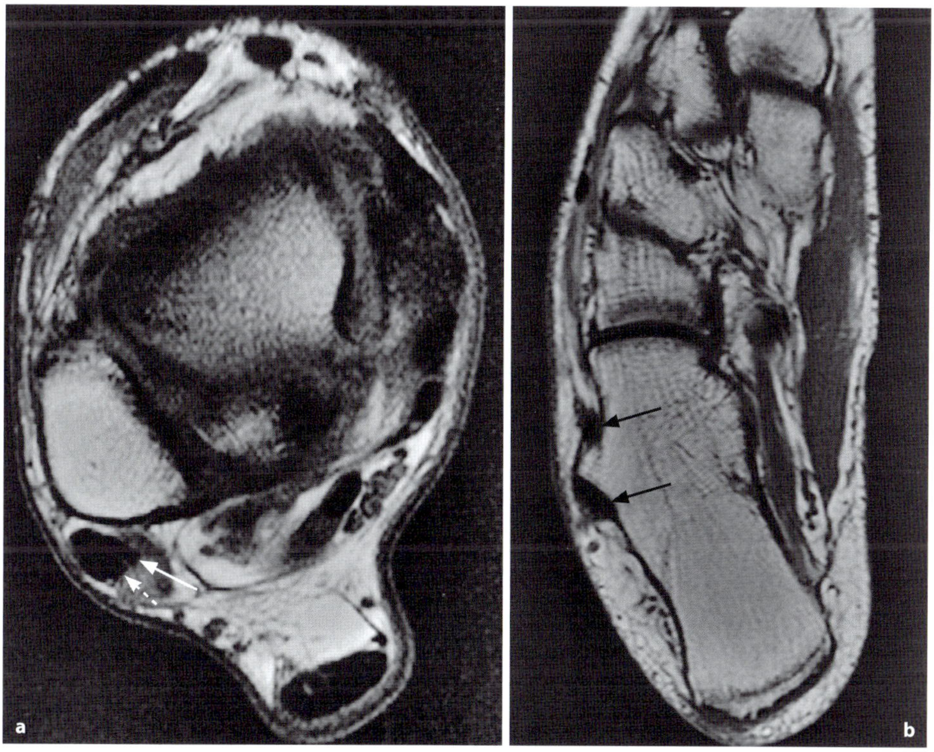

Figura 16.16 Tendones peroneos normales. a Imagen axial T1W del tobillo. El tendón del peroneo corto (*flecha sólida*) es plano y se ubica entre la cara posterior del maléolo lateral y el tendón del peroneo largo (*flecha abierta*). El tendón del peroneo largo es más redondo y tiene ubicación posterior. El músculo de intensidad de señal intermedia adyacente a los tendones es el músculo peroneo. **b** Imagen axial del eje largo T1W del pie. Los tendones peroneos corto y largo (*flechas*) por lo general tienen ubicación anterior y posterior, respectivamente, al tubérculo peroneo del calcáneo, pero también pueden ser anteriores o posteriores al mismo.

fidedigna para reconocer el tendón peroneo corto es que el vientre muscular se extiende más en sentido distal que el del peroneo largo.

En las fracturas del calcáneo se pueden presentar alteraciones asociadas de los tendones peroneos, incluyendo atrapamiento de los tendones entre fragmentos óseos, desgarros, desplazamiento o pinzamiento de los tendones por parte de fragmentos de fractura. También se manifiestan desgarros completos o parciales en ausencia de fracturas del calcáneo.

La "división longitudinal del peroneo corto" es un término utilizado para referirse a los desgarros longitudinales o verticales del tendón del peroneo corto que pueden encontrarse en pacientes de todas las edades y en atletas, a menudo como resultado de una lesión en inversión del tobillo (Figura 16.17). Los desgarros que se producen en individuos ancianos pueden ser asintomáticos, mientras que en pacientes más jóvenes suelen presentar dolor y tumefacción a lo largo del maléolo lateral y del recorrido de los tendones peroneos. Los desgarros de los ligamentos colaterales laterales tienen una elevada asociación con divisiones del peroneo corto. El diagnóstico es difícil o imposible sobre la base del cuadro clínico y se superpone con síntomas de inestabilidad crónica del tobillo. Los pacientes que no responden al tratamiento conservador pueden tener buenos resultados con la cirugía, en la cual se realiza una anastomosis de los fragmentos, o tenodesis, del tendón del peroneo largo.

Los desgarros longitudinales del peroneo corto se producen durante la dorsiflexión, cuando el tendón queda atrapado entre el maléolo lateral y el tendón del peroneo largo. El desagarro se origina en el extremo distal del maléolo lateral, pero puede haber propagación en sentido proximal y distal de magnitud variable. En alrededor del 30% de los individuos con un desgarro del peroneo corto el tendón del peroneo largo también resulta desgarrado debido a que queda expuesto directamente al maléolo lateral y recibe esfuerzos anormales. En casos de división del peroneo corto se puede visualizar un espolón peroneo posterolateral bien definido, que representa una periostitis reactiva.

Algunas afecciones se asocian a desgarros longitudinales del peroneo corto. Toda entidad que provoque compresión o subluxación de los tendones peroneos puede predisponer a dicha lesión como consecuencia del mayor desgaste de los tendones. Tales afecciones incluyen desgarro o laxitud del retináculo peroneo superior, aplanamiento o convexidad (en lugar de la concavidad normal) de la cara posterior del maléolo lateral,

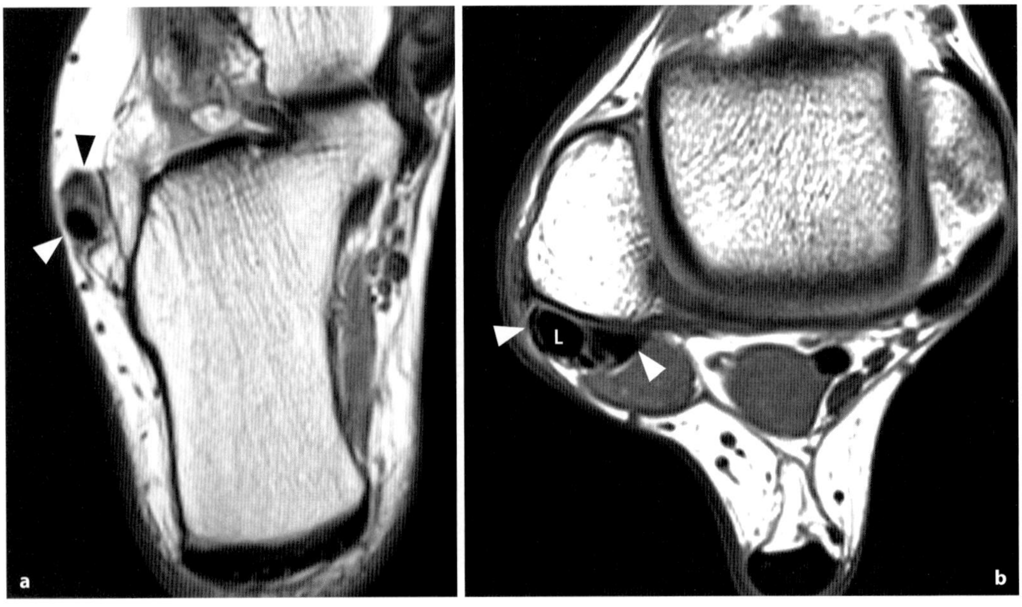

Figura 16.17 División del peroneo corto. **a** Imagen axial oblicua en densidad protónica del tobillo. Se observa un desgarro longitudinal, o división, del tendón del peroneo corto (*punta de flecha negra*) ubicado justo por delante del tendón del peroneo largo de aspecto normal (*punta de flecha blanca*). La forma de chevrón que adopta el peroneo corto, como en esta imagen, es característica de una división del tendón. **b** Imagen axial del eje largo T1W del tobillo (paciente diferente del mostrado en **a**). Se observa una división del tendón del peroneo corto a nivel del maléolo lateral; las porciones divididas del tendón (*puntas de flecha*) se ubican a ambos lados del tendón del peroneo largo (L).

vientre del músculo peroneo corto de ubicación baja (con extensión hasta la punta del maléolo lateral) y presencia de un músculo accesorio llamado "cuarto peroneo".

La bifurcación del tendón del peroneo corto o la presencia del músculo accesorio cuarto peroneo (con su tendón) pueden simular el diagnóstico de desgarro longitudinal del tendón del peroneo corto (Figura 16.18). Estas entidades se pueden diferenciar del desgarro del tendón del peroneo corto de la siguiente manera: en el caso de una bifurcación del tendón del peroneo corto, cada uno de los haces del tendón está rodeado por vientres musculares separados; en el caso del músculo cuarto peroneo, se observa un vientre muscular separado del músculo peroneo corto. Cuando hay una división del tendón del peroneo corto, se observa un vientre muscular y dos tendones emergentes.

Los tendones peroneos son de los pocos tendones que pueden subluxarse o luxarse; esto ocurre cuando hay alteraciones del retináculo superior. El retináculo resulta afectado cuando se presenta una lesión en inversión forzada del pie con flexión plantar, una situación frecuente en lesiones de esquí, básquetbol o fútbol. En la RM, el diagnóstico se realiza si los tendones tienen ubicación lateral respecto del extremo distal del peroné en lugar de ubicarse en su región posterior, o si se identifica una rotura del retináculo (Figura 16.19). Un surco retromaleolar (del peroné) poco profundo o hipoplásico puede predisponer a la subluxación de los tendones peroneos.

En el 10% de los casos, el tendón del peroneo largo tiene un hueso sesamoideo, el *os peroneum*. Este huesecillo puede aumentar el estrés y provocar dolor y un eventual desgarro tendinoso. Esta entidad se ha denominado "síndrome del *os peroneum* doloroso". En la RM, se puede visualizar edema en el *os peroneum* justo antes de que el tendón del peroneo largo ingrese al túnel cuboideo (Figura 16.20). Antes del surgimiento de la RM, el desgarro del peroneo largo se podía diagnosticar mediante radiografías simples detectando la migración de un *os peroneum* en sentido proximal respecto de radiografías previas. Con la RM, el síndrome del *os peroneum* doloroso se puede diagnosticar antes de que el tendón se rompa, lo que facilita el tratamiento quirúrgico.

Tendones anteriores del tobillo

Se encuentran cuatro tendones en posición anterior al tobillo (*v.* Figura 16.1). De medial a lateral, se observan los tendones de los músculos tibial anterior, extensor largo del dedo gordo, extensor largo de los dedos y peroneo anterior (o tercer peroneo). Los tendones anteriores son responsables de la dorsiflexión del tobillo y del pie. Es muy infrecuente que estos tendones resulten afectados por procesos patológicos en comparación con los tendones flexores, por lo que se presta poca atención a estas estructuras.

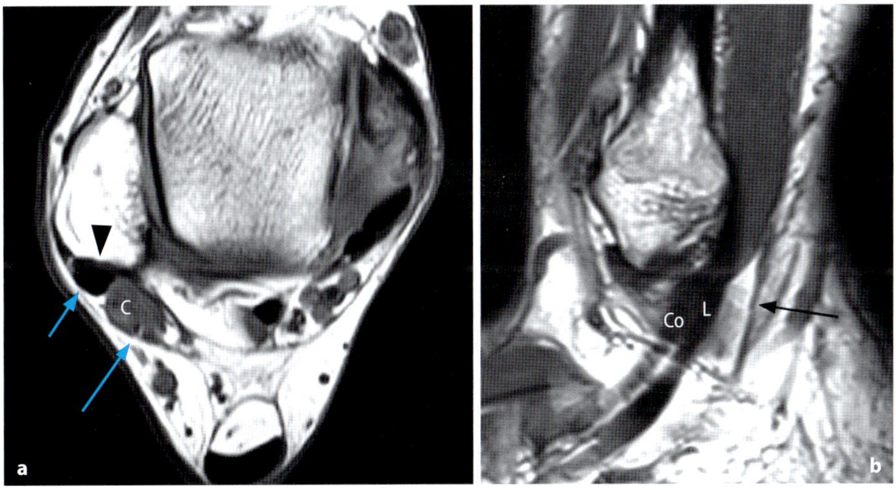

Figura 16.18 Músculo accesorio cuarto peroneo. **a** Imagen axial T1W del tobillo. Un músculo accesorio cuarto peroneo (C) en contacto con las caras posteromediales de los tendones del peroneo largo (*flecha corta*) y corto (*punta de flecha*). Nótese su pequeño tendón accesorio (*flecha larga*). **b** Imagen sagital T1W del tobillo. Se observa el tendón del cuarto peroneo (*flecha*) en una región más distal, con un trayecto posterior a los tendones del peroneo largo y corto. Co: peroneo corto; L: peroneo largo.

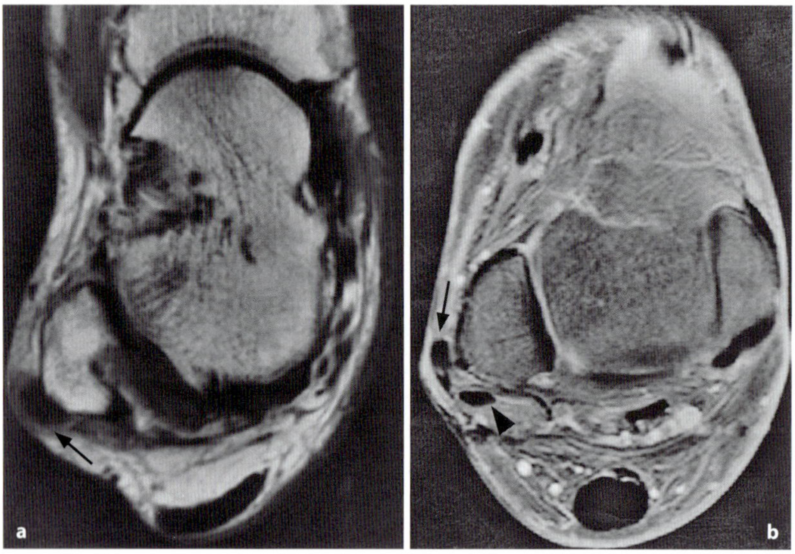

Figura 16.19 Tendones peroneos: luxación. a Imagen axial T1W del tobillo. Ambos tendones peroneos presentan luxación en sentido lateral (*flecha*). No se visualiza el retináculo flexor. b Imagen axial T1W del tobillo con contraste y supresión grasa. Uno de los tendones peroneos presenta luxación en sentido lateral (*flecha*), mientras que el otro permanece en su posición normal posterior al maléolo lateral (*punta de flecha*). El tendón de Aquiles está engrosado y presenta convexidad anterior como consecuencia de desgarros parciales.

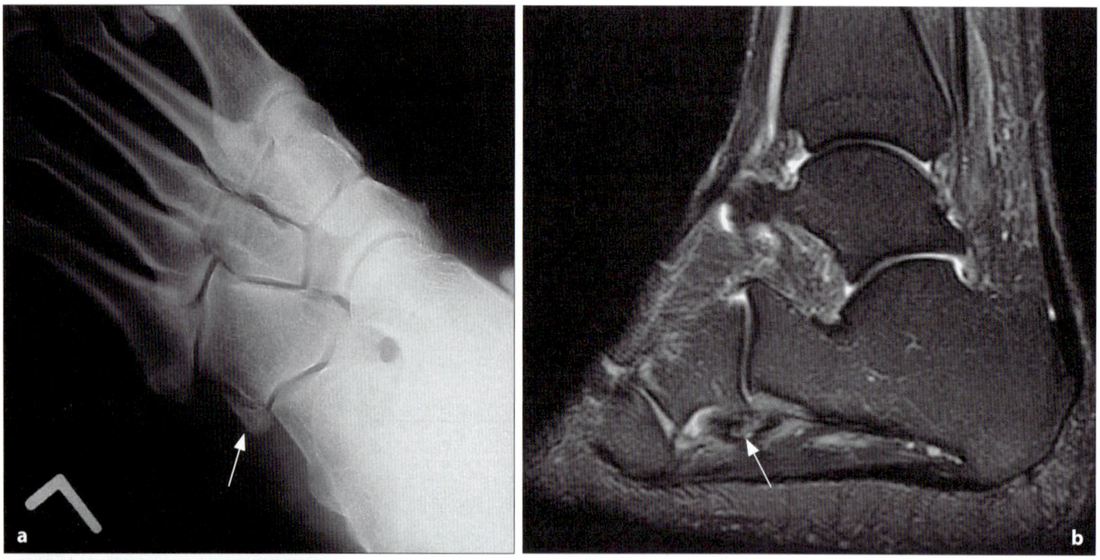

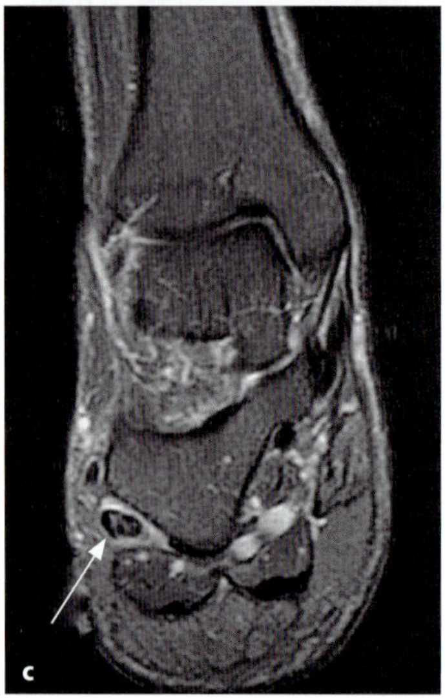

Figura 16.20 Síndrome del *os peroneum* doloroso. a Radiografía simple de la porción media del pie que muestra un *os peroneum* irregular y aumentado de tamaño (*flecha*). b Imagen sagital T2W FSE del tobillo. Se observa señal aumentada en el *os peroneum* (*flecha*) justo antes de que el tendón del peroneo largo discurra por debajo del cuboides. c Imagen coronal T2W FSE del tobillo. El *os peroneum* (*flecha*) presenta intensidad de señal aumentada y cierta señal circundante interna y externa, característica del síndrome del *os peroneum* doloroso.

Tendón del tibial anterior (Cuadro 16.7)

De todos los tendones anteriores, el tendón del tibial anterior es el que tiene más probabilidad de presentar alteraciones. Es el más medial y el más grande de los tendones anteriores. Los desgarros son infrecuentes, pero es posible observarlos con la edad y en individuos que corren en superficies empinadas (colinas o montañas). En ocasiones, los pacientes con un desgarro parcial o completo de este tendón se presentan con una masa que se sospecha de origen tumoral en lugar de referir síntomas de lesión tendinosa (Figura 16.21), pero la mayoría de estos casos se diagnostican mediante el examen clínico antes de realizar estudios por imágenes. Estos se realizan para determinar la extensión de la retracción del tendón.

Cuadro 16.7 Tendón del tibial anterior

- Es el tendón anterior que resulta afectado con mayor frecuencia.
- Los desgarros son consecuencia del envejecimiento o de correr en superficies empinadas (colinas o montañas).
- Los desgarros a menudo se presentan como masas.

Ligamentos del tobillo

La RM no se utiliza de rutina para diagnosticar lesiones ligamentarias debido a que, por lo general, es fácil y menos costoso diagnosticarlas a partir del examen clínico. En pacientes que tienen dolor persistente o en quienes se realizan estudios por imágenes por motivos aparentemente no relacionados, es necesario evaluar y analizar bien los ligamentos, debido a que es posible identificar alteraciones que pueden ser importantes desde el punto de vista clínico. Además, es cada vez más evidente que muchas alteraciones ligamentarias están asociadas a otras causas de dolor crónico de tobillo (por ejemplo, síndrome del seno del tarso). Debemos ser capaces de identificar patologías ligamentarias en la RM. En general, los ligamentos son estructuras delgadas, tirantes y de intensidad de señal baja; sin embargo, las gruesas bandas de colágeno pueden generar un aspecto estriado en determinados ligamentos, como el tibio-peroneo anterior, el astrágalo-peroneo posterior y las capas profunda (tibio-astragalino) y superficial (tibio-calcáneo) del ligamento deltoideo (colateral medial o interno). No se debe confundir el aspecto estriado en estos ligamentos con desgarros parciales.

Ligamentos mediales del tobillo

El complejo ligamentario colateral medial (ligamento deltoideo) se ubica en profundidad respecto de los tendones flexores mediales. Tiene varios componentes: los ligamentos tibio-astragalino, tibio-calcáneo, astrágalo-escafoideo y calcáneo-escafoideo (entre el sustentáculo del calcáneo y el hueso escafoides); los primeros dos de estos componentes se observan bien en las imágenes coronales de RM (Figura 16.22). La porción tibio-astragalina profunda del ligamento deltoideo es una estructura estriada de recorrido oblicuo entre el maléolo medial y el astrágalo en las imágenes coronales y axiales. El componente tibio-calcáneo del ligamento deltoideo se observa de forma óptima en las imágenes coronales debido a su recorrido vertical, profundo respecto del retináculo flexor y superficial al componente tibio-astragalino. Las lesiones del ligamento deltoideo son infrecuentes en comparación con los ligamentos laterales del tobillo.

En la RM, el aspecto de una lesión del ligamento deltoideo depende de los componentes lesionados y la magnitud de la lesión (Figura 16.23). El componente tibio-astragalino (profundo) a menudo pierde su aspecto estriado y exhibe intensidad de señal alta en las imágenes ponderadas en T1 (T1W) y en T2 (T2W). Este aspecto puede indicar una contusión o un desgarro ligamentario.

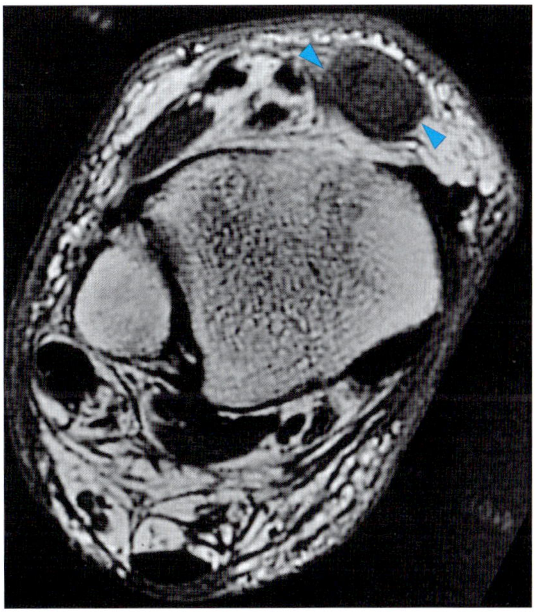

Figura 16.21 Tendón del tibial anterior: desgarro. Imagen axial T1W del tobillo. Se observa una estructura redonda, grande y de intensidad de señal intermedia (*puntas de flecha*) de ubicación anterior al tobillo, que corresponde a un desgarro completo del tendón del tibial anterior.

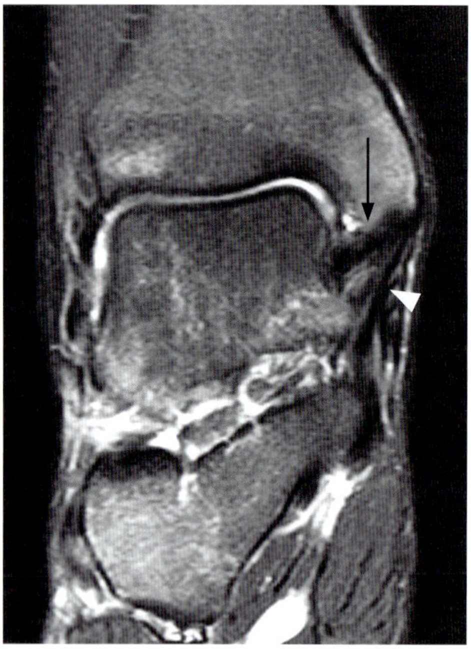

Figura 16.22 Ligamentos mediales del tobillo normales. Imagen coronal T2W con saturación grasa del tobillo. En la RM de rutina se observan dos capas del ligamento deltoideo (medial). Las fibras profundas discurren entre el maléolo medial y el astrágalo adyacente (*flecha*). El ligamento tibio-calcáneo, más superficial, es más delgado y exhibe una orientación más vertical en su recorrido hacia el sustentáculo del astrágalo (*punta de flecha*).

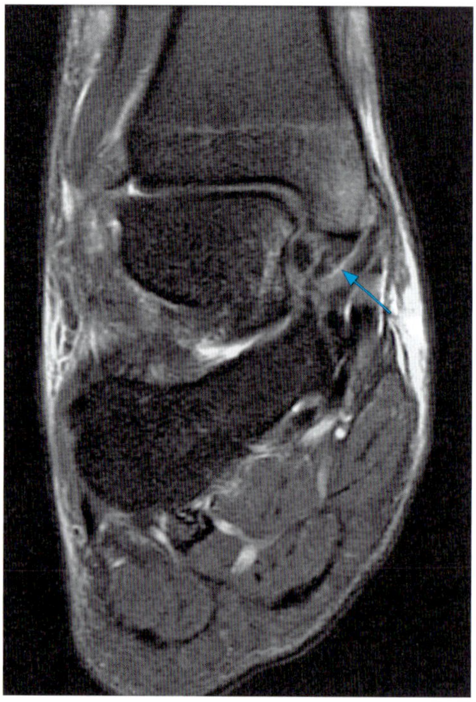

Figura 16.23 Ligamentos mediales del tobillo: desgarros. Imagen coronal T2W FSE del tobillo. El ligamento tibio-astragalino profundo (*flecha*) ha perdido su aspecto estriado y tiene calibre aumentado como consecuencia de un desgarro con cierta retracción del ligamento.

La porción tibio-calcánea puede tener una solución de continuidad y en el cuadro agudo exhibir hemorragia y edema de intensidad de señal alta, mientras el desgarro crónico se puede observar como un ligamento engrosado o discontinuo.

El ligamento calcáneo-escafoideo se origina en el maléolo medial y forma la porción más medial del ligamento deltoideo. Se extiende en sentido inferior en profundidad respecto del tendón tibial posterior y luego se curva en sentido medial para sostener la cabeza del astrágalo y se inserta en el sustentáculo del astrágalo y en el escafoides (Figura 16.24). El ligamento calcáneo-escafoideo tiene forma de "J" y sostiene la cabeza del astrágalo como una cincha, pero es más complejo que eso. Se han descrito tres porciones del ligamento calcáneo-escafoideo, pero por lo general no identificamos cada porción por separado en la RM.

Las alteraciones del ligamento calcáneo-escafoideo a menudo se asocian a un desgarro del tendón tibial posterior. Estas dos estructuras ayudan a sostener el arco longitudinal, y cuando el tendón tibial posterior no puede soportar su parte de la carga, el ligamento calcáneo-escafoideo no puede sostener el arco por sí solo, por lo que también se lesiona. En la RM, se identifica un ligamento calcáneo-escafoideo anormal cuando está inusualmente engrosado o presenta intensidad intermedia en su interior en las secuencias T1W o T2W (Figura 16.25). Una separación en el ligamento indica un desgarro (Figura 16.26). Sin embargo, cabe señalar que a menudo se observa una separación normal a lo largo de la cara plantar medial del ligamento calcáneo-escafoideo (*v.* Figura 16.25 b), lo cual no se debe interpretar erróneamente como un desgarro.

Ligamentos laterales del tobillo (Cuadro 16.8)

El complejo ligamentario colateral lateral se ve afectado en el 80% al 90% de las lesiones ligamentarias del tobillo. Por lo general, estos ligamentos se evalúan de forma óptima en las imágenes axiales. Los ligamentos laterales (sindesmóticos) de ubicación superior incluyen los ligamentos tibio-peroneos anterior y posterior, que se ubican justo por encima de la articulación tibio-astragalina (Figura 16.27). Estos ligamentos discurren en sentido inferior desde la tibia

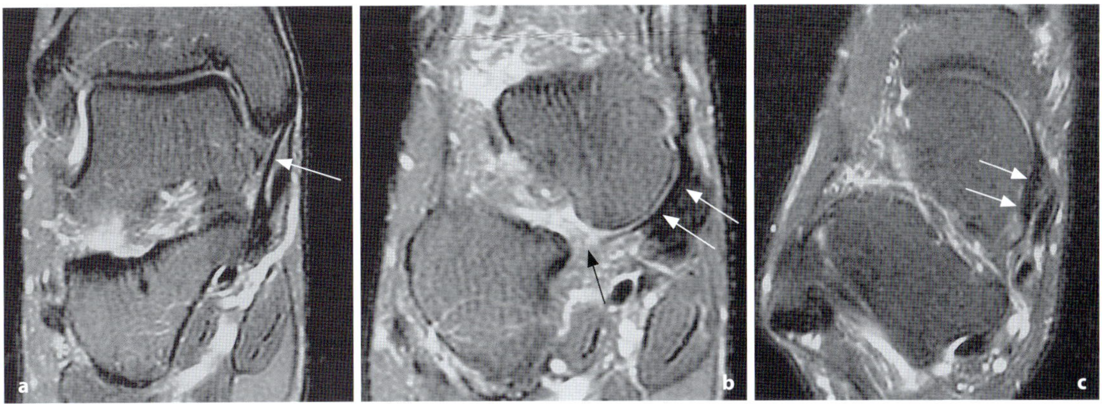

Figura 16.24 Ligamento calcáneo-escafoideo normal. **a** Imagen coronal T2W FSE con saturación grasa del tobillo. El ligamento calcáneo-escafoideo (*flecha*) se visualiza como una extensión de la parte más medial del ligamento deltoideo, que emerge del maléolo medial y se inserta en el sustentáculo del astrágalo. **b** Imagen coronal T2W FSE con saturación grasa del tobillo (anterior a la imagen en **a**). Se puede observar ligamento calcáneo-escafoideo (*flechas blancas*) sosteniendo la cabeza del astrágalo. Nótese la señal aumentada en su cara plantar (*flecha negra*), que es normal y no se debe interpretar como un desgarro. **c** Imagen axial T2W FSE con saturación grasa del tobillo. Se observa el ligamento calcáneo-escafoideo (*flechas*) adyacente al astrágalo y apenas en profundidad respecto del tendón del tibial posterior.

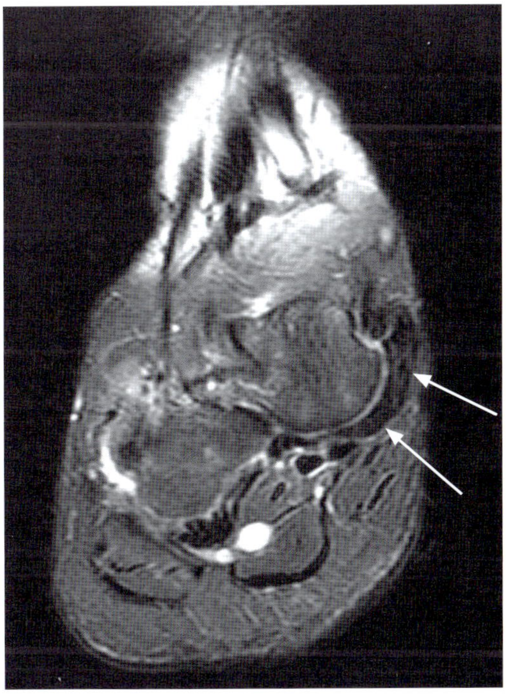

Figura 16.25 Ligamento calcáneo-escafoideo engrosado. Imagen coronal T2W FSE con saturación grasa del tobillo. El ligamento calcáneo-escafoideo (*flechas*) está notablemente aumentado de calibre. En la cirugía, se lo describió como un ligamento calcáneo-escafoideo engrosado y fibrótico.

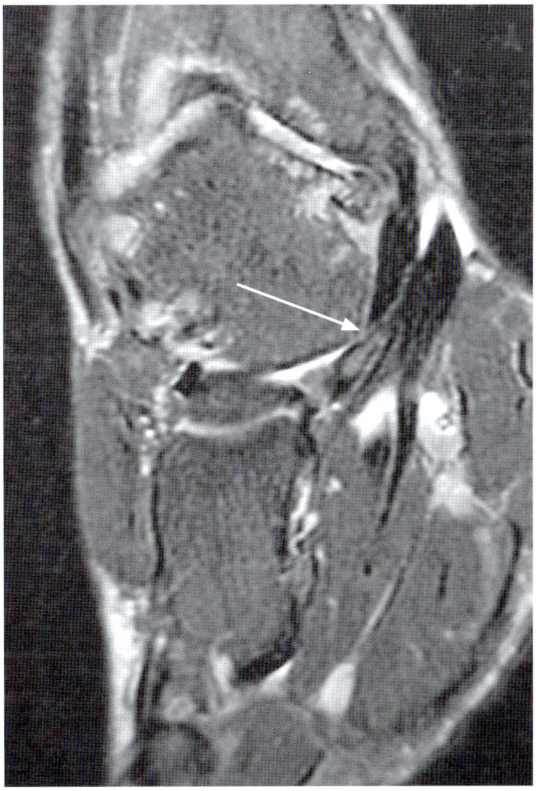

Figura 16.26 Ligamento calcáneo-escafoideo: desgarro. Imagen coronal T2W FSE con saturación grasa del tobillo. La porción proximal del ligamento calcáneo-escafoideo está engrosada y tiene una separación (*flecha*) en la porción media. La porción distal del ligamento calcáneo-escafoideo tiene señal aumentada en su interior. En la cirugía, se determinó que se trataba de un desgarro del ligamento.

Cuadro 16.8 Ligamentos laterales del tobillo

Grupo superior

- Ligamentos tibio-peroneos anterior y posterior:
  - En las imágenes axiales se los visualiza en la porción superior de la articulación del tobillo.
  - En las imágenes sagitales, el ligamento tibio-peroneo posterior simula un cuerpo libre intraarticular.

Grupo inferior

- Desde anterior hacia posterior: ligamentos astrágalo-peroneo anterior, calcáneo-peroneo y astrágalo-peroneo posterior:
  - Calcáneo-peroneo: se lo observa mejor en las imágenes coronales, pero de forma inconstante.
  - Astrágalo-peroneos anterior y posterior: en las imágenes axiales se los visualiza a nivel de la fosa maleolar del peroné.
  - Suelen desgarrarse de forma secuencial desde anterior hacia posterior.
  - Los desgarros se asocian con:
    - Fracturas osteocondrales.
    - Inestabilidad a largo plazo.
    - Síndrome del túnel tarsiano.

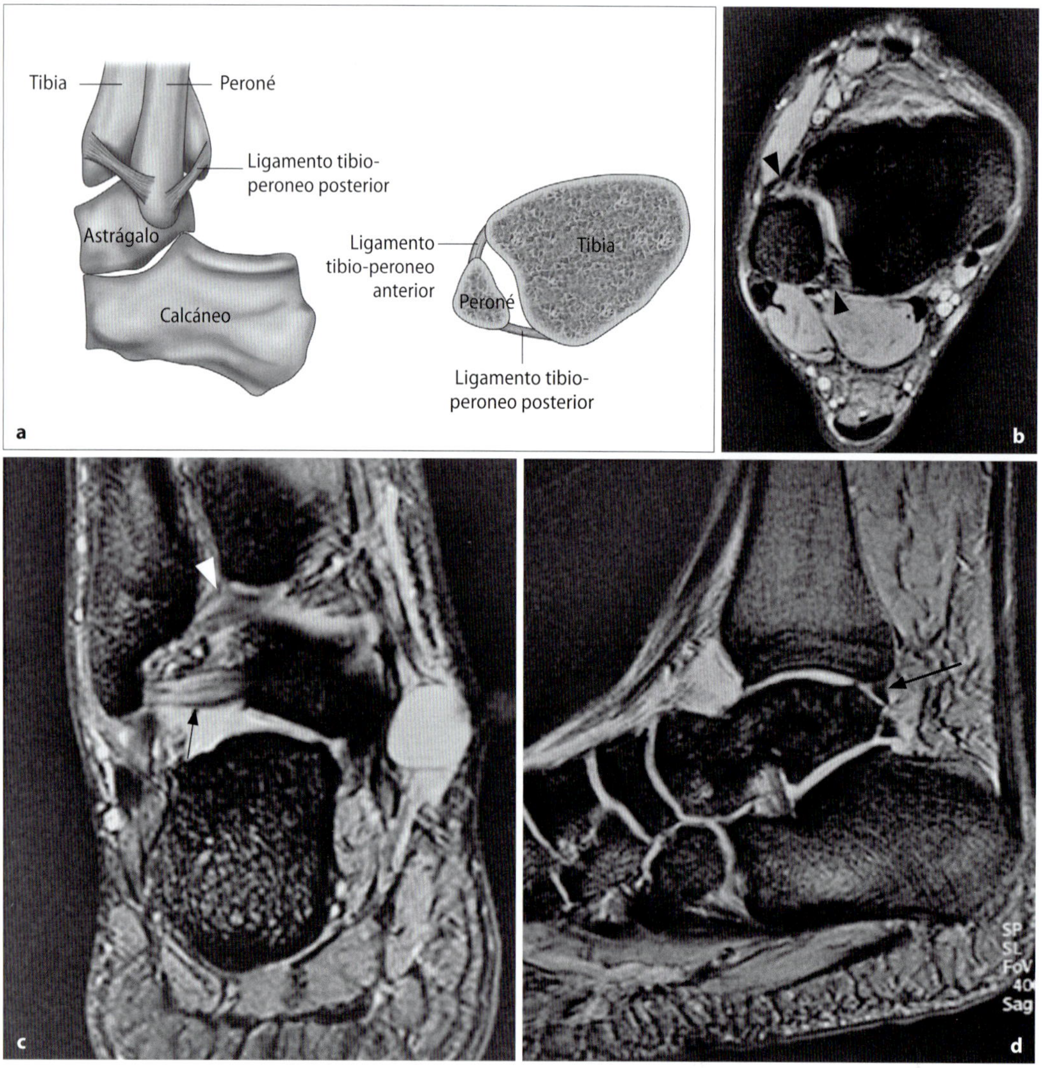

Figura 16.27 Ligamentos tibio-peroneos normales. **a** Diagrama de los ligamentos tibio-peroneos anterior y posterior desde las perspectivas sagital y axial. Estos ligamentos discurren en sentido inferior desde la tibia hasta el peroné. **b** Imagen axial T2*W del tobillo. Se observan ligamentos tibio-peroneos anterior y posterior intactos (*puntas de flecha*). **c** Imagen coronal T2*W del tobillo. En esta imagen, el ligamento tibio-peroneo posterior (*punta de flecha*) y el ligamento astrágalo-peroneo posterior (*flecha*) se visualizan como estructuras estriadas. Se observa un ganglión en situación medial. **d** Imagen sagital T2*W del tobillo. El ligamento tibio-peroneo posterior se observa en un corte transversal (*flecha*) a nivel de la línea articular del tobillo. No se debe confundir este ligamento con un cuerpo libre intraarticular. Se observa un *os trigonum* por debajo del ligamento, de tamaño y aspecto similares.

hasta el peroné y, junto con la membrana interósea entre estos dos huesos, forman la sindesmosis tibio-peronea distal. Estos ligamentos se observan adecuadamente en las imágenes axiales y a menudo también en las imágenes coronales (*v.* Figura 16.27). Por lo general, estos ligamentos se identifican de forma óptima en un corte axial a través del domo del astrágalo; no se debe pensar que este corte es demasiado distal para corresponder a los ligamentos tibio-peroneos. En las imágenes sagitales a través del tobillo, el ligamento tibio-peroneo posterior observado en un corte transversal puede simular un cuerpo libre intraarticular en el tobillo si está rodeado por líquido articular (*v.* Figura 16.27 d). Seguir la estructura en cortes adyacentes y tener en cuenta su ubicación esperable a nivel de la articulación tibio-astragalina permite diferenciar entre un proceso patológico y la anatomía normal. Los ligamentos tibio-peroneos pueden sufrir roturas, que se reconocen como soluciones de continuidad de las estructuras de intensidad baja en las imágenes axiales de RM (Figura 16.28).

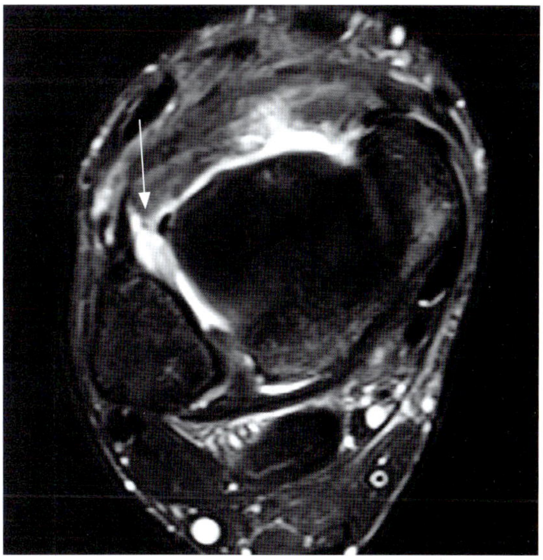

Figura 16.28 Ligamento tibio-peroneo: desgarro. Imagen axial T2W con supresión grasa del tobillo. El ligamento tibio-peroneo anterior no está presente en su posición esperable (*flecha*) y en dicha región se observa abundante cantidad de líquido.

El segundo conjunto de ligamentos laterales tiene ubicación apenas distal a la articulación tibio-astragalina. Este grupo ligamentario inferior está formado, de anterior a posterior, por los ligamentos astrágalo-peroneo anterior, calcáneo-peroneo y astrágalo-peroneo posterior (Figura 16.29). Los ligamentos astrágalo-peroneos anterior y posterior se observan de forma óptima en las imágenes axiales justo por debajo de la articulación tibio-astragalina a nivel de la concavidad en la cara medial del maléolo lateral, denominada "fosa maleolar" (Figura 16.30). El ligamento calcáneo-peroneo es el más difícil de identificar en los estudios de rutina y es posible observarlo en las imágenes coronales (*v.* Figura 16.30).

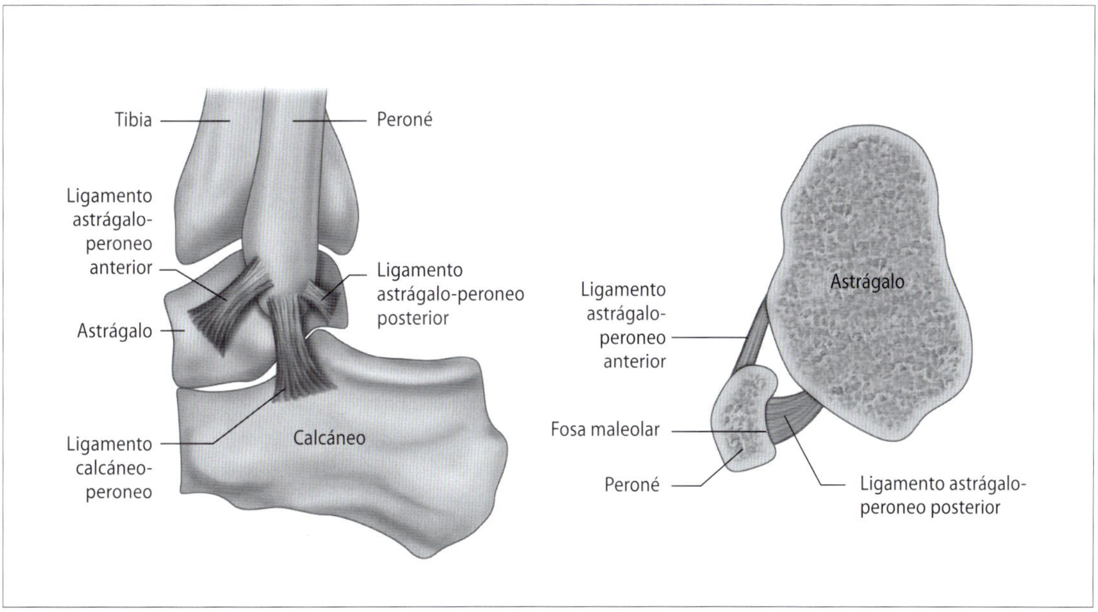

Figura 16.29 Grupo inferior de ligamentos laterales del tobillo. Diagrama de los ligamentos astrágalo-peroneo anterior, calcáneo-peroneo y astrágalo-peroneo posterior desde las perspectivas sagital y axial.

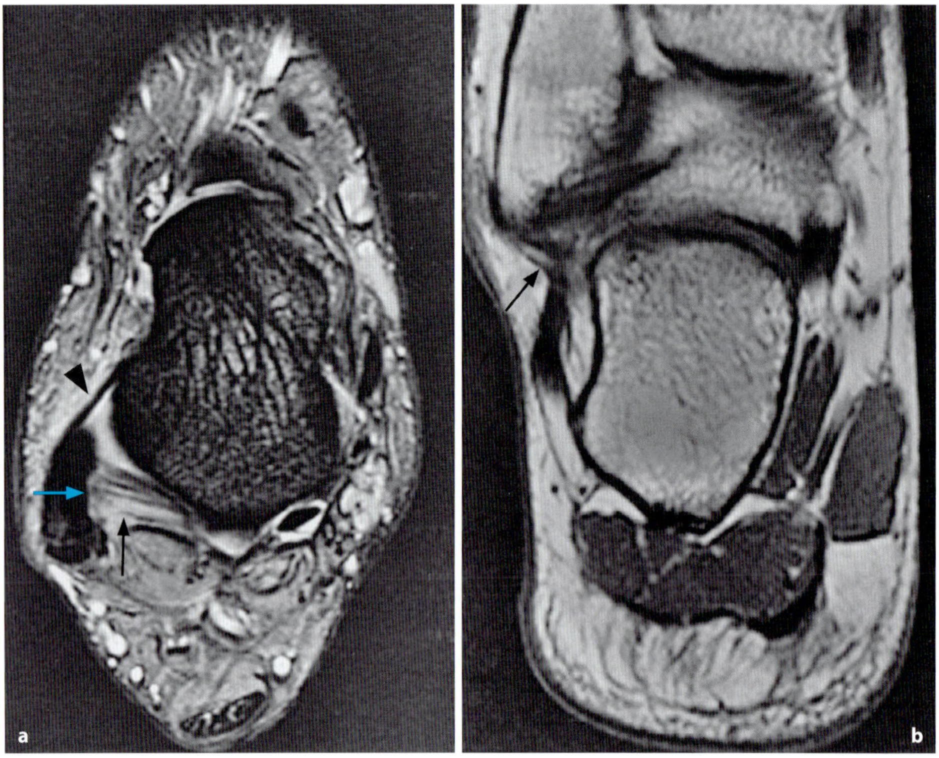

Figura 16.30 Ligamentos laterales inferiores del tobillo normales. a Imagen axial T2*W del tobillo. El ligamento astrágalo-peroneo anterior (*punta de flecha*) y el ligamento astrágalo-peroneo posterior (*flecha negra*) se aprecian adecuadamente a nivel de la fosa maleolar (*flecha celeste*). b Imagen coronal T1W del tobillo. El ligamento calcáneo-peroneo (*flecha*) se observa de forma óptima en esta vista. El ligamento astrágalo-peroneo se visualiza por encima de aquel.

El ligamento astrágalo-peroneo anterior es el ligamento del tobillo desgarrado con mayor frecuencia. Suele tratarse de un desgarro asilado, pero si las fuerzas traumáticas son lo suficientemente intensas, los otros ligamentos pueden sufrir desgarros de manera secuencial. Es decir, después de que se produce el desgarro del ligamento astrágalo-peroneo anterior, se desgarra el ligamento calcáneo-peroneo, seguido, solo en raras ocasiones, por el ligamento astrágalo-peroneo posterior. El ligamento astrágalo-peroneo anterior es un engrosamiento de la cápsula articular del tobillo. Un desgarro ligamentario agudo provoca un desgarro capsular con fuga de líquido hacia las partes blandas alrededor del ligamento (Figura 16.31). Un desgarro crónico puede exhibir solución de continuidad en el ligamento, pero a menudo se forma tejido cicatrizal, por lo que el ligamento se observa intacto aunque irregular, engrosado, adelgazado o desprendido de las estructuras óseas asociadas (*v.* Figura 16.31 d).

Alrededor del 15% de los esguinces de tobillo provocan inestabilidad, ya sea mecánica (inestabilidad objetiva al examen físico) o funcional (sensación subjetiva de debilidad del tobillo). Varias patologías se asocian con desgarros de los ligamentos laterales del tobillo, incluyendo el síndrome del seno tarsiano, el síndrome de pinzamiento anterolateral y los desgarros longitudinales del tendón del peroneo corto. Por último, las contusiones óseas y las fracturas osteocondrales del domo astragalino son complicaciones frecuentes que a menudo es posible identificar en radiografías convencionales, lo cual se logra con mayor facilidad mediante RM.

Patologías inflamatorias varias

Síndrome de pinzamiento anterolateral del tobillo (Cuadro 16.9)

En el tobillo, el síndrome de pinzamiento anterolateral es producido por el atrapamiento de partes blandas anormales en el canal anterolateral del tobillo. Este canal es el espacio limitado por los ligamentos tibio-peroneo anterior y astrágalo-peroneo anterior en su región anterior, el astrágalo en situación medial y el peroné en su porción lateral. El espacio se extiende en sentido

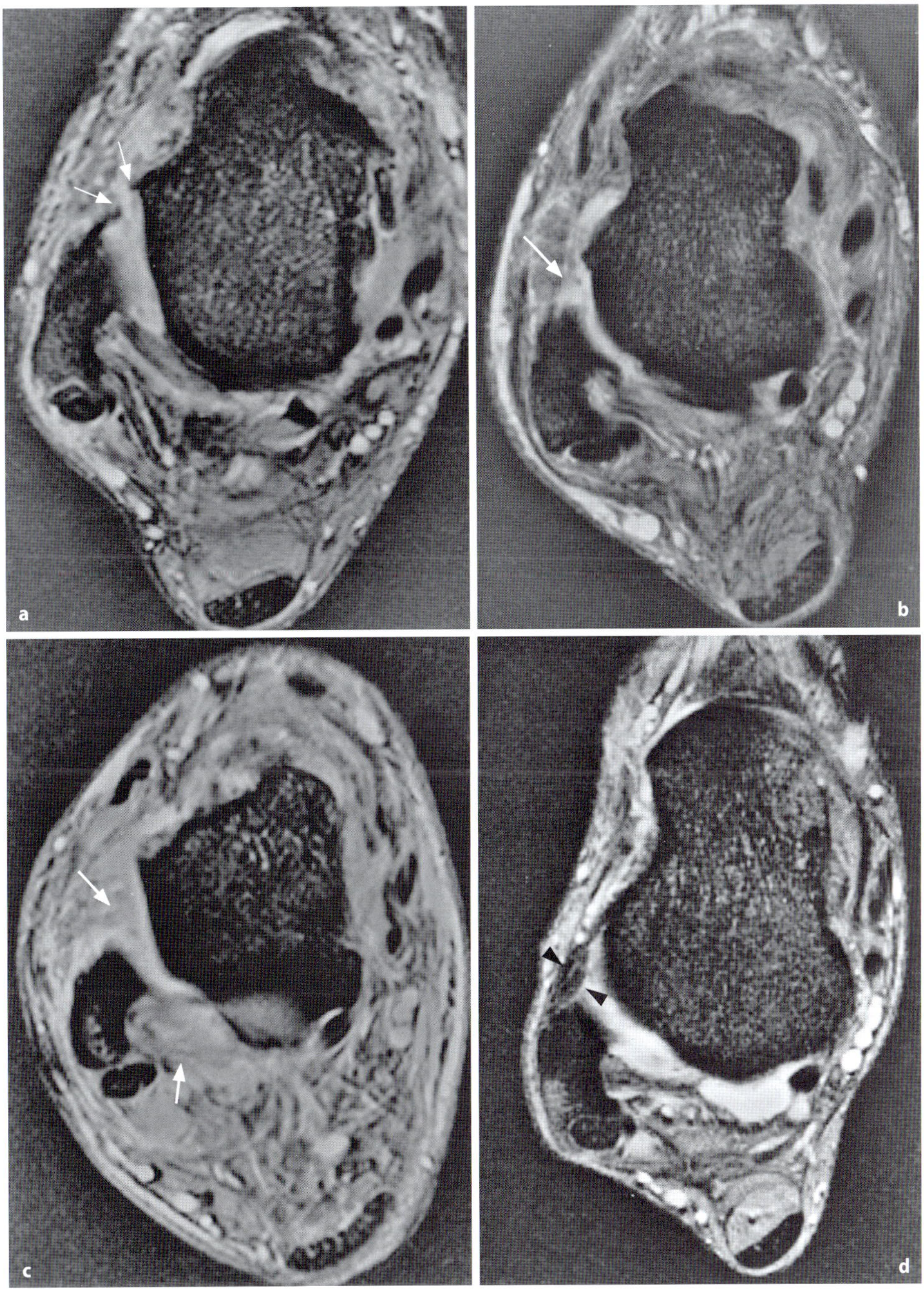

Figura 16.31 Ligamentos astrágalo-peroneos: desgarros. a Imagen axial T2*W del tobillo. Se observan fragmentos rotos del ligamento astrágalo-peroneo anterior (*flechas*), con hemorragia/edema filtrándose desde la articulación del tobillo hacia las partes blandas. El ligamento astrágalo-peroneo posterior, de aspecto estriado, permanece intacto. b Imagen axial T2*W del tobillo (paciente diferente del mostrado en a). La *flecha* señala el edema en las partes blandas, pero no se observa el ligamento astrágalo-peroneo anterior debido a un desgarro. c Imagen axial T2*W del tobillo (paciente diferente). No se identifican los ligamentos astrágalo-peroneos anterior y posterior (*flechas*), lo que indica que están rotos. El espacio entre el astrágalo y el peroné está aumentado. d Imagen axial T2*W del tobillo (paciente diferente). La cara lateral del ligamento astrágalo-peroneo anterior está notablemente engrosada (*puntas de flecha*) y presenta señal baja. Esto indica una rotura previa con cicatrización y fibrosis que simulan un ligamento intacto.

Cuadro 16.9 Síndrome de pinzamiento anterolateral

Cuadro clínico
- Dolor en la región anterolateral, tumefacción, limitación de la dorsiflexión.

Etiología
- Postraumática (inversión).

Anatomía patológica
- Sinovitis, fibrosis en el surco anterolateral.

RM
- Masa de partes blandas de intensidad de señal baja en profundidad respecto de los ligamentos astrágalo-peroneos anterior y posterior.

superior hasta el techo tibial y la sindesmosis tibio-peronea y en sentido distal hasta el ligamento calcáneo-peroneo (Figura 16.32). Es un sitio frecuente donde se alojan los cuerpos libres intraarticulares.

Los pacientes con síndrome de pinzamiento refieren dolor en la región anterolateral del tobillo, tumefacción y limitación a la dorsiflexión, un cuadro que es clínicamente indistinguible de los síntomas causados por muchas otras alteraciones. Las lesiones de partes blandas que pueden causar problemas son una membrana sinovial hipertrófica, una cicatriz fibrótica o un fascículo accesorio del ligamento tibio-peroneo anterior. La mayoría de los casos son consecuencia de un traumatismo o una intervención quirúrgica, y es posible resecar la lesión mediante artroscopia. A menudo, los pacientes refieren una lesión en inversión y es probable que al momento de la lesión haya habido una lesión de los ligamentos tibio-peroneo y astrágalo-peroneo anteriores, lo que resulta en sinovitis y cicatrización, con hipersensibilidad de la línea articular anterolateral y sensación de inestabilidad del tobillo.

En la RM, el diagnóstico se realiza al identificar partes blandas en profundidad respecto del ligamento tibio-peroneo anterior o del ligamento astrágalo-peroneo anterior, cuando en condiciones normales esto no se observa (Figura 16.33). La presencia de un derrame articular puede ayudar a reconocer el engrosamiento de las partes blandas en esta región. La inestabilidad relacionada con una rotura ligamentaria puede dar lugar a características clínicas idénticas a las del síndrome de pinzamiento anterior.

Síndrome del seno tarsiano (Cuadro 16.10)

El seno tarsiano es un espacio cónico que se forma entre el calcáneo y al astrágalo (Figuras 16.34 y 16.35). El extremo delgado del cono se ubica en situación medial, mientras que el extremo más amplio se ubica en situación lateral, por debajo del maléolo lateral. El seno del tarso contiene tejido adiposo, varios ligamentos, estructuras neurovasculares y porciones de la cápsula articular de la articulación subastragalina posterior. Las terminaciones nerviosas en el seno del tarso son importantes para la propiocepción de la parte posterior del pie. La estabilidad de esta región es mantenida parcialmente por los ligamentos astrágalo-calcáneos ubicados dentro del seno tarsiano. En situación más lateral se encuentran algunos haces del ligamento cervical; el ligamento interóseo es el más medial.

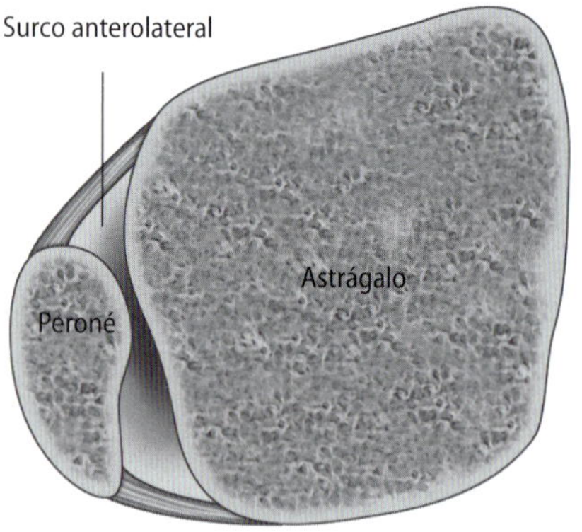

Límites

Anterior:	ligamentos tibio-peroneo y astrágalo-peroneo anteriores
Medial:	astrágalo
Lateral:	peroné
Superior:	techo tibial, sindesmosis
Inferior:	ligamento calcáneo-peroneo

Figura 16.32 Pinzamiento anterolateral: anatomía. Diagrama de los límites del surco anterolateral del tobillo. Las partes blandas en el área sombreada del surco anterolateral pueden provocar dolor.

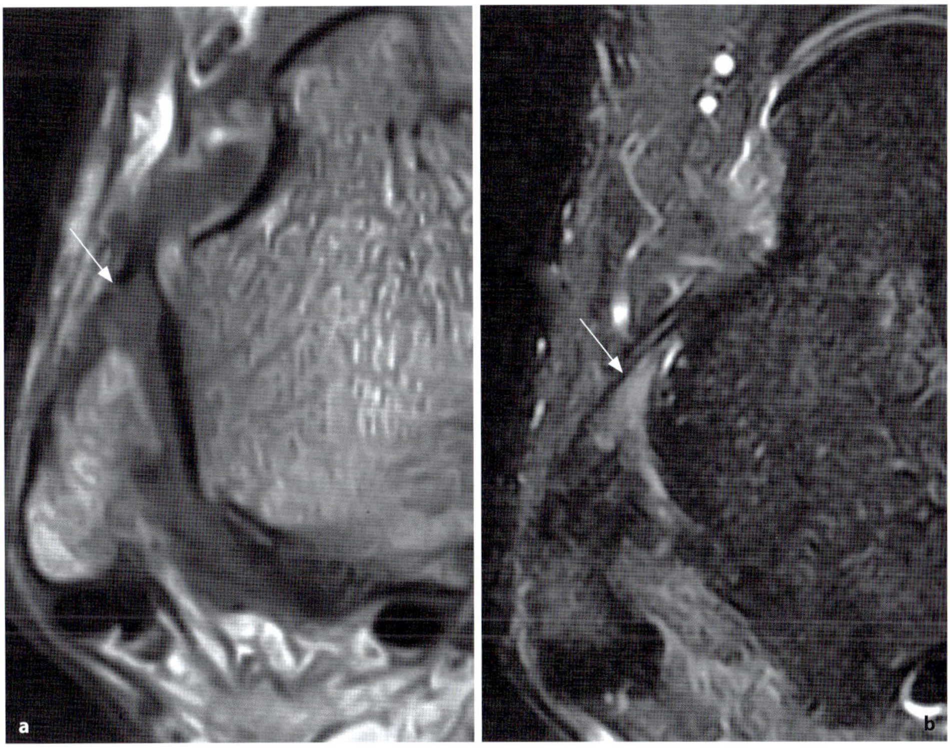

Figura 16.33 Síndrome de pinzamiento anterolateral. a Imagen axial T1W del tobillo. Se observa señal baja anormal (*flecha*) en profundidad respecto del ligamento astrágalo-peroneo anterior en el surco anterolateral, compatible con derrame articular o tejido cicatrizal. b Imagen axial T2W FSE del tobillo. No se evidencia derrame articular. En la articulación se observa tejido cicatrizal indicativo de pinzamiento anterolateral (*flecha*). El ligamento astrágalo-peroneo anterior está adelgazado y atenuado.

Cuadro 16.10 Síndrome del seno tarsiano

Cuadro clínico
- Dolor en la región lateral del pie, que se alivia ante la inyección de anestesia.
- Sensación subjetiva de inestabilidad de la porción posterior del pie.

Etiología
- Artritis inflamatoria (30%).
- Traumatismo por inversión (70%):
  - Rotura de los ligamentos laterales del tobillo y del seno tarsiano.
  - Lesión de nervios propioceptivos.

Anatomía patológica
- El tejido inflamatorio lleva al desarrollo de fibrosis.
- Rotura de ligamentos del tobillo y del seno tarsiano.
- Desgarros asociados del tendón del tibial posterior.

RM
- Obliteración de la grasa del seno tarsiano:
  - Señal baja en T1W.
  - Señal alta o baja en T2W (inflamatoria vs. fibrosis).
- Desgarros de los ligamentos calcáneo-peroneo y astrágalo-peroneo anterior y del tendón del tibial posterior.

El síndrome del seno tarsiano es un síndrome doloroso caracterizado por dolor en la región lateral del pie y la sensación subjetiva de inestabilidad de la porción posterior del pie. Al examen físico es posible detectar hiperestesia sobre el área. Desde un punto de vista patológico, el seno del tarso contiene tejido inflamatorio o fibrosis, dependiendo de la antigüedad de los cambios. También se evidencia rotura de los ligamentos interóseo y cervical. La principal causa de este síndrome (70%) son los traumatismos; habitualmente, hay lesiones laterales y desgarros de los ligamentos astrágalo-peroneo anterior y calcáneo-peroneo. Los ligamentos cervical e interóseo del seno del tarso son afectados por lesiones por inversión del pie, junto con los ligamentos laterales del tobillo. El 80% de los pacientes con síndrome del seno tarsiano pueden presentar un desgarro del ligamento lateral. Se piensa que la rotura de los ligamentos del seno tarsiano y la lesión de las fibras nerviosas propioceptivas explican la sensación de inestabilidad.

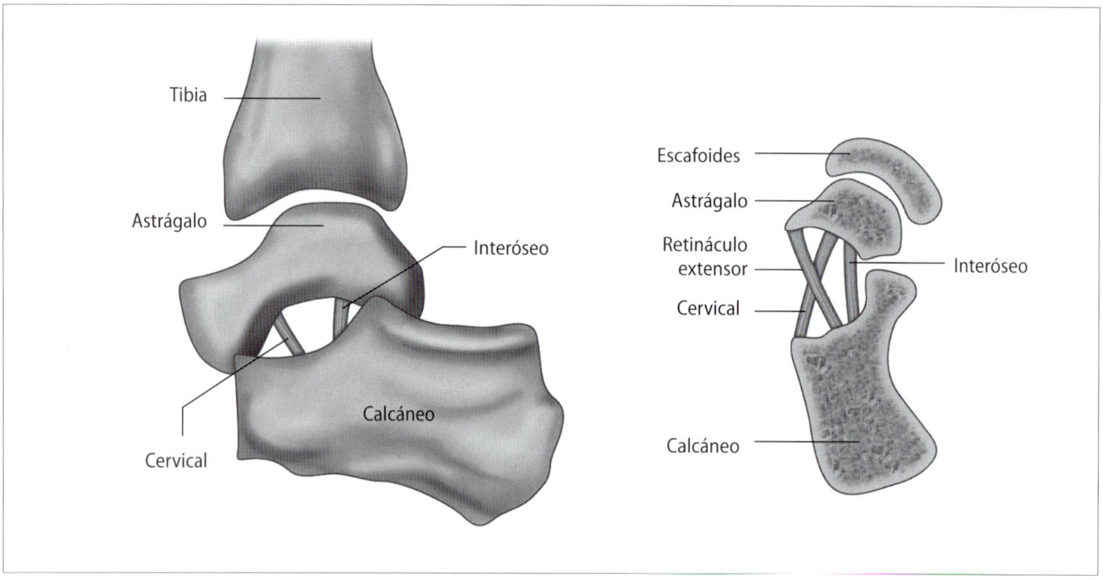

Figura 16.34 Seno del tarso: anatomía. Diagrama del seno del tarso (seno tarsiano) entre el astrágalo y el calcáneo desde perspectivas sagital y axial. Se muestran los diferentes ligamentos astrágalo-calcáneos.

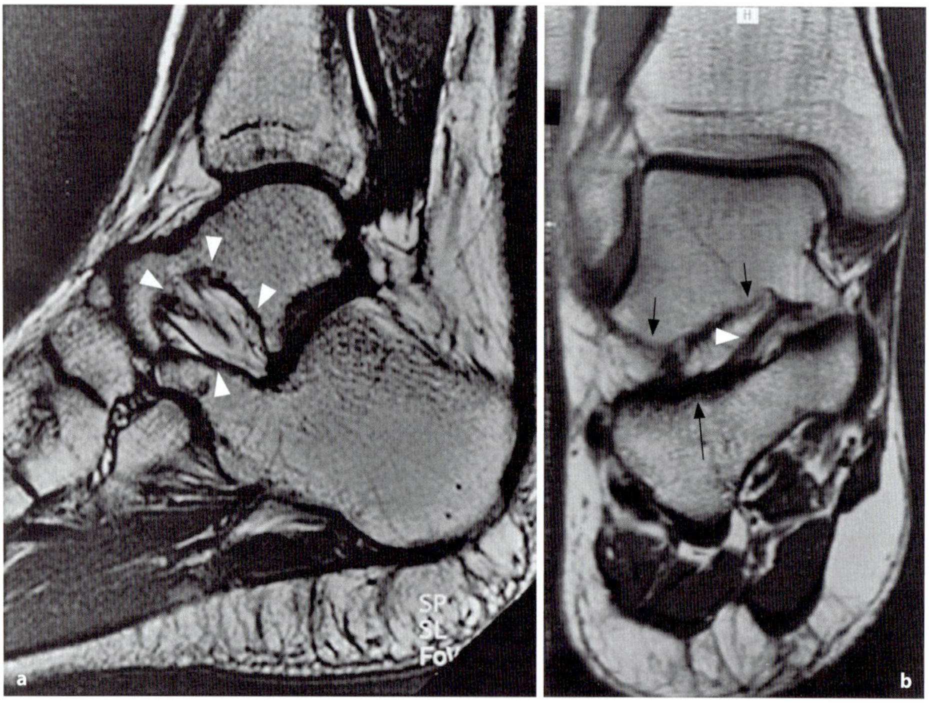

Figura 16.35 Seno del tarso normal. a Imagen sagital T1W del tobillo. El seno del tarso (*puntas de flecha*) está ocupado por grasa de intensidad de señal alta, excepto por las siluetas de los ligamentos astrágalo-calcáneos de baja intensidad que la atraviesan. **b** Imagen coronal T1W del tobillo. Otra perspectiva del espacio ocupado por tejido adiposo entre el astrágalo y el calcáneo (*flechas*), atravesado por un ligamento astrágalo-calcáneo (*punta de flecha*).

En alrededor del 30% de los casos, procesos diferentes del traumatismo se asocian con el síndrome; estos incluyen artropatías inflamatorias con extensión del tejido de granulación desde la articulación subastragalina hacia el seno tarsiano y desgarros crónicos del tendón del tibial posterior.

La RM no siempre muestra los ligamentos del seno del tarso, aun cuando están presentes e intactos, por lo que no identificar estos ligamentos no tiene mayor importancia. En la RM, las alteraciones del seno tarsiano incluyen obliteración de la grasa por parte de material de intensidad baja en las imágenes T1W e intensidad alta o baja (o una combinación) en T2W (Figura 16.36). Las afecciones agudas presentan tejido inflamatorio o edema/hemorragia de intensidad alta en las imágenes T2W, mientras que las lesiones crónicas resultan en fibrosis que a menudo es de intensidad baja en las imágenes T2W. Las personas con síntomas de síndrome del túnel tarsiano suelen presentar obliteración de todo el tejido adiposo dentro del túnel tarsiano. Si se observa reemplazo de solo una parte de la grasa, es improbable que se trate del síndrome del túnel tarsiano. Los hallazgos asociados que se deben buscar incluyen desgarros del ligamento lateral, artritis inflamatoria y desgarros del tendón del tibial posterior. No se debe confundir un voluminoso derrame en la articulación del tobillo o de la articulación subastragalina con extensión hacia el seno del tarso como evidencia de un seno tarsiano anormal.

Se debe recordar que el síndrome del seno tarsiano es un diagnóstico clínico debido a que las alteraciones apreciadas en la RM en el interior del seno del tarso no siempre se correlacionan con características clínicas del síndrome. No obstante, es importante describir las alteraciones observadas en la RM y explicar que este aspecto se puede observar en pacientes con síntomas de síndrome del seno tarsiano en lugar de hacer el diagnóstico en el informe de la RM. Este síndrome se puede tratar mediante inyección de corticoides, reconstrucción de los ligamentos del seno tarsiano, debridamiento quirúrgico y, en raras ocasiones, artrodesis triple.

Fascitis plantar (Cuadro 16.11)

La fascia o aponeurosis plantar es una condensación de fibras longitudinales que se origina en la cara plantar de la tuberosidad del calcáneo. Está formada por una porción central gruesa similar a una cuerda, una banda lateral más delgada y una expansión en sentido medial en forma de membrana. La cuerda central de la fascia nace de la cara medial del calcáneo y se inserta en su porción distal en las superficies plantares de las falanges y se dirige en sentido superficial hasta la

Cuadro 16.11 Fascitis plantar y rotura de la fascia plantar

Fascitis

- Cuadro clínico:
  - Mujeres obesas, corredores o pacientes con artritis seronegativa y dolor de talón.
- Etiología:
  - Esfuerzos crónicos repetitivos o inflamación.
- Anatomía patológica:
  - Desgarros, degeneración mixoide, inflamación.
- RM:
  - Engrosamiento e intensidad baja (T1W, T2W) a nivel de la inserción en el calcáneo.
  - Perifascitis (edema alrededor de la fascia engrosada).
  - Edema de médula ósea/erosiones, cara plantar de la tuberosidad calcánea.

Rotura

- Cuadro clínico:
  - Dorsiflexión forzada.
  - Engrosamiento, rotura de la porción media (distal a la inserción en el calcáneo).

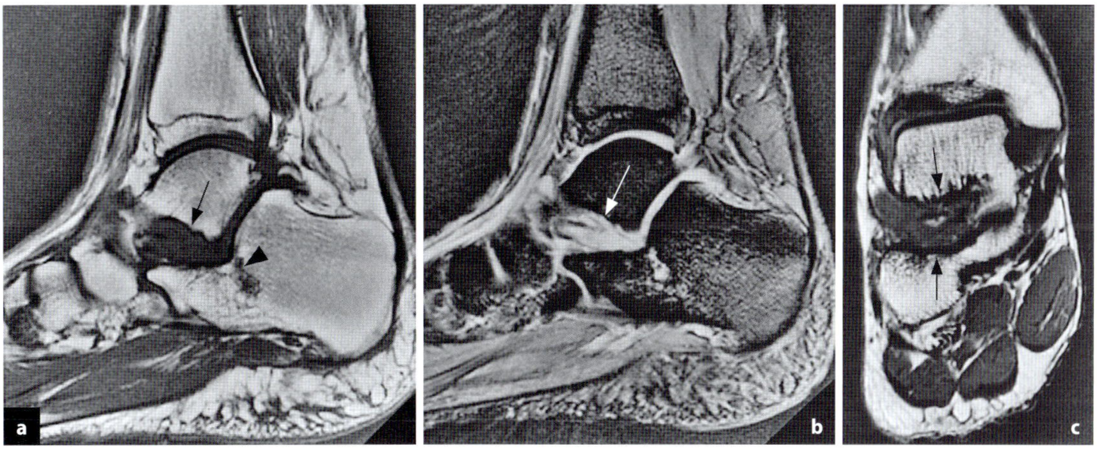

Figura 16.36 Seno del tarso anormal. **a** Imagen sagital T1W del tobillo. La grasa en el seno tarsiano está obliterada con material de señal intermedia (*flecha*). Se observa un remanente vascular en el calcáneo (*punta de flecha*). **b** Imagen sagital T2*W del tobillo. El seno tarsiano exhibe intensidad alta, lo que indica la presencia de tejido inflamatorio que aún no se ha vuelto fibrótico (*flecha*). **c** Imagen coronal T1W del tobillo. Obliteración de la grasa del seno tarsiano (*flechas*) entre el astrágalo y el calcáneo, desde otra perspectiva.

piel. En condiciones normales es una estructura de intensidad de señal baja en todas las secuencias de pulso que no debería medir más de 4 mm de espesor en su región más gruesa a nivel de su inserción proximal en el calcáneo (Figura 16.37).

La fascitis plantar es una afección inflamatoria de la fascia plantar que provoca dolor e hiperestesia, por lo general cerca de su inserción en la tuberosidad anteromedial del calcáneo. Los dos grupos de individuos afectados con mayor frecuencia por esta entidad son los corredores profesionales y las mujeres obesas de mediana edad como consecuencia de microtraumatismos repetitivos crónicos y el sobreuso. Los pacientes con espondiloartropatías seronegativas también tienen una elevada incidencia de fascitis plantar, la cual suele ser bilateral en estos casos. A menudo, el diagnóstico clínico de fascitis plantar es sencillo, sin necesidad de realizar una RM, pero esto no siempre es así, sobre todo si el tratamiento conservador fracasa. En raras ocasiones, la fascia plantar puede romperse por completo, lo que suele ser consecuencia de una dorsiflexión forzada del pie. Es difícil diagnosticar esta entidad sobre la base del cuadro clínico, pero se la observa fácilmente en la RM.

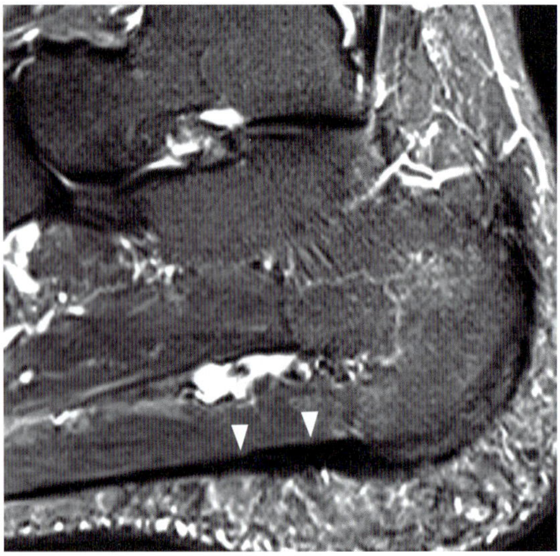

Figura 16.37 Fascia plantar normal. Imagen sagital en secuencia STIR del tobillo. La banda central de la fascia plantar (*puntas de flecha*) exhibe intensidad de señal uniformemente baja y disminuye de calibre de forma gradual en sentido distal hasta su inserción en el calcáneo.

En casos de fascitis plantar, la RM muestra engrosamiento de la fascia, por lo general cerca de su inserción en el calcáneo, con señal intermedia en las imágenes T1W y señal alta en T2W. A menudo se observa edema alrededor de la fascia y es frecuente que haya edema de la médula ósea o erosiones en la cara plantar de la tuberosidad del calcáneo (Figura 16.38). Por lo general, la rotura de la fascia plantar se manifiesta en su porción media, distal a la ubicación típica de la fascitis, más cercana a su inserción en el calcáneo (*v.* Figura 16.34). En las imágenes T2W, la rotura de la fascia se visualiza como una solución de

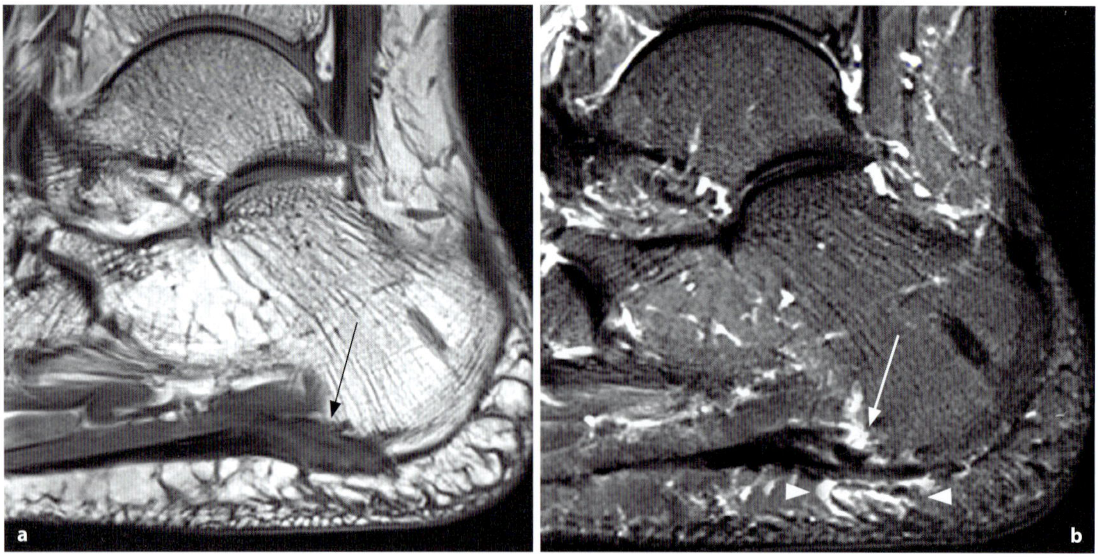

Figura 16.38 Fascitis plantar. a Imagen sagital T1W de la porción posterior del pie. La región proximal de la fascia plantar está engrosada y exhibe intensidad de señal intermedia (*flecha*). **b** Imagen sagital en secuencia STIR de la porción posterior del pie. Se observan los mismos hallazgos que en **a**, pero la señal en la fascia es de mayor intensidad y resulta más fácil identificar la alteración (*flecha*). Nótese también el edema en la almohadilla grasa plantar adyacente.

continuidad de la fascia con intensidad alta circundante en las partes blandas, debido a la hemorragia y al edema (Figura 16.39).

La fascitis plantar se trata de forma conservadora con reposo, modificaciones en el calzado, antiinflamatorios no esteroideos (AINE) y, a veces, inyecciones de corticoides. En raras ocasiones se realiza una intervención quirúrgica para descompresión de la fascia o escisión de la fascia lesionada. A veces, las modificaciones en las partes blandas secundarias a la fascitis plantar pueden resultar en atrapamiento del nervio calcáneo inferior (nervio de Baxter), lo que provoca un fenómeno de compresión y signos de denervación muscular en la RM en el músculo abductor del dedo meñique y, posiblemente, en los músculos flexor corto de los dedos y cuadrado plantar (intensidad de señal aumentada en las imágenes T2W en las primeras etapas o señal aumentada en T1W debido a atrofia grasa en casos más crónicos).

Alteraciones nerviosas

Síndrome del túnel tarsiano (Cuadros 16.12 y 16.13)

El túnel tarsiano es una estructura osteofibrosa ubicada sobre la cara medial del tobillo y la porción posterior del pie, que se extiende desde el maléolo medial hasta el hueso escafoides. El astrágalo y el calcáneo, incluyendo el sustentáculo astragalino, forman la cara lateral del túnel, mientras que su cara medial está limitada por el retináculo flexor y el músculo abductor del dedo gordo. Confinado por estas estructuras se encuentra el túnel, el cual contiene al nervio tibial y sus divisiones, la arteria y la vena tibiales posteriores, el tendón del tibial posterior, el tendón del flexor largo de los dedos y el tendón del flexor largo del dedo gordo (Figura 16.40).

El síndrome del túnel tarsiano consiste en una constelación de síntomas secundarios a compresión del nervio tibial o sus ramas. La ubicación precisa de la compresión determina exactamente los síntomas debido a que resultan afectadas diferentes ramas. Los síntomas consisten en sensación de ardor y parestesias a lo largo de la planta del pie y en los dedos y a menudo se agravan con la actividad. No suele haber síntomas motores hasta una etapa tardía.

El síndrome del túnel tarsiano puede ser causado por alteraciones intrínsecas o extrínsecas del túnel que causan compresión de los nervios en su interior. Entre las causas más frecuentes se encuentran los gangliones y los tumores de la vaina nerviosa originados dentro del túnel (Figuras 16.41 y 16.42). Otras causas informadas

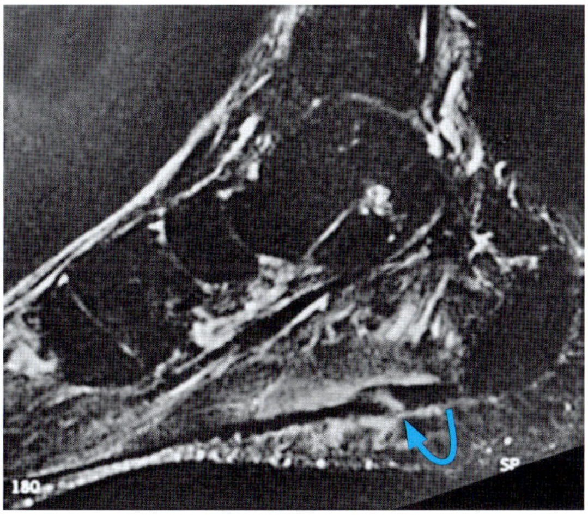

Figura 16.39 Fascia plantar: rotura. Imagen sagital en secuencia STIR de la porción posterior del pie. Se observa rotura de la fascia plantar (*flecha*) a unos 2 cm de su origen en el calcáneo. Se visualiza edema/hemorragia circundante de intensidad alta.

Cuadro 16.12 Anatomía del túnel tarsiano

Límites
- Craneocaudal: desde el maléolo medial hasta el escafoides.
- Lateral: astrágalo y calcáneo.
- Medial: retináculo flexor, músculo abductor del dedo gordo.

Contenido
- Tendones del tibial posterior, del flexor largo del dedo gordo y del flexor largo de los dedos.
- Nervio, arteria y venas tibiales posteriores.

Cuadro 16.13 Síndrome del túnel tarsiano

Cuadro clínico
- Sensación de ardor y parestesias en la planta del pie y en los dedos del pie.

Etiología/anatomía patológica
- Compresión del nervio tibial posterior o sus ramas secundaria a:
  - Ganglión.
  - Tumores de la vaina nerviosa.
  - Tenosinovitis.
  - Várices.
  - Tejido de granulación.
  - Hemangioma.
  - Coalición tarsiana.
  - Fibrosis.

RM
- Muestra la presencia de una masa (o no), lo cual determina la intervención quirúrgica (o no).
- Las características en la RM dependen de la patología subyacente.

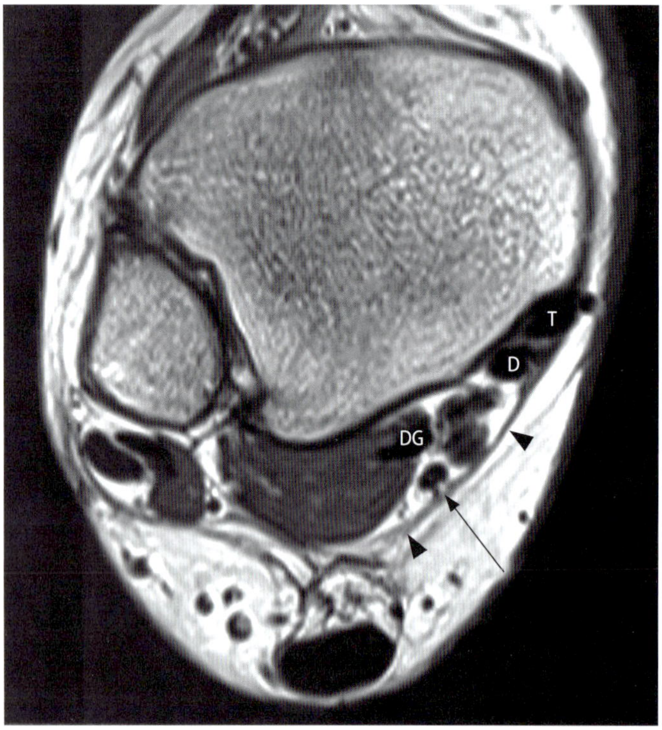

Figura 16.40 Túnel tarsiano normal. Imagen axial T1W del tobillo. A este nivel, el túnel tarsiano se ubica entre el retináculo flexor en su región dorsal (*puntas de flecha*), el tendón del flexor del dedo gordo en su región medial, el tendón del flexor de los dedos en su región lateral y la tibia en su región anterior. Los tendones flexores se ubican dentro del túnel, al igual que el nervio (*flecha*), la arteria y la vena tibiales posteriores. D: flexor de los dedos; DG: flexor del dedo gordo; T: tibial posterior.

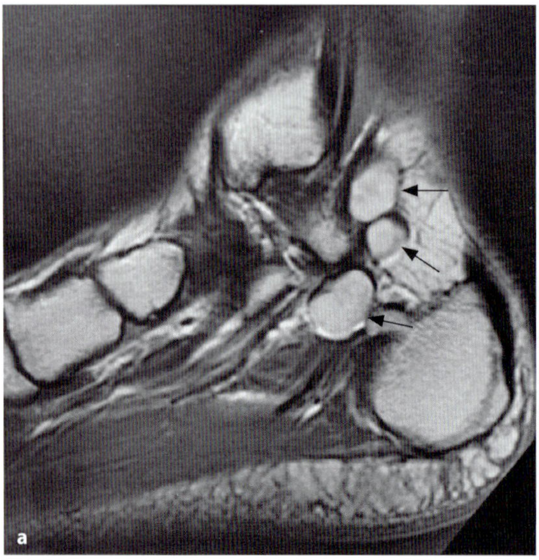

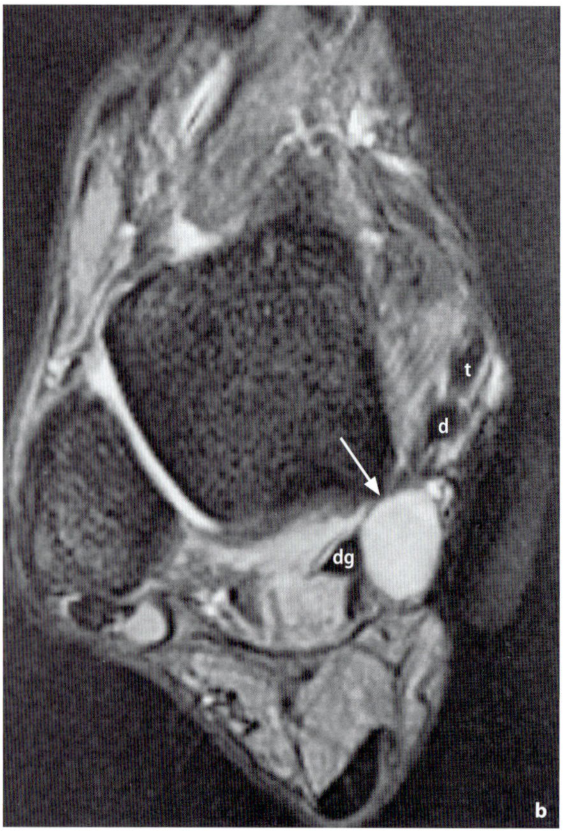

Figura 16.41 Síndrome del túnel tarsiano secundario a schwannomas. **a** Imagen sagital T1W con contraste de la porción posterior del pie. Hay tres masas redondas (*flechas*) con realce que discurren a través del túnel tarsiano. **b** Imagen axial T2*W de la porción posterior del pie. Se observa uno de los schwannomas como una masa de señal alta (*flecha*) en el espacio que normalmente está ocupado por el nervio, la arteria y la vena tibiales posteriores. d: tendón del flexor de los dedos; dg: tendón del flexor del dedo gordo; t: tendón del tibial posterior.

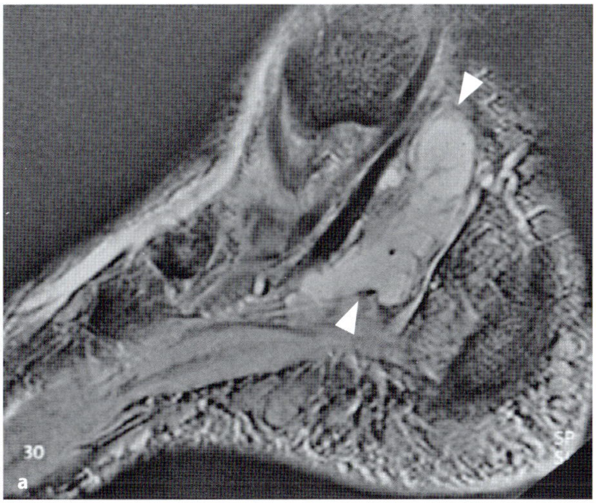

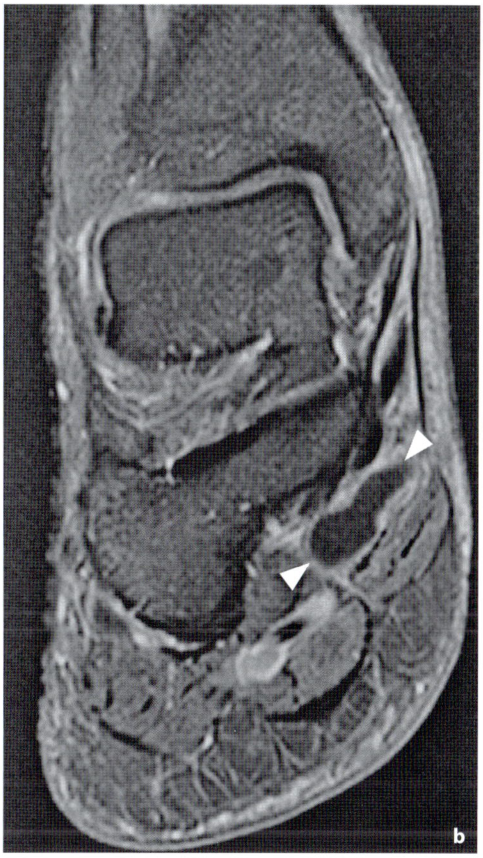

Figura 16.42 Síndrome del túnel tarsiano secundario a un ganglión. a Imagen sagital T2*W de la porción posterior del pie. Se observa una masa larga y tabicada (*puntas de flecha*) posterior al tendón del flexor de los dedos dentro del túnel tarsiano. b Imagen coronal T1W con contraste y supresión grasa de la porción posterior del pie. La masa en el túnel tarsiano (*puntas de flecha*) exhibe realce solo en su periferia, lo que indica que se trata de una lesión quística. Dentro del túnel, el ganglión es adyacente al nervio tibial posterior.

del síndrome son la tenosinovitis del tendón del flexor largo del dedo gordo, la coalición tarsal con hipertrofia ósea de la cara media de la articulación subtalar, músculos accesorios (sóleo accesorio o flexor largo de los dedos accesorio), várices venosas, tejido de granulación, hemangioma y fibrosis postraumática, entre otras (Figura 16.43).

La RM es útil para detectar la presencia y la ubicación precisa de la alteración responsable de la neuropatía compresiva. Los gangliones y los tumores de la vaina nerviosa son las dos causas más frecuentes de este síndrome observadas en la RM; estas masas pueden tener un aspecto idéntico, con señal baja homogénea en las imágenes T1W y señal alta en T2W. Esta es una buena indicación para la administración de contraste a fin de diferenciar ambas entidades debido a que la cirugía para cada una de ellas es significativamente diferente. Incluso si la RM no muestra alteraciones que afecten al túnel tarsiano, resulta útil debido a que significa que no es necesaria una intervención quirúrgica y no resultaría beneficiosa para el paciente. En esta última situación, por lo general el nervio resulta afectado por tejido cicatrizal y fibrosis, que la RM no puede detectar.

Neuroma de Morton (Cuadro 16.14)

Antes se pensaba que el neuroma de Morton, o neuroma interdigital, representaba un proceso neoplásico del nervio, pero en la actualidad se piensa que se debe a un pinzamiento nervioso

Cuadro 16.14 Neuroma de Morton

Cuadro clínico

- Dolor en el segundo y tercer espacios interdigitales, con irradiación hacia los dedos de los pies.
- Personas que utilizan zapatos con taco alto o calzado que no ajusta bien.

Etiología/anatomía patológica

- Compresión crónica del nervio digital plantar que provoca fibrosis perineural, degeneración neural y bursitis intermetatarsiana adyacente.

RM

- Masa de partes blandas en forma de lágrima entre las cabezas de los metatarsos, sobre su cara plantar.
- T1W: señal baja.
- T2W: señal alta o baja, dependiendo de la cantidad de fibrosis.
- Gadolinio: no es necesario; la lesión presenta realce.
- Es frecuente la presencia de líquido en la bursa intermetatarsiana adyacente y edema de partes blandas circundantes (señal baja en T1W; señal alta en T2W).

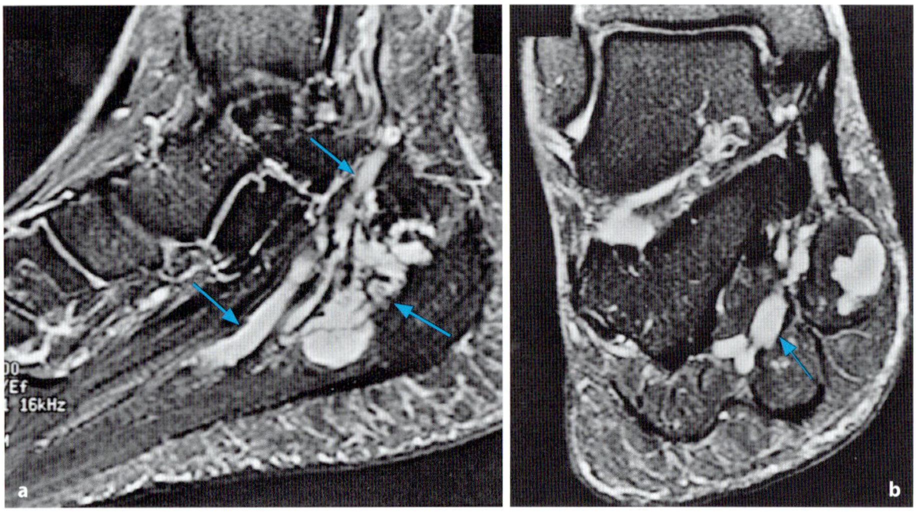

Figura 16.43 Síndrome del túnel tarsiano secundario a un hemangioma. **a** Imagen sagital T2W rápido con supresión grasa de la porción posterior del pie. Se observan estructuras lineales de intensidad alta (*flechas*) que discurren a través del túnel tarsiano. Se trata de vasos de un hemangioma. **b** Imagen coronal T2W rápido con supresión grasa de la porción posterior del pie. Se evidencian vasos tortuosos en el túnel tarsiano (*flecha*) y en el interior del músculo abductor del dedo gordo.

crónico con fibrosis perineural, degeneración nerviosa y bursitis intermetatarsiana adyacente. Suele ubicarse alrededor del nervio digital plantar del segundo y tercer espacios intermetatarsianos (Figura 16.44).

Los síntomas incluyen dolor, a menudo similar a descargas eléctricas, y sensación de pulsatilidad en el espacio interdigital afectado, que se irradian hacia los dedos de los pies. Las mujeres jóvenes y de mediana edad son las afectadas con mayor frecuencia; esto puede deberse a traumatismos crónicos del nervio como consecuencia de utilizar zapatos de taco alto. En la RM es posible detectar neuromas de Morton y bursitis intermetatarsiana en pacientes asintomáticos.

Se recomienda evaluar mediante un examen de RM de rutina con todos los planos de exploración, incluyendo secuencias T1W y T2W. Si bien algunos médicos clínicos consideran que las imágenes T1W no muestran los neuromas de Morton con la misma definición que las imágenes con contraste, por lo general no es necesario administrar gadolinio para diferenciar un neuroma de Morton, el cual presenta señal baja en las secuencias T2W, de una bursa intermetatarsiana, que presenta intensidad alta en dichas secuencias. En la RM, su aspecto es la de una masa de partes blandas en forma de lágrima ubicada entre las cabezas de los metatarsianos que se proyecta en sentido inferior hacia el tejido adiposo subcutáneo plantar (Figuras 16.45 y 16.46). La intensidad de señal es intermedia en T1W y suele ser baja en T2W debido a la abundante presencia de fibrosis. Además, es frecuente que haya líquido en la bursa intermetatarsiana adyacente como consecuencia de la inflamación (Figura 16.47). La bursa intermetatarsiana tiene un recorrido vertical entre las cabezas metatarsianas (no debajo de ellas); la bursitis exhibe intensidad de señal baja en las imágenes T1W y alta en T2W. El tratamiento puede consistir en modificación del calzado, neurólisis percutánea y descompresión quirúrgica mediante división o escisión del ligamento metatarsiano transverso.

Alteraciones óseas

Coalición tarsiana

La coalición tarsiana es una alteración frecuente (6% de la población) y se cree que representa una falta de segmentación de los huesos del tarso; también puede ser adquirida como consecuencia de una artritis reumatoidea o un traumatismo. Los hombres resultan afectados con una frecuencia aproximadamente cuatro veces mayor que las mujeres; esta entidad es bilateral en alrededor del 50% de los individuos. Los dos tipos más frecuentes son el calcáneo-escafoideo (el cual a menudo es asintomático y se lo diagnostica mediante radiografías en proyección medial oblicua del pie y no mediante RM) y el astrágalo-calcáneo, que suele ubicarse entre la apófisis del calcáneo para el sustentáculo del astrágalo y el astrágalo adyacente a nivel de la carilla media de la articulación subastragalina.

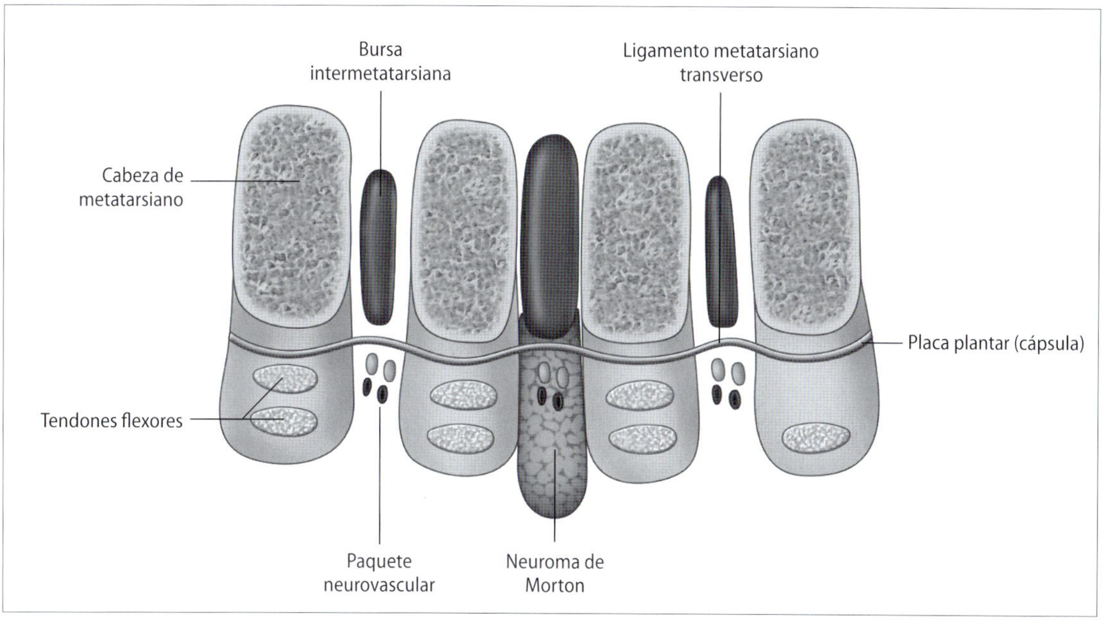

Figura 16.44 Neuroma de Morton: anatomía. Diagrama del antepié en un corte transversal. Los nervios digitales plantares se ubican en profundidad respecto del ligamento metatarsiano transverso entre las cabezas de los metatarsianos. Por encima de los nervios se encuentran las bursas intermetatarsianas. El pinzamiento del nervio digital plantar puede resultar en fibrosis perineural y degeneración neural (neuroma de Morton). La bursitis intermetatarsiana es un hallazgo concomitante frecuente.

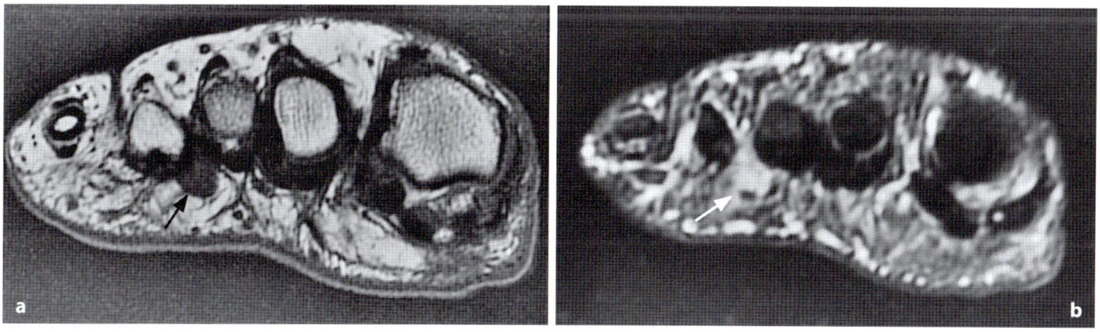

Figura 16.45 Neuroma de Morton. **a** Imagen axial del eje corto T1W del antepié. Se observa la masa de señal baja en forma de lágrima (*flecha*) de un neuroma de Morton por debajo de las cabezas metatarsianas en el tercer espacio interdigital. **b** Imagen axial del eje corto en secuencia STIR del antepié. El neuroma de Morton (*flecha*) se visualiza de intensidad alta, pero resulta más difícil observarlo que en T1W.

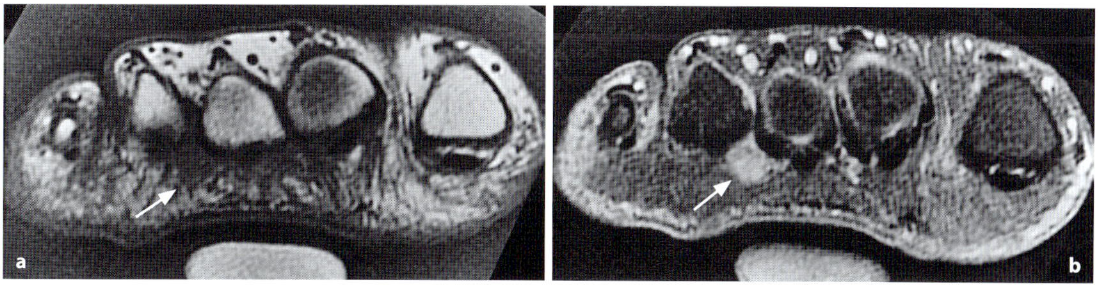

Figura 16.46 Neuroma de Morton. **a** Imagen axial del eje corto T1W del antepié. Se observa una masa (*flecha*) en el tercer espacio interdigital por debajo de las cabezas metatarsianas que es difícil de detectar en esta secuencia. **b** Imagen axial del eje corto T1W con contraste y supresión grasa del antepié. La masa presenta realce difuso (*flecha*) y esta imagen permite diagnosticarla con facilidad.

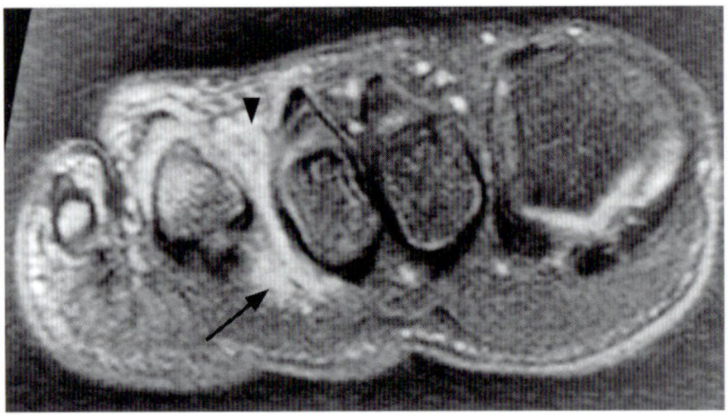

Figura 16.47 Neuroma de Morton. Imagen axial del eje corto T1W con contraste y supresión grasa del antepié. La masa en forma de lágrima (*flecha*) es diagnóstica de neuroma de Morton en el tercer espacio interdigital. El revestimiento de la bursa intermetatarsiana inflamada también presenta realce (*punta de flecha*) entre las cabezas metatarsianas.

Por lo general, los síntomas son consecuencia de la limitación del movimiento en la articulación subastragalina, lo que aumenta los esfuerzos en las otras partes del tarso, lo cual resulta en espasmos de los músculos peroneos y extensores, con pie plano asociado. Las coaliciones pueden ser óseas, cartilaginosas o una combinación de ellas.

Se puede utilizar la RM para evidenciar la presencia y el tipo de coalición, así como su extensión (Figuras 16.48 a 16.50). Además, la RM permite evaluar las estructuras circundantes a fin de detectar pinzamientos provocados por la masa ósea hipertrófica, como, por ejemplo, un desplazamiento de los tendones del tibial posterior y del flexor largo del dedo gordo en el túnel tarsiano. La enfermedad degenerativa articular secundaria en la articulación subastragalina es frecuente y se la puede detectar mediante RM, en la cual se observan estrechamiento e irregularidad, o fusión ósea, de la carilla media de la articulación subastragalina. A menudo, el ángulo de esta articulación es anormal y la coalición se dirige en sentido inferior.

Huesos accesorios y sesamoideos (Cuadro 16.15)

Los huesecillos accesorios pueden provocar síndromes dolorosos y alteraciones asociadas de las partes blandas. Los síndromes más frecuentes en el pie son el síndrome del *os trigonum* y las alteraciones asociadas a un hueso escafoides accesorio o a los sesamoideos del dedo gordo.

Síndrome del *os trigonum*

El síndrome del *os trigonum* (también conocido como "síndrome de pinzamiento posterior del tobillo") se manifiesta cuando la apófisis trigonal del astrágalo, *os trigonum*, resulta comprimida entre las porciones posteriores de la tibia y del calcáneo durante una flexión plantar forzada, lo que provoca dolor en la región posterior del tobillo.

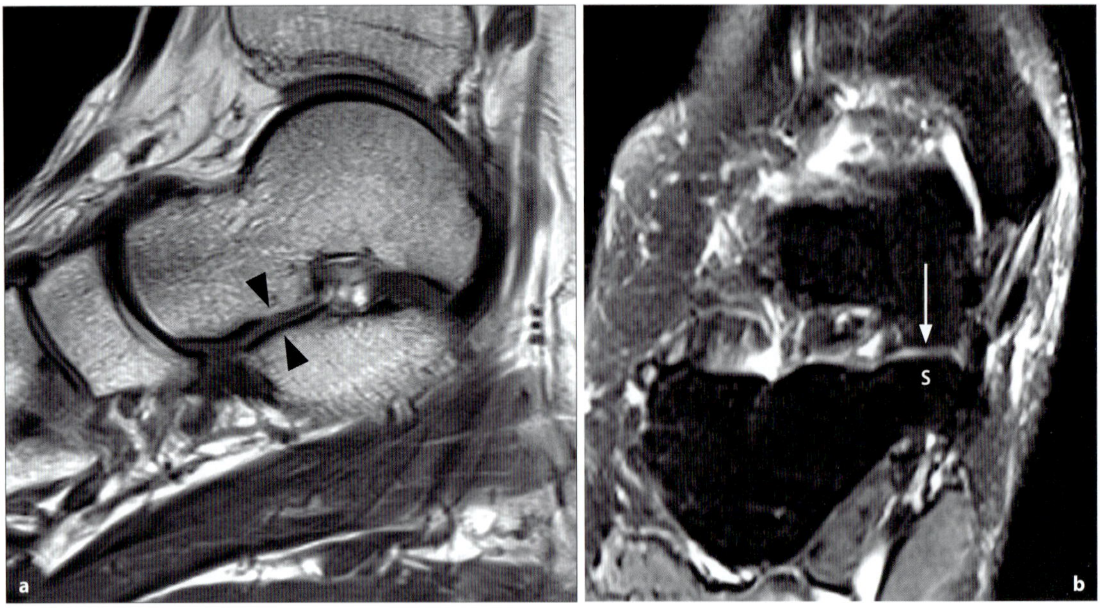

Figura 16.48 Carilla media de la articulación subastragalina normal. **a** Imagen sagital T1W de la porción posterior del pie. La articulación entre el sustentáculo astragalino y el astrágalo es recta y uniforme (*puntas de flecha*), sin características de coalición. **b** Imagen coronal T2W con supresión grasa de la porción posterior del pie. Se observa cartílago de señal alta uniforme en la carilla media de la articulación subastragalina (*flecha*). S: sustentáculo astragalino.

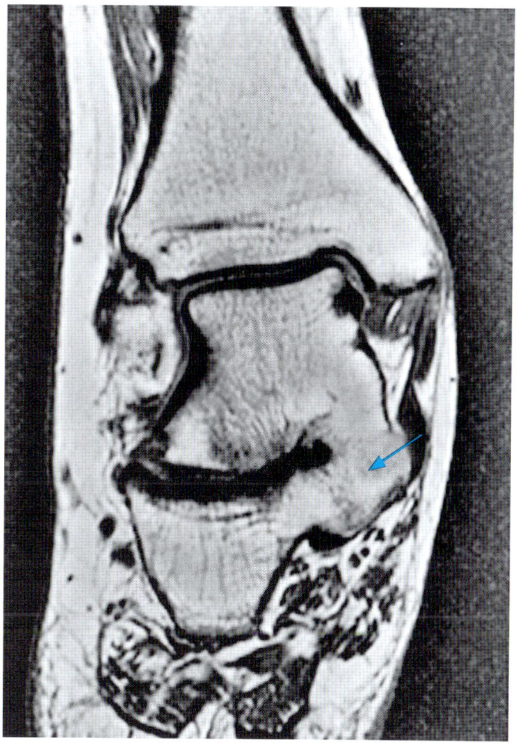

Figura 16.49 Coalición tarsiana ósea. Imagen coronal T1W de la porción posterior del pie. Se observa anquilosis ósea completa y ausencia de la articulación en el sitio esperable (*flecha*) para la carilla media. La masa de hueso hipertrófico ejerce presión sobre el nervio tibial posterior adyacente; el paciente se presentó con síndrome del túnel tarsiano.

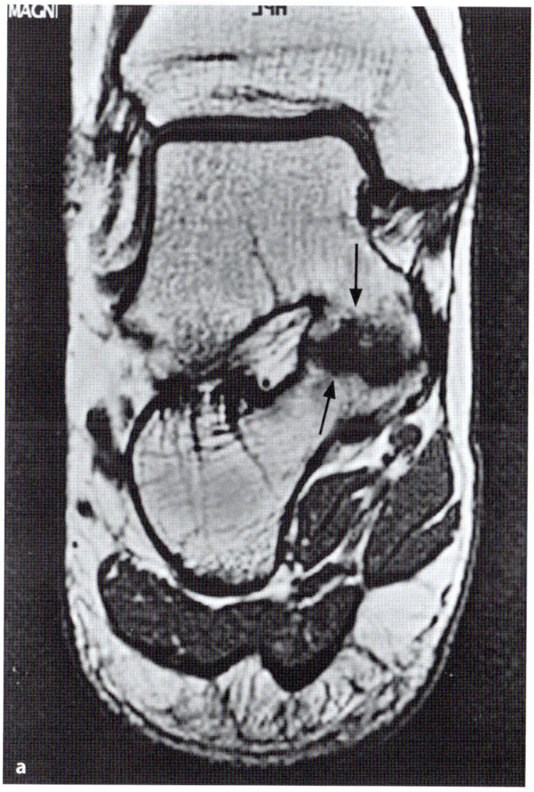

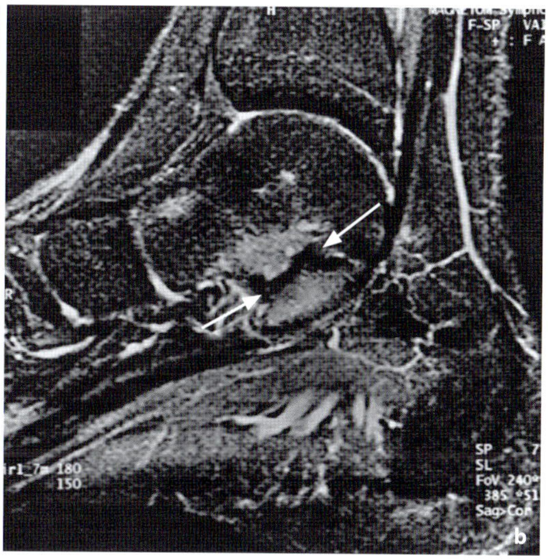

Figura 16.50 Coalición tarsiana fibrocartilaginosa. **a** Imagen coronal T1W de la porción posterior del pie. La articulación entre el sustentáculo astragalino y el astrágalo está estrechada y es irregular (entre *flechas*). **b** Imagen sagital en secuencia STIR de la porción posterior del pie. La articulación de la carilla media es irregular y está estrechada como consecuencia de una coalición fibrocartilaginosa (*flechas*). Se observa edema de médula ósea de intensidad alta a ambos lados de la articulación anormal.

Cuadro 16.15 Huesecillos accesorios

Síndrome del *os trigonum* (síndrome de pinzamiento posterior)

- Cuadro clínico:
  - Flexión plantar repetitiva (*ballet*, básquetbol, fútbol, correr en pendientes).
- Etiología:
  - Atrapamiento del *os trigonum* (apófisis trigonal) y el tendón del flexor del dedo gordo entre el calcáneo y la tibia.
- Anatomía patológica:
  - Edema de médula ósea/fractura de la apófisis trigonal o sincondrosis del *os trigonum*; irritación del flexor largo del dedo gordo (tenosinovitis estenosante).
- RM:
  - T1W.
  - Señal baja en la médula ósea de la porción posterior del astrágalo.
  - T2W.
  - Señal alta en la médula ósea en el astrágalo.
  - Fractura de señal alta de la sincondrosis, *os trigonum*.
  - Foco de líquido loculado de intensidad alta alrededor del flexor del dedo gordo (tenosinovitis estenosante).

Hueso escafoides

- Tuberosidad prominente del escafoides o hueso escafoides accesorio de gran tamaño.
- Edema de médula ósea, bursitis suprayacente, enfermedad articular degenerativa entre el hueso accesorio y el escafoides, desgarros asociados del tendón del tibial posterior.

Sesamoideos del dedo gordo

- Se ubican en los tendones del flexor corto del dedo gordo a nivel de la cabeza del primer metatarsiano.
- Alteraciones: fracturas agudas o por estrés, osteonecrosis, infección, sesamoiditis (inflamación), luxación, pueden resultar afectados por enfermedad articular inflamatoria y degenerativa.
- La RM es sensible pero inespecífica; es probable que la presencia de señal baja en el sesamoideo medial sea de origen traumático; este hallazgo en el sesamoideo lateral es más probable que se trate de osteonecrosis.

La flexión plantar repetida es un movimiento utilizado en el *ballet*, al correr colina abajo y al patear una pelota de fútbol. La compresión astragalina posterior puede dar lugar a una reacción de estrés con edema de médula ósea en la apófisis trigonal (*os trigonum*) (Figura 16.51), una fractura aguda o una fractura crónica por estrés de la apófisis trigonal del astrágalo, o una fractura a través de la sincondrosis que en condiciones normales existe entre el astrágalo y el *os trigonum*. La alteración de la sincondrosis exhibe intensidad de señal alta entre el *os trigonum* y el resto del astrágalo en las

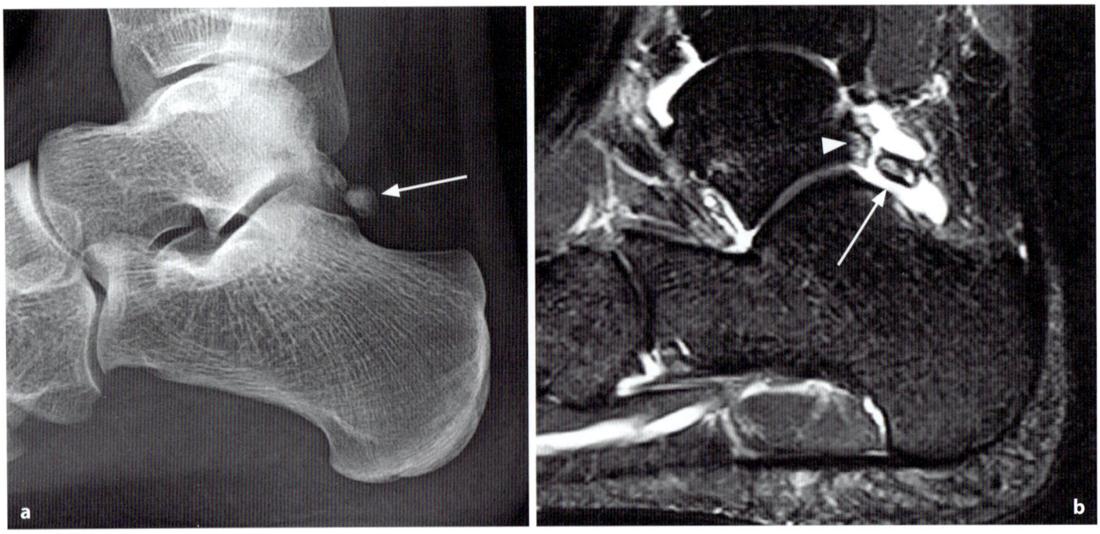

Figura 16.51 Síndrome del *os trigonum* (síndrome de pinzamiento posterior). **a** Radiografía de perfil de la porción posterior del pie. Se observa un *os trigonum* (*flecha*) pequeño en esta joven bailarina de *ballet* que se presentó con dolor en la región posterior del tobillo. **b** Imagen sagital en secuencia STIR de la porción posterior del pie. Se observa un prominente edema de médula ósea en el *os trigonum* (*flecha*) y en la región posterior del astrágalo adyacente (*punta de flecha*) con líquido de intensidad alta discurriendo entre ellos.

imágenes T2W, donde en condiciones normales hay cartílago (*v.* Figura 16.14). La compresión del tendón del flexor largo del dedo gordo, que se ubica inmediatamente adyacente al lado medial del *os trigonum*, puede causar irritación, inflamación, tenosinovitis y tenosinovitis estenosante, con intensidad de señal anormal en el tendón o a su alrededor (*v.* Figura 16.14). Es posible observar cuerpos libres en la articulación del tobillo como consecuencia del impacto y la fragmentación óseos.

Escafoides o navicular accesorio

El hueso escafoides accesorio, o tuberosidad medial prominente, se analizó en el apartado sobre el tendón del tibial posterior. El hueso escafoides accesorio puede causar dolor por varias razones. Los cambios degenerativos dolorosos entre el huesecillo accesorio y el escafoideo pueden provocar edema de médula ósea en el interior del hueso accesorio. Además, se puede desarrollar una bolsa sinovial dolorosa en las partes blandas superficiales a la prominencia escafoidea, y en presencia de un hueso escafoides accesorio hay una incidencia mucho más alta de desgarros del tendón del tibial posterior debido a esfuerzos alterados.

Sesamoideos del dedo gordo

Los sesamoideos medial y lateral del dedo gordo, que se ubican en los tendones del flexor corto del dedo gordo a nivel de la cabeza del primer metatarsiano, proporcionan una ventaja mecánica durante la flexión del dedo gordo y reducen la fricción. Pueden ser anormales por varios motivos, incluyendo fracturas agudas, fracturas por estrés, osteonecrosis, infección, sesamoiditis y luxación y son afectados por artritis degenerativas e inflamatorias. En general, el sesamoideo medial es más propenso a resultar afectado por alteraciones traumáticas, mientras que el sesamoideo lateral se ve comprometido con mayor frecuencia por cambios isquémicos y osteonecrosis (Figura 16.52).

En la RM, el aspecto de estas alteraciones variadas de los sesamoideos suele ser el mismo, independientemente de la patología subyacente. En la mayoría de los casos es necesario un diagnóstico diferencial debido a que los hallazgos son inespecíficos. Sin embargo, si se evidencia una fractura o si se observan lesiones del hueso subcondral en un sesamoideo y en la cabeza del metatarso adyacente, se puede realizar el diagnóstico específico de fractura o artritis (*v.* Figura 16.52).

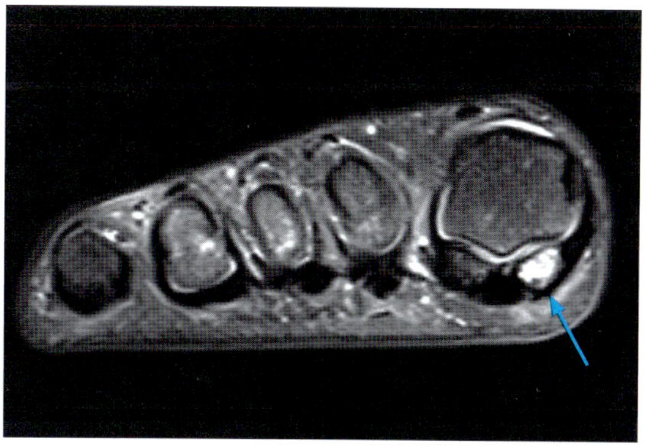

Figura 16.52 Sesamoideos del dedo gordo. Imagen axial del eje corto T2W con saturación grasa del antepié. Se observa señal alta anormal en el sesamoideo medial del dedo gordo (*flecha*). Este paciente era un jugador de fútbol en actividad; lo más probable es que se trate de una reacción por estrés.

La lesión de partes blandas que se presenta con mayor frecuencia en la región de los sesamoideos del dedo gordo es la hiperextensión del dedo gordo (*turf toe* o "dedo de césped"), que es una lesión frecuente en deportistas que practican deportes al aire libre. Resulta de una dorsiflexión excesiva del dedo gordo a nivel de la primera articulación metatarso-falángica con lesión de los tejidos capsulares plantares (la "placa plantar") (Figura 16.53). La hiperextensión del dedo gordo puede acompañarse de luxación o subluxación de los sesamoideos.

Fracturas

En general, la RM solo se utiliza para diagnosticar fracturas cuando las radiografías convencionales son normales o no concluyentes. La capacidad de la RM para detectar fracturas es excelente y es particularmente útil para identificar fracturas osteocondrales del domo astragalino y fracturas por estrés y por insuficiencia en el pie y el tobillo. Además, permite observar toda alteración de partes blandas.

En casos de lesiones por inversión o eversión del tobillo suele haber contusiones óseas o fracturas osteocondrales, y casi siempre se detectan lesiones ligamentarias asociadas. Se ha utilizado el término "osteocondritis disecante" (que se ha cambiado por "lesión osteocondral") para denominar la misma entidad, sugiriendo que la causa es una osteonecrosis espontánea, pero es probable que una fractura osteocondral sea una definición más precisa de esta patología. Las caras medial o lateral del domo astragalino resultan afectadas con igual frecuencia por estas

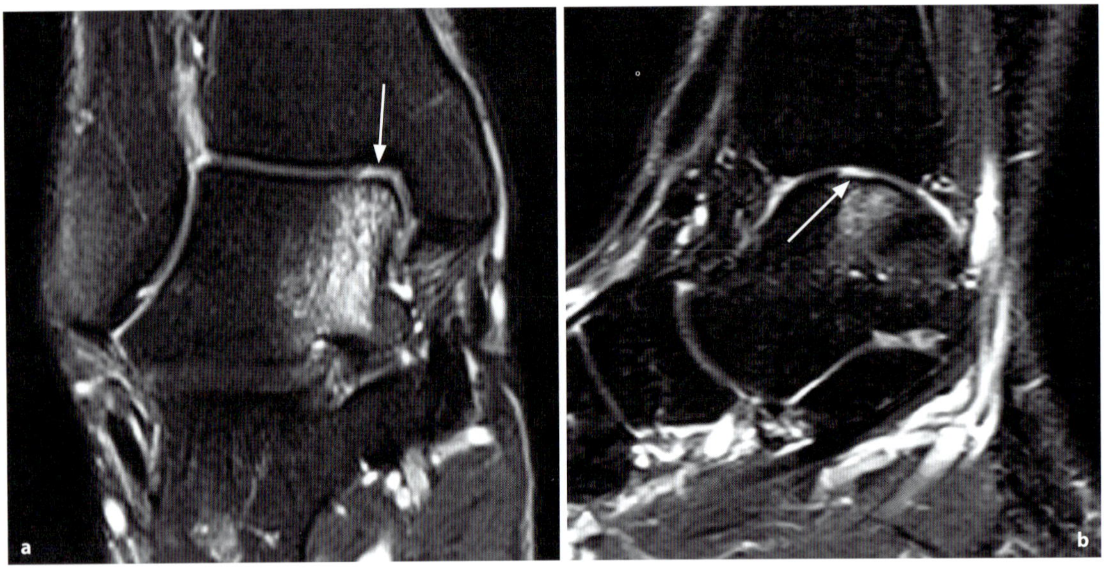

Figura 16.53 Lesión osteocondral del astrágalo. **a** Imagen coronal T2W con supresión grasa del tobillo. Se observa extenso edema de médula ósea en la porción medial del astrágalo con pérdida focal de cartílago a lo largo de la cara medial del domo astragalino (*flecha*), compatible con una lesión osteocondral. **b** Imagen sagital en secuencia STIR del tobillo. Nuevamente se observa el edema relacionado con la lesión osteocondral y la pérdida de cartílago asociada, al igual que un aplanamiento muy sutil de la superficie articular en dicho sitio (*flecha*).

fracturas, las cuales pueden ser simples contusiones óseas o verdaderas fracturas lineales, con o sin compromiso del cartílago suprayacente (*v.* Figura 16.53). A veces, una grieta en el cartílago puede permitir el ingreso de líquido articular con desarrollo de grandes quistes subcondrales en el domo astragalino que pueden simular un tumor óseo.

La RM es útil para diagnosticar la presencia de lesiones osteocondrales (Cuadro 16.16) y para detectar si el fragmento está libre (inestable) o no. Las características en la RM que sugieren un fragmento osteocondral libre son intensidad de señal alta alrededor del fragmento en las imágenes T2W, grandes quistes subcondrales en profundidad respecto del fragmento, grietas en el cartílago suprayacente o ausencia del fragmento con o sin cuerpos libres intraarticulares. También se pueden identificar lesiones ligamentarias frecuentemente asociadas.

Cuadro 16.16 Fracturas osteocondrales (osteocondritis disecante, lesiones osteocondrales)

- Domo astragalino afectado por una lesión, al impactar el astrágalo contra la tibia; cara medial o lateral del domo astragalino afectado.
- A menudo hay lesiones ligamentarias asociadas.
- La RM permite observar si el fragmento está inestable (libre):
  - Señal alta alrededor del fragmento en T2W.
  - Fragmento ausente o desplazado.
  - Grieta en el cartílago suprayacente.
  - Grandes quistes subcondrales profundos respecto del fragmento.

En la RM, las fracturas por estrés se aprecian como áreas lineales de intensidad de señal baja en las imágenes T1W, con señal lineal de intensidad alta o baja en T2W. Por lo general, las fracturas tienen un recorrido perpendicular al eje largo del hueso afectado; sin embargo, las fracturas por estrés del maléolo medial suelen tener orientación vertical (Figura 16.54). Los hallazgos en la RM son específicos, a diferencia de las gammagrafías óseas realizadas por las mismas indicaciones. Al igual que en cualquier parte del esqueleto, las fracturas traumáticas en cualquiera de los huesos del pie y del tobillo pueden pasar desapercibidas y se las puede identificar con gran sensibilidad mediante RM cuando las radiografías convencionales son negativas y las gammagrafías óseas son negativas o inespecíficas.

Osteonecrosis del pie y del tobillo (Cuadro 16.17)

La osteonecrosis puede desarrollarse en cualquier parte del pie y del tobillo si el paciente está tomando corticoides o si tiene otros factores de riesgo; sin embargo, las ubicaciones más frecuentes de la osteonecrosis secundaria a un traumatismo incluyen las siguientes:

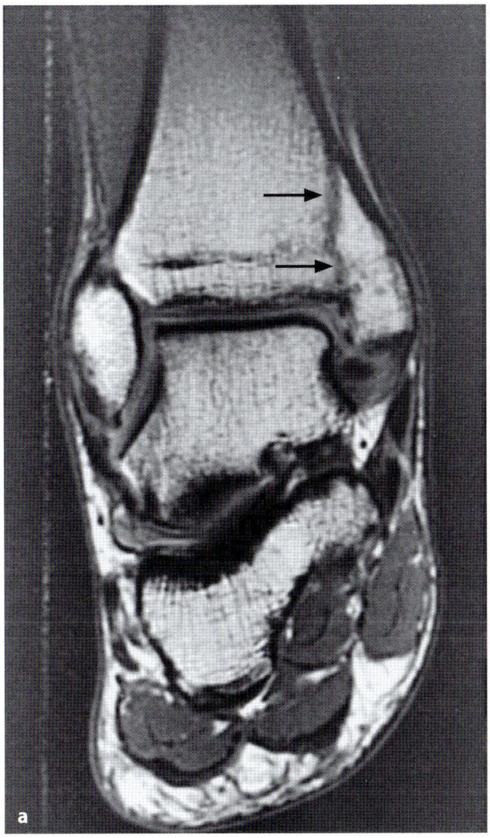

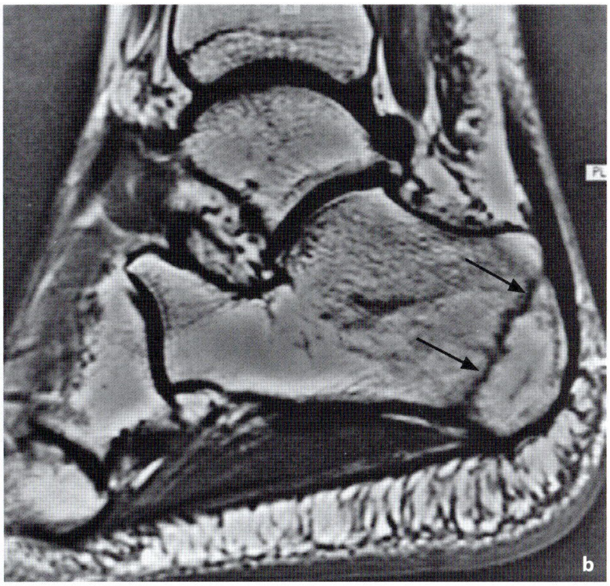

Figura 16.54 Fracturas. a Imagen coronal T1W del tobillo. Se observa una fractura por estrés vertical (*flechas*) del maléolo medial en un jugador de básquetbol universitario que se presentó con dolor. Las radiografías eran normales. **b** Imagen sagital T1W de la porción posterior del pie (paciente diferente del mostrado en a). Se observa una fractura por estrés lineal de baja intensidad (*flechas*) en la tuberosidad calcánea posterior, que exhibe un trayecto perpendicular al eje largo del hueso. Esto no era evidente en las radiografías.

- Hueso escafoides, el cual puede tener una fractura no detectada; eso hace que los fragmentos óseos desarrollen osteonecrosis.
- Cabezas de los metatarsianos, sobre todo del segundo. Esto es frecuente en individuos que utilizan zapatos con taco alto (enfermedad de Freiberg).
- Sesamoideo lateral del dedo gordo a nivel de la cabeza del primer metatarsiano.
- Osteonecrosis del domo astragalino, una secuela bien conocida de una fractura previa del cuello astragalino con pérdida de la irrigación de la porción proximal del hueso (Figura 16.55).

En la RM, el aspecto de la osteonecrosis en el pie y el tobillo es idéntico al de otros huesos del esqueleto: líneas serpiginosas de intensidad baja que crean un patrón geográfico. Si no hay líneas serpiginosas, sino que se observa intensidad de señal baja de forma difusa en la médula ósea en las imágenes T1W (que pueden o no aumentar de intensidad en T2W), el diagnóstico diferencial debe incluir osteonecrosis, una fractura oculta, una lesión por estrés, osteomielitis y edema de médula ósea transitorio.

Cuadro 16.17 Osteonecrosis en el pie

- Escafoides (fractura no detectada).
- Cabezas de metatarsianos, sobre todo del segundo y del tercero (esfuerzos repetitivos, zapatos de taco alto).
- Domo astragalino (fractura del cuello astragalino).
- Sesamoideo lateral del dedo gordo.
- Cualquier otro sitio (corticoides).

Tumores óseos (Cuadro 16.18)

Algunos tumores óseos tienen predilección por el pie y el tobillo, pero las lesiones malignas primarias y metastásicas son infrecuentes en esta región. Por lo general, la RM no es necesaria para hacer el diagnóstico, pero resulta útil para evidenciar la extensión de la enfermedad en el interior del hueso y para detectar algún componente de partes blandas. Los fibromas no osificantes, los quistes óseos aneurismáticos y los tumores de células gigantes afectan con mayor frecuencia la porción distal de la tibia y del peroné.

El calcáneo es un sitio habitual para quistes óseos simples (quistes óseos unicamerales), que se ubican en la porción media o en el cuello del

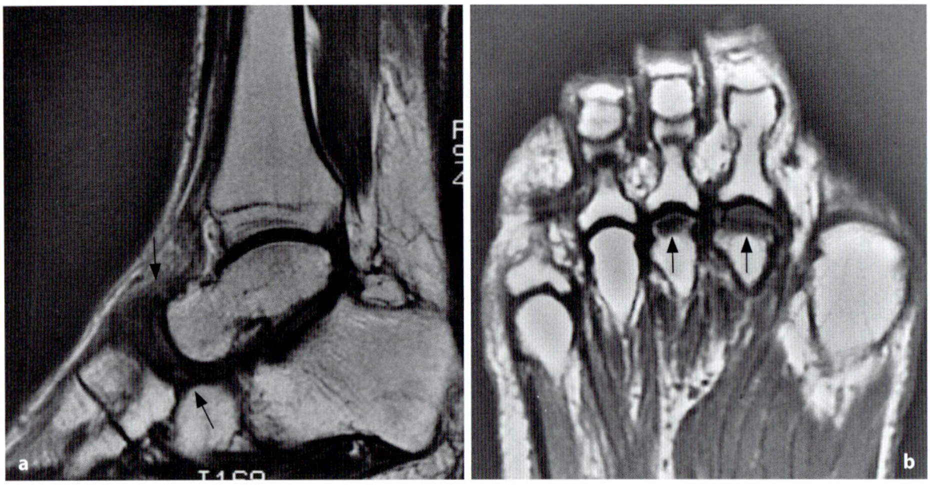

Figura 16.55 Osteonecrosis. **a** Imagen sagital T1W de la porción posterior del pie. Se observa señal baja difusa en el hueso escafoides (*flechas*) secundaria a osteonecrosis. Este paciente era un jugador de básquetbol que se presentó con dolor. **b** Imagen coronal del eje corto T1W del antepié. Se evidencian áreas focales de señal baja (*flechas*) en las cabezas del segundo y tercer metatarsianos, secundarias a osteonecrosis (infracción de Freiberg).

Cuadro 16.18 Tumores óseos del pie y el tobillo frecuentes

Región distal de la tibia y el peroné
- Fibroma no osificante, tumor de células gigantes, quiste óseo aneurismático.

Calcáneo
- Cuello: quiste óseo simple, lipoma.
- Tuberosidad: quiste óseo aneurismático, condroblastoma, tumor de células gigantes.

Astrágalo
- Osteoma osteoide.

Entidades que simulan tumores óseos
- Maléolo medial: ganglión intraóseo.
- Domo astragalino: quiste subcondral postraumático de gran tamaño.

calcáneo. Esta porción del calcáneo tiene escasas trabéculas, debido a las pocas tensiones que debe soportar esta región, y normalmente está ocupada por grasa. Si bien algunos autores han mencionado que los lipomas intraóseos tienen la misma ubicación en el calcáneo y su aspecto es idéntico en las radiografías simples, en la actualidad la mayoría de los autores consideran que se trata de quistes óseos simples, los cuales a medida que se resuelven desarrollan elementos adiposos que, cuando se los explora mediante RM o cuando se toman biopsias, sugieren el diagnóstico de lipoma. Muchas lesiones osteofibrosas que se resuelven espontáneamente pueden tener elementos adiposos durante parte de su evolución, pero no se las debe considerar lipomas intraóseos (Figura 16.56). Otras lesiones que tienen predilección por el calcáneo incluyen el condroblastoma, el quiste óseo aneurismático y los tumores de células gigantes; todas ellas suelen ubicarse en situación posterior a la apófisis de la tuberosidad del calcáneo.

El astrágalo y el calcáneo son sitios predilectos para los osteomas osteoides, que producen una reacción perióstica y pueden exhibir intenso edema de médula ósea y edema en las partes blandas circundantes en la RM (Figura 16.57). Dos lesiones a menudo confundidas con tumores óseos son el ganglión intraóseo, que es frecuente en el maléolo medial, y los quistes subcondrales postraumáticos en el domo astragalino (Figura 16.58); estas lesiones pueden adquirir un tamaño bastante grande. La RM puede definir el diagnóstico de un quiste subcondral al evidenciar su comunicación con la superficie articular.

Una entidad que puede simular una lesión en la porción media del calcáneo adyacente al seno del tarso (Figura 16.59; *v.* también Figura 16.36) consiste en vestigios vasculares; a veces puede ser bastante grande. Esta entidad es un hallazgo incidental y es asintomática.

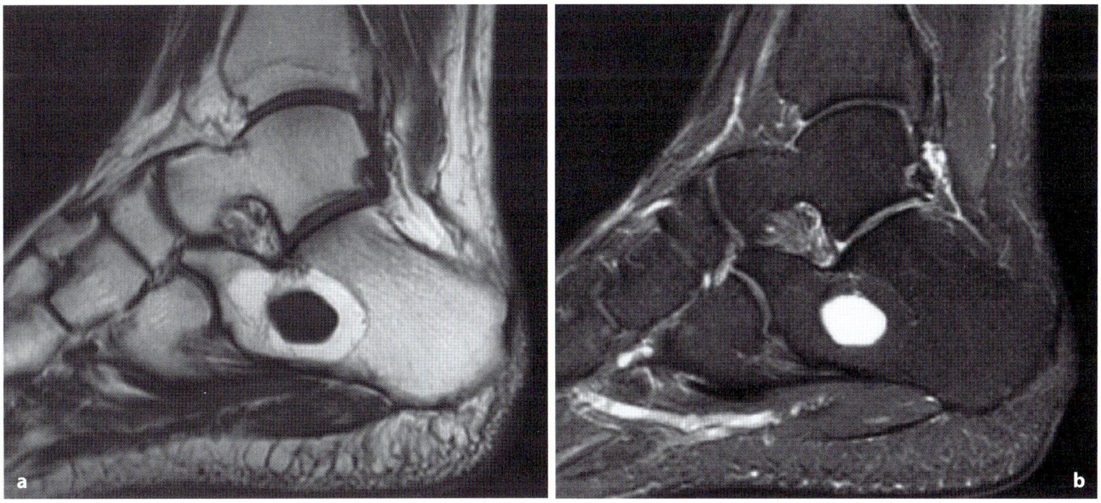

Figura 16.56 Quiste óseo unicameral. a Imagen sagital T1W de la porción posterior del pie. Se observa una masa adiposa, de forma redonda, intensidad de señal alta y bien delimitada en el cuello del calcáneo. En el centro de esta masa adiposa se observa un foco de señal baja. b Imagen sagital T2W FSE de la porción posterior del pie. El foco de señal baja en T1W se vuelve de intensidad igual a la del líquido en T2W y representa el líquido restante en un quiste óseo unicameral en resolución. La periferia se ha normalizado, dando lugar a la médula ósea normal. La mayoría de los médicos clínicos consideran que el tejido adiposo ocupa la periferia de los quistes óseos simples preexistentes en el calcáneo a medida que se resuelven.

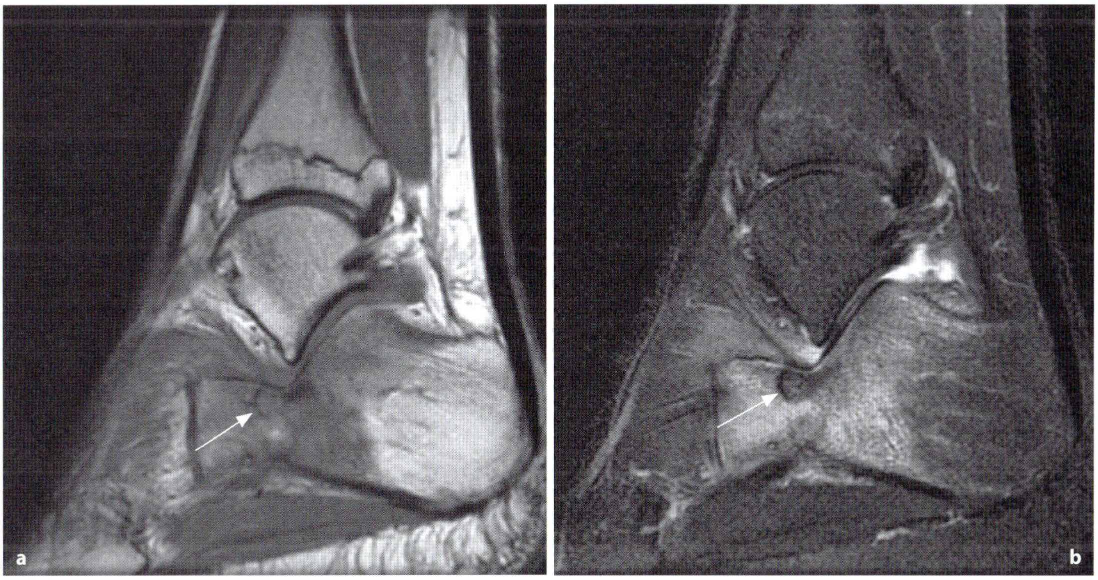

Figura 16.57 Osteoma osteoide. a Imagen sagital T1W del tobillo. Se observa una gran cantidad de señal baja en la mitad anterior del calcáneo, que corresponde a edema secundario a un osteoma osteoide. Se visualiza el nido adyacente al seno del tarso (*flecha*). b Imagen T2W FSE con saturación grasa del tobillo. Se observa el edema en el calcáneo como aumento de señal, y el nido del osteoma osteoide es de intensidad baja (*flecha*).

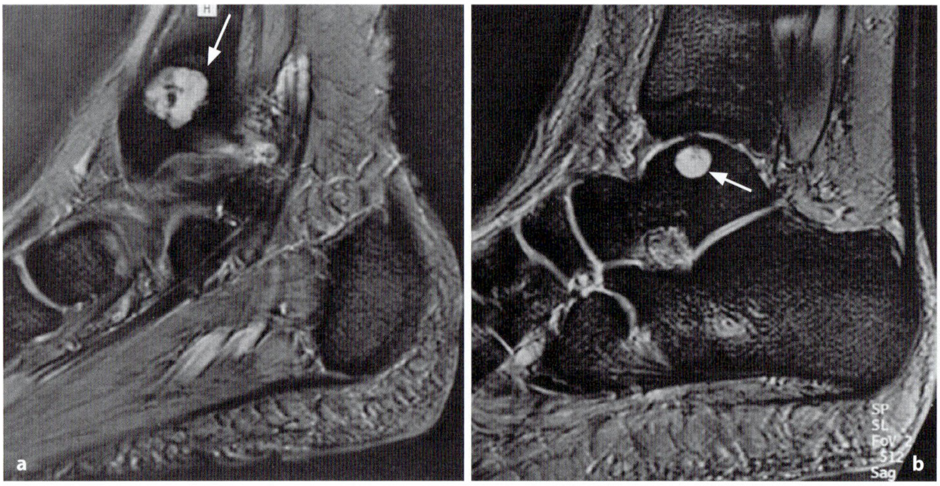

Figura 16.58 Entidades que simulan tumores óseos. **a** Imagen sagital T2*W del tobillo. La biopsia reveló que la lesión lobulada de intensidad alta en el maléolo medial (*flecha*) era un ganglión intraóseo. **b** Imagen sagital T2*W del tobillo. Se observa una lesión redonda, de gran tamaño e intensidad alta en el domo del astrágalo (*flecha*). Estas lesiones pueden simular tumores cuando adquieren un gran tamaño, pero en este caso se trata de un quiste subcondral relacionado con una lesión osteocondral previa. Es posible apreciar un foco de intensidad baja anormal en el cartílago por encima del quiste, lo que ayuda a realizar el diagnóstico.

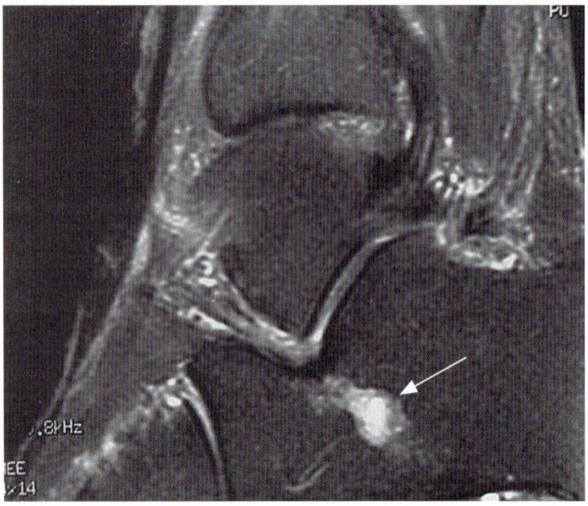

Figura 16.59 Vestigio vascular. Imagen T2W FSE con saturación grasa del tobillo. Se visualiza un foco de señal alta en el calcáneo (*flecha*), una variante normal que se observa en muchos tobillos y consiste en un vestigio vascular.

Síndrome de edema de la médula ósea

A menudo se observa señal aumentada en T2 con distribución irregular en múltiples huesos del pie y el tobillo en pacientes con dolor generalizado no atribuible a una causa particular (Figura 16.60). Esto se ha denominado "síndrome de edema de la médula ósea". Se ha demostrado de forma fidedigna que no se trata de un "síndrome de dolor regional crónico", pero se desconoce su etiología. Afecta a personas de todas las edades, pero suele encontrarse con mayor frecuencia en pacientes jóvenes. A menudo es bilateral y autolimitado, pero puede durar varios meses o hasta un año. Parece ser una entidad similar a los síndromes dolorosos de edema de la médula ósea, tales como la osteoporosis transitoria idiopática de la cadera y la osteoporosis migratoria regional. Sea lo que sea, no se necesita una biopsia. El tratamiento es conservador para mitigar los síntomas.

Tumores de partes blandas (Cuadro 16.19)

Benignos

Los tumores benignos de partes blandas del pie que se encuentran con frecuencia incluyen gangliones, hemangiomas, lipomas, tumores de la vaina nerviosa, fibromatosis plantar, condroma de partes blandas (osteocondromatosis sinovial extraarticular) y tumor de células gigantes de la vaina nerviosa (sinovitis vellonodular pigmentada extraarticular). La RM es útil para confirmar la presencia y la extensión de una masa de partes blandas y para determinar la ubicación anatómica precisa, una información que resulta útil durante la cirugía; en algunos casos, el aspecto permite definir la lesión específica. Las características en la RM de todas las entidades mencionadas al principio, excepto una, son iguales en el pie y el tobillo que en cualquier otra parte del cuerpo y no las analizaremos en detalle en este apartado. La fibromatosis plantar es exclusiva del pie y la analizaremos a continuación.

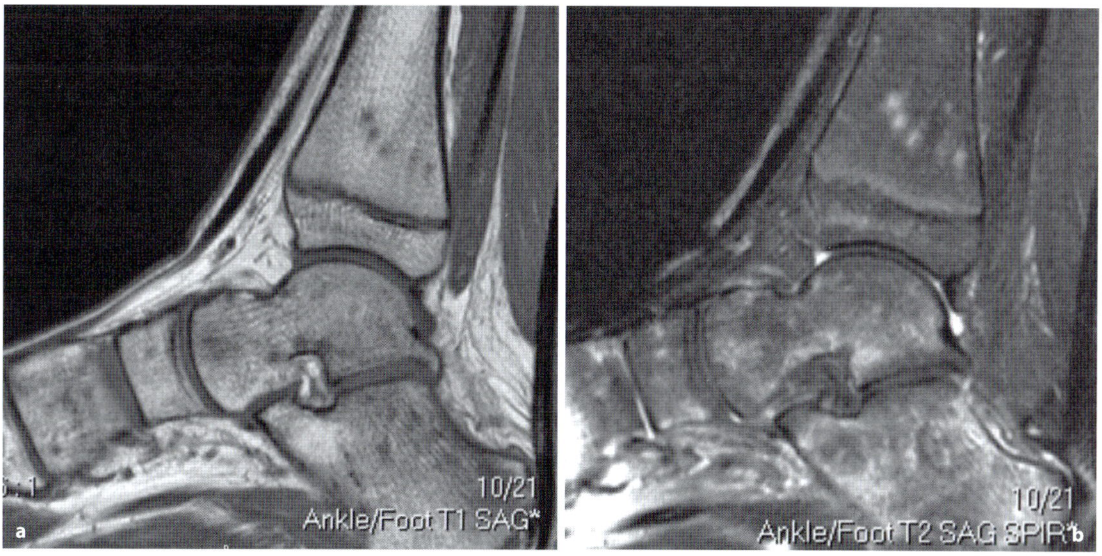

Figura 16.60 Síndrome de edema de médula ósea. Imágenes sagitales T1W (a) y T2W FSE (b) con saturación grasa del tobillo. Se observan intensidad de señal de distribución irregular o puntiforme diseminada por el tobillo y la porción distal de la tibia en este joven paciente con dolor generalizado en el tobillo. Se trata de edema medular que corresponde a un síndrome de edema de médula ósea.

Cuadro 16.19 Tumores de partes blandas del pie y el tobillo frecuentes

Benignos
- Ganglión, hemangioma, lipoma, tumores de la vaina nerviosa, tumor de células gigantes de la vaina nerviosa, condroma de partes blandas, fibromatosis plantar.

Malignos
- Sarcoma sinovial.

Entidades que simulan tumores de partes blandas
- Músculos accesorios:
  - Sóleo accesorio.
  - Cuarto peroneo.
- Lesiones por presión.

Fibromatosis plantar

La fibromatosis plantar es una proliferación benigna de tejido fibroso a lo largo de la cara plantar del pie que se origina en la fascia plantar. Se manifiesta como un nódulo en la planta del pie, por lo general de ubicación medial, y suele ser indoloro. Da lugar a uno o más pequeños engrosamientos nodulares de la fascia plantar que exhiben intensidad entre baja e intermedia en las secuencias T1W y T2W (Figura 16.61). Estas lesiones a menudo presentan realce tras la administración de gadolinio intravenoso. El borde superior puede ser infiltrante y crecer hacia los

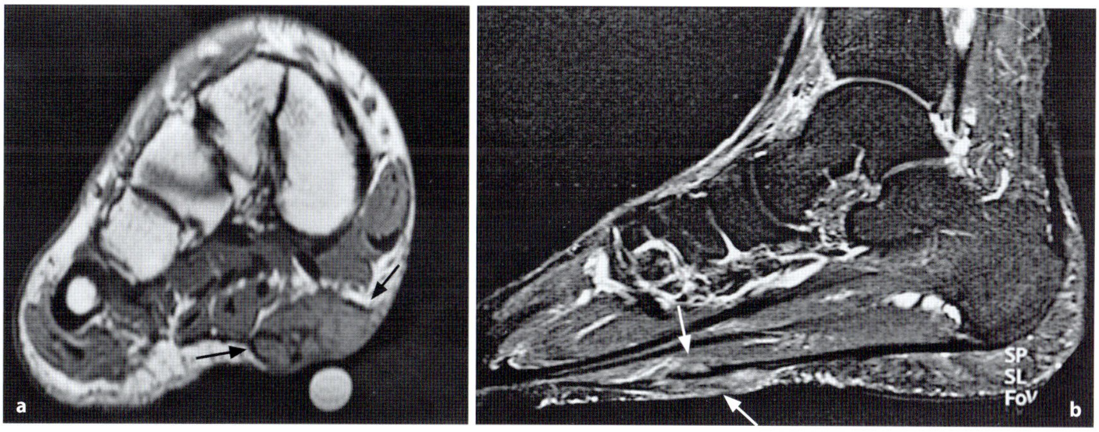

Figura 16.61 Fibromatosis plantar. **a** Imagen axial del eje corto T1W de la porción posterior del pie. Se observa una masa de señal intermedia (*flechas*) alrededor de la fascia plantar. **b** Imagen sagital en secuencia STIR del pie. La masa (*flechas*) es heterogénea, pero en general mantiene su intensidad baja. La fascia plantar discurre a través del centro de la masa.

compartimentos más profundos del pie, mientras que el borde inferior suele estar bien definido y revestido por la grasa subcutánea. Siempre que las características de señal y la ubicación anatómica de la lesión sean típicas de la fibromatosis plantar, por lo general no se realizan biopsias ni se extirpan quirúrgicamente a menos que sea de gran tamaño.

Malignos

Sarcoma sinovial

El tumor maligno de partes blandas más frecuente en el pie es el sarcoma sinovial. Se trata de una masa extraarticular de partes blandas que en las radiografías convencionales exhibe calcificaciones diseminadas en alrededor del 20% de los individuos afectados. Suele afectar a adultos jóvenes y puede ser infiltrante y destruir el hueso adyacente, pero también puede tener aspecto bien definido y exhibir características del diagnóstico por imágenes de benignidad; a veces crea una erosión bien definida del hueso adyacente. Puede tener necrosis y hemorragia, lo que genera un aspecto heterogéneo tras la administración de gadolinio. Esencialmente no hay nada específico en el aspecto de esta lesión y en la RM puede presentar un aspecto confuso que puede simular una lesión quística benigna, con intensidad de señal muy alta en las imágenes T2W. Las características útiles que se deben buscar son las siguientes: la lesión debería ser isointensa o apenas hiperintensa respecto del músculo en las imágenes T1W (diferente del líquido) y tras la administración de gadolinio intravenoso por lo general exhibe un patrón de realce anormal. Es fundamental incluir esta entidad en el diagnóstico diferencial de una masa indefinida en el pie de un paciente joven (Figura 16.62).

Otros sarcomas

El liposarcoma y el histiocitoma fibroso maligno son infrecuentes por debajo de la rodilla, pero si se presentan en la región del pie o del tobillo suelen hacerlo en el tobillo.

Entidades que simulan tumores de tejidos blandos

Algunas masas en el pie y el tobillo no tienen origen neoplásico, y la RM permite distinguir entre neoplasias y estas otras entidades. Los músculos accesorios y los desgarros del tendón del tibial anterior son dos entidades que a menudo se presentan con una masa que sugiere un proceso neoplásico al examen clínico.

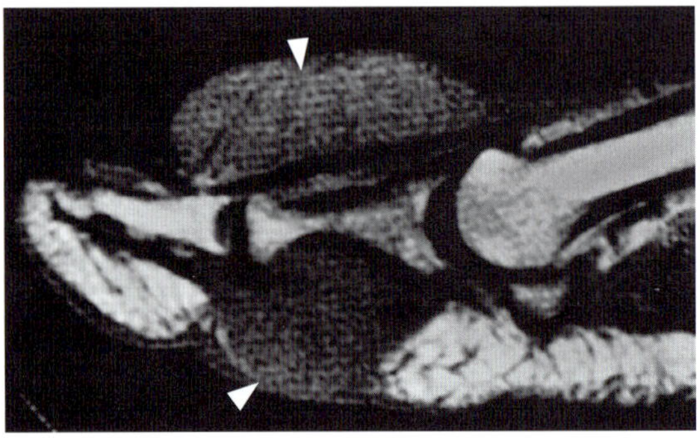

Figura 16.62 Sarcoma sinovial. Imagen sagital T1W del dedo gordo. Se observa una masa de gran tamaño e intensidad de señal intermedia (*puntas de flecha*) alrededor del dedo gordo. Si bien no es su aspecto típico en la RM, en el quirófano se determinó que se trataba de un sarcoma sinovial.

Músculos accesorios

Los músculos accesorios en el pie o el tobillo son frecuentes. Los más frecuentes en esta región son el sóleo accesorio y el cuarto peroneo. El aspecto en la RM es diagnóstico debido a que la señal y la apariencia son idénticas a las de otros músculos en todas las secuencias de pulso.

El músculo sóleo accesorio es una variante anatómica normal de la musculatura de la pantorrilla que se manifiesta como una masa sobre la cara medial o posterior del tobillo. Puede provocar dolor como consecuencia de la isquemia que se produce durante el ejercicio como una forma de síndrome compartimental localizado, o puede comprimir el nervio tibial en el túnel del tarso, lo que da origen al síndrome del túnel tarsiano. En la RM, tiene ubicación anterior al tendón de Aquiles y tiene un tendón propio que se inserta en el tendón de Aquiles o en el calcáneo (Figura 16.63).

El músculo cuarto peroneo también tiene ubicación posterior al tobillo, justo anterior y lateral al tendón de Aquiles (*v.* Figura 16.18). De modo similar al músculo sóleo accesorio, el cuarto peroneo puede manifestarse como una masa o ser un hallazgo incidental en la RM. El músculo cuarto peroneo se encuentra en el 13% al 25% de los individuos. A menudo es asintomático, pero en algunos pacientes se lo ha considerado una causa de dolor en la cara lateral del tobillo e inestabilidad articular. El músculo accesorio puede predisponer a subluxación de los tendones peroneos debido a su efecto de masa dentro del espacio confinado creado por el retináculo peroneo y las consiguientes distensión y laxitud del retináculo. El cuarto peroneo discurre en situación posteromedial a los tendones de los peroneos largo y

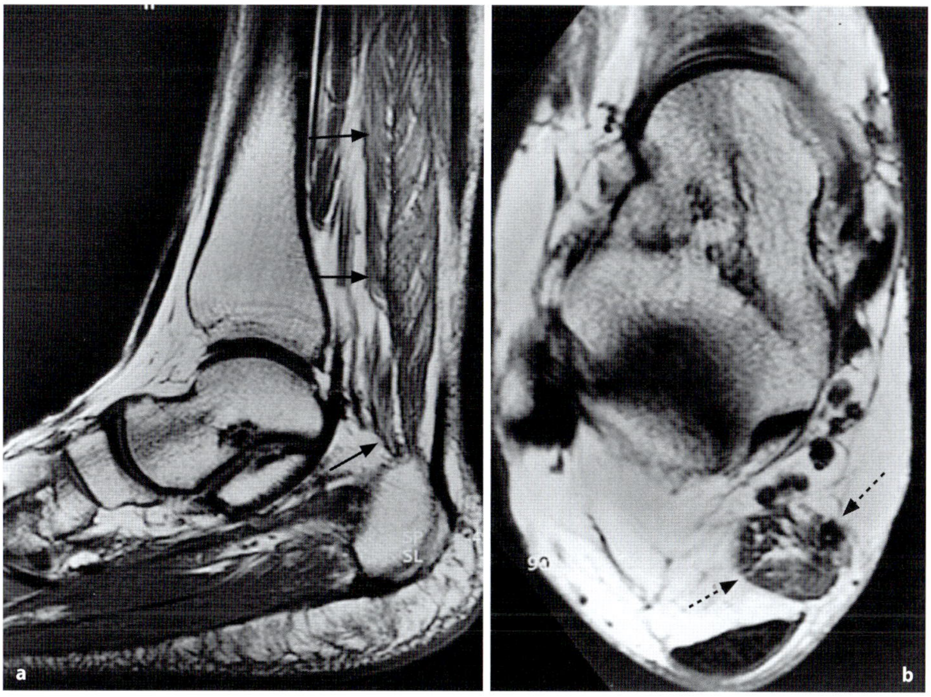

Figura 16.63 Músculo sóleo accesorio. **a** Imagen sagital T1W del tobillo. Se observa un músculo sóleo accesorio en la cara medial del tobillo, entre el tendón de Aquiles y las estructuras óseas (*flechas*). Se inserta en la parte superior de la cara posterior del calcáneo. **b** Imagen axial T1W del tobillo. El sóleo accesorio (*flechas punteadas*) se evidencia en la región medial adyacente al nervio, la arteria y la vena tibiales posteriores.

corto y suele insertarse en la eminencia retrotroclear del calcáneo, que tiene ubicación posterior al tubérculo peroneo.

El músculo flexor largo accesorio de los dedos puede originar una neuropatía compresiva del nervio tibial posterior en el túnel tarsiano. El tendón de otro músculo accesorio, el peroneocalcáneo interno, tiene un trayecto paralelo a una porción del tendón del flexor largo del dedo gordo y puede simular una división longitudinal de dicho tendón.

Lesiones por presión (Cuadro 16.20)

El aumento de la presión aplicada sobre ciertas estructuras musculoesqueléticas puede provocar cambios en dichas estructuras que pueden confundirse con procesos patológicos, pero su importancia es mínima o nula. El edema de médula ósea que se manifiesta como respuesta al aumento de la presión dentro de los huesos es un ejemplo y puede ser difícil diferenciarlo de una infección, una osteonecrosis en etapas tempranas, del síndrome de edema doloroso de la médula ósea u otras alteraciones observadas solo en la RM.

Otra entidad relacionada con esfuerzos crónicos es una lesión por presión que puede producirse en el tejido adiposo subcutáneo en puntos de aumento de la presión y fricción crónica a repetición. Las lesiones por presión pueden desarrollar cambios quísticos en su región central, tras lo cual reciben el nombre de "bursas adventicias". Estas lesiones pueden o no provocar síntomas.

Cuadro 16.20 Lesiones por presión en el pie

Cuadro clínico

- Suelen ser asintomáticas, a veces causan dolor.
- Probablemente se relacionen con formación de bursas adventicias.
- Ubicaciones frecuentes:
  - Cara plantar de las cabezas de los metatarsianos primero y quinto.
  - Cara plantar de la fascia plantar en la tuberosidad calcánea.
  - Cara posterior de la porción distal del tendón de Aquiles (bursa del tendón de Aquiles).
  - Cara medial de la cabeza del metatarsiano en *hallux valgus*.
- Histología: tejido fibroso y adiposo.

RM

- Por lo general, señal baja en todas las secuencias.
- Puede haber grasa entremezclada en la masa.
- A menudo no tiene un verdadero aspecto de masa en T2W.
- Puede tener un centro quístico (señal alta en T2W).

Las bursas adventicias no existen originalmente en el cuerpo, sino que se forman en respuesta a las presiones aplicadas sobre las partes blandas. Las lesiones por presión pueden simular tumores de partes blandas, sobre todo antes de desarrollar cambios quísticos.

Las lesiones por presión en el pie se ubican en puntos de presión, sobre todo en la superficie plantar de las cabezas de los metatarsianos primero, segundo o quinto, en la cara plantar a medial de la tuberosidad calcánea, y en la cara posterior de la porción distal del tendón de Aquiles (bursa del tendón de Aquiles) como consecuencia de utilizar calzado que no ajusta bien. Las lesiones por lesión/bursas adventicias también pueden encontrarse luego de una intervención quirúrgica en el pie, tras la cual se transfiere la presión hacia un nuevo sitio; a menudo, los ortopedistas las denominan "lesiones de transferencia". Los pies deformados tienen lesiones por presión que se encuentran en sitios atípicos, donde la presión es muy alta.

La lesión consiste en una alteración redonda en el tejido adiposo subcutáneo que tiene intensidad de señal entre baja e intermedia en las imágenes T1W y adquiere un aspecto indefinido con áreas de intensidad entre intermedia y alta en T2W (Figura 16.64). Debido a que estas lesiones por presión aparecen como masas de partes blandas, se las puede confundir con patologías importantes. La clave para el diagnóstico es que las lesiones se ubican en sitios habituales, sus características en la RM no son del todo típicas de una verdadera masa y a menudo tienen grasa entremezclada. Si se biopsian estas lesiones, el estudio histológico revela tejido fibroso y adiposo.

Pie diabético (Cuadros 16.21 y 16.22)

Los problemas en los pies de las personas diabéticas son frecuentes y a menudo muy graves. Estos problemas tienen múltiples etiologías, incluyendo isquemia de pequeños vasos, artropatía neuropática, fracturas e infecciones. Por lo general, a los médicos que tratan a estos pacientes les interesa sobre todo diferenciar entre osteomielitis e infección de partes blandas debido a que los pacientes suelen desarrollar una úlcera de partes blandas sobre el área de presión en

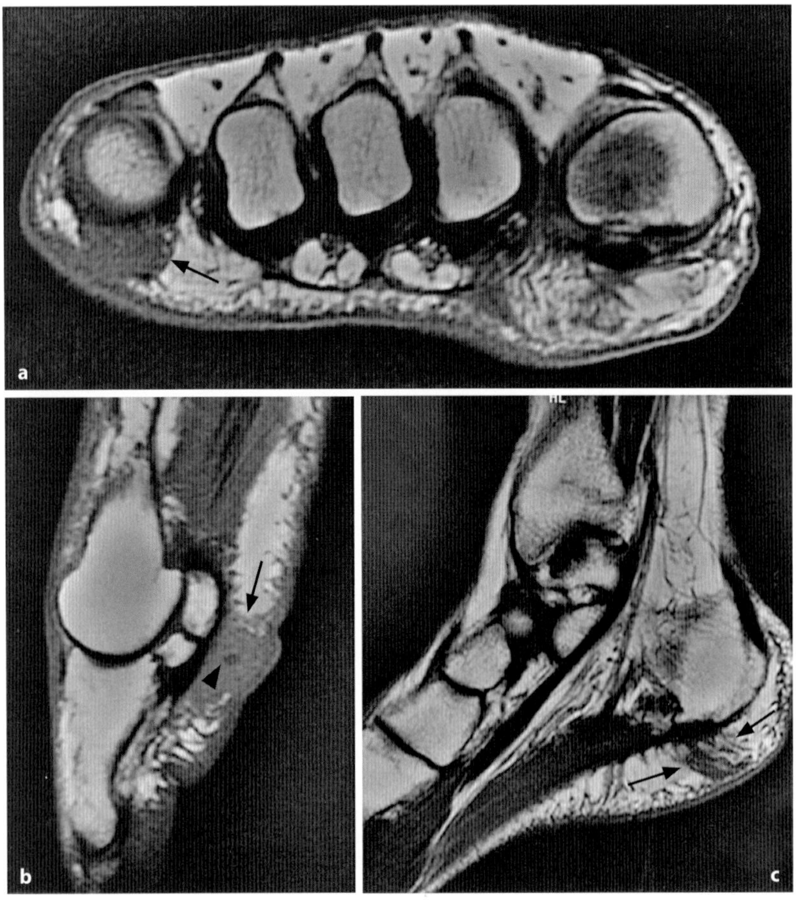

Figura 16.64 Lesiones por presión. a Imagen axial del eje corto T1W del antepié. Se observa una masa (*flecha*) por debajo de la cabeza del quinto metatarsiano. b Imagen sagital T1W del antepié (paciente diferente del mostrado en a). Se evidencia una masa de señal intermedia (*flecha*) directamente por debajo de la cabeza del primer metatarsiano y de los sesamoideos. El centro de señal baja (*punta de flecha*) indica un núcleo quístico; se trata de una bursa adventicia. c Imagen sagital T1W del antepié (paciente diferente de los mostrados en a y b). Se observa una lesión por presión con un foco de señal intermedia entremezclado con tejido adiposo por debajo de la cara medial de la tuberosidad calcánea.

Cuadro 16.21 Alteraciones de la señal medular en el pie diabético

- Señal alta en T1W (grasa) y baja en secuencia STIR (grasa):
  - Normal.
- Señal alta en T1W (grasa) y alta en secuencia STIR:
  - Edema medular reactivo por inflamación de partes blandas adyacentes.
- Señal baja en T1W y en secuencia STIR:
  - Cambios neuropáticos crónicos.
- Señal baja en T1W y alta en secuencia STIR:
  - Osteomielitis es el diagnóstico más probable si se observa una úlcera suprayacente y se ubica a nivel de un punto de presión.
  - No se puede descartar que se trate de edema medular reactivo secundario a una inflamación adyacente.
  - Es muy probable que se trate de cambios neuropáticos agudos si hay compromiso articular, no hay úlceras y no se ubica en puntos de presión.

el pie. La distinción es difícil al examen clínico, pero es importante debido a que concierne a las decisiones relacionadas con el tratamiento a implementar, incluyendo la duración del tratamiento antibiótico y la necesidad de debridamiento quirúrgico. El papel de los estudios por imágenes no solo es detectar la presencia de osteomielitis o de un absceso de partes blandas, sino también determinar la extensión de las alteraciones, lo cual a menudo es fundamental para decidir la necesidad de un procedimiento quirúrgico o una biopsia.

Algunos estudios han demostrado que la RM tiene una mejor relación costo-efectividad que la gammagrafía ósea con radionucleidos de tres etapas convencional y que la gammagrafía con leucocitos marcados con indio para las infecciones del pie diabético. La RM es un estudio de realización más rápida y que permite revelar otros hallazgos de partes blandas que son importantes para el tratamiento clínico, como conductos sinusales, celulitis, abscesos y alteraciones tendinosas.

Los signos de osteomielitis en la RM incluyen la presencia de intensidad de señal baja en la médula ósea en las secuencias T1W, que reemplaza a la médula adiposa de intensidad alta normal, e intensidad de señal alta en secuencias T2W o STIR (Figura 16.65). La RM se ve limitada, al igual que las gammagrafías óseas, por la imposibilidad de diferenciar entre osteomielitis verdadera y edema de médula ósea secundario a cambios inflamatorios de las partes blandas adyacentes (edema reactivo) o como consecuencia de fracturas ocultas con edema medular, las cuales son frecuentes en el pie diabético neuropático. La osteomielitis y los cambios neuropáticos pueden verse acompañados de reacción perióstica y destrucción cortical.

Cuadro 16.22 Pie diabético

Osteomielitis

- Señal de la médula ósea: baja en T1W, alta en secuencia STIR.
- Úlcera de partes blandas adyacente a hueso anormal (> 90%).
- Se presenta en puntos de presión: cabezas de los metatarsianos primero y quinto, tuberosidad calcánea, porción distal de los dedos, maléolos.
- Otros hallazgos inespecíficos: destrucción cortical, reacción perióstica, derrame articular, señal alta en las partes blandas en secuencia STIR secundaria a celulitis/abscesos.

Cambios neuropáticos

- Señal de la médula ósea: baja en T1W y baja o alta (cambios crónicos o agudos) en secuencia STIR.
- Las alteraciones se ubican en la articulación; por lo general, están comprometidas las articulaciones tarsometatarsianas.
- Los huesos están deformados (fragmentación, resorción).
- Los músculos están atrofiados (señal alta en T1W y STIR).
- Otros hallazgos inespecíficos: reacción perióstica, destrucción cortical, derrame articular.

Si se observa señal correspondiente a la médula adiposa normal en todas las secuencias de pulso, es posible estar seguros de que no hay osteomielitis. Si la señal de la médula ósea es anormal en las imágenes T1W y en secuencia STIR, puede ser causada por osteomielitis, edema medular reactivo por una infección de partes blandas adyacentes o cambios neuropáticos agudos. Si hay una úlcera de partes blandas adyacentes o un conducto sinusal y las alteraciones se encuentran en un punto de presión, lo más seguro es que los hallazgos correspondan a una osteomielitis, incluso sin evidencia de destrucción cortical. Si las imágenes T1W son normales, pero en las secuencias T2W o STIR se observa intensidad alta en la médula ósea, casi con certeza se trata de edema medular reactivo y no de osteomielitis (*v.* Figura 16.65).

La ubicación de las alteraciones óseas en el pie diabético es útil para distinguir entre cambios neuropáticos y osteomielitis. Esta última se encuentra en puntos de presión esperables donde se desarrollan úlceras de partes blandas (cara plantar de las cabezas de los metatarsianos primero y quinto, tuberosidad calcánea, maléolos y cara plantar de la porción distal de los dedos). Los pacientes con deformidades de los pies o cirugía previa pueden tener puntos de presión en sitios diferentes que los recién mencionados, por lo que es importante tener en cuenta la biomecánica del pie específico que se está evaluando para evitar cometer errores. En general, los cambios neuropáticos no se relacionan con úlceras de partes blandas, siempre afectan a las articulaciones

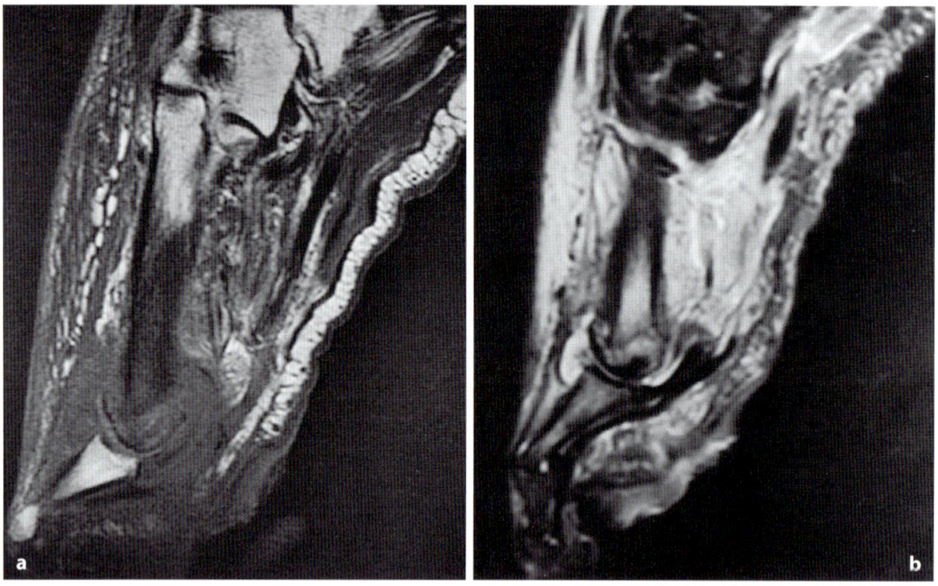

Figura 16.65 Osteomielitis. **a** Imagen sagital T1W del primer dedo. Se observan una úlcera en la cara plantar de la primera articulación metatarso-falángica y señal baja anormal en los dos tercios distales de la diáfisis del primer metatarsiano. La falange proximal del dedo exhibe señal adiposa normal. Se observa celulitis que compromete la piel de la región dorsal y el tejido adiposo subcutáneo. Los músculos de la cara plantar del pie exhiben infiltración grasa secundaria a cambios isquémicos o neuropáticos (denervación). **b** Imagen sagital en secuencia STIR del primer dedo. La cabeza del primer metatarsiano exhibe señal alta compatible con osteomielitis. La falange proximal del dedo gordo, que era normal en T1W, presenta señal alta en secuencia STIR, lo que indica edema medular reactivo en lugar de osteomielitis. La celulitis dorsal y el músculo denervado en la planta del pie exhiben intensidad alta de forma difusa.

y son más frecuentes en las articulaciones tarsometatarsianas.

Distinguir entre cambios neuropáticos y osteomielitis puede ser difícil en todas las técnicas de exploración con imágenes, incluyendo la RM. De forma típica, en la RM los cambios neuropáticos presentan intensidad de señal baja en secuencias T1W y T2W (STIR) en la médula ósea a ambos lados de un espacio articular notablemente alterado (Figura 16.66). Los cambios neuropáticos agresivos y activos con fragmentación ósea y destrucción articular provocan edema medular y tumefacción de partes blandas de intensidad alta en las imágenes T2W, similar a la osteomielitis. La ubicación del hueso anormal, la presencia o ausencia de una úlcera suprayacente, el compromiso articular y la identificación de líneas de fractura son los mejores métodos para diferenciar entre osteomielitis y cambios neuropáticos (Figura 16.67). En general, resulta imposible distinguir una infección superpuesta a un pie neuropático.

En la RM, la presencia de líquido articular no es diagnóstica de infección articular debido a que son frecuentes los derrames articulares reactivos. Sin embargo, la RM permite identificar los

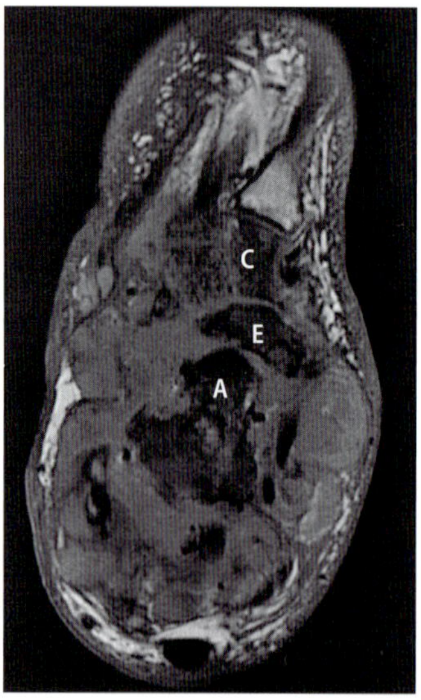

Figura 16.66 Cambios neuropáticos crónicos. Imagen coronal del eje largo T1W del pie. En este paciente diabético, las porciones posterior y media del pie exhiben desorganización y fragmentación ósea con tumefacción de las partes blandas circundantes. El astrágalo (A), el escafoides (E) y los cuneiformes (C) tienen intensidad muy baja y mantienen esta señal en las imágenes T2W. La ubicación de las alteraciones en la porción media del pie, la ausencia de úlceras a nivel de los puntos de presión, las articulaciones afectadas y la señal baja en todas las secuencias de pulso son características típicas de los cambios neuropáticos crónicos.

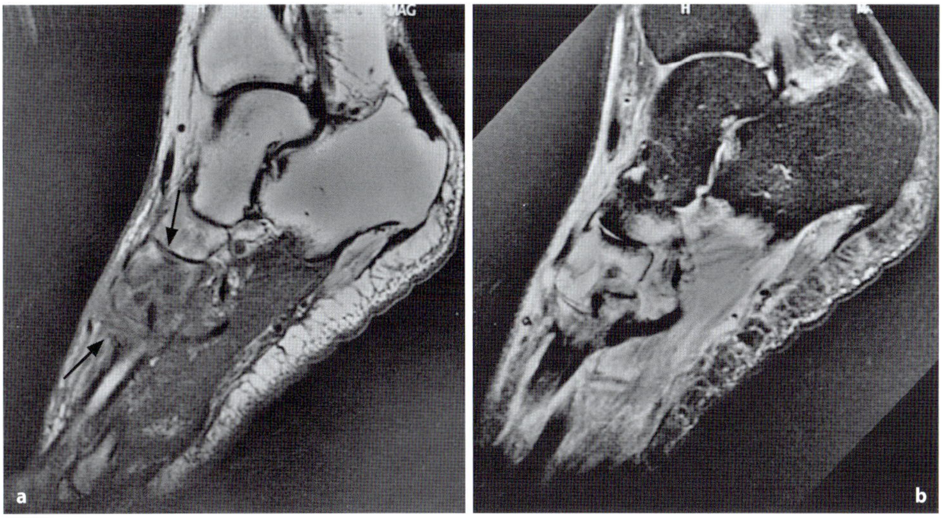

Figura 16.67 Cambios neuropáticos agudos. a Imagen sagital T1W del pie. Se observan señal intermedia y fragmentación ósea en la porción media del pie en este paciente diabético (*flechas*). b Imagen sagital en secuencia STIR del pie. Las alteraciones óseas son de intensidad alta. La osteomielitis podría tener las mismas características en la RM, pero es más probable que se trate de cambios neuropáticos debido a que no se observan úlceras a nivel de los puntos de presión. Además, su ubicación en la porción media del pie junto con el compromiso de múltiples articulaciones son características típicas de los cambios neuropáticos.

huesos o las articulaciones que se deben biopsiar o aspirar.

La RM es útil para detectar abscesos que se pueden drenar y la inyección de gadolinio intravenoso a menudo ayuda en este sentido debido a que puede ser muy difícil diferenciar entre una colección líquida compleja y tejido flemonoso. Tras la administración de contraste, el tejido inflamatorio flemonoso exhibe realce con contraste difuso, por lo general heterogéneo, mientras que el absceso presenta realce periférico con una porción central sin realce.

Otras alteraciones de partes blandas observadas a menudo en los pies de pacientes diabéticos incluyen reemplazo adiposo y edema de los músculos (músculos de señal alta en las imágenes T1W, T2W y STIR) como resultado de los cambios neuropáticos y posiblemente isquémicos (Figura 16.68). La intensidad de señal alta en las imágenes T2W y STIR no se debe interpretar como piomiositis y la infiltración grasa de los músculos atrofiados en las secuencias T1W permite hacer un diagnóstico correcto de denervación secundaria a neuropatía diabética. Los tendones tibiales posteriores y de Aquiles a menudo presentan desgarro parcial o completo en personas con diabetes, quizá por isquemia secundaria a enfermedad microvascular.

Cuerpos extraños

Los cuerpos extraños son frecuentes en el pie y se manifiestan cuando las personas pisan sin darse cuenta objetos penetrantes con los pies descalzos. La mayoría de los cuerpos extraños no son radiopacos y no se pueden ver en las radiografías. Los cuerpos extraños pequeños a menudo migran desde el sitio de entrada a través de la piel hasta un lugar distante. La mayoría de los cuerpos extraños son lineales y de intensidad baja en las secuencias T1W y T2W (Figura 16.69). Los cambios inflamatorios circundantes, tales como edema de partes blandas o formación de absceso, exhiben intensidad de señal alta en las imágenes en T2 alrededor del cuerpo extraño y a menudo son mucho más notables que el mismo cuerpo extraño, el cual puede ser fácilmente pasado por alto.

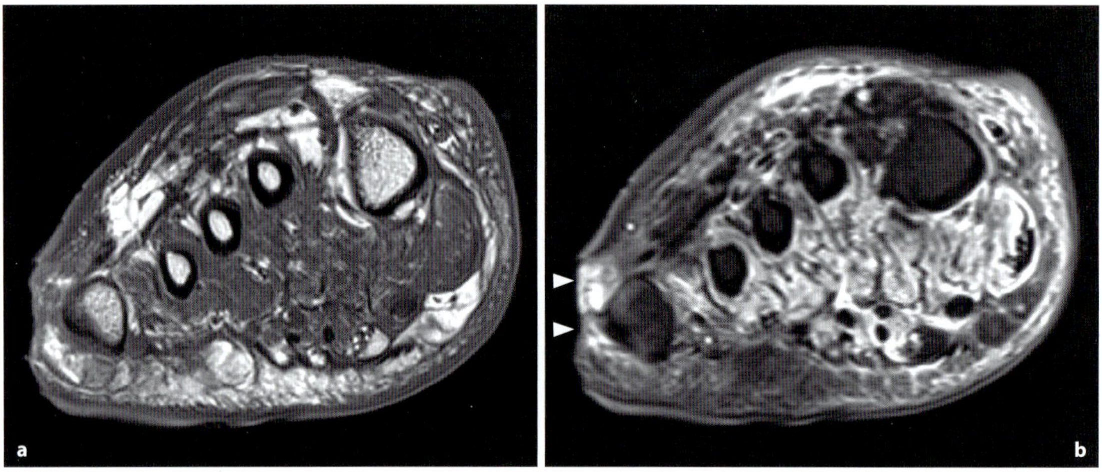

Figura 16.68 Cambios musculares de origen diabético. a Imagen del eje corto T1W del pie. Se observa infiltración grasa difusa de los músculos, secundaria a denervación e isquemia. b Imagen del eje corto en secuencia STIR del pie. En esta secuencia, el músculo denervado presenta intensidad alta y no se lo debe confundir con una infección. También se observa celulitis dorsal de intensidad de señal difusamente alta, como así también una úlcera cutánea en la cara lateral (*puntas de flecha*).

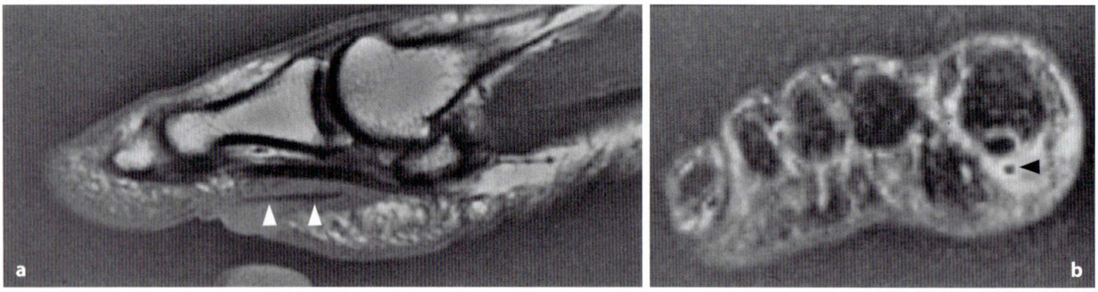

Figura 16.69 Cuerpos extraños. a Imagen sagital T1W del dedo gordo. En el quirófano, la estructura lineal de intensidad baja (*puntas de flechas* en profundidad respecto del tendón del flexor del dedo gordo se identificó como un trozo de madera. Este objeto está rodeado por señal intermedia que corresponde a pus y tejido de granulación. b Imagen axial del eje corto en secuencia STIR del antepié. El trozo de madera (*punta de flecha*) mantiene su intensidad de señal baja y está rodeado por tejido inflamatorio de intensidad alta.

Protocolos para el pie y el tobillo

Este es uno de los protocolos recomendados; existen muchas variaciones que pueden tener el mismo resultado.

Tobillo/antepié/porción media del pie: rutina (dolor)						
Secuencia n.º	**1**	**2**	**3**	**4**	**5**	**6**
Tipo de secuencia	T1W	STIR	T1W	T2*W	T1W	T2*W
Orientación	Sagital	Sagital	Axial del eje largo	Axial del eje largo	Axial del eje corto	Axial del eje corto
Campo de visión (cm)	14	14	14	14	14	14
Espesor de corte (mm)	4	4	4	4	4	4
Contraste	No	No	No	No	No	No

Tobillo/antepié/porción media del pie: infección/masa						
Secuencia n.º	**1**	**2**	**3**	**4**	**5**	**6**
Tipo de secuencia	T1W	STIR	T1W	STIR	T1W con saturación grasa	T1W con saturación grasa
Orientación	Sagital	Sagital	Axial del eje largo	Axial del eje corto	Axial del eje largo	Sagital
Campo de visión (cm)	14	14	14	14	14	14
Espesor de corte (mm)	4	4	4	4	4	4
Contraste	No	No	No	No	Sí	Sí

Pie entero: infección/masa						
Secuencia n.º	**1**	**2**	**3**	**4**	**5**	**6**
Tipo de secuencia	T1W	T1W	STIR	STIR	T1W con saturación grasa	T1W con saturación grasa
Orientación	Axial del eje largo	Sagital	Sagital	Axial del eje corto	Sagital	Axial del eje largo
Campo de visión (cm)	14	14	14	14	14	14
Espesor de corte (mm)	4	4	4	4	4	4
Contraste	No	No	No	No	Sí	Sí

Antepié/dedos: rutina (dolor)						
Secuencia n.º	**1**	**2**	**3**	**4**	**5**	**6**
Tipo de secuencia	T1W	STIR	T1W	STIR	T1W	T2*W
Orientación	Sagital	Sagital	Axial del eje largo	Axial del eje corto	Axial del eje corto	Axial del eje corto
Campo de visión (cm)	12	12	12	12	12	12
Espesor de corte (mm)	4	4	4	4	4	4
Contraste	No	No	No	No	No	No

Antepié/dedos: infección/masa						
Secuencia n.º	**1**	**2**	**3**	**4**	**5**	**6**
Tipo de secuencia	T1W	T1W	STIR	T1W con saturación grasa	T1W con saturación grasa	
Orientación	Sagital	Axial del eje largo	Axial del eje corto	Sagital	Axial del eje largo	
Campo de visión (cm)	12	12	12	12	12	
Espesor de corte (mm)	4	4	4	4	4	
Contraste	No	No	No	Sí	Sí	

Antepié/dedos: neuroma de Morton						
Secuencia n.º	**1**	**2**	**3**	**4**	**5**	**6**
Tipo de secuencia	T1W	T2W turbo	STIR	T1W con saturación grasa		
Orientación	Axial del eje corto	Axial del eje corto	Axial del eje largo	Axial del eje corto		
Campo de visión (cm)	12	12	12	12		
Espesor de corte (mm)	4	4	4	4		
Contraste				No		

Ejemplo de un informe estándar

- RM del tobillo.
- Indicaciones clínicas.
- Protocolo.
- Este examen se realizó utilizando el protocolo de rutina con múltiples secuencias y planos de exploración.
- Análisis:
  1. Derrame articular, bursitis: ausente.
  2. Estructuras óseas: normales, sin evidencia de fracturas u osteocondrosis; ausencia de artritis.
  3. Tendones: los tendones flexores y extensores del tobillo exhiben posición, tamaño y señal normales.
  4. Ligamentos: los ligamentos colateral medial (deltoideo) y astrágalo-calcáneo-escafoideo están intactos; los ligamentos tibio-peroneos anterior y posterior, los ligamentos astrágalo-peroneos anterior y posterior y el ligamento calcáneo-peroneo del lado lateral del tobillo están intactos.
  5. Fascia plantar: morfología y señal normales.
  6. Túnel tarsiano y seno del tarso: normales.
  7. Otras alteraciones: ninguna.
- Opinión: RM del tobillo (derecho/izquierdo) normal.

Vista exploradora

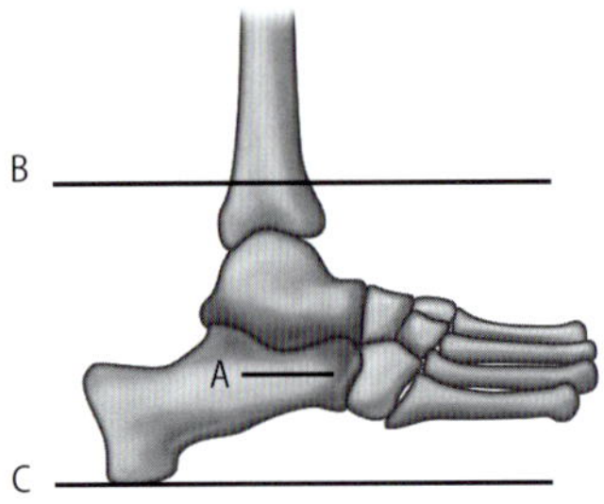

Vista exploradora sagital

Se obtienen imágenes axiales paralelas al eje del calcáneo (línea A).

Se abarca la región entre la línea B y la línea C (porción inferior del calcáneo).

Se obtienen imágenes en el plano axial como primer plano (más útil).

Se debe incluir la base de los metatarsianos en las imágenes finales.

Imagen final

Axial del tobillo

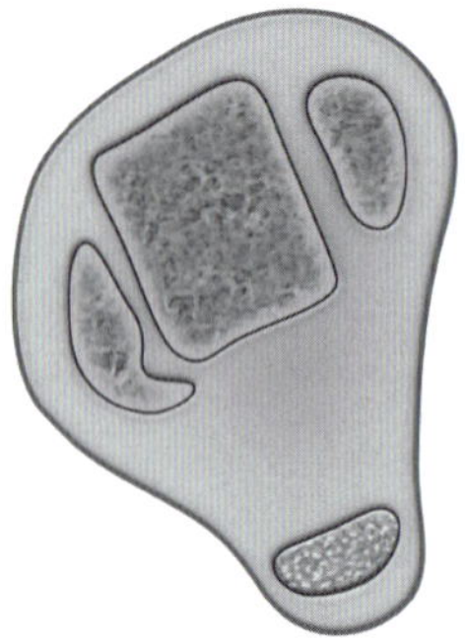

Vista exploradora

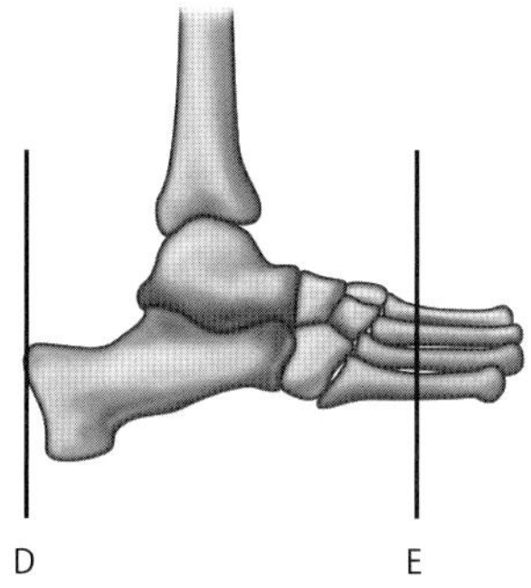

Vista exploradora sagital

Se obtienen imágenes coronales perpendiculares a las axiales.

Se abarca la región entre la línea D y la línea E para incluir la base de los metatarsianos.

Imagen final

Coronal del tobillo

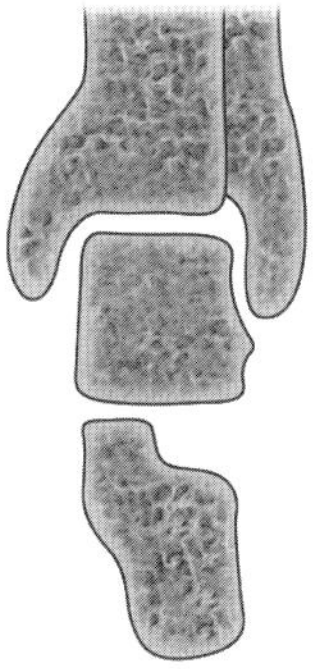

Vista exploradora

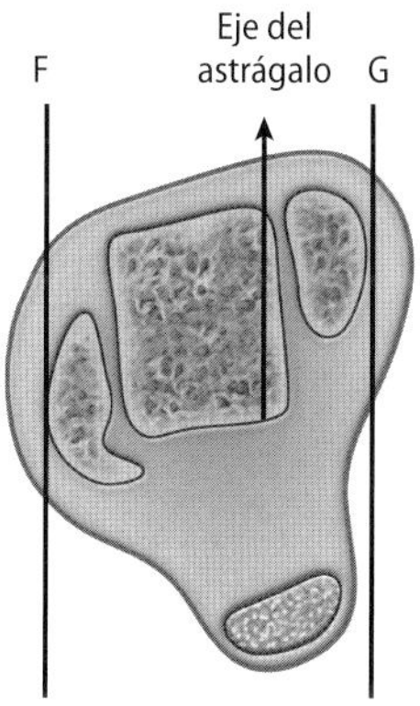

Vista exploradora axial

Se obtienen imágenes paralelas al eje del astrágalo.

Se abarca la región entre la línea F y la línea G para incluir los maléolos.

Se obtienen imágenes sagitales en el último plano (menos útil).

Imagen final

Sagital

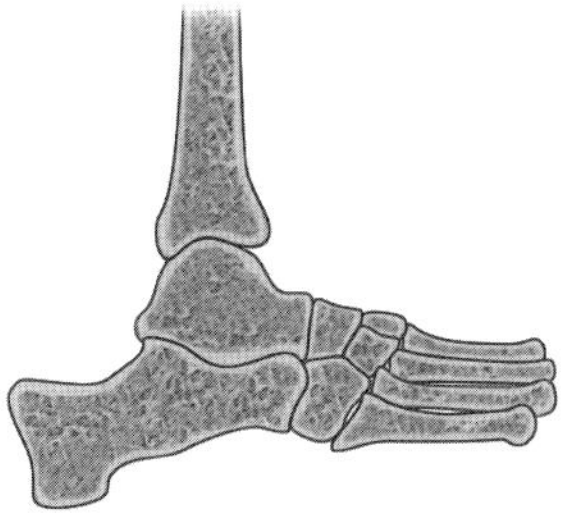

Vista exploradora

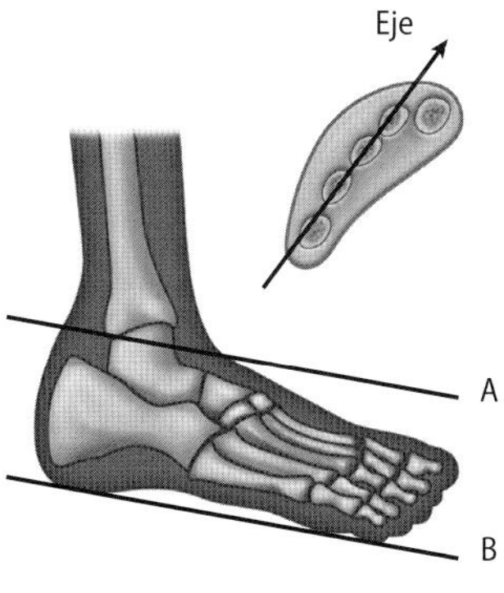

Vista exploradora axial del eje corto.

Se obtienen imágenes del eje largo paralelas al eje largo del pie.

Se abarca la región entre la porción superior del astrágalo (línea A) y la planta del pie (línea B) en la vista exploradora sagital.

Imagen final

Axial del eje largo (coronal)

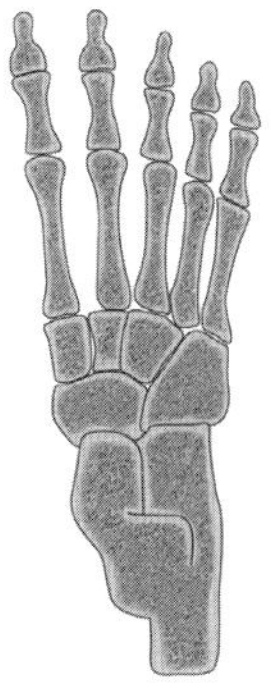

Vista exploradora		Imagen final
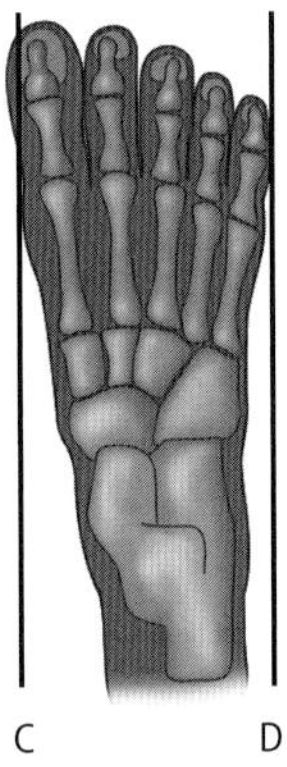	Vista exploradora coronal del eje largo Se obtienen imágenes sagitales paralelas al eje largo del pie. Se abarca la región entre la línea C y la línea D.	Sagital 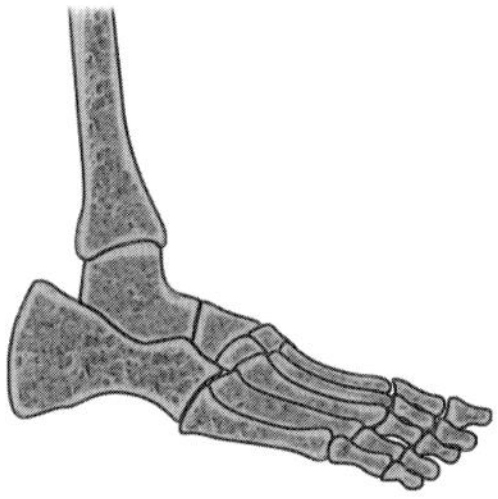

Vista exploradora		Imagen final
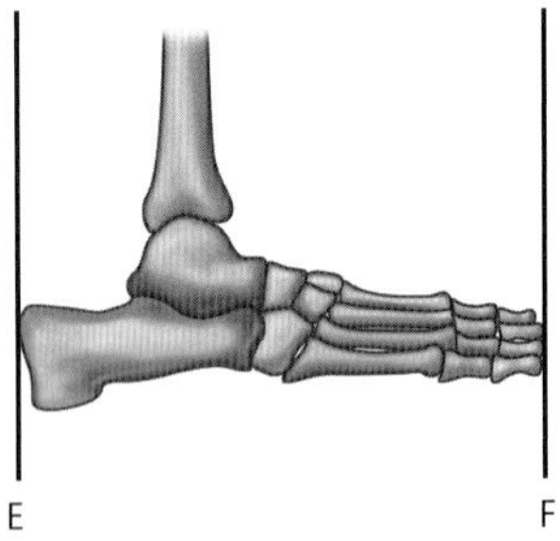	Vista exploradora sagital Se obtienen imágenes axiales del eje corto perpendiculares al eje de los metatarsianos. Se abarca todo el pie entre las líneas E y F.	Axial del eje corto 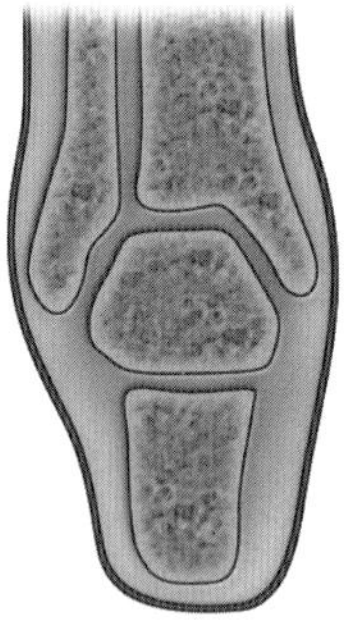

Vista exploradora		Imagen final
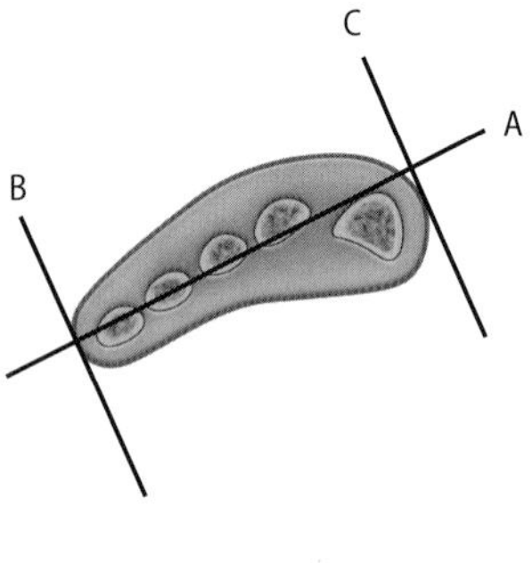	Vista exploradora del eje corto de los metatarsianos Se obtienen imágenes sagitales perpendiculares a la línea que une de manera aproximada los metatarsianos segundo a quinto (línea A). Se abarca todo el ancho del pie (líneas B a C)*.	Sagital 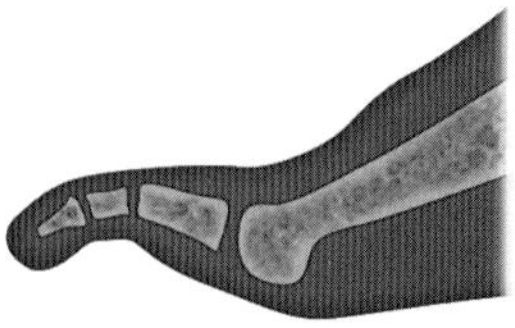

* Se deben incluir los dedos y la porción proximal de los metatarsianos en las imágenes finales sagitales y coronales del eje largo.

Vista exploradora | **Imagen final**

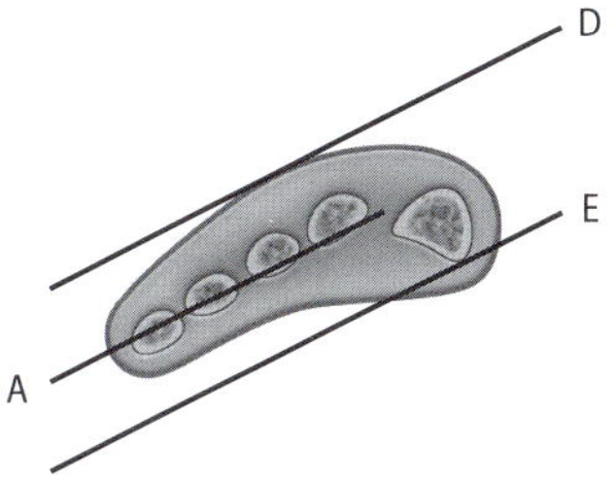

Vista exploradora axial del eje corto

Se obtienen imágenes coronales del eje largo paralelas a la línea que une de manera aproximada los metatarsianos segundo a quinto (línea A).

Se abarca todo el pie entre las líneas D y E*.

Coronal del eje largo

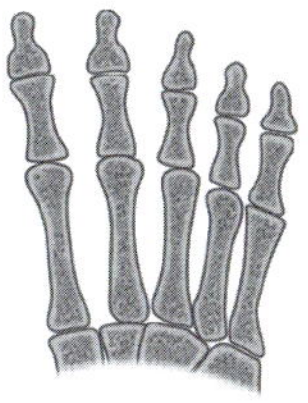

* Se deben incluir los dedos y la porción proximal de los metatarsianos en las imágenes finales sagitales y coronales del eje largo.

Vista exploradora | **Imagen final**

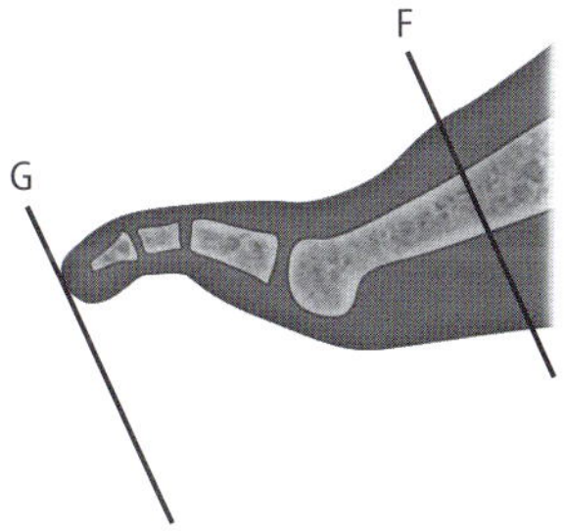

Vista exploradora sagital

Se obtienen imágenes axiales del eje corto perpendiculares al eje de los metatarsianos segundo o tercero.

Se abarca desde la porción proximal del metatarsiano (línea F) hasta la punta de los dedos (línea G).

Las imágenes finales deben ocupar el recuadro.

Axial del eje corto

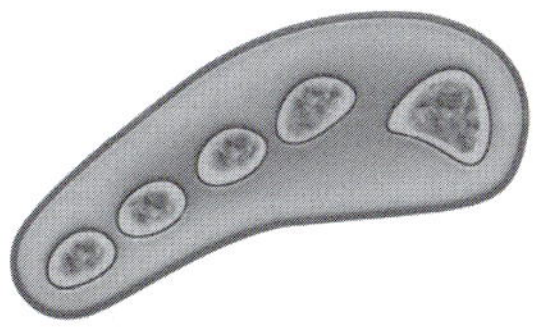

Acceda al eBook para consultar la lista de bibliografía.
Consulte las indicaciones en la retiración de tapa.

Índice de términos

Nota: Los números de las páginas seguidos de "f" indican figuras, seguidos de "t" indican tablas y seguidos de "c" indican cuadros.

D

M

T

U

V

X